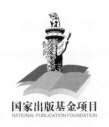

"十三五"国家重点图书出版规划项目

总主编　王正国　张连阳　蒋建新

中华创伤重症医学

下卷

严重创伤并发症与创伤重症护理

主编　邱海波　刘　蕾

郑州大学出版社

图书在版编目(CIP)数据

中华创伤重症医学. 下卷,严重创伤并发症与创伤重症护理 / 王正国,张连阳,蒋建新总主编;邱海波,刘蕾主编. — 郑州：郑州大学出版社,2021. 12
ISBN 978-7-5645-7643-1

Ⅰ. ①中… Ⅱ. ①王…②张…③蒋…④邱…⑤刘… Ⅲ. ①创伤 – 并发症 – 治疗②创伤 – 险症 – 护理 Ⅳ. ①R641.059.7②R473.6

中国版本图书馆 CIP 数据核字 (2020) 第 246118 号

中华创伤重症医学·下卷·严重创伤并发症与创伤重症护理
ZHONGHUA CHUANGSHANG ZHONGZHENG YIXUE · XIAJUAN ·
YANZHONG CHUANGSHANG BINGFAZHENG YU CHUANGSHANG ZHONGZHENG HULI

项目负责人	崔青峰　张功员		数 字 编 辑	黄世昆　闫 习
选 题 策 划	李振川		封 面 设 计	苏永生
责 任 编 辑	李振川　李瑞卿　孙园园		版 式 设 计	苏永生
责 任 校 对	陈文静　杨飞飞		责 任 监 制	凌 青　李瑞卿

出 版 发 行	郑州大学出版社		地　　址	郑州市大学路 40 号(450052)
出 版 人	孙保营		网　　址	http://www.zzup.cn
经　　销	全国新华书店		发 行 电 话	0371-66966070
印　　刷	河南瑞之光印刷股份有限公司			
开　　本	890 mm×1 240 mm　1 / 16			
印　　张	50		字　　数	1 658 千字
版　　次	2021 年 12 月第 1 版		印　　次	2021 年 12 月第 1 次印刷

书　　号	ISBN 978-7-5645-7643-1	总定价(上、中、下卷) : 1 655.00 元	
		本卷定价 : 498.00 元	

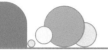

《中华创伤重症医学》

总主编简介

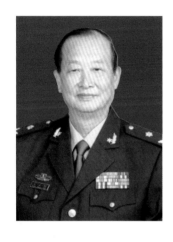

　　王正国,中国工程院院士,中国人民解放军陆军军医大学研究员。中国冲击伤、创伤弹道学、交通医学研究的主要创始人之一,著名的创伤医学专家。

　　学术任职:中华医学会创伤学分会终身名誉主任委员、全军医学科学技术委员会副主任委员。2015—2018年任国际交通医学学会主席。

　　专业特长:长期从事冲击伤、创伤弹道学、交通医学、严重创伤救治基础研究。

　　学术成就:国际上首次较系统地阐明了冲击波的致伤机制(过牵效应理论),率先提出一整套冲击伤的防、诊、治原则,尤其是利用灌注、铸型冷冻蚀刻、形态立体测量、分子生物学等多种技术,对肺冲击伤进行了创新性研究,提出了肺冲击伤新的病理分类方法;针对以往重度肺冲击伤输液治疗会加重肺水肿、加重伤情的传统认识,经过深入研究,提出"足量补液加监测"的治疗原则,为肺冲击伤的临床治疗提供了有力的依据,其研究成果获国家科技进步奖一等奖。王正国院士和同事们从20世纪70年代开始进行创伤弹道学研究,率先发现了"高速武器致伤时伤道周围肌原纤维Z线呈阶梯分布,损伤区呈相嵌性",论证了"早期清创难以将坏死组织全部切除"的理论依据,引起国际同行的广泛关注。80年代末,国际形势趋于缓和,王正国院士敏锐地预感到交通事故伤将会是今后危害我国人民生命健康的主要伤类之一。他结合形势迅速调整研究方向,和研究所的其他同事在国内率先开展了交通事故伤(撞击伤)的研究。领导建立了国际上唯一拥有生物力学、撞击伤、流行病学、交通心理学、交通防护与诊疗的综合性交通医学研究所,研究成果"系列生物撞击机的研制及撞击伤发生机制与应用研究"获国家科技进步奖二等奖。主编了国内第一部《交通医学》专著和《交通伤临床救治手册》,直接应用于指导临床救治,为提高交通伤治愈率做出了积极贡献。以第一作者发表论文200余篇,主编专著39部,参编10余部。

　　个人荣誉:曾获国家科技进步奖一等奖1项、二等奖5项、三等奖4项,国家发明三等奖1项。1996年获军队专业技术重大贡献奖,1997年获香港何梁何利基金医学科学技术奖,1998年获美国"Michael DeBakey国际军医奖"、重庆市首届争光贡献奖,1999年获陈嘉庚医学科学奖,2000年获国际交通医学重大贡献奖,2002年获第四届中国光华工程科技奖。

《中华创伤重症医学》

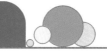

总主编简介

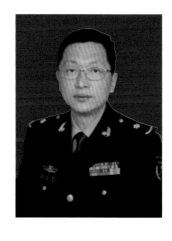

张连阳,医学博士,教授,主任医师,博士研究生导师,重庆市医学领军人才(急诊医学)、重庆市学术技术带头人(急诊医学)。1987年毕业于中国人民解放军第三军医大学临床医学系,1992年获外科学硕士学位,2000年获野战外科学博士学位。现任中国人民解放军陆军军医大学大坪医院创伤外科主任。

学术任职:曾任中国医师协会创伤外科医师分会会长。现任中华医学会灾难医学分会副主任委员、中华医学会创伤学分会常委、创伤急救与多发伤专委会主任委员、全军灾难医学专委会主任委员等。《中华创伤杂志》总编辑,《创伤外科杂志》主编,《中华创伤杂志(英文版)》《解放军医学杂志》副总编辑或副主编,《中华消化外科》《中华实验外科杂志》《灾害医学与救援(电子版)》等10余种杂志常务编委或编委。

专业特长:长期从事创伤外科及普通外科医疗、教学、科研工作,擅长多发伤紧急救治和损害控制外科技术,腹部战创伤及其并发症救治等。主要研究方向为创伤、休克及手术后腹腔间室综合征和肠道功能损害的防治,严重多发伤救治中损害控制策略和关键技术。

学术成就:创新腹腔扩容术等损害控制外科技术,制定全球首部《负压封闭引流技术腹部应用指南》等7部规范。近年来承担国家科技惠民计划、国家重点基础研究发展计划(973计划)分题等国家级课题7项,承担全军后勤科研计划重点项目等军队课题6项,总经费1300余万元。以第一作者发表科技论文200余篇,其中SCI收录30篇。主编或主译专著11部[其中《中华战创伤学(11卷)》(第六卷主编)荣获第五届中国出版政府奖图书奖],参编专著28部。

个人荣誉:获国家科技进步奖二等奖、重庆市科技进步奖一等奖、重庆市自然科学奖一等奖等以上科研成果11项。2006年获第十届"重庆青年五四奖章",2007年获评中国人民解放军总后勤部优秀教师,2008年获中国人民解放军院校育才奖银奖,2010年获裘法祖普通外科医学青年奖,2015年获王正国创伤医学突出贡献奖,2018年获评健康传播影响力人物,2019年获第三届国之名医盛典"国之名医·优秀风范"荣誉称号。

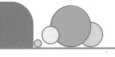

总主编简介

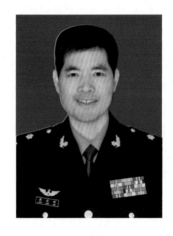

蒋建新，中国工程院院士，研究员，博士研究生导师。技术二级，专业技术少将。1980 年考入中国人民解放军第三军医大学临床医学系并入伍。1991—1993 年赴奥地利 Ludwig Boltzmann 创伤研究所进行客座研究。现任中国人民解放军陆军军医大学大坪医院战伤救治前沿技术研究室主任、创伤-烧伤-复合伤国家重点实验室主任、全军战创伤重点实验室主任，我国创伤与野战外科学杰出中青年专家，是国家重点基础研究发展计划(973 计划)、国家科技支撑项目首席科学家，重庆市英才计划-优秀科学家，重庆市首席医学专家。

学术任职：曾任中华医学会创伤学分会主任委员、全军战创伤专业委员会主任委员、国务院学位委员会学科评议组临床医学组成员、国家自然基金委医学部专家咨询委员会委员、国际交通医学学会东亚地区主席、亚洲创伤学会秘书长。现任中国医疗保健国际交流促进会创伤医学分会主任委员、中华组织修复与再生学会副主任委员、《中华创伤杂志(英文版)》总编辑等。

专业特长：主要从事爆炸伤与感染、内脏(肺)组织修复与再生研究。

学术成就：立足国防战略需求，开拓特殊环境爆炸伤研究，建立高原、水下爆炸伤救治理论与方法，揭示爆炸冲击波"过牵效应"致伤机制，奠定了爆炸伤防护与救治研究的理论基础。国际上较早开展脑冲击伤研究，发现爆炸脑冲击伤多以功能性改变为主，提出创伤后应激障碍的脑冲击伤机制和脑冲击伤伤情判断标准。建立爆炸冲击伤时效救治技术体系。针对战创伤感染，国际上较早发现创伤后肠道内毒素移位及其在脓毒症发病中的重要作用，提出创伤脓毒症"细菌毒素移位"发病机制。发现创伤条件下病原菌可通过自身 CRISPR-cas 系统下调细菌群体感应调节分子表达，使细菌逃避机体的免疫监视，提出创伤脓毒症"病原菌免疫逃逸"发病机制。发现创伤后糖酵解、代谢性酸中毒可增敏天然免疫系统，增强病原菌致病作用，提出创伤脓毒症"创伤增敏"发病机制。国际上较早开展肺损伤后肺组织修复与再生研究，明确了促进肺组织修复的主要修复细胞与关键调控因素，建立了促进肺组织修复、防止肺纤维化的治疗策略。共发表论文346篇，发明专利15项，主编专著6部。获国家科技进步奖二等奖4项。

个人荣誉：第十三届全国人大代表，荣获何梁何利基金科学与技术进步奖、吴阶平医药创新奖、军队杰出专业技术人才奖、中国西部开发突出贡献奖、王正国基金创伤医学终身成就奖、中华创伤医学突出贡献奖、重庆市杰出英才奖。入选"新世纪国家百千万人才工程"国家级人选、"军队高层次科技创新人才工程"培养对象、"重庆市百名杰出科技领军人才计划"等。曾荣立个人二等功1次、三等功3次。

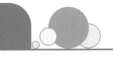

主编简介

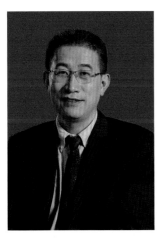

　　邱海波,医学博士,东南大学首席教授、主任医师、博士研究生导师、"长江学者",教育部新世纪优秀人才、国务院政府特殊津贴专家。现任国家重症医学专业医疗质量控制中心主任,东南大学副校长。

　　学术任职:中华医学会重症医学分会第三届主任委员,中国医师协会重症医师分会副会长,中国病理生理学会危重病医学专业委员会常委,江苏省医师协会重症医学医师分会会长,江苏省医学会重症医学分会第一、第二届主任委员,中华重症医学电子杂志总编辑、美国重症医学杂志(*CCM*)中文版总编辑、*Annals of Intensive Care* 副主编,中华重症医学电子杂志总编辑,中华创伤杂志英文版、中华危重病急救医学、中国呼吸与重症监护杂志副总编辑。

　　专业特长:重症医学,致力于 ARDS 及多器官功能衰竭与功能重建的临床和基础研究。

　　学术成就:推动我国重症医学学科建设和规范发展,参与多项关键技术指南及规范的建立与推广。建立以东南大学附属中大医院为中心的区域性突发公共事件医疗华东地区并辐射全国的快速反应团队,构建重症医学网络平台,推动重症医学同质化高质量发展。

　　多次参与国家重大突发公共卫生事件重症患者的救治工作,在 2003 年非典疫情、2008 年汶川地震等重大突发公共卫生事件中做出了重要贡献。作为中央指导组专家组、国家卫健委救治专家组成员工作在"新冠肺炎"疫情防控最前线,为抗击疫情做出了重要贡献。

　　承担国家科技部、国家卫生健康委、国家自然基金委等省部级以上课题 70 余项。获国家科学技术进步奖二等奖,江苏省科学技术一等奖,教育部自然科学奖二等奖,中华医学科技奖二、三等奖等多项奖励。发表论文 400 余篇,其中 SCI 检索论文近 200 篇,在 *NEJM*,*Lancet Digital Health*,*Crit Care Med*,*Intensive Care Med*,*JAMA Network Open* 等发表多篇高质量研究,总影响因子 600 余分,他引 3 000 余次。主编著作 30 余部,代表著作:《重症医学科建设管理规范》《ICU 主治医师手册》《实用 ICU 监测与治疗技术》《重症医学:规范·流程·实践》等。

　　个人荣誉:获卫生部有突出贡献中青年专家、全国抗疫先进个人、全国优秀共产党员、全国抗震救灾模范、全国防治非典型肺炎工作优秀共产党员、全国卫生计生系统白求恩奖章、第七届中国医师奖、"江苏省时代楷模"等荣誉称号。

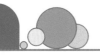

主编简介

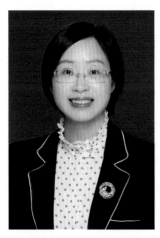

刘蕾,女,主任护师,博士研究生导师。现任中国人民解放军陆军军医大学第一附属医院(西南医院)副院长。1989 年入学入伍。2003—2005 年在新加坡 KK 医院工作培训、2009 年赴加拿大 Sunnybrook 医院进修学习。参加过汶川、芦山等地震救援,2014 年赴利比里亚参加抗击埃博拉病毒疫情、2020 年赴武汉抗击"新冠肺炎"疫情等重大卫勤任务。

学术任职: 中华医学会灾难医学分会护理学组组长、全军护理专业委员会委员、重庆市护理学会创伤护理分会主任委员、重庆市医学会健康管理学分会主任委员、重庆市护理学会儿科护理分会副主任委员等。《中华创伤杂志》《中华护理教育》《中华现代护理杂志》《解放军护理杂志》《护理学报》《重庆医学》等杂志编委或特邀审稿专家。

专业特长: 长期从事急危重症护理,具有丰富的临床护理、教学、科研和管理经验,在护理管理、创伤护理、灾难护理研究等方面具有较好的科研基础。

学术成就: 立足提高创伤危重症护理水平,围绕严重创伤早期救治、战创伤护理信息化研究、便携式创伤护理器具设计等相关研究,以第一负责人承担多项省部级/军队课题,总经费 200 余万元。曾获得中国人民解放军陆军军医大学首个临床新业务新技术护理项目。获得军队医疗成果奖 3 项,国家发明专利 2 项,实用新型专利 4 项,以第一作者或通信作者发表论文 50 余篇,其中 SCI 论文 4 篇,主编、参编专著十余部。

个人荣誉: 荣立个人三等功 1 次,获得全国"三八红旗手"、全国抗击埃博拉出血热疫情先进个人、全国优质护理服务先进个人、中华护理学会"杰出护理工作者"、重庆市"三八红旗手"、重庆市卫生系统"爱心大使"、重庆市先进医务工作者、重庆市医院管理先进个人等荣誉。

《中华创伤重症医学》

编委会名单

总　主　编　王正国　张连阳　蒋建新

总主编助理　张　良　中国人民解放军陆军军医大学大坪医院

编　　　委（以分卷顺序为序）

《上卷　创伤重症医学概论》（主编）

蒋建新　中国工程院院士、研究员
　　　　中国人民解放军陆军军医大学大坪医院
王正国　中国工程院院士、研究员
　　　　中国人民解放军陆军军医大学大坪医院

《中卷　创伤重症》（主编）

张连阳　主任医师、教授
　　　　中国人民解放军陆军军医大学大坪医院
侯立军　主任医师、教授
　　　　中国人民解放军海军军医大学长征医院
余　斌　主任医师、教授
　　　　南方医科大学附属南方医院

《下卷　严重创伤并发症与创伤重症护理》（主编）

邱海波　主任医师、教授
　　　　东南大学附属中大医院
刘　蕾　主任护师
　　　　中国人民解放军陆军军医大学西南医院

《中华创伤重症医学·下卷·严重创伤并发症与创伤重症护理》

作者名单

主　编

邱海波　主任医师、教授　东南大学附属中大医院

刘　蕾　主任护师　中国人民解放军陆军军医大学西南医院

副主编

黄英姿　主任医师　东南大学附属中大医院

孙　微　主任护师　中国人民解放军陆军军医大学西南医院

彭南海　主任护师　中国人民解放军东部战区总医院

编　委（以姓氏笔画为序）

马晓春　中国医科大学附属第一医院

王金龙　东南大学附属中大医院

王宗华　中国人民解放军陆军军医大学护理学院

王钰姝　中国人民解放军陆军军医大学西南医院

艾宇航　中南大学湘雅医院

石含英　中国人民解放军陆军军医大学西南医院

田永明　四川大学华西医院

刘　玲　东南大学附属中大医院

刘　蕾　中国人民解放军陆军军医大学西南医院

刘良明　中国人民解放军陆军军医大学大坪医院

刘松桥　东南大学附属中大医院

许　莹　南京鼓楼医院

孙　微　中国人民解放军陆军军医大学西南医院

李　涛　中国人民解放军陆军军医大学大坪医院

李素云　华中科技大学同济医学院附属协和医院

李维勤　中国人民解放军东部战区总医院

杨　毅　东南大学附属中大医院

吴　英　中国人民解放军陆军军医大学西南医院

邱　琰　中国人民解放军陆军军医大学西南医院

邱海波　东南大学附属中大医院

何　敏　四川大学华西医院（华西临床医学院）

张晓娟　中国医科大学附属第一医院

邵艳霞　中国人民解放军陆军军医大学西南医院

罗　羽　中国人民解放军陆军军医大学护理学院
罗高兴　中国人民解放军陆军军医大学西南医院
周小萍　中国人民解放军陆军军医大学西南医院
於江泉　苏北人民医院
郑瑞强　苏北人民医院
郎红娟　中国人民解放军空军军医大学护理学院
姜文彬　青岛大学附属医院
夏　梅　中国人民解放军陆军军医大学西南医院
顾　勤　南京鼓楼医院
皋　林　中国人民解放军东部战区总医院
徐绍萍　中国人民解放军陆军军医大学西南医院
徐晓婷　东南大学附属中大医院
郭红桃　内蒙古医科大学附属医院
唐　昊　重庆医科大学附属第一医院
黄　立　中南大学湘雅医院
黄英姿　东南大学附属中大医院
黄漫容　中山大学附属第一医院
康　焰　四川大学华西医院(华西临床医学院)
梁冠林　四川大学华西医院(华西临床医学院)
彭　渝　中国人民解放军陆军军医大学西南医院
彭南海　中国人民解放军东部战区总医院
彭倩宜　中南大学湘雅医院
蒋　玮　中国人民解放军空军军医大学唐都医院
蒋东坡　中国人民解放军陆军军医大学大坪医院
程　彬　中国人民武装警察部队特色医学中心
程克林　四川省医学科学院·四川省人民医院
程凌燕　中国人民解放军总医院第四医学中心
曾冬梅　中国人民解放军陆军军医大学西南医院
曾登芬　中国人民解放军总医院第四医学中心
谢先会　中国人民解放军陆军军医大学西南医院
雷　英　中国人民解放军陆军军医大学大坪医院
鲜继淑　中国人民解放军陆军军医大学西南医院
谭江琳　中国人民解放军陆军军医大学西南医院
肇冬梅　中国医科大学附属第一医院
黎　宁　中国人民解放军陆军军医大学西南医院
燕朋波　天津市北辰医院

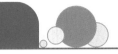

总 序

　　人类自诞生之日起,就出现了创伤。创伤始终伴随着人类的繁衍生息,世界上没有人人都一定要患的疾病,只有创伤是例外。最初人类为了生存,在猎取食物和维持生活的过程中,会遭受毒蛇、猛兽、蜂等咬蜇伤;在寒冷地区,会发生冷伤等。后来人类学会了使用火,烧伤也随之出现。随着冷兵器时代的结束,各种热兵器开始出现并在战场上大量使用,火器伤成为最常见的战争创伤类型之一。创伤的救治和防护知识在人与自然的抗争中得到积累,但具有里程碑意义的救治经验,却是在人类的各次大的战争中获得的。19 世纪俄国著名的军医尼古拉·皮罗戈夫(Н. И. Пирогов)曾说过:"战争就是创伤的大流行。"古今中外,历次战争都是创伤发生率较高的时期,两次世界大战和历次现代局部战争均导致大量的人员伤亡。战时各种复合伤的发生率较高,如核武器爆炸,由于高温、巨大的冲击波及放射性物质沾染,伤员会出现烧伤复合冲击伤和(或)放射损伤。地震等自然灾难以及建筑物或工程坍塌,除可发生多发伤外,还会发生挤压伤及挤压综合征等。随着社会的不断进步和医学的迅速发展,已有的许多疾病,如某些传染病,逐步得到了有效的控制,在有些地区甚至已经绝迹。但是,创伤却随着现代文明的发展、工业的日益发达、城市人口的稠密、交通等事故增多、自然灾难频发以及战争等日趋增加。美国著名的创伤外科专家瓦尔特(A. J. Walt)教授曾说过:"如果死亡和交税是人生逃避不了的两件事,那么第三件事就是创伤了。"他还说:"即使所有的外科疾病均已消灭,创伤仍然会留下来。"可以说,任何一个人,从出生后蹒跚学步起,随时随地都可能会遭遇意外。它既可能是一起意外事故,也可能是火灾或地震,或者是暴恐袭击等,成人、老人、儿童甚至婴儿都可能成为受害者。因此,每个人的一生不是会不会遭受创伤的问题,而是受伤的原因、种类、部位是什么,以及伤情的轻重等问题。世界卫生组织估计,全球每天约 16 000 人,每年约 580 万人死于创伤,创伤是全球 15~44 岁人群死亡的首要原因。流行病学调查显示,我国每年约有 1 亿人次遭遇不同程度的各种创伤。当今创伤已成为所有年龄段人口死亡和伤残的第三大原因。死亡还不是创伤造成的全部社会负担,因为许多创伤患者在死亡之前需要住院治疗。据估计,创伤带来的疾病负担占总疾病负担的 12.2%,这给社会和卫生部门以及创伤者家庭造成很大负担。重症创伤患者的救治给医疗卫生体系造成的负担尤为严重,因为患者需要消耗资源密集型的医疗资源。患者常有多发性创伤,还可与各种慢性疾病叠加并相互影响。全球创伤发病率的不断递增,促使人们对创伤预防和救治高度重视。可见,创伤已成为当今社会严重的公共卫生问题,同时在现代社会有重大的治疗需求。

　　创伤(trauma)是指致伤因素作用下造成的人体组织器官损伤和功能障碍。轻者造成体表的损伤,引起疼痛或者出血;重者导致功能障碍、致残甚至死亡。现代创伤的含义可分为广义和狭义两种。广义而言,创伤是指人体受到外界物理性(如机械力、高热、电击等)、化学性(如强酸、强碱及糜烂性毒剂等)或生物性(如虫、蛇、兽等的咬蜇)致伤因素作用后所引起的组织结构的破坏。狭义而言,创伤是指机械力能量传给人体后所造成的机体结构完整性的破坏。

　　既然人类不可避免地要面对创伤,就必然会出现一门医学分支——创伤学(traumatology)。长期以来,创伤学仅仅被当作外科学的一个分支或亚专业,它的主要内容就是研究创伤的诊断和救治。随着医学的发展和学科的不断细分,创伤医学已成为一门独立的学科,即创伤学。创伤学是研究创伤的发生发展规律、机制、预防、诊断、治疗以及康复的医学,研究范围除了创伤本身如何治疗和康复外,越来越多地注重如何预防创伤的发生。创伤学是临床与基础相结合,并与其他学科相交叉的一门综合性学科。它既包括各种原因与各部位创伤及其并发症的临床表现、诊断、急救治疗和康复,创伤的救护组织和急救器材、创伤分类和严重度评估、创伤麻醉等临床医学内容;还包括创伤的基础医学理论,如创伤病理生理学、创伤病理解剖学、创伤分子生物学、创伤生物化学、创伤感染学、创伤免疫学、创伤营养代谢学、创伤流行病学、创伤生物力学、创伤弹道学等,以及军事医学内容。

创伤重症常涉及心、肺、脑、肝、肾等重要器官的原发性损害或继发性损害,严重者甚至可危及生命,或因肢体毁损、脏器功能损害等而致残。创伤重症问题对医学界提出了巨大挑战,创伤重症学是现代创伤学的重要内容,是创伤基础研究和临床救治链中的重要环节,全球科学界、医学界历来高度重视并竞相开展研究。特别是20世纪中后期以来,创伤救治理念的变化和各种高新技术广泛应用于创伤救治,使得创伤救治发生了革命性的变化。一是在救治理念上把早期的生命救治与专科治疗和后期的功能康复连为一体,强调在早期救命时就考虑为专科治疗及后期的康复创造条件,以最大限度提高生存率和降低伤残率;二是决策的变革使得在创伤重症救治的早期就同时开展相关的专科治疗,从而为挽救伤员生命和提高生存质量创造了条件;三是各种与创伤重症救治有关的高新技术和产品的研发与快速转化应用,使得创伤重症救治具有了多样化的技术和方法,为提高创伤重症救治成功率和救治质量提供了技术保障;四是创伤重症医学(traumatic critical care medicine,TCCM)的发展促使基础研究人员和临床医师密切协同,为其不断研发和创新提供理论和相关技术支撑。

未来战争是新军事变革背景下的信息化战争,各种高、精、尖技术在军事上的广泛运用,武器装备的更新换代,新型的、大规模的杀伤性武器出现,使得武器的种类、性能及杀伤能力均发生了巨大变化,导致战时伤病的发生机制和伤病情更加复杂、救治难度更大,内容涉及多学科、多领域一系列基本科学问题,并与机体多系统、多器官功能障碍密切相关。因此,创伤重症医学是基础医学、临床医学、军事医学和预防医学共同关注的重要学科,加强其研究和提高其认识有助于促进多学科的交叉与发展。同时各种突发事件、灾难及批量伤员医学救援等,对创伤重症救护技术应用于平时与战时的医学救援,以及医疗救护人员的救治水平都提出了更高的要求。随着现代基础医学理论和临床医学技术的进步,创伤医学正在迅速发展,相关理论认识和观念不断更新。这种快速发展在促进创伤学科进步的同时,也对广大科研工作者和医护人员提出了新的要求。

目前,虽然国内外均有相关创伤医学或重症医学的专著,但尚缺乏对创伤重症医学基础与临床实践都进行系统全面介绍的书籍。因此,编写和出版一部既为平、战时创伤重症防治提供重要的实用技术方法,又能为平、战时创伤重症基础与临床救治提供理论支撑的著作,是形势和使命任务的需要,是提升平、战时创伤重症救治水平的需要,也是促进现代创伤学科建设与发展的需要。

为此,我们组织国内创伤医学领域的专家,按系统工程的要求,共同编著《中华创伤重症医学》(上、中、下卷),以期比较全面、系统地把涉及创伤重症医学的基础理论与国内外最为先进、前沿的实践经验和新思维、新观念及新技术介绍给读者。其内容既继承前辈们在该领域取得的重要成果和成熟的治疗经验,也吸收近年来在相关领域的最新进展;既有国内外同道们的经验,同时也体现各位编著者自己的科研及临床实践成果;既有相关的理论描述和最新进展介绍,也有临床实用新技术和治疗方法的展现。

参编专家们经过较长时间的酝酿和准备,本着以科学性为基础,以实用性为手段,以提高创伤重症治疗效果为目标的原则,编著出版《中华创伤重症医学》(上、中、下卷),供广大临床医护人员和创伤医学基础研究者在工作中参考,以期规范临床治疗行为、提高创伤重症救治成功率、启发基础研究和应用基础研究创新及促进转化应用。为此,本丛书的编写思路归纳起来有以下几个方面。

1. **写作目的** 编写和出版《中华创伤重症医学》(上、中、下卷)的目的是完善我国的创伤医学学科体系,为提高创伤重症医学的科学研究及临床诊疗水平提供理论支撑和技术指导。希望本丛书能让广大相关专业工作者切实系统全面掌握创伤重症医学的基础理论和救治新技术,以便更加科学地做好创伤重症医学基础研究和临床诊疗工作。

2. **编著组织** 采用总主编负责下的各分卷主编负责制。总主编负责丛书的总体规划、内容选择、分卷主编遴选、出版,以及申请国家出版基金和重点图书项目等事项。分卷主编负责该分卷参编作者遴选、总体规划、写作、组稿和出版事宜。各分卷本身是一部独立的专著,各分卷汇总为一套系列丛书。

3. **写作内容** 本丛书采用统一的写作范式(可以根据实际情况进行调整)。上卷《创伤重症医学概论》主要介绍创伤重症医学简史及展望、流行病学、病理生理学、分子生物学、免疫学、营养支持、修复与再生、灾难创伤重症及救援、院前救治与转运技术、院内紧急救治、创伤严重度评估技术、实验室检验技术、超声评估技术、影像学诊断技术、内镜技术、微创介入技术、血流动力学监测与支持技术、脏器功能监测与支持技术、输血技术、麻醉与监护技术、损害控制性手术等创伤重症医学的基础理论及创伤重症诊治技术。中卷《创伤重症》主要介绍常见严重创伤(重症多发伤、颅脑创伤、面部创伤、颈部创伤、胸部创伤、消化系统创伤、泌尿及生殖系统创伤、骨盆创伤、脊柱脊髓损伤、四肢创伤、软组织创伤)和特殊创伤重症(重症复合伤、冲击伤、火器伤、挤压伤、挤压综合征、湿热环境下重症创伤、海战伤与海水浸泡伤、高原重症创伤、重症冷伤、重症创伤后应激障碍,儿童、老年、孕妇特殊人群重症创伤)的临床救治基本理论与技术。下卷《严重创伤并发症与创伤重症护理》主要介绍严重创伤后并发症(水及电解质平衡紊乱、酸中毒、休克、感染、脓毒症、低体温、凝血功能障碍、血栓形成、急性呼吸窘迫综合征、心功能不全、肝功能不全、急性肾损伤、脑功能障碍、胃肠功能障碍、多器官功能障碍综合征)的临床基本理论与诊治技术和方法,以及创伤重症护理(创伤重症护理的基本概念、救治模式、救护特点与技术原则,创伤重症院前救护与院内救护、监护及气道、体温、镇静与镇痛、术后管道、深静脉血栓防治、伤口、营养、早期康复的护理与管理)和心理社会问题护理与管理等方面的理论知识和临床护理技能要点等。

4. **宗旨原则** 《中华创伤重症医学》(上、中、下卷)编写和出版工作以促进我国创伤学领域科研与临床工作的学科发展为指导思想和宗旨,以服务于临床、科研和大众为导向,以提高从事创伤科研人员和临床各级医生的工作能力以及普及创伤重症救治新技术为出发点,以创伤重症科研成果和临床治疗的理论与实践经验为基础,结合参编作者的科研和临床经验和体会,紧扣创伤重症基础研究及救治新技术的研发与转化应用的主题,既介绍创伤重症的基础理论、国内外的科研成就,又全面介绍各种创伤重症治疗新技术的临床应用,切实对从事创伤研究的学者和临床各级医生有比较大的指导作用,以凸显"科学严谨、先进全面、系统规范、新颖实用"原则,并能够彰显我国创伤学领域的科研和临床治疗水平。

5. **意义价值** 《中华创伤重症医学》(上、中、下卷)立意深远重大,作者群体实力强大,学术造诣深厚;选题内容原创性强、观点新颖权威,是一部能代表国家级水平的、比较全面系统反映我国创伤学领域在创伤重症基础研究和临床救治方面取得的重要进展和成就的大型标志性学术专著。它的编写和出版,对开启我国创伤重症医学教育、救治培训和科学研究的新局面可以起到引领与推动作用;对于促进我国创伤学专业人才培养、提高创伤重症的整体诊疗水平将会发挥积极的重要作用,对于从事与涉足创伤学专业的学者、临床各级医护人员,了解、熟悉和掌握创伤重症的基础理论和临床救治新技术研究与转化应用,将有全面、系统的宏观与微观的重要指导作用;对进一步加强创伤重症医学基础研究、临床救治和相关知识与技术的普及与提高,以及促进我国创伤学领域科研与临床工作的学科建设与发展有着极其重要的现实意义和深远历史意义。其科学性、先进性、实用性强,具有很高的社会价值、专业学术价值和实用价值。同时,该丛书的出版必将引起国际、国内创伤学领域及社会的广泛关注。基于此,预计本丛书将产生很好的社会效益。

鉴于当今世界科学技术发展日新月异,各种新理论、新知识、新技术和新方法层出不穷,创伤医学也随着科学技术进步和基础科学知识的不断应用在持续发展,因此本丛书难免存在一定的局限性与不足之处,还希望读者朋友多提宝贵意见,以便我们修订再版时补充完善。

在此,由衷感谢为本丛书的编著做出贡献的各分卷主编和参编专家,感谢为本丛书出版付出辛勤劳动的郑州大学出版社工作人员,感谢关心和支持本丛书编著与出版的专家学者及各界人士,感谢国家出版基金规划管理办公室的大力支持和国家出版基金的大力扶持。

中国工程院院士

2020 年 6 月 20 日

内容提要

　　《中华创伤重症医学》(上、中、下卷)是我国首部全面系统论述创伤重症医学基本理论与实践的大型学术专著。《中华创伤重症医学·下卷·严重创伤并发症与创伤重症护理》共 2 篇 28 章,较全面、系统地介绍了严重创伤后并发症诊治与创伤重症护理基本理论与临床技能。第一篇严重创伤后并发症,较系统介绍了严重创伤后各种相关并发症的临床基本理论与诊治技术和方法。第二篇创伤重症护理,较系统、全面地介绍了创伤重症护理的基本理论、基本知识和基本技能,以及护理与管理方法。该著作从基础到临床、从理论到实践,内容丰富,观点新颖,重点突出,层次分明,注重临床实用。汇集了国内外有关严重创伤并发症及创伤重症护理研究的最新进展,融入了编著者丰富的科研成果和宝贵的临床救护经验,彰显了我国创伤学领域严重创伤后并发症的防治与创伤重症护理的科研和临床水平,对各种严重创伤后并发症临床救治和创伤重症护理有较大的指导意义和参考价值。本书对于从事与涉足创伤医学和重症医学专业的研究人员与临床各级医护人员,医学院校高年级本科生、研究生及相关专业医护人员,了解、熟悉和掌握严重创伤后并发症防治与创伤重症护理的临床基本理论和技术,不仅是有重要指导作用的理论参考书,而且也是临床创伤外科和重症医学科各级医护人员的工具书。

前　言

创伤已成为当今社会的公共健康问题,其病死率已跃居疾病死亡谱第三位,能否得到及时有效的救护和减少并发症的发生是影响预后的重要因素。随着现代医学、创伤医学及重症医学的发展,现代创伤重症救护模式也逐渐转变为以患者为中心的医护一体化整体救护模式,即对创伤重症患者施行院前急救–院内救护–重症监护–早期康复的全程无缝连接的创伤重症救护。救护模式的改变,更加突出了早期的创伤重症并发症防治和高效专业的创伤重症护理,这对于降低并发症的发生率、伤残率和死亡率有着非常重要的作用。

为提高创伤医学及相关专业医护人员对严重创伤后并发症与创伤重症护理的救护水平,适应严重创伤并发症与创伤重症护理的工作需求,我们在王正国院士的主导下编写了《中华创伤重症医学·下卷·严重创伤并发症与创伤重症护理》,旨在全面、系统地介绍严重创伤后并发症与创伤重症护理的基本理论与临床实践。本书分 2 篇 28 章。严重创伤后并发症篇主要介绍了严重创伤后水及电解质平衡紊乱、酸中毒、休克、感染、脓毒症、低体温、凝血功能障碍、血栓形成、急性呼吸窘迫综合征、心功能不全、肝功能不全、急性肾损伤、脑功能障碍、胃肠功能障碍以及多器官功能障碍综合征等并发症的主要基本理论和临床干预技术。创伤重症护理篇主要介绍了创伤重症护理的基本概念、救治模式、救护特点与技术原则,创伤重症院前救护与院内救护、监护,以及气道、体温、镇静与镇痛、术后管道、深静脉血栓防治、伤口、营养、早期康复和心理社会问题的护理与管理等方面的理论知识和临床护理技能要点。同时介绍了严重创伤并发症与创伤重症护理的新理念、新概念和新技术的临床应用,内容贴近临床,针对性强,具有很强的实用性、操作性、指导性和可读性,便于理解、记忆和应用。希望本书能够对创伤重症领域的临床医护人员及相关专业的研究人员有所帮助。

作为本书的主编,我们衷心感谢曾给予过帮助的各位前辈和同道,衷心感谢马晓春教授、康焰教授、杨毅教授、李维勤教授对本书的大力支持,感谢黄英姿医师,她在本书校稿、组织协调等方面付出了大量时间和心血。特别感谢王正国院士搭建的这个平台和给予的指导。谨向在本书编写与出版过程中给予全力支持和帮助的各界人士表示诚挚的敬意! 由于时间仓促,参编专家较多,以及编者在写作风格上存在差异,本书可能存在一些不足和需要改进的地方,恳请学界前辈、同行专家及广大读者批评、指正。

邱海波　刘　蕾

2020 年 6 月

《中华创伤重症医学》

概　览

《中华创伤重症医学·上卷·创伤重症医学概论》

《中华创伤重症医学·中卷·创伤重症》

第一篇　常见严重创伤

第二篇　特殊创伤重症

《中华创伤重症医学·下卷·严重创伤并发症与创伤重症护理》

第一篇　严重创伤后并发症

第二篇　创伤重症护理

《中华创伤重症医学·下卷·严重创伤并发症与创伤重症护理》

目　录

第一篇

严重创伤后并发症

第一章

严重创伤后水及电解质平衡紊乱

第一节 概　述

严重创伤(severe trauma)和伴随发生的症状,如疼痛、恐惧、焦虑、寒冷等,都将对中枢神经产生不良刺激,可扩散到皮质下中枢而影响神经内分泌功能。后者随即发生一系列反应,此时交感神经系统兴奋,胰岛素(insulin)分泌减少,肾上腺素(adrenaline,AD;epinephrine)、去甲肾上腺素(norepinephrine,NE,noradrenaline,NA)、胰高血糖素(glucagon)、促肾上腺皮质激素(adrenocorticotropic hormone,ACTH)、肾上腺皮质激素(adrenal cortical hormone,ACH)及抗利尿激素(antidiuretic hormone,ADH)分泌均增加。机体代谢变化,在抗利尿激素及醛固酮的作用下水钠潴留,以保存血容量。创伤(trauma)、感染可致水、电解质及酸碱平衡紊乱。创伤导致组织直接损失,组织细胞坏死后,释放出大量的酸性代谢产物和钾、磷等物质,同样可引起酸碱平衡和电解质的紊乱。脑、颈髓等中枢神经系统损伤出现抗利尿激素分泌异常,一方面可以产生中枢性尿崩症,另一方面其导致体内抗利尿激素分泌异常增多或活性增强,并不受血容量制约,从而导致水潴留、尿钠增多及稀释性低钠血症等表现。

机体受到严重创伤后,创伤刺激传入中枢。传入神经和体液因子是最为重要的两种引起应激反应的途径。创伤刺激引起交感-肾上腺髓质及下丘脑-垂体-肾上腺轴(hypothalamic-pituitary-adrenal axis,HPA)兴奋性增强,导致各种应激激素释放,激素通过血液循环到达全身,在组织细胞内引起一系列特异酶系统的激活和生化反应,产生各种生理效应。

创伤性刺激下丘脑-垂体-肾上腺轴释放的激素产生了三方面的作用:①增加底物动员,为分解代谢提供能量;②启动水钠潴留机制,有助于保持体液平衡;③调控引起局部和全身炎症反应的细胞因子。下丘脑有调节作用的激素含量增加,作用于垂体前叶,引起促肾上腺皮质激素、生长激素(growth hormone,GH)、促甲状腺激素(thyroid stimulating hormone,TSH)、促黄体生成素(luteinizing hormone,LH)和催乳素(prolactin,PRL)释放入血。创伤后ACTH分泌生成迅速增加,催乳素和抗利尿激素分泌也增加,但其余垂体激素分泌大多受抑制。

ACTH分泌增加可加强肾上腺皮质功能,皮质醇的分泌可达正常值的5~8倍,从而加强心肌收缩,增加心搏次数和升高血压,同时促使糖异生和脂肪分解。在某些重症创伤患者,糖皮质激素水平极度低下,可能与肾上腺髓质血流灌注不足有关。醛固酮分泌增加,其保钠排钾作用有助于保证血容量。但促性腺激素水平却降低,临床表现为女性闭经、男性性欲减退。由于创伤刺激、血容量减少等因素使抗利尿激素释放增加,从而减少尿量、增加体液容量。

一、体液组成及分布

体内的水及溶解在其中的物质共称为体液（body fluid），体液的量与性别、年龄及体型胖瘦有关。由于肌肉组织含水量较多（75%~80%），脂肪组织含水量较少（10%~30%），因此成年男性的体液量约为体重的60%，而成年女性的体液量则约占体重的50%（两者均有±15%的变化幅度）。小儿的脂肪较少，故体液量所占体重比例较高，新生儿可达体重的80%，婴儿为70%，随年龄增大，体内脂肪逐渐增多，14岁后体液量已与成年人所占比例相似。

细胞膜将体液分为细胞内液和细胞外液两部分。细胞内液绝大部分存在于骨骼肌，男性肌肉较女性发达，因此男性细胞内液约占体重的40%，而女性细胞内液约占体重的35%。细胞外液则男、女性相似，均占体重的20%。细胞外液又可分为血浆和组织间液两部分。血浆量约占体重的5%，组织间液约占体重的15%。绝大部分的组织间液能迅速与血管内液体或细胞内液进行交换并取得平衡，在维持机体水和电解质平衡方面具有很大作用，称其为功能性细胞外液。

另一小部分组织间液仅具有缓慢交换和取得平衡的能力，在维持体液平衡方面的作用甚小，但具有各自的功能，如结缔组织液、脑脊液、关节液、消化液等，称其为无功能性细胞外液。无功能性细胞外液占体重的1%~2%，占组织间液的10%左右。其成分与血浆不同，由细胞的转运、分泌活动所形成，在产量或丢失量明显增多时也可以产生不同程度的水、电解质和酸碱平衡紊乱，最常见的就是胃、肠消化液大量丢失所造成的体液量和成分的明显变化。

二、体液平衡及调节

体液的主要成分是水和电解质，广泛分布于细胞内外，处于相对稳定状态，其稳定状态为人体正常新陈代谢所必需。各部分体液交换的方式有弥散、滤过、渗透、主动转运及异常情况下细胞内外液容积的改变5种。

（一）水平衡

正常人的体液量是稳定的，每日水的摄入量与排出量处于动态平衡。通常人体每天通过呼吸和皮肤蒸发排出水分约850 ml，这部分水称为不显性失水。为了消化食物，胃肠每天分泌的消化液约为8 200 ml，但绝大部分在回肠末端和右半结肠被重吸收，只有150 ml左右的水由粪便排出。成人每天从肾排泄固体废物一般不少于35 g，每克至少需要15 ml尿液才能溶解排出体外，因而每天尿量一般宜维持在1 000~1 500 ml。因此要维持水出入平衡，每日摄入水量为2 000~2 500 ml。

（二）电解质平衡

人体无机盐与部分以电解质形式存在的有机物统称为电解质。细胞内外液中主要电解质如下。

1. 钠离子　由于细胞膜上的Na^+-K^+泵作用，不断将进入细胞内的钠离子（Na^+）排出，同时使K^+进入细胞内，因而Na^+主要存在于细胞外液，占细胞外液中阳离子总数90%以上，在维持细胞外液渗透压和容量中起决定作用。Na^+丢失，细胞外液容量将缩小；Na^+潴留，细胞外液容量则扩大。

2. 钾离子　钾离子（K^+）为细胞内液中的主要阳离子，全身K^+总量98%在细胞内。K^+对维持细胞内渗透压起重要作用，并可激活多种酶，参与细胞内氧化及腺苷三磷酸（adenosine triphosphate，ATP）生成。细胞外液中K^+虽少，但对神经-肌肉应激性、心肌张力及兴奋性有着显著影响。当细胞合成糖原和蛋白质时，K^+由细胞外进入细胞内；而糖原和蛋白质分解时，K^+则从细胞内逸出。钾的来源全靠从食物中摄取，85%由肾排出。肾对钾的调节能力很低，在禁食和血钾很低的情况下，每天仍然要从尿中排出相当的钾盐，因此，患者禁食2 d以上就必须经静脉补钾。

3. 钙离子　体内99%的钙离子（Ca^{2+}），以磷酸钙和碳酸钙的形式储存于骨骼及牙齿内。血钙中半数为游离钙，是细胞功能的重要调节物质，可降低毛细血管、细胞膜的通透性和神经-肌肉的兴奋性，并参与肌肉收缩、细胞分泌、凝血等过程；其余一半与蛋白质结合。

4. 镁离子 镁离子(Mg^{2+})约有一半存在于骨骼内,其余几乎都存在于细胞内,仅有1%存在于细胞外液。镁是细胞内多种酶的激活剂,对参与糖、蛋白质代谢,降低神经-肌肉应激性有重要作用。

5. 氯离子 氯离子(Cl^-)为细胞外液中的主要阴离子,协同Na^+等维持细胞外液的渗透压和容量。因Cl^-与Na^+经肠道吸收,由肾排出,而肾小管有重吸收Na^+作用,故Cl^-常比Na^+丧失多,减少的阴离子可由HCO_3^-代偿补充。

6. 碳酸氢根离子 碳酸氢根离子(HCO_3^-)系代谢产物二氧化碳(CO_2)在血中的一种运输形式,又是血液中含量最多的碱。在细胞外液中主要与Na^+结合,在细胞内液中主要与K^+结合。

电解质的主要生理作用:维持体液渗透压与酸碱平衡、维持神经肌肉的正常兴奋性、激素与酶的组成成分或酶的激动剂。

电解质平衡是指血浆中各种电解质浓度维持在一个相对稳定的正常范围内,这与细胞代谢、酸碱平衡调节、体液渗透压的维持和神经、肌肉兴奋性正常有密切的关系。

(三)体液平衡调节

体液平衡是维持机体生命活动的必不可少的条件。机体在生命活动的过程中,通过神经-体液因素调节体液的正常平衡。水和钠是机体重要组成成分,具有重要生理功能。机体内水和钠的平衡紧密相关,共同影响细胞外液的渗透压和容量。水平衡主要受渴觉和抗利尿激素的调节,在维持体液等渗方面起重要作用;钠平衡主要受醛固酮(aldosterone, Ald)和心房钠尿肽(atrial natriuretic peptide, ANP;又称心房肽、心钠素)的调节,在维持细胞外液的容量和组织血流灌注方面起重要作用。

1. 口渴感觉调节水的摄入 口渴感觉是机体调节体液容量和渗透浓度相对稳定的重要机制之一。渴觉中枢位于下丘脑外侧区,血浆晶体渗透压的升高是渴觉中枢兴奋的主要刺激。一方面渴感刺激可引起机体饮水行为的发生,同时也可引起抗利尿激素的释放,促使肾保留水分;反之,抑制渴感随即抑制分泌,引起水排出增多。机体缺水后饮水使得血浆渗透压回降,渴觉消失。另外,有效循环血量的减少和血管紧张素Ⅱ(angiotensin Ⅱ, Ang Ⅱ)的增多也可以引起渴感。渴感的主要因素是血浆渗透压降低和细胞外容量增加。

2. 激素调节 ①抗利尿激素(ADH)由下丘脑视上核和室旁核神经元分泌,沿下丘脑-垂体束进入神经垂体储存。ADH又称为血管加压素。ADH主要作用是增加肾远曲小管及集合管对水的重吸收作用,因此对肾浓缩功能有很大的影响。体液渗透压、血容量和血压等因素的改变,都可以影响ADH的分泌。主要通过血浆渗透压及有效循环血量来调节。②醛固酮是一种类固醇激素,是由肾上腺皮质的球状带所分泌的盐皮质激素(mineralocorticoid, Mc),主要以游离形式存在,半衰期仅20～30 min,在肝灭活,肾能灭活少部分。醛固酮的生理功能是促进肾远曲小管及集合管对Na^+的主动重吸收,同时通过K^+-Na^+和H^+-Na^+交换促进K^+、H^+的排出,随着Na^+的吸收增加,Cl^-和水的吸收也增多。醛固酮的分泌主要受肾素-血管紧张素系统和血浆K^+、Na^+浓度调节。当失血等原因致血容量减少、动脉血压降低时,肾入球小动脉壁牵张感受器受刺激而致近球细胞分泌肾素增多;此时也因流经致密斑的Na^+减少致近球细胞分泌肾素增多;继而使血管紧张素Ⅰ、Ⅱ、Ⅲ增多,血管紧张素Ⅱ和Ⅲ都能刺激肾上腺皮质球状带分泌醛固酮。此外,肾交感神经兴奋、肾上腺素和去甲肾上腺素也可直接刺激近球细胞分泌肾素。血浆高K^+或低Na^+可直接刺激肾上腺皮质球状带分泌醛固酮。③心房钠尿肽(ANP)具有强大的利钠和利尿的作用。ANP是20世纪80年代初发现的肽类激素,其合成并储存于心房肌细胞中,故又称为心房肽,对调节肾及心血管内环境稳定起着重要作用。主要的生物学特性是具有强烈而短暂的利尿、排钠及松弛血管平滑肌的作用。急性血容量增加可能通过增高右心房压力,牵张心房肌而使ANP释放,从而引起强大的利钠和利尿作用。反之,限制钠、水摄入或减少静脉回心血量则能减少ANP的释放。ANP释放入血后主要从以下几个方面影响水钠代谢:减少肾素的分泌;抑制醛固酮的分泌;对抗血管紧张素的缩血管效应;拮抗醛固酮的保Na^+作用。因此,有学者提出体内可能有一个ANP系统与肾素-血管紧张素-醛固酮系统一起担负着调节水钠的作用。

三、细胞内外离子的分布

体液中主要电解质有 Na^+、K^+、Ca^{2+}、Mg^{2+}、Cl^-、HCO_3^-、HPO_4^{2-} 和 SO_4^{2-} 等,细胞内外液的电解质分布具有很大差异。

细胞外液最主要的阳离子是 Na^+,主要的阴离子是 Cl^-、HCO_3^- 和蛋白质。细胞内液主要的阳离子是 K^+ 和 Mg^{2+},主要的阴离子是 HPO_4^{2-} 和蛋白质。细胞外液的组织间液和血浆的电解质在性质和数量上大致相等,功能上也类似。两者主要区别在于蛋白质含量不同,血浆中含有的蛋白质约7%,而组织间液中为0.05%~0.35%。这与蛋白质在生理状态下不易通过毛细血管进入组织间液有关,其对维持血浆胶体渗透压、稳定血管内容量有重要意义。

四、血浆渗透压

渗透压(osmotic pressure)是一切溶液所固有的一种特性,它是由溶液中溶质微粒产生的渗透效应形成,取决于微粒数量的多少,与大小无关。产生渗透压的基本条件之一是存在半透膜,当水和溶液由半透膜隔开时,溶液中的溶质微粒对水产生一定的吸力,使得水渗透过半透膜进入溶液,这种对水的吸引力称为渗透压。体液的渗透压由其所含微粒总数决定,包括阳离子、阴离子和非电解质的分子个数,即血浆总渗透压=阳离子浓度+阴离子浓度+非电解质浓度。正常范围为 280~310 mOsm/L,临床可用以下公式估算。

$$血浆渗透压(mOsm/L) = 2(Na^+ + K^+) + 葡萄糖 + 尿素氮(mmol/L)$$

血浆蛋白质所产生的渗透压称为胶体渗透压,血浆蛋白质在血浆中含量虽然较高,但因其分子量大,分子个数只占血浆微粒个数的很少部分,故其产生的渗透压也很小,约 1.5 mOsm/L,但由于蛋白质难以透过血管壁,故胶体渗透压在维持血管内外液交换和血容量方面起重要作用。血浆中晶体物质(主要是电解质离子)产生的渗透压为晶体渗透压,占血浆渗透压的绝大部分。由于晶体物质不能自由透过细胞膜,因此晶体渗透压在维持细胞内外水的平衡中起决定作用。正常状态下,细胞内外、血管内外的渗透压是相等的。当渗透压发生变化时,水分向渗透压高的一侧移动,溶质向低浓度一侧移动,以调节渗透压平衡。

第二节　严重创伤后水及电解质紊乱及治疗原则

一、水钠代谢紊乱

临床上水钠代谢紊乱常相伴发生,单纯性水或钠的增多或减少较少见,但因二者变化不一定平行,故水钠紊乱在临床上有多种分类方法。

(一)体液容量减少

体液容量的明显减少在临床上称为脱水。在体液容量减少的同时,常常伴有血钠浓度的变化,血钠浓度是决定细胞外液渗透压的重要因素。按血钠浓度的不同可分为低血钠性、高血钠性和正常血钠性体液脱水3种情况。

1.低血钠性体液脱水　又称低渗性脱水,是指体液容量减少并以失钠多于失水、血清钠浓度<

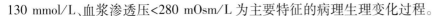

130 mmol/L、血浆渗透压<280 mOsm/L 为主要特征的病理生理变化过程。

(1)常见原因:①补充水分过多,高渗或低渗脱水时补充水分过多;②肾丢失过多,过量使用排钠性利尿剂;③肾小管中存在大量不被吸收的溶质,抑制钠和水的重吸收;④失盐性肾炎、急性肾衰竭多尿期、肾小管性酸中毒、糖尿病酮症酸中毒;⑤肾上腺皮质功能减退症。

(2)主要机制:细胞外液血钠浓度降低,呈低渗状态,机体减少抗利尿激素的分泌以排出水,增加醛固酮的分泌以保钠。同时,组织间液进入血液循环,部分地补偿血容量,维持循环血量。如果失盐过多或继续失盐,水从尿中继续排出外,细胞外液渗透压下降,水由细胞外转移至细胞内,则血容量及组织间液均明显降低,出现低血容量性休克。这种因大量失钠而致的休克,又称为低钠性休克。此时肾血流量及滤过率降低,尿量减少或无尿。

(3)治疗原则:低渗性脱水的治疗以补充高渗液为主。补液量可按氯化钠 1 g 含 Na^+ 17 mmol 折算,但补充高渗液不能过快,一般以血钠每小时升高 0.5 mmol/L 为宜。补钠量可参照下述公式:补钠量=(正常血清钠–实测血清钠)×0.2×体重(kg)。一般先补给补钠量的 1/3 ~ 1/2,复查血钠后再确定后续治疗方案。

2. 高血钠性体液脱水 又称高渗性脱水,是指体液容量减少以失水多于失钠,血清钠浓度>150 mmol/L、血浆渗透压>310 mOsm/L 为主要特征的病理生理变化过程。

(1)常见原因:①摄水不足,因各种原因所致摄入水量不足。②失水过多,经肾丢失(中枢性尿崩症、肾性尿崩症;糖尿病酮症酸中毒、非酮症高渗性昏迷、高钙血症等;长期鼻饲高蛋白流质所致溶质性利尿;使用高渗性利尿药或非溶质性利尿药);经肾外丢失(高温、剧烈运动等大量出汗;烧伤患者开放性治疗丢失大量低渗液;哮喘持续状态、过度换气、气管切开等使肺呼出的水分增多2~3倍)。③水向细胞内转移,剧烈运动或惊厥等使细胞内小分子物质增多,渗透压增高,水转向细胞内。

(2)主要机制:失水多于失钠,血清钠高于正常范围,细胞外液呈高渗状态。细胞外液渗透压增加,抗利尿激素分泌增多,肾小管对水的重吸收增加,尿量减少。醛固酮分泌增加,钠和水的再吸收增加,以维持血容量。如继续缺水,细胞外液渗透压进一步增高,细胞内液移向细胞外,最终是细胞内缺水的程度超过细胞外缺水的程度。

(3)治疗原则:治疗以补水为主,补钠为辅。经口、鼻饲直接补充水分,经静脉补充5%葡萄糖液,5%葡萄糖氯化钠液或0.9%氯化钠,适当补充钾及碱性液体。

3. 正常血钠性体液脱水 又称等渗性脱水,水钠按血浆中正常的浓度比例丢失而引起体液容量的减少,此时血清钠浓度及血浆渗透压维持在正常范围内。任何等渗体液的大量丢失造成的脱水,在短期内均属于正常血钠性体液减少。

(1)常见原因:麻痹性肠梗阻时,大量体液潴留于肠腔内;大量抽放胸水、腹水,大面积烧伤,大量呕吐、腹泻或胃肠吸引后;新生儿消化道先天畸形(如幽门狭窄、胎粪肠梗阻或胃肠瘘管等)引起的消化液丧失。

(2)主要机制:它可造成细胞外液量(包括循环血量)的迅速减少;由于丧失的液体为等渗,基本上不改变细胞外液的渗透压,最初细胞内液并不向细胞外液间隙转移,以代偿细胞外液的减少,故细胞内液量并不发生变化。但这种液体丧失持续时间较久后,细胞内液将逐渐外移,随同细胞外液一起丧失,引起细胞缺水。

(3)治疗原则:等渗性脱水的治疗以补充等渗性溶液为主,首选0.9%氯化钠液,但长期使用可引起高氯性酸中毒。因为正常细胞外液的钠、氯的比值是7:5,0.9%氯化钠液 1 000 ml+5%葡萄糖液 500 ml+5%碳酸氢钠液 100 ml 更符合生理需要。

(二)体液容量增多

体液容量增多又可根据血钠变化和增多的体液分布特点分为低血钠性体液过多(水中毒)、正常血钠性组织间液过多(水肿)和高血钠性细胞外液增多(高容量性高钠血症)。

1. 低血钠性体液过多 又称水中毒,是指机体摄入水过多,以致水在体内潴留,引起血液渗透压下降和循环血量增多的一种病理状态。

（1）主要原因：①肾功能不全少尿期和严重心力衰竭或肝硬化时肾排水功能不足；②ADH分泌失调综合征和各种原因所致的ADH分泌过多；③低渗性脱水晚期输入大量水分。

（2）主要机制：体内水分过多，细胞外液容量过多，呈低渗状态，水从细胞外向细胞内转移。故水中毒为细胞内外液容量均增大，但体液分布的比例仍正常（即细胞内液占2/3,细胞外液占1/3）。在轻、中度水中毒，组织间液中储存的水分尚不足以引起凹陷性水肿或肺水肿，临床表现不明显；严重水中毒时组织水肿明显，有肺水肿、心力衰竭甚至颅内压增高等表现。

（3）治疗原则：水中毒的治疗以积极控制原发病，控制水的摄入，脱水和保护器官功能为原则。

2. **正常血钠性组织间液过多（水肿）** 血钠浓度正常的组织间液过多，过多的液体在组织间液积聚，而此时血钠含量在正常范围，该病理的过程又称为水肿，它是多种疾病的临床体征。由于水肿来自血浆，一般情况下它与血浆的成分比较相近，因而水肿是等渗液的积聚，一般不伴有细胞水肿。

（1）主要原因：根据水肿涉及的范围可分为全身性水肿和局部性水肿。也可以原因或部位命名。水肿是由多种原因导致的，全身性水肿多见于充血性心力衰竭、肾病综合征和肾炎及肝疾病，也可见于营养不良和某些内分泌疾病。局部性水肿常见于器官组织的局部炎症，静脉阻塞及淋巴管阻塞等情况。比较少见的血管神经水肿也属于局部水肿。

（2）主要机制：①毛细血管内外液体交换失衡，如毛细血管流体静压增高、血浆胶体渗透压下降、微血管壁通透性增加、淋巴回流受阻；②体内外液体交换失衡，如肾小球滤过率下降、肾小管重吸收水钠增多。

（3）治疗原则：防治原发病，减轻水钠潴留，改善血液循环，减低毛细血管内压，提高血浆胶体渗透压，降低毛细血管壁通透性。

3. **高血钠性细胞外液增多** 又称高容量性高钠血症。

（1）主要原因：盐摄入过多或盐中毒。

（2）主要机制：原发性钠潴留，在原发性醛固酮增多症和库欣综合征（Cushing syndrome；也称皮质醇增多症）的患者，由于醛固酮持续超常分泌，导致体内钠总量和血钠含量的增加；医源性摄盐过多，治疗低渗或等渗性脱水时摄入过多高渗性液体。

（3）治疗原则：积极治疗原发病，限制钠盐摄入，补水稀释并利尿排钠，保护器官功能。严重的高钠血症可以通过血液净化方式治疗。

二、钾代谢紊乱

正常钾代谢：①钾维持细胞膜静息电位及细胞新陈代谢，调节渗透压和酸碱平衡；②钾主要分布在细胞内，钾的摄入量和排出量处于动态平衡；③钾的平衡主要靠肾的调节和跨细胞膜转移两大机制。

（一）低钾血症

血清钾浓度<3.5 mmol/L称为低钾血症。除体内钾分布异常外，血清钾浓度减少常同时有机体总钾含量缺乏。

1. **主要原因** ①摄入不足（长期禁食、偏食、厌食等）；②排出过多，胃肠道和肾的失钾过多（呕吐、腹泻等丢失消化液所致；肾脏疾病、内分泌疾病、利尿药、补钠过多、碱中毒或酸中毒恢复期、某些抗生素使用等）；③其他，如烧伤、抽放腹水、高温作业等所致低钾。另有机体总钾或细胞内钾不低，但因转移或稀释所致血清钾浓度下降。

2. **主要机制** 低钾可引起多种代谢功能的变化，这些变化的严重程度与血清钾浓度下降的程度和快慢密切相关，但个体差异很大。一般血清钾浓度<2.5～3.0 mmol/L可出现严重的临床症状。低钾时肌肉组织兴奋性降低，横纹肌溶解，肌肉松弛无力甚至发生呼吸肌麻痹，后者是低钾血症死亡主要原因；低钾时可影响心肌细胞电生理，可引起包括心室颤动在内的各种心律失常；低钾可引起肾的尿浓缩功能障碍和肾的形态结构变化；另外，低钾可以引起胃肠功能障碍、血糖升高及代谢性碱中毒等。

3. **治疗原则** 积极治疗原发病，补充富含钾的食物，对缺钾性低钾血症者积极补钾，并遵循补钾原则。

（二）高钾血症

血清钾>5.5 mmol/L 称为高钾血症,此时体内钾总量可为增多、正常或缺乏。

1. 主要原因　为肾排钾过少、细胞内钾外流和体外摄入钾过多。

2. 主要机制　高钾血症对机体的影响主要表现为肌肉无力和心肌兴奋传导异常。由于细胞内外钾浓度差减小,静息电位负值变小,与阈电位距离接近,兴奋性升高;主要表现为感觉异常、肌肉疼痛、肌束震颤等症状,严重高钾时出现四肢软弱无力,甚至发生弛缓性麻痹。对机体的主要危害是引起严重的心室颤动和心搏骤停,其主要机制是心肌传导功能障碍,也与心肌病变、酸碱失衡及离子状态多种因素有关。

3. 治疗原则　积极治疗原发病,促进钾的细胞内流或体外排钾,补充钙剂或钠盐减轻高钾对心脏的毒性作用。严重的高钾血症可以通过血液净化方式治疗。

三、镁代谢紊乱

镁是体内具有重要生理作用的阳离子,在含量上仅次于钙、钠、钾;在细胞内,含量仅次于钾,是细胞内液重要成分,参与细胞内许多酶的反应,对维持细胞正常代谢和生理功能十分必要。

正常镁代谢:①镁具有维持酶的活性和细胞遗传稳定、抑制神经、肌肉及心肌兴奋性的作用;②血清中镁不到总量的1%,主要经肾排出;③消化道吸收和肾排出是维持镁代谢平衡的主要环节。

（一）低镁血症

血清镁<0.75 mmol/L 可诊断低镁血症。

1. 主要原因　镁排出过多,摄入不足是导致低镁血症的基本原因。

2. 主要机制　低镁血症可引起神经-肌肉兴奋性增高,诱发心律失常,加重低钙血症和低钾血症。

3. 治疗原则　积极治疗原发病,缓慢、谨慎补镁是低镁血症的基本防治原则。

（二）高镁血症

血清镁>1.25 mmol/L 可直接诊断高镁血症。

1. 主要原因　肾排镁减少是高镁血症的主要原因。

2. 主要机制　神经、肌肉兴奋性降低,抑制房室和心室内传导并降低心肌兴奋性是高镁血症的主要影响。

3. 治疗原则　改善肾功能,促进镁排出体外,拮抗镁的毒性是防治高镁血症的基本原则。

四、钙磷代谢紊乱

正常钙磷代谢和调节:钙磷代谢是指钙和磷在食物中被机体所摄取,然后在体内进行合成和分解,最后被排出的过程。体内外钙稳态调节,体内钙磷代谢,主要由甲状旁腺素(parathyroid hormone,PTH)、$1,25-(OH)_2D_3$ 和降钙素 3 个激素作用于肾、骨骼和小肠 3 个靶器官调节的。正常人体内,通过三者的相互制约、相互协调,以适应环境变化,保持血钙、血磷浓度的相对恒定。

（一）钙代谢紊乱

1. 低钙血症　当血清蛋白浓度正常时,血清钙浓度<2.2 mmol/L 或血清游离钙<1 mmol/L 称为低钙血症。

(1)主要原因:维生素 D 代谢障碍、甲状旁腺功能减退和慢性肾衰竭等是引起低钙血症的常见原因。

(2)主要机制:血钙浓度严重下降时神经、肌肉兴奋性增加,心肌兴奋性和传导性升高,长期而明显的低钙血症可发生骨骼形态结构的改变。

(3)治疗原则:补充钙剂和维生素 D 是低钙血症的基本防治原则。

2. 高钙血症　血清钙浓度>2.75 mmol/L 或血清游离钙>1.25 mmol/L 称为高钙血症。

（1）主要原因：甲状旁腺及甲状腺功能亢进、维生素 D 中毒和恶性肿瘤是高钙血症的基本原因。

（2）主要机制：高钙血症降低神经、肌肉兴奋性及心肌兴奋性、传导性和损伤肾小管。血清钙浓度>4.5 mmol/L 可发生高钙血症危象，如严重脱水、高热、心律失常、意识不清等，患者极易死于心搏骤停、坏死性胰腺炎和急性肾衰竭等。

（3）治疗原则：积极控制原发病，降低血钙是防治高钙血症的基本原则。

（二）磷代谢紊乱

1. 低磷血症　血清磷浓度<0.8 mmol/L 称为低磷血症。

（1）主要原因：肠道吸收不足、尿磷排出增加和磷向细胞内转移均可引起低磷血症。

（2）主要机制：低磷血症主要引起 ATP 合成不足和红细胞内 2,3-二磷酸甘油酸减少。轻者无症状，重者可有肌无力、感觉异常、鸭态步、骨病、佝偻病、易激惹，甚至昏迷。

（3）治疗原则：及时诊断，适当补磷是防治低磷血症的基本原则。

2. 高磷血症　成人血清磷浓度>1.6 mmol/L，儿童>1.9 mmol/L 称为高磷血症。

（1）主要原因：急、慢性肾功能不全、甲状旁腺功能低下、维生素 D 中毒等是高磷血症的常见原因。

（2）主要机制：急性严重高磷血症可抑制肾 1α-羟化酶导致低钙血症，常发生迁移性钙化，心力衰竭、低血压、急性多发性关节痛等与低钙血症和异位钙化有关的临床表现。

（3）治疗原则：治疗原发病是防治高磷血症的基本原则。

第三节　特定创伤常见水及电解质平衡紊乱

一、颅脑及脊髓创伤患者水及电解质平衡紊乱

（一）低钠血症

目前关于颅脑创伤及脊髓特别是颈部脊髓损伤导致低钠血症的机制尚不十分清楚，多数学者认为两者机制类似，均系抗利尿激素分泌失调综合征（syndrome of inappropriate secretion of antidiuretic hormone, SIADH）所致，即由于颅脑或者脊髓损伤刺激下丘脑-神经垂体轴兴奋，引起抗利尿激素过度释放，出现水潴留，导致稀释性低血钠状态，或高血容量型低钠血症。部分学者认为，一些创伤继发的低钠血症是由于中枢神经引起的肾神经抑制，导致肾性失水失钠，引起低血容量型低钠血症。但也有学者认为创伤性颈脊髓完全损伤继发低钠血症的发生机制与颅脑创伤导致低钠血症的机制不同。不能直接引用颅脑疾病继发低钠血症的抗利尿激素分泌失调综合征的机制来解释，但两者的相关表现不相符合。有学者在观察中发现，多数创伤性颈脊髓完全损伤患者可继发低钠血症，同时血浆肾素活性和血浆醛固酮及抗利尿激素浓度降低，分析可能是由于颈脊髓完全损伤抑制了体内交感神经系统，使肾交感神经兴奋性下降，肾素-血管紧张素-醛固酮系统受到抑制，使肾排钠增多，导致低钠血症，而低钠血症抑制了抗利尿激素的分泌，使肾远端肾小管对水的重吸收下降，导致排尿增多。

心房钠尿肽（心钠素）主要是心肌细胞分泌的一种循环激素，在大脑及脊髓组织中均有分布，具有强大的利钠、利尿、舒张血管、抑制肾素-血管紧张素-醛固酮系统的作用，在心肾疾病的发病、水及电解质平衡的维持中具有重要意义。颅脑疾病与创伤性颈脊髓完全损伤后心房钠尿肽可能有不同的变化。颅脑疾病的血浆心房钠尿肽水平增高可能是导致水钠代谢紊乱的原因之一。创伤性颈脊髓完全损伤研究发现，颈脊髓损伤抑制了体内交感神经系统，一方面可出现肾素活性、血浆醛固酮和抗利尿激素浓度降低及低钠血症、血压下降、体液代谢负平衡等表现；另一方面可抑制心房钠尿肽的分泌和释放；肾素-血管紧张素-醛固酮系统受到抑制后也可通过直接和间接的作用，抑制心房钠尿肽的分泌；同时，在低钠血症及循环血量下降时，可反馈性地抑制心房钠尿肽的分泌和释放；而血浆抗利尿激素水平低下也可抑制心房

钠尿肽的分泌和释放。影响水钠代谢各种因素之间的相互作用非常复杂,特别是颈脊髓完全损伤后,患者机体内环境、自主神经系统功能、神经内分泌调节、血流动力学改变等方面可能发生重大变化,并可能使影响水钠代谢的各种因素的变化及相互作用更加复杂。尽管颅脑创伤及脊髓损伤导致低钠血症发生机制尚未明确,但多数学者主张限制过量水摄入,同时可以补充高渗盐水治疗。

(二)高钠血症

高钠血症在创伤患者中的发生机制多种多样,包括高渗液体输入不当、限制水的输入或是尿崩症。颅脑创伤患者发生高钠血症与病死率的上升相关,颅脑创伤患者发生的水及电解质平衡紊乱的类型多为低钠血症,而高钠血症较为少见,但高钠血症的发生与患者的年龄大小、昏迷程度及血清氯离子的水平关系密切。高钠血症时,脑细胞脱水、脑组织收缩,极有可能可能引起脑血管损伤,并引发接下来一系列中枢神经系统的相关功能症状,比如嗜睡甚至是昏迷及肌肉抽搐等。但同时由于颅脑创伤患者原发的颅脑损伤症状与上述高钠血症引起的症状相似,故因并发的高钠血症所致的症状在实际临床工作中被原发症状掩盖,不易被察觉。对于伤后早期发生的严重高钠血症,应该立即开始纠正治疗,以不超过 1 mmol/(L·h) 的速度持续治疗,每天钠离子浓度下降通常不超过 10 mmol/L,并在 24~48 h 内补充余下的液体丢失量。尤其要注意的是,在颅脑创伤患者中,当钠浓度过高时,此时治疗高钠血症如果补充大量低渗液体,会使血钠水平下降过快,反而可能加重脑水肿甚至有可能出现脑疝。

二、烧伤患者水及电解质平衡紊乱

(一)等渗性脱水

根据烧伤早期的病理生理,可以把烧伤早期的脱水分为 3 种类型,即等渗性脱水、低渗性脱水和高渗性脱水。等渗性脱水指水和钠成比例地丢失,血清钠在正常范围内,细胞外液的渗透压也保持正常。烧伤局部水肿和创面渗出,为伤后体液丢失的基本形式。烧伤早期丢失的细胞外液是等渗的,因而被看作为等渗性脱水。其结果是细胞外液的减少,引起血容量的不足。由于没有渗透压的变化,细胞内液基本不受影响。待血容量减少超越血液循环代偿功能时,血流动力学才有明显的改变,临床上会出现低血容量性休克,有微循环血流灌注不足和细胞代谢障碍。

(二)高渗性脱水高钠血症

多为失水过多引起,而非补钠过多所致。大面积烧伤后创面蒸发,发热和缺氧时通气加大,增加呼吸道失水。病室设施(如悬浮床、气垫床、热风机、远红外线、去湿器和空调机等)均促使失水,肾功能不全和高能营养可致利尿失水。干热治疗条件下,口渴和皮肤干燥多不被重视。创面吸收物质,超高代谢产物,大量用药,营养补给等引起的溶质性利尿掩盖水分不足。尿量非但不少,却反而增多,呈现中枢神经症状已属重症,多为脑细胞脱水和中心性脑桥脱髓鞘症状。

(三)高钾血症

烧伤后,组织破坏分解,超高代谢,有高血清钾趋向。然而,补液稀释和良好肾功能,临床显示不出。急性肾衰竭,尿闭,排钾障碍,则可致高钾血症。用含钾药物更易促成。故原因为细胞释钾,补钾过多,排钾障碍。临床表现最初不明显,渐呈神经肌肉功能变化,感觉异常、肌无力、肢体麻痹、上行性瘫痪、胃肠功能障碍、心功能紊乱。心脏对快速增高的血清钾的耐受力较差。临床上常与酸中毒共存。治疗要求停止补钾,停用含钾药物。利尿和透析以助排钾,应用葡萄糖和胰岛素以促使钾转入细胞内。给碱性药物也有帮助,给钙剂以对抗高钾血症对心肌细胞膜的作用。严重的高钾血症可以通过血液净化方式治疗。

(四)低钾血症

由超高代谢、负氮平衡、多尿、钠钾离子泵恢复功能等所引起的失钾过多,补钾不足和钾自细胞外转入细胞内所致。临床表现早期不明显,后呈神经肌肉、胃肠和心血管功能改变。常伴有碱中毒,故应注意血清钾、动脉血气和心电图的检测。治疗应重视原因处理,积极补钾,有心律失常者应立即补钾。

第四节 典型病例

【病例简介】

患者男性,年龄 61 岁,因"全身多处火焰烧伤后疼痛 2 h"于 2019 年 6 月 16 日 13:53 住入我院烧伤科。患者入院 2 h 前被火焰烧伤面颈部、双上肢、躯干、双臀部,伤后疼痛、肿胀,来急诊途中补液 500 ml。急诊以"面颈部、双上肢、躯干、双臀 65% Ⅱ~Ⅲ烧伤"收入院。既往有"糖尿病、糖尿病肾病"史,平时口服"二甲双胍、格列美脲、金水宝"等药物。入院体格检查:体温 36.0 ℃,脉搏 118 次/min,呼吸 19 次/min,血压 134/104 mmHg,面颈部、双手、双前臂、双上臂、背部、臀部共约 65% 体表面积皮肤烧伤。大量水疱,肿胀,渗液较多。

【临床诊断】

1. 面颈部、双上肢、躯干、双臀 65% Ⅱ~Ⅲ度烧伤
2. 损伤并发症
2.1 创面感染
2.2 尿路感染
2.3 感染性/脓毒症休克
2.4 急性呼吸窘迫综合征(中度)
2.5 急性肾损伤
2.6 代谢性酸中毒
2.7 电解质平衡紊乱(高钠血症、低钾血症、低钙血症)

【救治经过】

患者入住烧伤科后予清创包扎、补液扩容、防治感染等治疗措施。治疗 1 周后患者出现心率快、无尿、高钠血症等情况,6 月 23 日转入重症监护病房(intensive care unit,ICU)治疗(图 1-1)。

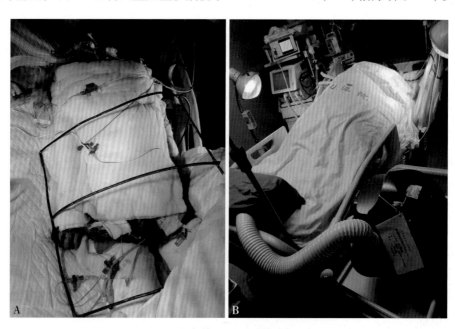

图 1-1　患者转入 ICU 时情况(A、B)

1. 生命体征监测　中心体温 33.2 ℃,心率 142 次/min,呼吸 26 次/min,持续有创血压 81/49 mmHg,

血氧饱和度 97%（气管切开呼吸机通气），面颈部皮肤烧伤创面，部分结痂。双手、双前臂、双上臂、胸背部、臀部及双侧大腿上部皮肤创面发红、有触痛、有渗出。全身皮肤冰凉，双下肢末梢循环差，无尿。

2. 血气分析示　pH 值 7.31，动脉血氧分压（arterial partial pressure of oxygen，PaO_2）187.5 mmHg，动脉血二氧化碳分压（partial pressure of carbon dioxide in arterial blood，$PaCO_2$）32.2 mmHg，钠（Na^+）161.8 mmol/L，钾（K^+）2.59 mmol/L，离子钙（iCa^{2+}）0.74 mmol/L，乳酸（Lac）7.6 mmol/L，碳酸氢根离子（HCO_3^-）18 mmol/L，吸入氧浓度（FiO_2）100%。

3. 抢救治疗措施　呼吸机辅助呼吸，脉搏指示连续心输出量（pulse-indicator continuous cardiac output，PiCCO）及中心静脉压（central venous pressure，CVP）等血流动力学监护下，指导血管活性药物应用和液体治疗。血流动力学监测提示患者休克类型为低血容量型休克合并分布性休克，结合患者创面及尿培养结果，考虑患者是感染导致的分布性休克，给予积极补液治疗及持续去甲肾上腺素静脉泵入纠正休克，床旁连续性肾脏替代治疗（continuous renal replacement therapy，CRRT）稳定内环境，纠正代谢性酸中毒及电解质平衡紊乱，升温仪持续复温。根据患者在烧伤科微生物学培养结果给予抗感染治疗，尿细菌培养大肠埃希菌，创面培养奇异变形菌，根据药敏试验结果选用美罗培南目标性抗感染治疗，同时考虑患者烧伤面积较大且全身各种侵入性导管较多，经验性给予万古霉素抗革兰氏阳性菌治疗。经过治疗 48 h 后循环、呼吸、内环境逐渐稳定，抢救获得初步成功。患者停用去甲肾上腺素，呼吸机间断脱机，无尿。生命体征监测：中心体温 36.7 ℃，心率 96 次/min，呼吸 20 次/min（脱机状态），持续有创血压 127/60 mmHg，血氧饱和度 97%（吸氧 4 L/min）。复查血气分析：pH 值 7.42，PaO_2 101.3 mmHg，$PaCO_2$ 35.4 mmHg，Na^+ 147.7 mmol/L；K^+ 3.62 mmol/L，iCa^{2+} 1.14 mmol/L，Lac 2.4 mmol/L，HCO_3^- 25 mmol/L，FiO_2 45%。

【救治经验】

患者大面积重度烧伤合并创面感染难以避免，创面渗出导致容量绝对不足，感染性/脓毒症休克阻力血管麻痹、容量血管扩张导致容量相对不足，仅仅凭经验性容量管理往往存在较大误差，进而导致患者合并急性肾损伤、严重的酸碱失衡、水及电解质平衡紊乱。根据患者病情及时使用有创监测，根据监测结果指导液体治疗及应用升压药物，同时给予 CRRT 纠正患者内环境及电解质平衡紊乱，患者取得了理想的治疗效果。此外纠正高钠血症不宜过快，通常 24 h 内不超过 10 mmol/L，否则容易发生中枢神经系统脱髓鞘病变。

（於江泉　郑瑞强）

参考文献

[1] 付小兵，王正国，李建贤. 中华创伤医学[M]. 北京：人民卫生出版社，2013：259-266.

[2] 王建枝，殷莲花. 病理生理学[M]. 8 版. 北京：人民卫生出版社，2013：15-39.

[3] CUESTA M，HANNON M J，THOMPSON C J. Diagnosis and treatment of hyponatraemia in disturbances in critical care[J]. Internist（Berl），2006，47（11）：1129-1130，1132-1115.

[4] HANNON M J，THOMPSON C J. Neurosurgical hyponatremia[J]. J Clin Med，2014，3（4）：1084-1104.

[5] JOHN E H. Guyton and Hall textbook of medical physiology[M]. 13th ed. Publisher：Elsevier，Inc，2016：305-444.

[6] LEONARD J，GARRETT R E，SALOTTOLO K，et al. Cerebral salt wasting after traumatic brain injury：a review of the literature[J]. Scand J Trauma Resusc Emerg Med，2015（11）：23-98.

[7] LYONSB L，KORSTEN M A，SPUNGEN A M，et al. Comparison between pulsed irrigation enhanced evacuation and polyethylene glycolelectrolyte lavage solution for bowel preparation prior to elective colonoscopy in veterans with spinal cord injury[J]. J Spinal Cord Med，2015，38（6）：805-811.

[8] Matthäus T，SCHNITZLER R，WEITHOFER P，et al. Water and electrolyte neurosurgical patients[J]. Endocrinol Nutr，2016，63（5）：230-238.

［9］PIN-ON P,SARINGKARINKUL A,PUNJASAWADWONG Y,et al. Serum electrolyte imbalance and prognostic factors of postoperative death in adult traumatic brain injury patients: a prospective cohort study［J］. Medicine(Baltimore),2018,97(45):e13081.

［10］RAFIQ M F, AHMED N, KHAN A A. Serum electrolyte derangements in patients with traumatic brain injury［J］. J Ayub Med Coll Abbottabad,2013,25(1/2):162-164.

［11］SOAR J,PERKINS G D, ABBAS G, et al. European Resuscitation Council Guidelines for Resuscitation 2010 Section 8. Cardiac arrest in special circumstances: electrolyte abnormalities, poisoning, drowning, accidental hypothermia, hyperthermia, asthma, anaphylaxis, cardiac surgery, trauma, pregnancy, electrocution［J］. Resuscitation,2010,81(10):1400-1433.

第二章

严重创伤后酸中毒

第一节 概 述

1852 年法国著名的生理学家 Claude Bernard 首先提出了内环境(internal environment)这一概念。生理学中将机体的内环境定义为人体体内各种组织及细胞直接接触并生存的环境。我们的机体生存在两个环境当中,一个是不断在变化中的外环境,一个是相对稳定的内环境;人体在外环境处于不断变化中的情况下仍能很好地存活下去,其首要条件是内环境的相对稳定。酸碱度是内环境理化性质最主要的组成之一,严重创伤后酸碱平衡紊乱(acid-base disturbance;又称酸碱平衡失调,简称酸碱失衡)会损害细胞功能,引起进一步的病理生理变化,从而威胁生命。

一、内环境稳态

内环境的稳态(homeostasis)也称内环境自稳态,指内环境的各项理化性质,后被引用且延展到分子细胞水平、组织器官甚至集体整体功能的相对稳定状态。内环境的理化性质复杂,在一定的范围内变动却又保持相对稳定的状态,是一种动态平衡。对于机体来说,这一动态平衡具有十分重要的意义。

内环境稳态具有重要的生理意义,是机体细胞维持正常生理功能的必需条件。机体细胞的各项代谢活动其本质上都是酶促生化反应,所以细胞外液中需要有合适的温度、离子浓度、酸碱度,以及充足的营养物质、氧供、水分、适宜的渗透压等。一旦内环境的理化条件发生重大变化或急剧变化,超过机体本身调节与维持内环境稳态的能力,这会严重影响机体的正常生理功能。在创伤后,诸如热、缺氧、水和电解质及酸碱平衡紊乱等都将损害细胞功能,引起疾病继续进展,诱发更多的病理生理反应,甚至危及生命。

二、酸 碱 平 衡

酸碱平衡(acid-base balance)是内环境稳态的重要组成部分。体液的 pH 值维持在相对稳定的范围内是机体正常生理功能的基本保证。一般情况下,机体血浆 pH 值波动在 7.35～7.45,在疾病状态,尤其是创伤等打击后,机体更是动员一切力量来使 pH 值恒定在这一范围内。通过机体内各种缓冲系统、肺及肾的调节,可以维持 pH 值在恒定的范围,称为酸碱平衡调节机制。

三、酸碱平衡紊乱

在遭受创伤打击后，细胞功能障碍及随之而来的器官功能障碍，使内环境稳态受冲击，并超过机体代偿能力范围后，离子浓度、pH 值及其他指标会发生明显波动，打破血液中的酸碱平衡，称为酸碱平衡紊乱。体内血液和组织中酸性物质蓄积，排酸减少，同时没有足够的碱来中和，氢离子浓度上升，pH 值下降（通常指 pH 值<7.35），称为酸中毒。出现此类情况后，会加重创伤对机体的损伤，激活一系列病理生理变化，严重时可危及生命。

严重创伤后发生的酸中毒、低体温及凝血功能障碍合称致死性三联征［又称死亡三联征(lethal triad)，创伤死亡三角］。持续的血流低灌注状态下，机体组织及细胞代谢由需氧代谢逐步转化为无氧代谢，可导致酸物质蓄积；持续低温可导致心律失常、心输出量减少，从而进一步加重酸中毒。致死性三联征三者互为因果，恶性循环，使患者自身创伤修复能力严重受损、组织细胞代谢紊乱，进而器官功能障碍，诱发不良后果。因此早期识别创伤后的酸中毒、及时纠正酸中毒，是控制致死性三联征进一步发展的重要手段。

第二节　严重创伤后酸中毒发生机制

严重创伤，特别是严重的多发伤后常可发生酸中毒，包括代谢性酸中毒和呼吸性酸中毒。多发伤后引起酸中毒的原因较多，发生机制也较为复杂。在病情发展过程及治疗过程中，不同的阶段引起酸中毒的原因和机制也不尽相同。如在创伤早期，休克导致的微循环障碍、乳酸堆积是导致代谢性酸中毒的主要原因；当创伤合并急性肾衰竭时，非挥发性酸在体内蓄积过多是继而导致代谢性酸中毒的主要原因。而病程的任一阶段，都可能合并呼吸功能障碍，甚至呼吸性酸中毒。

生理情况下，人体血浆 pH 值波动于 7.35～7.45，在疾病状态下机体也依赖一套精密复杂的调节机构使 pH 值维持在这一相对恒定的范围，保证机体各项生命功能的正常运行。机体每日会产生 50～100 mmol/L 非挥发酸，400 L CO_2。这些酸性物质必须及时代谢以维持 pH 值的恒定，而人体这套调节机制主要由血液缓冲系统、肺、肾等 3 个部分构成。三者中，以血液缓冲系统反应最迅速但效果最短暂，几乎立刻反应，迅速将强酸、强碱转变为弱酸、弱碱；肺的调节较血液缓冲系统慢 10～30 min；离子交换更慢些，2～4 h 起作用，肾的调节启动最迟，往往需要 5～6 h，但作用最持久（可达数天）。

血液缓冲系统是人体对酸碱失衡调节的第一道防线，由于血液缓冲物的数量有限，因此对酸碱失衡的调节能力也有限。该缓冲系统由 5 对缓冲对组成，包括碳酸-碳酸氢盐（H_2CO_3/HCO_3^-），磷酸二氢钠-磷酸氢二钠，血浆蛋白酸-血浆蛋白根，氧合血红蛋白酸-氧合血红蛋白根，还原血红蛋白酸-还原血红蛋白根。其中碳酸-碳酸氢盐作用最强，含量最多，在细胞内、外液中均发挥作用。

肺通过增加或减少肺泡通气，即改变 CO_2 排出量来影响 H_2CO_3，使得［HCO_3^-］/［H_2CO_3］值维持在 20∶1，以此达到调节酸碱平衡的目的。生理情况下，若体内酸产生增加，H^+ 增加，肺则代偿性过度通气，排出更多的 CO_2，维持 pH 值在正常范围，反之呼吸变浅慢，减少 CO_2 排出，增加 H_2CO_3。该调节作用发生快，但调节范围也有限，该代偿可在数小时内达高峰，一旦代谢紊乱得到纠正可在数分钟内恢复正常。

肾在维持酸碱平衡方面具有重要作用，通过保留肾小球滤液中的 HCO_3^- 同时排出 H^+ 来实现其调控。具体调控途径包括：碳酸氢钠重吸收、尿液酸化、远端肾小管泌氨与铵盐生成。值得注意的是，肾远曲小管尚能分泌 K^+，K^+-Na^+ 交换也是肾调节酸碱平衡的基本环节，H^+-Na^+ 与 K^+-Na^+ 之间的竞争机制，决定了酸碱失衡亦能诱发电解质平衡紊乱。酸中毒时 H^+-Na^+ 交换增加，K^+-Na^+ 交换随之减少，因此 K^+ 排出减少，血钾增高，继而发生高钾血症。

体内酸性物质产生过多，超出机体的代偿能力或者肺和肾功能障碍使调节酸碱平衡功能发生障碍，或者 CO_2 蓄积过度，均可导致酸碱平衡紊乱。动脉血气 pH 值<7.35 称为酸血症；pH 值>7.45 称为碱血症。酸血症和碱血症是酸碱平衡紊乱所致血液 pH 值变化的最终结果。在单纯性酸碱平衡紊乱时，酸中毒导致酸血症,碱中毒导致碱血症。但在混合性酸碱失调(两种或两种以上的酸碱平衡紊乱同时存在)时,动脉血 pH 值取决于各种酸碱平衡紊乱相互平衡后的结果。以 HCO_3^- 下降为原发改变称为代谢性酸中毒;以 $PaCO_2$ 升高为原发改变称为呼吸性酸中毒。在以上这些单纯性酸碱平衡紊乱时体内的调节机制必定会加强,以使 $[HCO_3^-]/[H_2CO_3]$ 达到正常水平,这种过程即为代偿过程。经过上述一系列复杂的代偿机制后,如果该比值恢复到 20∶1,血浆 pH 值则可维持在正常范围,称为代偿性酸碱平衡紊乱;若代偿后比值不能达到 20∶1,则称为失代偿性酸碱平衡紊乱。

一、代谢性酸中毒

代谢性酸中毒(metabolic acidosis)主要由机体产酸过多、排酸障碍和碱性物质损失过多所致。临床上机体产酸过多可见于糖尿病、禁食时间过长、急慢性酒精中毒所致的酮症酸中毒(ketoacidosis,KA);高热、创伤、严重感染与休克、缺氧等原因引起的乳酸酸中毒(lactic acidosis);肾疾病所致肾功能不全,使酸性产物排出受限,在体内积聚后造成代谢性酸中毒等。

(一)乳酸堆积

正常血浆中乳酸(lactic acid)浓度小于 1.5 mmol/L,超过 2.5 mmol/L 为高乳酸血症,超过 4 mmol/L 称为乳酸酸中毒。乳酸是丙酮酸的代谢产物,而丙酮酸来源于葡萄糖代谢。

1.A 型乳酸酸中毒　一部分乳酸是丙酮酸在乳酸脱氢酶(lactate dehydrogenase,LDH)的作用下,经还原型烟酰胺腺嘌呤二核苷酸(reduced nicotinamide adenine dinucleotide,NADH;又称还原型辅酶Ⅰ)加氢转化而成,NADH 则转变为烟酰胺腺嘌呤二核苷酸(nicotinamide adenine dinucleotide,NAD;又称辅酶Ⅰ,coenzyme Ⅰ)。乳酸也能在 LDH 作用下转变为丙酮酸。因此决定上述反应方向的主要为丙酮酸和乳酸两者作为反应底物的浓度及 NADH 和 NAD^+ 的比例情况。正常葡萄糖酵解时可以产生 NADH,但是生成的 NADH 可以到线粒体而生成 NAD^+;另一部分丙酮酸在丙酮酸脱氢酶(pyruvate dehydrogenase,PDH)作用下转化成乙酰辅酶 A 进入 Krebs 循环,后者再通过三羧酸循环转化为 CO_2 及 H_2O。严重创伤后,由于缺氧、休克、低温、贫血等因素的影响,组织氧供减少,机体糖酵解代偿性增加,NADH 堆积,NAD 转化过程障碍,NADH/NAD^+ 的比例相应增加,丙酮酸生成乳酸的反应加速,乳酸生成增多。此外,休克时,细胞本身功能失常引起氧利用障碍,也会导致 NADH 含量增加,乳酸生成增多。该机制引起的乳酸酸中毒常称为 A 型乳酸酸中毒。

2.B 型乳酸酸中毒　B 型乳酸酸中毒常为疾病、药物或毒物及某些遗传性疾病所致。乳酸主要在肝细胞线粒体内代谢,休克时因组织血流灌注减少,乳酸生成增加,若出现肝血流灌注急剧减少,肝缺血、缺氧引起肝细胞损害,使乳酸代谢缓慢,乳酸蓄积,从而发生乳酸酸中毒。其他一些肝疾病,如最为常见的肝硬化,由于肝实质细胞减少,乳酸转变为丙酮酸减少,导致乳酸酸中毒。这型乳酸酸中毒发展常较慢,但如果在合并有组织血流灌注不足等情况时,酸中毒可十分严重;如存在慢性酒精中毒则更易出现,可能是饮酒使肝糖原再生减少,乳酸利用障碍所致。在恶性肿瘤性疾病时,特别为巨大软组织肿瘤时常常可有不同程度的乳酸酸中毒。如果肿瘤向肝转移,病情可以更为加重。部分药物包括双胍类降糖药物、果糖、甲醇、水杨酸及异烟肼类等服用过多可造成本病,其机制是通过干扰组织对氧的利用、糖代谢紊乱等。少数先天性疾病,包括 1 型糖原贮积病、果糖-1,6 二磷酸酶缺乏、丙酮酸脱氢酶缺乏等,都因为糖酵解障碍、能量代谢不足,从而乳酸产生过多。

创伤患者发生的乳酸酸中毒,多为休克所致,但仍然应该仔细询问病史和检查用药,兼顾脏器功能的评估,以尽可能明确病因。

(二)酮体堆积

酮体(ketone body)包括丙酮、乙酰乙酸和 β-羟丁酸,来源于游离脂肪酸的代谢。乙酰乙酸和 β-羟丁酸是强酸,二者的蓄积引起酮症酸中毒,属高阴离子隙(anion gap,AG)型代谢性酸中毒。既往合并糖尿病的患者出现严重创伤后,高应激状态引起内分泌紊乱,胰高血糖素分泌增加,胰岛素分泌减少,葡萄糖利用障碍,使中性脂肪分解亢进,游离脂肪酸释放增加;同时游离脂肪酸转变成三酰甘油的比例减少,转变成酮体的比例增加,最终引起酮症酸中毒。

创伤患者基本的问诊仍然必要,基础合并症及血糖稳态的维持,对预防酸中毒很重要。

(三)硫酸根和磷酸根等堆积

硫酸根和磷酸根等非挥发性酸主要由肾排泄,严重创伤性休克、腹腔间室综合征等导致肾缺血、缺氧,以及挤压综合征,直接的肾损伤,其他的肾后性因素可能引起急性肾损伤,功能性肾单位减少,肾小球滤过率(glomerular filtration rate,GFR)降低,当肾小球滤过率降低至 $40 \sim 50$ ml/min 时,NH_4^+ 排泄量降低,不能排出全部 H^+ 导致代谢性酸中毒。同时肾小管对 HCO_3^- 重吸收减少而丢失,引起代谢性酸中毒。当肾小球滤过率降低至 10 ml/min 以下时,由蛋白质代谢所产生的磷酸、硫酸等将在体内蓄积,引起高 AG 型代谢性酸中毒。

若创伤患者合并急性肾功能不全,或既往慢性肾脏疾病患者,需特别警惕代谢性酸中毒的发生,必要时早期行肾脏替代治疗。

(四)外源性固定酸摄入过多

在临床上救治过程中,大量使用水杨酸制剂、氯化物如氯化钠、精氨酸等,都可造成代谢性酸中毒。肠外营养液中丰富的精氨酸、赖氨酸或糖比例过高时,均可引起代谢性酸中毒。

(五)高钾血症

创伤后各种原因发生高钾血症时,K^+ 与细胞内 H^+ 交换,使细胞外 H^+ 增加,HCO_3^- 减少,导致代谢性酸中毒的发生。此外,原有基础疾病如近端或远端肾小管酸中毒的患者,因其肾小管分泌 H^+ 减少,血浆中 HCO_3^- 下降,也可发生代谢性酸中毒。

(六)碱丢失过多

消化液(胰液、胆汁和肠液)均为碱性,其 HCO_3^- 含量为 $50 \sim 70$ mmol/L。腹部创伤的患者若发生腹腔感染、肠管破裂、肠瘘或胃肠减压,以及剧烈呕吐等,均可使 HCO_3^- 大量从肠道丢失而发生代谢性酸中毒,并常有低钾血症。使用大剂量利尿药物可使 HCO_3^- 从尿液中丢失。大面积烧伤或大面积皮肤撕脱伤的患者伴随血浆大量渗出,常伴有 HCO_3^- 的丢失。

(七)HCO_3^- 被稀释

创伤患者休克复苏时快速大量使用生理盐水或葡萄糖等不含 HCO_3^- 的液体,使氯离子含量不成比例地增加,血液中 HCO_3^- 被稀释,导致代谢性酸中毒的发生。因此治疗过程中监测 Na^+ 及 Cl^- 的含量,优化复苏液体的选择,是十分必要的。

二、呼吸性酸中毒

呼吸性酸中毒(respiratory acidosis)的特征是血浆中 H_2CO_3 原发性升高。其原因可包括呼吸运动产生的各个环节。

1.呼吸中枢抑制　一些中枢神经系统的病变如延髓肿瘤、脑炎、脑膜炎、大面积脑梗死、脑疝、颅脑创伤时,呼吸中枢活动可受抑制,使每分通气量减少而 CO_2 蓄积。此外,一些麻醉剂、镇痛与镇静药物及肌肉松弛药(如七氟烷、芬太尼、咪达唑仑、维库溴铵)等均有抑制呼吸的作用。碳酸酐酶抑制剂如乙酰唑胺能抑制红细胞中碳酸酐酶而使 CO_2 在体内从红细胞中释放减少,从而引起 $PaCO_2$ 升高,因此有酸中毒倾向的患者应避免使用。

2.呼吸神经、肌肉功能障碍　见于脊髓灰质炎、吉兰-巴雷综合征、重症肌无力、低钾血症、高位脊髓损伤等情况,严重者可产生呼吸肌麻痹,自主呼吸无法有效清除体内 CO_2,从而导致酸中毒发生。

3.胸廓病变　常包括脊柱后凸、脊柱侧凸、强直性脊柱炎、心肺性肥胖综合征等。在严重胸部创伤的患者如连枷胸,也会因为反常呼吸导致每分通气量不足,引起呼吸性酸中毒。

4.气道梗阻　如急性喉炎、颌面部脓肿、气道异物、喉头水肿、误吸等原因。创伤患者,如头面部创伤后导致的气道完整性受损,或者异物阻塞、气道烧伤等原因,均可引起呼吸性酸中毒。

5. 肺部病变　这是通常意义上引起呼吸性酸中毒最常见的原因,包括慢性阻塞性肺疾病、支气管哮喘、间质性肺病等,严重影响肺泡通气和换气功能。除此以外,在严重创伤的患者,可能发生创伤性湿肺、血气胸、肺不张等,进一步引起呼吸性酸中毒。

6. CO_2 吸入过多　指吸入空气中 CO_2 浓度过高,但肺泡通气量并不减少,比如狭小密闭的空间内,如坑道、坦克等,这在战创伤的患者中有时可见。

7. 其他　比如因疼痛等因素导致每分通气量不足所致的呼吸障碍。

细胞内外离子交换和细胞内缓冲是急性呼吸性酸中毒的主要代偿途径。急性呼吸性酸中毒时,$\Delta HCO_3^- = \Delta PCO_2 \times 0.07 \pm 1.5$,例如,$PaCO_2$ 从 40 mmHg 迅速上升至 80 mmHg,血浆 HCO_3^- 仅上升 3 mmol/L,且 HCO_3^- 代偿性增加有一定限度,实际碳酸氢盐增加最多不会超过 30 mmol/L。因此虽然该代偿机制发生迅速,但代偿能力有限,加之肾代偿缓慢,故呼吸性酸中毒常常表现为失代偿性。肾对慢性呼吸性酸中毒的调节意义最为重大,$PaCO_2$ 每上升 10 mmHg,血浆 HCO_3^- 浓度可升高 4 mmol/L,这比急性期的代偿高效得多。

第三节　严重创伤后酸中毒临床表现与诊断

一、严重创伤后酸中毒临床表现

(一)代谢性酸中毒

1. 神经系统　代谢性酸中毒可引起中枢神经系统的代谢障碍,表现为乏力、倦怠、谵妄,甚至意识障碍,最后可因呼吸和循环中枢衰竭而死亡,其机制与酸中毒时谷氨酸脱氢酶活性增加,抑制性神经递质 γ-氨基丁酸(γ-aminobutyric acid,GABA)生成增加有关。此外,代谢性酸中毒时血液中大量的 H^+ 在脑组织毛细血管膜电位作用下,通过 HCO_3^- 缓冲,生成大量 CO_2 弥散进入脑脊液,脑组织酸中毒,影响三羧酸循环,ATP 生成减少,脑组织能量供应障碍。

2. 心血管系统　早期表现为心率加快和血压尚在正常范围。若出现高钾血症,可导致室性心律失常甚至传导阻滞,心搏骤停。当血 pH 值<7.2 时,酸中毒阻断肾上腺素对心脏的正性肌力作用,心肌收缩力减弱,心脏射血功能受损,心输出量随之减低,左心室舒末压升高,患者对容量的耐受性变差,左心房压升高,出现肺水肿。此外,酸中毒还使血管对儿茶酚胺的反应性降低,尤其是毛细血管前括约肌更为明显,血管容量床扩大,血管扩张,回心血量减少,有效循环容量不足,血压下降,休克进一步发生发展。

3. 骨骼系统　慢性酸中毒时,由于骨骼中钙盐被动员缓冲,1α-羟化酶受抑制,活性维生素 D 合成减少,从而诱发骨病,如骨软化症等。

4. 呼吸系统　急性代谢性酸中毒时,患者可能出现代偿性呼吸加深加快,以利于 CO_2 排出,减轻酸中毒的程度。较长时间的酸中毒可使红细胞内 2,3-二磷酸甘油酸(2,3-diphosphoglyceric acid;2,3-DPG)含量减少,红细胞携氧能力下降。

5. 凝血功能　文献表明,pH 值从 7.4 下降到 7.0 时,VIIa 的活性下降90%,VIIa/TF 复合体活性下降 55%,X a/V a 复合物触发的凝血酶原激活率降低 70%。酸性环境中,凝血酶的生成速率显著下降,凝血酶生成动力学的改变是酸血症患者发生凝血功能障碍的关键。其次,pH 值<7.4 时,血小板内部结构和性状将发生改变,失去伪足,变成球状,降低其收缩止血的功能。再者,酸性环境降低了血小板与纤维蛋白原的交联程度,导致血凝块不稳定,加速纤维蛋白原的降解导致其含量不足。此外,尚有大量文献证实,酸中毒常协同低体温,加剧对凝血功能的干扰,严重危害创伤患者的预后。

(二)呼吸性酸中毒

就其体液 H^+ 浓度升高的危害而言,与代谢性酸中毒并无区别。但呼吸性酸中毒特别是急性期的代偿能力弱,故失代偿的表现更显严重。主要的临床表现可累及神经系统、心血管系统等。

1. **神经系统** 呼吸性酸中毒可引起 CO_2 麻醉,初期的表现可能是头痛、视觉模糊、疲倦等,进一步加重可表现为意识模糊、谵妄、震颤、嗜睡甚至昏迷。高浓度 CO_2 还可导致脑血管扩张,颅内压升高,视神经盘水肿。值得注意的是,由于 CO_2 是脂溶性,极易透过血脑屏障,因此患者脑脊液 pH 值的下降较其他细胞外液更多。

2. **心血管系统** 其变化和代谢性酸中毒一致,包括微循环血管床扩张,容量增大,血压下降,心肌收缩力下降,电解质平衡紊乱尤其是高钾血症等。

二、严重创伤后酸中毒诊断

常依据病史、受伤机制、部位和程度、体格检查和实验室检查等来综合判断是否发生酸中毒。血气分析是主要的诊断依据,单纯性酸中毒诊断常不困难,混合性酸碱平衡紊乱,尚需结合代偿程度综合分析。

其一,根据 pH 值或 H^+ 的变化,判断发生酸中毒。凡 pH 值 <7.35 或 H^+ >45 nmol/L 则为酸中毒。

其二,根据病史和原发性失衡可判断为呼吸性还是代谢性因素。

若原发 $PaCO_2$ 升高引起 pH 值下降,称为呼吸性酸中毒。若原发 HCO_3^- 下降引起 pH 值下降,称为代谢性酸中毒。

三、严重创伤后酸中毒监测

严重创伤常常病情危重且复杂,累及多脏器系统,休克发生率超过 50%,酸中毒的发生率则更高。因此接诊任何一名严重创伤的患者,都应在治疗的每一个阶段警惕酸中毒的发生。在所有引起酸中毒的原因中,失血性休克最为常见;其次为纵隔损伤、心肌挫伤等原因引起的心源性休克;有时也有气胸、心脏压塞等原因引起的梗阻性休克;或者高位脊髓损伤所致的神经源性休克。在创伤亚急性或慢性期,部分患者可合并感染性/脓毒症休克,常为创面或者治疗时各种管道来源,严重感染造成的死亡占患者后期死亡总数的 78% 以上,尚需特别警惕。

除此以外,严重创伤患者合并呼吸衰竭发生率可高达 90%,特别是合并颅脑损伤或胸部损伤者。部分患者在液体复苏后,可能继发急性呼吸窘迫综合征或者多器官功能障碍综合征等,严重影响呼吸功能,因此接诊所有创伤患者时,均需仔细检查和评估呼吸功能,警惕呼吸性酸中毒的发生。

第四节　严重创伤后酸中毒预防

严重创伤后酸中毒可影响细胞组织代谢,造成机体多个脏器功能受损。酸中毒可引起心血管系统紊乱及神经系统障碍,造成恶性心律失常、心肌收缩减弱、机体对血管张力调节失衡,以及严重的精神神经综合征。酸中毒程度与严重创伤程度及受损器官功能直接相关,通过准确的伤情判断将不同程度伤情的患者分流诊治、创伤后高级生命支持、损害控制性策略的运用,以及对其他合并症与并发症的早期干预和预防,可以有效阻止酸中毒进展,减轻酸中毒给机体带来的损伤,避免进入恶性循环。

一、伤情的判断

伤情的评估是严重创伤救治最重要的起始环节,亦是患者分诊检伤后送救治、救治效果评估的基本条件与基础。创伤的评分是对创伤严重程度及指导创伤患者分类救治的客观手段之一。由于许多创伤后死亡出现在损伤后 2~4 h,因此,识别严重创伤患者并对其仅进行能影响预后的评估和干预是至关重要的。

在院前急救中,常用院前指数(prehospital index,PHI)、创伤指数(trauma index,TI)、格拉斯哥昏迷评分(Glasgow coma score,GCS;也称格拉斯哥昏迷量表)等对患者进行快速评估;在进入重症监护病房(intensive care unit,ICU)以后因依据修正创伤评分(revised trauma score,RTS;也称改良创伤评分)及急性生理学和慢性健康状况评价Ⅱ(acute physiology and chronic health evaluation Ⅱ,APACHE Ⅱ)对患者进行详细全面的评估(表2-1~表2-3)。尽早地干预可预防严重的后续损伤,对及时阻止致死性三联征的进展有重要的意义。因此可根据伤情评估结果将患者伤情分为3个级别:①绿色—生命体征基本平稳,无生命危险,单一部位受伤;②黄色—生命体征稳定,如不救治患者会死亡,常为多部位严重受伤;③红色—生命体征不稳定,不及时处置4 h内死亡,通常迅速进入难以逆转的濒死状态。及时将不同伤情患者分类救治,有助于缩短受伤到接受合理有效治疗之间的间隔时间,使危重患者得到及时有效的重症救治,能够及时治疗原发损伤所带来的一系列继发性疾病,避免酸中毒等状态继续往威胁患者生命的方向发展。

表2-1　格拉斯哥昏迷评分

睁眼(E)分值	语言(V)分值	动作(M)分值
自主睁眼 4	语言正常 5	遵嘱动作 6
语言刺激睁眼 3	语言混乱 4	疼痛定位 5
疼痛刺激睁眼 2	只能说出(不恰当)单词 3	刺痛屈曲 4
不睁眼 1	只能发音 2	去大脑皮质状态 3
	无发音 1	去大脑强直 2
		无反应 1

表2-2　修正创伤评分

Glasgow 昏迷评分	收缩压/mmHg	呼吸频率/(次/min)	评分
13~15	>89	10~29	4
9~12	76~89	>29	3
6~8	50~75	6~9	2
4~5	1~49	1~5	1
3	0	0	0

表2-3　APACHE Ⅱ评分

项目	+4	+3	+2	+1	0	+1	+2	+3	+4
肛温/℃	>41	39~40.9		38.5~38.9	36~38.4	34~35.9	32~33.9	30~31.9	<29.9
MAP/mmHg	>160	130~159	110~129		70~109		50~69		<49
心率/(次/min)	>180	140~179	110~139		70~109		55~69	40~54	<39
呼吸/(次/min)	>50	35~49		25~34	12~24	10~11	6~9		<5
A-a DO_2/mmH$_2$O (FiO_2>0.5)	>500	350~499	200~349		<200				

续表 2-3

项目	+4	+3	+2	+1	0	+1	+2	+3	+4
PaO$_2$/mmHg（FiO$_2$<0.5）					>70	61~70		55~60	<55
pH 值	>7.7	7.6~7.69		7.5~7.59	7.33~7.49		5.25~7.32	7.15~7.24	<7.15
Na$^+$/(mmol/L)	>180	160~179	155~159	150~154	130~149		120~129	111~119	<110
K$^+$/(mmol/L)	>7	6~6.9		5.5~5.9	3.5~5.4	3~3.4	2.5~2.9		<2.5
Cr/(mg/dl)	>3.5	2~3.4	1.5~1.9		0.6~1.4		<0.6		
Hct/%	>60		50~59.9	46~49.9	30~45.9		20~29.9		<20
WBC/(×10^3/dl)	>40		20~39.9	15~19.9	3~14.9		1~2.9		<1
GCS	15-实际测得的 GCS								
A 急性生理学评分＝上述 12 项生理学评分之和									
HCO$_3^-$/(mmol/L)	≥52	41~51.9		32~40.9	22~31.9		18~21.9	15~17.9	<15
BUN(无 Cr 时)/(mg/dl)	≥81	51~80	21~50		8~20		<8		

B＝年龄评分

年龄/岁	≤44	45~54	55~64	65~74	≥75
评分	0	1	2	3	4

C＝慢性健康状况评分

如果患者合并严重的器官功能不全病史或免疫抑制,应做如下评分

①非手术或急诊术后患者:5 分

②择期术后患者:2 分

定义:器官功能不全和免疫抑制状态必须在入院前即有明显临床症状,并符合下列标准

①心血管系统:纽约心脏协会心功能第四级

②呼吸系统:慢性限制性、阻塞性或血管性疾病所导致的严重活动受限,如不能从事家务活动,或明确的慢性缺氧、高碳酸血症、继发性红细胞增多症

③严重肺动脉高压(>40 mmhg)或长期依赖呼吸机

④肝:经活检证实的肝硬化、门静脉高压、既往发生过门静脉高压继发消化道出血、既往发生过肝性脑病/肝衰竭/昏迷

⑤免疫抑制状态:免疫抑制剂治疗、化疗、放疗、长期/近期大剂量类固醇治疗或患有免疫功能低下的疾病,如白血病、淋巴瘤

⑥肾:长期接受透析

P$_{A\text{-}a}$O$_2$:肺泡-动脉血氧分压差(alveolar-artery oxygen partial pressure gradient)。PaO$_2$:动脉血氧分压。MAP:平均动脉压(mean arterial pressure)。Cr:肌酐(creatinine)。Hct:血细胞比容(hematocrit)。WBC:白细胞(white blood cell)。BUN:血尿素氮(blood urea nitrogen)。HCO$_3^-$:碳酸氢根。

二、高级创伤生命支持

对于严重创伤的病员应该立即开始高级创伤生命支持(advanced trauma life support,ATLS),该程序是美国外科医师学院开展的创伤复苏课程,展示了对有生命危险的不稳定患者的初步评价路径。而伤情评估(稳定、不稳定、极不稳定)通常依据伤者的解剖损伤与生理状况。ATLS 是预防严重创伤后酸中毒的重要方式。规范、持续、有效地进行 ATLS 程序可以有效地缩短酸中毒时间、明显减轻酸中毒的程度,从而尽可能做到器官保护,提高患者生存率。

尽管其对整体病死率的影响尚未得到证实,有研究报道,ATLS 的应用使入院后 1 h 内病死率有所下降,即从 24.2% 降到 0。主要包括患者的气道、通气、循环、神经功能评估与处理、四肢处理、尽早置入胃

管及尿管及针对性计算机断层扫描(computed tomography,CT)检查。其中气道、通气、循环的评估及处理与酸中毒持续时间及严重程度息息相关。

1. 气道(同时固定颈椎) ①气道检查:发音、喘鸣、口腔异物、舌伤、颌面部损伤及氧饱和度;②处理措施:面罩给氧、清理气道分泌物、托下颌。

托下颌可以采用以下3种方式:①对于没有头或颈创伤表现的患者,应使用仰头举颌法开放气道;②对于有明确头颈损伤或者现场情况不能有效判断时,应使用更为谨慎的前托下颌法;③仰头抬颈法。此外,口咽和鼻咽通气道可有效预防因舌根后坠而堵塞上气道。

对于严重创伤患者,尤其是合并呼吸衰竭、休克这一类危及患者生命的情况时,此时对于呼吸支持的要求更高,推荐直接进行气管插管后球囊/呼吸机辅助呼吸,部分合并上气道梗阻时或预计呼吸机带机时间较长时可选择气管切开术。此类人工气道更确切、有效。

2. 呼吸/通气 适度的通气量,避免因为呼吸中枢受抑制、高位脊髓受损后呼吸神经肌肉障碍、胸廓异常(连枷胸等)、血气胸等使通气减少而致 CO_2 蓄积。同时寻求解决影响通气功能的因素,采用胸腔闭式引流减压张力性气胸、及时手术止血、固定胸廓等。同时监测动脉血气分析的变化情况,根据动态血气分析结果,调整呼吸机参数,保证通气及氧供。经过上述气道开放步骤及有效的机械通气,可有效预防呼吸性酸中毒发生。

3. 循环 对于有明显活动性出血的患者,应尽早手术止血,同时进行限制性液体复苏、输血等,保证有效循环血量。根据患者的病情,选用正性肌力药物增加心输出、抗心律失常药物、血管活性药物维持血管张力等,维持循环的相对稳定,可保证脑、心、肝、肾等重要脏器的血流灌注,避免酸中毒的发生或加重。

三、损害控制性复苏

对于严重创伤患者,其院内复苏核心要素应该是逆转组织缺氧,从而防治酸中毒。复苏生理终点如乳酸及组织血氧饱和度(tissue oxygen saturation,StO$_2$)应考虑组织缺氧和氧债。

对于严重创伤后患者,在彻底手术控制出血之前应采取低血压性复苏,同时采用直接加压、局部或躯干止血敷料和(或)止血带防止进一步的出血,避免低血压休克及组织血流灌注不足的发生。创伤后组织血流灌注不足,机体生成大量乳酸导致代谢性酸中毒,应避免大量应用晶体液或人工胶体液进行复苏,推荐使用全血或等比例成分血(血小板:血浆:浓缩红细胞悬液=1:1:1)进行复苏并结合迅速的出血控制/外科干预来进行治疗。

在损害控制性复苏(damage control resuscitation,DCR)诞生之前,晶体液曾经一度作为创伤后休克患者主要的复苏选择,Shoemaker 及其同事报道了(发表在 1988 年《美国外科杂志》上)危重术后患者心输出量、氧输送及存活率相关性的前瞻性观察研究,该研究发现超生理的液体复苏(引起心脏指数、氧输送及氧耗的增加)与提高患者存活率,降低其并发症有关。随后他们所做的前瞻性临床试验(在 *Chest* 杂志发表)也验证了通过输大量晶体液复苏增加心输出量和氧输送以达到超生理水平可显著降低病死率并减少并发症。

但是近年来的一些前瞻性临床研究表明,充分液体复苏造成细胞水肿,破坏了很多关键的生化过程,包括胰岛素合成与分泌、肝细胞糖代谢、心肌细胞兴奋性等。前瞻观察性多中心严重创伤复苏数据库(prospective observational multicenter major trauma transfusion data,PROMMTT)资料表明晶体液大量应用与中/重度缺氧独立相关,这会增加机体的呼吸性酸中毒的发生。同时大量含氯晶体液的输注,也会造成高氯性酸中毒,这对于严重创伤患者来说是十分危险的。

四、合并症的早期干预和并发症的预防

肺和肾是机体调节酸碱平衡最重要的场所,除去严重创伤本身以外,患者伤前患有的一些相关疾病,如慢性阻塞性肺疾病、肺心病、肝功能不全、糖尿病等,也能够引起酸中毒,因此在既往史采集的基础上,对合并症进行早期干预,也能够预防酸中毒的发生。

严重创伤患者可发生胸腔积液、气胸、肺不张、肺部感染、心功能不全及心律失常等,均可诱发慢性阻塞性肺疾病的加重,加剧机体 CO_2 蓄积,从而促进呼吸性酸中毒的发生。对于此类患者,应给予合理的抗生素应用、支气管扩张剂、呼吸支持、维持液体平衡,以及早期肺康复等综合治疗。

既往糖尿病患者,在创伤应激的打击下,机体胰岛素相对不足,酮体生成增加,可能发生糖尿病酮症酸中毒,需要及时补液、补充胰岛素、纠正电解质平衡紊乱及处理感染。

乳酸的清除场所主要在肝,既往合并肝功能不全,尤其是合并肝硬化的患者,其乳酸生成增多、降解受阻,极易堆积在体内造成乳酸酸中毒。而严重创伤后,出血致低血容量、缺氧、感染及药物的使用均可以加重肝功能受损。对于此类患者,应及时补充有效循环血量,增加组织器官血流灌注,减少乳酸生成。同时在治疗过程中尽量避免使用损伤肝功能的药物。

第五节　严重创伤后酸中毒治疗

一、代谢性酸中毒

代谢性酸中毒的本质是 HCO_3^- 的丧失或酸的增加。病因治疗显然是治疗代谢性酸中毒的首要措施。严重创伤后代谢性酸中毒主要是由于休克、感染、低体温等导致组织器官缺血、缺氧造成的,组织细胞缺氧是创伤后代谢性酸中毒最重要的原因。因此,纠正循环障碍、改善组织血流灌注、控制感染、补充碱剂等是治疗代谢性酸中毒的主要措施。

(一)病因治疗

失血是造成严重创伤患者休克的主要原因,持续的出血造成休克,严重的组织血流灌注障碍,导致酸中毒,因此采取有效措施止血,维持有效血容量是病因治疗的基础。非手术治疗目前是血流动力学稳定的钝性损伤且无空腔脏器损伤迹象者的标准治疗,前提是血液制品可随时到手,并且必要时能够立即开展急诊手术治疗。如果患者对非手术措施无反应,推荐予以手术止血;诊断性剖腹探查术仍然是腹部穿透性损伤和有腹膜炎临床症状患者的第一治疗选择。

既往研究表明,肝损伤非手术治疗成功率超过90%,脾损伤的非手术治疗失败率高达31%。由于非手术治疗失败时结局不佳,并且一旦发生,病死率极高,因此对存在以下危险因素的患者应进行手术治疗:①血压持续降低;②需要更多的容量复苏和血制品;③腹膜刺激征加重;④合并其他腹腔内损伤;⑤创伤严重度评分增加。

非手术治疗的主要策略是损害控制性复苏。

1. 限输晶体液　研究表明高渗盐、大量生理盐水、乳酸林格液以及右旋糖酐高渗盐等对创伤失血性休克的复苏作用较小,且大量运用可能导致稀释性凝血病、高氯性酸中毒等。旧版高级创伤生命支持(ATLS)提倡线性的复苏策略,即以输注晶体液起始(尤其在院前阶段),然后输注红细胞,最后输注血浆。血小板则用于严重血小板减少症或存在活动性出血的血小板减少症。但是近年来大量创伤的回顾性研究显示,该指南导致晶体液的过多使用,并导致稀释性凝血病、腹腔间室综合征、多器官功能衰竭,与较高的死亡风险相关,因此 ATLS 手册(第 10 版)建议初始复苏晶体液控制在 1 000 ml 以内。

2. 允许性低血压　允许性低血压(permissive hypotension)的目的是维持重要脏器的血流最低灌注需求,满足器官有效血流灌注可有效减少乳酸生成。第 5 版欧洲创伤后大出血与凝血病指南指出,推荐创伤后出血患者初始收缩压控制在 80 ~ 90 mmHg(平均动脉压控制在 50 ~ 60 mmHg),合并严重颅脑损伤(GCS≤8 分)患者其目标平均动脉压应该不低于 80 mmHg。这一目标血压是针对普遍人群,如果患者既往合并高血压,目标血压设置应该个体化。失血控制后,患者血压可缓慢上升至既往水平。

在充分液体复苏后,如果血压仍未达标,可适当使用血管活性药物以维持生命并在存在危及生命的休克的情况下维持组织血流灌注。去甲肾上腺素通常用于在创伤后出血性休克中维持动脉压。同时创伤患者心脏挫伤,心包积液或颅内高压继发脑损伤后心功能可能受损。此时可能根据具体情况选用正性肌力药物。

3. 输平衡比例的血制品　输更高比例的血浆所产生的益处的潜在机制目前尚未清楚。近年来形成了以下几种理论:①迅速恢复血管内容量;②血浆含有人体正常的凝血因子,如此一来可以纠正凝血功能障碍;③修复内皮损伤。对于第三点,目前学术界越来越强调血管内皮糖萼这一屏障在血管通透性方面的地位。而血浆可以修复受损的内皮糖萼。

4. 目标导向纠正凝血功能障碍　创伤后致死性三联征中的3个元素两两交互,相互影响。凝血功能障碍导致出血不受控制,组织器官血流灌注不足,酸中毒加重。现有证据推荐先比例输血,出血控制后再根据血栓弹力图指导进一步的输血。

5. 维持体温　创伤后的低体温会增加病死率,对于严重创伤的患者建议维持体温在36~37 ℃。低于35 ℃,可明显增加酸中毒的程度。临床上可采用覆盖患者以避免额外的体温丢失、保温毯、增加环境温度、加温输液输血等方式改善低体温。

6. 防治感染　创伤患者感染来源主要是创面以及身上的各种管道,严重时可导致感染性/脓毒症休克,机体进入多器官功能衰竭甚至死亡。严重感染造成的感染性/脓毒症休克,患者组织器官血流处于严重低灌注状态,此时机体大量进行无氧代谢,产生大量乳酸,导致酸中毒。建议采用"1 h 集束化治疗":1 h 内快速测定血乳酸水平、抗生素使用前留取标本并给予广谱抗生素、进行液体复苏(采取限制性液体复苏策略)、给予血管活性药物。

(二)碱剂的使用

针对病因控制后,代谢性酸中毒针对原发性 HCO_3^- 减少,可以补充碱剂,有碳酸氢钠、乳酸钠以及氨丁三醇等,因为碳酸氢钠起效快,且为直接作用,因而最常用;严重创伤后酸中毒患者往往合并乳酸酸中毒,因而是禁忌。碱治疗应限于严重的代谢性酸中毒(BE<−10 mmol/L 或者 pH 值<7.15 或者 HCO_3^-<16 mmol/L),因为现有证据表明在这种情况下使用碱是相对安全的。但是在无尿的情况下,由于有可能导致肺水肿的风险,应该谨慎使用碳酸氢钠。此外,一旦酸中毒改善,碱剂使患者暴露于过度碱中毒的风险,因为有机盐的代谢会增加碳酸氢盐浓度。

补碱应采用以下策略:

其一,对于酸中毒的患者,若血液 pH 值<7.15,则考虑给予碱;旨在将血液 pH 值保持在>7.2,同时监测患者血气。

其二,如果决定补碱,应该仅给予达到目标所需的最低量的碱;使用以下公式估算将血清 HCO_3^- 浓度升高至所需水平所需的碱量。

$$碳酸氢钠用量(mmol) = (目标 HCO_3^- − 实际 HCO_3^-) \times 0.4 \times 体重。$$

首次给予一半的量,根据血气分析复查结果再加以调整。

其三,严重创伤后酸中毒不宜将 pH 值纠正到正常水平,一般以 pH 值7.2 为目标,因此此时心脏对儿茶酚胺类物质的反应性多可恢复,恶性心律失常发生的可能性也大大减小。同时,由于严重酸中毒时肺发挥了大量代偿作用,此时往往二氧化碳分压偏低,因此所需碳酸氢钠量不多。同时在严重创伤后酸中毒治疗时,纠正到 pH 值7.2 的速度越快越好,这样可以尽早恢复心脏的正常功能。但是过快纠正酸中毒,可以导致血红蛋白氧解离曲线左移,使组织更难释放 O_2。

其四,使用碱剂治疗酸中毒期间还应注意,碳酸氢钠的使用可能导致容量负荷过重,同时在快速纠正酸中毒的过程中,有可能导致低钙血症,大量 K^+ 转移至细胞内,引起严重的低钾血症,所以在纠正酸中毒的同时,应该监测电解质,如有异常及时纠正。

(三)肾脏替代治疗

严重创伤患者,如果发生急性肾衰竭,那么肾脏替代治疗(renal replacement therapy,RRT)能够在治疗开始后48 h内纠正无机酸蓄积所致代谢酸中毒。研究表明间歇性和连续性技术在效果方面似乎没有差异。现有研究表明，这种技术不能通过去除足够量的乳酸来纠正乳酸酸中毒，特别是在乳酸过量产生的情况下。尽管如此，一些学者报道了在非随机非对照试验研究中通过连续血液滤过技术治疗乳酸酸中毒取得了一些成功，这可能与改善临床情况（血流动力学参数、液体超负荷、排出毒素等）有关，从而促进乳酸的利用，而不是去除大量乳酸。

二、呼吸性酸中毒

呼吸性酸中毒时主要是去除病因、发病学治疗以及纠正酸血症。严重创伤患者，往往合并呼吸中枢抑制、气道阻塞/梗阻、胸部创伤致大量血胸、气胸以及急性呼吸窘迫综合征等。以上可导致严重的通气功能障碍，导致CO_2蓄积，引起呼吸性酸中毒。因此，呼吸性酸中毒的治疗要点便是改善通气。

（一）去除病因

对于合并颅脑损伤严重颅内高压患者，可表现为库欣反应，其呼吸中枢受抑制，通气不足。此时需要进行阶梯降颅内压治疗，可采用高渗脱水治疗、亚低温治疗以及去骨瓣减压等。对于呼吸停止或者气道梗阻的患者，应立即以气管插管、气管切开等方式机械通气，保证有效的通气。对于大量血气胸的患者，应尽早行胸腔闭式引流。对于胸部损伤致连枷胸的患者，应立即行肋骨固定及胸廓成形术（thoracoplasty）。对于合并慢性阻塞性肺疾病的患者，还应采取抗感染、解痉、祛痰等措施。

（二）发病学治疗

发病学治疗目的是改善通气，使动脉血二氧化碳分压（$PaCO_2$）逐步下降至正常范围。在呼吸衰竭的情况下，$PaCO_2$的增加严重恶化了酸中毒。在这种情况下，应尽早开始机械通气，这样可以使呼吸肌休息，并将$PaCO_2$降到所需的水平。

在对创伤患者进行机械通气时，需要考虑机械通气和呼吸机诱导的肺损伤（包括气压伤、容量伤及肺不张）的潜在不利影响。采用肺保护性通气策略，即使用6~8 ml/kg的潮气量并保持平台压在30 mmHg以下，对于高风险患者以及可能的所有患者都是有益的。使用适当水平的呼气末正压和肺复张操作的"开放肺"策略仍存在争议。因为此类患者以及有呼吸性酸中毒的存在，因此不推荐进行"允许性高碳酸血症"，并且可使严重创伤性颅脑损伤（traumatic brain injury，TBI）者颅内高压进一步增加。

机械通气时，不宜使$PaCO_2$下降过快，在这个过程中肾无法对HCO_3^-的迅速升高进行有效的调节反应，从而产生代谢性碱中毒。

呼吸机相关性肺炎（ventilator-associated pneumonia，VAP）是机械通气的一种风险。最大限度地减少人工气道和机械通气的时间对于预防VAP至关重要。此外，使用呼吸机集束化策略（呼吸机护理包，ventilator care bundle，VCB）可以降低VAP的发生率，内容包括：①床头抬高；②每日中断镇静和每日评估拔管；③预防消化性溃疡；④预防深静脉血栓形成；⑤每日使用氯己定进行口腔护理。

部分严重患者可能合并严重酸血症（pH值<7.15），在保证足够肺泡通气的情况下，可适当使用碳酸氢钠。因为碳酸氢钠与H^+反应可大量生成CO_2，有可能导致血中$PaCO_2$进一步升高，加重病情。

第六节　典型病例

【病例简介】

患者男性，29岁。患者于某年3月4日10:00左右，过马路时不幸被小轿车撞伤，伤后意识清楚，但立即出现右上腹剧烈疼痛。10:30，由救护车紧急送入当地医院急诊救治。入急诊体格检查：体温36.5 ℃，呼吸30次/min，血压72/40 mmHg，心率125次/min。急性病容，表情淡漠，GCS 15分，心肺查体无特殊；腹部膨隆，未见胃肠型及蠕动波，腹膜刺激征明显，腹部紧张度增加，上腹部拒按，叩诊移动性浊音阳性，听诊肠鸣音无明显增强或减弱。腹部 CT 提示:肝广泛破裂,腹腔大量积液。

【临床诊断】

1. 多发伤:肝破裂、颅底骨折、全身软组织多处擦伤、蛛网膜下腔出血
2. 失血性休克重度贫血
3. 心搏骤停心肺复苏术后
4. 感染性/脓毒症休克
5. 多器官功能衰竭(循环、呼吸、消化道、内环境、血液)
6. 创伤性凝血病
7. 肺部感染胸腔积液
8. 低蛋白血症

【救治经过】

予以抽血、交叉配血,去甲肾上腺素维持血压,多通路静脉加压输液,气管插管机械通气。于 11:30 左右送手术室行剖腹探查术,术中发现腹腔积血约 2 000 ml,脾和肝的膈面及脏面出血严重,行"肝破裂修补术",术中出血较多。患者于 12:10 血压进行性下降,心搏骤停,心肺复苏 10 min 后自主心率恢复呈窦性,双瞳散大,直径为 5 mm,对光反射消失,术中填塞 10 张纱布压迫止血。手术进行 4 h,出血共 5 000 ml,术中自体血回输 1 500 ml,术毕血压(100/50 mmHg),心率 113 次/min[去甲肾上腺素 0.4 μg/(kg·min)],无尿。检查示:血红蛋白 55 g/L,乳酸>20 mmol/L,pH 值 7.148。术后患者腹部切口仍渗血不止。

患者因病情危重,术后于 17:00 转往四川大学华西医院重症医学科继续抢救治疗。入院体格检查:昏迷,双瞳散大,直径约 5 mm,对光反射消失,气管插管有创呼吸机辅助通气,呼吸 20 次/min,血压 79/42 mmHg[去甲肾上腺素 0.8 μg/(kg·min)],心率 125 次/min,血氧饱和度 99%,重度贫血貌,腹部膨隆,腹部切口无菌敷料覆盖,渗血明显,移动性浊音阳性,肠鸣音未闻及。全身皮肤冰凉,四肢末梢循环差。血常规提示:血红蛋白 32 g/L。床旁血气分析:pH 值 7.2,PaO_2 90 mmHg(吸氧浓度 50%),$PaCO_2$ 30 mmHg,Na^+ 148 mmol/L。K^+ 3.4 mmol/L,Ca^{2+} 0.77 mmol/L,乳酸>20 mmol/L,血细胞比容 18%。凝血检查提示:凝血酶原时间 47 s,活化部分凝血活酶时间 134.1 s,纤维蛋白原<0.5 g/L。复查腹部 CT 提示:肝右叶部分缺如,局部见高密度影,多系术后改变(图 2-1)。右侧胸腹壁肿胀,腹腔内积血积液。右侧肾上腺肿胀伴密度增高,挫伤可能。经肝外科全科讨论决定再次行剖腹探查术手术止血治疗。

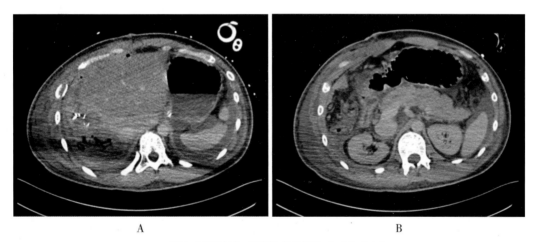

A、B:肝右叶部分缺如,局部见高密度影,多系术后改变。

图 2-1 腹部 CT 检查

患者于 3 月 4 日 18:00 入急诊手术室行剖腹探查止血。术中见:腹腔大量积血,明显活动性出血,两把止血夹钳夹于腔静脉表面,右肝完全碎裂,有缝合痕迹,肝下下腔静脉及门静脉右侧明显活动性出血,肝下腔静脉破口约 0.6 cm,门静脉右支破口 0.7 cm,碎裂右肝内可见右肝静脉及中肝静脉主干及属支多

处破口。手术进行 8 h,出血共 6 000 ml,术中自体血回输 2 400 ml,输注异体红细胞悬液共计 30 U,血浆 2 600 ml,冷沉淀 10 U,晶体 4 000 ml,人工胶体 4 000 ml。术毕血压 92/47 mmHg,心率 104 次/min[去甲肾上腺素 0.6 μg/(kg·min)]。检查示:血红蛋白 64 g/L,乳酸>20 mmol/L,pH 值 7.21。术毕送往重症医学科(ICU)继续治疗。

入住 ICU 抢救治疗措施:有创呼吸机辅助呼吸,床旁重症超声监测、中心静脉压(central venous pressure,CVP)监测下,根据患者血压、心率、复测乳酸等情况,结合多参数评估患者循环及器官血流灌注,指导血管活性药物应用和液体复苏。根据血常规,创面出血情况,输血和凝血因子,应用止血药,大量输注血液制品(白蛋白 60 g、红细胞悬液 30 ml、血浆 2 000 ml,血小板 3 U,冷沉淀 20 U),同时予以抗感染、保肝、抑酸、纠正严重的代谢性酸中毒等治疗。患者前一日在外院有心搏骤停,但凝血功能紊乱,采用局部冰帽,镇痛与镇静降低脑代谢。患者腹腔引流管及切口仍持续有血性液体流出,3 月 5 日晨复查血红蛋白 64 g/L,乳酸 14 mmol/L,尿量约 400 ml。

3 月 5 日 20:30,患者出现血压进行性下降,在大剂量去甲肾上腺素[1.998 μg/(kg·min)]维持下,动脉血压 84/45 mmHg。复查血红蛋白 50 g/L,凝血酶原时间 17.9 s,活化部分凝血活酶时间 72.8 s,纤维蛋白原<0.5 g/L。床旁重症超声评估:心功能正常,下腔呈一条直线,考虑容量不足。经肝外科及重症医学科讨论后,考虑肝创面渗血,暂不手术,予以保守治疗,限制晶体液入量(生理盐水 1 000 ml,钠钾镁钙葡萄糖液 500 ml),补充血制品、止血、白蛋白扩容等(红细胞悬液 10 U,血浆 1 600 ml,白蛋白 40 g)。

3 月 6 日,患者切口渗血及引流管引流物性状较前明显变淡,总量约 1 000 ml,血压 91/50 mmHg[去甲肾上腺素 1.2 μg/(kg·min)],心率 117 次/min,前一日小便 1 300 ml。复查血常规,血红蛋白 51 g/L;血气分析示,pH 值 7.32,PaO₂ 80 mmHg,PaCO₂ 33 mmHg,乳酸 8.4 mmol/L。继续予以补液(生理盐水 1 750 ml),纠正凝血,补充血制品治疗(红细胞悬液 8 U,血浆 800 ml,白蛋白 40 g)。

3 月 7 日,患者腹腔引流液及伤口渗液减少,呈淡红色,循环有一定改善,去甲肾上腺素用量明显减少,血压 92/53 mmHg[去甲肾上腺素 0.598 μg/(kg·min)],心率 110 次/min,前一日小便总量 1 465 ml。复查血气分析:pH 值 7.40,PaO₂ 72 mmHg,PaCO₂ 36 mmHg,血红蛋白 67 g/L,乳酸 5.1 mmol/L。继续补液(生理盐水 1 500 ml),纠正凝血,补充血制品(红细胞悬液 8 U,血浆 1 000 ml)。

3 月 8 日,患者腹腔引流管仍持续引流出淡红色液体,但量较前几日明显减少,去甲肾上腺素已停用。血压 103/54 mmHg,心率 96 次/min。前一日小便总量 2 140 ml。复查血气分析:pH 值 7.42,PaO₂ 70 mmHg(吸氧浓度 50%),PaCO₂ 37 mmHg,血红蛋白 87 g/L,乳酸 3.2 mmol/L;凝血已基本纠正。

3 月 9 日,患者腹腔引流仍有淡红色液体,腹部切口敷料有少量淡红渗液。血压 101/53 mmHg,心率 86 次/min,尿量 3 065 ml。复查血红蛋白 83 g/L,凝血未见明显异常,乳酸正常。复查 CT 提示:颅内未见明显异常,肝右叶部分缺如,局部见高密度影,邻近肝缘少许积液影,右侧胸腹壁肿胀,腹腔引流管影,腹水(图 2-2)。右侧胸腔大量积液。右肺部分不张。予以右侧胸腔穿刺引流。停用镇痛与镇静药物后 4 h,观察患者意识为嗜睡,停用冰帽。

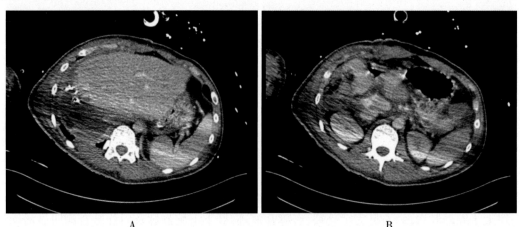

A、B:肝右叶部分缺如,邻近肝缘少许积液影,腹腔引流管影,腹水。

图 2-2 复查腹部 CT 检查

3月11日,患者发热,最高体温40℃,白细胞计数及血小板比容(plateletcrit,PCT)明显增高,再次出现血压下降,最低至86/44 mmHg。复查血气乳酸4.0 mmol/L。予以液体复苏,去甲肾上腺素维持血压,送检血培养及腹腔引流物培养,更换抗生素为万古霉素+亚胺培南西司他丁钠。

3月14日,体温高峰有所下降,最高体温38.3℃。经过抗感染及液体复苏后,酸中毒改善。第一次细菌培养以及真菌检测结果均为阴性,其间多次送检标本。加用肠内营养。

3月16日,拔出右侧胸腔引流管。

3月17日,痰培养回示较多平滑念珠菌(纤维支气管镜深部取材),结合胸片、痰液性状等,加用伏立康唑抗感染。

3月20日,患者仍有反复发热,最高体温38.7℃,血白细胞计数及PCT偏高,腹腔引流液培养回示耐碳青霉烯肺炎克雷白杆菌,更换抗生素为替加环素和阿米卡星。

3月23日,停用呼吸机,拔出气管导管。

3月27日,拔出腹腔引流管,转入肝外科普通病房继续治疗。

4月10日,康复出院。出院时,患者意识清楚,精神好,生命体征平稳,腹部切口愈合好,各项检验指标恢复正常。复查CT提示:肝周积液,局部术后改变(图2-3)。

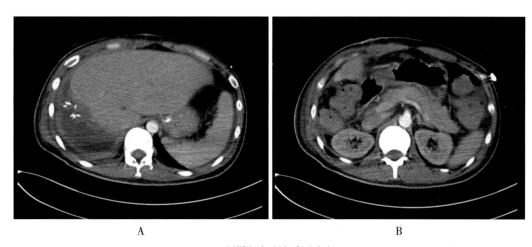

A、B:肝周积液,局部术后改变。

图2-3　出院前腹部CT检查

【救治经验】

患者车祸伤致严重腹部闭合性损伤、肝破裂,大量失血引起重度失血性休克,急诊手术台上即出现心搏呼吸骤停。术后仍持续失血。后送至四川大学华西医院救治。

外科处置:该患者出血多,休克重,血流动力学极不稳定,初期处理把握损害控制性原则,控制出血,有效止血是关键。采取了右肝切除、修补了门静脉及腔静脉破口。

对于患者的重度失血性休克,早期有效控制出血至为重要,止血后应强化ICU治疗,积极复苏,防治低体温、酸中毒和凝血功能障碍致死性三联征;对于感染、多器官功能衰竭(multiple organ failure,MOF)等并发症,ICU强有力的支持治疗,效果显著。

纵观整个过程,初期2次手术有效止血、损害控制性外科(damage control surgery,DCS;称损害控制性手术)策略,以及ICU强有力的监测手段、复苏策略的优化、控制感染、防治并发症均发挥了关键作用。

（何　敏　康　焰）

第五版欧洲创伤后大
出血及凝血病指南
(2019)摘译

参考文献

[1]付小兵,姚咏明,刘良明.中华战创伤学·第一卷·战创伤学总论[M].郑州:郑州大学出版社,2016.

[2]葛均波,徐永健,王辰.内科学[M].9版.北京:人民卫生出版社,2018.

[3]康焰,邓一芸,邓丽静.临床重症医学教程[M].北京:人民卫生出版社,2015.

[4]刘大为,邱海波,许媛.实用重症医学[M].北京:人民卫生出版社,2017.

[5]张连阳,白祥军.多发伤救治学[M].北京:人民军医出版社,2010.

[6]刘伟,李丽娟.外军卫勤系列研究(129):美军新版战术战伤救治指南及相关技术进展[J].人民军医,2019,62(8):719-722.

[7]文爱清,张连阳,蒋东坡.严重创伤输血专家共识[J].中华创伤杂志,2013,29(8):706-710.

[8]中华医学会创伤学分会创伤感染学组,中华医学会创伤学分会创伤急救与多发伤学组.创伤后并发症的定义与诊断专家共识[J].中华创伤杂志,2013,29(6):481-484.

[9]GIANNOUDI M,HARWOOD P. Damage control resuscitation:lessons learned[J]. Eur J Trauma Emerg S,2016,42(3):273-282.

[10]MIKHAIL J. The Trauma triad of death:hypothermia,acidosis,and coagulopathy[J]. AACN Clinical Issues,1999,10(1):85-94.

[11]REDDY A J,LAM S W,BAUER S R. Lactic acidosis:clinical implications and management strategies[J]. Cleve Clin J Med NLM,2015,82(9):615-624.

[12]RONALD M S,MICHAEL F R,SHARON M H. ATLS®-Advanced trauma life support 10th edition[M]. Chicago:American College of Surgeons,2018.

[13]SPAHN D R,BOUILLON B,CERNYV. The European guideline on management of major bleeding and coagulopathy following trauma:fifth edition[J]. Critical Care,2019,23(1):98.

第三章

严重创伤后休克

第一节　概　述

一、创伤性休克的流行病学特点

休克(shock)是由各种严重致病因素如创伤、大失血、感染、心血管功能障碍及过敏等因素所致的,以机体有效循环血量下降,组织器官血液灌注量减少,而出现的以血压降低、器官功能障碍为特征的一种临床综合征。

创伤性休克(traumatic shock)是由各种创伤因素如战伤、交通事故伤、工矿事故伤及各种自然灾害如地震、山体滑坡等损伤引起的,通常因大血管损伤、破裂、内脏器官损伤出血等引发,其发生率高,程度重,早期病死率高,现场和院前急救非常重要。

一般战创伤,休克发生率为 10%~15%,当有实质脏器和大血管损伤时,休克发生率可为 50%~70%,其病死率占战创伤早期死亡的近 50%。在未来信息化高技术局部战争条件下,由于大量高能高爆武器的应用,战创伤休克的发生率会大大增加,可为 25%~30%。

全球每年因交通事故死亡的人数为 120 万左右,我国为 10 万~20 万,居世界各国交通伤死亡人数的第 1 位,占我国全部创伤死亡人数的 55%。交通伤所导致的创伤性休克较为常见,约占交通伤的 20%。统计资料表明,交通伤后,如果在 1 h 内能够得到及时救治,病死率为 10%,如果超过 8 h 才进行救治,则病死率可上升至 75%。

工矿事故伤休克多因工矿垮塌、爆炸引致,受伤人群主要为青壮年男性。系统创伤主要以骨折、挤压伤为主,创伤性休克发生率可接近 30%。死亡原因中,严重颅脑损伤占 39.3%,严重大出血休克占 26.2%,感染和多器官功能衰竭占 27.9%。

大规模地震伤休克通常患者数量多,呈批量化,且伤情复杂,救治难度大,多数合并有多发伤、挤压伤、多处骨折等,还常伴有呼吸道阻塞、开放性气胸、内脏出血等。

二、创伤性休克的临床分类

根据创伤性休克的致病原因(含直接原因和间接原因),临床一般将创伤性休克分为创伤失血性休克、感染性/脓毒症休克、创伤性心源性休克和神经源性休克4种类型。

1. **失血性休克**　失血性休克(hemorrhagic shock)由创伤大量失血所致,为创伤性休克的主要类型。战伤和创伤后休克的发生与否取决于机体血容量丢失的速度和量,一般在15 min内失血量少于全身血量的10%时,机体通常能够通过代偿机制保持血压和组织血流灌注量处于稳定状态,一般不发生休克。但若在短时间内失血量超过总血量的20%,则可引起休克。

2. **感染性休克**　感染性休克(infectious shock)或称脓毒症休克(septic shock),因战伤或创伤后机体免疫功能下降,或伤口污染,导致外源性或内源性感染所致。战创伤后最常见的感染为革兰氏阴性菌感染,占战创伤后感染性/脓毒症休克的70%~80%,其次是金黄色葡萄球菌和链球菌感染。因细菌内毒素(endotoxin)在此型休克中发挥重要作用,故感染性休克也称内毒素性休克(endotoxic shock)。

3. **创伤性心源性休克**　创伤性心源性休克(cardiogenic shock)是因战创伤后心脏损伤、心脏压塞(cardiac tamponade)、严重心律失常等导致心脏泵血功能下降,心输出量急剧减少所致。

4. **神经源性休克**　神经源性休克(neurogenic shock)因严重创伤伴高位脊髓损伤或严重创伤引起的剧烈疼痛,通过影响交感神经的缩血管调节功能,导致血管紧张性降低,外周血管扩张、血管容量增加而有效循环血量相对不足所致。

第二节　创伤性休克病理生理及发病机制

一、创伤性休克后血流动力学紊乱

(一)心输出量

心输出量(cardiac output,CO)是反映心泵功能的综合指标,如以单位体表面积计算,称为心脏指数(cardiac index,CI)。心输出量是由心率和每搏量决定的,而每搏量又依赖于前负荷、后负荷以及心肌收缩力。在创伤出血休克过程中,CO或CI都会有绝对或相对降低,成人CO的正常值为3.5~5.5 L/min,心功能不全和衰竭时CO常低于2.5 L/min。感染性/脓毒症休克时心输出量可呈现高动力和低动力两种变化模型(即通常说的热休克和冷休克)。休克后心输出量的变化主要受以下几个因素的影响。

1. **心脏前负荷**　心脏前负荷(preload)代表心肌纤维在收缩前的牵张程度。前负荷主要依赖于循环血量、静脉张力、动脉张力和胸腔压力。创伤失血性休克时心脏前负荷一般是降低的。但有创伤性心源性休克,特别是阻塞性休克时前负荷是明显增加的。

2. **心脏后负荷**　心脏后负荷(afterload)主要是指在心脏收缩过程中血液从心室射出所遇到的阻力。它主要受动脉血管阻力的影响。通常低动力型休克时,心脏的后负荷是增加的,而高动力型休克时,心脏的后负荷是降低的。

3. **心肌收缩力**　心肌收缩力是指在给定负荷条件下心肌固有的收缩能力。在正常情况下,心肌的收缩力由心肌收缩性能和交感-肾上腺系统活性状态决定。创伤失血性休克时,由于心脏血流的低灌注,心肌细胞损伤,心肌收缩力是降低的。常用+dp/dt_{max}和心肌最大收缩速度(myocardial maximum contraction velocity,V_{max})来反映心脏收缩功能。+dp/dt_{max}代表心室压力最大上升速率(ventricular pressure maximum rate of rising),反映心脏收缩功能。V_{max}是指心脏在零负荷时心肌的最大收缩速度。-dp/dt_{max}代表在等容积舒张期时心室压力最大下降速率(ventricular pressure maximum rate of decrease),反映心室的舒张功能。当心脏功能不全时尤其伴有心脏舒张功能异常时,上述各项指标都会下降。

(二)动脉血压

创伤性休克由于有效循环血量下降和心脏功能降低,动脉血压(arterial blood pressure,ABP)通常是下降的。在轻度休克时,由于机体强大的代偿功能,血压(blood pressure,BP)可不下降,有时可能会代偿性增加。尽管心输出量受血压和外周血管阻力的影响，但在许多生理状态下，心输出量并不直接受血压的影响，相反血压却明显受心输出量和血管阻力的影响。

(三)心力储备

心力储备(cardiac reserve)是指心输出量随机体代谢需要而增长的能力，亦称泵功能储备。心力储备的降低是各种心脏病使心功能降低时最早出现的改变。创伤性休克后心力储备能力是明显降低的。

(四)心室舒张末期压

心室舒张末期压(end-diastolic pressure)是心脏收缩、排血功能的重要指标，是心功能不全时较早出现变化的指标。当左室收缩功能减弱或容量负荷过度时都可使左室舒张末期压(left ventricular end diastolic pressure,LVEDP)增高。由于临床测定 LVEDP 比较困难，因此多用肺动脉楔压(pulmonary artery wedge pressure,PAWP)来代替 LVEDP，反映左室功能状态，创伤性休克不同时相，心室舒张末期压都是升高的。

二、创伤性休克后心脏功能障碍

以往的观点认为，除了心源性休克伴有原发性心功能障碍外，其他类型的休克在休克早期，可通过血流再分配，心脏的血流灌注通常在早期不会出现明显减少，一般不会出现心肌的缺血、缺氧性损伤。但近年来发现，在休克早期，特别是在严重创伤性休克情况下，心脏功能即可出现不同程度的损伤。有研究发现创伤性休克引起的心肌缺血、缺氧性损伤可在伤后 1 h 内发生。由于心脏的特殊性，这种早期心功能损害可引起心脏的泵血功能障碍，且这是造成全身循环紊乱、全身组织器官缺血、缺氧性损伤，以及休克进一步加重的重要诱发因素。

创伤性休克后心功能障碍主要表现为心输出量下降，若能及时纠正创伤性休克的诱发因素，心脏的输出功能障碍也大多能得到纠正；但若病因持续存在并持续加重，心泵功能会严重受损甚至发生为心功能衰竭。因而需要早期诊断，早期处理。

(一)创伤性休克后心功能障碍的诱发因素

1.心肌组织血流灌注不足 心肌是人体耗氧量最多的组织，一般组织从动脉血液中摄取 20%～30% 的氧，而心肌摄取的氧却可为动脉氧含量的 65%～70%。在严重创伤性休克后心脏冠状动脉血流量显著减少，因而可导致心肌缺血、缺氧非常严重，可导致心肌细胞严重的代谢障碍和结构损伤。另外，由于冠状动脉的血供还依赖于心室舒张压力差梯度。休克时，由于心外膜和内膜之间的压力差梯度降低，所以休克时不但心肌的血流总灌注量降低，并且由于心外膜和心内膜区血液的分布异常，更易使心内膜区发生供血不足，导致心内膜区心肌缺血、缺氧性损伤。

2.心率加快,心肌耗氧量增加 休克时由于交感神经-儿茶酚胺系统的过度兴奋，通过 β 肾上腺素受体信息传递系统，使心率加快和心肌收缩加强。心率加快在一定范围内，由于提高了心输出量，具有代偿意义。但心率过快时，一方面因心率过快使心室充盈不足，不但使心输出量减少，并因舒张期缩短而影响心肌冠状动脉舒张期的血流灌注；另一方面心率加快可使心肌耗氧量增加。心脏每收缩一次，耗氧 5～15 ml/(min·100 g 心肌组织)，舒张一次耗氧为 2 ml/(min·100 g 心肌组织)，故心率由正常 75 次/min 增加到 100 次/min 时，心肌耗氧量可增加 113%。心率愈快，心肌耗氧量愈高。临床研究显示心率与感染性/脓毒症休克患者预后密切相关，当心率>106 次/min 时，患者病死率明显增加。加之，外周血管阻力增高，加大了心脏做功。心肌完成同样的射血量时，须要心肌消耗更多的氧。创伤失血性休克时，一方面因心肌供血、供氧不足，另一方面心肌耗氧量增加，其结果由于血氧供需矛盾，造成心肌能量代谢障碍，进而影响心肌的舒缩功能。

3.心肌抑制因子的作用 早在 1966 年发现失血性休克猫的血浆有一种能抑制心肌的物质叫心肌抑制因子(myocardial depressant factor,MDF)。以后相继报道在感染性/脓毒症休克、创伤性以及心源性休克的患者也存在这种物质，研究认为 MDF 可能是两种不同大小分子量物质，一种是小分子量 MDF，对心肌可能发挥早期快速抑制作用，另一种是大分子量 MDF，对心肌发挥晚期延迟性抑制作用。但也有研究认为MDF可能是一些细胞因子或炎症因子,MDF究竟是何物质有待进一步研究证实。

4.炎症因子作用　许多炎症因子和细胞因子均可诱发休克后心脏功能的损害。创伤性休克,特别是伴感染性/脓毒症休克时,血中多种因子如肿瘤坏死因子-α(tumor necrosis factor-α,TNF-α)、白细胞介素-1(interleukin-1,IL-1)、IL-6等均显著升高,这些因子可直接抑制休克后心肌细胞收缩功能,也可通过激活MAPK等信号通路影响心肌细胞代谢功能,导致心肌细胞损伤。另外,创伤性休克或感染性/脓毒症休克后,血中一氧化氮(nitric oxide,NO)和内皮素(endothelin,ET)等的升高在心肌细胞损伤中也发挥重要作用。

(二)创伤性休克心脏功能障碍的发生机制

1.β肾上腺素受体功能障碍　肾上腺素受体有β($β_1$、$β_2$)和α($α_1$、$α_2$)受体,参与体内多数脏器功能的调节。分布在心肌细胞膜上的受体主要有$β_1$、$β_2$和$α_1$受体。$β_1$受体多分布于心肌窦房结以及冠状血管中,占总受体数的70%~80%,$β_1$和$α_1$受体主要分布于血管壁、心内膜、心外膜和传导系统,两者占受体总数的20%~30%。休克时由于交感神经和心肌交感神经末梢去甲肾上腺素(norepinephrine,NE)以及循环血液中去甲肾上腺素水平升高,在休克早期去甲肾上腺素可通过β肾上腺素受体信息传递系统加强心肌的收缩。但在休克中晚期,由于$β_1$受体长期暴露于高浓度NE环境,加之各种细胞因子和炎症介质刺激,可发生下调,因而心肌收缩功能下降。

2.心肌细胞内游离钙稳态调控失衡　心肌细胞内Ca^{2+}浓度的调控是决定心肌舒缩的枢纽。它受心肌细胞膜、线粒体尤其是肌浆网膜上各种钙运转系统的调控。当心肌细胞兴奋时,首先心肌细胞膜上的电压依赖性钙通道开放,胞外钙通过L-型通道流入胞内,并诱发肌浆网释放大量的Ca^{2+}进入胞质,致使心肌细胞收缩。休克时膜钙通道和肌浆网对钙的摄取和释放发生改变,导致心肌收缩力下降。

(1)膜钙通道的分布异常:钙通道属于膜蛋白,也和受体一样经过合成、内移和降解等过程进行着上调或下调。分布于肌膜下具有膜结构的微小囊泡者,呈无功能状态;而分布于肌膜上的则呈有功能状态,两者可相互转换。大鼠感染性/脓毒症休克时心肌细胞膜钙通道随休克时相变化其分布有所不同,在休克早期,钙通道由呈无功能状态的囊泡向有功能状态肌膜上转运;晚期因膜上有功能的钙通道减少,使Ca^{2+}内流减弱,故心肌收缩抑制,这是导致休克时心功能呈时相改变的心肌细胞学基础。

(2)肌浆网对钙的摄取和释放功能紊乱:肌浆网对钙的摄取主要取决于钙泵的活性,影响钙泵活性的因素除钙泵数目和ATP外,主要是磷酸接纳蛋白(phospho-lamban,PLB)的去磷酸化和磷酸化,前者可抑制钙泵活性,后者可使其活性增加。PLB是cAMP依赖性蛋白激酶、钙、钙调素依赖性蛋白激酶的底物,可促使PLB磷酸化,而磷酸化的PLB又是蛋白磷酸酶的底物,可使PLB去磷酸化。实验显示,感染性/脓毒症休克时,肌浆网对Ca^{2+}的摄取呈时相性,休克早期,钙泵活性和Ca^{2+}的最大摄取量无大的改变或有所增大,到休克的中晚期,肌浆网对Ca^{2+}的摄取率、摄取量以及钙泵活性都降低,且与休克的严重程度和心功能障碍呈正相关。休克早期肌浆网的摄取增加可能与蛋白磷酸酶活性降低,使PLB磷酸化增强有关。PLB磷酸化增加,有利于肌浆网对Ca^{2+}的摄取和储存。休克晚期肌浆网Ca^{2+}摄取障碍主要与肌浆网磷酸化反应减弱所致。因肌浆网摄取Ca^{2+}降低,使对心肌细胞胞质Ca^{2+}的清除力降低,这不但会减慢Ca^{2+}与钙蛋白的解离率,还会影响肌浆网下一个心动周期对Ca^{2+}的释放,从而使心肌收缩减弱,这可能是休克晚期心脏收缩功能下降的主要原因之一。

3.心肌细胞收缩蛋白功能降低　保证和维持心肌正常舒缩功能,除了β肾上腺素受体信息传递系统和心肌细胞内Ca^{2+}的维持平衡稳定外,尚须心肌收缩和调控蛋白功能正常。当心肌缺血、缺氧性损伤时,由于心肌发生局部性或弥漫性坏死,使大量的心肌收缩成分丧失,可导致心肌收缩性能减弱。休克时,尤其晚期,由于心肌的缺血和缺氧、各种细胞因子、炎症介质、毒性物质等对心肌细胞的作用,可通过各种途径和机制,使Ca^{2+}与钙结合蛋白的结合力降低(如H^+和Ca^{2+}竞争结合钙结合蛋白位点)、肌原纤维对Ca^{2+}反应减弱,或因ATP不足和ATP酶活性降低,使心肌化学能变为机械能障碍,也或因心肌收缩蛋白结构和功能被破坏,其结果都可导致心肌舒缩功能障碍。心肌收缩蛋白的功能变化主要表现为心肌调节蛋白[肌钙蛋白(troponin,Tn)和原肌球蛋白(tropomyosin)]功能缺陷和肌球蛋白(myosin)头部的ATP酶活性受抑。肌球蛋白是心肌的主要收缩物质,具有ATP酶活性,是心肌收缩过程中生物能变为机械能的中介物。因此肌球蛋白 ATP 酶活性高低与心肌张力发展速度密切相关，ATP 酶活性降低时，心肌收缩性减弱，当心肌缺血、缺氧和心肌细胞损伤时，分子量较小的肌球蛋白轻链易从肌球蛋白分子上解离出来，通过破损的细胞膜弥散进入血液。研究发现严重烧伤早期心肌肌球蛋白 ATP 酶活性降低，血浆心肌肌球蛋白轻链 I 大幅度升高提示心肌发生明显损害，心肌收缩结构破坏。肌钙蛋白是与钙结合启动心肌细胞收缩的关键环节，肌钙蛋白由 3 个亚单位组成，即 TnC、TnI 和 TnT，TnC 是与 Ca^{2+} 结合的亚单位，与 Ca^{2+} 具有高度亲和力；TnT 能与原肌球蛋白结合而使 Tn 附着于细丝上；TnI 具有抑制肌球蛋白与 Tn 的结合作用。现有研究显示，休克时心肌细胞收缩功能的降低与 Tn 对钙敏感性降低有关。研究显示参与调节休克后 Tn 与钙敏感性的蛋白有蛋白激酶 C(protein kinase C，PKC)和蛋白激酶 A(protein kinase A，PKA)，由于它们过度活化，导致 Tn 磷酸化引起 Tn 对钙敏感性降低。休克时大量释放的氧自由基和钙激活蛋白酶 I 活化导致 PKC 活化，同时休克时升高的血管紧张素，内皮素和儿茶酚胺等物质，通过 G 蛋白激活 PKC。PKC 的活化可使 TnI、TnC 和 TnT 磷酸化，TnI 磷酸化可使 TnC 与 TnI 及 TnT 之间的紧密结合松弛，导致肌球蛋白头部横桥与肌动蛋白解离；TnC 磷酸化使 TnC 与钙的亲和力降低，促使钙从 TnC 结合部位上解离或钙与 TnC 结合后引起的肌钙蛋白构型变化的速度减慢，使肌球蛋白横桥与肌动蛋白(actin)接触减少，导致收缩蛋白对钙的敏感性降低。休克时过度升高的儿茶酚胺，通过肾上腺素受体使 cAMP 增加，PKA 激活，活化的 PKA 使 TnI 磷酸化增加，导致 TnC 与钙的亲和力降低。另外，休克晚期细胞内酸中毒也可明显降低心肌细胞 TnC 对钙的敏感性。

4. 线粒体功能障碍　休克可严重损害细胞的"能量加工厂"，即线粒体功能。失血性休克和感染性/脓毒症休克均存在心肌细胞线粒体功能障碍，主要表现为休克后心肌细胞线粒体超微结构破坏，呼吸功能紊乱以及细胞氧耗降低，同时线粒体电子传递链酶复合物的活性降低。在感染性/脓毒症休克过程中超氧化物以及 NO 产生增加，抗氧化物生成减少均可抑制氧化磷酸化反应和降低 ATP 产生，这种获得性的氧化磷酸化反应性缺失可影响细胞有效利用氧产生 ATP，从而导致了脓毒症引起的器官功能障碍，这种现象也称为"细胞病理性缺氧"。除此以外，在感染性/脓毒症休克过程中，线粒体 DNA 比核 DNA 更容易受到破坏，心肌线粒体通透性转换孔(mitochondrial permeability transition pore，MPTP)功能紊乱在休克后心脏功能障碍中发挥重要作用，抑制 MPTP 可明显改善休克后心脏功能，降低休克动物死亡率。

总之，休克时引起心功能及其心肌舒缩性能障碍的原因和机制是极其复杂的。不但因休克种类、发展阶段和严重程度不同有所不同，而且不同的诱发因素可分别或同时通过器官、细胞、亚细胞和分子水平发挥作用。

三、创伤性休克后血管功能障碍

创伤性休克血管功能障碍主要包括血管渗漏和血管低反应性。血管渗漏和血管低反应性是严重创伤性休克包括其他休克中晚期的重要病理过程，严重影响休克的发生发展和治疗，是严重创伤性休克发生多器官功能障碍综合征(multiple organ dysfunction syndrome，MODS；又称多脏器功能障碍综合征、多器官功能不全综合征；曾称多脏器功能衰竭)的重要诱发因素。

(一)创伤性休克血管渗漏特点及主要机制

毛细血管渗漏(capillary leak)是指由于血管内皮细胞损伤，血管壁通透性增加而引起的大量血浆蛋白和血管内液体外渗的一种病理过程。严重者可出现组织间质高度水肿，低蛋白血症、血容量减少等一系列临床表现，称为血管渗漏综合征(capillary leak syndrome)。正常生理条件下，根据血管内外渗透压的改变，水和电解质可通过毛细血管壁进入组织间隙，而血浆白蛋白等却不能通过毛细血管壁进入组织间隙。但在某些病理情况下，如严重创伤、脓毒症及缺血再灌注损伤、毒蛇咬伤、急性肺损伤或急性呼吸窘迫综合征(acute respiratory distress syndrome，ARDS)、烧伤、药物毒性作用等可使单核巨噬细胞系统(mononuclear phagocyte system，MPS)、内皮细胞和中性粒细胞过度激活，导致炎症细胞因子释放和免疫反应的参与，毛细血管内皮细胞损伤，细胞连接分离、出现裂隙，经毛细血管运输通道的孔径增大、血管通透性增高，可以渗出分子量大于 200 000 的蛋白，严重时分子量为 900 000 的蛋白分子也能渗出，引起脑、心、肝、肾等重要脏器水肿,最终可导致机体组织器官的功能障碍,出现多器官功能障碍综合征。

血管内皮具有许多重要的功能,包括调节血管平滑肌的张力、宿主防御反应、血管生成和组织液体的稳态平衡。近年来已明确,血管渗漏通常经由两种途径引起:一种是细胞旁途径(paracellular pathway),指被动转运物质通过穿越细胞间连接形成的缝隙通道从而扩散到相邻细胞。另一种是跨细胞路径(transcellular pathway),指大分子物质通过内皮细胞本身透出血管,并非通过细胞间裂隙。

1. 细胞旁途径　细胞旁途径即内皮间连接(interendothelial junctions)路径,主要通过内皮细胞之间的连接,在一些内源性或外源性物质刺激下内皮细胞发生一系列信号通路变化,可引起细胞间隙形成进而通过细胞旁途径引起血管通透性升高。内皮细胞之间相互连接主要包括内皮细胞-细胞之间的紧密连接和黏附连接,以及内皮细胞-基底膜之间的黏附连接。这些连接形式在休克后可因各种有害因子刺激而受损因而缝隙加大导致血管渗漏(通透性升高)。

2. 跨细胞途径　大分子物质透出血管是通过内皮细胞本身,并非通过细胞间裂隙。研究发现,血浆蛋白和其他大分子物质可以从形态上完整的和不存在细胞间裂隙的微血管透出。研究表明,血管渗漏的跨细胞途径主要通过细胞膜上的水通道蛋白以及胞质内的囊泡转运体完成。

(二)创伤性休克血管低反应性特点及机制

血管低反应性是指在严重创伤、休克、多器官功能障碍综合征等临床重症时血管对血管活性物质反应性降低或不反应,它严重影响着创伤、休克等的治疗,一直是困扰休克等临床重症治疗的一大难题。近年来有关休克后血管低反应性的问题日益受到重视,目前对其诱发因素、发生、发生机制以及防治措施等进行了较为深入的研究,并取得了较大进展。

1. 休克血管低反应性发生特点和规律　创伤失血性休克后血管反应性存在双相变化规律和器官差异,早期血管反应性升高,表现为多种动脉包括肠系膜上动脉、肾动脉、肺动脉对去甲肾上腺素(NE)收缩反应升高,随着休克时间延长,血管反应性逐渐降低,在休克后 1 h、2 h、4 h 血管反应性明显降低。失血性休克后血管反应性还存在器官差异,即休克后不同器官血管反应性变化程度不同,腹腔动脉、左股动脉血管反应性丢失程度最重,其次为肠系膜上动脉和肾动脉,各器官血管反应性的丢失程度与其一氧化氮合酶,细胞因子以及内皮素(ET)-1 表达不同有关。

2. 创伤性休克血管低反应性的诱发因素　多种因素可诱发休克血管低反应性的发生。最初研究认为,酸中毒、能量代谢是引起休克血管低反应发生的主要原因,纠正酸中毒和补充能量对恢复休克血管低反应性有一定的作用但效果有限;随后研究发现一氧化氮(NO)、ET 在诱发休克血管低反应性中起重要的作用,其中 NO 在休克血管低反应性的发生中研究较多,用 NO 和 ET 的抑制剂防治休克血管低反应性有一定的效果。

随着研究不断深入,近年来研究发现除了上述因素外,细胞因子,内源性阿片样肽(opioid peptide)以及肾上腺髓质素等在休克血管低反应性的发生中也发挥重要作用,其中细胞因子类在诱发休克血管低反应性的发生中受到较多关注,细胞因子引起血管反应性的变化有时间依赖关系。短时间作用,主要表现为缩血管作用,在长时间作用,细胞因子刺激可引起血管反应性降低。在休克后期,细胞因子大量释放在血管低反应性的发生中具有重要的作用,细胞因子可通过引起肾上腺素受体失敏而参与了休克血管低反应性的发生。此外,研究发现内源性阿片样肽和肾上腺髓质素在休克血管低反应性的发生中也发挥重要作用,内源性阿片样肽可能通过抑制肾上腺素受体,调节血管平滑肌细胞大电导钙依赖的钾通道(large-conductance Ca^{2+}-activated K^+ channels,BK_{Ca})调节休克后血管反应性;肾上腺髓质素通过诱导 NO 产生而参与休克血管低反应性的发生过程。

3. 休克血管低反应性的发生机制　现有研究认为参与休克后血管低反应性发生的机制有受体失敏、膜超极化和钙失敏机制。

(1)受体失敏机制:受体失敏机制是指在高浓度的细胞因子、受体激动剂、内源性阿片样肽、NO 等刺激下血管平滑肌膜上的肾上腺素受体数目减少,受体亲和力降低,导致受体失敏,从而引起血管低反应性的发生。

(2)膜超极化机制:膜超极化机制是指休克后由于 ATP 减少和一些炎症因子刺激,使血管平滑肌细

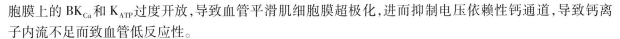

胞膜上的BK_{Ca}和K_{ATP}过度开放,导致血管平滑肌细胞膜超极化,进而抑制电压依赖性钙通道,导致钙离子内流不足而致血管低反应性。

(3)钙失敏机制:尽管受体失敏和膜超极化机制可在一定程度上解释休克血管低反应性的发生,但对休克晚期的血管低反应性,这两种机制难以解释,因为这两种机制的中心思想是认为休克是血管平滑肌细胞内钙离子升高不足所致,但在重症休克或休克晚期,血管平滑肌细胞并非少钙,而是多钙,甚至存在钙超载,但仍然存在血管反应性降低的问题,提示还有其他机制参与休克血管低反应性的发生,如肌肉收缩蛋白本身功能的问题。据此,刘良明实验室提出了休克血管低反应性发生的钙失敏机制,即肌肉收缩蛋白对钙的敏感性下降是休克血管低反应性发生的关键机制。

研究发现,失血性休克后不同时间,血管平滑肌血管反应性和钙敏感性均呈双相变化,即休克早期升高,晚期降低,血管反应性与钙敏感性变化之间呈明显的正相关关系;在休克后不同时间调节休克血管平滑肌钙敏感性可明显改变休克血管的反应性;与失血性休克相似,在脂多糖(lipopolysaccharide,LPS)内毒性休克模型中,LPS刺激后不同时间血管平滑肌血管反应性和钙敏感性变化呈明显正相关关系,钙敏感性调节剂可明显改变血管反应性。结果说明休克后钙失敏在休克血管反应性变化中具有重要的调节作用。进一步研究发现 Rho-Rho kinase 和 PKC 通路是休克后血管平滑肌细胞钙敏感性调节的关键通路。

(4)non-MLC_{20}磷酸化依赖调节机制:以上这3种学说的中心思想认为休克血管低反应性的发生主要与胞内钙离子浓度升高不足或肌肉收缩蛋白钙敏感性降低而引起肌球蛋白轻链20(2 kD myosin light chain,MLC_{20})磷酸化水平降低有关。但基础研究显示,除了MLC_{20}磷酸化依赖途径外,一些调节肌动蛋白以及肌动蛋白与肌球蛋白相互作用的蛋白激酶如肌钙蛋白,以及小分子热休克蛋白在调节血管平滑肌细胞收缩反应性过程中是不依赖于MLC_{20}磷酸化水平的变化的,最近的研究证实非MLC_{20}磷酸化依赖的调节途径在休克血管低反应性的发生过程也发挥重要作用。

四、创伤性休克后微循环功能障碍

(一)创伤性休克后微循环功能障碍特点

创伤性休克后微循环障碍大多以微血管收缩、缺血,微血管扩张、淤血和微血管麻痹、血流停滞的顺序发展,典型表现如下。

1. **休克早期/微循环收缩** 休克早期微血管的自律运动增强,血管反应亢进,微动脉收缩反应增强,收缩期延长,血管平滑肌细胞对儿茶酚胺的敏感性升高,微动脉、微静脉和毛细血管前括约肌收缩使血液流入真毛细血管网减少,出现部分组织器官(尤其是皮肤和腹腔脏器)持续性缺血、缺氧。

2. **休克进展期/微循环淤血缺氧** 休克进展期微动脉、后微动脉和毛细血管前括约肌不再收缩,反而松弛和扩张,毛细血管后阻力大于前阻力,大量血液涌入真毛细血管网,多灌少流,灌大于流,微循环淤血。毛细血管内压增高,缺氧和众多炎症介质、细胞因子的作用使微血管通透性增加,大量血浆超滤液从毛细血管进入组织间隙。组织的胶体渗透压升高,血液浓缩,黏滞性增高,血流更加缓慢,呈粒缓流、粒摆流、血流停滞等不同流态,并出现白细胞滚动、贴壁嵌塞、红细胞聚集、血小板聚集等改变。组织血流处于严重的低灌注状态,组织细胞缺氧更加严重。

3. **休克晚期/微循环衰竭** 休克晚期微血管发生麻痹性扩张,对血管活性药物失去反应。微循环中可有微血栓形成,又由于凝血因子耗竭,纤溶亢进,可有出血症状,以及并发 DIC。毛细血管大量开放,微循环血流停止,不灌不流,组织几乎得不到氧气和营养物质供应,致机体出现重要器官功能衰竭。

(二)休克微循环障碍影响因素

微循环作为全身循环的一部分,受神经体液、免疫系统、营养和代谢以及其他内环境状态等因素调节。但目前研究认为,休克微循环的功能调节主要以局部因素调节为主。

严重创伤、感染、大量失血或失液引起休克时,微循环血管舒缩功能障碍常常是最先发生的病理生理变化。无论全身的还是局部的微血管舒缩功能失调,都可导致微循环功能障碍。在组织局部,如果从微动脉到微静脉都收缩,则毛细血管网趋于关闭,所支配的组织细胞缺血、缺氧,持续时间过久就会引起细胞缺血性损伤;当微动脉收缩更明显时,由于毛细血管内压降低,可使静脉端的细胞间液回流增加;当微静脉收缩更明显时,由于毛细血管内压增高,可使细胞间液生成量增加,导致水肿和血液浓缩,同时还可使微循环内血液流速减慢,导致淤血或血流停止。如果从微动脉到微静脉都扩张,则毛细血管网大量开放,微循环的血流量增多;当微动脉与微静脉的扩张程度明显不同时,由于显著影响毛细血管内压,可出现血管内外体液交换失衡和血流速度改变。全身性循环功能变化可以直接或间接地影响各器官系统的血液供应、组织细胞的代谢和功能,例如广泛的小动脉、微动脉收缩可增高心脏后负荷及血压,导致脏器血供减少;广泛的小动脉、微动脉扩张可减少心脏后负荷,但不利于维持正常血压;广泛的小静脉和微静脉扩张可使回心血量和心输出量明显降低,导致有效循环血量减少和血压降低。

第三节 创伤性休克临床诊断与监测

一、创伤性休克的临床诊断

(一)创伤性休克的诊断标准

创伤性休克诊断标准:①有休克的诱发因素——严重创伤;②意识异常;③脉搏细数,超过100次/min或不能触及;④四肢湿冷,胸骨部位皮肤指压痕阳性(指压后再充盈时间>2 s),皮肤花纹、黏膜苍白或发绀,尿量<30 ml/h或无尿;⑤收缩压<80 mmHg;⑥脉压<20 mmHg;⑦原有高血压者收缩压较原收缩压下降30%以上。凡符合①,以及②③④项中2项,或⑤⑥⑦项中1项,即可诊断为休克。

(二)创伤性休克的程度判定

创伤性休克可分为轻、中、重3度。

1. 轻度休克 指失血量低于20%,患者意识清醒,但烦躁不安,可焦虑或激动;面色、皮肤苍白,肢体湿冷,口唇和甲床略带发绀,口渴,心跳加快,脉搏尚有力;收缩压偏低或接近正常,也可因儿茶酚胺代偿性分泌增多而偏高,但不稳定;舒张压增高,故脉压减小,尿量减少。

2. 中度休克 指失血量在20%~40%,组织器官的血流灌注受到严重影响,收缩压可降低至60~80 mmHg以下,脉压小于20 mmHg;意识尚清楚,身体软弱无力,表情淡漠,反应迟钝,脉搏细数,浅表静脉萎陷,尿量减少至20 ml/h以下或无尿;可陷入昏迷状态。如休克不能得到及时纠正,可发展为重度休克。

3. 重度休克 指失血量>40%,收缩压<60 mmHg或测不到,无尿,重要生命器官如心、脑的血液供应严重不足,患者可发生昏迷甚至出现心脏停搏。

二、休克的监测指标

休克的监测内容包括基本生命体征、血流动力学、组织血流灌注、氧合、血生化等指标。

(一)基本生命体征

休克是一种以组织血流灌注不足为特征的临床病理状态,所以传统的循环动力学监测指标如血压、心率、尿量仍然是休克监测的基本指标。结合患者的意识、呼吸、四肢末梢温度等可了解组织血流灌注情况。这些指标在一定程度上可反映循环系统的功能状态,对以血压过低、心动过速和少尿为特征的失代偿性休克是适用的,但对代偿性休克,则有明显的局限性。

休克血压,指动脉收缩压<90 mmHg(国内定为<80 mmHg),脉压<20 mmHg,高血压患者收缩压较原水平下降30%以上,表明回心血量严重不足。诊断中应当正确认识血压,由于休克时通常有血压下降,因此低血压是判定休克的重要指标,不是唯一指标,因为低血压不一定都是休克,血压正常也不能排除组

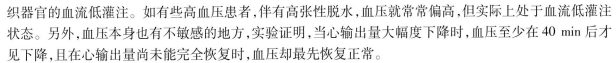

织器官的血流低灌注。如有些高血压患者,伴有高张性脱水,血压就常常偏高,但实际上处于血流低灌注状态。另外,血压本身也有不敏感的地方,实验证明,当心输出量大幅度下降时,血压至少在 40 min 后才见下降,且在心输出量尚未能完全恢复时,血压却最先恢复正常。

相比之下,心率和尿量的变化比血压更敏感。心率是最简明、快捷的指标,通过心率可以判断休克病情,指导补液和血管活性药物的应用。尿量是判断肾等内脏器官血流灌注的重要指标,尿量正常值为 $0.5 \sim 1.0$ ml/(kg·h),或成人 24 h 尿量≥700 ml,每小时≥30 ml。休克时,肾血流灌注降低可使肾小球滤过压降低,导致尿量减少;反之,尿量减少也可能是肾血流灌注减低所致,提示血压维持不足,休克未得到根本改善。休克时的尿量常先于血压的降低而降低,又后于血压的升高而升高。

（二）血流动力学指标

休克时血流动力学监测主要包括血压、心输出量(CO)、中心静脉压(CVP)、肺动脉楔压(PAWP)、体循环血管阻力、肺循环血管阻力等。

1. 血压　对血压进行监测是休克时最重要最基本的监测手段,外周动脉血压在急性创伤中用处很大,可为显著失血提供证据。最常见的是用袖袋式血压计监测外周动脉血压,然而,由于休克时外周血管收缩,手动的血压测定和无创的自动血压示波技术均不准确,即使失血量达血容量的 30% ,所测血压也可能表现为正常。而且这些技术均不能快速、连续地监测不稳定患者的血流动力学改变。因此,对于严重休克和血压不稳的患者,使用直接有创血压监测更为有效和安全。动脉导管插入术被认为是一种在正常血流状态下测量收缩压和平均动脉压(mean arterial pressure,MAP)的准确方法,但在低血容量性休克,由于小血管阻力升高,可导致反弹波进入放置导管的大动脉,致使所测收缩压值的假性升高,而动脉内测量平均动脉压则受小血管收缩的影响小,因此在低血流状态的失血性休克中准确性更高。

2. 心输出量　心输出量(cardiac output,CO)指心脏每分钟射出血液的量,是反映心泵功能的重要指标,计算公式为 CO=每搏输出量×心率,正常值为 $4 \sim 8$ L/min,受回心血量、心肌收缩力、心率、心排阻力、氧需求和氧消耗等多种因素影响。监测心输出量有助于诊断休克的类型、时期,判断疗效和预后。当心输出量<4 L/min 时,提示有低血容量性休克,心输出量过低是危险的信号,而在感染性/脓毒症休克,心输出量可较正常值高。测定心输出量常采用心阻抗血流图、多普勒、肺动脉导管热稀释法等方法,其中肺动脉导管热稀释法为有创检查,但准确率较高。

3. 中心静脉压和肺动脉楔压

(1)中心静脉压:中心静脉压(central venous pressure,CVP)指右心房和胸腔内大静脉的血压,反映右心前负荷及右心功能,同时也反映血容量、回心血量及右心室排血功能之间的动态变化。正常值为 $6 \sim 12$ cmH$_2$O,它受血容量、静脉血管张力、右心室排血能力、胸腔或心包内压力及静脉回心血量等多种因素影响,休克时的变化一般早于动脉压的变化,且动态观察中心静脉压的趋势比测定单一的数值更有意义。低血压时,若中心静脉压低于 6 cmH$_2$O,提示血容量不足;若高于 15 cmH$_2$O,提示心功能不全、静脉血管过度收缩或肺循环阻力增加;若高于 20 cmH$_2$O,提示有充血性心力衰竭。中心静脉压可用于区分不同类型的休克,如低容量休克时中心静脉压降低,心脏压塞时中心静脉压增高。但中心静脉压不能准确评价危重症患者的左心室前负荷,而且在存在瓣膜病变以及胸、腹腔压力增高的情况下,其意义也受到限制。

(2)肺动脉楔压:肺动脉楔压(pulmonary artery wedge pressure,PAWP)代表左心前负荷,反映肺循环阻力和左心室充盈压,正常值为 $8 \sim 12$ mmHg,不超过 18 mmHg。若<8 mmHg 提示血容量不足,准确性高于中心静脉压;若>20 mmHg 提示左心功能不全,若≥30 mmHg 常提示发生肺水肿。如果肺动脉楔压已经增高,即使中心静脉压不高,也应避免输液过多,以防肺水肿,并应考虑降低肺循环阻力。肺动脉楔压是临床上鉴别心源性休克和非心源性休克时的重要方法,但其测定值受瓣膜病变、心肌顺应性以及心室率等因素的影响。

中心静脉压和肺动脉楔压在心功能正常时,可反映血容量是否充足;在血容量正常时,可反映心脏和血管的功能状态。尽管这些参数可用来指导液体复苏,但若存在心功能障碍,则均不能准确预示急性失血。而且,中心静脉压和肺动脉楔压都是通过以压力代容积的方法来反映心脏的前负荷,因此受心室顺应性的影响。低血容量会造成心室顺应性降低,使中心静脉压和肺动脉楔压增高,使其测量值不可靠。

而在超声下直接测定左、右心室舒张末期容积被认为是准确反映心脏前负荷的最有效的方法,可以在其余监测方法存在疑问时用来判定心脏前负荷。

4.体循环血管阻力与肺循环血管阻力　根据平均动脉压(MAP)、中心静脉压(CVP)和心输出量(CO),可以算出体循环血管阻力(systemic vascular resistance,SVR),公式为 $SVR=(MAP-CVP)\times7.5\times80/CO$,其正常值为 $700\sim1\ 500\ dsc^{-5}$。根据肺动脉压(pulmonary artery pressure,PAP)、肺动脉楔压(PAWP)和心输出量(CO)可以算出肺循环血管阻力(pulmonary vascular resistance,PVR),公式为 $PVR=(PAP-PAWP)\times7.5\times80/CO$,其正常值为 $100\sim250\ dsc^{-5}$。临床上通常以体循环血管阻力作为监测左心室后负荷的主要指标,肺循环血管阻力作为监测右心室后负荷的指标。

(三)组织血流灌注和氧合指标

由于机体的代偿机制,在一定范围的失血情况下,心输出量、平均动脉压、心脏血流灌注压也可以维持,因此单纯的血流动力学变化不足以评估患者是否出现失血性休克,而确定具有可积累性的氧债对于正确评估患者病情和复苏效果、防止多器官功能衰竭有重要意义。氧债、器官耗氧量、组织酸中毒是评价组织血流灌注和氧合状况的主要指标。

1.全身血流灌注和氧合

(1)氧饱和度:氧饱和度是评估组织血流灌注的重要指标,包括混合静脉血氧饱和度(oxygen saturation in mixed venous blood,$S_{\bar{v}}O_2$)和中心静脉血氧饱和度(central venous oxygen saturation,$ScvO_2$)。$S_{\bar{v}}O_2$ 指来自全身血管床的混合静脉血氧饱和度的平均值,此时组织中毛细血管静脉端血液氧分压与组织氧分压达到平衡,所以这些组织的静脉血氧分压与血氧饱和度可以反映全身氧输送(oxygen delivery,DO_2)和氧消耗(oxygen consumption,VO_2)的平衡,以及组织的氧合状态,其正常范围是 $60\%\sim80\%$。临床上普遍将测量 $S_{\bar{v}}O_2$ 作为监测组织氧合的方法,并将由 Swan-Ganz 导管抽取的肺动脉血作为测试标本。休克时氧运输不足,组织细胞的氧摄取增加,从而使 $S_{\bar{v}}O_2$ 下降,若 $<60\%$ 提示全身组织氧供不足或氧耗增加,若 $<50\%$ 提示出现无氧代谢和酸中毒,若 $<40\%$ 提示代偿已达极限,若 $<30\%$ 则提示濒临死亡,若 $>80\%$ 则提示氧供增加或氧耗减少,一般不会超过 90%。Jamieson 等认为 $S_{\bar{v}}O_2$ 是低心排综合征的可靠指标,其变化早于血流动力学(hemodynamics)指标,增减 5% 时血流动力学就有相应变化,因此应用 $S_{\bar{v}}O_2$ 可对血流动力学变化趋势做出早期判断,且临床意义优于平均动脉压和心率。$S_{\bar{v}}O_2$ 还可用于区别低心输出量的原因是供给依赖的氧消耗($S_{\bar{v}}O_2$ 降低)还是正常的代谢需求降低($S_{\bar{v}}O_2$ 正常),但不能用于区分分布性休克的血流灌注不均匀和室间隔缺损的从左至右分流导致的心源性休克,而且,当出现脓毒症时,由于细胞摄取氧和利用氧障碍,$S_{\bar{v}}O_2$ 下降也不明显。

通过中心静脉导管测得的 $ScvO_2$ 与 $S_{\bar{v}}O_2$ 在很多血流动力学条件下有很好的相关性,两者的变化趋势一致(但 $ScvO_2$ 较 $S_{\bar{v}}O_2$ 高 $5\%\sim15\%$),有着相同的指导意义。与 $S_{\bar{v}}O_2$ 的监测相比,$ScvO_2$ 的监测采用中心静脉导管,更容易、安全和具有可操作性,并在重症监护病房广泛使用,因此有人建议用 $ScvO_2$ 代替 $S_{\bar{v}}O_2$ 作为严重感染与感染性/脓毒症休克早期复苏时的监测指标。但 $ScvO_2$ 原则上主要反映大脑和机体上半身的氧供情况,$ScvO_2$ 是否可以满意地替代 $S_{\bar{v}}O_2$,尤其是在 $>65\%$ 的范围内,尚有很多争论。

(2)氧输送和氧消耗:氧输送(DO_2)指心脏每分钟向外周组织输送的氧量,由血红蛋白(Hb)水平、动脉血氧饱和度(SaO_2)和心指数($CI=CO/$体表面积)共同决定,公式为 $DO_2=CI\times13.4\times Hb\times SaO_2$,静息状态的正常值为 $520\sim720\ ml/(min\cdot m^2)$。氧消耗($VO_2$)指机体每分钟实际的耗氧量,需乘上动脉血氧饱和度(SaO_2)和混合静脉血氧饱和度($S_{\bar{v}}O_2$)之差,公式为 $VO_2=CI\times13.4\times Hb\times(SaO_2-S_{\bar{v}}O_2)$,静息状态的正常值为 $100\sim180\ ml/(min\cdot m^2)$,氧消耗在正常情况下反映了机体的氧需求量,但并不代表组织的实际需氧量。氧摄取率(oxygen extraction rate,ERO_2)指每分钟氧的利用率,即组织从血液中摄取氧的能力,公式为 $ERO_2=VO_2/DO_2$,氧摄取率反映了组织的内呼吸,与微循环血流灌注及细胞内线粒体的功能有关,正常值为 $20\%\sim25\%$,最高极限值为 75%。

氧摄取率(ERO_2)是一个比单纯应用 DO_2 和 VO_2 评价氧供需平衡更敏感的指标,可以判断患者预后。$ERO_2>0.4$ 提示氧供不足、氧债积累;危重患者若 ERO_2 接近 0.5 则提示非常危险。在一定的心输出量和血压范围内,若 DO_2 下降,ERO_2 可以增高以维持 VO_2 不变(即 VO_2 不受 DO_2 的影响);但若 DO_2 降至临界值以下时，ERO_2 即使增高也无法满足有氧代谢的需要，此时 VO_2 则随着 DO_2 的下降而线性下降，同时伴有高乳酸血症等机体缺氧的表现，这种状态称为氧供依赖，此时的 DO_2 值称为氧输送临界值 $[330\ ml/(min\cdot m^2)]$，即维持组织细胞有氧代谢的最低氧需求量。另外，在脓毒症高代谢状态，存在"病理性氧供依赖"现象，表现为即使 DO_2 正常或增高，VO_2 仍然依赖于 DO_2，提示 ERO_2 下降和组织氧供不足、氧债存在。但有研究认为，这样反映全身血流灌注和氧合的数据在大量危重患者的预后中有意义，而对于个别患者的意义还存在争议。

（3）血乳酸和碱缺失：血乳酸和碱缺失是最常见的休克诊断和复苏监测的血清标志物，可反映创伤患者全身血流灌注和氧合以及厌氧代谢程度的信息。

1）血乳酸：作为糖酵解的产物，血乳酸可间接反映氧债，它可在血流动力学发生改变之前反映组织血流低灌注和酸中毒，是评估组织血流低灌注和组织氧债的可靠指标，可间接反映休克的严重程度，也是评价休克患者预后的一个良好指标。动脉血乳酸的正常值为 $0.1\sim1.0\ mmol/L$，危重患者允许达 $2.0\ mmol/L$，若 $>2\ mmol/L$ 则为高乳酸血症，若 $>4\ mmol/L$ 则为乳酸酸中毒。休克时，由于缺氧，动脉血乳酸浓度增高，并常伴酸中毒。有资料显示，血乳酸浓度 $<4\ mmol/L$ 尚多可救治，若 $>4.0\ mmol/L$ 则仅有 11% 生存，若 $>8.0\ mmol/L$ 则鲜有存活，若血乳酸浓度在 $12\sim24\ h$ 内迅速降低到正常水平，常提示休克复苏理想、组织血流灌注和氧合在短时间内得到了改善。越来越多的研究表明，血乳酸可以作为提示休克复苏终点的指标。但血乳酸是组织血流低灌注的一个相对晚的指标，当其增高时已经发生了显著的组织缺氧和损伤；而且乳酸在机体内代谢较缓，在休克复苏后，乳酸水平降低缓慢，滞后于有效复苏，因而对休克复苏的变化反应不灵敏。因此单纯监测某一时刻的血乳酸不能准确反映机体缺血、缺氧状况和疾病的严重程度，而动态监测血乳酸浓度则可较准确地反映组织器官的缺血、缺氧是否改善，组织器官的血流灌注是否充分，组织的无氧代谢是否被纠正，因此可以作为一个重要的评估预后的指标。Bakker 等提出了"乳酸时间（lactime）"的概念（指血乳酸 $>2\ mmol/L$ 的持续时间），并将乳酸时间作为评估患者脏器功能恢复和预后的指标，如果乳酸时间 $>6\ h$，则病死率将显著增加；如果 $6\ h$ 内乳酸清除大于基础值的 10%，则预示器官功能改善，病死率显著下降。另外，除了缺血、缺氧，高乳酸血症也可见于应激状态、肝功能不全和碱中毒，与无氧酵解下的高乳酸血症不同的是非缺氧的高乳酸血症乳酸水平不超过 $3\ mmol/L$，乳酸与丙酮酸之比 $\leqslant10:1$，且缓冲系统正常，一般不伴有酸中毒。此外，在严重外周循环障碍时，乳酸蓄积在组织中难以进入循环，表现为血乳酸水平"正常"，而一旦循环改善，器官血流再灌注后血乳酸水平反而增加，这种效应称为"洗出现象"，但这一现象不超过 $8\ min$，一般不会影响临床判断。

2）碱缺失：碱缺失（base deficit, BD）反映了组织血流低灌注时乳酸等无氧代谢产物的水平，能快捷敏感地反映组织血流低灌注和酸中毒的程度以及持续时间。在代偿性休克，碱缺失比其他生理指标（如心率、平均动脉压、心输出量、混合静脉血氧饱和度）能更敏感地反映容量的实际丧失。在容量不足和缺血、缺氧的患者中，碱缺失水平的持续降低往往与危重患者的器官衰竭和死亡密切关联。Davis 等研究发现，碱缺失能准确反映休克的严重程度和复苏效果，且与成人呼吸窘迫综合征、多器官功能衰竭的发生率和病死率密切相关，他们观察了大量伤后 $1\ h$ 内碱缺失 $\leqslant-6$ 的创伤患者，发现存活者的碱缺失值一般在伤后 $4\ h$ 内就开始恢复，$16\ h$ 内达正常；未存活者的碱缺失值在伤后 $24\ h$ 后仍处于低水平。因此，采用碱缺失值将休克患者分为 3 度，$2\sim-5$ 为轻度，$-6\sim-14$ 为中度，-15 及以下为重度，并以此估计患者的平均动脉压和复苏所需液体量。还有研究发现，在进行复苏而碱缺失值持续下降的患者中，65% 有活动性出血，因此认为碱缺失是评价微循环血流灌注不足的严重程度和持续时间的重要指标，并用碱缺失来判断复苏终点。

Davis 等在猪的出血模型中证实碱缺失与血乳酸的相关性很高，但 Mikulaschek 等研究了从急诊科和手术室到 ICU 的患者，发现碱缺失与血乳酸之间的相关性低，而后者对于估价组织血流灌注更为准确。Dunham 等在狗的动物模型中发现联合运用两种指标比单独运用其中一种能更好地预示氧债和死亡率。因此，碱缺失与血乳酸在休克复苏和复苏后阶段的临床运用价值仍需进一步研究。

2. 组织血流特异性灌注和氧合　休克时各器官组织的缺血、缺氧情况并不一致，心、脑、肾的血流灌注优于皮肤和内脏器官，皮肤和胃肠黏膜在失血性休克中最先出现组织血流灌注降低，也在复苏中最后恢复血流。所以，皮肤和胃肠黏膜可作为观察早期组织血流低灌注的窗口，用于监测许多指标，如氧分压

(partial pressure of oxygen, PO_2)、二氧化碳分压(partial pressure of carbon dioxide, PCO_2)、pH 值等,以反映休克的严重程度和复苏效果。大脑作为对缺氧最敏感的器官,监测其血流灌注和氧合对于休克复苏也有重要意义。

(1)经皮、皮下和组织的 PO_2 和 PCO_2:在正常情况下,经皮氧分压可反映动脉氧合,在低动力性休克或局部血管收缩引起的全身血流低灌注状态下,经皮氧分压降低,且经皮氧分压/动脉血氧分压比值降低,且经皮氧分压在失血性休克早期即降低,先于低血压的出现。经结膜氧分压的降低可预示手术期间患者的血流动力学瓦解,以及心源性休克患者的死亡。经皮和经结膜氧分压的监测准确、简易,能在血流动力学改变前提供有关组织血流灌注的信息,还有助于评价低动力休克患者复苏后的组织血流灌注是否充分。

此外,还可以监测皮下组织、肌肉组织的 PO_2 和 PCO_2,以反映组织血流灌注。动物实验发现,经皮 PO_2、皮下组织 PO_2、肌肉 PO_2 和 PCO_2,与碱缺失、混合静脉 PO_2 和 PCO_2 的相关性很好,均可准确反映缺血、缺氧程度。

(2)胃肠黏膜 pH 值、胃肠组织 PO_2 和 PCO_2:休克时胃肠道的缺氧发生较早且程度较重,其血运可以敏感地反映休克时的循环变化,且胃肠黏膜 pH 值(pH value of gastro-intestinal mucosa, pHi)、胃肠组织 PO_2 和 PCO_2 与局部血流灌注以及氧消耗存在相同的变化趋势,因此胃肠黏膜 pH 值、胃肠组织 PO_2 和 PCO_2 成为反映血流灌注和氧代谢的重要指标,用来衡量内脏器官是否处于血流低灌注状态。检测方法为从鼻胃管中插入一根硅胶管到胃黏膜,注入盐溶液与胃黏膜交换达到平衡后,将盐溶液吸出进行 pH 值、PO_2 和 PCO_2 分析。

胃肠黏膜 pH 值(pHi)是反映胃黏膜缺血、缺氧的敏感指标,在临床上常规应用,其正常值为 7.32 ~ 7.44,pHi<7.32 提示胃黏膜有酸血症,内脏血流灌注不足;维持 pHi 在 7.35 以上,可提高存活率。胃肠黏膜 pH 值与全身和器官氧消耗、器官衰竭以及危重患者预后密切相关,纠正胃肠黏膜 pH 值可以改善存活率,并成为休克复苏的目标,以及检验复苏是否有效的重要指标。研究表明胃肠黏膜 pH 值作为组织缺氧指征非常敏感,即使在休克和血流灌注的其他指标(如血乳酸、碱缺失、心输出量等)都未出现异常时,胃肠黏膜 pH 值即已降低;而当休克复苏后,即使平均动脉压恢复正常,胃肠黏膜 pH 值依然低于正常。而且,胃肠黏膜 pH 值是诊断"隐形代偿性休克"(指一般传统的监测方法都无明确显示,但局部组织器官确实处于缺血和缺氧的状态)并指导复苏的唯一方法,比其他指标更能准确地预测患者的预后。甚至有人认为,胃肠黏膜 pH 值是入院 24 h 预示多器官功能障碍病死率的唯一可靠指标。但是,如果胃肠黏膜 pH 值是根据 Henderson-Hasselbach 公式 pH 值=6.1+log[HCO_3^-/(0.03×PCO_2)]计算出的,那么公式中使用的动脉血 HCO_3^-会降低胃肠黏膜 pH 值作为胃肠道参数的特异性,所提供治疗信息可能过晚。如果胃肠黏膜 pH 值是通过插鼻胃管的方法直接检测的,那么操作将比较麻烦,且盐溶液与胃黏膜的交换平衡需要 1 h 的时间。

近年来研究显示,胃黏膜 PCO_2 也能准确反映胃肠道的缺血、缺氧变化,胃黏膜 PCO_2 与动脉血 PCO_2 的差值是反映胃肠黏膜氧代谢的指标。有研究发现,皮下组织 PO_2、经皮 PO_2、胃黏膜 PO_2 和 PCO_2 的相关性很好,均可准确反映失血程度。还有研究发现,在休克复苏后全身氧合正常时,胃黏膜 PO_2 仍然低下,表明胃黏膜 PO_2 比全身 PO_2 和血流动力学参数对缺血更为敏感,但胃黏膜 PO_2 与急性期阶段处理的临床关系还需进一步研究。而且,监测胃黏膜 PO_2 实施起来比较麻烦,在复苏初期进行的可能性小,与急诊科和创伤科的处理关系不大。近年来,采用光导纤维传感探头直接测出胃黏膜 PO_2 和 PCO_2,可明显缩短测定时间(60 s 内即可显示 PCO_2 变化),可望为危重患者的处理提供直接依据。

另外,还有研究者在胃肠道以外的其他位置测量 PCO_2,如食管 PCO_2、舌下黏膜 PCO_2(Psl CO_2)。Povoas 等发现舌下黏膜 PCO_2 与组织氧合状态有良好的相关性,随着休克的加重,舌下黏膜 PCO_2 升高,当休克纠正时,舌下黏膜 PCO_2 也下降至正常,而且舌下黏膜 PCO_2 与动脉血乳酸盐变化呈高度一致性。因此认为连续性监测舌下黏膜 PCO_2 对休克复苏具有指导意义。Weil 等通过比较临床患者资料,认为舌下黏膜 PCO_2 高于 70 mmHg 提示临床休克存在。这些指标的监测与胃肠黏膜 PCO_2 相比,无创且应用简单,有望成为有用的临床应用手段。

(3)大脑血流灌注和氧合:大脑是对缺氧最敏感的器官,而且与其他组织相比,大脑缺血后的恢复能力较差,梗死后的细胞难以再生,因此大脑血流灌注的监测在患者处理中尤为重要。

1) 脑组织氧分压(partial pressure of brain tissue oxygen,PbtO$_2$):局部脑组织氧合主要通过直接测量脑组织氧分压获得,它能在创伤患者的早期复苏阶段发现脑组织血流低灌注的存在。研究证明测定 PbtO$_2$ 具有很强的临床预测价值。虽然这是最准确的脑组织血流灌注监测方法,但由于其有创、需要直接接近脑组织本身,因而限制了其临床应用。

2) 颈静脉血氧饱和度(jugular venous oxygen saturation,SjvO$_2$):是反映大脑氧耗量、脑组织血流灌注和氧合的首要指标。局灶性水肿、颅内压(intracranial pressure,ICP)增高、平均动脉压降低、贫血和组织缺氧所致的大脑血流灌注降低均可导致颈静脉氧饱和度的降低。但颈静脉血氧饱和度监测对颅脑创伤患者治疗结果的影响尚不清楚。留置颈静脉球囊(jugular vein balloon,JVB)导管可在原位用分光光度计持续测量氧饱和度,在复苏后期以及神经外科和心血管外科广泛运用。

第四节　创伤性休克容量复苏与药物治疗进展

一、创伤性休克的容量复苏

有资料显示,全球每年因创伤死亡的人数为 350 万~580 万,已跃居疾病死亡谱的第 3 位,2020 年全球每年因各种创伤死亡的人数可高达 840 万。资料显示,无论战伤还是创伤,大部分死亡均发生伤后早期。因此对战创伤性休克,早期救治非常重要,提出了延长黄金救治时间新理念。这一理念的提出,为战创伤早期救治技术和措施的研究提出了新的要求和方向。几个发达国家包括其军队针对这一理念在战创伤性休克救治时采取了相应的策略和措施,取得了显著效果,值得借鉴和推广。

英、美军队对战伤失血性休克采取的新的治疗原则是:对出血控制的伤员,伤情稳定的,可不予输液或用口服补液盐;对有休克表现的(桡动脉脉搏微弱或缺失),可用乳酸林格液或 6% 的羟乙基淀粉维持平均动脉压在 70 mmHg 左右;对未控制出血性休克者,出血控制前(处理好活动性出血前)给予小剂量液体,以维持机体的基本需要。考虑到液体携带的问题,美国其初始复苏液体为 7.5% 氯化钠和 6% 高渗盐水右旋糖酐(hypertonic saline dextran,HSD)250 ml(缓慢输注,至少 10~15 min),如伤员无反应,再给 250 ml,总量不超过 500 ml,其后根据情况可给一定的等渗溶液,目前已改用 Hextent(6% 的羟乙基淀粉乳酸林格液)。复苏的标准是桡动脉脉搏可触及(收缩压 80~90 mmHg)和恢复意识。以色列军队因所有的战争都发生于其国境边缘,伤员受伤地离国内最先进的医疗中心最远不过 100 km,加上以色列军队强大的军事力量和先进的空中救护直升机后送系统,所以其战伤及休克的救治与其他国家有不同之处。以色列军队的医疗救治阶梯分级不明显,因为伤员一般可很快(平均 50 min 左右)被送到国内的非军队医疗中心治疗,所以以色列军队对战伤出血及休克的治疗进行了调整。即对已控制出血者,在后送途中输液;对出血未控制者不输液;如后送时间在 1 h 内,保持呼吸正常后立即后送,在途中建立静脉通道;如后送时间超过 1 h 时,在晶体液中加入胶体,在出血未控制的情况下,输液速度调整至以防止再出血为度。

严重创伤性休克传统的复苏原则是积极快速复苏,及时使用正性肌力或血管活性药物,以尽快恢复血压至正常水平,即所谓的积极(正压)复苏(aggressive/normotensive resuscitation)或即刻复苏(immediate resuscitation),但近年来随着休克病理生理研究的不断深入和对组织体液和氧代谢的深入研究,这些传统的休克液体复苏概念正受到挑战。提出了一些新的复苏理念,即损害控制性复苏(damage control resuscitation,DCR),包括限制性(低压性)液体复苏(limited/hypotensive fluid resuscitation)、延迟性液体复苏(delayed fluid resuscitation)和低温复苏(hypothermic resuscitation),这些新的创伤性休克早期复苏理念和方法为创伤性休克患者的早期救治带来了新的措施,正日益受到临床医师的重视和接受,目前欧美大出血处理指南已纳入这些新的理念和措施。

1. 允许性低压复苏　休克后快速恢复血压的传统复苏概念主要源于 Wiggers 控制性出血性休克

(controlled hemorrhagic shock)模型。但在临床,特别是创伤性休克大多为非控制性出血休克(uncontrolled hemorrhagic shock),近年的研究表明,对于非控制性出血休克患者在手术彻底止血前大量快速液体复苏可增加血液丢失,引起稀释性凝血功能障碍和代谢性酸中毒。同时大量快速液体输注可影响血管收缩反应,导致血栓易位或引起伤口再次出血。刘良明实验室及其他实验研究结果表明允许性低压复苏的目标复苏压力以收缩压控制在90 mmHg,平均动脉压控制在50~60 mmHg较为理想,低压复苏时间不宜过长,最好不超过90 min,若超过90 min,应考虑器官功能保护措施,否则会加重缺血、缺氧性损伤,影响复苏效果。

2. 延迟复苏 传统观点认为,创伤性休克低血压,应立即进行液体复苏,使用血管活性药物,尽快提升血压。但近年的研究发现严重创伤性休克,特别是非控制性出血休克,在手术彻底止血前若过早使用血管活性药物或大量液体提升血压,并不能提高患者的存活率,事实上有增加病死率和并发症的危险。基于实验室和临床研究结果,对于严重创伤性休克,特别是非控制性出血休克,近年来学者提出了延迟复苏的新概念,即对创伤失血性休克,特别是有活动性出血的休克患者,在彻底手术止血前不主张快速给予大量的液体进行即刻复苏,而主张在到达手术室彻底止血前,只给予少量的平衡盐溶液维持机体基本需要,在手术彻底处理后再进行大量复苏,这样比即刻积极复苏会有更好的复苏效果。

3. 低温复苏 低温复苏一直是一个有争议的课题,长时间深度低温会影响机体代谢,影响凝血功能和心血管功能。但目前越来越多的研究表明,对于严重创伤失血性休克,给予短时轻度的低温复苏可增强低压复苏的效果。刘良明实验室研究表明,在伤后到彻底手术前这段时间给予短时间(1 h)轻度低温(34 ℃)可显著增强低压复苏效果,降低组织细胞代谢率,降低机体对氧的需求,延长休克的黄金抢救时间,同时防止毛细血管通透性升高。但未来需要深入研究的是在临床如何实施低压复苏,用什么方法降低体温,如何与限制性液体复苏配合的问题。值得指出的是,此处所说的治疗性、控制性的低温与发生在创伤患者的自发性、非控制性低温是不同的,前者对创伤患者的治疗是有益的,而后者是有害的。

二、使用血管活性药物

随着对休克病理生理研究的不断深入,目前已从整体、器官水平,深入到细胞、亚细胞及分子水平。由此休克的治疗,特别是抗休克的药物有了明显的发展,出现了许多新的抗休克药物如新型肾上腺素受体激动剂、阿片受体拮抗剂、钙通道阻滞剂、花生四烯酸代谢产物抑制剂、磷酸二酯酶抑制剂、休克细胞因子拮抗剂及内毒素拮抗剂等,为休克的治疗展示了广阔的前景。

1. 缩血管药物 以往常用缩血管药物来提升患者的血压,用得较多的缩血管药物有去甲肾上腺素、间羟胺、麻黄碱等。大多数休克患者用药后血压有所增高,临床症状有所改善,但可致组织血流灌注明显减少。因为动脉血压的升高是以减少组织血流灌注为代价换来的,因此缩血管药物的使用仅为权宜之计,不能作为常规长时间使用。只是在战时或灾害事故现场,血压急剧下降危及生命而当时又没有其他治疗措施如输注液体等,可先使用缩血管药物以便为其他治疗赢得时间。缩血管药物必须使用时,宜小剂量、低浓度使用,以基本维持血流动力学指标为准。

2. 舒血管药物 即血管扩张剂,使用血管扩张剂的目的是在充分扩容的基础上适当扩张毛细血管前括约肌以增加微循环血量,使器官组织特别是外周组织得到充分的血流灌注。常用的血管扩张药物有肾上腺素 β 受体激动剂(异丙肾上腺素),α、β 肾上腺素受体激动剂(多巴胺);α 肾上腺素受体阻滞剂(苯苄胺、苄胺唑啉、妥拉苏林);莨菪类药(阿托品、山莨菪碱、东莨菪碱);均衡性血管扩张剂(硝普钠)等。

应用血管扩张剂的适应证:①静脉输液后,中心静脉压已上升至正常范围以上,但休克的临床症状并无好转。②患者存在交感神经活动亢进的临床征象(皮肤苍白、肢体厥冷、脉压较小、毛细血管充盈不足等)。③心输出量难以满足正常或已增加的外周阻力的需要。④晚期低血容量性休克导致心力衰竭。心输出量降低,总外周阻力及中心静脉压升高。⑤休克患者存在肺动脉高压及左心衰竭的表现。值得注意的是,在使用血管扩张剂后腹腔脏器(包括肾)血流灌注压下降,组织血流灌注量会减少,氧耗量下降,但氧债可能增高,有可能加重酸中毒。因此使用扩血管药物时应及时监测各项指标如血气、心功能等,必要时应采取相应的措施。

三、使用改善心脏功能药物

创伤性休克经液体复苏和适量血管活性药物后血流动力学血压仍不能得到改善,怀疑有心脏功能不全时可考虑使用心功能改善药物,常用的药物如下。

1. 异丙肾上腺素 异丙肾上腺素是一种强大的 β 肾上腺素受体激动剂,兴奋心脏 β_1 受体,引起心率显著加快,传导加速,收缩力加强,心输出量增多。异丙肾上腺素也可兴奋 β_2 受体,主要使骨骼肌和皮肤血管扩张,也可使心脏、肠系膜等内脏血管扩张,外周阻力下降。故表现为收缩压升高而舒张压降低,脉压增大,临床可用于治疗失血性休克及感染性/脓毒症休克,给药速度为 1 ~ 5 μg/min,总量 1 mg 加至 500 ml 葡萄糖生理盐水溶液中静脉滴注。

2. 多巴胺 多巴胺又名儿茶酚乙胺,属儿茶酚胺类,能激动 α 和 β 肾上腺素受体,还能激动多巴胺受体。多巴胺能增加心肌收缩力,增加心输出量,提高心肌耗氧量,扩张冠状动脉,扩张肾血管和肠系膜血管。多巴胺在扩张肾、肠系膜血管的同时,可使骨骼肌和皮肤血管收缩,使血液分配到生命攸关的器官中去,故使休克时血液分配比较合理。而异丙肾上腺素则使全身大部分血管扩张,使血液分配不合理。这就是多巴胺优于异丙肾上腺素而受到临床重视的重要原因。小剂量多巴胺减少外周阻力和降低血压的作用一般不显著,但对血容量不足患者可出现明显血压下降,所以多巴胺也要在补液基础上使用。可用多巴胺 20 mg 加入 5% 葡萄糖液 250 ml 中静脉滴注,每分钟 15 滴,如效果不明显,可逐渐加大剂量。

3. 多巴酚丁胺 多巴酚丁胺为多巴胺衍生物,主要通过作用于 β_1 肾上腺素受体,增加心脏功能,舒张外周血管,增加组织氧供及氧摄取量,改善组织氧合功能而发挥抗休克作用。常用剂量为 2.5 ~ 10 μg/(kg·min),总量 5 ~ 20 mg,加入 5% 的葡萄糖液 250 ml 中静脉滴注。

4. 洋地黄制剂 具有正性肌力作用,治疗休克并发充血性心力衰竭时效果好,可增加衰竭心脏排出量,减慢心率,减少心室舒张末期容量,节约心脏氧耗量。常用毛花苷 C 0.2 ~ 0.4 mg 加入 50% 葡萄糖液 20 ml 内缓慢静脉注射。由于休克时心脏总有一定程度的缺氧,故对这类药物特别敏感,用药后易发生心律失常,这类药物应缓慢谨慎使用,剂量应较通常为小,并应做心电图监测。

5. 胰高血糖素 为胰岛 α 细胞分泌的一种 29 个氨基酸肽。可中等度提高心肌收缩力,对外周阻力无明显影响,也不易引起心律失常,常用剂量为 1 ~ 3 mg/次或每小时 3 ~ 4 mg 静脉滴注。

四、改善微循环

改善微循环在休克治疗中非常重要,其主要措施包括:①适当应用血管扩张剂;②使用低分子右旋糖酐,可稀释血液,抗红细胞凝集及抗凝血作用,与血管扩张剂同时使用效果较好;③使用适宜剂量的肝素,有 DIC 倾向者,应及早启用肝素,剂量为 0.5 ~ 1.0 mg/kg,加于 250 ml 葡萄糖液中静脉滴注,每 6 h 一次,使凝血时间延长 1 倍,过量应用有出血倾向时,可用鱼精蛋白中和。

五、纠正酸中毒

休克时组织血流灌注不足,无氧代谢增强,产生乳酸增多,且细胞内失钾,常出现酸中毒和高血钾。可选用碳酸氢钠纠正乳酸蓄积过多的代谢性酸中毒。首选是 5% 碳酸氢钠,24 h 用量:轻度酸中毒是 300 ~ 400 ml,重度酸中度是 600 ml;患者有心、肾功能不全或忌用钠者可用 3.5% 的氨基丁醇,轻症剂量为 300 ~ 400 ml,重症为 500 ~ 800 ml。高血钾也要积极纠正,除可采用碳酸氢钠滴注外,还可采用葡萄糖酸钙静脉滴注,以 Ca^{2+} 拮抗 K^+ 对心脏的毒性作用。此外,尚可通过葡萄糖、胰岛素和碳酸氢钠联合静脉滴注,使血中 K^+ 进入细胞内以降低血钾。

六、恢复休克血管低反应性新措施

如前所述,严重创伤、休克等临床重症存在血管低反应性,它严重影响创伤、休克的治疗。以往临床主要通过纠正酸中毒,使用糖皮质激素来纠正血管低反应性,但效果不好。针对休克血管低反应性的诱发因素和新的发生机制,现在正在寻找其有效的防治措施。目前的实验室和临床研究研究发现小剂量的血管加压素(vasopressin;又称精氨酸血管升压素,arginine-vasopressin,AVP;0.04~0.4 U/kg)复合一定剂量的去甲肾上腺素(50 μg)可通过改善血管平滑肌细胞钙敏感性,改善创伤失血性休克和感染性/脓毒症休克血管低反应性的作用,发挥抗休克作用。另有研究发现 NO 合酶的抑制剂 L-精氨酸甲酯(L-arginine methyl ester,L-NAME)、ET-1 的拮抗剂 PD142893,阿片受体的特异性拮抗剂 ICI174、864 和 Nor-BNI,K$_{ATP}$的抑制剂格列本脲,以及蛋白酪氨基酸激酶的抑制剂 Genistein 等,也有较好的抗休克血管低反应性的作用,但这些药物的效果目前仅为实验室研究,能否用于临床尚需进一步研究。

七、适时使用皮质类固醇

应用皮质类固醇(corticosteroid),能增强心肌收缩力,保护肝肾功能。较大剂量应用可阻断 α 受体,使血管扩张,降低外周阻力,改善微循环。皮质类固醇可增加细胞内溶酶体膜的稳定性,防止蛋白水解酶的释放,减少心肌抑制因子产生。还可降低细胞膜的通透性,减少毒素进入细胞,并有中和毒素的作用。感染性/脓毒症休克时主张大剂量早期使用,休克严重者行静脉注射给药。剂量:氢化可的松一般为 20~25 mg/kg,地塞米松一般为 0.5~1.5 mg/kg。值得注意的是,应用皮质类固醇超过 24 h,尚有免疫抑制作用,使感染易于扩散,产生应激性溃疡等副作用。因此皮质类固醇一般只用于在补足血容量、纠正酸中毒后患者情况仍不见明显改善,或感染性/脓毒症休克血压急剧下降者。如见到皮肤转红,脉搏由细弱转为宏大,血压上升后即可停止。

(刘良明　李　涛)

参考文献

[1]陈惠孙,刘良明,赵克森.战创伤性休克的基础与临床[M].北京:人民军医出版社,1999.

[2]付小兵,刘良明. Advanced trauma and surgery[M]. Berlin:Springer,2017.

[3]付小兵,刘良明. Severe trauma and sepsis[M]. Berlin:Springer,2019.

[4]杨成民,刘进,赵桐茂.中华输血学[M].北京:人民卫生出版社,2017.

[5]姚咏明,刘良明,梁华平.中华创伤学·第一卷·战创伤学总论[M].郑州:郑州大学出版社,2013.

[6]姚咏明.急危重症病理生理学[M].北京:科学出版社,2013.

[7]刘良明.战创伤休克早期救治研究进展[J].创伤外科杂志,2013,15(2):100-103.

[8]CANNON J W. Hemorrhagic shock[J]. New Engl J Med,2018,378(4):370-379.

[9]DAVID CANTOR, EDMUND RAMSDEN. Stress, shock, and adaptation in the twentieth century[M]. Rochester:University of Rochester Press,2014.

[10]DUAN C,YANG G,LI T,et al. Advances in vascular hyporeactivity after shock:the mechanisms and managements[J].Shock,2015,44(6):524-534.

[11]GRANFELDT A. Organ dysfunction following regional and global ischemia/reperfusion. intervention with postconditioning and adenocaine[J].Dan Med J,2012,59(8):B4496.

[12]GRUEN R L,BROHI K,SCHREIBER M,et al. Haemorrhage control in severely injured patients[J]. Lancet,2012,380(9847):1099-1108.

[13]KHAN F A,LEDGERWOOD A M,LUCAS C E. The role of pharmacological steroid therapy in preservation of renal function in severely injured patients requiring massive transfusion[J]. Eur J Trauma Emerg Surg, 2016,42(4):477-481.

[14]LI T,FANG Y Q,YANG G M,et al. Effects of the balance in activity of RhoA and Rac1 on the shock-induced biphasic change of vascular reactivity in rats[J]. Ann Surg,2011,253(1):185-193.

［15］LI T，LIN X L，ZHU Y，et al. Short term，mild hypothermia can increase the benefit of permissive hypotension on uncontrolled hemorrhagic shock in rats［J］. Anesthesiology，2012，116（6）：1288-1298.

［16］LI T，ZHU Y，FANG Y Q，et al. Determination of the optimal mean arterial pressure for postbleeding resuscitation after hemorrhagic shock in rats［J］. Anesthesiology，2012，116（1）：103-112.

［17］LI T，ZHU Y，HU Y，et al. Ideal permissive hypotension to resuscitate uncontrolled hemorrhagic shock and the toler tolerance time in rats［J］. Anesthesiology，2011，114（1）：111-119.

［18］LI T，FANG Y Q，YANG G M，et al. The mechanism by which RhoA regulates vascular reactivity after hemorrhagic shock in rats［J］. Am J Physiol Heart Circ Physiol，2010，299（2）：H292-H299.

［19］MANSART A，BOLLAERT P E，SEGUIN C，et al. Hemodynamic effects of early versus late glucocorticosteroid administration in experimental septic shock［J］. Shock，2003，19（1）：38-44.

［20］MOHR J，RUCHHOLTZ S，HILDEBRAND F，et al. Induced hypothermia does not impair coagulation system in a swine multiple trauma model［J］. J Trauma Acute Care Surg，2013，74（4）：1014-1020.

［21］PALM K，APODACA A，SPENCER D，et al. Evaluation of military trauma system practices related to damage-control resuscitation［J］. J Trauma Acute Care Surg，2012，73（6 Suppl 5）：S459-S464.

［22］RIHA G M，SCHREIBER M A. Update and new developments in the management of the exsanguinating patient［J］. J Intensive Care Med，2013，28（1）：46-57.

［23］VAN BEEST P，WIETTASCH G，SCHEEREN T，et al. Clinical review：use of venous oxygen saturations as a goal—a yet unfinished puzzle［J］. Crit Care，2011，15（5）：232-240.

［24］VESTWEBER D. Relevance of endothelial junctions in leukocyte extravasation and vascular permeability［J］. Ann N Y Acad Sci，2012，1257（1）：184-192.

［25］VRETTOS T，POIMENIDI E，ATHANASOPOULOS P，et al. The effect of permissive hypotension in combined traumatic brain injury and blunt abdominal trauma：an experimental study in swines［J］. Eur Rev Med Pharm Sci，2016，20（4）：620-630.

［26］XU J，LIU L. The role of calcium desensitization in vascular hyporeactivity and its regulation after hemorrhagic shock in the rat［J］. Shock，2005，23（6）：576-581.

［27］ZHANG J，YANG GM，ZHU Y，et al. Role of connexin 43 in vascular hyperpermeability and relationship to Rock1-MLC20 pathway in septic rats［J］. Am J Physiol Lung Cell Mol Physiol，2015，309（11）：L1323-L1332.

［28］ZHAO G，ZHAO Y，PAN B，et al. Hypersensitivity of BK_{Ca} to Ca^{2+} sparks underlies hyporeactivity of arterial smooth muscle in shock［J］. Circ Res，2007，101（5）：493-502.

［29］ZHOU R，LIU L M，HU D. Involvement of BK_{Ca} alpha subunit tyrosine phosphorylation in vascular hyporesponsiveness of superior mesenteric artery following hemorrhagic shock in rats［J］. Cardiovasc Res，2005，68（2）：327-335.

第四章

严重创伤后感染

第一节 概 述

随着人类社会的进步与发展,交通伤、意外伤、恐怖袭击伤、战伤等创伤伤员越来越多,并逐渐成为现代社会极具挑战的医学与社会问题。统计表明,创伤主要发生于青壮年人群,是导致45岁以下青壮年人群死亡的首要原因。感染(infection)是创伤伤员收住入院后最常见的并发症,也是住院创伤伤员最重要的死亡原因之一。一旦发生感染,不仅增加了伤员的痛苦,增加救治难度与费用,而且使伤员伤残率和伤残严重程度大幅度升高,甚至造成伤员的死亡。

据统计,由感染所致的死亡占全部创伤伤员中晚期死亡的70%~80%。调查发现,软组织创伤伤口或创面的感染率约为12%,腹部刀伤的感染率约为50%,结肠火器伤感染率可达58%。创伤后并发脓胸的发病率为2%~25%,多发伤并伴股骨开放性骨折的感染发生率高达90%。Adesanya和Ekanem研究发现,贯通性结肠创伤患者伤口感染率为56.7%,菌血症发生率为31.7%,肠瘘发生率为16.7%,病死率达33.3%。1979—1984年对越自卫反击战卫勤资料显示,战伤伤员的感染发生率与战伤类型和性质、战场环境和季节、伤员全身状况和伤后救治情况等相关,一般为20%~30%,最高为40%~60%。

创伤后感染可直接发生在损伤或手术伤口或创面局部,也可发生于远离伤口与创面的肺部、血液循环、泌尿道、肠道及各种动静脉导管等。创伤后感染可发生于创伤后即期,也可发生于重症监护病房的急性期,还可发生于创伤患者的各收治专科病房等各个环节与时期。

创伤感染的预防与治疗已成为创伤医学最重要的课题之一,明确创伤伤员感染的易感性、创伤感染的分类、创伤感染的发生机制与转归、创伤感染的常见微生物、创伤感染病理生理学进程及诊断、创伤感染的预防与治疗原则、创伤脓毒症(sepsis)的防治等具有重要的现实意义。

第二节 严重创伤后感染的危险因素

创伤后发生感染的危险因素有很多,受伤环境、创伤严重程度、创面污染、缺血和缺氧性损伤、局部清创情况、抗生素使用、导管、气道开放与呼吸机使用以及基础疾病等都是创伤感染的重要危险因素。

一、创伤的严重程度

不同性质、不同严重程度的创伤感染风险不同,战伤伤员不仅大多有明显的伤口,其伤情的程度与创伤感染发生率密切相关。一般来讲,伤情越重,伤员发生创伤感染的可能性就愈大。当有外界污染物进入体内,穿透性损伤感染风险大于钝性伤,颅脑开放性创伤发生感染后果严重。衡量创伤的严重程度主要方法是各种创伤评分系统,包括解剖评分系统、生理评分系统和混合评分系统等。这些评分系统可以较准确地反映创伤对于机体解剖上或生理上的损伤程度,还可间接反映机体免疫功能受损的程度。在众多的评分系统中,最常用的包括创伤严重度评分(injury severity score,ISS)和对 ISS 改良后的新创伤严重度评分(new injury severity score,NISS),这两种评分属于解剖学评分,简单易算,其分值越高,损伤越严重,实践证明这两种评分系统对脓毒症有预测价值。其他评分系统,如生理学评分系统中的格拉斯哥昏迷评分(Glasgow coma score,GCS)也可较好地用来预测创伤后感染与脓毒症的发生。而烧伤严重评分方法包括烧伤指数(burn index,BI)、简易烧伤严重程度指数(abbreviated burns severity index,ABSI)都可很好地衡量烧伤的严重程度,对烧伤后感染也有较好的预测作用。Lazarus 等对 5 537 例创伤伤员分析显示,感染组伤员 ISS 为(27±15)分,明显高于非感染伤员组(14±10)分。有研究显示,严重(ISS≥26 分)、中度(16 分≤ISS≤25 分)、轻度(ISS≤15 分)创伤伤员感染发生率分别为 61.1%、32.4% 和 6.5%。严重创伤组并发感染的风险性较中度和轻度创伤患者分别提高 16 倍和 6 倍。这是因为严重创伤时组织破损重、失血多、组织血流明显低灌注、机体免疫功能低下以及各种侵袭性治疗措施的应用等均大大增加了重伤员发生感染和脓毒症的危险性。

二、受伤环境、受伤部位与创面污染程度

创伤感染与受伤环境密切相关,在污秽、肮脏与复杂环境中受伤,伤口极易发生污染,从而导致感染的概率增高。在创面或伤口污染重及伤员有慢性病、体质差等情况下,伤员较易在创伤后发生感染;在冬季、伤口污染轻、伤员体质较好等情况下,则创伤后感染不易发生。不同污染类型伤口发生局部感染的风险也各不相同,例如清洁伤口发生感染的概率大约为 1.5%,可能污染伤口发生感染的概率大约为 7.5%,污染伤口发生感染的概率大约为 15%,严重污染伤口发生感染的概率大约为 40%。创伤造成组织挫伤与坏死,凝血块积聚于伤处;一些创伤,特别是穿透伤可能还会在伤口处留有异物,这些坏死变性组织、凝血块和异物如不及时清除,可导致局部炎症或感染,影响伤口愈合。统计表明,受伤部位不同,感染的发生率也有较大差异,腹部战伤,特别是肠道破裂后,腹部感染的机会则大大增加;开放性骨折,特别是长骨干的损伤导致骨髓腔的开放,也较单纯的肌肉或软组织损伤更易发生严重感染。一般地,开放性损伤感染风险常大于闭合性损伤,在伤情基本相近的情况下,颅脑、脊柱和胸腹部创伤发生感染的概率相对较高,四肢伤感染发生率较低。

造成伤口感染的必要条件是每克组织中细菌数量要超出一定危急临界值(critical inoculum),大量的研究证实细菌数量必须超过一个阈值才可能引起伤口感染,目前普遍认同的阈值是 10^5 菌落形成单位(colony-forming unit,CFU)/g。细菌毒力不同,其引起感染的阈值也不完成相同。如金黄色葡萄球菌的毒力比表皮葡萄球菌强,因此其引起感染的数量阈值也较后者为低;假单胞菌属、肠球菌属的毒力也远远不如化脓性链球菌和产气荚膜杆菌,故前者引起感染的数量阈值较高。创面微环境中局部氧供的充足与否是影响感染的重要因素,因此血供良好的伤口更不容易发生感染。但如果伤口内有血肿或血凝块留存,因血红蛋白能为细菌提供充足的营养,利于细菌快速繁殖,使发生感染的机会大大增加。坏死组织和异物可帮助细菌逃避机体自身防御的吞噬功能,并更有利细菌的繁殖,从而促进感染的发展。无效腔的存在使伤口内容易产生积血积液,也有助于感染的发展。

人类所处的环境中存在着大量的病菌,机体针对这些病菌具有三道抵抗防线。皮肤、黏膜是抵抗细菌入侵的第一道防线。除机械屏障作用外,皮肤和黏膜表面的分泌物也是构成防御感染的重要组成部分。血清中的补体、抗体等抗菌物质,以及吞噬细胞是构成机体抵抗病菌感染的第二道防线。中枢免疫

器官、淋巴结、淋巴细胞等则是第三道防线的主要成分。创伤的伤口首先破坏了机体的第一道屏障,创面越大,病菌污染可能就越重。随着伤员失血和体液的丢失,体液中的抗菌物质、吞噬细胞等也随即减少,并易发生功能受限;当机体遭受严重的损伤时,中枢免疫器官及淋巴细胞对入侵病菌的特异性免疫清除作用也受到损害。因此,战伤越重,对机体抗菌免疫能力的损害也越大。有资料表明,当机体遭受严重的战创伤后,特别是并发严重休克时,创口污染菌导致感染的临界值大大减少,葡萄球菌数量达到 10^3 CFU/g 组织时,即可引起感染。

火器创伤动物的资料表明,在常温条件下,伤口在 6 h 内污染菌的增殖较为缓慢,6 h 后增殖加快,通常在 10~12 h 后可达感染的临界值。相反,在高温和高湿度环境下,伤口细菌增殖速度较快,8 h 即可达到感染的临界值。另外,在低温环境下,火器性损伤动物伤口污染菌增殖达到感染临界值的时间明显延长。在高原高寒环境中,不仅伤口污染菌增殖速度下降,同时使达到感染临界值的细菌数量也由 10^5 CFU/g 组织提高至 10^6 CFU/g 组织。在高原高寒环境中仍可见到气性坏疽的发生,而海拔 3 000 m 以上时破伤风发病明显减少,特别是海拔 3 600 m 以上的地区(如拉萨)破伤风较为罕见。

组织血流灌注良好时有较高的氧分压(partial pressure of oxygen,PO_2),伤口的愈合迅速。因为血液将氧、营养物质和免疫细胞运输到损伤的部位,使得细菌很少有机会在此定植和繁殖,如肛门的伤口,尽管易受大量微生物的污染,但由于血流灌注良好,却少有感染发生。研究表明,当组织 PO_2 大于 40 mmHg 时伤口愈合良好,而当 PO_2 小于 20 mmHg 时,愈合就极差。慢性或不愈合的伤口常常因血流灌注差(局部缺血)导致含氧量低,同时宿主细胞和细菌新陈代谢耗氧,也降低了局部组织的 PO_2。一般情况下,PO_2 在达到 30 mmHg 左右时细胞才能分裂增殖,而创伤感染的组织 PO_2 往往小于 30 mmHg,所以导致伤口不能愈合甚至细胞和组织的坏死;同时,也大大增加了其他细菌感染的可能性,如需氧菌消耗伤口内的氧气,为厌氧菌生长繁殖创造环境;反之厌氧菌通过产生毒素,降低吞噬细胞清除需氧菌的能力,从而有利于需氧菌的感染。所以低血流灌注的伤口组织较血流灌注正常的组织,感染的可能性就更大。

一些过去认为的"非致病菌"如表皮葡萄球菌、产气杆菌等在组织和体液内的数量超过上述临界值,也可引起感染。但是,该"危急值"不是绝对的,随着机体的一般生理状况,特别是创伤组织的功能状况,其范围有很大的变动。伤口中异物、血液和无效腔可降低引起伤口感染所需细菌的"危急值"。研究表明,造成伤口感染需向伤口内注入 200 万~500 万个葡萄球菌。若放入异物,如手术缝合线头等,细菌数量减少至 1 万个就可能引起局部感染。若同时将已污染的线头塞入,则只需 100 个细菌就引起感染。高原地区细菌感染的"危急值"偏高,一般为每克组织大于 10^6 CFU 时才会发生感染。氧化还原电位(oxidation-reduction potential,ORP/Eh)是厌氧菌(anaerobic bacteria)生存的重要条件,它可使厌氧菌在空气中的生存时间有所延长,但仍能耐受 60 mmHg 的 PO_2。一般而言,低的 ORP/Eh 利于厌氧菌的生长,如产气荚膜芽孢杆菌、脆弱类杆菌和消化链球菌属在 ORP/Eh 为−50 mV 的有氧环境中才能被抑制。另外,厌氧菌对 ORP/Eh 的耐受还受到 pH 值的影响,如产气荚膜芽孢杆菌既可生长在 ORP/Eh 为+30 mV、pH 值 7.8 的条件下,也能在+250 mV、pH 值 6.0 的环境中存活。尽管氧化还原电位在厌氧菌生长中的重要性仍存在争议,但事实上低 ORP/Eh 的伤口环境将促进厌氧菌的生长。

三、创伤后的清创情况

有效清创是预防创伤感染必不可少的关键措施,清创情况尤其是清创时间、清创彻底与否等关系着创伤后感染的发生发展。若能在伤后 6 h 内完成清创,可使大部分伤员免于感染发生。严重污染的伤口、清创不可能彻底的伤口、延迟清创(>6 h)的伤口,不应一期缝合,而应敞开引流,条件具备后再进行延期缝合。在开放性伤口中,异物、血凝块以及坏死的组织为细菌的生长和繁殖提供了良好的条件,同时伤后因失血、休克、代谢紊乱等可导致机体免疫防御功能减弱,从而更易使伤员并发感染,所以在清创时应一一彻底清除。四肢严重毁损需截肢者,截肢手术应尽早进行,延迟截肢促使感染的发生。清创前必须进行彻底的创面清洗、清洁,宜先用无菌敷料覆盖创面,清洗创面周围皮肤,局部毛皮应予剃除,油垢可用汽油清除,再用肥皂水清洗,最后用生理盐水清洗。周围皮肤清洗完后再清洗创面和伤口内部,先用生理盐水简单冲洗,再用1%过氧化氢溶液冲洗,最后再用生理盐水大量反复冲洗。也可通过商品化创面冲洗器进行脉冲或压力冲洗。创面冲洗后再进行皮肤消毒,一般不使用刺激性大的酒精、碘酒等,目前最常用的消毒液为 0.5%~1.0% 碘伏(聚乙烯吡咯烷酮-碘)溶液。碘伏溶液对皮肤刺激性小,可用于创面内消毒。有时一次清创可能并不彻底,一些挫伤组织,术后可能因缺血、缺氧而继续坏死,这些情况下需要再次清创。清创时应根据不同类型损伤和不同组织损伤的不同特点而进行有区别的清创:火器伤损伤范围大,污染机会多,清创宜尽可能彻底;无污染的清洁伤口多可做初期缝合,而污染较重的伤口,特别是火器伤伤口常选择二期缝合。创面微环境中局部氧供的充足与否是影响感染的重要因素,因此血供良好的创口更不容易发生感染。但如果伤口内有血肿或血凝块留存时,则发生感染的机会大大增加。因为血红蛋白可为细菌提供充足的营养,有利于细菌快速繁殖。坏死组织和异物可帮助细菌逃避机体自身防御的吞噬功能从而促进感染的发展。无效腔的存在使伤口内容易产生积血积液,也有助于感染的发展。这些因素均要求我们能尽早进行彻底清创。

虽然"早期清创、延期缝合"是预防各种战创伤感染的最有效措施,但抗感染是一连续的过程,并不因后送转运而中断,故对战创伤感染防治还有赖于对污染伤口进行动态的监测。动态监测可发现污染伤口是否发生局部感染,局部感染是否向全身性感染甚至脓毒症发展、演变,一旦发现有可疑情况,宜进行进一步的检查而确诊或排除创面感染。

四、创伤后抗生素的使用情况

创伤伤员预防性使用抗生素十分普遍,创伤后抗生素的预防性使用密切关系着创伤感染的发生与发展。创伤感染是威胁患者生命的重要原因,应用抗生素预防感染是创伤成功救治的必然要求,但应合理科学使用抗生素,而不应完全依赖抗生素防治创伤感染。临床上,由于无法识别污染、感染、炎症反应等的明确区别,常导致伤后长时间使用抗生素,不仅增加医疗负担,还导致耐药性细菌的产生、破坏肠道正常菌群等不良作用。现行的创伤患者抗生素预防使用指南是以传统的伤口分级为基础,一般建议除清洁伤口外,其他伤口均应预防使用抗生素。当清洁伤口患者需要接受导管治疗或置入异物时,也应使用抗生素。关于预防性使用抗菌药物的具体时间,Hospenthal 等推荐在创伤后 3h 内,应尽快给予单剂量口服、静脉或肌内注射抗菌药物。有关研究显示在软组织受伤 3h 后,对污染伤口预防性使用抗菌药物没有治疗价值,其原因是伤口处外渗的纤维蛋白能够包绕入侵的细菌并且形成一种抗菌药物所不能穿越的屏障。目前,多数学者认为,伤后 3h 之内是预防用药的"黄金时间",在这一期间又是机体急性反应期,局部的充血反应有利于药物的弥散并发挥其抑菌或杀菌作用。创伤感染的预防包括免疫预防(破伤风类毒素)、正确的现场急救和尽早应用抗菌药物。最好在伤后 3h 内开始使用抗生素,超过 6h 则易失去预防作用。创伤后预防性全身使用足量广谱抗生素,短程给予即可(24h 内 3~4 个剂量)。创伤后应用抗生素要掌握以下基本原则:①尽早开始预防用药,应选用广谱、高效、低毒的抗菌药物。②根据经验判断可能出现感染的微生物种类,而经验性使用抗生素。③根据创面或伤口微生物检出结果与细菌敏感度,选用针对性强的抗生素。④严重创伤感染发展急骤,一旦发现有全身感染迹象,应及时调整抗生素方案,应用有针对性的抗生素,而勿观望等待。⑤同时要注意一旦全身感染基本控制,便要敢于及时停用抗生素,长期无明确适应证地应用抗生素,不但无助于防治创伤感染,反而会产生许多并发症与不良反应。⑥严重创伤感染,特别是较长时期应用广谱抗生素者,可伴真菌感染,应酌情预防或治疗性使用抗真菌药物。

五、诊疗用置入性导管的使用和管理情况

创伤伤员尤其是严重创伤伤员常需植入各种静脉导管、动脉导管、气管插管或切开、鼻胃管、导尿管等,这些导管为诊断与治疗带来许多帮助,但随之而来造成创伤患者发生感染的机会也明显增多。如需深静脉置管,股静脉置管感染风险明显高于颈内静脉和锁骨下静脉,且置管时间越长感染风险越大;多腔导管比单腔导管风险大,输注肠外营养的中心静脉导管有更高的风险。针对这些因素宜采取相应的防控措施,以有效地降低导管相关感染的发生。在选择置管部位时应权衡利弊,成人尽量避免使用股静脉途

径。并推荐在超声引导下穿刺,以减少反复试穿造成损伤。尽量满足治疗需要前提下,应选择腔数最少的导管。强调置管操作的无菌技术,严格遵循无菌原则;预计需长时间置管者,推荐于手术室内置管。长时间留置导尿管也是尿路感染的重要原因,尽量缩短置管时间有明确意义,但膀胱冲洗的价值存在较大争议,现已不再提倡通过膀胱冲洗预防泌尿系统感染。

呼吸道感染是创伤感染的一个重要途径。正常气道内有细菌常驻,创伤后特别是伴吸入性损伤后,很快并发气管、支气管炎甚至支气管肺炎,气道内的细菌也很快由常驻菌变为感染菌,因此加强呼吸道管理是防治创伤感染的重要措施。要鼓励伤员深呼吸及咳嗽,定期更换体位、翻身拍背、湿化气道、吸痰,必要时行灌洗,清除气道内坏死黏膜及分泌物,保持气道通畅。同时,定期检测呼吸道细菌,了解细菌变迁及敏感度变化情况。呼吸道细菌与口鼻咽部细菌基本一致,应经常检测口咽部细菌,间接了解呼吸道细菌的情况,便于及时调整抗菌药物。呼吸机相关性肺炎是重症创伤伤员最主要的院内感染,不仅延长了机械通气时间和住院时间,增加医疗成本,也是严重创伤的重要致死因素。预防呼吸机相关性肺炎应注意下几个方面:①呼吸机和呼吸管路的管理,包括呼吸机的清洗消毒、呼吸管路的定期更换、湿化器的使用等。②做好排痰和吸痰,做好口腔护理和声门下吸引。③定时更换体位和物理治疗。④尽量缩短呼吸机治疗和气道开放的时间。

六、伤员的基本情况

伤员本身的基本情况也是决定创伤后感染的重要因素,并影响着创面感染的预后与结局。伤员性别、年龄、体质情况都与创伤后感染的发生相关,例如老年人生理代偿功能差,合并基础疾病多,治疗难度加大,感染概率明显增加。创伤感染的发生与患者年龄有一定的内在联系,数据统计结果显示随着年龄的增加,创伤患者发生感染的概率愈大。伤前患者抽烟、酗酒、吸毒等对机体免疫功能有一定影响,使创伤后感染的概率增高。伤前患者如果有自身免疫病、糖尿病、血液性疾病,慢性心、肺、肝、肾疾病以及肿瘤、人类免疫缺陷病毒(human immunodeficiency virus,HIV)感染、持续血液净化等,由于长期慢性病的影响,机体抵抗力低下,甚至已有细菌在体内定植,受伤后感染风险明显大于既往健康者。

近年研究发现,创伤伤员基因组的基因多态性可通过影响靶基因表达或细胞因子活性而影响炎症反应的程度,从而与创伤后感染尤其是脓毒症的发生存在一定的相关性。现已研究发现,免疫细胞表面模式识别受体如分化群(cluster of differentiation,CD;或分化簇;也叫白细胞分化抗原)4、Toll样受体、重要促炎和抗炎症细胞因子、凝血因子等基因多态性与创伤后感染及脓毒症易感性密切相关,并影响着伤员的预后。研究结果提示,一些重要基因上的多态性可以作为重要的生物指标预测严重创伤患者发生脓毒症的危险性。这从基因背景上进一步揭示不同个体发生创伤感染的差异,为从遗传背景上准确判断伤员并发感染尤其是脓毒症的风险性和预后,并对伤员实施个体化治疗具有重要的临床意义,同时也有利于利用功能性基因突变等研制防治创伤感染的新方法。

第三节　严重创伤后感染的分类

创伤感染按发生机制与伤后时间段,可分为急性感染(acute infection)、继发性感染(secondary infection)、慢性感染(chronic infection)等;按创伤后感染发生部位与波及的范围,可将创伤后感染分为局部感染与全身感染;按病原菌的来源,可分为外源性感染和内源性感染两大类;按具体微生物感染的种属不同,可分为细菌性感染、真菌性感染、支原体感染等。外源性感染(exogenous infection)是指由致伤器械、衣物、泥土和其他污物中非患者自身存在的细菌侵袭而引发的感染,包括在受伤时外界的细菌直接侵入伤口,或在医治过程中使医院等外界的细菌进入伤口。内源性感染(endogenous infection)是由来自患者自身体内或体表的常驻菌所致,当创伤后皮肤或黏膜完整性受损,或屏障防御功能下降,机体免疫功能降低时,这些正常菌群及其毒素穿过受损的皮肤或黏膜进入体内引起感染。按创伤后感染的不同部位,可分为皮肤软组织伤口感染及坏死性筋膜炎、开放性骨折感染、创伤后急性腹膜炎、创伤后腹腔脓肿、创伤后胸腔感染、创伤后颅内感染等。

一、皮肤软组织伤口感染及坏死性筋膜炎

创伤伤口的严重程度及污染情况可因致伤物的种类、动能、受伤时周围环境的不同而不同。如刀刺伤的伤口通常污染较轻,锯齿形利器致伤伤口周围常形成血肿或伴有较多失活组织;在野外或农村环境受伤伤口污染常较重。穿透筋膜组织的伤口常易引起筋膜周围间隙的感染,即临床上见到的坏死性筋膜炎。由于筋膜及周围组织血液供应相对较少,筋膜下结缔组织疏松,穿透筋膜的伤口感染扩散快,范围广,远远超出皮肤的损伤范围,皮肤坏死发展快,这就是坏死性筋膜炎(necrotizing fasciitis)。同时,伤口初期外科处理的好坏决定了伤口感染的机会。

(一)病原学

创伤伤口感染的病原体因受伤当时的环境和致伤物而不同。初期缝合的伤口发生感染时,其病原体大多数是葡萄球菌属。在野外环境中受伤者伤口分泌物培养中常可见到革兰氏阴性杆菌,包括肠杆菌科的大肠埃希菌与阴沟肠杆菌、克雷伯菌属、产气肠杆菌、柠檬酸杆菌、假单胞菌属的铜绿假单胞菌、沙雷菌、变形杆菌和产碱杆菌、不动杆菌、脑膜败血金黄杆菌等。伤口标本微生物调查可明确细菌有无及种类,是伤口感染诊断、治疗药物选择的重要手段。有时创伤类型和感染的某些早期临床特征亦有助于病原学诊断,如刺伤伤口的化脓性感染常由金黄色葡萄球菌所致,因此如果标本的革兰氏染色发现典型的革兰氏阳性微球菌,则基本可以肯定为金黄色葡萄球菌,应立即开始经验性抗感染治疗而不必等待细菌培养与药敏试验结果。坏死性筋膜炎的病原体多为化脓性链球菌(A 族链球菌)或多种需氧、厌氧菌。如果是伤及肠道的火器或刺伤,还可能有肠道革兰氏阴性杆菌和厌氧菌参与。偶尔在坏死性筋膜炎的病原体中可见到金黄色葡萄球菌。

(二)预防

预防伤口感染最基本的措施是彻底清创以及采取合适的伤口封闭策略,清除所有失活组织、血肿、异物,直至创面新鲜、出血活跃。清创后是否行初期缝合应根据伤口情况决定。伤口规则、清洁、致伤能量低、污染轻、清创彻底以及血供丰富部位的伤口可以初期缝合;高能量致伤、撕脱伤、伤口污染重者清创后伤口不能初期缝合,否则发生感染的概率很高。

对皮肤软组织伤口感染及坏死性筋膜炎全身预防性使用抗生素观点并不一致,多数学者认为伤者到达医院进行治疗时伤口的污染已经发生。由于伤口污染以金黄色葡萄球菌最常见,因此宜在清创前静脉给予单剂抗金黄色葡萄球菌的抗生素如头孢唑林,但不主张术后继续使用,也不宜预防性使用抗菌谱更广的抗生素。长时间使用广谱抗生素可能破坏人体常居菌间的平衡,使条件性致病细菌、真菌过度繁殖而引起新的感染或二重感染。

(三)治疗

1. 清创与外科引流　清创与外科引流是治疗局部皮肤软组织伤口感染最重要的措施。要求充分暴露伤口,引流脓液,彻底清除伤口内失活、感染的组织。对于单纯的脓肿,当充分引流、清创和有可能不用抗生素即能控制。对坏死性筋膜炎,除全身应用敏感抗生素以外,就更应强调微生物学调查、彻底去除坏死筋膜及其他变性坏死组织,充分引流。

2. 抗生素治疗　对 A 族链球菌感染形成坏死性筋膜炎或伤口周围蜂窝织炎患者,可以静脉使用 800 万~1 200 万 U/d 大剂量青霉素治疗。近年来,越来越多的研究证实加用克林霉素更有助于 A 族链球菌感染的控制,因为克林霉素作为一种蛋白酶合成抑制剂,可以通过减少细菌产生毒素而加速感染控制。治疗 48~72 h 后应进行疗效评估,如治疗效果不佳则有可能是耐青霉素的链球菌感染所致,应换用第一代或第二代头孢菌素或根据药敏试验结果选用抗生素。革兰氏阴性杆菌引起的伤口感染一般选用第三代头孢菌素(含或不含酶抑制剂),含酶抑制剂新型青霉素可以较好地控制感染。怀疑有厌氧菌感染,应加用甲硝唑、替硝唑或奥硝唑。病情严重、全身感染症状明显的患者应经验性使用广谱强力抗生素

尽快控制感染,防止病情恶化特别是感染性/脓毒症休克的发生。待病情改善后再根据药敏试验结果选择合适的抗生素,此即抗感染治疗的降阶梯策略。

二、开放性骨折感染

开放性骨折是临床上较常见的创伤,其主要表现为在骨折基础上,同时有与之相通的皮肤软组织破损,感染是其最常见的并发症。

(一)特点

开放性骨折时,由于致伤力量强大,除骨折外,皮肤、软组织常有严重的撕裂伤或挫伤,并容易形成血肿,伤口内常有骨折碎片和异物存留。这些因素决定了感染是开放性骨折患者最常见的并发症之一,其发生率远高于锐器伤。

(二)预防

1. 伤口局部清创　这是预防开放性骨折感染的基础,要求在最短的时间内进行。清创原则除与一般清创术相同外,特别强调用大量温热生理盐水(8~16 L),最好是采取脉冲式冲洗方法进行彻底冲洗伤口。临床实践已经证实能显著降低感染发生率,中国人民解放军陆军军医大学等单位已研制出脉冲清创仪可供临床使用。

2. 预防性使用抗生素　提倡短期足量预防性使用抗生素,要求患者到达病房前或即刻即开始使用,并一直持续到清创手术完成。术后继续使用抗生素是目前的常规措施,但前瞻的临床随机对照试验(randomized control trial, RCT)未能证实其优越性,反而认为过多使用抗生素会改变伤口的菌群种类,造成耐药菌的过度繁殖,并最终不能降低伤口感染的发生率。而且一旦感染形成,治疗将更为困难。根据我国实际情况,建议尽量缩短抗生素的使用时间,一般不超过72 h。至于抗生素的种类,建议选用第一、二代头孢菌素即可,创面大、污染重、失活组织多者可加用抗厌氧菌药物。

(三)治疗

1. 伤口处理　开放伤口,反复清创,彻底引流。

2. 使用抗生素　开放性骨折伤口感染的病原菌除阳性球菌(葡萄球菌、肠球菌)外,还有院内获得的革兰氏阴性杆菌(铜绿假单胞菌、大肠埃希菌、克雷伯菌、阴沟肠杆菌、沙雷菌、变形杆菌),因此应严格遵从细菌药敏试验结果选用抗生素。要注意涉及骨骼的感染,抗生素使用时间要明显长于其他部位感染腹腔感染。

三、急性腹膜炎

创伤后急性腹膜炎(acute peritonitis)主要发生在腹部创伤后,尤其是合并有消化道器官的破损时极易发生创伤后急性腹膜炎,其防治的重点是积极预防、早期诊断、正确治疗等。

(一)预防

预防创伤后急性腹膜炎的关键是及时手术探查封闭破裂的空腔脏器,防止腹腔的进一步污染;根据患者全身和腹腔的情况采取正确的手术方案,用大量生理盐水使用脉冲冲洗法彻底冲洗腹腔。另一方面,患者到达医院后即应给予负荷剂量的抗生素,选择的抗生素应能覆盖革兰氏阳性球菌、肠道革兰氏阴性杆菌以及厌氧菌,常选取2种或2种以上的药物联合使用,最常用的方案是第二代或第三代头孢菌素与甲硝唑或替硝唑或奥硝唑。如果手术时间超过3 h,则应再使用抗生素一次。术后是否继续抗生素治疗应根据术中所见及患者全身情况而定,总的原则是因为严重多发伤、生命征不稳定、经历较长时间休克、腹腔污染重等有感染危险因素的患者才需术后继续使用抗生素,其他患者继续术后使用抗生素并不能改善最终结局或减少再次手术的机会。

(二)治疗

创伤后急性腹膜炎应根据受伤部位推断可能的致病菌,并据此选择抗生素,要考虑到厌氧菌感染的可能性。目前可供临床选择的药物主要是第二代、含抑制剂的第三代头孢菌素,如头孢西丁、头孢美唑、头孢米诺等头孢菌素类;含酶抑制剂合成、半合成青霉素;氨基糖苷类;喹诺酮类;甲硝唑、替硝唑、奥硝唑等硝基咪唑类,可根据伤情结合患者的肝肾功能选择合适的药物。抗生素的应用必须坚持到全身感染情况改善,腹部体征消失,体温正常至少3 d以上。

四、腹 腔 脓 肿

创伤后腹腔感染没能得到及时发现、有效治疗,以致迁延不愈,并由于自身免疫系统的作用使感染局限化,而最终形成腹腔脓肿。

(一)预防

腹腔脓肿的预防应特别强调引流装置的使用,提倡使用负压封闭引流(vacuum sealing drainage,VSD)技术等,这样其引流效果更确实可靠,二次污染的机会明显低于传统引流器材。

(二)治疗

腹腔脓肿的病原菌一般以肠道革兰氏阴性杆菌和厌氧菌混合感染多见,对预防使用的抗生素大多敏感。脓肿的形成常提示细菌数量太多,常规剂量的抗生素不足以将其杀灭,需加大剂量或改变使用方式。对头孢菌素、青霉素、碳青霉烯类抗生素等时间依赖性抗生素,要注意维持血药浓度的稳定,可采取延长滴注时间,缩短间隔时间,甚至持续24 h均匀泵注等方法;对氨基糖苷类抗生素、喹诺酮类抗生素等浓度依赖性抗生素,要注意静脉滴注时血药浓度的高低。同时应注意药物的不良反应,如单次静脉滴注较大剂量的喹诺酮类药物可能引起中枢神经系统的不良反应。如果使用引流器材或形成脓肿前长时间使用抗生素,病原菌可能有金黄色葡萄球菌、耐药的非发酵菌(铜绿假单胞菌、不动杆菌)或肠杆菌科细菌(变形杆菌、产气肠杆菌、阴沟肠杆菌、柠檬酸杆菌、沙雷菌属),因此脓液的培养对经验性治疗效果不佳的患者显得尤其重要,可根据细菌培养与药敏试验结果选择最佳的抗生素。

除选择正确的抗生素治疗外,治疗中应特别强调脓液引流。一般可根据患者的全身情况、脓肿的部位、范围、数量等选择恰当的治疗手段。要注意及时诊断"三发性"腹膜炎(tertiary peritonitis)的少数患者,由于这些患者腹腔内有大量的化脓性纤维蛋白凝块附着,常需要定期、多次手术才能治愈,是腹腔脓肿中治疗最困难的一个类型。

五、胸 腔 感 染

在胸部创伤需要闭式引流的患者中,胸腔感染的发生率为1%~2%;在创伤后剖胸手术患者中这个比例会更高,因此十分有必要重视创伤后胸腔感染的防治。

(一)预防

1.清创 只要条件许可则应进行彻底清创。

2.闭式引流

(1)做闭式引流时应严格无菌操作:这是控制创伤后胸部感染的基本要求,而对那些在紧急情况下实施胸腔闭式引流以挽救生命、消毒不够严格的患者在情况稳定后要重新严格消毒切口周围皮肤后认真包扎。

(2)确保闭式引流管通畅:经常检查引流管并确保通畅才能保证彻底引流胸腔积血,否则血液在凝固后即成为细菌繁殖的良好培养基。对引流效果不好者应考虑放置第2根引流管。凝固性血胸要择机清除,否则容易发展成纤维胸或脓胸。

(3)妥善固定引流管:引流管的频繁移动可促进细菌经切口周围进入胸腔,应固定牢靠;将引流管从密闭的引流系统插取也会促进细菌污染胸腔,应避免。要保持引流系统的密封性。

(4)及时拔出引流管:胸腔内血气胸引流干净,肺复张后应及时拔出引流管。

3.预防性使用抗生素 操作前单剂量使用,不推荐连续使用。

（二）治疗

脓液引流是治疗的关键,应准确定位,必要时还可考虑灌洗,并重新安置引流管彻底引流。当前脓胸的病原菌以金黄色葡萄球菌最常见,这可能来源于皮肤或安置引流管时的污染。如果细菌培养为革兰氏阴性杆菌,则应注意患者是否合并有膈下感染。抗生素的使用应根据脓液培养结果,疗程要到患者体温、血常规检查恢复正常。如果选用恰当的抗生素后感染症状仍不能控制,应考虑是否脓液引流不充分而不是抗生素剂量不足。

六、颅内感染

创伤后颅内感染是创伤后中枢神经系统较为严重的并发症之一,各种微生物可由破损的头皮、硬脑膜等侵入颅内形成感染。另一方面,可由血流传播通过血脑屏障(blood brain barrier,BBB),侵入中枢神经系统即颅脑内,产生一系列感染症状。各种病原体如细菌、病毒、寄生虫、支原体、衣原体、真菌(霉菌)、立克次体等都可引起颅内感染。创伤后颅内感染主要是脑脓肿等,可通过详细询问病史,并进行全面的体格检查,如果怀疑颅内感染,应进行腰椎穿刺留取脑脊液检查,明确脑脊液内具体病原菌。但脑脊液细菌培养假阴性较常见,故一次脑脊液检查结果如果是阴性,应多次留取脑脊液培养。

七、肠源性感染

肠源性感染源自自身,属内源性,往往较隐蔽。胃肠道是严重创伤后发生的应激性损害中最敏感的器官,应激性溃疡并不限于上消化道,下消化道也很明显。下消化道是体内最大"储菌所"和"内毒素库",正常成人肠道内的细菌大约有1 000 g,其中厌氧菌占多数,这些菌大都是无芽孢菌,其含量是革兰氏阴性杆菌和需氧菌的1 000~10 000倍。通常发生肠道菌群移位的细菌为正常情况下数量并不占优势的革兰氏阴性杆菌和需氧性革兰氏阳性菌。

研究认为,创伤后发生肠源性感染的原因主要有3个方面:一是肠道黏膜屏障受损,二是肠道菌群发生紊乱,三是机体局部及全身免疫功能低下。肠道内厌氧菌与肠上皮紧密结合,有效地防止了细菌的移位,而大剂量应用广谱抗菌药物,以及严重创伤应激导致肠道微环境的紊乱,甚至肠黏膜的溃疡出血,可使肠道中的机会致病菌(又称条件致病菌)易于穿过肠黏膜进入血液循环形成细菌的内源性感染。创伤后由于有效血容量减少,机体首先减少皮肤、肾与胃肠道的血流供给,造成肠黏膜屏障的缺血、缺氧性损伤,导致肠黏膜通透性的增加,使得细菌和毒素通过肠黏膜上皮到达肠系膜淋巴结,甚而散布全身,这一疾病过程称为肠源性感染或微生物移位(microbial translocation)。研究已证明需氧菌、厌氧菌、真菌,均可经肠道侵入并播散至肠淋巴结、血液和邻近器官;而革兰氏阴性杆菌的内毒素(endotoxin)更早于细菌通过肠黏膜。此外,创伤后抗菌药物的不合理应用将造成肠道菌群的失调,降低常居菌的抗定植能力,促进机会致病菌优势繁殖。研究表明,在抗菌药物造成肠道菌群失调、机会致病菌优势繁殖的情况下创伤后肠道细菌全身播散的发生率显著升高,而且肠系膜淋巴结、肝、血液等组织中的含菌量也显著增加。同时,创伤后机体免疫功能明显受抑,包括中性粒细胞趋化能力减弱、吞噬杀菌功能降低等;患者免疫功能的抑制与感染可能同时并存,相互影响,最终导致感染难以控制。

八、医院内感染

医院内感染(nosocomial infection)又称医院获得性感染或医院感染,其定义是发生在医院内的一切感染。医院内感染为患者在住院期间发生的感染,住院前获得的感染、住院时正值潜伏期或于住院后发病者不能作为医院内感染;反之,住院期内获得的感染,出院后才发病者,应为医院内感染。住院时已存在的感染在住院期间有所扩展或发生并发症者皆不能视为医院内感染,除非其病原菌有所改变。住院时已有的感染,根据流行病学资料说明此感染与以前的住院有关,此种情况应为医院内感染,潜伏期不明的感染和发生于住院后 48～72 h 内者,应视为医院内感染,除非流行病学和临床资料能说明此感染系院外获得。

医院内感染的病原微生物包括:①细菌,绝大多数的医院内感染为细菌所致,其中大部分为革兰氏阴性杆菌,主要为大肠埃希菌、肺炎杆菌、变形杆菌等肠杆菌科细菌,以及铜绿假单胞菌和不动杆菌属。引起医院内感染的病原菌常对多种抗菌药物耐药。②真菌,如念珠菌、曲霉菌和某些其他机会致病性真菌为二重感染的常见致病菌,多发生于应用抗生素和皮质激素的患者以及粒细胞减少的患者,念珠菌属中大部分为白念珠菌。此外,绷带和筒形石膏污染可造成根霉菌和曲霉菌蜂窝织炎。③病毒,也是医院内感染的重要病原体,常见的毒性院内感染有呼吸道合胞病毒和副流感病毒所致的呼吸道感染、流感、风疹、病毒性肝炎等。单纯疱疹病毒、巨细胞病毒和疱疹-水痘病毒皆可在医院内形成流行。④其他,如衣原体、支原体、肺孢子虫、弓形虫、输血时可传播疟疾等。

常见的医院内感染:①外科伤口感染,金黄色葡萄球菌为伤口感染重要的致病菌,革兰氏阴性杆菌所致的伤口感染较多见,包括铜绿假单胞菌、大肠埃希菌等。②泌尿道感染,48 h 后菌尿症可见于大部分患者,感染发生率随导尿管放置时间延长而增加。③下呼吸道感染,占医院内感染的 15%～54%,其发病率为 0.5%～5.0%。肺部感染多见于重症监护室患者或有严重原发疾病患者,病死率高。肺部感染多数由吸入口咽部的细菌或其他微生物引起。④败血症,发病率为 0.3%～2.8%,原发性败血症约占败血症的半数,其他则来源于尿路外科伤口,下呼吸道和皮肤等感染。⑤消化系统感染,如假膜性肠炎、病毒性肝炎、胃肠炎。⑥皮肤感染,占全部医院内感染的 5% 左右,金黄色葡萄球菌所致的皮肤感染发病率较高,常可造成流行。⑦中枢神经系统感染,常于颅脑手术及脑脊液分流术后发生,病原体以肠杆菌科细菌、铜绿假单胞菌、金黄色葡萄球菌等多见,偶可为白念珠菌,病死率高。

创伤伤员尤其是严重的创伤伤员需在重症监护病房、专科科室住院较长时间以接受相关治疗。医院病房、环境、设施设备、病友等往往可能存在不同种类的微生物,它们或通过伤口或创面,或通过呼吸道、消化道、泌尿道等与外界相通的腔道进入体内,或通过置入动静脉导管、尿管、气管导管、内镜检查等侵入伤员体内,引起不同程度的医院内感染。造成创伤伤员医院内感染的微生物主要是一些难治性的耐药病菌,如耐药性的金黄色葡萄球菌、耐药性的铜绿假单胞菌以及目前医院内感染常见的鲍曼不动杆菌等。

(一)预防

医院内应建立预防和管理医院内感染的专门机构,制订预防方案和措施,建立严格的消毒隔离制度,包括合理的建筑及病区设置、患者入院的清洁和出院的终末消毒、传染患者的隔离、污染物品及患者排泄物的消毒处理、接触患者(包括医师、护士、卫生员和探视者)的处理等,并监督实施。对院内各级人员经常进行预防医院内感染的培训。要对医院内感染进行监测,一旦发生,应研究原因,制定对策。此外,对献血员进行严格的筛选。防止滥用抗生素,以防耐药菌的产生等。

(二)治疗

根据所感染的不同病原体进行相应的针对性治疗,最好根据药敏试验结果,选择有效的药物,以求消灭医院内感染源。抗生素的应用原则:①病毒性疾病不使用抗生素。②发热待查者不用抗生素,以免影响病原体的检出或影响临床表现而延误诊断。③使用抗生素必须严格掌握指征,联合用药的目的是达到协同或相加的治疗效果、减少药量、减少毒性、防止或延缓耐药菌株产生等,避免无根据地随意联合用药。④严格控制使用抗生素预防感染,杜绝无针对性地以广谱抗生素作为预防感染的手段。外科手术预防用药主要用于手术感染率高或若发生感染后对预后有严重影响的手术。一般在术前 2 h 给药,手术时间较长时可于手术中重复给药 1 次。

第四节 严重创伤后特异性感染的防治

创伤感染中除人们常见的病原微生物外,还应特别注意特殊病原菌的感染,尤其是破伤风梭菌(*Clostridium tetani*;也称破伤风杆菌)感染引起的破伤风、由梭状芽孢杆菌引起的气性坏疽等。这类感染发生率低,但在特殊环境中创伤后时有这类感染的发生,由于其后果十分严重,如得不到及时正确的预防、诊断与治疗,极易危及患者生命。

一、破伤风

破伤风(tetanus)是厌氧的破伤风梭菌经由破损的皮肤伤口侵入人体,在缺氧环境下生长繁殖,并分泌痉挛毒素和溶血毒素入血,随后痉挛毒素顺神经纤维结合到神经节细胞,使神经兴奋性增高从而导致一系列典型症状和体征的特殊感染。因此本病以牙关紧闭、阵发性痉挛、强直性痉挛为临床特征,主要波及的肌群包括咬肌、背棘肌、腹肌、四肢肌等。破伤风潜伏期通常为 7~8 d,可短至 24 h 或长达数月、数年。潜伏期越短者,预后越差。约 90% 的患者在受伤后 2 周内发病,偶见患者在摘除体内存留多年的异物后出现破伤风症状。人群普遍易感,且各种类型和大小的创伤都可能被含有破伤风梭菌的土壤或污泥污染,但只有少数患者会发病。在户外活动多的温暖季节,战伤及伤口较深、污染严重的创伤伤员发生破伤风的概率较高。

临床表现以牙关紧闭、苦笑面容、角弓反张为特点,常伴有中度发热,轻度白细胞升高。过去此病死率较高,近年来由于脏器功能支持技术的进步,病死率已明显降低。

(一)预防

1. 主动免疫 主动免疫是预防破伤风最有效的方法,可通过注射破伤风疫苗,刺激人体产生抗体而达到主动免疫的作用。具体用法:破伤风类毒素每次 0.5 ml,共注射 3 次。第一次皮下注射后 4~8 周,再注射第 2 次即可获得基础免疫力。半年至 1 年后再注射第 3 次可获得较稳定的免疫力,可保持 10 年以上。对于已经获得基础免疫力者,伤后及时注射 0.5 ml 破伤风类毒素可延长主动免疫时效。

2. 伤口处理 彻底清创污染严重的伤口是预防破伤风发生的关键,清除坏死、失活组织并取出异物后,可用 3% 过氧化氢溶液和甲硝唑溶液反复冲洗。根据伤口清创情况决定是否封闭伤口,如果缝合伤口,必须不留无效腔。

3. 被动免疫 伤前未接受主动免疫者伤后应尽早采取联合免疫措施。除应用破伤风类毒素外,还应尽早皮下注射破伤风抗毒素(tetanus antitoxin,TAT)1 500~3 000 U。注射后血液中抗体滴度迅速升高,但仅能维持 10 d 左右。对污染严重的高危患者可在 1 周后重复注射 1 次。TAT 过敏者可注射人破伤风免疫球蛋白(tetanus immunoglobulin,TIG)。

(二)治疗

破伤风的治疗原则包括控制痉挛、保持呼吸道通畅、尽快中和游离毒素、脏器功能支持、预防并发症等。

1. 控制痉挛 控制痉挛是治疗的中心环节。患者应隔离在安静、避光的病房,避免声、光刺激。根据痉挛的轻重可选择地西泮(安定)、冬眠 I 号(哌替啶 100 mg+氯丙嗪 50 mg+异丙嗪 50 mg)、硫喷妥钠、非去极化肌肉松弛剂潘库溴铵、维库溴安等药物加以控制。

2. 保持呼吸道通畅 破伤风患者早期多死于窒息,因此对确诊者应尽早行气管切开,及时吸出气道分泌物,同时保持气道湿度。对呼吸抑制者或使用肌肉松弛剂控制痉挛者宜进行机械通气支持。

3. 中和游离毒素 可按轻、中、重型分别给予 TAT 5 万 IU、7 万 IU、10 万 IU 静脉注射以中和血液循环中可能存在的游离毒素。过敏者可肌内注射 TIG 3 000~6 000 IU,可保持有效抗体滴度 8~12 周。需要指出的是此措施仅能中和游离的毒素,但无法中和已经结合到神经元(也称神经细胞)上的毒素。

4.抗生素使用　在发病早期使用大剂量青霉素可以有效杀灭细菌,减少毒素产生,缩短病程。一旦进入典型发作期则效果欠佳。

5.支持治疗　患者由于发热、反复痉挛造成能量大量消耗,因此应给予充足的营养物质,补足水分与电解质,保持内环境的稳定。及时纠正酸碱和电解质平衡紊乱,加强皮肤、气道、尿管的护理,防止各种并发症发生。营养的补充途径首选肠内,胃肠功能障碍者可部分或全部从静脉补充。

二、气 性 坏 疽

气性坏疽(gas gangrene)又称为梭状芽孢杆菌性肌坏死,是由厌氧的梭状芽孢杆菌(Clostridium)引起的急性特异性感染,以起病急骤,进展迅速,广泛的伤口周围肌肉坏死并迅速扩展为特征。气性坏疽是创伤后最为严重、发展最快的并发症之一,如不及时诊治,可丧失肢体甚至危及生命,病死率为 20% ~ 50%。创伤后气性坏疽的防治包括早期彻底清创、敞开伤口,预防其发生。一旦发生,应早期诊断,及时治疗,避免残废或死亡。

创伤后气性坏疽的临床表现包括伤口剧痛,伤肢肿胀急速加剧,可出现张力性水疱,伤口有大量恶臭、带有气泡的液体渗出,伤口周围有捻发音;体温可高达 40 ℃ 以上,常有全身中毒症状,贫血明显。伤口渗出液涂片检查可见到大量的革兰氏阳性短粗杆菌。本病进展迅速,治疗延迟者病死率高达 50% 以上,且患者常付出截肢的代价。

(一)预防

预防是关键,因为梭状芽孢杆菌是专性厌氧菌,在有氧条件下不能生长繁殖,所以气性坏疽的首要预防原则是不能在伤口内形成缺氧的微环境。只要伤口内有充足的氧供,即使有污染梭状芽孢杆菌也不能繁殖,更不会引起感染发生。具体预防措施可参考预防破伤风的伤口处理。

(二)治疗

1.手术　一旦确诊,应立即抓住时机行紧急手术。术前时间要尽量缩短,通常在 30 min 之内。术前应积极输液输血,纠正休克、酸碱紊乱,补足液体,静脉输注大剂量青霉素与甲硝唑等抗生素,并一直维持到手术结束。术中不得使用止血带,彻底清除坏死、失活的组织直到见到色泽正常、出血活跃的正常组织。再应用大量 3% 过氧化氢溶液或 1:4 000 的高锰酸钾溶液反复冲洗创面。如坏死广泛应果断在健康的部位高位截肢,截肢残端开放,用过氧化氢和高锰酸钾溶液浸泡的纱布疏松覆盖,每日更换数次直至感染控制。

2.抗生素疗法　术后静脉滴注青霉素 1 200 万 ~ 1 600 万 U/d+甲硝唑 1 ~ 2 g/d,直到伤口感染控制,体温、白细胞恢复正常全身症状改善。

第五节　严重创伤后感染的诊断与监测

根据创伤后感染发生部位与波及的范围,可将创伤后感染分为局部感染与全身感染,这两者的主要区别在于感染是否仅发生在创面或伤口局部,如果有明确的全身感染表现,即是全身性感染。根据感染在创伤后发生的时间点可分为急性感染与慢性感染,发生在创伤后 30 d 内的感染为急性创伤感染,发生在 30 d 之后则称为慢性感染。

一、创伤后感染的临床表现与诊断

与其他感染性疾病类似,创伤后感染的监测与诊断除受伤病史外,至少包括以下几个方面,即临床症状与体征、实验室检查、微生物检查、影像学检查等。创伤感染的监测与诊断具体包括以下内容。

1. 创伤病史　尤其是开放性损伤、多发伤、肠道损伤，应特别关注创面或伤口污染情况、微生物沾染情况等；创伤后的清创时机及清创彻底程度、伤口或创面封闭情况等；创伤后伴严重缺血、缺氧性损伤，休克或低体温等情况。

2. 症状体征　①局部表现，如伤口或创面局部的红、肿、热、痛、分泌物等。②全身表现，如意识、精神状态、食欲等的改变，发热或低体温，不能解释的心率快和呼吸频率快、周围血管扩张体征等。

3. 实验室检查　白细胞总数或中性粒细胞比例增高，尤其是短期内发生急剧变化。不能解释的乳酸血症或肝肾功能改变、降钙素原(procalcitonin，PCT)升高、C反应蛋白(C-reactive protein，CRP)升高等。各类可疑感染组织与分泌物如胸腔或腹腔渗出液、脑脊液、伤口分泌液或拔出的深静脉导管等的微生物学检查阳性。

4. 影像学检查　包括B超、X射线、计算机断层扫描(computed tomography，CT)及磁共振成像(magnetic resonance imaging，MRI)等检查。

5. 必要的外科探查　包括伤口探查、深部组织或体腔穿刺、腔镜探查，甚至剖腹探查等。

当局部感染的微生物或毒素侵入或通过血流扩散到其他组织或器官，出现全身性感染表现，即是创伤伤后全身性感染，包括血流感染、肺部等呼吸道感染、导管相关血流感染等。创伤后全身性感染可分为普通全身性感染、严重全身性感染、创伤后脓毒症、感染性/脓毒症休克等，如果感染未得到及时有效的治疗与控制，创伤伤员最终由于感染引起多器官功能障碍与衰竭、死亡等。全身感染的征象可能各不相同，并随感染的严重程度而发生变化。创伤后全身性感染主要表现在以下几个方面：意识障碍、精神食欲不佳、发热或低体温、伤口或创面局部感染症状加重，其他系统与脏器如心血管、肺、肾等因炎症因子刺激或由于有效循环量的不足而引发相关症状。实验室检查发现，白细胞总数或中性粒细胞比例增高，尤其是短期内发生急剧变化。不能解释的乳酸血症或肝肾功能改变，降钙素原(PCT)、内毒素、C反应蛋白(CRP)、1,3-β-D葡聚糖试验(1,3-β-D-glucan test，G试验)、炎症介质(inflammation mediator)等升高，多种可疑标本微生物学检查阳性等。随着感染的变化或加重，以上症状发生着改变。

二、感染监测与诊断的新指标

在创伤感染的监测与诊断中，除常规临床征象与指标外，近年来还通过一些新指标、新标准来进行有效预警与诊断，其中包括血中降钙素原浓度、内毒素水平、乳酸浓度与乳酸清除率、C反应蛋白、白细胞介素等。

1. 降钙素原　降钙素原(procalcitonin，PCT)是降钙素的前体，由甲状腺滤泡旁C细胞分泌，其作用主要是维持细胞与机体内钙的稳态。创伤早期特别是严重创伤后由于应激，血中PCT会迅速升高并高于正常，随着应激因素的去除、应激程度的下降而逐渐下降。但当机体发生感染性，血清中PCT呈现持续的高水平状态或其水平出现二次升高时，则为脓毒症发生的预测因素。近年来，PCT被证明可以作为细菌感染以及脓毒症的标志物，当发生细菌感染时，PCT会从甲状腺外的全身多种细胞中释放出来，在细菌内毒素及各种促炎因子如肿瘤坏死因子-α(tumor necrosis factor-α，TNF-α)、白细胞介素-6等刺激下，几小时内在血液中的浓度会增加到1 000倍以上。PCT对由全身性感染的诊断有较高的灵敏性和特异性，其浓度可较好地反映机体炎症反应的严重程度。PCT的半衰期为22 h，在急性期当感染被消除时，PCT的水平会迅速降低，而其他炎性标志物仍保持较高水平，这也是其作为标志物的另一个优势。大量研究证实，PCT可以作为创伤后脓毒症早期预测与早期诊断的指标之一。

2. C反应蛋白　C反应蛋白(C-reactive protein，CRP)属于急性期反应蛋白家族，主要在肝细胞内合成，是对炎症或组织损伤极其敏感的标志物，其半衰期为19 h。与PCT类似，严重创伤后的应激使血中CRP急剧增高，随着应激因素的去除、应激程度的下降而逐渐下降。但当机体发生感染时，血清中CRP呈现持续的高水平状态或其水平出现二次升高时，因其半衰期很短，当炎症消失时其浓度也会随着快速降低，并且其在临床上的检测费用也相对较低，方便大规模开展。但研究人员已经进行了许多针对CRP能否作为预测创伤后脓毒症指标的临床试验，结果却不令人满意，无论是前瞻性研究还是回顾性研究，均表明 CRP 对创伤后脓毒症没有预测价值。

3.动脉血乳酸浓度与乳酸清除率　研究表明,监测血乳酸(lactic acid)水平变化能早期发现组织血流灌注不足,并且乳酸清除率(clearance of lactic acid)可以用来衡量脓毒症早期治疗与再灌注是否有效,以作为判断脓毒症患者预后的指标之一,因此,乳酸水平变化与乳酸清除率可作为预测创伤后脓毒症的一个重要的生理学指标。

4.白细胞介素　白细胞介素(interleukin,IL)是由多种细胞产生并作用于多种细胞的一类细胞因子。最初指由白细胞产生又在白细胞间起调节作用的细胞因子而命名,现在发现这是可由多种细胞产生的一类细胞因子,具有重要调节作用。白细胞介素可激活与调节免疫细胞,介导 T 细胞和 B 细胞活化、增殖与分化,从而在炎症反应中起重要作用。白细胞介素种类繁多,如 IL-1、IL-2、IL-3、IL-4、IL-5、IL-6、IL-10、IL-11、IL-12、IL-18 等。IL-1 是天然免疫和炎症反应之间的重要介质,它能够延长中性粒细胞和巨噬细胞的寿命,同时激活它们对炎症的应答功能。IL-1 对中枢神经系统的作用可引起发热,体温的升高又可以导致白细胞的迁移增加。Menges 等研究证实,IL-1 与脓毒症密切相关,但其对创伤后脓毒症的预测价值尚未见报道。作为 IL-1 细胞因子家族的一员,IL-18 同样可由多种细胞产生,包括库普弗细胞(Kupffer cell)、单核细胞、树突状细胞、巨噬细胞等。IL-18 可以诱导 γ 干扰素(interferon-γ,IFN-γ)及其他细胞因子的释放,而更广泛地发挥其生物学作用。有研究证明,合并脓毒症的伤员 IL-18 水平明显高于正常人。也有学者认为,其浓度可作为创伤后脓毒症(post-traumatic sepsis)及多器官功能障碍综合征(multiple organ dysfunction syndrome,MODS)的早期预警指标。IL-6 是在 T 细胞、B 细胞、内皮细胞等多种细胞内合成的糖蛋白,IL-1 和 TNF-α 等细胞因子或病毒以及细菌的某些成分如脂多糖(lipopolysaccharide,LPS)等都可以诱导 IL-6 的产生。IL-6 又可以诱导肝细胞产生如 CRP 和补体因子等急性期反应蛋白,促进细胞毒性 T 细胞的分化以及增强自然杀伤细胞的活性。当机体遭受感染或组织损伤时,可以激发 IL-6 的释放,并且可以在短短 2 h 内达到峰值,进而参与各种炎症反应和抗炎反应。对于 IL-6 在预测创伤后脓毒症的效能方面,现有的研究结果尚存在争议。有研究认为,IL-6 用于判断创伤伤员感染的易感性;而另有研究却显示,IL-6 水平与创伤伤员脓毒症的发生并无关联。IL-10 是一种由 T 细胞、B 细胞、巨噬细胞和树突状细胞产生的蛋白,它是一种抗炎因子,在抗炎反应和自身免疫病理生理过程中起重要作用。IL-10 可以下调主要组织相容性复合体 II(major histocompatibility complex II,MHC II)分子和共刺激分子 B7-1/B7-2 在单核细胞和淋巴细胞上的表达,从而抑制它们的抗原递呈作用,限制促炎症细胞因子 IL-1、TNF-α 的合成。IL-10 水平在创伤后 4 h 内就可以很快达到峰值,并且在创伤发生 1 d 后即快速降低,而当患者发生感染尤其是脓毒症时,IL-10 水平会有显著的增高。

三、创伤感染的微生物学检查

微生物学检查是感染诊断的重要依据,虽近年来一些观点认为,污染伤口清创术前或术后进行常规微生物鉴定或培养没有必要。无论是外源性微生物还是内源性微生物,污染伤口的细菌随地域、季节、气候与天气不同而呈现出不同的种类,在被污染的伤口,细菌先在坏死组织中增殖,以指数形式增加,直到组织中细菌数目达到一定的阈值时才侵入活体组织,形成感染。创伤感染研究中的一大进展是认识到伤口或创面细菌生长水平比细菌的存在更为重要。一般情况下,污染伤口或创面的细菌数量越多,形成感染的机会就越大。因为伤口细菌培养结果可能仅仅显示为取材部位存在污染的细菌,而无法充分指明随后污染或感染的病原菌,故以细菌培养结果指导治疗,可能误导使用不必要的抗生素或滥用广谱抗生素。

在临床上对急、慢性坏死组织的伤口,以及疑似感染的伤口应及时采取标本,并送微生物实验室进行检验。尽早发现病原菌,并结合药敏试验的结果给予抗菌药物治疗,是控制创伤感染的关键。尽管微生物技术不断发展,但目前细菌培养及药敏试验至少需要 48 h,因此应在创伤后,未使用抗菌药物前,尽早进行微生物检查。

国内外有学者设计制造出一系列用来快速探测并识别病原生物体的小型化便携式诊断系统,该系统利用微循环和微工程技术,在一个便携的仪器中完成样品处理、纯化并检测多种病原体。用激光对微量的可疑物质加热至 43 000 ℃,通过特异性传感器识别任何可疑物的化学组成本质,检测灵敏度可达皮克级。该技术的应用对于环境微生物以及可能存在的生物战剂的快速侦检具有重要价值。

四、创伤感染的诊断依据与标准

（一）创伤后急性感染的诊断标准

2013 年中华医学会创伤学分会创伤感染学组等专门制定了包括感染等创伤后并发症的诊断标准。创伤创面或伤口的局部感染可分为浅表感染、深部感染、器官或间隙感染等。

1. 急性浅表感染　急性浅表感染是指创伤后 30 d 内发生的仅累及伤口或创面局部的皮肤或皮下组织的感染，符合下列指标中一项即可诊断：①局部有脓性引流物；②局部分泌物或组织微生物培养阳性；③局部出现红、肿、热、痛或压痛临床症状。

2. 急性深部感染　急性深部感染是指伤后 30 d 内或外科置入物后 1 年内，发生累及筋膜和肌肉层的感染，符合下述指标中的一项即可诊断：①局部脓性引流物来源于深部软组织；②深部伤口/切口自发裂开，或由于患者发热（体温>38 ℃）、局部疼痛或压痛，需要打开伤口；③手术或影像学检查显示深部伤口/切口脓肿或其他感染证据。

3. 急性器官或间隙感染　创伤后急性器官或间隙感染指创伤后 30 d 内或置入物后 1 年内，发生累及器官或间隙的感染，符合下述指标中的一项即可诊断：①器官或间隙内有脓性引流物；②器官或间隙内液体或组织中微生物培养阳性；③手术或影像学检查显示器官或间隙脓肿或其他感染证据。

（二）创伤相关感染诊断标准与依据

同时，中华医学会创伤学分会创伤感染学组等还制定了其他一些创伤感染相关诊断标准与依据。

1. 导管相关血流感染的诊断依据　①意识与精神改变、体温>38.5 ℃ 或<35.0 ℃、血白细胞计数升高或低于正常、收缩压<90 mmHg 或下降幅度>25% 等。②连续 2 次周围静脉血培养阳性。③导管端病原学检查发现>10^3 CFU/ml，中心静脉血和外周血菌落比≥5∶1，且与外周血培养的病原菌相同。

2. 创伤 48 h 后发生的肺部感染的诊断标准　①胸片或 CT：肺部有炎性浸润阴影，并持续 24 h 以上。②至少 1 个临床指标：体温>38.5 ℃ 或<35 ℃；血常规白细胞>$10×10^9$/L 或<$3×10^9$/L。③至少 1 个微生物学指标：支气管肺泡灌洗液定量细菌培养≥10^4 CFU/ml，或保护性毛刷（PSB）细菌培养>10^3 CFU/ml，或气管内吸取物培养>10^5 CFU/ml。④组织学检查显示脓肿形成，伴有肺泡和细支气管内大量中性粒细胞聚积，或肺组织定量细菌培养≥10^4 CFU/g 组织。⑤血培养呈现出与痰液或呼吸道培养相同的细菌。

3. 泌尿道感染诊断标准　泌尿道感染可分为上尿路感染（肾盂肾炎）和下尿路感染（膀胱炎和尿道炎），诊断标准如下：有尿急、尿频、尿痛、排尿困难、耻骨上压痛等，体温>38.5 ℃、血白细胞计数升高或低于正常、尿液培养细菌数必须>10^5 CFU/ml 等。

第六节　严重创伤后感染的发生机制与转归

创伤或手术后，皮肤屏障被破坏，皮下组织或深部组织受到污染，是感染发生的重要原因。另一方面，严重创伤后机体必然出现的应激反应，尤其是全身炎症反应综合征，使机体免疫功能紊乱并主要表现为免疫功能低下，机体防御功能下降。正是由于这两方面的因素，使创伤后感染发生、发展，并决定着创伤感染的转归与结局。创伤感染的病理过程至少包括以下几个方面：创伤后全身炎症反应综合征与机体免疫功能下降、局部感染、全身性感染与严重全身性感染、创伤后脓毒症与感染性/脓毒症休克、创伤后多器官功能障碍与衰竭、死亡等。

一、创伤后全身炎症反应综合征与机体免疫功能下降

创伤后全身炎症反应综合征（systemic inflammatory response syndrome，SIRS）的概念最早于 1992 年由

美国胸科医师协会(American College of Chest Physicians,ACCP)与美国重症医学会(Society of Critical Care Medicine,SCCM)联合提出,并同时制定了相关诊断标准。正是由于应激反应或SIRS的发生发展,机体产生大量生物活性介质、血管通透性增加、细胞组织与器官缺血和缺氧性损伤加重、免疫功能紊乱与降低等,从而引发或加重感染的发生。创伤尤其是严重创伤后必然导致机体应激反应的发生,其中烧伤可能是引起机体应激反应最严重的刺激因素之一。应激本身是一种适应性、保护性反应,指在损伤等刺激因素作用下,机体为维持原有的或建立新的稳态而产生的一种适应性、保护性反应,包括一系列神经体液反应、炎症因子瀑布效应以及凝血、纤溶、血管内皮细胞系统等激活或反应。单核巨噬细胞、中性粒细胞、血管内皮细胞是介导体内炎症反应的主要效应细胞,受细菌及其毒素刺激时可迅速产生多种炎症介质(inflammation mediator),这些介质包括某些小分子的蛋白质,如肿瘤坏死因子(TNF)、白细胞介素(IL-1、IL-6、IL-8)、氧自由基、一氧化氮(NO)以及脂质类血栓素A2(thromboxane A2,TXA2)、血小板活化因子(PAF)等。一种介质又能介导另一种或多种介质的释放,形成一个连锁反应,被称为瀑布反应(cascade reaction)或级联反应。适量的炎症介质对机体有保护及防御作用,当作用于机体的创伤、感染等刺激因素过于强烈时,这种反应通过一系列炎症介质不断放大,进而发展成为类似自身免疫病,对正常细胞、组织与器官造成广泛的自我损伤,这就是应激及全身炎症反应综合征的本质。除了促炎介质,体内抗炎介质也在不同环节与促炎介质相互作用、相互拮抗,形成复杂的炎症调控网络。在生理情况下,机体促炎与抗炎反应处于平衡状态。适量的炎症介质产生有利于炎症的控制,当抗炎介质过度产生并大量释放入血时,则易引起代偿性抗炎症反应综合征(compensatory anti-inflammatory response syndrome,CARS),造成机体免疫功能抑制,这更有利于感染的发生发展。

二、局 部 感 染

创伤后由于皮肤组织完整性受损、机械屏障功能破坏,使周围环境中的各种微生物极易落入伤口或创面而定植,因创伤而致变性坏死组织、血凝块等又为细胞、真菌等微生物生长繁殖提供了丰富的营养。同时,由于创伤局部血液循环较差、严重创伤后机体免疫功能下降等,使在局部定植、生长、繁殖的微生物不能得到有效的抑制与去除,进而在局部形成感染,主要表现为伤口局部的红、肿、热、痛,并可表现为伤口流脓、恶臭、疼痛或周围的蜂窝织炎等局部反应。

污染创面的细菌数量是关键因素,大量的研究证实细菌数量必须超过一个阈值才可能引起伤口感染,目前普遍认同的阈值是 10^5 CFU/g。机体创伤、休克、低氧血症均可损害机体的自身免疫功能;异体输血也能抑制机体的免疫反应;创伤后低温也使自身防御能力降低;机体的基础状况如有无酗酒、营养不良、长期使用糖皮质激素(glucocorticoid)等均能影响自身免疫能力并最终在创伤感染的发生中发挥影响。引起手术伤口感染的病原菌主要有金黄色葡萄球菌、凝固酶阴性葡萄球菌、肠球菌、大肠埃希菌、铜绿假单胞菌和肠杆菌属。大多数的创伤性伤口感染和坏死性组织感染与多种病原菌有关。引起坏死软组织感染涉及皮肤表面、皮下组织到肌肉筋膜和肌肉组织等层面。引起组织坏死性感染的病原菌主要为化脓性链球菌、消化链球菌属、脆弱类杆菌、产气荚膜杆菌、大肠埃希菌和普雷沃菌属。

三、全身性感染与严重全身性感染

当创伤后伤口或创面局部感染没有得到及时有效的处理与治疗,一方面细菌、真菌会迅速大量扩增、繁殖,并向深部组织侵袭,还可穿过血管而进入血液循环。另一方面,由于创伤后机体免疫功能下降,致伤周围环境或住院病房内的微生物,可直接经过呼吸道如肺等生理腔道、诊疗置入性的各种管道而进入血流,从而在血流中更快速地扩增,并产生毒素,从而引起全身性感染的发生。在血液中的微生物还可随血流播散到身体其他组织与脏器,形成新的感染灶,使感染进一步加重。另外,严重创伤后因失血、失液等使机体有效血液循环减少,造成低血容量性不足,而引起机体缺血、缺氧性损伤,包括肠道黏膜发生不同程度的损伤。再加上全身广谱抗生素的使用,使创伤伤员肠道菌群失调,一些机会致病菌可通过破损的肠黏膜屏障移位进入血液循环。而严重创伤患者往往合并机体免疫功能下降,从而使内源性肠道机会致病菌极易引起全身性感染。

全身性感染的征象可能各不相同,并随感染的严重程度而发生变化。创伤后全身性感染主要表现在以下几个方面:意识障碍、精神食欲不佳、发热或低体温、伤口或创面局部感染症状加重,其他系统与脏器如心血管、肺、肾等因炎症因子刺激或由于有效循环量的不足而引发相关症状。实验室检查发现,白细胞总数或中性粒细胞比例增高,尤其是短期内发生急剧变化。不能解释的乳酸血症或肝肾功能改变,降钙素原、内毒素、C反应蛋白、炎症介质等升高,多种可疑标本微生物学检查阳性等。随着感染的变化或加重,以上症状发生着改变。

四、创伤后脓毒症与感染性/脓毒症休克

创伤后脓毒症(sepsis)是严重创伤患者最常见的并发症和最主要的死亡原因之一,尤其是受伤3 d后死亡的伤员中,高达80%的非神经性死亡往往与脓毒症有关。以严重创伤为例,中国人民解放军陆军军医大学大坪医院ICU的严重创伤患者近两年的脓毒症发生率高达40%~60%。20世纪90年代以前,人们习惯将脓毒症称为败血症(septicemia)。败血症过于强调病原菌的存在,临床上由于抗菌药物的使用,病原菌虽不存在,但全身感染症状仍持续存在。实际上,感染的确立不能只以找到感染灶和细菌学证据为依据,主要应根据机体是否存在对感染的全身反应。为此,20世纪90年代初,提出"脓毒症"概念,并定义为感染所致的全身炎症反应综合征。脓毒症是全身感染的进一步发展与加重,大量的病原菌及其毒素激活机体免疫或炎症系统/细胞,通过产生众多的炎症介质作用于靶分子、靶器官,而出现严重的SIRS样反应。由于脓毒症更符合临床全身感染的病理生理情况,对临床救治更具有指导意义,因此,脓毒症概念现已取代了败血症,并被临床医师和科研人员普遍采用。

1991年,美国胸科医师协会和重症医学会基于体温、心率、呼吸或$PaCO_2$和白细胞总数提出了脓毒症的诊断标准,这4项诊断标准不仅缺乏特异性,而且过于敏感,因此该诊断标准往往过于宽泛。为了进一步提高脓毒症诊断的准确率,2001年12月,美国重症医学会、欧洲重症医学会、美国胸科医师协会、美国胸科学会及外科感染学会联合在华盛顿举办国际脓毒症诊断研讨会,在原诊断基础上,提出了脓毒症新的诊断标准,增加了一些全身临床表现、炎症指标以及血流动力学、器官功能障碍和组织血流灌注等方面的指标。

与其他重症患者相比,严重烧伤患者存在广泛的皮肤创面,致病微生物更容易侵入机体,而更容易并发全身性感染与脓毒症。正是由于烧伤患者并发脓毒症的特殊性,导致几乎所有有关重症患者脓毒症的临床研究都将烧伤患者排除在外。2013年,彭毅志教授等根据国内外的相关研究,提出了烧伤脓毒症诊断标准与治疗原则。目前,烧伤界仍主要借助国际上其他重症领域有关脓毒症的研究,尤其是美国重症医学会(Society of Critical Care Medicine, SCCM)与欧洲重症医学会(European Society of Intenswe Care Medicine, ESICM)共同发布的拯救脓毒症行动(surviving sepsis campaign)的临床研究进展、脓毒症3.0(sepsis 3.0)概念与指南的更新等,拟进一步规范脓毒症的诊断与治疗。目前,烧伤创面脓毒症(burn wound sepsis)患者的诊断与治疗仍面临许多挑战,除有针对性抗感染治疗外,结合脓毒症3.0的要求,烧伤学者应特别注意的包括以下几个方面:在感染性休克(infectious shock;或称脓毒症休克,septic shock)发生3 h内立即应用30 ml/kg电解质液进行快速液体复苏;平均动脉压应维持在65 mmHg以上;在明确脓毒症诊断1 h内使用抗生素,并要求连续应用7~10 d;脓毒症患者应用血管活性药的首选是去甲肾上腺素,去甲肾上腺素无效或效果不佳时,则考虑使用肾上腺素或血管加压素;维持脓毒症患者有效血容量时不应使用羟乙基淀粉;充分液体复苏且应用血管活性药物无效时,才考虑使用糖皮质激素;脓毒症患者血红蛋白低于70 g/L才进行输血;感染性/脓毒症休克时并非必须使用免疫球蛋白;呼吸机潮气量从6 ml/kg开始,平台压应低于30 cmH_2O(1 $cmH_2O \approx 0.098$ kPa),高呼气末正压通气可能会有更好的通气效果,必要时应进行俯卧位通气;感染性/脓毒症休克患者仅动脉血pH值低于7.15时才应用碳酸氢钠等。

创伤后全身感染尤其是脓毒症如果没能得到及时有效的治疗与控制,病情必定会进一步恶化,最终会发展为感染性/脓毒症休克。感染性/脓毒症休克是脓毒症的发展与最终状态,它主要表现为机体有效

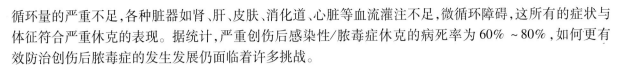

循环量的严重不足,各种脏器如肾、肝、皮肤、消化道、心脏等血流灌注不足,微循环障碍,这所有的症状与体征符合严重休克的表现。据统计,严重创伤后感染性/脓毒症休克的病死率为60%~80%,如何更有效防治创伤后脓毒症的发生发展仍面临着许多挑战。

五、创伤后多器官功能障碍与衰竭

创伤感染、创伤脓毒症尤其是感染性/脓毒症休克发生后,除病原微生物及其毒素、炎症介质等对各种脏器的直接损伤外,更重要的是,创伤本身、创伤后感染、创伤后脓毒症等导致机体有效循环容量不足、脏器血流灌注不良、微循环障碍等,使脏器因缺血、缺氧性损伤而出现功能性及实质性损害及功能不全,这就是创伤感染后的多器官功能障碍综合征(multiple organ dysfunction syndrome,MODS)。多器官功能障碍综合征是指由各种原因引起的2个或2个以上的重要器官同时或序贯性发生功能不全引起的综合征,它是创面感染、创伤后脓毒症造成伤员死亡最主要的直接原因。临床上MODS可分为两种类型,即一期速发型,是指原发急症发病24 h后有两个或更多的器官系统同时发生功能障碍;二期迟发型,是指发生一个重要系统或器官的功能障碍,常为心血管、肾或肺的功能障碍,经一段近似稳定期,继而发生多器官系统的功能障碍。

早在1969年,Skillman就发现,临死前的患者往往多个脏器发生功能性与实质性损伤及衰竭。1973年Tilney将这种现象命名为序贯性系统衰竭(sequential system failure,SSF),1975年Baue称之为多系统官功能衰竭(multiple system organ failure,MSOF),于1991年ACCP/SCCM将其统一命名为多器官功能障碍综合征(multiple organ dysfunction syndrome,MODS)。统计表明,严重创伤后多器官功能障碍综合征的发病率为10%~25%。创伤后发生多器官功能障碍综合征的病死率极高,如果发生两个脏器功能衰竭,其病死率为60%;而如果发生3个脏器功能衰竭,其病死率高达80%;当发现机体的4个脏器都发生衰竭时,病死率几乎为100%。创伤后MODS的防治原则包括,积极治疗原发病及严重感染的有效防治、迅速纠正机体组织缺血和缺氧、对抗炎症介质及毒素、尽早进行适量肠内营养重要脏器功能的维护、营养支持、免疫调理、血液净化(hemopurification,HP或blood purification)疗法等。

第七节　严重创伤后感染的常见微生物

引起创伤感染的微生物包括细菌、病毒、真菌、寄生虫等,其中细菌感染在临床上仍占绝大多数,是创伤感染最重要的病原体。同类型的创伤感染,病原菌构成并不同。创伤感染病原菌的构成在近一个世纪来经历较规律的变迁,由最初的革兰氏阳性球菌到革兰氏阴性杆菌,再发展为革兰氏阳性球菌、革兰氏阴性杆菌和真菌的混合感染。在20世纪30~40年代,创伤感染的病原体以链球菌和对青霉素敏感的葡萄球菌为主;50年代则出现大量对青霉素耐药的葡萄球菌;从60~70年代开始,以大肠埃希菌、铜绿假单胞菌为代表的革兰氏阴性杆菌逐渐取代革兰氏阳性球菌,成为创伤感染的主要病原微生物。90年代以来,以金黄色葡萄球菌(简称金葡菌)为代表的革兰氏阳性球菌卷土重来,比例明显上升,其中金黄色葡萄球菌发病率位居首位,是创伤感染的重要病原菌。国内外大样本统计表明,当前造成创伤感染的微生物中革兰氏阴性杆菌占60%~65%;革兰氏阳性球菌占30%左右;真菌占10%左右。不同种属细菌统计发现,创伤感染最常见的病原菌包括金黄色葡萄球菌、大肠埃希菌和铜绿假单胞菌等,其他较常见病原菌有凝固酶阴性葡萄球菌、不动杆菌属、克雷伯菌属和肠球菌等。由于金黄色葡萄球菌在内的革兰氏阳性菌虽对一些普通抗生素耐药较明显,但对万古霉素、替考拉宁、利耐唑胺等药物敏感性好,故临床上对普通耐药性革兰氏阳性菌感染抗生素治疗的选择相对较为简单,只要掌握好合理用药都能取得较好的疗效。另一方面,多重耐药菌如鲍曼不动杆菌、铜绿假单胞菌和肺炎克雷伯菌(Klebsiella pneumoniae)所致的感染呈现明显增多的趋势,且往往除了对多黏菌素、替甲环素等敏感外,对其他抗生素几乎都显示耐药。且临床上对这些多重耐药菌感染治疗效果差,常需联合用药等综合治疗才能取得较好的疗效,目前革兰氏阴性感染所致脓毒症的防治已成为创伤和烧伤外科面临的棘手问题之一。

不同部位创伤感染病原细菌谱有所不同,如武汉市13家医院的调查表明,外科患者感染的主要病原菌中,革兰氏阳性菌占39.2%,革兰氏阴性菌占60.8%。在皮肤伤口,金黄色葡萄球菌占36.8%、铜绿假单胞菌占19.1%、大肠埃希菌占11.7%、凝固酶阴性葡萄球菌占7.4%等;在腹腔感染,是大肠埃希菌(31.5%)、铜绿假单胞菌(16.2%)、克雷伯菌属(9.9%)、肠杆菌属(9.0%)等;在菌血症和骨关节感染,是金黄色葡萄球菌(55.6%)、凝固酶阴性葡萄球菌(18.5%)、大肠埃希菌(3.7%)等;在尿道感染,是大肠埃希菌(49.5%)、金黄色葡萄球菌(19.3%)、铜绿假单胞菌(6.4%)、枸橼酸杆菌(4.6%)等;在呼吸道感染,是铜绿假单胞菌(39.0%)、金黄色葡萄球菌(11.4%)、不动杆菌(8.1%)、大肠埃希菌(7.3%)。不同地区和不同医院,引起外科感染的细菌谱可有不同,进行必要的微生物学调查获得自己的资料,对临床工作更有指导意义。中国人民解放军总医院第四医学中心统计资料表明,从创伤感染患者分离出的细菌中,最常见的是铜绿假单胞菌(20.7%),其他包括大肠埃希菌(19.9%)和金黄色葡萄球菌(17.2%)。创伤感染常见微生物可分为革兰氏阳性菌、革兰氏阴性菌、真菌、特殊病原菌等。

一、葡萄球菌属

葡萄球菌属(*Staphylococcus*)因堆聚成葡萄串状而命名,是最常见的化脓性球菌,广泛分布于自然界、人和动物。目前发现葡萄球菌属有32种,有16种寄生人体的,其中仅金黄色葡萄球菌能产生血浆凝固酶,称为凝固酶阳性葡萄球菌,其余的称为凝固酶阴性葡萄球菌。

(一)金黄色葡萄球菌

在约15%正常人群的皮肤和黏膜能发现金黄色葡萄球菌(*Staphylococcus aureus*),它在干燥物体表面生存期较长,主要通过直接接触传播或污染物传染。该菌致病力极强,能产生许多种毒力因子,如凝固酶溶血素、杀白细胞素、肠毒素、剥脱毒素等。金黄色葡萄球菌可通过破损的创伤伤口侵入机体,引起局部组织、血流、内脏器官或全身性化脓感染。目前国内报道仅10%左右金黄色葡萄球菌对青霉素敏感,而部分菌株对甲氧西林、苯唑西林等半合成青霉素产生耐药,临床上称之为耐甲氧西林金黄色葡萄球菌(methicillin resistance Staphylococcus aureus,MRSA)。该类耐药菌引起的感染主要为医院获得性感染,通常发生在长期住院的重症创伤患者。但近年来社区获得性MRSA感染的增加,使得早期创伤感染中MRSA的分离率也有所上升。该菌所致的严重感染只能选用万古霉素、替考拉宁、利奈唑胺等抗菌药物治疗,目前极少发现对这3种抗生素耐药的革兰氏阳性菌。但耐万古霉素金黄色葡萄球菌(vancomycin resistance Staphylococcus aureus,VRSA)在临床上时有发现,治疗起来极具困难,临床上可选择替考拉宁、利奈唑胺,以及新型的达托霉素等进行有针对性治疗。

(二)凝固酶阴性葡萄球菌

凝固酶阴性葡萄球菌(coagulase negative staphylococcus,CNS)广泛存在于自然界及健康人的皮肤、口腔及肠道中,是创伤感染的常见病原菌。虽然CNS为正常菌群,但当机体免疫功能低下或进入非正常寄居部位时,仍可引起局部及全身性感染。危重创伤患者通常较长期使用置入性医用器械,极易由CNS引起相关性感染,现在越来越引起临床医务工作者的关注。CNS可产生由多糖组成的基质,使其能牢固地黏附在医用导管、人工材料的表面生长、繁殖,并可释放入血液中发生全身性感染。虽然其致病力较弱,但近年来其耐药性及多重耐药率不断升高,有临床统计表明,耐甲氧西林凝固酶阴性葡萄球菌(methicillin resistant coagulase negative staphylococci,MRCNS)的分离率高于MRSA,其感染源主要为患者自身、医护人员以及环境等,因此,加强消毒隔离措施对控制CNS引发的感染起着重要作用。

二、链球菌属

链球菌属(*Streptococcus*)是一类呈链状排列的革兰氏阳性球菌,此属细菌种类多、分布广,其中以化脓性链球菌(streptococcus pyogenes)的毒性及致病力最强,也是创伤感染中最常见的链球菌。化脓性链球菌在干燥物体表面或尘埃中可生存数月,主要通过飞沫和接触传播。该菌能产生黏附素、溶血素和多种酶,并破坏纤维质所形成的脓肿壁,使感染容易扩散。常引起蜂窝织炎、丹毒、淋巴管炎、坏死性筋膜炎等化脓性感染。其中坏死性筋膜炎是细菌通过破损的皮肤伤口进入深部皮下组织,沿着血运较差的筋膜扩散,引起广泛性筋膜、脂肪与肌肉的坏死。总而言之,对于化脓性链球菌的感染控制以注意器械、敷料的消毒,保护皮肤黏膜为主,由于该菌耐药性不强,可首选青霉素。

三、肠 球 菌 属

肠球菌属(*Enterococcus*)广泛分布于自然界,是人体正常菌群之一。主要存在于人类或动物胃肠道,偶尔定植于口腔和阴道。肠球菌在体外有很强适应性,使其极易在医疗环境中传播和持续存在。肠球菌为常见的医院感染细菌之一,它不仅可导致泌尿道感染、腹腔感染,而且可引起危及生命的严重感染,如血流感染、心内膜炎等。该菌对氨苄西林、庆大霉素耐药率较高,其中屎肠球菌的耐药率明显高于粪肠球菌。尽管万古霉素、替考拉宁、利奈唑胺对其仍具有良好的抗菌作用,但耐万古霉素肠球菌(vancomycin resistant Enterococci,VRE)时有报道,并成为临床抗感染棘手难题。肠球菌感染一般发生在创伤后期,常见于接受广谱抗菌药物治疗的患者,因此合理使用抗菌药物是预防肠球菌感染的关键。

四、埃 希 菌 属

以大肠埃希菌(*Escherichia coli*)最为常见,常寄居在人和动物的肠道内,可由肠道侵入肠外组织或器官时,而引起内源性感染。同时,大肠埃希菌是目前创伤后最常见的机会致病菌之一,常与其他肠杆菌,如产气肠杆菌、阴沟肠杆菌、肺炎克雷伯菌等引起混合性感染。该类菌主要通过其内毒素与分泌的酶致病;另外,大肠埃希菌极易获得多重耐药的 R 质粒,并介导产生多种内酰胺酶,从而产生耐药性。其中,以超广谱 β-内酰胺酶(extended spectrum β-lactamases,ESBLS)最为突出,它不仅能水解三代头孢菌素,而且还增加了细菌对其他类抗菌药物的耐药性。临床上对产 ESBLS 的大肠埃希菌应选用添加酶抑制剂的β-内酰胺类抗生素,或氨基糖苷类(阿米卡星、妥布霉素)和亚胺培南、美罗培南联合抗感染。虽然头孢西丁对其有一定的杀菌效果,但可诱导更多的 β-内酰胺酶产生,因此临床并不推荐使用。

五、克雷伯菌属

克雷伯菌属(*Klebsiella*)为革兰氏阴性杆菌,是人类呼吸道的常居菌群,在人类及动物肠道更为常见。广泛分布于自然界,存在于水和土壤中,是常见的机会致病菌。本菌属有 7 个种,其中 4 个与人类有关:肺炎克雷伯菌、臭鼻亚种、鼻硬结亚种、产酸克雷伯菌,其中肺炎克雷伯菌(*Klebsiella pneumoniae*)引起的感染更为多见,可引起肺炎、脑膜炎、呼吸道感染、泌尿系统感染、腹膜炎、腹泻及败血症等。通常当机体抵抗力降低时,便经呼吸道进入肺内而引起大叶或小叶融合性实变,以上叶较为多见。该细菌具有荚膜,在肺泡内生长繁殖时,引起组织坏死、液化、形成单个或多发性脓肿。病变累及胸膜、心包时,可引起渗出性或脓性积液。病灶纤维组织增生活跃,易于机化;纤维素性胸腔积液可早期出现粘连。在院内感染的败血症中为重要病原菌病死率较高。临床上肺炎克雷伯菌的耐药率较高,主要与其高产 ESBLS 有关。因此,根据实验室结果判断菌株是否产 ESBLS,并选用相应的耐酶药物是治疗成功的关键。

六、假单胞菌属

假单胞菌属(*Pseudomonas*)是一群非发酵的革兰氏阴性杆菌,该菌属专性需氧,不会形成芽孢。目前发现200 余种假单胞菌,其中人类最常见的致病菌为铜绿假单胞菌和嗜麦芽窄食单胞菌。

(一)铜绿假单胞菌

铜绿假单胞菌(*Pseudomonas aeruginosa*)俗称绿脓杆菌,因该菌生长过程中能产生绿色水溶性色素,感染后脓汁或敷料出现绿色而得名。随着广谱抗菌药物的大量应用,铜绿假单胞菌与金黄色葡萄球菌、大肠埃希菌成为战创伤常见而又难以控制的三大感染病菌。铜绿假单胞菌广泛分布在水、空气、土壤中,医院环境如透析装置、氧气湿化罐、水龙头、中心动静脉压监测仪、雾化吸入及人工呼吸装置、通气管道等亦可分离到该菌;同时也是人体的正常菌群之一。在医院感染中,由本菌引起的占约10%,特别是在重症监护病房(intensive care unit,ICU)本菌感染率更高达30%以上。本菌也是创伤后最常见的致病菌之一,经常引起创伤伤口、烧伤组织、手术切口的化脓性炎症。主要致病物质是内毒素和外毒素A,此外还有菌毛、荚膜、胞外酶等多种致病因子。医院环境应严格消毒、隔离措施和及时彻底清洁医疗用水,预防、减少交叉感染是预防铜绿假单胞菌的关键措施。另一方面,尽量避免异物或人工装置的长期置入,尽快拔出感染的留置装置在预防铜绿假单胞菌感染中特别重要。

铜绿假单胞菌感染可选用对其敏感的β-内酰胺类(哌拉西林、头孢他啶)、喹诺类、氨基糖苷类或碳青霉烯类等。但铜绿假单胞菌易形成耐药性,且耐药机制复杂,近年来其耐药率极高,呈多重耐药、泛耐、全耐最重要的细菌菌属。对耐药,尤其是多重耐药、泛耐、全耐的铜绿假单胞菌感染的治疗极其困难,临床上主要考虑以碳青霉烯类为核心联合左氧、氨基糖苷类、舒巴坦、头孢他啶等;或以舒巴坦为核心联合左氧氟沙星、氨基糖苷类、碳青霉烯类等;或以多黏菌素为核心等进行治疗。目前发现,导致铜绿假单胞菌耐药主要有以下几种机制。首先是主动外排系统,该机制在介导细菌多种耐药机制中最为重要。现已证实至少有6类主动外排系统参与了铜绿假单胞菌的耐药机制,包括转运抗菌药物的内膜蛋白,控制抗菌药物进出细胞的外膜通道蛋白,以及连接胞膜与相关外排蛋白的膜连接蛋白等。其次,铜绿假单胞菌可产生多种针对抗菌药物活性的酶类,其中最重要的为β-内酰胺酶,由于此菌本身具有比较特殊的细胞壁和细胞膜结构,因此对许多β-内酰胺类抗菌药物存在固有的耐药性。另外,铜绿假单胞菌还可产生氨基糖苷类修饰酶,导致氨基糖苷类药物失活;产生红霉素类钝化酶,诱导对红霉素耐受;产生乙酰基转移酶抵抗氯霉素的药效作用等。最后由于铜绿假单胞菌外膜通透性较低,因而某些抗菌药物,如亚胺培南等,不易进入菌体发挥其作用;此外,铜绿假单胞菌极易在其菌体周围形成一层厚厚的生物被膜,其结构较为坚实和稳定,不易被破坏,从而提高了细菌的存活能力。另有报道,铜绿假单胞菌在与抗菌药物的相互作用过程中,可对自身成分进行某些化学修饰,以改变抗菌药物的作用位点,从而逃避抗菌药物的攻击。

(二)嗜麦芽窄食单胞菌

嗜麦芽窄食单胞菌(Stenotrophomonas maltophilia)广泛分布于各种水源、土壤、植物根系、医院环境、动物及人体等,是一种机会致病菌。该菌在潮湿环境易于生长繁殖,在干燥物品上则不易生长。其致病性与其产生的弹性蛋白酶、脂酶、黏多糖酶、透明质酸酶等有关。嗜麦芽窄食单胞菌在临床并不常见,近十几年来其所致感染不断上升,已成为医院内感染的一个重要的致病菌,现已上升成为重症患者革兰氏阴性菌感染的第5位。它可引起血流感染、心内膜炎、肺炎、脑膜炎、尿道和伤口感染等,发生嗜麦芽窄食单胞菌感染最重要的因素是碳青霉烯类抗生素的长期使用。因嗜麦芽窄食单胞菌对碳青霉烯类抗生素天然耐药,正是由于碳青霉烯类抗生素的长期使用,而逐渐筛选出该类细菌,最终造成各种类型的嗜麦芽窄食单胞菌感染。所以当发现嗜麦芽窄食单胞菌感染时,应首先考虑选用复方新诺明、多西环素、洛美沙星、左氧氟沙星、环丙沙星、替卡西林/克拉维酸、头孢哌酮/舒巴坦等抗菌药物,而不得使用碳青霉烯类抗生素,避免使用氨基糖苷类等。

七、不动杆菌属

不动杆菌属(Acinetobacter)所致的感染中近70%为鲍曼不动杆菌,其次为醋酸钙不动杆菌,其他较为少见。不动杆菌在ICU患者中分离率较高,耐药性较强。近年,在伊拉克、阿富汗的美国军队医院的重伤患者中流行。

鲍曼不动杆菌(Acinetobacter baumanii)属革兰氏阴性的非发酵菌,广泛分布于自然界中,可定植于人体皮肤、咽喉部和上呼吸道。同时,该菌在医院环境中长期存活,并通过医院环境和医院工作人员在患者间传播,因此容易引起医院内暴发流行。国内多家医疗机构也报道,鲍曼不动杆菌已成为仅次于铜绿假单胞菌的机会致病菌,并有逐渐蔓延的趋势。其最大的危险主要为两个方面:其一,易于传播。该菌极易黏附于一些医疗器械设备表面,如各种检查或治疗的导管,以及患者和医护人员的手、手套等。除接触传播外,还可通过空气传播。其二,易于对多种抗菌药物产生耐药。国内已有报道对现有抗菌药物产生"全耐"的鲍曼不动杆菌菌株。鲍曼不动杆菌的耐药机制颇为复杂;已证实,内酰胺酶、氨基糖苷类修饰酶,以及对药物的主动外排泵等在其中具有重要作用。鲍曼不动杆菌可以引起不同部位不同类型的感染,最常见的感染类型是医院获得性肺炎,ICU 中接受呼吸机治疗的患者更为易感。除此以外,外科手术切口、烧伤的创面以及置入的导管也是重要的入侵途径。在开放性颅脑创伤等情况下该菌还可入侵脑膜,引起继发性脑膜炎。鲍曼不动杆菌易产生头孢菌素酶(cephalosporinase),并对多种抗菌药物耐药。对耐药的菌株常用药物包括阿米卡星、亚胺培南、美罗培南、头孢他啶和喹诺酮类。另外,舒巴坦制剂对不动杆菌有杀菌活性,可用于治疗多重耐药菌所致的肺炎、血流感染和中枢神经系统感染。对碳青霉烯类抗菌药物耐药的不动杆菌感染也可以首选舒巴坦制剂。

八、创伤弧菌

　　创伤弧菌(*Vibrio vulnificus*)是弧菌属低度嗜盐菌,大多生长在热带及亚热带的海洋地区,天然生存于近海和海湾的海水和海底沉积物中。生牡蛎中创伤弧菌可在进食后穿过胃肠道黏膜,它或通过破损的皮肤接触海水入血而感染,并在短时间内出现败血症和蜂窝织炎、出血性大疱,几天内患者便出现感染性/脓毒症休克直至死亡,其病死率高达 70%。创伤感染该菌的患者常有急性创伤病史,且大多有与海水直接接触的病史,发病从伤口开始感染,出现发热、寒战等表现,迅速向远处蔓延,继而发展成严重全身性感染甚至脓毒症。40% 的患者可从伤口和(或)血液中分离到创伤弧菌,创伤弧菌的致病性主要与金属蛋白酶和溶细胞素有关,它们可通过蛋白酶-蛋白酶抑制物引起机体免疫抑制,导致败血症,同时还能导致血管通透性增加和中性粒细胞的减少。对该菌感染的早期诊断十分重要,对高度怀疑创伤弧菌感染的患者应及早经验性应用足量的抗菌药物,积极抗菌药物治疗和尽早外科手术并彻底清除坏死组织是提高生存率的关键因素。

九、厌氧芽孢梭菌属

　　梭状芽孢杆菌(*Clostridium*)是一群革兰氏染色阳性,能形成芽孢的大杆菌,由于其芽孢直径大多比菌体宽,使菌体膨大成梭形,故得名厌氧芽孢梭菌。在创伤感染中主要是破伤风梭菌和产气荚膜梭菌。

(一)破伤风梭菌

　　破伤风梭菌(*Clostridium tetani*)由粪便污染土壤,经伤口感染引起疾病。广泛分布于自然界、人和动物肠道中,可由伤口侵入人体,发芽繁殖而致病。伤口的厌氧环境是破伤风梭菌感染的重要条件,一般窄而深的伤口(如刺伤),有泥土或异物污染,或大面积创伤、烧伤、坏死组织多,局部组织缺血或同时有需氧菌或兼性厌氧菌混合感染,均易造成厌氧环境,有利于破伤风梭菌生长。破伤风梭菌能产生强烈的外毒素,即破伤风痉挛毒素,或称神经毒素(neurotoxin)。该毒素的毒性非常强烈,仅次于肉毒毒素。破伤风梭菌没有侵袭力,只在污染的局部组织中生长繁殖,一般不侵入血流。当局部产生破伤风痉挛毒素后,引起全身横纹肌痉挛而窒息死亡。破伤风梭菌感染多见于战伤、平时的创伤感染外,手术器械灭菌不严也可引起发病。破伤风一旦发病,治疗困难,应以预防为主。注射破伤风类毒素疫苗,迅速对伤口清创扩创,防止形成厌氧环境是临床上常用的预防方法;另外大剂量的青霉素能有效地抑制破伤风梭菌在局部病灶中繁殖,并且对混合感染的其他细菌也有作用,故亦可用于治疗。

(二)产气荚膜梭菌

　　产气荚膜梭菌(*Clostridium perringens*)广泛存在于土壤、人和动物肠道中,能引起人多种疾病,是创伤后气性坏疽的主要病原菌。气性坏疽是战时多见的一种严重的创伤感染,以局部水肿、产气、肌肉坏死及全身中毒为特征。病原菌有 6~9 种,常为混合感染。以产气荚膜梭菌为最多见,占 60%~90%。该菌能产生多种毒素和侵袭酶,其中卵磷脂酶、胶原酶、透明质酸酶等具有分解破坏作用,使细菌易穿过肌肉结缔组织间隙,有利于病变扩散,并发酵肌肉和组织中的糖分,产生大量气体,造成气肿;同时引起溶血、组织坏死,血管内皮细胞损伤,使血管通透性增高,造成水肿,并挤压软组织和血管,影响血液供应,造成组织坏死。可引起四肢发生气性坏疽,感染后潜伏期较短,如不及时治疗,常导致死亡。加强伤口的及时清创处理,消除局部厌氧环境是预防该菌感染的有效原则。临床上可对局部感染实施扩创手术,切除感染和坏死组织;必要时截肢以防病变扩散。大剂量的青霉素能杀灭病原菌,在临床上可以使用。多价抗毒素和高压氧法也可用于治疗气性坏疽。

十、无芽孢厌氧菌

无芽孢厌氧菌(non spore-forming anaerobes)的感染逐年增加,应引起临床广泛重视,主要包括类杆菌属、普雷沃菌属、卟啉单胞菌属和消化链球菌属等。无芽孢厌氧菌均为正常菌群,当手术、拔牙、肠穿孔等原因使屏障作用受损,致细菌侵入非正常寄居部位;或长期应用抗生素治疗使正常菌群失调;机体免疫力减退;局部组织供血不足、组织坏死或有异物及需氧菌混合感染,形成局部组织厌氧微环境等情况下才引起内源性感染。无芽孢厌氧菌的致病力不强,细菌的种类不同其致病性质也不完全相同。无芽孢厌氧菌的感染通常无特定的病型,常引起局部的炎症、脓肿和组织坏死等,并可累及全身各个部位,如中耳炎、鼻窦炎、牙周脓肿、坏死性肺炎、肺脓肿、腹膜炎、阑尾炎、盆腔脓肿、子宫内膜炎、骨髓炎、败血症、脑脓肿等。在此类感染中,往往同时存在几种厌氧菌,亦还可能存在需氧或兼性厌氧菌。清洗创面,去除坏死组织,维持血液循环是预防无芽孢厌氧菌的防治原则。临床上95%的厌氧菌对甲硝唑、克林霉素、氯霉素等敏感,可作为经验治疗。

十一、真 菌

在自然界中存在着数量众多的真菌(fungus),目前发现对人有致病性和机会致病性的真菌只有几百种。近年来临床上真菌的感染有所上升,这主要与长期使用广谱抗生素、免疫抑制药以及皮质醇激素有关。创伤患者易发生真菌感染的部位有泌尿道、伤口和呼吸道,部分还会出现真菌血症。最常见的真菌有白假丝酵母菌、热带假丝酵母菌、光滑念珠菌、近平滑念珠菌、新型隐球菌和曲霉菌属等。

(一)白假丝酵母菌

白假丝酵母菌(Saccharomyces albicans)属于假丝酵母菌属,又称为白念珠菌(Candida albicans)。通常存在于正常人口腔、上呼吸道、肠道及阴道黏膜等部位。一般在正常机体中数量少,不引起疾病。当机体免疫功能或一般防御力下降或正常菌改变生长形式,侵入细胞引起疾病。常见的有支气管炎、肺炎、肠炎、膀胱炎等,也可侵入血液引起败血症。严重创伤的患者,如烧伤时患者皮肤大面积受损,机体抵抗力下降,加之大量使用广谱抗生素和各种插管治疗往往会感染该菌,目前已成为临床上最常见的真菌病原菌。对于该菌引起的念珠菌病,主要采取的是合理使用抗生素和激素,增强机体免疫功能等预防措施。治疗浅表感染可擦甲紫、制霉菌素等,全身性感染可用两性霉素 B、5-氟胞嘧啶、氟康唑等。

(二)新型隐球菌

新型隐球菌(Cryptococcus neoformans)是隐球菌属的主要菌种之一,广泛分布在自然界中,土壤、鸽粪、牛乳、水果等的腐生菌,也可存在人口腔中,可侵犯人和动物,一般为外源性感染,但也可能为内源性感染。对人类而言,它通常是机会致病菌,尤其容易侵犯中枢神经系统,引起脑膜炎,也可侵袭皮肤、黏膜、淋巴结、骨骼和内脏等。预防本菌感染,除应增强机体免疫力外,还应避免伤口接触土壤及鸟粪等。治疗药物可用伏立康唑、依曲康唑、两性霉素 B 等,慢性肺损害或骨病损则可辅以外科切除。

(三)曲霉菌属

曲霉菌属(Aspergillus)在自然界中广泛分布,现已发现300余种。人常因吸入曲霉孢子而受染,引起曲霉菌病(aspergillosis)。近年来发病率逐年上升,尤其是在某些免疫受损人群中,常见于心肺移植、肝移植、肾移植后。该病病死率较高,早期诊断并应用两性霉素 B、伏立康唑、棘白菌素等抗真菌药物治疗可以显著改善预后。

第八节　严重创伤后感染的预防与治疗原则

如何控制创伤感染,提高创伤救治成功率,以进一步降低创伤伤员伤死率和伤残率在临床上仍面临诸多挑战。结合新近有关的临床与基础研究,许多学者提出了一些创伤感染防治基本原则、措施与方法,正是由于这些原则、措施与方法的应用,提高了严重创伤的救治成功率,降低了病死率与伤残率。这些原则与措施主要包括早期彻底清创、损害控制性手术等早期有效的外科干预,创伤早期快速恢复有效容量,预防或减轻全身炎症反应综合征的发生发展,预防性应用抗生素,肠道等内脏功能维护,维持机体内环境平衡,医源性感染的防护,免疫调理、营养与支持治疗、血液净化、内毒素与炎症介质中和抗体等的应用。

一、早期彻底清创

早期彻底清创是防止环境致病微生物通过伤口或创面进入并在体内定植、生长繁殖,预防创伤外源性感染的前提。开放伤口的污染、损伤组织的充血、水肿坏死、血肿形成及异物存留,均为各种微生物定植、生长繁殖提供了良好的条件,这都可通过早期彻底清创而消除了细菌赖以定植、繁殖的条件。伤后 6~8 h 被视为创伤后清创的"黄金时间"。战伤感染的防治主要靠良好的早期外科处理,抗生素只起到辅助作用。伤员应尽早实施清创手术,清创手术一般应在伤后 6 h 内进行,最晚不宜超过 72 h。冲洗伤口的灌洗液可用生理盐水和没有添加剂的无菌水,无法获取无菌水的情况下,可使用饮用水冲洗伤口,不推荐使用添加抗生素的液体进行伤口灌洗。创伤感染的发生率可因清创时间的延后而增加,有人对 267 例开放性骨折伤口感染的分析观察发现,4 h 内清创的伤口感染率为 11.76%,而创伤延后 12 h 清创的感染率高达 50%。但也有人发现,胫腓骨开放性骨折后 6 h 内和 6 h 后清创的感染率没有差别,而在伤后 2 h 内清创的感染率明显减少。在清创模式上,目前脉冲式大量生理盐水冲洗、超声清创及清创后的负压封闭引流技术等对控制创面感染有较好的预防作用。

二、损害控制性手术的实施

虽然临床上,多数创伤患者只需按非损害控制方式处理,但近年来提倡的损害控制性手术(又称损害控制性外科,damage control surgery,DCS)对挽救严重创伤伤员生命、防治感染发生起到了明确的作用。损害控制性手术是指针对致命性严重创伤患者进行阶段性修复、提高救治成功率的外科策略。控制污染是损害控制第一阶段手术的主要目的之一,对控制创伤感染,减轻全身炎症反应,降低脓毒症和多器官功能障碍的发生和病死率有积极的治疗意义。开放性颅脑损伤患者,早期控制性手术时关闭硬脑膜为预防颅内感染的主要目标,若在此基础上缝合头皮,可明显降低颅内感染的发生率。创伤性血胸患者,胸腔积血是细菌良好的培养基,从伤口或肺破裂处进入的细菌,容易在积血中很快滋生繁殖,及时有效排出胸膜腔积血是预防胸膜腔感染、脓胸形成的有效措施。创伤性腹部空腔脏器穿孔、破裂,是引起腹腔严重感染、脓毒症和感染性/脓毒症休克的主要细菌来源,尽管采取了积极治疗措施,目前其病死率仍>20%。腹部损害控制性手术,在出血被控制后,快速关闭空腔脏器破损口、充分腹腔冲洗和建立术后持续冲洗及负压引流是避免腹腔继续污染、控制腹腔感染的有效方法。污染严重的肢体毁损伤可发生严重的感染并引发脓毒症和多器官功能障碍,早期及时有效的损害控制性手术是保存伤肢和挽救患者生命的关键,对伴有创伤性气性坏疽的肢体毁损伤,应实施必要的扩创术和截肢术,这样才能有效减少梭状芽孢杆菌生存和繁殖的空间,阻断和减少毒素入血的途径,达到保存伤肢和挽救生命的目的。在控制感染方面,毁损伤肢的保留与否目前存在不同的观点,但应遵循循证医学和截肢的相应指征。

三、维持有效血容量,防治缺血缺氧性损伤

严重创伤后往往伴有失血失液,使机体有效循环量急剧减少,故在创伤早期快速恢复有效容量是创伤伤员救治最重要的策略之一。尽快恢复组织与脏器血流与供氧,缩短缺血低氧时间,减少缺血再灌注损伤(ischemia reperfusion injury),维护组织器官功能是成功救治严重创伤伤员的关键。从预防创伤感染的角度,临床上提高创伤早期复苏质量的措施包括快速建立有效的静脉通道尤其是深静脉通道,有利于早期液体复苏和监测;把握早期液体复苏的目标和方法,对有活动性出血的创伤性休克患者宜及时进行流体复苏,并提倡限制性液体复苏;但由于大剂量乳酸林格液有刺激中性粒细胞释放各种炎症因子,促进肠道炎症反应和细菌移位(bacterial translocation)的作用,在早期复苏中推荐使用高渗盐水和高渗盐水-右旋糖酐,以减轻肠道炎症反应,这在野战复苏更加有益。适时提供氧疗和呼吸支持,提高组织氧分压,降低组织对感染的易感性;合理用血,提高氧的输送能力,但大量输入库血有较强的促炎作用,且去白细胞血并不能降低创伤后感染的发生率。

四、防止或减轻创伤后应激反应的发生发展

近年来越来越多的研究认为,干预或减轻过度全身应激反应是严重创伤患者救治成功的关键。应激反应本身是机体对外界刺激的一种适应性、保护性反应,但当作用于机体的创伤、感染等刺激因素过于强烈时,这种反应通过下丘脑-垂体-肾上腺轴激活、单核巨噬细胞、中性粒细胞、血管内皮细胞活化等神经内分泌及免疫反应,而产生一系列炎症介质,通过瀑布反应或级联反应不断放大,进而发展成为类似自身免疫病,对正常细胞、组织与器官造成广泛的自我损伤。所以,干预或减轻过度全身应激反应是严重创伤伤员早期救治的重要内容。实验研究和临床观察表明,创伤早期适当使用镇静镇痛药物、采用颈交感神经阻滞、维生素 C 等抗原氧化剂等措施与方法对过度应激状态及神经-内分泌-免疫网络有良好的调控作用,从而在一定程度上控制全身炎症反应的发生发展。也有学者尝试在严重创烧伤早期,通过血液净化,去除浓度过高的炎症介质,从而达到降低创伤后全身炎症反应程度的目的,并取得一定的疗效。

五、预防性使用抗生素

根据创伤患者不同伤情、伤类、部位、病原菌特点合理选用抗生素预防创伤后感染的发生,预防性使用抗生素可明显降低创伤感染的发生率,并可使延后清创成为可能。一般认为,预防性使用抗生素越早越好,即使延迟使用,也应尽量在伤后 3 h 内开始使用,延迟越久,感染发生率越高。有学者观察到,在小孩开放性骨折后预防性应用抗生素,伤后 6 h 内和 6～24 h 进行清创对预防感染没有差别。创伤后预防性使用抗生素需有针对性,选择组织穿透能力强,临床疗效确切且安全的抗生素,因此强调预防性使用抗生素应选广谱抗生素,早期、短程、足量使用。其具体原则包括:根据污染最重的部位选择使用抗菌药物;仅累及软组织的小伤口未行外科处理、最大直径不超过 2 cm,没有明显的感染时,可采用单剂量抗菌药物治疗;眼部、脊柱或脑部有异物存留,应接受抗菌药物治疗。不同部位的创伤,感染病原菌的种类是有差异的,如腹部创伤后,病原菌几乎都来自肠道,其中很大一部分感染是需氧菌和厌氧菌协同引起的混合感染,为此就应选择能同时覆盖需氧菌和厌氧菌的抗菌药物或抗菌药物配伍。有学者认为,创伤后 24 h 内使用单一抗菌药物与 24 h 后使用多种抗菌药物对脓毒症的发生率(41% 和 42%)并无明显影响。有关抗菌药物剂量的选择,研究发现不足或过量使用抗菌药物会导致细菌耐药性的产生,从而并发各种耐药菌感染,例如:呼吸机相关性肺炎,导管相关性感染以及真菌感染等。创伤后预防性使用抗菌药物初次应使用最大允许剂量。有文献报道,英国军队要求创伤患者使用相对窄谱抗菌药物,而美国军队对于不能及时行外科处理的创伤患者则建议选用广谱抗菌药物。马岛战争时英国军队要求所有开放性伤口的伤员均静脉注射氨苄西林,头部贯通伤加用磺胺二甲嘧啶,腹部伤静脉注射庆大霉素加甲硝唑。海湾战争中

多国部队伤员伤后均给予苄基青霉素,伤后 10~20 h 入院后给予氟氯苯甲基异唑青霉素,以减少创伤后感染的发病率。创伤后预防性使用抗菌药物的时间,传统观点是 1 周左右,也有学者主张短时疗法,即给予抗菌药物的时间由 5~7 d 减少为 3 d 或 1 d,甚至 1 个预防剂量。研究发现伤后长期给予抗菌药物预防感染并不能带来益处,有研究表明,在腹部创伤中短时(≤24 h)预防性使用抗菌药物与长期(>24 h)给予抗菌药物预防,两者的感染发生率并无差异,严重创伤也并不是延长预防性使用抗菌药物的一个理由。不同部位的创伤,预防性使用抗菌药物的疗程有所不同。在给药方式上,创伤患者宜通过静脉注射抗菌药物,尤其在血流动力学不稳定的患者中,静脉注射抗菌药物优于肌内注射。当然,不是所有的创伤患者都需要全身用药,局部用药优于全身用药,因为其较少受体内代谢的影响,发生全身过敏反应和毒副作用的概率也明显减少,还可以避免因全身使用抗菌药物所导致的菌群失调,尤其适合于清除定植在皮肤局部的细菌,例如将抗菌药物粉末直接敷于伤口能达到更高的药物浓度水平和更长的持续时间。美国军队在处理珍珠港事件中受伤伤员时,除强调早期清创外,就规定了创面常规使用磺胺类药物,使感染率大为降低。自此以后美国军队背包中都随带磺胺粉。深度烧伤的患者除血管栓塞外,血液循环障碍波及的范围甚广,全身用药后有效剂量无法到达局部,改用局部用药可收到一定效果。为此研制了不少烧伤创面用药,如磺胺嘧啶银(锌)、醋酸磺胺米隆、硝酸铈等。在越南战争中,美国军队对一些不能早期清创的伤员给予抗菌药物(包括用四环素或新霉素、杆菌肽、多黏菌素等)局部喷雾,使伤口感染率也明显降低。近年使用药物控制释放技术将抗菌药物制成可生物分解的多聚体,国外在创面抗菌药物缓释胶囊的研究方面已取得了一定的进展,其优点是局部高浓度、高效、不良反应小,不足之处是局部给药难以达到伤道深部,因此有人建议全身和局部用药相结合,效果更好。

严重创伤后由于胰岛素分泌减少或抵抗、胰高血糖素分泌增加,机体往往表现为反应高血糖。高血糖可损害巨噬细胞及中性粒细胞功能,还可破坏胰岛素依赖性黏膜和皮肤屏障的营养作用,导致细菌移位,增加创伤感染的易感性。胰岛素作为体内最重要的促合成激素,可纠正创伤患者的高分解状态和负氮平衡,降低体内炎症递质的释放,增强免疫调理作用。糖皮质激素是一种免疫抑制剂,在治疗创伤急性炎症反应中的作用一直存在争论。目前认为,除脊髓急性损伤外,使用大剂量糖皮质激素的"冲击"疗法治疗创伤后急性炎症反应的疗效并不确定,反而增加创伤患者感染的发生率和病死率,仅在难治性感染性/脓毒症休克存在肾上腺皮质功能不足时,使用小剂量皮质激素治疗可能有益。

六、创伤后肠源性感染的防治

早期充分的流体复苏,保证肠道血流灌注,减轻缺血、缺氧性损伤,是防止肠黏膜屏障破坏的最有效方法。维持肠黏膜上皮的生长、修复和完整性是保证肠黏膜屏障功能、防止肠源性感染的基础。研究发现,谷氨酰胺是肠黏膜细胞、淋巴细胞重要的能源物质,占肠道供能总量的 70% 以上。严重创伤时谷氨酰胺利用明显增加,体内谷氨酰胺被大量消耗,血浆谷氨酰胺浓度下降,导致肠黏膜这些快速增殖细胞的增殖和功能明显受抑。及时补充谷氨酰胺能增强肠黏膜细胞、淋巴细胞内谷氨酰胺酶活力,增加对谷氨酰胺的利用,有保护肠道黏膜,防止肠源性感染和毒素吸收,促进胃肠动力及增强免疫力的作用。但也有人对此持不同观点。其他的免疫营养支持药物还有精氨酸、多不饱和脂肪酸、中链三酰甘油和膳食纤维等。同时,尽早进行肠道喂养,尤其是含多种活性菌如双歧杆菌、乳杆菌等的复合生态制剂,以有利于肠道菌群平衡的维护,从而防止肠源性感染的发生。

七、免疫调节治疗

严重创伤后因过度的全身炎症反应使机体免疫功能下降,在急性期后使用一些免疫增强剂如外源性 α-胸腺肽(α-thymopeptide)、干扰素、丙种球蛋白等有利于提高、恢复伤员的免疫功能。组织相容性白细胞抗原(histocompatibility leukocyte antigen DR, HLA-DR)对 T 细胞介导的免疫功能至关重要,创伤后 HLA-DR 在外周单核细胞和肺巨噬细胞的表达降低,可增加创伤后感染的发生率。在创伤情况下胸腺肽能促进 T 淋巴细胞成熟,激活 CD4+T 细胞和自然杀伤细胞(natural killer cell, NK cell),提高机体免疫功能。研究发现,γ干扰素可以使创伤患者单核细胞 HLA-DR 表达上调,临床创伤患者(ISS>20 分)使用 100 mg 重组 γ 干扰素 10~21 d,需要手术处理的感染和伤后的病死率明显低于不用干扰素的患者。免疫球蛋白(immunoglobulin,Ig)通过抑制巨噬细胞功能、抑制补体 C3at 和 C5a 介导的炎症反应,直接或间接影响细胞因子的分泌与释放,对感染有易感性的创伤患者有明显的保护。一项前瞻性随机双盲临床研究表明,严重创伤患者使用 250 mg/(kg·d)免疫球蛋白,其感染并发症特别是医源性肺炎的发生率明显低于对照组,与抗生素合用能起到比单用抗生素更好的预防感染作用。

八、医源性感染的防治

医源性感染是创伤感染的重要途径,所以防治医源性感染能显著减少创伤感染的发生。在严重创伤患者救治中严格掌握侵入性操作适应证,操作时强调无菌观念或无菌操作,操作后加强监管等可有效减少医源性感染的风险。加强医护责任意识和技术水平,严格遵守无菌技术操作规程,重视病房和监护室消毒、隔离管理及灭菌效果的监测,可有效减小创伤患者医源性感染的机会。动静脉置管、气管插管与机械通气、尿管等与创伤后医源性感染关系最密切。当然,由于创伤患者体表机械屏障破坏,十分有利于医疗机构环境中的各种微生物侵入。严重创伤患者机械通气持续 3 d 以上者,呼吸机相关性肺炎(ventilator-associated pneumonia,VAP)的发生率高达 89.4%,病死率比无 VAP 患者增加 2.0~2.5 倍。预防和减少 VAP 发生的措施重点是加强气道和人工气道的管理。留置导尿引发的泌尿道感染与留置导尿的时间有关,特别是留置天数超过 1 周的患者感染风险明显增加。减少导尿操作时尿道损伤和缩短留置时间有助于减少感染发生。创伤后导管相关性血流感染的发生率呈增长趋势,尤其是与中心静脉置管相关的感染发生率高于外周静脉、漂浮导管及动脉置管的感染发生率。就中心静脉置管对感染的易感性而言:股静脉置管高于颈内静脉和锁骨下静脉置管;置管时间越长,感染机会越多,>7 d 感染风险性增加;多腔中心静脉导管高于单腔置管;使用普通静脉导管高于抗感染管;经中心静脉使用完全胃肠外营养是发生中心静脉导管相关性血流感染的独立危险因素。

九、创伤后感染的密切监测

感染是创伤常见的并发症,所以创伤伤员感染监测十分重要。通过密切观测伤员临床症状与体征等病情变化,及时进行实验室及病原菌检查,以指导抗生素的合理使用。抗生素作为治疗伤口感染的重要措施之一,在临床上应用广泛,但众多抗生素的广泛应用又导致耐药菌株的大量增加,应注意选择对细菌敏感的抗生素。如金黄色葡萄球菌、表皮葡萄球菌、肠球菌对万古霉素敏感;凝固酶阴性葡萄球菌均为耐苯唑西林菌株;革兰氏阴性菌对头孢菌素类抗生素耐药率高,其他革兰氏阴性菌对泰能敏感尚可,但其敏感性有明显下降趋势;鲍曼不动杆菌对泰能也有部分耐药,临床上通过对细菌耐药性监测,及时掌握病原菌对抗菌药物的敏感性变化,为指导临床合理应用抗生素治疗提供有力依据。创伤感染中最突出的病原菌是革兰氏阴性菌,内毒素(endotoxin)是革兰氏阴性菌细胞壁外膜中的脂多糖(lipopolysaccharide,LPS)成分,是引起细菌感染最主要毒性成分。目前,抗生素仍是临床治疗细菌感染的主要措施,但抗生素杀菌裂解后促使 LPS 大量释放入血,介导多种炎症介质的释放,引起瀑布样全身炎症反应加重。游离的内毒素与附在菌体的内毒素相比,其生物活性增加了数十倍,若不能有效清除,则炎症反应难以控制,使炎症级联反应放大,向脓毒症及多器官功能障碍方向演变,最终导致患者死亡。抗生素可以杀菌,但并不能解决内毒素问题,至今临床上尚无既能杀菌又能有效中和 LPS 的抗生素。因此如何采取措施降低内毒素和炎症递质水平是控制创伤感染进一步发展的焦点,为此,临床上有一些新的尝试,如应用抗 LPS 中和抗体以去除其毒性作用,还可将专门结合 LPS 的吸附柱应用于血液净化中,以去除血液中游离的 LPS,达到有效控制感染发生发展的目的。

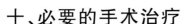

十、必要的手术治疗

手术也是一些创伤感染必需的治疗手段,尤其是当局部感染成为全身性微生物、毒素的主要来源时,应当及时进行手术治疗,通过外科手术去除感染灶,阻断微生物与毒素扩散及入血。对于局部感染病灶(如脓肿),单纯地全身性使用抗生素等对症支持治疗并不能达到有效的治疗效果,手术治疗则成为去除局部感染灶的关键。创伤感染患者治疗过程中,应注意抗生素是不能在脓液里面发挥作用的,对于局部感染,抗生素不能代替外科处理,外科处理仍是第一位的选择。创伤部位或其他部位(如手术部位)等局部感染病灶位置表浅时,可通过肉眼检视局部红、肿、热、痛、脓性分泌物等临床表现,结合相关检验检查结果,就能明确诊断。当局部感染病灶位于体腔等较深层组织时,则可借助超声、CT 等辅助检查明确感染部位及感染情况。一般说来,一旦明确局限性感染病灶,且确证或怀疑它是全身细菌及毒素的主要来源地时,只要全身情况尤其是患者血液循环、凝血等功能或情况许可,均应立即进行手术清除病灶。手术方式需根据局部感染灶部位等情况而定,常用的手术方式包括彻底去除感染灶、切开清创引流、穿刺引流、开放疗法等。

第九节 典型病例

【病例简介】

1. 简要病史 患者男性,36 岁,因"酒精火焰烧伤全身多处伴肿痛、烦渴 7 h"入院。临床表现:①精神症状,如清醒状态与嗜睡、浅昏迷交替;②创面可见稀薄分泌物(图 4-1);③发热,体温波动于 36.2 ~ 38.4 ℃(图 4-2);④肌颤,心率、呼吸增快(图 4-2);⑤Meek 皮片不扩展,皮片溶解。

2. 相关辅助检查

(1)血常规:白细胞 8.23×10^9/L;中性粒细胞百分比 0.75;血小板$(72 \sim 74) \times 10^6$/L。

(2)降钙素原:0.70 ~ 1.85 μg/L。

(3)1,3-β-D-葡聚糖:25.34 ~ 76.48 pg/ml。

(4)肝功能:谷丙转氨酶、谷草转氨酶、胆红素均升高。

(5)头颅 CT 检查:正常,排除颅内病变可能。

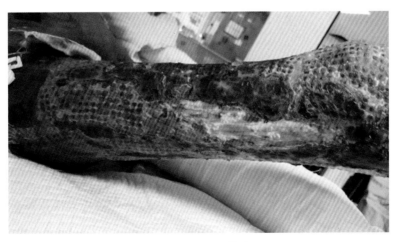

图 4-1 创面可见稀薄分泌物

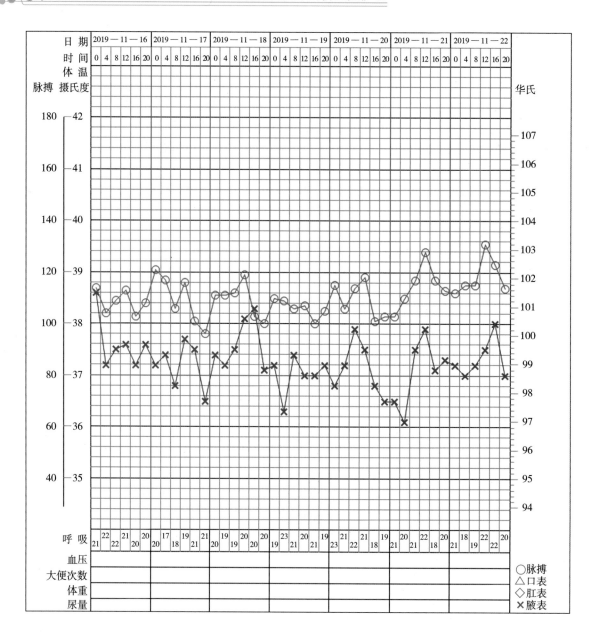

图 4-2　患者体温(×)和脉搏(○)变化

【临床诊断】

1. 火焰烧伤 86% TBSA(深Ⅱ度 25%,Ⅲ度 61%)

2. 重度吸入性损伤

3. 烧伤性休克

4. 侵袭性真菌感染

【救治经过】

入院后经抗休克、抗感染、营养支持等治疗,创面经切痂微粒皮移植异体皮覆盖、切痂 Meek 植皮手术,至伤后第 30 天,患者一般情况可,剩余约 30% 总体表面积(total body surface area,TBSA)创面未愈;入院第 34 天,患者出现明显病情变化。

1. 经验性治疗

(1)经验性应用头孢哌酮舒巴坦+替考拉宁+伏立康唑治疗。

(2)取创面组织培养、血培养,更换深静脉导管并进行培养。

（3）加强创面清创换药。

经验性抗感染治疗 2 d，患者临床症状无明显改善，并出现一过性低血压；同时血清 1,3-β-D-葡聚糖（G 试验）升高至 490.8 pg/ml。

2. 侵袭性真菌感染治疗

（1）停伏立康唑，给予醋酸卡泊芬净 50 mg（1 次/d，静脉滴注）治疗。

（2）3 d 后，创面组织培养、血培养结果显示：热带念珠菌（图 4-3），对氟康唑、伏立康唑耐药，对卡泊芬净、米卡芬净敏感。

（3）血清 1,3-β-D-葡聚糖水平在 3 d 内逐渐降至正常，继续给予醋酸卡泊芬净治疗，1 周后临床症状明显缓解，治疗至 18 d 停药。

（4）治疗期间肝功能逐渐恢复，监测肾功能无明显异常。

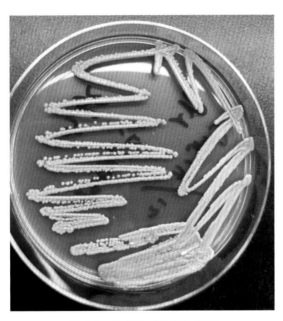

图 4-3 培养提示热带念珠菌

（谭江琳 罗高兴）

参考文献

[1] 范士志,蒋耀光.现代创伤治疗学[M].北京:人民军医出版社,2009.

[2] 蒋建新.战创伤感染的历史沿革[J].中华创伤杂志,2015,31(9):777-780.

[3] 靳贺,肖雅,梁华平.早期预测创伤后脓毒症发生的研究进展[J].中华危重病急救医学,2014,26(9):685-687.

[4] 梁华平,王正国.创伤后脓毒症的预警:亟待解决的问题[J].国际外科学杂志,2012,39(1):4-6.

[5] 梁华平.创伤感染防治应注意的几个问题[J].创伤外科杂志,2016,18(10):577-579.

[6] 史忠.创伤感染控制的临床认识[J].创伤外科杂志,2011,13(2):173-175.

[7] 孙海晨.重视创伤感染的危险因素[J].创伤外科杂志,2014,16(5):479-482.

[8] 王正国,梁华平.战创伤感染与脓毒症防治新策略[J].中华卫生应急电子杂志,2015,1(1):1-3.

[9] 王正国.野战外科学[M].北京:人民卫生出版社,2010.

[10] 姚咏明,栾樱译.提高对创伤感染及其并发症的认识[J].临床急诊杂志,2011,12(6):361-363.

[11] 姚咏明,祝筱梅.严重创伤感染及其并发症处理的若干对策[J].中华创伤杂志,2015,31(3):

194-196.

[12]张连阳.重视严重创伤后感染源的影像学诊断[J].中华临床医师杂志,2011,5(8):2167-2169.

[13]中华医学会创伤学分会创伤感染学组.创伤后并发症的定义与诊断专家共识[J].中华创伤杂志,
2013,29(6):481-483.

[14]中华医学会创伤学分会创伤感染学组.创伤后抗菌药物预防性使用专家共识[J].中华创伤杂志,
2016,32(10):865-869.

[15]闫柏刚.创伤感染的认识及防治策略[J].创伤外科杂志,2019,21(8):561-564.

[16]LANE J C,MABVUURE N T,HINDOCHA S,et al. Current concepts of prophylactic antibiotics in trauma:
a review[J]. Open Orthop J,2012(6):511-517.

第五章

严重创伤后脓毒症

第一节 概 述

严重创伤后影响预后的各种因素中,脓毒症(sepsis)是其中最重要的因素之一,脓毒症是创伤患者后期多器官功能衰竭和死亡的主要原因,有着极高发病率和病死率。

严重创伤后的脓毒症与损伤的类型、损伤的程度和解剖位置有关,严重多发伤患者发生脓毒症风险最高。创伤患者的脓毒症诊断仍然很困难,正确识别临床表现的异常结果是早期诊断、治疗的关键。本章主要从流行病学、危险因素、诊断和治疗等方面探讨严重创伤后脓毒症的特点。

一、脓毒症概念

最新的脓毒症诊断标准 Sepsis-3,建立于 2016 年的脓毒症和感染性/脓毒症休克国际共识会议,定义为宿主对感染反应免疫失调而引起的危及生命的器官功能障碍。器官功能障碍的定义是在临床中序贯器官功能衰竭评分在基线水平至少升高 2 分。然而,严重创伤的临床表现具有多样性,使用多器官功能障碍的脓毒症相关性器官功能衰竭评价(sepsis-related organ failure assessment,SOFA;也称全身性感染相关性器官功能衰竭评分)标准,还是感染的全身炎症反应综合征(systemic inflammatory response syndrome,SIRS)标准来诊断脓毒症,仍然是具有争议的,有可能导致抗生素使用的延迟。例如,严重钝性创伤和穿透性创伤患者在住院期间分别符合 SOFA 脓毒症诊断标准的诊断率分别为 83% 和 17%。识别高危创伤患者脓毒症可以提高决策的时效性和缩短给予恰当治疗的时间。

很少有研究探讨有用的定义来鉴别创伤导致败血症的患者。许多严重创伤患者由于损伤而出现器官功能障碍,这增加了区分感染性和非感染性器官功能障碍的复杂性。

二、流 行 病 学

脓毒症是非心脏重症监护病房最常见的死亡原因。在美国,严重脓毒症和感染性/脓毒症休克的发生率持续上升,尽管相关病死率有所下降。法国一项针对 170 个医疗中心 11 828 名 ICU 患者的多中心研究显示,疑似败血症和细菌学证明的败血症分别占 ICU 患者的 9% 和 6.3%。在一项西班牙前瞻性多中心研究中,严重脓毒症的发生率为 12.4%,为每年每 10 万例 25 例。在英国,成人重症监护病房严重脓毒症发生率为 27.1%,即每 10 万人 51 例。

关于创伤危重患者脓毒症的流行病学和临床病程的资料非常有限。大多数关于脓毒症流行病学的国家研究并没有专门针对这一亚组患者。据加拿大脓毒症治疗和反应登记处数据,总共 1 238 名患者发生严重脓毒症,总发生率为 19.0%,相关病死率为 38.1%。Wafaisade 等在《危重病医学》杂志上分析了 1993—2008 年 16 年间 29 829 例多发创伤患者败血症的流行病学和危险因素情况。这项研究是回顾性的,基于德国创伤协会的创伤登记数据。本研究纳入的所有患者均入住重症监护病房(intensive care unit,ICU),创伤严重度评分>9 分。在这一人群中,脓毒症的总发生率为 10.2%,尽管在研究期间,创伤患者的总住院病死率有所下降,但对于脓毒症患者来说,情况并非如此,其病死率为 19.4%。这种较高病死率的数据得到了其他研究的支持。发生创伤后脓毒症的独立危险因素是男性、基础疾病、格拉斯哥昏迷评分<8 分、ISS 评分,输注血红细胞的单位数量,手术次数和剖腹术。脓毒症患者在 ICU 的住院时间更长,单一器官和多器官衰竭的发生率更高,住院病死率也更高。

第二节 严重创伤后脓毒症的病因与致伤机制

严重创伤后脓毒症的病因/危险因素可分为 3 类:①损伤类型;②宿主因素;③临床反应相关因素。

根据皮肤是否破损、是否愈合或是否完好无损,受伤的类型可分为穿透性和非穿透性创伤。与创伤相关,发生脓毒症的危险因素由创伤类型、创伤范围和解剖位置决定。这一概念首先由 Gustilo 和 Anderson 于 1976 年在描述与肢体骨折类型相关的脓毒症发生率时提出。

一、损伤类型

(一)穿透性创伤

Natal 医学院一项 450 例创伤脓毒症患者的研究,分析了穿透性和非穿透性创伤的发生率,70% 患者为穿透伤。这项研究中的创伤后脓毒症、严重脓毒症或感染性/脓毒症休克,是在 ICU 入院后 24 h 内诊断的。其中非穿透性创伤患者脓毒症发生率为 17.8%(24/135),穿透性创伤组脓毒症的发生率为 61.3%(193/315)。穿透性创伤发生脓毒症的风险主要有两个来源:一是损伤时环境污染的程度;二是穿透性创伤穿孔处污染的程度。

(二)非穿透性创伤

非穿透性创伤的感染过程通常更为复杂。例如,一项创伤中心 563 名住院患者的研究,86% 患者为钝性创伤,37% 发生医院内感染,感染性/脓毒症休克发生率为 6.3%。钝伤是脓毒症的危险因素,这似乎有违常规认识。然而,钝性或者非穿透性创伤可通过 3 种机制导致感染发生。第一,组织损伤程度(创伤负荷)促进免疫抑制激活;第二,包括脾切除手术等治疗措施增加了感染风险;第三,由于腹部器官的损伤/破裂,或者血液断流,以及随后伴发的器官功能损伤。

二、宿主反应

(一)年龄

研究显示,年龄越大,免疫系统耐受性越差,对机会性感染的易感性增加,术后手术部位感染风险增加。创伤情况下,与年龄相关的脓毒症风险增加的研究证据相对较少,因为这一领域尚未得到很好的研究,但在穿透性腹部损伤后的两项研究中已显示出这种结论。

(二)性别

1964 年,洛杉矶医院调查了 1956—1960 年其医院的所有革兰氏阴性菌血症病例。692 例脓毒症患者中 417 例为女性(60.3%);其中 33.1%(91/275)的男性发生了休克,而只有 18.9%(79/417)的女性发生了休克,男性发生感染性/脓毒症休克的相对风险为 1.75(95% *CI* 1.35~2.27)。

虽然人类缺乏明确的临床证据,但啮齿类动物对伤害的反应存在性别差异,但一些研究显示雌性的预后更好。在小鼠脓毒症模型研究中,雌性小鼠的存活率显著提高。

(三)免疫反应

免疫反应、创伤严重程度和遗传等因素通过多种机制导致炎症。例如,破坏或坏死的细胞释放细胞内的内容物,包括热休克蛋白、ATP、AMP、腺苷、尿酸、S100 蛋白和 HMGB-1。这被称为损伤相关的分子机制或"alarmins"(警报素、预警素或危险信号分子)。这些分子是先天免疫系统细胞表面的 Toll 样受体的内源性配体,包括中性粒细胞、巨噬细胞和树突状细胞以及许多实质细胞类型。这些受体的激动作用导致参与调控多种炎症基因的核因子 κB(nuclear factor-κB,NF-κB)的活化和核迁移,此外血管损伤促使血液与血管外组织因子(tissue factor,TF;凝血因子Ⅲ,factor Ⅲ)接触,从而激活凝血级联反应,产生活化因子(activator,Ⅹa、Ⅺa)和纤维蛋白。血小板、内皮细胞和白细胞由于纤维蛋白与其蛋白酶激活受体结合而被激活,而补体级联反应则由 Ⅹa、Ⅺa、纤维蛋白和纤溶酶激活。有一种互补的抗炎反应,称为代偿性抗炎症反应综合征(compensatory anti-inflammatory response syndrome,CARS),它与促炎通路平行,并与之呈比例出现,在急性炎症期之后持续存在。CARS 与显著下调的先天免疫系统相关,包括淋巴细胞凋亡,降低人类白细胞抗原-DR(human leukocyte antigen-DR,HLA-DR)在抗原提呈细胞(antigen-presenting cell,APC)和淋巴细胞表面的表达。通过多形核中性粒细胞(polymorphonuclear neutrophil,PMN;又称多形核粒细胞)减少细菌自噬,减少 PMN 趋化迁移和对趋化因子的反应。据推测,CARS 的作用是将潜在的有害炎症反应最低程度限制在特定的组织内,以减轻全身性的抗炎症反应,进一步控制炎症反应,促进组织愈合。事实上,CARS 的作用尚不清楚,但在临床上,损伤后的免疫麻痹和随后的脓毒症风险之间存在显著的相关性。

如前所述,免疫麻痹的程度与组织损伤的程度成正比,后者的概念简洁地概括为"创伤负荷"。许多评分系统被设计为客观量化"创伤负荷"的一种方法,包括创伤严重度评分(injury severity score,ISS),在许多研究中,这些评分系统被证明可以预测脓毒症的复杂程度。最终,创伤负荷的宿主反应可能通过基因结构预测,因此创伤脓毒症的并发症也与特定的基因多态性有关,例如,TNF-α 基因、Toll 样受体 4(Toll-like receptor 4,TLR4)、白细胞介素-6、CD14、补体 2 以及编码还原型烟酰胺腺嘌呤二核苷酸(reduced nicotinamide adenine dinucleotide,NADH)脱氢酶Ⅰ基因变构体的线粒体等位基因。

进一步研究还会发现更多关联,这不仅为观察到的临床现象提供了机制上的解释,也提供了新的治疗途径。

第三节　严重创伤后脓毒症的临床表现

一、生命体征

脓毒症和其他引起 SIRS 的原因有相似的临床表现,共识会议定义强调,临床表现是诊断脓毒症的首选方法,以便尽早开始有效的抗感染和支持治疗。有效的早期抗感染治疗已被证明可以降低休克的发生和与脓毒症相关的病死率。脓毒症的常见临床表现包括:体温的改变(发热或体温过低),呼吸急促或换气过度,心动过速,白细胞增多、白细胞减少或左移,血压改变,血小板减少或凝血功能障碍,精神状态的改变。研究显示,循环中的炎症介质(inflammation mediator)或分子可能是产生这些严重脓毒症症状和体征的原因。患者发生感染,并对感染有全身炎症反应的最初表现是生命体征的改变。发热的症状是临床医师倾向于寻找可能的感染的最初线索之一。发热的产生可能是作为炎症反应一部分的促炎介质的释放的结果。能够诱导体温升高的反应分子是肿瘤坏死因子（tumor necrosis factor, TNF）、白细胞介素-1（interleukin-1, IL-1）和其他激活的单核细胞和巨噬细胞释放的致热原。最近的研究数据显示,这种发热反应对患者是有益的,并可能引发热休克蛋白的分化合成。低体温在败血症中较少见,一项对革兰氏阴性菌血症患者的大型回顾性研究发现,13%的患者会出现低体温。学者还指出,如果患者在感染的初始24 h内不能产生高于37.5 ℃的体温,那么病死率就会升高。低体温在高龄或低龄的患者和具有慢性衰弱和免疫抑制基础情况（如慢性肾衰竭、慢性肝功能衰竭等）的患者中更常见。

二、器官损害表现

（一）呼吸系统

脓毒症的常见临床表现为心动过速、呼吸过速,但均为非特异性征象。呼吸急促常伴有换气过度和由此引起的呼吸性碱中毒。肺泡-动脉梯度也可能变宽,这通常反映通气血流比例失衡。可能有早期通透性改变,并可能发展为急性呼吸窘迫综合征（acute respiratory distress syndrome, ARDS）典型的分流生理。据报道,5%~40%的脓毒症患者会发生急性肺损伤（acute lung injury, ALI）和ARDS。一些学者认为ARDS的发展是多器官功能障碍综合征（multiple organ dysfunction syndrome, MODS）的初始表现,并认为这是由亢进的系统性促炎症反应导致的弥漫性内皮损伤。大多数脓毒症患者有心血管功能亢进的证据,心输出量增加,全身血管阻力降低。约40%的脓毒症患者会出现脓毒症诱导的低血压或感染性/脓毒症休克（septic shock）,并与发病率和病死率增加有关。脓毒症最初的表现为低血压患者的病死率为28%,而未出现低血压的患者的病死率为13%。后期发展为休克患者的病死率约为43%。这些数据强调了纠正和维持患者血流动力学功能的重要性。

（二）中枢神经系统

中枢神经系统改变在脓毒症患者中很常见,尤其是在老年患者中。精神错乱、定向障碍、昏睡、躁动、脑梗死,甚至昏迷是常见的表现。当出现在严重脓毒症和感染性/脓毒症休克时,精神状态改变已被证明是预后不良的迹象,并与病死率增加有关。

（三）肌肉

另外,脓毒症患者有可能发展为一种长期神经肌肉无力的综合征,被称为危重症多发性神经病（critical illness polyneuropathy, CIP）或危重症多肌病。这种疾病可能是持续性呼吸衰竭和需要长期机械通气支持的原因。多发性神经病变是由轴突变性引起的,可能需要6个月才能完全恢复。

（四）血液系统

白细胞增多并左移是脓毒症患者的典型血液学表现,但有些患者可能出现白细胞减少,这种情况可能给临床医师带来额外的挑战,并影响抗生素的选择。脓毒症患者容易出现血小板减少和凝血异常的表现。凝血级联的激活和微血管系统血栓可能会促进器官功能障碍。研究发现,脓毒症患者抗凝血酶Ⅲ、活化蛋白质C和组织因子途径抑制剂水平降低。当前正在进行的试验,以评估替代疗法作为抗生素和其他形式支持疗法辅助治疗脓毒症的安全性和有效性。脓毒症是危重症患者血小板减少最常见的原因之一。凝血因子的消耗和肝合成的选择性凝血因子减少引起脓毒症患者血酶原时间延长。

（五）肾

脓毒症患者可发生多种肾表现,少尿和尿量改变可能是肾血流灌注受损的证据。低血压和肾毒性抗生素可引起急性肾小管坏死和急性肾衰竭。脓毒症患者可能出现的其他器官功能障碍,包括胃肠蠕动障碍、应激性胃肠出血、高胆红素血症和肝酶水平升高,以及以弥散性血管内凝血（disseminated intravascular coagulation, DIC）为特征的血液学功能障碍。代谢和电解质异常包括糖代谢改变（高血糖或低血糖）、乳酸酸中毒、低钾血症、低钠血症、低钙血症、低镁血症和低磷血症。

第四节 严重创伤后脓毒症的诊断标准

一、传统诊断标准

1992年美国胸科医师协会(American College of Chest Physicians,ACCP)和危重症医学学会(Society of Critical Care Medicine,SCCM)首先提出了关于全身炎症反应综合征(SIRS)、脓毒症的定义及诊断标准。为了更好地反映脓毒症的病理生理学变化,及时对脓毒症进行临床干预,达到早期诊断、早期治疗,改善危重患者生存率的目的,ACCP、SCCM、欧洲重症医学会(European Society of Intensive Care Medicine,ESICM)和美国胸科协会(American Thoracic Society,ATS)基于循证医学的证据,于2001年和2012年在脓毒症指南中重新修改了严重脓毒症的定义。目前脓毒症的概念已经被全球的临床医师和研究者认识并重视,并以指南为依据,目标导向性治疗脓毒症。

此外,相比1992年的诊断标准,2001年和2012年的指南使用"Table 1"中的"some of the following"替代之前"SIRS+infection"的脓毒症诊断,是为了更好地反映宿主对于感染的反应,更贴近于临床,便于临床医师理解脓毒症的病理生理过程,更大程度地筛查出脓毒症,达到早期诊断、早期治疗、降低病死率的目的。但是2014年发表在《新英格兰杂志》上的ProCESS研究和ARISE研究指出,目标化治疗并不能改善毒症患者的预后,其中可能的原因之一,就是对脓毒症诊断标准的把握并非易事。2001年和2012年的脓毒症标准过于复杂,在真正的临床实际中并不容易被掌握。对于创伤患者而言,临床情况更加复杂,对于脓毒症诊断标准之一的感染或可疑感染而言,但凡有开放创面的创伤患者即可符合,因此需要适用于创伤患者的诊断效力更好的脓毒症诊断标准。

一项美国研究同样发现,1992年标准和2001年标准诊断脓毒症的效力并无差异。此外这项研究还发现,临床医师对脓毒症的诊断和国际定义是不符合的,以至于临床认识脓毒症的程度很低。另一项来自美国和欧洲的关于脓毒症认知情况的调查研究显示,脓毒症的公共认识情况也很差。与1992年标准相比,2001年和2012年标准条目过多,理解困难,诊断相对复杂。在诊断特异度和灵敏度没有差异的情况下,使用2001年和2012年标准可能会造成脓毒症诊断困难,甚至漏诊、误诊。以至于一些脓毒症的临床研究依然使用1992年的脓毒症诊断标准。

虽然指南中说明,使用"biomarker"来诊断脓毒症依然"premature",但是越来越多的研究在寻找新的"biomarker",以达到精确诊断脓毒症的目的,这是未来研究的方向。下一步需要设计更精确的前瞻性临床随机对照试验对创伤脓毒症的诊断、预后进行研究,以寻找性价比更高的途径来处理创伤后脓毒症患者误诊与漏诊。

二、Sepsis-3诊断标准

2016年2月23日脓毒症和感染性/脓毒症休克(Sepsis-3)的第三个国际共识定义发表在《美国医学会杂志》(*JAMA*)上,与1991年和2001年的脓毒症定义以及随后的拯救脓毒症运动指南定义大相径庭,它标志着脓毒症概念的革命性转变。

Sepsis-3定义中指出,由于"全身炎症反应综合征(SIRS)标准诊断脓毒症的特异性和敏感性不足",新的Sepsis-3共识放弃了过去25年作为诊断标准的脓毒症为感染引起的SIRS的概念。相反,它指出"Sepsis应该被定义为威胁生命的器官功能障碍,其原因是宿主对疑似或确诊的感染反应失调"。SIRS将不再是诊断的基础。根据Sepsis-3定义,鉴别器官功能障碍可采用两种标准之一。一种选择是按脓毒症相关性器官功能衰竭评价(sepsis-related organ failure assessment,SOFA)评分,当器官功能障碍代表脓毒症时,SOFA评分增加2分或更多。根据功能障碍程度,SOFA通过客观测量将6个器官系统的功能分为

0~4级。在已知不存在器官功能障碍的患者中,基线 SOFA 评分假定为 0。Sepsis-3 还推荐了一种新的临床诊断方法,即 quickSOFA(qSOEA)。这些患者在 qSOFA 下的诊断标准为:精神状态改变,呼吸频率≥22 次/min,收缩压≤100 mmHg。Sepsis-3 提供 qSOFA 作为一个有用的工具,但注意它不能代替 SOFA 标准来定义脓毒症。

感染性/脓毒症休克的新定义相当严格:"持续低血压需要血管加压药物维持平均动脉压 65 mmHg,并在充分复苏的情况下保持血乳酸水平>2 mmol/L(18 mg/dl)。"然而,需要抗利尿药维持的平均动脉压(mean arterial pressure,MAP)和乳酸水平升高的要求都是极端的,这可能与休克状态的其他概念和定义不一致。Sepsis-3 还认为"严重脓毒症一词是多余的",认为没有器官功能障碍的脓毒症是不存在的。从此以后,所有的脓毒症病例将被划分为严重脓毒症伴或不伴感染性/脓毒症休克;没有器官功能障碍的脓毒症病例将不复存在。

三、诊断标志物

按照国际生物学标志物定义工作小组的规定,生物学标志物定义为客观测量到的,可以评估正常生理过程、病理生理反应和对治疗的药理学反应。换句话说,生物学标志物是测量生物内稳态的工具,它为什么是正常提供了标准,并为预测或检测什么是异常提供了一种可量化的方法。

理想的脓毒症生物标志物应具有较高的敏感性,以利于早期诊断,并能根据病原微生物特异性给予适当的治疗。据报道,已有 80 多个分子被提出作为脓毒症的有用的生物标志物,迄今为止,这个数字已经增加到 178 或更多。

一种有效的生物标志物,必须具备 3 个方面的条件:①证明该检测能够真实地测量特定分子或其相关的生物活性;②证明生物标志物的检测具有鉴别能力;③证明生物标志物的测定可以为临床决策提供信息,从而改善患者的预后。在这里,我们列出了创伤后脓毒症的一些有代表性的潜在生物标志物。

(一)降钙素原

降钙素原(procalcitonin,PCT)是甲状旁腺素的前体,由位于 11 号染色体上的降钙素 I 基因(calcitonin I gene,CALC-I)located 编码,由甲状腺滤泡旁细胞产生和分泌,维持钙稳态。PCT 已被证明是细菌感染和脓毒症的一个标志,因为作为对细菌感染的反应,PCT 被系统地从甲状腺外的各种类型细胞释放。在全身细菌感染的情况下,或通过内毒素或炎症细胞因子如肿瘤坏死因子-α(TNF-α)、白细胞介素(IL)-6 和 IL-1 的刺激,PCT 水平在数小时内增加 1 000 倍。PCT 的半衰期约为 22 h,是另一个可作为细菌感染生物标志物的特征。当感染被解决后,其水平呈下降趋势,而许多其他炎症生物标志物在急性期反应中仍有高水平。用于预测创伤后脓毒症,研究显示 PCT 的快速动力学,在创伤后 24~48 h 达到峰值,在非复杂性患者中迅速下降,而在脓毒症患者中持续处于高水平;持续高水平或继发性 PCT 升高是败血症的预测因子。PCT 作为创伤性脓毒症的生物标志物,对创伤性脓毒症的预测和早期诊断具有重要意义。

(二)C 反应蛋白

C 反应蛋白(C-reactive protein,CRP)属于急性期蛋白家族。每一个 CRP 都由 206 个氨基酸残基的 5 个原基组成,属于钙依赖配体结合血浆蛋白的 pentraxin(正五聚蛋白)家族。CRP 主要在肝细胞中合成,其转录被细胞因子 IL-6 降低,IL-6 主要由巨噬细胞释放,以应对各种类型的全身损伤,包括感染或创伤。因此,它是炎症和组织损伤的敏感标志物。CRP 的半衰期为 19 h。血清 CRP 被用作一种生物标志物,因为它具有治疗浓度高、对炎症反应增强、半衰期短和检测方法广泛而廉价的特点。许多研究人员探索了 CRP 对创伤后脓毒症的预测价值,但结果并不令人满意。前瞻性研究和回顾性研究均未报道 CRP 对创伤性脓毒症患者的预防作用。

(三)白细胞介素-6

白细胞介素-6(interleukin-6,IL-6)是由 T 细胞、B 细胞、内皮细胞等多种细胞合成的糖蛋白。其他细胞因子(cytokines,如 IL-1、TNF-α),病毒和细菌成分如 LPS,可以诱导 IL-6 的产生。IL-6 诱导肝细胞产生

C 反应蛋白(CRP)和补体因子等急性期前肽,调节 B 淋巴细胞和 T 淋巴细胞,分化细胞毒性 T 细胞,增强自然杀伤细胞(natural killer cell,NK cell)的活性。它的释放是由组织损伤或感染引起的。它是一种细胞因子,参与促炎和抗炎反应。IL-6 具在感染刺激后 2 h 内达到峰值。关于 IL-6 对创伤后脓毒症的预测价值的研究结果存在争议。一些研究发现,IL-6 能够识别容易发生脓毒症的创伤患者,而另一些研究表明IL-6 水平与脓毒症的发展之间没有相关性。

(四)白细胞介素-10

白细胞介素-10(interleukin-10,IL-10)是由 T 淋巴细胞、B 淋巴细胞、巨噬细胞和树突状细胞(dentritic cell,DC)产生的一种蛋白,是一种抗炎症细胞因子,在抗炎和自身免疫病理中发挥作用。IL-10 下调主要组织相容性复合体(major histocompatibility complex,MHC)Ⅱ类和共刺激分子 B7-1/B7-2 在单核细胞和巨噬细胞上的表达,抑制抗原递呈功能,模仿促炎症细胞因子(IL-1、TNF-α)的合成,降低辅助性 T 细胞(helper T cell,Th cell)因子的产生。IL-10 在创伤后数小时(4 h)内迅速达到峰值,所有患者创伤后第1 天的水平均迅速下降。IL-10 水平在入院时出现脓毒症的患者中显著升高。

(五)乳酸

持续性隐匿性血流低灌注是创伤后感染的危险因素,乳酸清除率(clearance of lactic acid)被认为是早期脓毒症复苏有效性的一个衡量指标。因此。乳酸清除率可以作为脓毒症的生物标志物。在脓毒症发生前 12～24 h,乳酸清除率与创伤后脓毒症相关。

(六)新蝶呤

新蝶呤(neopterin)由单核细胞或巨噬细胞在 γ 干扰素(interferon-γ,IFN-γ)刺激下产生,然后释放到人体血液循环中,对细菌和病毒感染及全身炎症的诊断具有重要意义。此外,新蝶呤水平升高与内皮损伤、器官功能障碍和败血症有关。在预测创伤后败血症的研究中,新蝶呤水平在发生败血症和未发生败血症的患者之间没有显著差异。

(七)胰结石蛋白/再生蛋白

胰结石蛋白(pancreatic stone protein,PSP)/再生蛋白(regenerating protein,Reg)(PSP/Reg)是一种凝集素结合的急性期蛋白,最初发现于胰腺炎患者。PSP/Reg 作为一种急性期蛋白,可引起白细胞活化,也可在胰腺外的其他细胞中观察到。组织损伤后,其释放被 IL-6 降低。PSP/Reg 水平可预测和区分创伤后脓毒性并发症。

(八)白细胞介素-1

白细胞介素-1(interleukin-1,IL-1)是一种重要的天然免疫和炎症介质。它能显著延长人的寿命,激活中性粒细胞和巨噬细胞对感染的反应功能,引起发热,温度升高从而使白细胞迁移增加。除 Menges 等人外,很少有研究证明 IL-1 对创伤后脓毒症有预测作用。WHO 报道 IL-1 与脓毒症呈正相关。

(九)氨基末端前肽

氨基末端前肽属于钠尿肽家族的一部分,于 1990 年首次被鉴定。C 型利尿钠肽(C-type natriuretic peptide,CNP)参与骨生长、生殖、神经生长和再内皮化等生理过程,proCNP 蛋白是 CNP 的前体。作为proCNP 的解离产物,氨基末端前 C 型利尿钠肽(N-terminal pro-C-type natriuretic peptide,NT-proCNP)是 C 型利尿钠肽前体的 N 末端片段,血浆中 NT-proCNP 的水平与 CNP 相当,NT-proCNP 被认为是反映 CNP 合成程度的可靠指标,研究结果表明,血液循环中 NT-proCNP 的水平可以作为判断 CNP 合成程度的重要指标,区分无创伤性颅脑损伤的多发性创伤患者和无创伤性颅脑损伤的脓毒症患者。

(十)多形核中性粒细胞弹性蛋白酶

在健康成人中,多形核中性粒细胞(polymorphonuclear neutrophil,PMN)弹性蛋白酶在静息状态下循环,并在严重创伤后被激活。PMN 是创伤后炎症反应的主要效应细胞,它产生并释放有毒的活性氧。创伤后 PMN 的活化和炎症反应可能反映在血清弹性蛋白酶水平上,有研究表明感染或脓毒症患者 PMN 弹性蛋白酶水平与无感染或脓毒症患者 PMN 弹性蛋白酶水平存在差异,也有研究表明 PMN 弹性蛋白酶水平与创伤后感染并发症无关。

(十一)白细胞介素-18

白细胞介素-18(interleukin-18,IL-18)作为IL-1细胞因子家族的一员,由库普弗细胞(Kupffer cell)、单核细胞、树突状细胞、巨噬细胞等多种细胞产生,诱导IFN-γ等细胞因子的产生。Mommsen等人提出IL-18水平作为创伤后并发症(如脓毒症和MODS)的早期指标。

(十二)单核细胞人类白细胞抗原-DR

人类白细胞抗原-DR(human leukocyte antigen-DR,HLA-DR)是MHCⅡ类系统的成员。HLA-DR在包括单核细胞、巨噬细胞、树突状细胞和B淋巴细胞在内的抗原递呈细胞(APC)中表达,单核细胞人类白细胞抗原-DR(monocytes human leukocyte antigen-DR,mHLA-DR)低表达是创伤后免疫抑制的标志,研究表明mHLA-DR低表达是创伤后脓毒症发生发展的生物标志。

第五节 严重创伤后脓毒症的治疗与预后

一、轻度创伤

可见污染或对局部或全身败血症或微生物相关并发症的危险因素的识别,以及对轻伤的处理,最好采用去污、抗菌预防和接触后接种三联疗法。如果不怀疑受到污染,这些损伤引起感染并发症的主要风险就会出现。

二、严重创伤

(一)液体复苏

复苏过程中可能对继发性脓毒症风险产生影响的特定因素的确定,由于许多(如果不是全部)干预措施之间的相互关系而变得复杂。例如,正常或高容量复苏无论是晶体或胶体可能危及先天宿主防御机制,稀释、体温过低、吞噬活性受损,或因失血过多而增加输血的需要。目前的证据支持低容量液体复苏,其目的是维持足够的组织血流灌注,并将低体温和稀释凝血病的风险降到最低,与侵略性液体管理相关。这种方法已被证明可以提高穿透术的存活率,而非钝性损伤。关于液体的选择,有证据表明使用高渗盐水复苏可以降低延迟性并发症的发生率,如凝血功能障碍、脓毒症和急性肺损伤,特别是在GCS低的患者中,可以提高生存率。

(二)损害控制性外科

创伤后免疫抑制程度与创伤严重程度或者叫作"创伤负载"相关。然而,没有什么可以减轻创伤负荷。治疗反应可以根据患者的利益在程度和时间上进行调整。考虑到这一点,创伤外科的原则已经从最初对所有外科损伤进行积极、明确的管理,演变为一种"损害控制"微创但挽救生命的手术,随后在ICU进行稳定和二次纠正不正常的指标,然后制订计划二次探查。因此,损害控制性外科(damage control surgery,DCS;又称损害控制性手术)的目的是控制大出血、清除污染和防止低体温、酸中毒和凝血功能障碍致死性三联征的发生。对于那些液体复苏后仍处于休克状态的患者,应考虑手术控制出血。有确定的出血源或正在发展迫在眉睫的凝血功能异常。DCS也应考虑存在体温过低、酸中毒、难以接近的重要解剖部位损伤、预计耗时的程序或存在腹部以外的并发损伤。出血源不明的出血热休克患者应立即进行进一步超声和计算机断层扫描。腹腔镜技术的使用和创伤非手术处理的增加导致不必要的开腹手术数量的减少,以及其他因素有助于提高创伤患者的发病率和病死率。已有研究表明,损害控制性骨科治疗与早期股骨骨折的全身炎症反应相关。原发性股骨骨折髓内钉固定的 ARDS 发生率高于一次性完成明确手术的原发性外固定。损害控制程序可以在初级保健中心进行,从而尽量减少因转移到创伤中心而导致的管理延误的发病率。应注意预防和及时纠正术中体温过低、酸中毒和凝血功能障碍。术后低体温、酸中毒和凝血功能障碍已被证明是死亡的独立危险因素。

(三)免疫调节

动物实验表明,男性性激素在创伤背景下具有免疫抑制作用,而女性性激素在创伤背景下具有免疫保护作用,因此,它们的调控可能是一种合理的治疗选择。γ 干扰素和静脉注射免疫球蛋白(intravenous immunoglobulin,IVIg)均已尝试直接免疫增强,结果令人鼓舞。免疫抑制剂对照试验的创伤患者,γ 干扰素 100 mg 皮下注射重组管理重大创伤后 10 d(ISS >20 分)导致 HLA-DR 在单核细胞中表达增强。接受 IVIg 治疗的 ISS>15 分的患者肺炎和非导管相关感染的发生率较低,血清杀菌活性提高。导管相关感染、ICU 的住院时间、抗生素使用天数和感染相关病死率与未使用 IVIg 的患者无显著差异。

(四)抗生素

严重创伤后 24 h 以上预防性使用多种抗生物制剂并不能对脓毒症提供额外的保护,但增加了耐药感染的可能性。最新的脓毒症指南推荐 1 h"黄金时间"内使用抗生素,可以降低脓毒症患者病死率。长期使用多种抗生素,是发生耐药感染的独立危险因素。

(五)营养

创伤后的代谢变化表现为高代谢、蛋白质分解代谢、胰岛素抵抗、不能耐受葡萄糖负荷和高血浆胰岛素浓度。创伤还伴随着肠道淋巴细胞和肠上皮细胞的凋亡,严重损害肠道屏障功能。尽管这些变化可能是由免疫机制驱动的,但肠道完整性的恢复将不可避免地依赖于细胞增殖和基质供应。术后早期肠内营养已被发现是安全的,并且与肺炎发病率的降低、脓毒症并发症和住院时间的缩短有关,相反,早期肠外营养可能会带来一些相关感染而发病率增加的风险。此外,用乳果糖-甘露醇排泄量测得的肠通透性在创伤患者中较低,这些患者在标准肠内营养配方中补充了益生元,感染较少,谷氨酰胺是另一种肠道免疫调节剂,已被证明能增强中性粒细胞吞噬活性和氧化爆发,也是谷胱甘肽的前体,它可以保护细胞免受缺血再灌注损伤。双盲对照临床试验表明,补充谷氨酰胺可降低危重患者因感染引起的多器官衰竭和死亡的发生率。

ω-3 脂肪酸在不同浓度的创伤患者中发挥了有效的抗炎作用,并减弱了促炎基因的表达。需要更多的试验来确定这些免疫调节营养素对创伤患者的益处。

第六节　典型病例

【病例简介】

2013 年 1 月 8 日,患者男性,因"严重多发伤伴心肺复苏术后致死性三联征、严重脓毒症及多脏器功能障碍"收治入院。APACHE Ⅱ评分 28 分。

【临床诊断】

1.多发伤(ISS 41 分)

1.1 头皮挫裂伤

1.2 腹部钝性伤

1.2.1 左下腹壁及腹股沟肌层毁损伤

1.2.2 肛门括约肌毁损伤

1.2.3 阴囊、阴茎及会阴部挫伤

1.3 左下肢毁损伤术后

2.重度失血性休克伴致死性三联征

3.心肺复苏术后

4.挤压综合征

5.急性肾衰竭

6.急性肝功能损害

7.急性胃肠功能损害（AGI 2 级）

【救治经过】

1 月 10 日开始反复寒战、高热，多次留取伤口残端组织以及血培养，结果提示多种耐药细菌及真菌感染（鲍曼不动杆菌、阴沟肠杆菌、屎肠球菌、鸟肠球菌、热带念珠菌、光滑念珠菌）。根据经验和培养结果分别使用替考拉宁、美平、替加环素、卡泊芬净和舒普深。在控制出血后，于 1 月 9 日至 2 月 4 日期间左下腹壁、会阴部及残端分次有限清创、植皮手术共 9 次，均用创面负压封闭引流重建皮肤屏障（图 5-1 ～图 5-3）。总共使用抗菌药物 32 d，严重创伤后脓毒症完全控制。

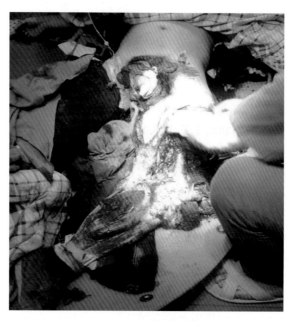

图 5-1　左下肢和会阴部毁损伤

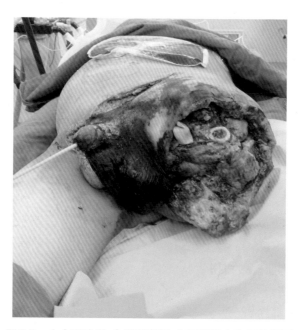

图 5-2　左大腿残端、会阴阴囊部、左下腹壁大片组织坏死

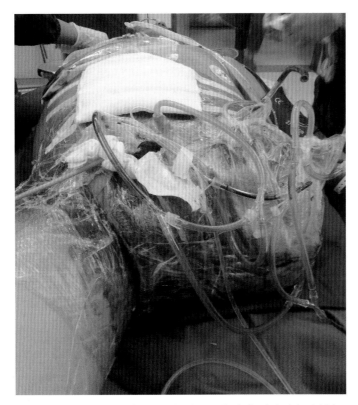

行左大腿残端、会阴部、左下腹壁坏死组织清除、冲洗引流，左侧睾
丸切除术后创面负压封闭引流情况。

图 5-3　术后创面负压封闭引流

对于患者的重度失血性休克，早期有效控制出血至为重要，止血后应强化 ICU 治疗，积极复苏，防治致死性三联征；对于感染、创伤后脓毒症、MODS 等并发症，经 ICU 强有力的支持治疗、连续性肾脏替代治疗（continuous renal replacement therapy，CRRT）、抗感染等处理，效果显著。

【救治经验】

该患者伤情重，ISS 评分高，一度出现心搏呼吸骤停，救治成功，实属不易，纵观整个过程，初期多种手段综合应用有效止血、损害控制性外科策略，后期 ICU 强有力的复苏、控制感染、防治并发症发挥了关键作用。

（唐　昊　蒋东坡）

参考文献

［1］AARONSON E L，FILBIN M R，BROWN D F，et al. Newmandated centers for medicare and medicaid services requirements for sepsis reporting：caution from the field［J］. J Emerg Med，2017，52（1）：109-116.

［2］ABDEL-ALEEM N F，SOROUR A S，ELKHOLY Y S，et al. Diagnostic role of cd64 on different immune cells in early diagnosis of neonatal sepsis［J］. Egypt J Immunol，2018，25（2）：35-44.

［3］ABDEL-HADY H，YAHIA S，MEGAHED A，et al. Vitamin D and inflammatory mediators in preterm infants with late-onset sepsis：a randomized controlled trial［J］. J Pediatr Gastroenterol Nutr，2019，68（4）：578-584.

［4］Tamás K S. Advances in the diagnosis of sepsis［J］. EJIFCC，2017，28（2）：99-103.

［5］ALSHAHWAN S I，ALSOWAILMI G，ALSAHLI A，et al. The prevalence of complications of pneumonia among adults admitted to a tertiary care center in Riyadh from 2010-2017[J]. Ann Saudi Med,2019,39(1):29-36.

[6]ATALAN N,ACAR L,YAPICI N,et al. The relationship between sepsis-induced immunosuppression and serum toll-like receptor 9 level[J]. In Vivo,2018,32(6):1653-1658.

[7]BARNES J,HUNTER J,HARRIS S,et al. Systematic review and consensus definitions for the standardised endpoints in perioperative medicine(StEP)initiative:infection and sepsis[J]. Br J Anaesth,2019,122(4):500-508.

[8]BAUER M E,HOUSEY M,BAUER S T,et al. Risk factors,etiologies,and screening tools for sepsis in pregnant women:a multicenter case-control study[J]. Anesth Analg,2019,129(6):1613-1620.

[9]BECKMAN M,PAUL J,NEIDEEN T,et al. Role of the open abdomen in critically ill patients[J]. Crit Care Clin,2016,32(2):255-264.

[10]BOGNER J R. Sepsis:a frequent topic in a new editorial section in infection[J]. Infection,2019,47(1):1-2.

[11]CANTARELLA F,MAGNI E. Conservative management of septic complication after internal Delorme procedure for occult rectal prolapse and rectocele in obstructed defecation syndrome[J]. Tech Coloproctol,2018,22(10):817-818.

[12]CHOI J J,MCCARTHY M W. The surviving sepsis controversy:a call to action for hospital medicine[J]. Expert Rev Anti Infect Ther,2018,16(12):889-892.

[13]DA-PALMA-CRUZ M,DA SILVA R F,MONTEIRO D,et al. Photobiomodulation modulates the resolution of inflammation during acute lung injury induced by sepsis[J]. Lasers Med Sci,2019,34(1):191-199.

[14]DEWI R S,RADJI M,ANDALUSIS R. Evaluation of Antibiotic Use Among Sepsis Patients in an Intensive Care Unit:a cross-sectional study at a referral hospital in Indonesia[J]. Sultan Qaboos Univ Med J,2018,18(3):e367-e373.

[15]HARDER T,HALLER S,ECKMANNS T,et al. Sepsis prediction during outbreaks at neonatal intensive care units through body surface screening for Gram-negative bacteria:systematic review and meta-analysis[J]. BMC Res Notes,2018,11(1):917.

[16]HENRIQUEZ-CAMACHO C,LOSA J. Biomarkers for sepsis[J]. Biomed Res Int,2014(2014):547818(ID).

[17]HU J,TANG Z,XU J,et al. The inhibitor of interleukin-3 receptor protects against sepsis in a rat model of cecal ligation and puncture[J]. Mol Immunol,2019(109):71-80.

[18]KOPCZYNSKA M,SHARIFF B,CLEAVER S,et al. Sepsis-related deaths in the at-risk population on the wards:attributable fraction of mortality in a large point-prevalence study[J]. BMC Res Notes,2018,11(1):720.

[19]LAMAA N,BROMBERG R,FOROUGHI M,et al. Severe aortic regurgitation masked as sepsis-induced ARDS in a patient with Streptococcus agalactiae endocarditis[J]. Crit Care Med,2018(46):289.

[20]MINASYAN H. Sepsis:mechanisms of bacterial injury to the patient[J]. Scand J Trauma Resusc Emerg Med,2019,27(1):19.

第六章

严重创伤后低体温

第一节 概　述

创伤是现代社会死亡和致残的主要原因之一,全球范围内约 10% 的死亡和 16% 的致残病例由创伤所致,同时创伤也是全球 40 岁以下人群的首要死因。严重创伤后由于大量失血、暴露于寒冷环境及维持正常体温能力下降等原因,低体温(hypothermia;也称体温过低)发生率为 10% ~ 65%。体温过低可引起多脏器功能损伤、休克甚至死亡,低体温维持 4 h 以上可导致创伤患者的病死率显著升高,体温降至 32 ℃以下,病死率接近 100%,低体温与酸中毒和凝血功能障碍并称为严重创伤患者的致死性三联征(也称"死亡三联征"或"创伤死亡三角")。

随着创伤专科的迅速发展,国内外创伤急救专家越来越重视严重创伤患者救治过程中的体温管理,低体温被认为是严重创伤患者预后不良的独立危险因素。然而,由于对严重创伤后低体温的认知不充分、保温设施不足以及保温措施欠合理等原因,严重创伤患者低体温管理仍相对缺乏,低体温是创伤患者容易被忽视的并发症,导致患者不良预后。

一、严重创伤后低体温的概念

低体温指体核温度低于 35 ℃。创伤后低体温指继发于严重创伤后的体温过低,有别于某些生理状态,如甲状腺功能减退或肾上腺功能不全时出现的低体温,也有别于某些治疗性的亚低温状态,如呼吸心搏骤停做心肺复苏患者和重度颅脑损伤患者的低温治疗。低体温分为原发性低体温和继发性低体温。原发性低体温时患者产热过程常常是正常的,体温下降主要是环境条件造成的严重热损失。继发性体温过低是产热减少的结果,因为人体热量是由耗氧量而产生的,当氧耗或者氧摄取减低,或者体温调节中枢异常,机体产生热量不足以维持体温,导致体温下降。无法控制的出血是凝血功能障碍和低体温最常见的原因,常常导致创伤患者的早期死亡,创伤导致的凝血问题在临床常常被低估。

二、严重创伤后低体温的分级

临床根据 Gentilello 等的体温分级(1995 年),将严重创伤后低体温患者体温 34 ~ 36 ℃称为轻度低体温,32 ~ 34 ℃称为中度低体温,低于 32 ℃称为重度低体温。严重创伤后低体温和常规低体温分级的比较见表6-1。

表6-1 严重创伤后低体温的分级

低体温的分级	传统分级	严重创伤后低体温分级
轻度	≥32~35 ℃	≥34~36 ℃
中度	≥28~32 ℃	≥32~34 ℃
重度	≥20~28 ℃	<32 ℃
深低温	14~20 ℃	—

第二节 严重创伤后低体温的原因和对机体的影响

一、严重创伤后低体温的原因

1. 创伤 创伤并发低体温的病理生理机制目前尚不明确。机体在创伤后早期是抑制期,因组织血流的低灌注、低氧血症,血管收缩等因素尤其是组织的摄氧、耗氧能力明显下降,机体的代谢下降,不能产生足够的热量以维持体温。另外,有学者认为,创伤以后低氧血症、脑部缺血和低血压等原因使下丘脑体温调节中枢的体温调定点下移,抑制了寒战反应等耗氧产热活动,这种对低体温的生理性接受被认为是机体对创伤的一种保护性机制,是机体对创伤的适应能力。

2. 休克和液体复苏 ①严重创伤患者休克可导致体温下降;②大量失血,导致循环功能衰竭,微循环障碍,可使体温下降;③因失血性休克复苏时需快速输入大量液体或血液制品,未加温的液体及库存血可使核心温度明显下降,造成低体温,并进一步加重凝血功能障碍。

3. 暴露 ①严重创伤患者转运时往往仅关注其血压、心率的监测,而忽视保暖和体温的监测,导致低体温的发生;②入院前暴露在外界低温环境时间过长,入院后过早脱去衣服而暴露在急诊科或检查室等,又缺乏保暖措施;③术中通过皮肤、切口及内脏暴露丢失热量,导致体温进一步下降。体热可通过辐射、传导、蒸发、对流4种途径丢失[速度为251.15~313.94 kJ/h(60~75 kcal/h)],在创伤患者由于暴露体热丢失速度可明显增加。

4. 麻醉 严重创伤患者常常需要急诊手术,在麻醉手术过程中也会导致体温降低。全身麻醉诱导时由于麻醉药物的作用,患者的核心体温均有不同程度下降,若麻醉呼吸机内的气体未湿化和加温,机体将通过呼吸道丢失一部分的热量。患者在无自主呼吸完全依靠麻醉呼吸机控制呼吸的状态下,其基础代谢率可降低30%左右,进而导致机体核心体温的下降;且麻醉药物多能直接扩张血管,以及肌松药对寒战反应抑制,几乎所有的全身麻醉患者均可出现低体温,尤其在暴露面积较大的开胸或开腹手术中更易发生。

二、严重创伤后低体温对机体的影响

1. 低体温对代谢的影响 低体温可降低机体代谢率,减少ATP的消耗,也可增加血红蛋白与氧的结合,使血红蛋白氧解离曲线左移,影响氧的释放。同时,由于低体温增加血红蛋白对氧的亲和力,氧释放减少,限制了组织从血液中摄取和利用氧的能力,组织的有氧代谢显著降低,引起代谢性酸中毒。

2. 低体温对凝血功能的影响 维持凝血因子激活的酶活性及血小板功能的正常体温是37 ℃。体温在33~37 ℃时血小板功能受到抑制,凝血因子活性及纤维蛋白原合成在体温低于33 ℃时受到影响。低体温影响凝血因子活性,导致凝血酶活性降低,还可诱发血小板释放肝素样因子,发挥抗凝作用;低体温改变血小板的形态,影响其功能,血液中血小板数量也明显下降,严重影响外周血液成分及凝血因子活性,加重创伤患者凝血功能障碍,加重失血性休克。

3.体温对心血管系统的影响 轻度低体温增加交感神经张力、心率、心输出量及升高血压。中度低体温抑制心脏活动、抑制窦房结功能、减慢心率、降低心肌收缩力,导致心输出量下降;还可影响心脏传导系统,心动过缓、PR间期延长,T波倒置,易发生心律失常,包括房室传导阻滞和心房颤动,严重者可出现心室颤动。

4.低体温对呼吸系统的影响 轻度低体温可增加呼吸频率;中度低体温时,气道反射下降,易引起误吸。体温降至32 ℃时,延髓呼吸中枢受抑,每分通气量下降,造成$PaCO_2$升高,气道分泌增加,导致肺不张。体温降低时一般情况气体交换不受影响,但肺血管阻力增加,并可出现通气血流比例失调。

5.低体温对泌尿系统的影响 体温下降时最初表现的心输出量、外周血管阻力及平均动脉压的升高可增加肾血流量,并引起冷利尿(cold-diuresis)效应。当热量进一步丢失体温下降时肾小球滤过率逐渐下降,体温降至30 ℃时肾小球滤过率约为正常水平的一半。

6.低体温对神经系统的影响 体温每降低1 ℃则颅内代谢率下降7%。在体温降至大约为30 ℃时患者开始表现为意识模糊、嗜睡,直到昏迷。低于27 ℃时,深部腱反射及瞳孔反射消失,最终神经中枢抑制。因此,切勿在患者出现严重低体温时进行脑死亡的相关评估和诊断,至少需要将其复温至34 ℃。

第三节 严重创伤后低体温的临床表现与诊断

一、严重创伤后低体温的临床表现

低体温减慢所有的生理功能,包括心血管和呼吸系统、神经传导、神经肌肉反应时间和代谢率,凝血功能障碍,严重者导致意识障碍。

低体温在体温下降过程中开始出现强烈的寒战,肌肉收缩产生热量,但当体温低于约31 ℃时寒战便终止,体温更迅速地下降。体温的下降导致发生中枢神经系统功能障碍,最初感觉不到寒冷、嗜睡、手脚迟钝,随后出现意识模糊、易激惹,有时产生幻觉,并最终昏迷。瞳孔反应可能消失,呼吸和心跳减慢并最终停止。起初为窦性心动过缓,之后出现慢性心房颤动;最终节律是心室颤动或心搏停止。

体温下降过程中液体渗漏到组织间隙造成低血容量。伴随体温过低发生的血管收缩可能掩盖低血容量,在复温过程中可出现外周血管扩张,出现休克、严重低血压(复温性休克)甚至心搏骤停。

实验室检查包括血常规、血糖(包括床旁检测)、血电解质、血肝肾功能和动脉血气分析。需要注意在低体温情况下,动脉血气分析是不准确的,需要进行矫正。心电图可能出现J波和P-R、QRS、Q-T间期延长。

二、严重创伤后低体温的诊断

患者有创伤史、长时间低温环境暴露史或大量液体、大量血液制品复苏史等情况下,结合体核温度低于32 ℃即可诊断低体温。低体温应依据测量体核温度来诊断,而非测量口腔温度。首选电子温度计;因为许多标准水银温度计下限为34 ℃。经膀胱、直肠及食管探头测量体温最准确。

患者出现低体温,需要和酒精中毒、药物、严重脓毒症和甲状腺功能低下等其他致病因素导致的低体温鉴别。可通过病史,筛查感染灶,监测血液中酒精含量,筛查可能的药物和甲状腺功能检查等进行鉴别。

严重创伤患者的低体温需要和严重创伤性颅脑损伤患者的治疗性低体温相区别。尽管理论上低温疗法可以降低脑代谢率、抑制氧自由基的生成和抑制炎症反应,但低体温可导致凝血功能障碍、组织缺氧及感染的风险增加。严重难治性颅内高压的患者(颅内压>30 mmHg)在严密监测下综合兼顾循环凝血功能情况考虑低温疗法,但在治疗过程中,需要确保患者循环稳定、凝血功能正常、人工气道保护、呼吸支持和充分的镇痛与镇静。低温疗法对于颅脑创伤后神经功能恢复的有效性和利弊有待更多设计合理的大样本研究来证实。

第四节 严重创伤后低体温的处理措施

低体温对创伤患者的危害已引起临床高度重视,对创伤患者低体温要早期识别并预防。严重创伤失血性休克欧洲指南(2019版)推荐早期采取减少热量丢失的措施,对低体温患者进行加温,以维持正常体温。对于体温在32～35℃的患者,建议通过提高环境温度、使用加温毯(如果病情允许)来提高体核温度;对于体温低于32℃的患者可以考虑加温输液,如仍无效可考虑进行复温治疗。

一、严重创伤后低体温的预防

对严重创伤患者,目前国外已常规进行体温监测,国内在创伤救治早期注重对血压和心率的监测,而忽视对体温的监测。应该加强创伤患者的体温监测,在常规处理过程中即应预防低体温的出现,明确创伤患者有发展为低体温的可能性是至关重要的。严重出血、大量输血输液、长时间暴露和长时间手术等是严重创伤患者出现低体温的高危因素。创伤患者入院时的体核温度可能正常,但在进行评估和复苏期间常有低体温发生。因此,在救治早期就要采取措施,使暴露因素所致的体热损失减少到最低程度。在预防低体温方面,抢救室、手术室和ICU均应保持合适的室温;创伤患者完成检查后应保持干燥,并用毛毯或40℃的保温毯覆盖;静脉液体、血制品和冲洗水需要通过加温装置后使用;呼吸机管道需要加温、加湿减少热量丢失并湿化气道。

二、创伤患者低体温的复温

低体温增加创伤患者的输血量,增加患者的病死率。创伤患者出现低体温时应该积极进行复温(rewarming)。创伤患者低体温的复温可分为自然复温和积极复温。

(一)自然复温

自然复温(natural rewarming)又称为被动复温(passive rewarming),是指不从外部给予热量,而是通过完善环境设施,靠机体自身产生的热量使体温逐渐恢复,同时注意保暖,防止热量的继续丢失。但自然复温过程中会导致显著的无氧代谢和乳酸酸中毒,仅用于轻度低温、平时健康并有完整热调节反应的创伤患者。

(二)积极复温

积极复温(active rewarming)又称为主动复温,是从体外提供热源,使过低的体温得以恢复,包括体表复温法(surface rewarming)与中心复温法(core rewarming)。体表复温法是使用热源使体表温度升高的方法,中心复温法是采用各种方式使机体中心温度先恢复正常,特别是使心脏的温度和功能先恢复正常,是目前复温速率最快且较安全的复温方式。体温高于约32℃时,可使用热水袋、毛毯进行恰当治疗。体温低于约32℃时,需要主动复温,一般采用充气的热空气罩,加温、加湿氧气后吸入,液体加温后静脉滴注,有时还需要使用加热灌洗或体外的方法[如连续性肾脏替代治疗(continuous renal replacement therapy, CRRT)、血管内复温和体外膜氧合(extracorporeal membrane oxygenation,ECMO)等]。

患者出现严重低体温时血容量和血管张力均明显下降,可出现循环衰竭,需要液体复苏和精细的循环管理。患者心搏骤停需要立即进行心肺复苏甚至ECMO下心肺复苏。在低温下进行心肺复苏的患者，可进行延迟除颤（一个初步除颤尝试无效后），在核心温度达到30℃左右再进行除颤可提高成功率。

1. **体表复温法**　常用的热源有热水袋、热水循环毯、电热毯等，使用不当可并发烫伤，对患者存在一定的安全隐患。需要注意的是，有部分患者由于低血容量和复温过程中的血管扩张可发生循环干扰，甚至循环衰竭，称为复温性休克（rewarming shock），其发生机制主要是机体浅层和中层已复温，而心脏仍未复温，以致不能搏出足够的血液以供应外周组织的需要，加之外周血管由于加温而扩张，部分血液淤滞于扩张的外周血管内，使机体的有效循环血量进一步下降，心脏功能下降、外周血管扩张和有效循环血量减少，导致患者循环恶化。

2. **中心复温法**　中心复温法包括加温输液输血复温技术、输加温后液体、肾脏替代治疗复温、血管内复温、腹腔灌洗及体腔灌洗复温技术等。加温输液输血是指从静脉输入加热的液体或血液的方法，该方法在预防围手术期低体温的发生中应用较广泛，同时，也是目前在临床上行之有效的复温方式，尤其适用于需要大量液体复苏的患者。由于肾脏替代治疗复温、血管内复温、腹腔灌洗和体腔灌洗复温操作复杂、需要特殊设备和耗材、存在感染和出血等严重并发症的可能，所以并不常用于早期急诊创伤患者的复温。近年来，在需要进行ECMO支持的患者，ECMO也是一种有效的控制体温的方式。当出现低体温不能通过外部主动复温装置改善，患者出现危及生命的心律失常、低血压循环衰竭、呼吸衰竭、凝血功能障碍或难治性酸中毒时，可考虑及时应用ECMO复温（图6-1）。

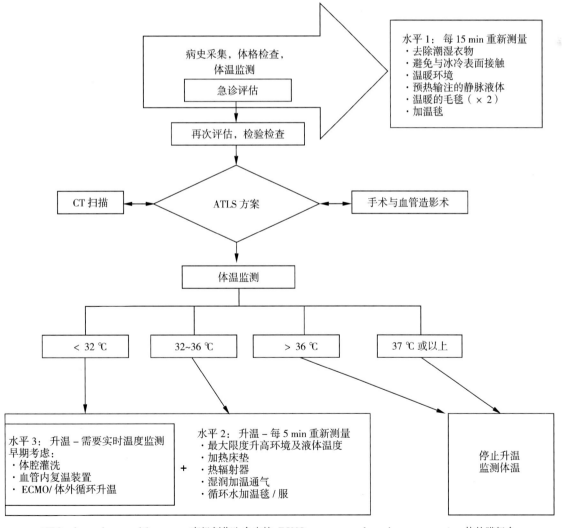

ATLS：advanced trauma life support，高级创伤生命支持；ECMO：extracorporeal membrane oxygenation，体外膜氧合。

图6-1　严重创伤后低体温复温策略

第五节　典型病例

【病例简介】

患者男性,68岁,因"胸腹部挤压伤3h余"于2020年5月6日15:00入住某市人民医院。患者于2020年5月6日入院当日12:00左右指挥倒车时被一厢式货车挤压至墙边,适时意识清楚,感剧烈的胸痛及腹痛,右上肢活动受限,被货车司机送至当地医院查胸腹部CT,提示双侧多发肋骨骨折(右侧第2～9肋,左侧第1～6肋)伴血气胸,右侧肩胛骨骨折、锁骨骨折,双肺密度增高、右下肺出血伴肺挫伤,双侧胸壁皮下积气,肝挫伤,考虑伤情危重,立即由救护车转至某市人民医院急诊就诊。

【临床诊断】

1.多发伤(ISS 54分)

1.1 胸部损伤(AIS 5分)

1.1.1 多发性多处肋骨骨折,连枷胸

1.1.2 肺挫裂伤

1.1.3 肋间血管损伤

1.1.4 血气胸

1.1.5 剖胸探查+止血+胸腔闭式引流术后

1.2 腹部损伤

1.2.1 肝挫裂伤(AIS 5分)

1.2.2 肝挫裂伤修补术后

1.3 四肢及骨盆损伤

1.3.1 锁骨骨折肩胛骨骨折(AIS 2分)

2.损伤并发症

2.1 重度失血性休克

2.2 创伤性凝血病

2.3 低体温

2.4 急性呼吸窘迫综合征(ARDS)

2.5 急性肾衰竭

2.6 急性胃肠功能损害

2.7 代谢性酸中毒

〔注:AIS——简明损伤评分(abbreviated injury scale,AIS),ISS——创伤严重度评分(injury severity score,ISS)〕

【救治经过】

患者当日下午15:00至某市人民医院,患者表情淡漠,痛苦面容,呼吸快,呼吸频率42次/min,伴有经皮指脉氧下降,最低至91%,测无创血压86/67 mmHg,复查CT提示双侧胸腔积液、腹水,诊断性腹腔穿刺,穿刺出不凝血,考虑肝挫伤致失血性休克,立即急诊行剖腹探查+肝挫伤修补术,术中见腹盆腔大量积血,共计2 200 ml,肝Ⅳ和Ⅷ段分别有一裂口约3 cm、5 cm,腹腔其他脏器未见明显异常,行肝挫裂伤修补术,术中输注红细胞6 U,血浆1 500 ml,晶体6 000 ml,留置肝下、脾窝、盆腔引流管3根,术后腹部盆腔引流管引流淡红色血液。因胸腔内积液放置胸腔引流管2根(左右各一),术后复查凝血功能,凝血酶原时间21.4 s,部分活化凝血酶原时间47.8 s,纤维蛋白原0.78 g/L,血小板计数38×10⁹/L,继续予输血补液等综合治疗。胸腔引流管2根当晚共引出鲜红色液体约3 800 ml,予以输血、保暖、补液及去甲肾上腺素60～200 μg/min持续静脉泵入等对症治疗效果不佳,体温32 ℃,循环进行性恶化,大剂量血管活性药难以维持,查血红蛋白 61 g/L,考虑胸腔活动性出血,有急诊手术指征,请会诊后行"剖胸探查+胸壁切开血肿清除+右侧肋骨骨折固定术",术中见胸壁肋间动脉出血,肌肉间血肿,右侧第 3～9 肋骨骨折,其中第5、6 肋骨多处骨折,胸壁塌陷浮动,止血后右侧第 3～9 肋骨进行复位,留置胸腔引流管 1 根,术中共出血2 300 ml,输红细胞 12 U,血浆 400 ml,血小板 1 U,晶体 3 000 ml,术后返回病房,查血肌酐 268 mmol/L,予以补液、镇痛、肾脏替代治疗及升压等治疗,循环较前有所改善,去甲肾上腺素由 200 μg/min 减量至80 μg/min。但随后患者开始出现指脉氧进行性下降,最低降至 82%,查动脉血气分析提示 pH 值 7.16,PO_2 55 mmHg,PCO_2 58 mmHg,P/F 55 mmHg,乳酸 10 mmol/L,调整呼吸机参数后无好转,体温 33 ℃,随即患者出现血压下降,降低至 75/50 mmHg,体格检查见右下肢肿胀明显,床旁心脏彩超检查示"D"字征,右心房右心室增大,测中心静脉压 20 mmHg。循环仍难以维持,血管活性药物最大剂量用至去甲肾上腺素 240 μg/min,肾上腺素 0.2 μg/(kg·min),特利加压素 40 μg/h 情况下血压最低降至 50/38 mmHg,$PaCO_2$ 上升至 104 mmHg,乳酸上升至 14.3 mmol/L,考虑多发性创伤,严重创伤,ARDS,急性肺心病,肺栓塞不除外,请外院会诊后予以床旁静脉-动脉体外膜氧合(VA-ECMO)辅助治疗后转至上级医院继续治疗(图 6-2)。

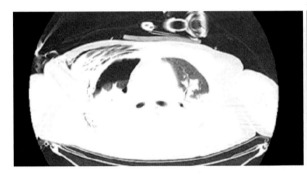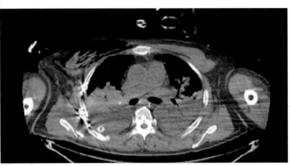

图 6-2　ECMO 后转运行胸部 CT

　　入院后患者昏迷,体温 33 ℃,经口气管插管接呼吸机辅助通气,VA-ECMO 支持下(血流速4.5 L/min,气流速 4.5 L/min),心率 120 次/min,SpO_2 83%(右手),去甲肾上腺素 120 μg/min 泵入,有创血压维持在 95/80 mmHg 左右,双侧胸壁多发张力性水疱及破损,右侧胸壁可见横行长约 18 cm 手术伤口,敷料渗液较多且有臭味,左右各留置胸腔引流管 1 根,双肺呼吸音粗,可闻及散在湿啰音。腹部正中可见一长约 20 cm 手术伤口,敷料渗液较多无臭味,留置肝下、脾窝、盆腔引流管 3 根,在位通畅。双下肢凹陷性水肿,散在青紫,左足小趾发黑坏死。急诊 CT 提示右侧血气胸见图 6-2,立即予右侧胸腔闭式引流,继续予以 VA-ECMO 辅助(血流速 4.5 L/min,气流速 4.5 L/min,恒温水箱设定温度 36.0 ℃),加强腹部及胸部切口换药,予亚胺培南西司他丁联合万古霉素抗感染,行纤维支气管镜检查+肺泡灌洗、加强两侧侧卧位体位引流,同时床旁 CRRT。

　　经过积极救治和器官功能支持,抗感染对症支持,防治 MODS,患者病情好转,意识转清,5 月 18 日行自主循环试验通过后,予以撤离 VA-ECMO。考虑患者双侧多发肋骨骨折,肺挫伤,咳痰能力差,短期难以脱机拔管,予以气管切开。患者肾功能逐渐恢复,5 月 28 日暂停 CRRT。机械通气间断脱机锻炼自主呼吸功能,加强营养支持,维持内环境稳定。患者呼吸功能逐渐改善,6 月 19 日成功拔出气管切开套管,患者意识清楚,经口饮食可,言语清楚流利,咳嗽有力,康复出院(图 6-3)。

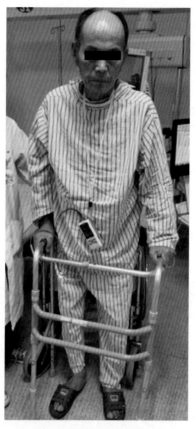

图6-3 出院前恢复情况

【救治经验】

患者胸腹部挤压伤,腹腔内、胸腔内出血,大量失血引起重度失血性休克,两次急诊手术均需要大剂量血管活性药和大量输液输血维持。但患者还是出现了低体温、酸中毒、凝血功能障碍,经过积极抢救后续ECMO体外生命支持最终才挽救了患者生命。

外科处置:该患者暴力损伤,血管性出血和肝破裂出血,出血多,休克重,血流动力学极不稳定,早期把握损害控制性原则,控制出血,有效止血是关键。

两次急诊手术和液体复苏是关键,但患者仍存在低体温、酸中毒、凝血功能障碍,进而出现长时间失血性休克带来的分布性休克,随即出现ARDS、急性肺心病,经过ECMO救治才稳定循环,ECMO支持治疗下控制性复温,纠正凝血等治疗。

对于患者的重度失血性休克,早期有效控制出血至为重要,止血后应强化ICU治疗,积极复苏,防治低体温、酸中毒和凝血功能障碍的致死性三联征;对于感染、MODS等并发症,ICU强有力的支持治疗、床旁持续血液净化、抗感染等处理,使患者病情得到有效控制。该患者伤情重,创伤严重度评分(ISS)高,初期多种手段综合应用有效止血、损害控制性外科策略,有力的器官功能支持,最终取得了救治的成功。

(刘松桥)

参考文献

[1]赵泽华,聂时南,刘云,等.急诊创伤后患者低体温管理流程的研究进展[J].护理学杂志,2017,32(12):98-102.

[2]COOPER D J,NICHOL A D,BAILEY M,et al. Effect of early sustained prophylactic hypothermia on

neurologic outcomes among patients with severe traumatic brain injury: the polar randomized clinical trial[J]. JAMA,2018,320(21):2211-2220.

[3] FORRISTAL C, VAN AARSEN K, COLUMBUS M, et al. Predictors of hypothermia upon trauma center arrival in severe trauma patients transported to hospital via EMS[J]. Prehosp Emerg Care,2020,24(1): 15-22.

[4] GENTILELLA L M, JURKKOVICH G J, STARK M S, et al. Is hypothermia in the victim of major trauma protective or harmful? a randomized, prospective study[J]. Ann Surg,1997,226(4):439-447.

[5] GENTILELLO L M. Advances in the management of hypothermia[J]. Surg Clin North Am,1995,75(2): 243-256.

[6] HAVERKAMP F J C, GIESBRECHT G G, TANEDWARD C T H. The prehospital management of hypothermia—an up-to-date overview[J]. Injury,2018,49(2):149-164.

[7] HSIEH T M, KUO P J, HSU S Y, et al. Effect of hypothermia in the emergency department on the outcome of trauma patients: a cross-sectional analysis[J]. Int J Environ Res Public Health,2018,15(8):E1769.

[8] LESTER E L W, FOX E E, HOLCOMB J B, et al. The impact of hypothermia on outcomes in massively transfused patients[J]. J Trauma Acute Care Surg,2019,86(3):458-463.

[9] LUNDGREN P, HENRIKSSON O, NAREDI P, et al. The effect of active warming in prehospital trauma care during road and air ambulance transportation—a clinical randomized trial[J]. Scand J Trauma Resusc Emerg Med,2011,19(1):59.

[10] MARSDEN M, CARDEN R, NAVARATNE L, et al. Outcomes following trauma laparotomy for hypotensive trauma patients: a UK military and civilian perspective[J]. J Trauma Acute Care Surg,2018,85(3): 620-625.

[11] MOFFATT S E. Hypothermia in trauma[J]. Emerg Med J,2013,30(12):989-996.

[12] PENG R Y, BONGARD FS. Hypothermia in trauma patients [J]. J Am Coll Surg,1999,188(6):685-696.

[13] PERLMAN R, CALLUN J, LAFLAMME C, et al. A recommended early goal-directed management guideline for the prevention of hypothermia-related transfusion, morbidity, and mortality in severely injured trauma patients[J]. Crit Care,2016,20(1):107.

[14] ROMLIN B S, WINBERG H, JANSON M, et al. Excellent outcome with extracorporeal membrane oxygenation after accidental profound hypothermia (13.8c) and drowning[J]. Crit Care Med,2015,43 (11):e521-e525.

[15] SHAFI S, ELLIOTT A C, GENTILELLO L. Is hypothermia simply a marker of shock and injury severity or an independent risk factor for mortality in trauma patients? Analysis of a large national trauma registry[J]. J Trauma,2005,59(5):1081-1085.

[16] VARDON F, MROZEK S, GEERAETS T, et al. Accidental hypothermia in severe trauma[J]. Anaesth Crit Care Pain Med,2016,35(5):355-361.

第七章

严重创伤后凝血功能障碍

第一节 概　述

创伤是指机械因素作用于人体所造成的组织或器官损伤。严重创伤是现代社会威胁健康的主要问题之一，是青壮年（15～44 岁）的首位死亡原因，以致对社会劳动力的影响很大，其潜在寿命丧失年数（指平均寿命与死亡时年龄之差）远大于其他疾病。而难以控制的创伤后出血是导致死亡的首要原因，近 1/3 创伤出血患者入院时存在凝血功能障碍（coagulation disorder，coagulopathy），显著增加了多器官功能衰竭的发生率和病死率，未得到很好控制的凝血病（coagulopathy）出血已成为目前创伤后死亡的主要原因。控制或纠正凝血病是维持内环境稳定的重要环节，控制凝血病已远远超出了传统意义上的输血支持疗法。因此对于严重创伤后的凝血功能障碍，临床医师需要充分认识其发病机制和病理生理改变，早期识别并诊断，应用合适的监测指标来指导和治疗凝血功能障碍，逆转危重病情，改善此类患者的预后。

第二节 严重创伤后凝血功能障碍的发病机制

创伤性凝血病（traumatic coagulopathy）的发病机制十分复杂，具有多源性，包括凝血系统的多个方面。主要有 6 个方面的因素参与了创伤性凝血病的发病过程：组织创伤、休克、血液稀释、低体温、酸中毒以及炎症反应。其中包括血管机械性损伤出血、全身炎症反应综合征（systemic inflammatory response syndrome，SIRS）诱导血管内皮损伤导致凝血因子的大量消耗与丢失、纤溶的激活、容量复苏对凝血物质的稀释、低体温或代谢性酸中毒导致凝血因子活性下降等。

一、创伤导致血管机械性损伤出血

大出血引起血小板和凝血因子丢失。对于严重创伤出血患者，临床上需要进行液体复苏，复苏过程中大量液体的输注导致血液稀释，引起凝血功能障碍，从而引起凝血病和进一步出血，称之为"稀释性凝血病"。主要原因是严重失血而未补充足够的凝血物质，输液越多，稀释性凝血病风险越大。稀释性凝血病导致凝血功能障碍和出血，而且与凝血物质被稀释的程度呈线性关系。

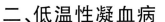

二、低温性凝血病

低温环境、创伤体腔暴露、休克时缺氧能量代谢减缓等原因导致热量丢失、产热不足,造成低体温,严重创伤应用大量未加温的液体复苏不仅导致血液稀释,而且也会导致低体温。低体温是促进凝血机制紊乱的重要因素之一。低温抑制活化凝血因子的酶活性而影响凝血机制,体核温度<35 ℃是创伤后凝血功能异常以及术中不可控制出血的关键因素,体温降至33 ℃以下时表现为明显凝血因子缺乏状态的凝血病。在体温37 ℃测定的凝血酶原时间和部分凝血活酶时间不能反映低体温时的生理凝血时间延长,故在处理时以复温为主而不是补充凝血因子,除非在输注大量液体后才需加用凝血因子制剂。低体温条件下应用凝血因子是无效的。另外,低温也会影响血小板功能,血小板活化受抑制,血小板表面抗原表达下调,血小板黏附和聚集减少,从而延长出血时间。复温后上述异常即可逆转。

三、酸中毒性凝血病

创伤大出血造成的持续血流低灌注使得细胞能量代谢由有氧代谢转为无氧代谢,结果体内乳酸堆积发生代谢性酸中毒。大量输血后,红细胞代谢产物本身就可导致酸中毒,而液体复苏过程中输注大量平衡盐同样导致乳酸负荷加重,过重的乳酸负荷破坏了人体正常的酸碱缓冲系统,而缓冲系统的失衡促进了凝血病的发生。单纯酸中毒能够抑制凝血块的形成。酸中毒环境下,血小板、凝血因子功能损害和酶活性降低导致酸中毒性凝血病。pH 值越低,凝血因子活性也越低。

四、消耗性凝血病

消耗性凝血病是创伤时消耗大量凝血物质所致。多数学者将消耗性凝血病与弥散性血管内凝血(disseminated intravascular coagulation,DIC)作为同义语混用,前者强调病因;后者强调病理变化。创伤消耗性凝血病是由组织血管损伤、休克、缺氧、全身炎症反应等多因素共同作用所致,更由于凝血系统在不同阶段的不同反应,以及常有其他类型的凝血病参与,使得该病情变得十分复杂,治疗难度大,预后也较差。研究表明在创伤后24 h 或28 h 内,组织因子在受伤部位的释放,激活凝血级联反应通路,大量凝血因子和血小板消耗,凝血过程的过度激活又引起纤溶亢进,反过来消耗过多的凝血因子,形成恶性循环。因此,在创伤性凝血病的实验室检查中发现类似弥散性血管内凝血的表现,如凝血酶原时间(prothrombin time,PT)、活化部分凝血活酶时间(activated partial thromboplastin time,APTT)延长,血小板(platelet,PLT)和纤维蛋白原(fibrinogen,Fbg)浓度下降,D-二聚体(D-dimer,DD)显著升高,但不是真正意义的 DIC,因为循环内并没有微血栓形成,而机体处于低凝状态。但是在创伤24 h 或28 h 后,由于纤溶酶原激活物抑制物-1(plasminogen activator inhibitor-1,PAI-1)持续升高,导致纤溶抑制,使机体呈高凝状态,可能会出现以微循环血栓形成为主的 DIC。

除了以上提到的因素可导致创伤性凝血病以外,失血导致凝血因子丢失及外渗、纤溶亢进、低钙血症以及复苏过程中不合适地输注大量胶体,均会引起凝血功能障碍。

第三节　严重创伤后凝血功能障碍的病理生理

一、内皮损伤

在机体受到严重创伤时,激活神经-体液轴释放大量儿茶酚胺类物质,并激活炎症系统,两者均可激活血管内皮细胞,从而导致其多糖蛋白复合物降解,增加抗凝剂促纤溶蛋白的表达,多糖蛋白复合物的脱落过程可以诱导产生凝血酶、活化蛋白质 C 系统,同时可以引发纤溶系统亢进,从而使其产生类似于内源性抗凝物的潜在性抗凝作用。有研究发现,在创伤性凝血病与失血性休克动物造模的模型中,已经发现过剩的儿茶酚胺类物质同内皮多糖蛋白复合物脱落和降解是相关的,与此同时内皮多糖和凝血病的发生是相关的。

二、血小板功能紊乱

血小板无论在静息状态还是激活态均可形成和释放大量血小板微泡(platelet-derived microparticle,PMP;也称血小板微颗粒),PMP 可能在止血及血栓形成过程中发挥着重要作用。有研究表明,血小板微泡有较强的促凝功用,在机体内含量丰富。严重创伤患者血凝块强度降低,可能与创伤后 PMP 含量较低有关,同时研究发现 PMP 的含量与严重创伤患者入院后的输血量以及病死率呈现相关关系。据此判断,PMP 水平的降低可能是血小板功能紊乱的独立危险因素。

三、蛋白质 C 系统浓度升高

在严重创伤患者中,活化蛋白质 C(activated protein C,APC)的浓度升高。APC 可导致 APTT/PT 延长,降低血凝块的硬度。APC 途径是机体抗凝系统的重要组成成分。APC 既能抑制凝血酶的产生及其他凝血因子的活性,又能促进纤溶酶的形成,这种双重作用在创伤性凝血病的发病机制中有着重大意义。APC 通过活化蛋白酶受体来刺激抗炎和抗细胞凋亡途径,同时降低内皮细胞的通透性。APC 也通过灭活 FⅤa 和 FⅧa 有效地抑制凝血酶的产生,可消耗纤溶酶原激活物抑制物-1(PAI-1),抑制组织型纤溶酶原激活物(tissue-type plasminogen activator,t-PA)途径和尿激酶型纤溶酶原激活物(urokinase-type plasminogen activator,u-PA)途径,从而促进纤维蛋白酶的生成。

研究发现抑制 APC 的抗凝功能可预防急性创伤性凝血病,并发现创伤患者 APC 水平和凝血病的发生率、输血需求及病死率呈正相关。动物模型中用单克隆抗体阻断 APC 的抗凝功能或从基因水平抑制蛋白质 C 途径,结果发现急性创伤性凝血病发生率明显减少,这也从侧面验证了 APC 的重要性。然而,研究发现创伤性休克后再抑制 APC 的抗凝和细胞保护信号功能可能是致命的。创伤早期休克所致的血流低灌注能上调内皮细胞内凝血酶调节蛋白(thrombomodulin,TM;也称血栓调节蛋白)的表达量,接着 TM 与凝血酶结合成 TM-凝血酶复合物,其在缺乏钙离子的情况下可放大蛋白质 C 的激活效应,而 APC 又抑制 PAI-1 的活性,导致纤溶亢进,从而进一步形成凝血功能障碍。但创伤患者晚期炎症反应会消耗 APC,机体反而达到高凝状态,使组织遭受二次缺血性损害。这些研究都证明了 APC 在调节凝血方面起着至关重要的作用,以及它在调节血流低灌注和休克后细胞毒性作用的重要性。

四、纤维蛋白原和纤溶亢进

急性创伤性凝血功能障碍(acute traumatic coagulopathy,ATC)患者的高病死率与纤维蛋白水平降低有关。ISS>15 分的严重创伤患者中,纤溶亢进的发生率>80%。纤溶系统亢进大多数会发生在病情没有得到有效控制的严重创伤后 1 h 左右,病情继续恶化则可能发生创伤性凝血病,继续加重时可发生失血性休克相关性死亡。ATC 患者入院时血液中凝血酶可以激活凝血酶激活的纤溶抑制物(thrombin-activatable fibrinolysis inhibitor,TAFI)的活性是明显低于非 ATC 患者的,此种情况持续约 8 d。患者于入院时检查的 TAFI 活性同 24 h 输血量成反比,这说明创伤后急性期 TAFI 的含量及其活性和创伤后凝血功能异常紧密相关。

五、血液稀释、酸中毒和低体温

凝血功能障碍、酸中毒和低体温被认为是患者严重创伤后的致死性三联征又称"死亡三联征"或称"创伤死亡三角"。近几年研究显示,也将血液稀释加入危险因素之中,合称为"死亡四部曲"。稀释性凝血功能障碍主要由创伤后的生理性原因以及治疗过程中的医源性原因所引起。

第四节 严重创伤后凝血功能障碍的监测和诊断

一、凝血功能障碍的监测

在严重创伤患者中创伤性凝血功能障碍的发生率很高,且和预后密切相关,应在早期就重视高危因素的识别。创伤失血性休克患者在入院时确定其是否伴凝血病非常重要,开展凝血功能床边快速检验是诊断凝血病的有效手段,并进行凝血功能的连续监测,特别是对严重多发伤、重型颅脑损伤、休克、活动性大出血、预期会接受大量输血的患者。推荐使用实验室指标(包括凝血酶原时间、活化部分凝血活酶时间、纤维蛋白原、血小板计数)和(或)血栓弹力图(thromboelastography,TEG),对凝血功能进行早期或连续性常规监测。

(一)常规凝血试验指标

常规凝血试验指标主要包括凝血酶原时间(PT)、活化部分凝血活酶时间(APTT)、纤维蛋白原(Fbg)、凝血酶时间(thrombin time,TT)、国际标准化比值(international normalized ratio,INR)、D-二聚体、纤维蛋白降解产物(fibrin degradation product,FDP);必要时每2~4 h复查1次。在创伤患者中,PT异常比APTT异常更为常见,但APTT异常预测预后的特异性更好。但这些常规的实验室指标不能提供血小板功能、血栓强度、纤溶活性等信息。

(二)血栓弹力图参数

1.**凝血反应时间** 凝血反应时间(R值)是从测试开始到2 mm开口的时间,反映所有参加凝血因子的综合作用,其正常值是5~10 min,R值>10 min诊断为凝血因子缺乏或活性降低,R值<2 min诊断为凝血因子活性增高。

2.**血凝块形成时间** 血凝块形成时间(K值)是从R值检测完成到20 mm开口的时间,反映纤维蛋白原(为主)和血小板在凝血块开始形成时的共同作用结果,正常值为1~3 min。

3.**Angle值** Angle值是从血凝块形成点至描记图最大曲线弧度作切线与水平线的夹角,即血凝块达到这一强度的速率,正常值为53°~72°。K值和Angle角相关,反映了血凝块生成速率,其在细胞基础模式上主要反映纤维蛋白原的水平,K值>4 min和(或)Angle<45°,诊断为凝血酶形成不足或纤维蛋白原功能低下,转化为纤维蛋白不足,K值<1 min和(或)Angle>73°诊断为纤维蛋白原功能亢进。

4.**最大振幅** 最大振幅(maximum amplitude,MA)反映血凝块最大强度或硬度。血块强度中,血小板约占80%,纤维蛋白原约占为20%,正常值是50~70 mm,MA<45 mm诊断为血小板功能低下或数量减少,MA>72 mm诊断为血小板功能增强。

5.**30 min血凝块幅度减少速率** 在MA值确定后30 min内血凝块消融的速率(%),正常值是0~8%,30 min血凝块幅度减少速率(the rate of 30 minutes clot amplitudereduce,LY30)>8%诊断为纤维蛋白溶解亢进。LY30表示血凝块的稳定性。

6.**凝血指数** 凝血指数(coagulation index,CI)正常值为-3~3,CI<-3为低凝,CI≥3为高凝。

7.**预测溶解百分比** 预测溶解百分比(estimate percent lysis,EPL)即最大血凝块形成后,30 min内血凝块将要溶解的百分比(%),可以预测纤溶指数,EPL>15%提示处于纤溶亢进状态。

临床上常用于凝血、纤溶等监测的指标要参考预计出血量、是否仍有活动性出血、已输入的晶体胶体液量等,其中应高度重视有无肝损伤,因严重肝损伤引起的凝血功能障碍远远高于其他部位或器官损伤。同时应注意监测体温和酸中毒。血栓弹力图能够反映全血的凝血和纤溶水平,因而需要发展床旁快速监测技术,但这些技术的精确度和准确性仍有待进一步评估。

二、凝血功能障碍的诊断

凝血功能障碍的诊断:活化部分凝血活酶时间(APTT)、凝血酶原时间(PT)大于正常值的1.5倍以上,纤维蛋白原(Fbg)<1.0 g/L,凝血因子减少25%,血栓弹力图表现为R值和K值延长、d和两侧曲线的最宽距离值降低。

弥散性血管内凝血(disseminated intravascular coagulation,DIC)指创伤后因凝血系统激活,小血管内广泛微血栓形成,以及继发纤溶系统亢进,引起全身性出血和微循环功能衰竭的一种临床综合征,诊断标准为:①临床表现(至少2项),严重或多发出血,原发病无法解释的休克,不明原因的器官功能障碍,抗凝治疗有效。②实验室检查(至少3项),血小板<100×10⁹/L或进行性下降,纤维蛋白原(Fbg)<1.5 g/L或进行性下降,血浆纤维蛋白降解产物>20 mg/L,或D-二聚体较正常水平升高4倍以上,PT延长或缩短3 s以上,活化部分凝血活酶时间延长或缩短10 s以上,抗凝血酶原Ⅲ(antithrombin Ⅲ,ATⅢ)量减少或活性<60%,血浆纤溶酶原抗原(plasminogen antigen,PLg:Ag)<200 mg/L,血浆凝血因子Ⅷ活性(coagulation factor Ⅷ activity,FⅧ:C)<50%,血浆内皮素-1(endothelin-1,ET-1)>8或凝血酶调节蛋白(血栓调节蛋白)高于正常2倍以上。

第五节　严重创伤后凝血功能障碍的治疗

出血与凝血病的早期管理,入院后尽早监测并采取措施维持凝血功能正常。损害控制性复苏(damage control resuscitation,DCR)成了大出血患者的标准治疗模式,包括快速止血(损害控制性外科、血管造影),避免过度稀释的容许性低血压,纠正酸中毒,恢复组织血流灌注以及氧供应。

一、早期液体复苏

尽管常常使用收缩压(systolic blood pressure,SBP)<90 mmHg定义低血压,但是心输出量(cardiac output,CO)要比血压更加影响氧输送。应该明确的是很多创伤患者确实存在出血,但是血压却在正常范围之内。确实如此,当存在难以控制的大出血时,大量的补液只会造成稀释以及低体温,并不能维持血压和CO。所以推荐在出血控制前使用限制性容量复苏策略达到目标血压,并且有证据显示对于无脑损伤的患者,在大出血控制之前应将收缩压维持在80~90 mmHg;对于合并严重颅脑损伤(GCS≤8分)的患者,应该维持平均动脉压在80 mmHg以上。如果存在威胁生命的低血压,推荐在液体复苏的同时使用血管活性药物维持目标血压;如果存在心功能不全,推荐使用强心药。复苏液体的选择也是至关重要的。一项系统评价指出,使用胶体液和晶体液相比并不改善预后。等渗晶体液对低血压创伤患者进行初始复苏;建议应该避免大量使用生理盐水;对于严重颅脑创伤的患者,推荐避免使用低渗液体,如乳酸林格液;因对止血的不良影响,建议限制使用胶体液。

二、快速控制失血

对于合并重度失血性休克、有持续出血或合并凝血病征象的严重创伤患者,实施确定性外科手术;需

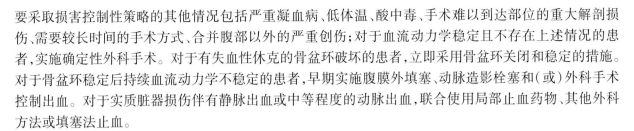

要采取损害控制性策略的其他情况包括严重凝血病、低体温、酸中毒、手术难以到达部位的重大解剖损伤、需要较长时间的手术方式、合并腹部以外的严重创伤;对于血流动力学稳定且不存在上述情况的患者,实施确定性外科手术。对于有失血性休克的骨盆环破坏的患者,立即采用骨盆环关闭和稳定的措施。对于骨盆环稳定后持续血流动力学不稳定的患者,早期实施腹膜外填塞、动脉造影栓塞和(或)外科手术控制出血。对于实质脏器损伤伴有静脉出血或中等程度的动脉出血,联合使用局部止血药物、其他外科方法或填塞法止血。

三、输血和凝血因子的使用

对于预料中的大出血患者,早期处理推荐以下两种策略中的任意一种:血浆(新鲜冰冻血浆或病原体灭活血浆),血浆、红细胞的输注比例至少1∶2;根据血红蛋白水平判断是否使用纤维蛋白原以及红细胞。

(一)血红蛋白

将低初始水平血红蛋白(hemoglobin,Hb)作为严重出血相关凝血病的一个指标。将重复测量Hb作为监测出血的实验室指标,因为初始在正常范围的Hb值可能会掩盖出血。

(二)新鲜冰冻血浆

需要以血浆为基础的止血复苏,推荐使用血浆[新鲜冰冻血浆(fresh frozen plasma,FFP)或者病原体灭活血浆]维持PT、APTT在正常范围的1.5倍以内;对于非大出血的患者不推荐输注血浆。

(三)纤维蛋白原与冷沉淀

患者有大出血,血栓弹力图提示功能性纤维蛋白原缺乏或血浆纤维蛋白原水平低于2.0 g/L,则推荐输注纤维蛋白原(fibrinogen,Fbg)或冷沉淀(cryoprecipitate)。初始剂量纤维蛋白原为3~4 g,这相当于15~20 U的单采冷沉淀或3~4 g纤维蛋白原。重复剂量必须在血栓弹力图以及对纤维蛋白原水平进行实验室评估的基础上使用。

(四)血小板

输注血小板(platelet,PLT)以维持血小板计数>50×10⁹/L;对于持续性出血和(或)创伤性颅脑损伤的患者,建议维持血小板计数在100×10⁹/L以上;如果使用,建议输注的起始剂量为4~8 U血小板,或者1个全血单位的血小板。大量输血期间监测血钙浓度并维持其水平在正常范围。

(五)凝血因子的补充

对于口服维生素K依赖抗凝药的患者,推荐早期使用浓缩的凝血酶原复合浓缩物(prothrombin complex concentrate,PCC)进行紧急拮抗;为减轻使用新型口服抗凝剂的患者发生创伤后致命性出血,建议给予PCC;如果纤维蛋白原水平正常,则在血栓弹力图监测提示凝血启动延迟时使用PCC或血浆。凝血酶原复合物以及活化Ⅶ因子,在一些单位作为大出血的治疗措施,但是无论是PCC还是活化Ⅶ因子都有严重的血栓事件。因此只有在逆转维生素K作用时使用PCC,而只有在其他止血措施无效的顽固性出血时使用Ⅶ因子。

四、抗纤溶制剂的使用

损伤发生之后会激活纤溶,并增加凝血因子的不稳定性。抗纤溶止血环酸可降低严重出血创伤患者的死亡风险,全球多中心随机、双盲、对照临床试验(clinical randomisation of an antifibrinolytic in significant haemorrhage,CRASH-2)是目前最大的安慰剂对照试验,比较了早期使用氨甲环酸对创伤患者病死率、血栓事件的发生以及输血的影响。这项研究发现早期使用氨甲环酸可以显著降低创伤患者的病死率,并且因为出血导致的病死率也显著降低,不会增加致命性和非致命性的血栓事件,强烈推荐早期(1 h内)使用。因此最新的欧洲指南对于出血或存在大出血风险的患者,推荐尽早使用氨甲环酸,首剂1 g,后续1 g

输注至少持续8 h;创伤出血患者应该在伤后3 h内使用氨甲环酸;建议制订创伤出血处理流程时,考虑在患者转送医院的途中应用首剂的氨甲环酸。

五、其他药物

(一)抗血小板药物

建议对接受抗血小板治疗的大出血或者颅内出血的患者输注血小板;对于接受或怀疑接受抗血小板治疗的患者,建议检测血小板功能;如果明确血小板功能不良且患者存在持续的微血管性出血,建议使用浓缩血小板治疗。

(二)去氨加压素

对于使用抑制血小板药物或合并血管性血友病的患者,建议使用去氨加压素(0.3 μg/kg);不建议对创伤失血患者常规使用去氨加压素。

(三)抗凝药——Xa抑制剂

建议对于正在服用或可疑服用抗Xa因子药物(如利伐沙班、阿哌沙班、依度沙班)的患者检测其血药浓度;如果出现致命性出血,建议静脉使用氨甲环酸(15 mg/kg或者1 g),同时联合使用大剂量(25 ~ 50 U/kg)PCC,直到出现特异性拮抗剂。

(四)抗凝药——凝血酶抑制

建议对于正在服用或可疑服用达比加群药物的患者检测其达比加群血药浓度;如果不能进行检测,建议根据PT与APTT对达比加群作定性估计;凝血功能障碍在创伤发生后早期发生。损害控制性复苏策略避免了大量液体的使用,同时注重早期控制出血,早期采取措施以减少热量丢失,对低体温者进行复温,以达到并维持正常的体温。尽管这些年在严重创伤后凝血功能障碍管理上有了很大的进步,对于明确红细胞、新鲜冷冰血浆(FFP)和血小板的比例还需要更多的研究证实,以及凝血因子的补充是否可以作为一线用药都还需要更多的证据支持。

第六节　典型病例

【病例简介】

患者男性,49岁,于某年9月27日以"车祸致多发性创伤15 h"为主诉入院。患者入院前15 h因车祸伤及胸部、下腹部及左下肢,伤后意识清楚,腹部大面积瘀斑、阴囊肿大,左下肢疼痛、肿胀、不能活动,于当地医院行X射线检查见多发肋骨骨折、骨盆骨折、左股骨干骨折,行导尿、左下肢支局固定后转入我院急诊。既往否认高血压、冠心病、糖尿病病史,胆囊炎病史10年,肾结石4年,2009年曾行体外碎石术。否认药物过敏史。

【临床诊断】

1. 多发性创伤
2. 创伤性凝血病
3. 骨盆骨折
4. 左股骨干骨折
5. 胸椎棘突骨折
6. 右侧多发肋骨骨折(3、4、5、6肋)
7. 右侧胸腔积液
8. 低血容量性休克

【救治经过】

17:00 入急诊时体格检查:意识不清,躁动,不能配合体格检查,血压 84/46 mmHg,心率 114 次/min,SpO₂ 79%,体温 36 ℃,心肺听诊无异常,腹膨隆,下腹部压痛,无反跳痛或肌紧张,肝脾肋下未触及,肠鸣音未闻及,下腹部及会阴区大片瘀斑,阴囊肿胀、颜色变黑,左下肢给予支具固定中。四肢末梢皮肤温度低,脉搏细弱,留置尿管可引出黄色澄清尿液,无肉眼血尿。辅助检查:急诊肺 CT 检查示右侧部分肋骨及部分胸椎棘突骨折、右侧少量胸腔积液,双肺下叶条片影;肋骨 3D-CT 检查示右侧 3、4、5、6 肋骨骨折;骨盆 3D-CT 检查示骨盆粉碎性骨折(图 7-1);全腹 CT 平扫示肝周及腹腔内多发低密度影,双侧髂骨、耻骨及左侧股骨近端多发骨折,周围软组织肿胀,阴囊肿胀。血常规:Hb 42 g/L,PLT 94×10⁹/L,白细胞 10.87×10⁹/L。凝血检查 3 项:APTT 51.9 s,PT 24 s,Fbg 0.94 g/L。肝肾功能检查:谷草转氨酶 37 U/L,谷丙转氨酶 33 U/L,谷氨酰转肽酶 18 U/L,总蛋白 21 g/L,白蛋白 10 g/L,总胆红素 14 μmol/L,直接胆红素 10 μmol/L,肌酐 69 μmol/L,K⁺ 4.16 mmol/L,Na⁺ 138.1 mmol/L,Ca²⁺ 1.46 mmol/L。急诊处置:气管插管接呼吸机辅助通气,输注红细胞悬液 4 U,予多巴胺 8 μg/(kg·min)持续静脉泵入升压。因患者存在多发性创伤、休克,转入 ICU 继续治疗。

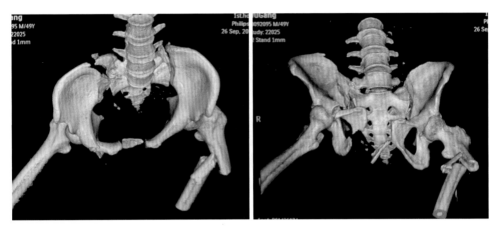

图 7-1 骨盆 3D-CT

9 月 27 日 0:00 入 ICU 时评估如下。

体温 37 ℃,血压 58/41 mmHg,心率 140 次/min,SpO₂ 100%(FiO₂ 80%),意识不清,躁动,不能配合体格检查,双侧瞳孔等大正圆,直径为 2 mm,对光反射灵敏,经口气管插管接呼吸机辅助通气(assisted ventilation,AV),压力控制模式(pressure control,PC),吸气压力(inspiratory pressure,Pi)20 cmH₂O,通气频率(frequency,F)15 次/min,呼气末正压通气(positive end expiratory pressure,PEEP)5 cmH₂O,心肺听诊无异常,腹膨隆,下腹部压痛,无反跳痛或肌紧张,肝脾肋下未触及,肠鸣音未闻及,下腹部及会阴区大片瘀斑,阴囊肿胀、颜色变黑,留置尿管可引出黄色澄清尿液,无肉眼血尿,左下肢给予支具固定中,外固定架固定术后(图 7-2、图 7-3),左大腿肿胀,四肢末梢皮肤温度低,脉搏细弱。

评分:APACHE Ⅱ评分 15 分,SOFA 评分 8 分。

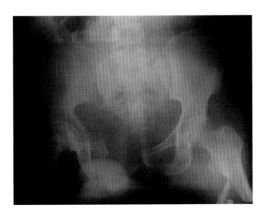 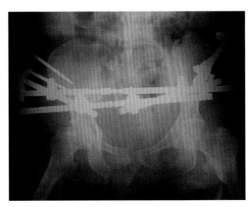

图 7-2 骨盆 DR 正位(外固定架固定术前)　　图 7-3 骨盆 DR 正位(外固定架固定术后)

治疗过程：①镇静镇痛,呼吸机辅助通气,绝对卧床,骨盆以腹带固定、制动,联系骨科医师行骨盆外固定术；②右桡动脉穿刺置管行有创动脉血压监测,右颈内静脉穿刺置管监测 CVP、ScvO$_2$,快速补液,输注血制品(红细胞悬液、血浆、冷沉淀、纤维蛋白原、凝血酶原复合物),补钙,纠正代谢性酸中毒,多巴胺 15 μg/(kg·min)持续静脉泵入升压。

治疗过程监测及输血液制品和液体平衡。入 ICU 36 h 共输注红细胞 18 U,血浆 1 600 ml,冷沉淀 30 U,凝血酶原复合物 600 IU,纤维蛋白原 3 g,晶体 3 000 ml,5% 白蛋白 500 ml,人工胶体 500 ml。下腹部及会阴区瘀斑较前缩小,阴囊肿胀减轻,四肢末梢皮肤温暖,脉搏有力。休克纠正。

9 月 29 日至 10 月 4 日,患者心血管功能、肝功能、肾功能、凝血功能趋于平稳。

【救治经验】

本病例为创伤导致骨盆骨折、低血容量性休克、创伤性凝血病,治疗上积极处理原发病、早期行骨盆外固定术,避免了进一步失血,只要符合以下 2 项就可以启动大量输血(massive blood transfusion)：①存在穿透性创伤；②收缩压<90 mmHg；③心率>120 次/min；④腹部创伤 B 超证实。抗休克时注意合理、足量输注血制品,包括红细胞、血浆、血小板。一般先输注晶体液和胶体液,再根据实验室指标输注血制品,维持血红蛋白含量>100 g/L,血小板计数>50×10^9/L,国际标准化比值≤1.5。近年来提倡早期使用血浆、血小板和红细胞,并减少晶体液的使用。凝血酶原复合物浓缩剂由于提供的凝血因子Ⅱ、Ⅶ、Ⅸ和Ⅹ在凝血的重要环节发挥作用,在大量输血时往往有非常好的止血效果,一般根据出血量的大小,可给予 10 ~ 30 U/kg 体重,必要时可重复给药。重组Ⅶa 是迄今止血作用最为强烈的制剂,其通过与组织因子结合,促使凝血酶生成；后者少量生成后可自我催化产生大量凝血酶,依次激活血小板、凝血因子Ⅴ、凝血因子Ⅷ、凝血因子Ⅺ,产生强大的止血效果。由于作用涉及血小板的激活,因此,其在血小板数量接近正常时具有更好的止血效果。低温冷沉淀物,内含纤维蛋白原、凝血因子Ⅷ、凝血因子ⅩⅢ、血管性血友病因子和纤维连接蛋白,止血效果较好。使用上述凝血因子时,应注意观察患者临床出血情况的改善和实验室指标的变化,及时进行调整,使休克及凝血功能障碍迅速得到纠正。

(张晓娟　马晓春)

参考文献

[1] BROHI K, SINGH J, HERON M, et al. Acute traumatic coagulopathy[J]. Trauma, 2003, 54(6): 1127-1130.

[2] BROHI K. Trauma induced coagulopathy[J]. J R Army Med Corps, 2009, 155(4): 320-322.

[3] CAP A, HUNT B J. The pathogenesis of traumatic coagulopathy[J]. Anaesthesia, 2015, 70(Suppl 1): 96-101, e32-e34.

[4] COTHREN C C, MOORE E E, HEDEGAARD H B, et al. Epidemiology of urban trauma deaths: a comprehensive reassessment 10 years later[J]. World J Surg, 2007, 31(7): 1507-1511.

[5] DAVENPORT R A, GUERREIRO M, FRITH D, et al. Activated protein C drives the hyperfibrinolysis ofacute traumatic coagulopathy[J]. Anesthesiology, 2017, 126(1): 115-127.

[6] FRITH D, BROHI K. The pathophysiology of trauma-induced coagulopathy[J]. Curr Opin Crit Care, 2012, 18(6): 631-636.

[7] FRITH D, GOSLINGS J C, GAARDER C, et al. Definition and drivers of acute traumaticcoagulopathy: clinical and experimental investigations[J]. Thromb Haemost, 2010, 8(9): 1919-1925.

[8] GATES J D, ARABIAN S, BIDDINGER P, et al. lessons learned to prepare for the next disaster[J]. Ann Surg, 2014, 260(6): 960-966.

[9] HAGEMO J S, CHRISTIAANS S C, STANWORTH S J, et al. Detection of acute traumatic coagulopathy and massive transfusion requirements by means of rotational thromboelastometry: an international prospective

validation study[J]. Crit Care,2015,19(1):97.

[10]HIRSCH M,CARLI P,NIZARD R,et al. The medical response to multisite terrorist attacks in Paris[J]. Lancet,2015,386(10012):2535-2538.

[11]KHAN S,DAVENPORT R,RAZA I,et al. Damage control resuscitation using blood component therapy in standard doses has a limited effect on coagulopathy during trauma hemorrhage[J]. Intensive Care Med, 2015,41(2):239-247.

[12]MACLEOD J B,LYNN M,MCKENNEY M G,et al. Early coagulopathy predicts mortality in trauma[J]. Trauma,2003,55(1):39-44.

[13]MAEGELE M,LEFERING R,YUCEL N,et al. Early coagulopathy in multiple injury:an analysis from the German Trauma Registry on 8724 patients[J]. Injury,2007,38(3):298-304.

[14]MAEGELE M,SCHOCHL H,COHEN M J. An update on the coagulopathy of trauma[J]. Shock,2014,41 (Suppl 1):21-25.

[15]MOORE E E,KNUDSON M M,JURKOVICH G J,et al. Emergency traumatologist or trauma and acute care surgeon:decision time[J]. Am Coll Surg,2009,209(3):394-395.

[16]NAGHAVI M,ABAJOBIR A A,ABBAFATI C,et al. Global, regional, and national age-sex specific mortality for 264 causes of death,1980—2016:asystematic analysis for the Global Burden of Disease Study 2016[J]. Lancet,2017,390(10100):1151-1210.

[17]SCHOCHL H,FRIETSCH T,PAVELKA M,et al. Hyperfibrinolysis after major trauma:differential diagnosis of lysis patterns and prognostic value of thrombelastometry[J]. Trauma,2009,67(1):125-131.

[18]SCHOCHL H,NIENABER U,MAEGELE M,et al. Transfusion in trauma:thromboelastometry-guided coagulation factor concentrate-based therapy versus standard fresh frozen plasma-based therapy[J]. Crit Care,2011,15(2):R83.

第八章

严重创伤后血栓形成

第一节　概　述

静脉血栓栓塞症（venous thromboembolism，VTE）是近代出现的概念，包括深静脉血栓形成（deep venous thrombosis，DVT）和肺栓塞（pulmonary embolism，PE），是创伤患者常见的并发症，有较高的发病率和病死率，但其预防和治疗面临许多问题，需要给予足够的关注。

一、严重创伤后静脉血栓栓塞症的发生率

严重创伤是一个重大的全球公共卫生问题，导致全球每年超过 580 万人死亡。深静脉血栓形成、中枢神经系统损伤和多器官衰竭是创伤早期院内死亡的主要因素。美国创伤外科学院报道在创伤入院的患者中深静脉血栓形成的发生率为 1.4%，肺栓塞的发生率为 0.6%。急性创伤是增加静脉血栓栓塞症的高风险人群，发生在社区 12% 的静脉血栓栓塞症与急性创伤有关。

二、不同创伤患者的静脉血栓栓塞症的发生率

一项有关骨科血栓栓塞预防的研究显示，静脉血栓栓塞症（VTE）是住院期间和住院后的严重并发症，但预防干预可使其院内病死率明显下降。如果不进行 VTE 预防，内科和普外科住院患者的总 VTE 发生率在 10% ~ 40%，而大型矫形外科患者的总 VTE 发生率在 40% ~ 60%。在常规的 VTE 预防中，致命性肺栓塞在骨科患者中并不常见，3 个月内有症状的 VTE 发生率在 1.3% ~ 10.0%。

急性脊髓损伤（acute spinal cord injury，ASCI）患者的 VTE 风险在住院患者中最高。未经治疗的患者总 DVT 的发生率在 50% ~ 100%，PE 是这些患者死亡的第三大最常见原因。脊髓损伤（spinal cord injury，SCI）的特点是运动、感觉和自主功能丧失，导致血栓形成风险增加，在随访的第 1 年中，占死亡人数的 9.7%。

尽管进行了机械和药物预防血栓，但骨盆和髋臼骨折患者发生 DVT 的风险仍然很高，而且大多数血栓都位于近端。60 岁以上的患者以及从损伤到手术时间超过 2 周的患者发生 DVT 的风险更高。

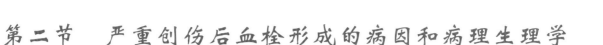

第二节 严重创伤后血栓形成的病因和病理生理学

一、创伤是深静脉血栓形成的重要诱发因素

Virchow 于 1856 年提出形成血栓栓塞机制的三要素,即血管内膜损伤、血流淤滞和血液高凝状态,后者几乎在创伤后会立即发生。创伤或手术会激活机体炎症防御机制,释放大量炎症介质,组织损伤可引起血小板聚集,可使纤维蛋白原水平升高,使血液处于高凝状态;创伤大多会引起静脉血管损伤,使创伤部位血管内膜受损,从而激活外源性凝血机制,引起局部血栓形成。疼痛、患肢制动或肿胀压迫静脉、麻醉至周围静脉扩张易造成血流淤滞。因此,创伤是深静脉血栓形成(DVT)的重要诱发因素。

尤其是创伤伴发急性创伤性凝血功能障碍(acute traumatic coagulopathy,ATC)的患者,更容易发生 DVT,而且治疗和预防更加困难。危重创伤患者 ATC 是因为创伤后病理生理功能紊乱造成血液中凝血因子、抗凝因子、血小板及纤溶系统的动态平衡遭受破坏。对伴有 ATC 的危重创伤患者,临床上一般采用及时有效地止血、液体复苏、促凝血等治疗。同时伴有 ATC 的创伤患者早期促凝血治疗如氨甲环酸、血小板、冷沉淀、纤维蛋白原及凝血酶原复合物的大量使用,可能同时激活促凝血和抗凝血途径,随着时间进程,凝血平衡发生从低凝状态为主到高凝状态为主的转变。不同的血栓预防措施及抗凝血与促凝血治疗可能是引起伴有 ATC 的严重创伤患者 DVT 发生率增加的重要原因。

二、创伤患者的静脉血栓栓塞症危险因素

最近研究发现创伤患者的静脉血栓栓塞症(VTE)危险因素在住院及出院后均持续存在。VTE 的风险在受伤后 3 个月内最高。长骨骨折、骨盆骨折、创伤性颅脑损伤和住院时间延长是创伤患者 VTE 的危险因素。

VTE 的独立危险因素包括:①40 岁以上;②肥胖[体重指数(body mass index,BMI;也称体质指数)>30 kg/m²];③VTE 病史(个人或家族);④恶性肿瘤病史;⑤吸烟史;⑥激素避孕;⑦无法行走;⑧脊髓损伤;⑨中轴骨附近骨折;⑩使用止血带;⑪制动;⑫其他高凝状态(蛋白质 C 或 S 缺乏)。

一项 1 233 例患者的回顾性队列研究发现 5 个危险因素(输血史、格拉斯哥昏迷评分分值高、骨盆骨折、长时间手术和年龄大)可以独立预测创伤患者的 VTE 风险。VTE 可发生在低风险创伤患者身上,常规凝血检查可能无法准确预测 VTE。血栓弹力图(thromboelastography,TEG)目前已被广泛接受为一种评估凝血状态的方法,低凝状态能力和高凝状态均已被确定为创伤患者病死率的早期预测因子。一项 983 例患者的研究发现 85% 的患者入院时呈高凝状态,TEG 高凝状态的患者 VTE 的风险增加了 1 倍。

第三节 严重创伤后血栓形成的临床表现

一、深静脉血栓形成的症状和体征差异大

深静脉血栓形成(DVT)患者的症状和体征差异很大,视受累深静脉的部位、发生速度、阻塞程度、侧支循环的建立和血管壁或血管周围组织的炎症情况而定。发生在小腿的 DVT 及血管腔没有完全阻塞的 DVT,常缺乏临床症状而不被察觉;下肢近端 DVT、上肢 DVT 或血管腔完全被阻塞时,常常因为患肢突然

肿胀、疼痛或压痛而就诊。

二、深静脉血栓形成的分期

根据发病时间,DVT 分为急性期、亚急性期和慢性期。急性期是指发病 14 d 以内;亚急性期是指发病 15～30 d;发病 30 d 以后进入慢性期;早期 DVT 包括急性期和亚急性期。

三、下肢深静脉血栓形成的临床表现

急性下肢 DVT 主要表现为患肢的突然肿胀、疼痛等,检查患肢呈凹陷性水肿、软组织张力增高、皮肤温度增高,在小腿后侧和(或)大腿内侧、股三角区及患侧腘窝有压痛。发病 1～2 周后,患肢可出现浅静脉显露或扩张。

(一)疼痛和压痛

疼痛一般在下肢深静脉阻塞处远端明显,久站或行走时肿痛加重。血栓位于小腿肌肉静脉丛时,Homan 征阳性(伸直患肢,将踝关节急速背屈时可引起腓肠肌疼痛)和 Neuhof 征阳性(压迫小腿后侧肌群,引起局部疼痛)。

(二)肿胀

患肢呈凹陷性水肿、软组织张力增高、皮肤温度增高。单侧小腿、踝部肿胀为小腿 DVT 常见的征象,当患肢腓肠肌部位(测定部位位于胫骨粗隆下 10 cm)周径比对侧增粗超过 1 cm 时,表明至少有腘静脉系统受阻。当小腿深静脉血栓延伸到股静脉、髂静脉时,会有大腿部肿胀。

(三)股青肿

严重的下肢 DVT,患者可出现股青肿(phlegmasia cerulea dolens),是下肢 DVT 中最严重的情况,由于髂股静脉及其属支血栓阻塞,静脉回流严重受阻,组织张力极高,导致下肢动脉受压和痉挛,肢体缺血。临床表现为下肢极度肿胀、剧痛,皮肤发亮呈青紫色,皮肤温度低伴有水疱,足背动脉搏动消失,全身反应剧烈,体温升高。如不及时处理,可发生休克和静脉性坏疽。

(四)血栓形成后综合征

慢性期可发展为血栓形成后综合征(post-thrombotic syndrome,PTS),一般是指急性下肢 DVT 6 个月后,出现慢性下肢静脉功能不全的临床表现,包括患肢的沉重、胀痛、静脉曲张、皮肤瘙痒、色素沉着、湿疹等,严重者出现下肢的高度肿胀、脂性硬皮病、经久不愈的溃疡。

四、上肢深静脉血栓形成的临床表现

与下肢 DVT 相比,上肢 DVT 相对少见,但随着锁骨下静脉插管等操作的开展,近年来其发生呈上升趋势,以右侧多见。上肢 DVT 可导致上腔静脉综合征及血栓形成后综合征(PTS),使上肢伤残,最严重的并发症是肺血栓栓塞症(pulmonary thromboembolism,PTE),甚至可导致死亡。

(一)症状和体征

上肢 DVT 可在发病后 24 h 内出现临床症状和体征,常见的有:①麻木不适、疼痛、活动受限和沉重感,范围取决于血管受累情况;②患肢肿胀,多在患肢疼痛后发生,肿胀可向上方扩展,并随用力而加重,患肢抬高或休息后肿胀可减轻;③患肢轻度发绀、非凹陷性水肿及上臂、胸壁的皮下侧支静脉扩张。

(二)导管相关性血栓

导管相关性血栓因涉及的静脉段较短或未引起血管完全阻塞,DVT 发展缓慢,患肢肿胀可不明显,但从导管抽血时可能阻力较大,不易抽出。导管相关性上肢 DVT 还可引起感染性血栓性静脉炎、中心静脉通路破坏和病变部位血管外渗。

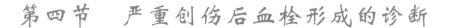

第四节　严重创伤后血栓形成的诊断

患者近期有手术、严重创伤、骨折或肢体制动、长期卧床、肿瘤等病史,出现下肢肿胀、疼痛、小腿后方和(或)大腿内侧有压痛时,提示下肢 DVT 的可能性大。对于下肢 DVT 的诊断,无论临床表现典型与否,均需进一步的实验室检查和影像学检查,明确诊断,以免漏诊和误诊。

一、辅 助 检 查

(一)多普勒血管超声检查

多普勒血管超声检查(Doppler vascular ultrasonography,DVUS)因具备无创、价廉和可重复性的特性而成为首选。该检查对股、腘静脉血栓诊断的准确率高(>90%),对中央型髂静脉血栓和周围型小腿静脉丛血栓诊断的准确率较低。

在超声检查前,按照 DVT 诊断的临床特征评分,可将发生 DVT 的临床可能性分为高、中、低度(表 8-1)。临床可能性:低度≤0 分;中度 1~2 分;高度≥3 分。若双侧下肢均有症状,以症状严重的一侧为准。

如连续 2 次超声检查均为阴性,对于低度可能的患者可以排除诊断,而对于高、中度可能的患者,建议进一步做血管造影等影像学检查。

表 8-1　预测下肢 DVT 形成的临床模型(Wells 评分)

病史及临床表现	评分/分
肿瘤	1
瘫痪或近期下肢石膏固定	1
近期卧床>3 d 或近 12 周内大手术	1
沿深静脉走行的局部压痛	1
全下肢水肿	1
与健侧相比,小腿肿胀,长周径>3 cm	1
既往有下肢深静脉血栓形成病史	1
凹陷性水肿(症状侧下肢)	1
有浅静脉的侧支循环(非静脉曲张)	1
类似或与下肢深静脉血栓形成相近的诊断	−2

(二)CT 静脉造影

CT 静脉造影(computed tomography venography,CTV)在完成 CT 肺动脉造影(computed tomography pulmonary angiography,CTPA)扫描后,在原来注入造影剂后 150~180 s 做下肢静脉横断位扫描。可以同时获得肺血栓栓塞症及深静脉血栓形成的情况,在进行 CTPA 的同时无须另外应用造影剂,使下肢静脉、盆腔静脉及下腔静脉迅速显影。

(三)磁共振静脉成像

磁共振静脉成像(magnetic resonance venography,MRV)为无创性检查,能准确显示髂、股、腘静脉血栓,但不能很好地显示小腿静脉血栓。尤其适用于孕妇,而且无须使用造影剂,但有固定金属植入物及心脏起搏器植入者,不可实施此项检查。

(四)X 射线静脉造影

X 射线静脉造影(contrast venography,CV)是诊断 DVT 的金标准,可显示静脉堵塞的部位、范围、程度及侧支循环和静脉功能状态,其诊断敏感性和特异性接近 100%。但其有创性和造影剂肾损害限制了临床推广应用。目前,临床上已逐步用超声检查来部分代替静脉造影。

二、实验室检查

病因方面检验主要包括蛋白质 S、蛋白质 C、抗凝血酶Ⅲ(ATⅢ)、活化蛋白质 C 抵抗率、凝血酶原 G20210A 基因突变和抗心磷脂抗体、狼疮抗凝物等检查,可作为机体是否存在高凝状态、易栓症或遗传性危险因素的指标,即达到病因诊断。

D-二聚体(D-dimer,DD)对于急性 PTE 的诊断具有重要参考价值,敏感性高,但特异性差。多种因素如手术、创伤、感染、应用抗凝药物等均可影响血浆 D-二聚体水平,尤其是在 ICU 中,干扰因素更多。因此,D-二聚体检测对于诊断 DVT 无特殊提示意义,而且 D-二聚体阴性并不能完全排除 DVT。

第五节 严重创伤后血栓形成的预防

一、创伤患者进行静脉血栓栓塞症预防的意义

严重创伤患者伤后由于应激、出血、休克和缺氧等易导致凝血、纤溶功能紊乱,手术后卧床、患肢制动及骨折固定等因素致静脉血流进一步缓慢或停滞、静脉内膜损伤和血液高凝状态,形成 DVT 的危险较大。在创伤骨科,骨折患者因组织损伤以及多种促凝因子的释放,常使血液处于高凝状态(hypercoagulabale state,HCS)。骨折如发生在脊柱、骨盆、髋部及下肢等特殊部位,因卧床可致血流淤滞,骨折还可损伤静脉,故一些骨折特别是脊柱、骨盆、髋部及下肢等特殊部位的患者易发生 DVT 乃至致死性的肺栓塞的发生。

根据 Virchow 的血栓形成理论,阻断高凝状态、防止血流淤滞、预防静脉损伤则可减少深静脉栓塞的发生。高凝状态是指其血液有形或无形成分的生物化学及流变学的病理性改变。可表现为:①血管内皮细胞受损或被刺激;②血小板与白细胞被激活或功能亢进;③凝血因子含量增加或被活化;④抗凝因子含量降低或结构异常;⑤纤溶因子含量减少或功能减弱;⑥血液黏度增加或血流减慢等。国内外大量研究认为比较敏感而常用的指标有血栓弹力图、D-二聚体、血浆凝血酶-抗凝血酶Ⅲ复合物、血管性假性血友病因子、血小板 α 颗粒膜蛋白-140、纤维蛋白原。各指标各有其临床价值及不足之处。临床上可通过一些检测手段进行检测,干预它的形成理论上可以预防 DVT 的发生。

二、创伤患者进行静脉血栓栓塞症预防的时机

由于创伤后静脉血栓栓塞症的高发性,我们更加强调的是静脉血栓栓塞症的预防,其意义远远大于治疗。静脉血栓栓塞症与高病死率和发病率以及住院时间和费用增加有关。创伤患者 DVT 的发生率为 5%~63%。从发生时间来看,合并肌肉骨骼损伤的多发伤患者 1/3 的 DVT 和 1/2 的 PE 在住院治疗后的 1 周内发生。事实上,部分创伤患者 24 h 之内即可发生 DVT、PE。因此,药物预防和(或)机械预防等措施都应尽早开始。

三、创伤患者进行静脉血栓栓塞症预防的选择

静脉血栓栓塞症的预防选择包括机械预防、药物抗凝和下腔静脉（inferior vena cava, IVC）滤器。①机械预防包括运动、梯度弹力袜、间歇气动加压装置。②药物抗凝包括普通肝素、低分子肝素、维生素 K 拮抗剂（vitamin K antagonist, VKA）、因子 Ⅹa 抑制剂和新的口服抗凝剂。③下腔静脉滤器是一种医用静脉过滤器，主要作用是过滤下腔静脉血栓，防止血栓进入肺动脉形成肺栓塞导致患者猝死。在临床上常用于深静脉血栓形成，需要手术治疗。为防止血栓脱落，经过血液循环进入肺动脉导致肺栓塞。下腔静脉非稳定性血栓患者，需要溶栓治疗和下地活动时，为防止血栓脱落形成肺栓塞预防性放置下腔静脉滤器，使用下腔静脉滤器必须行下腔静脉造影以便发现滤器禁忌证。

《创伤后大出血与凝血病处理的欧洲指南（第 5 版）》建议：对不能活动并且有出血风险的患者，我们建议使用间歇性充气加压装置进行早期机械性血栓预防（1C）；我们建议在出血控制后 24 h 内联合药物和间歇性充气加压装置进行血栓预防，直到患者可活动为止（1B）；我们不建议使用梯度弹力袜进行血栓预防（1C）；我们不建议常规放置下腔静脉滤器作为血栓预防（1C）。

（一）药物是静脉血栓栓塞症的主要预防手段

在使用药物进行静脉血栓栓塞症的预防时，低分子肝素（low molecular weight heparin, LMWH）最为有效，Ⅹa 因子和血小板抑制剂对降低 DVT 风险也有一定效果，但是没有预防药物可以降低致命性 PE 的风险。一项来自密歇根 23 家医院 37 868 名患者的研究表明接受 LMWH 的患者相比普通肝素（unfractionated heparin, UH），能降低病亡率及 PE、DVT 的发病风险。东部创伤外科协会指南推荐 LMWH 作为创伤患者预防静脉血栓栓塞症的首选。但是一些研究表明普通肝素对于静脉血栓栓塞症预防同样有效而且价廉。

创伤患者受伤后 24 h 内即可表现出血栓形成的倾向，血液也表现为高凝状态。这种倾向在伤后 5 d 左右时最明显，伤后 14 d 开始下降。因此，应在伤后尽早（24 h 内）对患者使用 LMWH 预防血栓。

Knudson 等的随机对照试验表明，与对照组相比，LMWH 可显著降低创伤患者的 DVT 发生率。另外，美国东部创伤外科协会（Eastern Association for the Surgery of Trauma, EAST）和美国胸科医师协会（American College of Chest Physicians, ACCP）的荟萃分析均表明，与阿司匹林、Ⅹa 因子抑制剂和华法林相比，LMWH 为骨科或者创伤手术患者预防静脉血栓栓塞症的最佳方案。对于没有活动性出血的实质脏器（肝或脾）损伤，24 h 后使用预防剂量的 LMWH 具有很好的安全性。

1. 不同创伤患者进行 DVT 预防的风险和时机　创伤性患者的 DVT 药物预防与其他疾病人群相比更为个体化和困难。因为它会使这些患者出现活动性和潜在性出血，如颅内出血、脊柱骨折、骨盆骨折合并血肿、创伤引起的内脏出血以及加重可能导致出血的药物的作用。因此，该类患者的抗凝需要更加个体化和严密监控。

（1）创伤性颅脑损伤：创伤性颅脑损伤（traumatic brain injury, TBI；也称脑外伤）患者静脉血栓栓塞症的风险增加。在一篇包括 21 项研究的系统综述中，有 18 项研究表明，头部 CT 稳定患者的药物性静脉血栓预防（venous thrombosis prevention, VTP）不会导致创伤性颅脑损伤进展。14 项研究表明，在损伤稳定的患者中，损伤后 24～72 h 应用药物性血栓预防是安全的。4 项研究表明，稳定的创伤性颅脑损伤患者受伤 24 h 内应用药物性血栓预防不会导致进行性颅内出血。总的来说，荟萃回归分析显示出血进展率和药物性血栓预防时间之间没有关系。对于出血风险较低的创伤性颅脑损伤患者和反复影像学稳定的患者，在损伤后 24～48 h 给予药物性血栓预防可能是安全的。

（2）急性脊髓损伤：急性脊髓损伤（acute spinal cord injury, ASCI）患者的血栓预防选择是有限的，LMWH 是目前的良好选择。LMWH 通常给药 3 个月，在此期间静脉血栓栓塞的风险特别高。一篇综述显示在脊髓损伤后 72 h 内开始的抗凝剂和机械预防联合治疗比 72 h 后开始降低了 DVT 的风险。不同类型 LMWH 治疗的患者或 LMWH 与普通肝素治疗的患者的 DVT、PE、出血率和病死率没有显著差异。

（3）脊柱创伤手术：该类患者静脉血栓栓塞症风险增加。直接口服抗凝剂（direct oral anticoagulant,

DOAC)治疗脊柱创伤有较好的疗效和安全性。与 LMWH 相比,DOAC 患者的静脉血栓栓塞症发生率较低。DOACs 没有增加手术出血的风险(输血、减压手术)。

(4)骨盆骨折:在非手术性骨盆骨折患者中,直接口服抗凝剂(DOAC)Ⅹa 因子抑制剂或直接凝血酶抑制剂与 LMWH 相比,在不增加出血并发症风险的情况下降低了 DVT 的发生率,但是 PE 或住院病死率无明显差异。一项有关严重骨盆骨折患者药物性血栓预防的研究,收集了 2 752 名患者,根据药物性血栓预防的时间分层:早期(<48 h)和晚期(>48 h)。结果证实早期药物性血栓预防独立地与提高生存率和减少静脉血栓栓塞症相关,LMWH 可能优于 UH。

(5)髋部骨折:血栓栓塞事件仍然是导致髋部骨折死亡和发病的重要原因。髋部骨折患者有很高的静脉血栓栓塞风险。研究表明,在不预防的情况下,髋部骨折患者 DVT 的发生率为 46%~75%。另一项研究表明,髋部骨折患者发生静脉血栓栓塞症的风险始于手术时。因此,所有髋部骨折患者都需要预防静脉血栓栓塞症。华法林、LMWH 和磺达肝素可降低深静脉血栓形成的风险。

2. 预防性抗凝疗程　Rasmussen 等进行的荟萃分析表明,对腹部或盆腔手术后的患者,将预防血栓的治疗延长到至少 1 个月时,可显著降低有症状静脉血栓栓塞症的发生率。但是,ACCP 建议,对于曾行关节置换术或者骨盆骨折手术的患者,预防血栓治疗的持续时间取决于对患者的整体情况评估。

3. 创伤患者血栓预防流程图　见图 8-1~图 8-3。

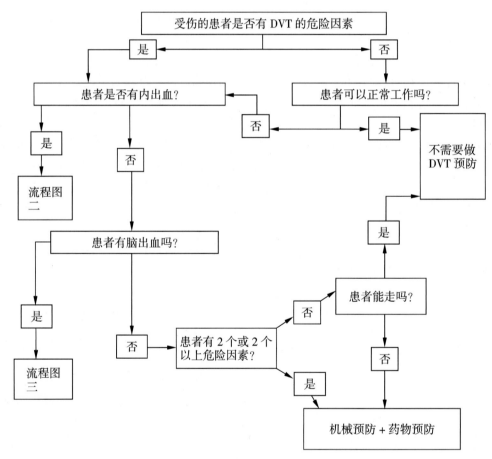

图 8-1　流程图一:创伤患者开始 DVT 预防的选择

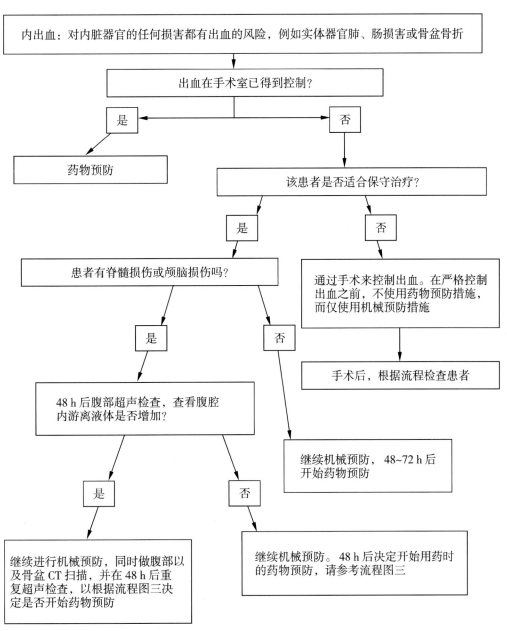

图 8-2 流程图二：内出血、骨盆骨折患者开始 DVT 预防的选择

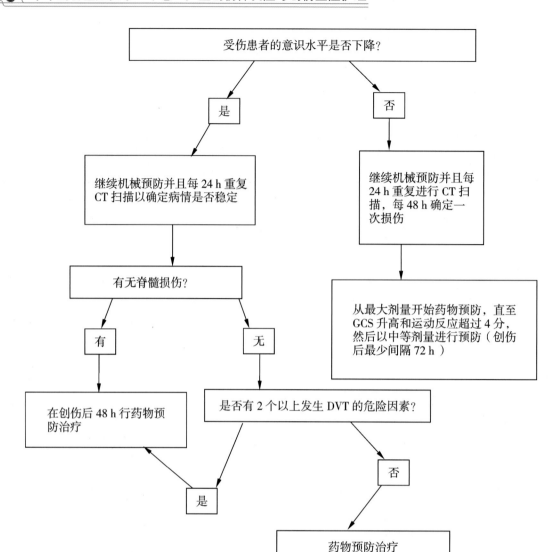

图 8-3　流程图三:脑出血患者开始 DVT 预防的选择

(二)机械预防

机械方法减少深静脉系统中的血流淤滞,即增加静脉血回流到心脏。该方法还可防止静脉池扩张引起的静脉微血管损伤。这种方法的优点是对凝血没有影响。因此,不会增加出血的风险。其缺点是依从性差,外周动脉疾病患者动脉功能不全加重,疗效低于药理学方法。

如果机械设备可以安全有效地使用,应对创伤患者,特别是创伤性颅脑损伤的患者进行静脉血栓栓塞症的机械预防。与不进行预防相比,使用气压治疗可显著降低创伤患者的 DVT 和非致命性 PE 的发生率。小腿气压泵进行气压治疗为一个被广泛接受的机械预防方式。目前尚无足够的证据表明,机械治疗预防静脉血栓栓塞症的效果优于或劣于 LMWH。但是,机械预防联合药物预防静脉血栓栓塞症的效果明显优于单独使用任一种。

(三)下腔静脉滤器

有研究数据表明,当创伤患者无法进行抗凝治疗时,下腔静脉(inferior vena cava,IVC)滤器可能会降低 PE 高危患者(脊髓损伤、超过 48 h Glasgow 评分<8 分的颅脑损伤、55 岁以上的下肢骨折患者和骨盆骨折合并长骨骨折患者)PE 总发生率,但是无法降低有症状性 DVT 及致命性 PE 的发生率。因此,尽管预防性使用 IVC 滤器可以减少创伤患者 PE 的总体发生率,但这并不是一个性价比高的选择。IVC 滤器只应作为无法进行抗凝治疗的 PE 高危创伤患者的预防方式,或有 DVT 病史但无法进行抗凝治疗的 PE 低

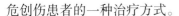

危创伤患者的一种治疗方式。

在创伤患者中使用下腔静脉滤器目前仍然是争论的主题。一个队列研究评估了包括在 3 个数据库中 2013—2015 年超过 2 500 万名的患者。研究发现在 2006 年之前放置下腔静脉滤器是显著升高的趋势,之后稳定下降直到研究结束。尽管下腔静脉滤器置入率下降,但是 PE 的发生率不变。结论是下腔静脉滤器在降低 PE 的风险方面受益有限,因此下腔静脉滤器只考虑那些将获得最大益处的患者。

然而,即使是早期确定和治疗静脉血栓栓塞症的危险因素,也不能总是预防这种并发症的发生。在一个 153 名 ICU 患者的队列研究中,尽管对于静脉血栓栓塞症的预防指南有很高的依从性(78%),在 1 d 内开始抗凝预防,DVT 的发生率仍然超过了 30%。主要的危险因素是骨盆骨折、脊髓损伤、中心静脉置管和初始收缩压低于 80 mmHg。

第六节　严重创伤后血栓形成的治疗

一、深静脉血栓形成的治疗

(一)抗凝治疗

对于静脉血栓栓塞症的治疗,ACCP 第 10 版《静脉血栓栓塞症治疗指南(AT-10)》推荐的不同情况下的抗凝药物选择及其依据见表 8-2。对于由手术所引起的腿部近端 DVT 或 PE 者,推荐抗凝治疗 3 个月,优于治疗时间较短或延长治疗(1B 级)。

表 8-2　不同情况下推荐使用的抗凝药物及适用人群

影响因素	推荐抗凝药物	适用人群
肿瘤	LMWH	刚刚确诊:进展性深静脉血栓;转移性肿瘤;VTE 症状明显者;呕吐;肿瘤化疗期
肝病伴凝血功能障碍者	LMWH	肝病有新型口服抗凝药(noveloral anticoagulant, NOAC)禁忌;INR 值异常造成 VKA 剂量调整困难
肾实质损害,肌酐清除率<30 ml/min	VKA	NOAC 和 LMWH 对严重肾功能不全者禁用;在肾功能损害不同阶段需调整 NOAC 的剂量
冠心病	VKA 利伐沙班 阿哌沙班 依度沙班	达比加群较 VKA 更易出现心功能不全;抗凝同时尽量避免使用抗血小板药物,因为可能增加出血风险
消化不良或有消化道出血史	VKA 阿哌沙班	达比加群可能引起消化不良;达比加群、利伐沙班、依度沙班可能增加胃肠道出血风险
同时溶栓者	肝素	有大量证据证明使用安全性
妊娠或备孕者	LMWH	其余抗凝药均可通过胎盘

(二)导管接触性溶栓在治疗急性下肢深静脉血栓形成中的作用

AT-10 仅推荐导管接触性溶栓(catheter-directed thrombolysis,CDT;也称导管直接溶栓)适用于有髂股静脉血栓形成、静脉血栓栓塞症症状出现≤14 d、身体免疫机制健全、预期寿命≥1 年、低出血风险的患者,这类患者可以从 CDT 中获益。

（三）下腔静脉滤器

下腔静脉滤器植入的适应证：AT-10指南对于接受抗凝治疗的急性DVT或者PE患者，不建议常规使用下腔静脉滤器（1B级）。一项临床随机对照试验发现，PE或静脉血栓栓塞症有再发风险的患者植入滤器3个月后，其再发PE，尤其是致性PE的风险并未降低；而对于严重PE患者（合并低血压者）的滤器植入是否有益仍存在争议。

（四）逐级加压弹力袜

常规使用弹力袜并不能减少血栓形成后综合征（PTS）的发生，亦不能减少腿部肿痛的症状。因此，AT-10指南不建议静脉血栓栓塞症治疗后常规使用弹力袜预防PTS。但是，我们在临床工作中常发现逐级加压弹力袜在缓解患者症状方面确有帮助。

二、肺栓塞的治疗

对伴有低血压（如收缩压<90 mmHg超过15 min）的急性肺栓塞（PE）患者，出血风险不高时，建议全身溶栓治疗，优于不给予全身性溶栓（2B级）；对于大多数不伴有低血压的PE患者，建议先抗凝治疗（1B级）而非溶栓。而对于亚段肺栓塞且无近端DVT的患者，如果静脉血栓栓塞症的复发风险低，建议临床监测优于抗凝治疗（2C级）；如果静脉血栓栓塞症的复发风险高，建议抗凝治疗优于临床监测（2C级）。

溶栓的时间窗一般定为14 d以内，但鉴于可能存在血栓的动态形成过程，对溶栓的时间窗不作严格规定。溶栓应尽可能在PTE确诊的前提下慎重进行，对有溶栓指征的病例宜尽早开始溶栓。溶栓治疗的禁忌证分为绝对禁忌证和相对禁忌证（表8-3）。对于致命性高危PTE，绝对禁忌证亦应被视为相对禁忌证。

表8-3　溶栓禁忌证

绝对禁忌证	相对禁忌证
结构性颅内疾病	收缩压>180 mmHg
出血性脑卒中病史	舒张压>110 mmHg
3个月内缺血性脑卒中	近期非颅内出血
活动性出血	近期侵入性操作
近期脑或脊髓手术	近期手术
近期头部骨折性创伤或颅脑损伤	3个月以上缺血性脑卒中
出血倾向（自发性出血）	口服抗凝治疗（如华法林）
	创伤性心肺复苏
	心包炎或心包积液
	糖尿病视网膜病变
	妊娠
	年龄>75岁

第七节　严重创伤后血栓形成的筛查

最近发现的患者病史和体格检查，以及血栓弹力图，可用于预测深静脉血栓形成（DVT）和静脉血栓栓塞（VTE）风险最大的患者。新的实验室检查和生物标志物有望更准确地评价凝血状态。

合并肌肉骨骼损伤的多发患者,即使经过药物预防和(或)机械预防,DVT 的发生率仍为 2.5%~15%,PE 发生率为 0.4%~1.2%。其中 85% 的 DVT 因无临床症状而未能检出。DVT 的筛查虽然可以增加无症状 DVT 的检出率,但是却无法降低致命性或非致命性肺栓塞(PE)的发生率。另外,由于 DVT 的发生率较低,对无症状的患者进行常规 DVT 筛查的成本效益并不高。目前可用于 DVT 的筛查方法包括静脉造影术(CV)、磁共振静脉成像(MRV)、增强 CT 和多普勒超声,虽然 CV 为诊断下肢 DVT 的金标准,但由于高达 30% 的静脉系统无法显影,它事实上只是诊断小腿 DVT 的金标准。另外,由于其潜在的肾毒性、成本高、有创性等缺点,人们研究出了 MRV、增强 CT 等无创检查。然而,这些无创检查又有很高的假阳性率。

总之,对于没有禁忌证的创伤骨科患者,应尽早使用药物治疗和(或)机械治疗预防静脉血栓栓塞症。药物预防的最佳方案为 LMWH。机械预防联合药物预防静脉血栓栓塞症的效果明显优于单独使用两者中的一种。DVT 的筛查虽然可以增加无症状 DVT 的检出率,但是却无法降低 PE 的发生率。IVC 滤器只应作为无法进行抗凝治疗的创伤患者的静脉血栓栓塞症预防方式。

第八节　典型病例

【病例简介】

患者女性,62 岁,因"检查发现肺部占位 1 月余"入院。诊断为:右肺下叶肿瘤、高血压 2 级、多发腔隙性脑梗死。胸外科给予患者行全身麻醉下"胸腔镜下右肺下叶切除术、纵隔淋巴结廓清术、胸膜广泛粘连松解术"。术后病理提示右肺下叶腺癌。

术后第 2 天,给予那屈肝素钙 4 100 IU,每日一次皮下注射,以预防深静脉血栓。患者下地如厕后突然出现意识不清、呼吸困难、四肢无力。将患者抬回病床,立即给予面罩吸氧,心电监护,血氧饱和度为 85%,血压为 70/45 mmHg,心率为 100 次/min。心电图示严重广泛心肌缺血,ST 段抬高,前壁、侧壁、下壁导联 ST 段压低和 T 波倒置。

半小时后患者出现心率和血压下降,心率 40 次/min,血压测不出,立即给予心外按压(5 min),阿托品和肾上腺素各 1 mg 静脉注射,气管插管,呼吸机辅助通气,模式为容量控制(volume control,VC),吸入氧浓度为 100%。患者血压 42/25 mmHg,心律为窦性心律,血氧饱和度为 99%。再次给予阿托品和肾上腺素各 1 mg 静脉注射,多巴胺和去甲肾上腺素泵控静脉注射,积极扩容补液,5% 碳酸氢钠 250 ml 静脉滴注。

经过 1 h 抢救,患者血压回升至 138/99 mmHg,心率为 139 次/min,血氧饱和度为 100%。为进一步诊治转入重症医学科治疗。

【临床诊断】

1. 右肺下叶腺癌胸腔镜下右肺下叶切除术
2. 胸膜广泛致密粘连
3. 急性肺动脉栓塞
4. 急性心肌损伤
5. 心搏呼吸骤停
6. 心肺复苏后
7. 休克
8. 呼吸衰竭
9. 多器官功能障碍综合征(呼吸、循环、肝、神经系统)
10. 高血压 2 级
11. 多发腔隙性脑梗死

【救治经过】

患者转入重症医学科后给予呼吸机辅助通气,模式为 PC,吸气压力为 20 cmH_2O,PEEP:5 cmH_2O,吸入氧浓度 90%,频率 16 次/min。去甲肾上腺素泵控静脉注射,速度为 2.0 $\mu g/(kg \cdot min)$。体格检查:血压为 90/60 mmHg,心率为 150 次/min,呼吸频率为 16 次/min,血氧饱和度为 97%,体温为 36 ℃,患者意识不清,GCS 9 分,瞳孔等大正圆,直径为 3 mm,对光反射迟钝,双肺呼吸音粗,未闻及干湿啰音,心率为 150 次/min,未闻及病理性杂音,右侧胸引管可见水柱波动,腹平软,四肢皮肤温度凉,无水肿。APACHE Ⅱ 评分为 19 分,SOFA 评分为 11 分。

辅助检查及实验室检查:①胸片见双肺透过度可,未见气胸及肺不张。②床旁心脏超声显示右心房和右心室增大,下腔静脉增宽,直径为 2.5 cm,左心室收缩良好。双下肢深静脉未见血栓。③心电图显示 Ⅲ 导联 Q 波形成,T 波低平,AVL、$V_2 \sim V_6$ ST 段下移 0.1~0.2 mV。④血浆凝血酶原时间 13.3 s,活化部分凝血活酶时间 34.8 s,血浆纤维蛋白原 3.21 g/L,D-二聚体 50.4 $\mu g/ml$,纤维蛋白降解产物(fibrin degradation product,FDP)127.9 $\mu g/ml$,凝血酶原时间(PT)国际标准化比值(international normalized ratio,INR)1.18,血浆凝血酶原活动度 74%。⑤白细胞计数 13.7×10^9/L,血红蛋白浓度 116 g/L,血小板计数 217×10^9/L。⑥肾功能,血肌酐 103 $\mu mol/L$。⑦肌钙蛋白 Ⅰ 9.7 ng/ml。⑧血气分析,pH 值 7.29,PaO_2 91 mmHg,$PaCO_2$ 分压 52 mmHg,氧合指数 101 mmHg。

结合患者病史,肺癌术后第 2 天下地活动后出现呼吸困难、意识不清、心率和血压下降,血氧饱和度下降,甚至心搏呼吸骤停,心肺复苏后患者虽然血压心率上升,但仍然依赖于升压药物,血流动力学不稳定。辅助检查可见右心负荷增加表现、D-二聚体上升、心电图等均提示急性肺动脉栓塞。

因此,向家属交代病情及抗凝、溶栓风险后给予尿激酶 100 万 U(2 h)临时一次静脉输入溶栓治疗。溶栓过程顺利,无出血等不良反应。D-二聚体为 45 $\mu g/ml$,纤维蛋白降解产物为 108 $\mu g/ml$,PT、活化部分凝血活酶时间(APTT)在正常范围。溶栓后序贯肝素起始剂量 1 000 U/h 静脉泵入抗凝治疗,根据凝血指标调整剂量。

患者休克、心肺复苏后出现 MODS,治疗上对各个器官和系统进行支持和监测。循环方面,积极抗休克治疗,评估患者血容量和血流动力学。呼吸方面,机械通气改善患者氧合状态,加强气道管理。患者出现尿少,血肌酐上升等急性肾损伤表现,给予积极血液净化治疗,改善内环境及液体平衡。凝血方面,观察 APTT、INR、D-二聚体、FDP 等变化,调整肝素泵速度。营养支持方面,早期给予肠内营养。

术后第 8 天(入 ICU 第 6 天),患者行肺动脉 CTA 检查(图 8-4),提示:右肺下叶肺动脉狭窄、前基底段分支内可见充盈缺损、余下叶肺动脉分支未见显示。双侧胸腔少量积液,双肺多发斑片影。由于患者早期病情危重不适合外出检查,因此该肺 CTA 不能表现患者最初发病时的情况,不除外其他血栓经溶栓、抗凝、迁移后发生消减。

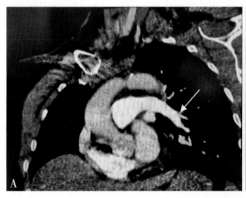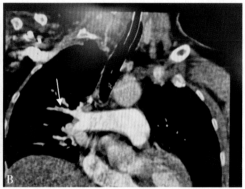

A. 左肺动脉分支充盈缺损和截肢;B. 右肺动脉分支充盈缺损和截肢。

图 8-4 肺动脉 CTA 影像

经过上述治疗患者整体状态逐渐好转,停用呼吸机后患者无明显呼吸困难,给予气管切开,呼吸机改为高流量氧疗装置支持,后改为侧管吸氧。血液净化由 24 h 持续改为间断血液净化。患者意识有所好转,配合睁眼等简单动作。入重症监护病房 10 d 后患者家属要求出院转回当地医院继续治疗,随访患者肾功能逐渐恢复,尿量有所增加,逐渐脱离血液净化。呼吸平稳,无呼吸困难发作。神经系统较出院时也有明显改善。

【救治经验】

患者为胸部大手术后,存在创伤后血管内皮细胞损伤,麻醉、卧床、疼痛限制活动等导致血流缓慢,手术损伤和炎症介质释放激活凝血系统均容易引发深静脉血栓形成。该患者双下肢超声虽然未发现血栓,但是不除外血栓已经脱落,或者该患者肺动脉栓塞的来源并非下肢深静脉,可能源于胸腔、腹腔的静脉。

该患者术后第 2 天出现下地后呼吸困难、休克,甚至心搏呼吸骤停,结合症状和辅助检查,排除气胸、恶性心律失常、急性心肌梗死等疾病,应该高度怀疑致命性急性肺动脉栓塞。治疗方面,紧急建立气道、呼吸机辅助呼吸、胸外心脏按压(也称闭胸心脏按压)恢复循环,同时给予血管活性药物、液体复苏,积极溶栓抗凝,危急时刻挽救了患者生命。

对于患者的急性肺动脉栓塞,早期有效溶栓、抗凝至关重要,强化 ICU 治疗,积极复苏。对于感染、MODS 等并发症,ICU 强有力的支持治疗、床旁持续血液净化、抗感染等处理,效果显著。

(肇冬梅　马晓春)

参考文献

[1] RUSKIN K J. Deep vein thrombosis and venous thromboembolism in trauma[J]. Curr Opin Anaesthesiol, 2018,31(2):215-218.

[2] FLEVAS D A, MEGALOIKONOMOS D, DIMOPOULOS L, et al. Thromboembolism prophylaxis in orthopaedics: an update[J]. EFORT Open Rev,2018,3(4):136-148.

[3] NANCLARES B V C, PADILLA-ZAMBRANO H S, EL-MENYAR A, et al. WACEM consensus paper on deep venous thrombosis after traumatic spinal cord injury[J]. J Emerg Trauma Shock,2019,12(2):150-154.

[4] WANG P, KANDEMIR U, ZHANG B, et al. Incidence and risk factors of deep vein thrombosis in patients with pelvic and acetabular fractures[J]. Clin Appl Thromb Hemost,2019,25(4):1076029619845066.

[5] MARGOLICK J, DANDURAND C, DUNCAN K, et al. A systematic review of the risks and benefits of venous thromboembolism prophylaxis in traumatic brain injury[J]. Can J Neurol Sci,2018,45(4):432-444.

[6] ARNOLD P M, HARROP J S, MERLI G, et al. Efficacy, safety, and timing of anticoagulant thromboprophylaxis for the prevention of venous thromboembolism in patients with acute spinal cord injury: a systematic review[J]. Global Spine J,2017,7(3 Suppl):138S-150S.

[7] HAMIDI M, ZEESHAN M, KULVATUNYOU N, et al. Operative spinal trauma: thromboprophylaxis with low molecular weight heparin or a direct oral anticoagulant[J]. J Thromb Haemost,2019,17(6):925-933.

[8] HAMIDI M, ZEESHAN M, SAKRAN J V, et al. Direct oral anticoagulants vs low-molecular-weight heparin for thromboprophylaxis in nonoperative pelvic fractures[J]. J Am Coll Surg,2019,228(1):89-97.

[9] BENJAMIN E, AIOLFI A, RECINOS G, et al. Timing of venous thromboprophylaxis in isolated severe pelvic fracture: effect on mortality and outcomes[J]. Injury,2019,50(3):697-702.

[10] SHAHRAM P, GOLNAR S, HOSSEINALI K, et al. Management of deep vein thrombosis (DVT) prophylaxis in trauma patients[J]. Bull Emerg Trauma,2016,4(1):1-7.

[11] KEARON C, AKL E A, ORNELAS J, et al. Antithrombotic therapy for VTE disease: chest guideline and expert panel report[J]. Chest,2016,149(2):315-352.

第九章

严重创伤后急性呼吸窘迫综合征

第一节 概 述

一、基本情况

急性呼吸窘迫综合征(acute respiratory distress syndrome,ARDS)是临床常见的呼吸衰竭,是各种肺内或肺外原因如严重感染、创伤、休克及烧伤等导致肺毛细血管内皮细胞和肺泡上皮细胞损伤引起弥漫性肺间质及肺泡水肿,以进行性低氧血症、呼吸窘迫为特征的临床综合征,其中位居第二位的病因就是创伤,创伤后并发 ARDS 是导致创伤后短期内发生死亡的一个重要因素,该类患者病情发展迅猛,治疗效果及预后差,其病死率据报道在 50% 以上。肺泡大量塌陷是 ARDS 病理生理改变的基础。在病理生理学表现为肺容积明显减少,肺顺应性降低和肺通气血流比例(ventilation perfasion ration,V/Q)失调。随着对 ARDS 病理生理认识不断进步,诊疗手段也在不断改进。

二、创伤患者发生急性呼吸窘迫综合征的危险因素

导致 ARDS 的危险因素可以分为直接肺损伤(肺源性)因素和间接肺损伤(肺外源性)因素。直接肺损伤中肺部感染是最常见的 ARDS 危险因素,误吸、肺部创伤次之;间接肺损伤中非肺源性的全身性感染最多见;严重感染时 ARDS 发生率为 25%~50%,大量输血可达 40%,多发性创伤时为 11%~25%,严重误吸 ARDS 患病率也可为 9%~26%。若同时具有 2 种或 3 种危险因素,ARDS 发病率显著升高。危险因素暴露时间越长,ARDS 发生率就越高,危险因素持续 24 h、48 h 及 72 h,ARDS 患病率分别为 76%、85% 和 93%。

创伤患者发生 ARDS 的危险因素有:肺部是否存在挫伤,创伤严重度评分(injury severity score,ISS)是否>25 分,是否合并低血压,年龄是否>65 岁和是否需要大量补液等;此外,胸部创伤、机械通气天数、急性生理学和慢性健康状况评价Ⅱ(acute physiology and chronic health evaluation Ⅱ,APACHE Ⅱ)评分、长骨骨折也是创伤后是否会并发 ARDS 的主要因素;若胸部 CT 显示肺部 20% 以上出现挫伤,则会使 ARDS 的发病率明显升高。

第二节　严重创伤后急性呼吸窘迫综合征的发病机制

创伤后 ARDS 是指在各种创伤打击下,机体出现全身炎症反应综合征(systemic inflammatory response syndrome,SIRS)以及代偿性抗炎症反应综合征(compensatory anti-inflammatory response syndrome,CARS),两者相互作用,最终导致以非心源性肺水肿及持续性低氧血症为临床特征,以广泛性肺血管和肺细胞损伤所导致的肺组织炎症细胞浸润及肺组织水肿为病理特征的一类症候群。目前尚不完全清楚其发病机制,但多数学者认为,ARDS 的主要发病基础是 SIRS,因此创伤诱发的 SIRS 是创伤后 ARDS 的主要发病机制。

一、胸部或肺部直接创伤

伴有严重胸部创伤的患者,无论是开放或闭合性损伤,往往合并支气管、气管破裂,多发肋骨骨折和肺挫伤等,胸腔完整性受到破坏,造成反常呼吸运动及肺组织出血水肿,肺顺应性(pulmonary compliance)下降,肺内分流增加和通气弥散功能障碍而导致低氧血症及呼吸窘迫,常在 24 h 内发展成 ARDS。现认为严重胸部创伤直接导致肺部挫伤的发生机制是:强大暴力作用下导致胸腔有效容积缩小,胸腔内压力升高使肺受压,导致肺实质的水肿出血;消除外力后受压胸廓回弹,胸腔内负压产生的同时造成二次损伤。肺部创伤发生 ARDS 的机制是肺损伤存在广泛肺泡水肿、肺出血,降低肺顺应性,造成严重的呼吸功能障碍。由于表面活性物质的数量减少,肺血管内皮及肺泡损伤,透明膜及血液充斥等,使微血管闭塞、肺实质纤维化,造成患者呼吸窘迫。

二、非胸部或肺部的创伤

严重创伤引起机体内分泌、免疫和神经系统的网络反应,一定程度后进展为多器官功能障碍综合征(MODS),而肺是最先受累的器官,表现为持续性低氧血症及呼吸窘迫。受到创伤后,前炎症细胞因子(proinflammatory cytokine,PIC)被激活和释放,如白细胞介素(IL)、肿瘤坏死因子(TNF)等;而 PIC 能释放蛋白酶和氧自由基(oxygen free radicals,OFR;oxygen derived free radicals,O_2^-)等,同时能使效应细胞激活,包括肺泡上皮细胞、多形核中性粒细胞(polymorphonuclear neutrophil,PMN)、毛细血管内皮细胞等,从而使花生四烯酸代谢加速,进一步释放炎症介质(inflammation mediator),包括前列环素(prostaglandin I$_2$,PGI$_2$)、血栓素 A2(thromboxane A2,TXA2)等;肿瘤坏死因子可使内皮细胞、多形核中性粒细胞等激活,从而使溶酶体酶、氧自由基等炎症介质释放,形成瀑布效应(cascade effect)。ARDS 是 SIRS 与 CARS 失去平衡所导致的。

三、其他特殊情况

(一)感染

机体在受到创伤打击后处于免疫低下状态,容易受到来自身体内部及外部感染因素的影响,从而发生感染。其感染源可以来自受伤创面、医院获得性、肠道菌群移位等。肺部感染时,致病因子直接导致肺泡炎症和损伤;而肺外染,如感染性/脓毒症休克和脓毒症等,是致病因子激活多种炎症细胞,通过释放炎症介质、细胞因子而启动 SIRS,再通过级联效应进一步发展为多器官功能障碍综合征(multiple organ dysfunction syndrome,MODS),而 MODS 在肺部则表现为 ARDS。

(二)误吸

胃内容物、口咽部分泌物反流至喉及下呼吸道而导致的肺部综合征称为吸入性肺炎(aspirated pneumonitis)，创伤尤其是昏迷患者易发生误吸导致吸入性肺炎，大量误吸能够导致急性化学性吸入性肺炎。严重时导致肺有效容积减少、肺顺应性下降、表面活性物质减少、动静脉分流增加及通气血流比例失调等，引起顽固性低氧血症甚至 ARDS。

（三）大量输血和（或）输液

严重创伤容易引起血压的下降甚至休克，需要大量血制品及液体的输注，创伤后大量输血（massive blood transfusion）也会诱发 ARDS，原因可能包括免疫抑制导致感染风险增高，TNF、IL-8 和同源抗原抗体相互作用［输血相关急性肺损伤（transfusion-related acute lung injury，TRALI）］诱导的非特异性全身炎症，容量过负荷使毛细血管及肺泡通透性增加等。一般 24 h 内红细胞悬液输注>5 U，可显著增加 ARDS 的发病率，红细胞悬液每多输注 1 U，ARDS 的发病率升高 60%。

（四）神经源性肺水肿

颅脑创伤后导致的神经源性肺水肿（neurogenic pulmonary edema，NPE）在受伤后短时间内就能发生，并且迅速进展，目前尚无明确学说将 NPE 等同于 ARDS，但 NPE 是由于中枢神经系统的严重疾病所引起的以急性肺水肿为主要表现的一组临床综合征，其发病机制是儿茶酚胺的大量释放，创伤后 1 h 内死亡的患者约 32% 发生 NPE，96 h 内因颅脑损伤死亡的患者约 50% 发生了 NPE。

第三节　严重创伤后急性呼吸窘迫综合征的诊断

自 1967 年首次描述 ARDS 以来，ARDS 的定义及诊断标准几经变迁，但没有统一的诊断标准，导致发病率及病死率可比性较差。1992 年美国胸科协会和欧洲重症医学会召开联席会议（American-European Consensus Conference Committee，AECC），提出急性肺损伤（acute lung injury，ALI）和 ARDS 诊断标准。ALI 的诊断标准为：①急性起病；②$PaO_2/FiO_2 \leq 300$ mmHg（不论是否使用呼气末正压通气）；③X 射线胸片示双肺浸润影；④肺动脉楔压（Paw）≤ 18 mmHg 或无左房高压的临床证据。ARDS 的诊断标准除 $PaO_2/FiO_2 \leq 200$ mmHg 外，其余与 ALI 相同，简单明了，临床上广泛应用。随着对 ARDS 认识的不断进步，AECC 的标准暴露出 ARDS 诊断标准的重要缺陷，如诊断缺乏对急性起病时间的界定，没有考虑呼气末正压对氧合的影响等。为此，欧洲重症医学会 2012 年提出 ARDS 柏林诊断标准，对 ARDS 诊断标准进行了修订，并对 ARDS 的严重程度进行轻、中、重度分级（表 9-1），提出了分层诊断的概念，不再使用 ALI 的诊断。

表 9-1　ARDS 柏林诊断标准

项目	标准
起病时间	起病、新发或加重呼吸系统症状≤7 d
胸部影像学[a]	双肺浸润影，不能用积液、大叶性肺炎/肺不张或结节完全解释
肺水肿原因	排除心力衰竭或液体过度负荷导致的肺水肿；如无相关危险因素，需行客观检查（如超声心动图）以排除静水压增高型肺水肿
氧合情况[b]	
轻度	PEEP 或 CPAP[c] ≥ 5 cmH_2O 时，200 mmHg$<PaO_2/FiO_2 \leq 300$ mmHg
中度	PEEP≥ 5 cmH_2O 时，100 mmHg$<PaO_2/FiO_2 \leq 200$ mmHg
重度	PEEP≥ 5 cmH_2O 时，$PaO_2/FiO_2 \leq 100$ mmHg

注：a 胸部影像学包括胸片或 CT；b 如果海拔超过 1 000 m，PaO_2/FiO_2 值需用公式校正，校正后 $PaO_2/FiO_2 = PaO_2/FiO_2 \times$（760/当地大气压）；c 指轻度 ARDS 组可以无创通气；CPAP 为持续气道正压通气；FiO_2 为吸入氧分数；PEEP 为呼气末正压通气。

当创伤患者尤其是严重创伤（ISS>16 分）及多发伤患者时，必须警惕创伤后 ARDS 的发生，做到早期识别。通常伤后 24 h 内出现的 ARDS 多系肺挫伤、失血性休克及大量输血导致，而 48 h 后出现的 ARDS，则是因脓毒症、其他部位创伤继发肺部感染、感染性/脓毒症休克等肺外因素间接导致肺损伤，并进一步导致 ARDS。接诊时对可能导致 ARDS 的高危因素应重视，包括直接因素（肺挫伤等）和间接因素（大量多次输血、肺部感染、失血性休克、神经源性肺水肿和脂肪栓塞等）。全面的体格检查显得尤为重要，牢记"CRASHPLAN"（C=cardial，心脏及循环系统；R=respiratory，胸部及呼吸系统；A=abdomen，腹部脏器；S=spine，脊柱脊髓；H=head，颅脑；P=pelvis，骨盆；L=limb，四肢；A=artery，外周动脉；N=nervus，周围神经）以指导检查，尽可能不漏诊。同时参照目前 ARDS 诊断最新标准 2012 年柏林诊断标准可诊断创伤性 ARDS。该标准包括以下几点。①1 周以内起病或新发、恶化的呼吸症状。②胸部影像学（胸部 CT 的诊断价值高）：双肺模糊影，且不能完全由结节、渗出或肺塌陷来解释。③肺水肿的起因：不能完全由容量过负荷或心力衰竭解释的呼吸衰竭，未发现危险因素时可行超声心动图等检查排除血流源性肺水肿。④$PaO_2/FiO_2 \leq 300$ mmHg。

ARDS 柏林标准包括急性起病、低氧血症程度、肺水肿来源和影像学表现 4 个方面（表 9-1）。与既往的 AECC 标准比较，明确了急性起病是指在 1 周内出现或加重的呼吸系统症状，ARDS 可以合并存在心功能不全，非常重要的是依据改良的氧合指数将 ARDS 进行轻、中、重度分层诊断，不再保留急性肺损伤的概念，有利于早期发现 ARDS，进行早期诊断和治疗干预。ARDS 柏林标准分层诊断可反映患者疾病严重程度。与 AECC 标准相比，柏林标准能有效细化 ARDS 的严重程度，有利于分层诊断和早期治疗；分层诊断也为临床分层治疗提供了依据。ARDS 严重程度越高，病死率越高，机械通气时间明显延长。根据柏林诊断标准，轻度 ARDS 患者病死率为 10%，中度为 32%，重度 ARDS 病死率高达 62%，接受机械通气的中位时间随着病情严重程度而逐渐延长（分别为 5 d、7 d 和 9 d）。采用诊断 ARDS 24 h 后的 FiO_2 和氧合指数进行再次评估有利于预后的判断。ARDS 患者存在明显的不均一性，不同 ARDS 患者对治疗的反应不同，ARDS 治疗 24 h 后氧合情况对患者的预后具有良好的预测价值。Villar 等按照患者 PaO_2/FiO_2 是否<150、呼气末正压通气（positive end expiratory pressure，PEEP）是否>10 cmH_2O 将 ARDS 患者分为 4 组，部分患者氧合明显改善，部分患者氧合恶化。治疗 24 h 后氧合明显改善，如 PEEP<10 cmH_2O 时，$PaO_2/FiO_2>150$ mmHg 的患者病死率最低（23.1%），氧合不改善甚至恶化的部分患者病死率高达 60.3%。因此，ARDS 患者 24 h 内对治疗的反应直接与预后相关。

第四节　严重创伤后急性呼吸窘迫综合征的创伤治疗

一、创伤控制

积极的病因治疗，在保证器官血流灌注的基础上进行限制性液体管理，肺外器官功能支持是 ARDS 的基础治疗措施，并根据患者 ARDS 严重程度进行分层治疗（图 9-1）。创伤后 ARDS 患者首先必须明确是否存在威胁到患者生命、需立刻处理的伤情，如张力性气胸、气道阻塞、心脏压塞（cardiac tamponade）等，如处理不及时将致患者迅速死亡；其次，及时解除可能导致脑疝的颅高压、控制明显的外出血和休克复苏。液体复苏是复苏的关键，而对于存在活动性出血的患者，出血未控制之前，不主张充分的液体复苏使血压快速升至正常水平，以免血液过度稀释和加重出血。故现在主张限制性液体复苏（restricted fluid resuscitation），即将收缩压暂时维持在满足重要脏器基本血流灌注的水平，控制出血后再按需补充血容量。而新近出现的损害控制性外科概念极具实用价值，其内容包括：①立刻手术，用最简单的方法控制出血及减少污染；②重症医学科的加强监护治疗，包括呼吸支持、复苏、纠正凝血功能障碍、纠正酸中毒和低温，防治 MODS；③当患者病情允许时实施确定性手术。

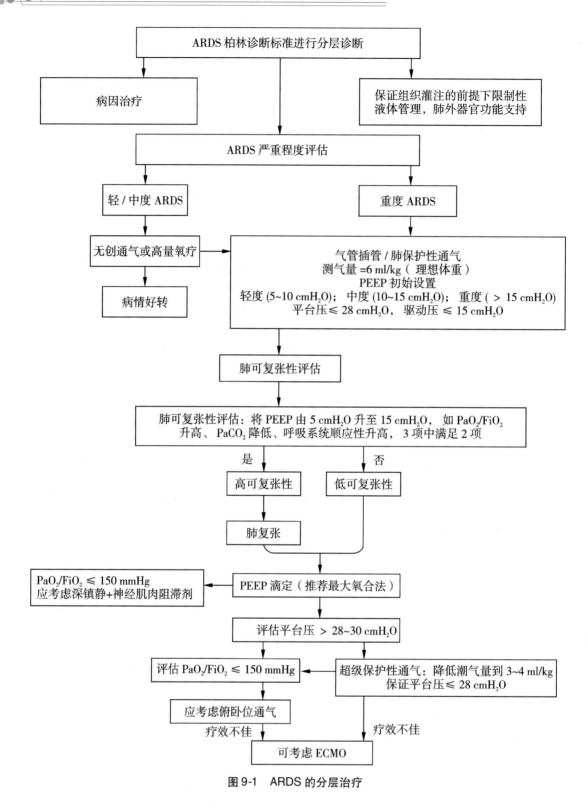

图 9-1 ARDS 的分层治疗

二、呼吸支持治疗

（一）肺保护性通气

ARDS 肺损伤异质性表现为重力依赖区肺泡塌陷、正常通气肺组织与非重力依赖区肺泡过度膨胀同时存在，因此为维持正常肺组织通气，避免剪切伤和动态过度膨胀的发生是目前 ARDS 机械通气的目标。

1.小潮气量及平台压的控制 小潮气量及控制平台压的肺保护性通气已经证实能够降低 ARDS 患者的临床预后。但是,近期的多中心研究发现,虽然广大的医师已经认识到肺保护性通气策略的重要性,但小潮气量和平台压的控制在临床实施的比例仅为 30%~40%,因此,临床医师对 ARDS 的肺保护性通气治疗的依从性亟待提高。实施小潮气量通气的同时,需要限制平台压在 28 cmH_2O 以下,减少肺损伤。部分重症 ARDS 患者可能需要更小的潮气量,实施超级肺保护性通气策略。Terragni 等研究显示 6 ml/kg的潮气量仍可导致 1/3 的 ARDS 患者出现肺泡过度膨胀,将潮气量进一步降低至 4 ml/kg 左右、平台压控制在 25~28 cmH_2O 时,肺部炎症反应进一步减轻,肺损伤明显减轻。因此,对于设定 6 ml/kg 小潮气量的患者,若平台压在 28 cmH_2O 以上,需要进一步降低潮气量,减缓肺损伤。ARDS 患者降低潮气量的同时,不可避免的导致肺泡通气量下降,当肺泡通气量下降不能通过增加呼吸频率代偿时,出现高碳酸血症。"允许性高碳酸血症"是小潮气量保护性通气不良反应之一。目前通过体外 CO_2 清除(extracorporeal CO_2 removal,$ECCO_2R$)技术可以部分克服"超级肺保护性通气"[潮气量(tidal volume,Vt)3~4 ml/kg]导致的高碳酸血症。临床可通过动静脉(无泵)或静静脉低流量 CO_2 清除系统实现 CO_2 清除。小潮气量通气不仅适用于 ARDS 患者,对于非 ARDS 患者也可预防 ARDS 发生,减少肺内外并发症。近期多项研究显示,对于非 ARDS 手术。

2.应力、应变与能量的控制 肺应力/应变将工程力学的概念引入 ARDS 肺保护性通气,从而使人们对呼吸机相关性肺损伤的病理生理机制认识得更为清楚。肺应力即为跨肺压,呼气末肺应力能够指导PEEP 的选择。Talmor 等的研究发现,以呼气末肺应力导向的 PEEP 选择与 ARDSnet 的 FiO_2-PEEP 表格(表 9-2)方法比较,呼气末肺应力导向的 PEEP 选择能够改善 ARDS 患者的氧合并改善临床预后,因此,吸气末应力能够指导 ARDS 机械通气的设定和进一步的临床治疗。既往研究认为,吸气末跨肺压不应超过 25 cmH_2O,否则会造成肺损伤的加重,并且 Grasso 等发现,监测吸气末跨肺压能够指导 H1N1 感染患者体外膜氧合(extracorporeal membrane oxygenation,ECMO)的实施。肺应变是应力作用于肺的结果。Gattinoni 等认为机械通气时不应使肺应变超过 1.5(图 9-2),并且与 PEEP 引起的静态应变比较,潮气量引起的动态应变是导致呼吸机相关性肺损伤的主要因素。

表 9-2 ARDSnet 的 FiO_2-PEEP 表格

指标	方式选择/cmH_2O							
FiO_2	0.3	0.4	0.5	0.6	0.7	0.8	0.9	1.0
PEEP	5	5~8	8~10	10	10~14	14	14~18	18~24

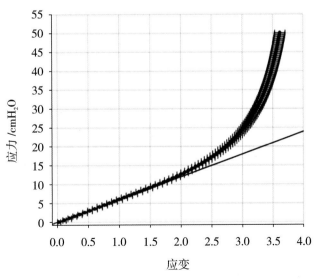

图 9-2 肺应力和应变的关系曲线

然而,ARDS肺损伤不是单独一个因素或指标引起,作用于肺的能量增加是导致肺损伤的关键。潮气量、气道压力、吸气流速和呼吸频率的增加会导致作用于肺能量呈指数增加,从而加重肺损伤,而PEEP与作用于肺能量一方面呈现线性相关,另一方面其有助于改善重力依赖区塌陷肺组织的复张,从而减轻肺损伤,所以,PEEP的综合效益取决于肺的可复张性。因此,基于病理生理学理解的深入,对于ARDS肺损伤的治疗由最初压力和容积的控制,扩展到控制能量的综合性因素。

3.驱动压的控制 ARDS患者严重程度不同,肺顺应性下降的程度也有差异,有学者提出根据ARDS患者呼吸系统顺应性变化标化潮气量的设置,提出了驱动压的概念。驱动压(driving pressure,ΔP)是指克服肺的弹性阻力和胸壁弹性阻力完成吸气所需要的压力,反映吸气过程呼吸系统静态压力的改变,驱动压过高与潮气量(Vt)成正比,与呼吸系统顺应性(RS)成反比。其公式表示为$\Delta P = Vt/CRS$。对于无自主呼吸的患者,ΔP等于吸气平台压(inspiratory plateau pressure,Pplat)(图9-3)与呼气末正压通气(positive end expiratory pressure,PEEP)的差值($\Delta P = Pplat - PEEP$)。根据ARDS的病理生理变化特点来看,ΔP可能是一个更好的预测疾病预后的因素。

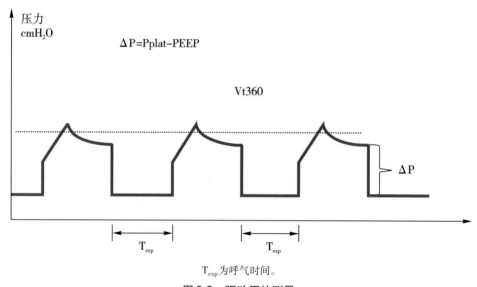

T_{exp}为呼气时间。

图9-3 驱动压的测量

肺应力能够直接反映作用于肺组织的压力,但是临床监测较为烦琐,在患者胸壁弹性阻力无明显升高的前提下,驱动压的监测能够间接评估肺应力的变化。Amato等回顾性的研究发现呼吸机相关性肺损伤与驱动压的升高有关,ARDS患者的病死率与驱动压的变化相关,并且驱动压控制在15 cmH$_2$O以内和较好的临床预后相关,$\Delta P < 15$ cmH$_2$O可以作为潮气量选择的安全限值。然而,驱动压会受到胸壁弹性阻力的影响,对于腹腔高压、大量胸腔积液及胸廓畸形的患者,驱动压不能反映肺应力的变化。因此,肺保护性通气策略已经不单单是小潮气量及控制平台压,而是拓展到基于驱动压、肺应力、应变和能量的机械通气设定。

(二)自主呼吸的控制

自主呼吸是临床上导致ARDS患者肺和膈肌损伤的一个重要的危险因素。过强的自主吸气努力能够导致患者自发性肺损伤(patient self-inflicted lung injury,P-SILI)和膈肌损伤(肌肉损伤,myotrauma)。这些损伤能够导致通气时间延长,脱机困难,致病率和致死率的升高。对于轻度ARDS保留自主呼吸能够改善靠近膈肌区域肺复张,有利于改善患者的氧合,但对于中重度ARDS患者,过强的自主呼吸导致过大的潮气量会增加肺应变加重肺损伤。早期的研究提示,对于重度ARDS患者,早期肌肉松弛治疗能够改善患者的预后。对于Lung Safe研究的二次分析发现,中重度ARDS患者无创机械通气治疗失败率高,并且大潮气量是无创失败的独立危险因素。但是,近期对于中重度ARDS患者膈肌功能的评估发现,由于呼吸窘迫,呼气期膈肌向胸腔移动会引起胸腔内压升高,呼气末跨肺压小于零,从而导致呼气期肺泡塌陷,进而影响患者的氧合和呼吸力学的变化。因此,自主呼吸是否保留,需要基于ARDS的严重程度,轻度 ARDS 保留自主呼吸,有助于靠近膈肌区域肺复张;而对于中重度 ARDS 需要密切监测患者的呼吸驱动,自主呼吸的控制有助于改善患者的临床预后。

安全的自主呼吸一方面要求能够减少潮气量和跨肺压避免 P-SILI 的发生,同时要维持合适水平的患者吸气努力防止膈肌萎缩,是一项复杂的挑战。因此,呼吸驱动大小的监测十分关键。临床监测呼吸驱动的指标有气道闭合压(airway occlusion pressure)P 0.1 和膈肌电信号(electrical activity of diaphragm,Edi)。P 0.1 又称 0.1 s 口腔闭合压,是在功能残气量(functional residual capacity,FRC)阻断气道,检测吸气开始后关闭气道 0.1 s 所测得的口腔负压,P 0.1 正常范围为 2~4 cmH_2O,预测脱机成功的标准为 4~6 cmH_2O。膈肌电信号监测技术是通过放置膈肌电活动食管电极导管,监测膈肌兴奋时产生的电位变化,了解呼吸中枢的驱动能力,评价呼吸肌功能的一项监测技术。呼吸中枢驱动越强,膈肌电活动强度(Edi)越大,呼吸潮气量就越大。

(三)肺复张

肺泡塌陷是导致肺容积减少及肺顺应性降低的主要原因,然而肺复张(lung recruitment)和 PEEP 的设定取决于肺的可复张性。肺可复张性评估是评估 ARDS 患者是否需要肺复张及 PEEP 设置的前提。可复张性是指肺组织具有的可被复张并且保持开放的能力。ARDS 患者之间肺组织的可复张性差异很大,可复张的肺组织从几乎可以忽略到超过 50% 不等,均值约为(13±11)%。可复张性低的 ARDS 患者即使采用肺复张手法也很难实现塌陷肺组织的开放,对于此类患者,积极的肺复张还可能导致过度膨胀,同时也无须设置高 PEEP。反之,对于可复张性高的 ARDS 患者,肺复张及高 PEEP 可能有益。

ARDS 可复张性受到多种因素的影响,ARDS 病因、病程和病变类型等都影响肺的可复张性。一般来说,肺外源性、早期、弥漫性病变的 ARDS 肺可复张性高。CT 法仍是评价肺可复张性的金标准,一般可复张肺组织超过 10% 为高可复张性。Gattinoni 等既往的研究提示肺高可复张性患者给予高 PEEP 能够改善 ARDS 患者的预后。目前 CT 对于肺可复张性的评估仍然十分烦琐,彩超、肺阻抗监测及肺力学能够在床旁对肺可复张性进行评价,但仍无可靠的标准来鉴别高可复张性及低可复张性患者。Chiumello 等比较了基于肺力学和 CT 对肺可复张性的评价,其结果发现肺力学反映的是在 PEEP 水平下通气肺组织过度膨胀时的力学变化,而 CT 是评估塌陷肺组织复张后影像学的变化,因此两种方法对于肺复张的评估是有不同的含义。目前常用的评估肺高可复张性的方法为当 PEEP 水平从 5 cmH_2O 升至 15 cmH_2O,下列 3 项中符合 2 项即可认为患者存在肺的高可复张性:PaO_2/FiO_2 升高;$PaCO_2$ 降低;呼吸系统顺应性升高。不同方法对于肺可复张性的评估仍需要今后的研究评价其有效性并制定标准。

临床肺复张常用方法有 3 种(图9-4):①SI 法,压力 30~40 cmH_2O,持续时间 30~40 s;②PCV 法,通气模式为 PC/BIPAP,高压 40 cmH_2O,低压 16~20 cmH_2O,维持 90~120 s,呼吸频率不变;③PEEP 递增法,通气模式为 PC/BIPAP,PC 15 cmH_2O,PEEP 5 cmH_2O,PC 和 PEEP 每 30 s 递增 5 cmH_2O,PC 为 35 cmH_2O 后只增加 PEEP,直至 PEEP 为 35 cmH_2O,维持 30 s,随后 PC 和 PEEP 每 30 s 递减 5 cmH_2O。临床医师可根据患者的具体情况选择合适的肺复张方法。

(四)呼气末正压的滴定

PEEP 能维持复张后肺泡开放,从而改善肺顺应性。肺复张后使用恰当的 PEEP 避免去复张是 ARDS 肺保护性通气策略的重要内容,也是维持氧合的重要手段。由于 ARDS 肺部病变的不均一性,PEEP 的选择需要临床医师在维持肺泡开放及避免过度膨胀的效应间进行权衡。临床常用的设置 PEEP 的方法包括 ARDSnet 的 PEEP-FiO₂ 表法、最大肺顺应性法、最大氧合法、肺牵张指数法、食管压法、跨肺压法、Express 法和超声监测法等,临床应用各有利弊。ARDSnet 的 PEEP-FiO₂ 表法简单,但是欠个体化。最大肺顺应性法通过 PEEP 递减法滴定选择最大顺应性所在 PEEP,临床操作较复杂。最大氧合法需要频繁抽取血气,临床应用受限。肺牵张指数法可根据容控恒流下压力时间曲线进行初步判断,患者压力上升曲线呈现出线性的 PEEP 为最佳,但是准确监测需要特殊工具或软件。食管压法、跨肺压法需要留置食管压监测导管和设备,临床应用受到一定的限制。

ARDS 患者 PEEP 的选择及滴定方法一直是临床争议的问题,根据 ARDS 病情严重程度进行分层设定 PEEP 更为合适。近期研究显示,以氧合为标准滴定的 PEEP 与 ARDS 患者病情严重程度相关,滴定的

PEEP 随着疾病严重程度的加重而逐渐增加,并可增加不同严重程度 ARDS 的肺复张程度及氧合,可能为临床 PEEP 的选择提供一定依据。初始 PEEP 水平的设置应根据病情严重程度采用不同的设置水平。Gattinoni 等提出,即使低年资的医师,也可以根据 ARDS 的严重程度进行初始的 PEEP 设置以保证患者的通气安全。推荐对于轻、中及重度 ARDS 患者分别设置 5 ~ 10 cmH$_2$O、10 ~ 15 cmH$_2$O 及 > 15 cmH$_2$O 的初始 PEEP 水平。初始设置后 PEEP 的个体化滴定仍有赖于对个体患者肺可复张性及呼吸力学等病理生理情况的判断。

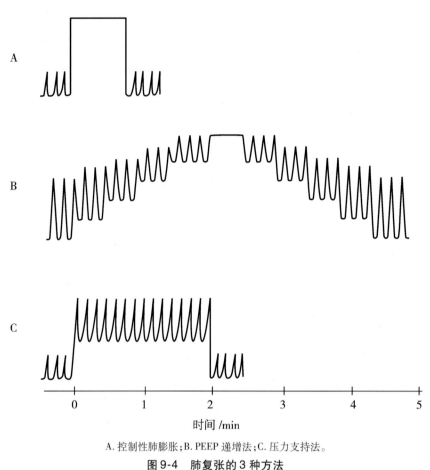

A. 控制性肺膨胀;B. PEEP 递增法;C. 压力支持法。

图9-4　肺复张的3种方法

目前研究显示,根据氧合法进行 PEEP 的床边滴定与肺可复张性相关性最佳,以 SpO$_2$ 代替氧合是临床简便易行的 PEEP 滴定措施,将 SpO$_2$ 维持在 88% ~ 92% 与将 SpO$_2$ 维持在 95% 以上相比,对机械通气的患者更安全,不增加器官功能衰竭发生率,对患者预后也没有显著影响。

（五）俯卧位通气

俯卧位通气是改善 ARDS 通气血流比例失调的重要措施之一,其不仅可以促进 ARDS 患者重力依赖区塌陷肺泡复张从而改善氧合,而且可以减轻肺泡过度膨胀,改善肺组织病变的不均一性,降低异常的肺组织应力/应变。中重度 ARDS 患者俯卧位通气研究发现,针对氧合指数 ≤ 150 mmHg 的 ARDS 患者,俯卧位通气能够降低中重度 ARDS 患者的病死率,但是针对俯卧位通气持续时间尚无定论,目前认为俯卧位通气每日至少维持 16 h 以上,并且患者在氧合、肺可复张性、肺静态顺应性、机械通气设置及其他器官功能改善后可以终止俯卧位通气,中重度 ARDS 患者俯卧位通气研究建议当患者在俯卧位变为仰卧位 4 h 后,若在 PEEP ≤ 10 cmH$_2$O 和 FiO$_2$ ≤ 60% 情况下,仍然能维持 PaO$_2$/FiO$_2$ ≥ 150 mmHg 可以考虑不再行俯卧位通气。虽然循证医学证明俯卧位通气有助于改善氧合指数 ≤ 150 mmHg 的 ARDS 患者,但俯卧位通气时 PEEP 的选择、俯卧位时深镇静对 ICU 相关性神经肌肉功能的影响及俯卧位治疗患者的指征选择等方面仍需要进一步临床研究的证实。

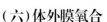

(六)体外膜氧合

自 1972 年体外膜氧合(ECMO)开始临床应用以来,早期临床研究并未显示 ECMO 改善 ARDS 患者预后。自 2009 年 CESAR 研究证实早期应用 ECMO 在重度 ARDS 治疗中的作用以来,ECMO 逐渐成为重度 ARDS 的重要治疗措施。ECMO 在各种原因导致的重度 ARDS 严重低氧血症治疗中,尤其是在 H1N1 流感病毒所致重度 ARDS 的治疗中可显著改善患者预后。目前建议重度 ARDS 患者在高水平机械通气小于 7 d 内尽早在有 ECMO 经验的中心进行 EMCO 治疗。

(七)高频振荡通气

20 世纪 90 年代以来,高频振荡通气(high frequency oscillation ventilation,HFOV)逐渐应用于成人 ARDS 患者,但近年来几项大规模 RCT 研究显示,HFOV 并不能改善 ARDS 患者预后,目前并不推荐在成人重度 ARDS 患者中应用 HFOV。

三、药 物 治 疗

由于 SIRS 是 ARDS 的发病基础,针对减轻肺和全身炎性损伤的药物干预一直是研究的热点。但至今未有一种药物达到可喜的进展。临床上被热门研究的药物,如前列腺素 E$_1$、糖皮质激素、β 肾上腺素受体、肺泡表面活性物质、N-乙酰半胱氨酸等,却被证实无法改善疾病的预后。

(一)糖皮质激素

糖皮质激素(glucocorticoid)具有抗炎症反应的作用,因此,有学者试图以此来预防和治疗 ARDS。早期研究显示糖皮质激素对 ARDS 既没有预防作用,也没有早期治疗作用。那么,晚期 ARDS 患者(7 ~ 24 d)是否可以使用糖皮质激素进行治疗呢? ARDSnet 的研究结果显示,每天 2 mg/kg 的甲泼尼松龙,分 4 次静脉滴注,2 周后减量,能够使肺顺应性及低氧血症得到显著改善,从而使机械通气的时间及休克的持续时间得以缩短,但并不能使 60 d 病死率降低;而当 ARDS 患者病程达到 2 周以后使用糖皮质激素治疗反而会使病死率显著增加。由此可见,不应将糖皮质激素作为晚期 ARDS 患者的常规治疗药物。

(二)肺泡表面活性物质

ARDS 患者肺泡大量塌陷,其原因是肺泡表面活性物质(pulmonary surfactant,PS)的功能丧失及数量减少,从而使外源性补充肺泡表面活性物质用于治疗 ARDS 成为可能。两个中心在 2004 年参与的随机对照试验研究表明:外源性补充肺泡表面活性物质对病死率和机械通气的时间并没有影响,仅可以在 24 h 内使 ARDS 患者的氧合得到改善。虽然肺泡表面活性物质的早期外源性补充对氧合的改善有所帮助,但是,例如药物的来源、给药时间和剂量等问题目前并没有得到解决,因此不可以用于 ARDS 常规治疗。

(三)β$_2$ 受体激动剂

其治疗 ARDS 患者的理论依据包括:可以使炎症因子的产生及中性粒细胞的激活和聚集减少;可以使 Ⅰ 型及 Ⅱ 型肺泡上皮细胞的 β$_2$ 受体被激活,从而使环磷腺苷在细胞内的数量增加,促进钠离子在细胞内外的转移,以实现肺水的清除。但目前的研究显示,无论是静脉滴注还是雾化吸入,沙丁胺醇对早期 ARDS 患者的治疗并没有帮助,甚至有可能会使病死率增加,因此不推荐 ARDS 患者机械通气时使用。

(四)他汀类药物

近几年的研究发现,他汀类药物(statins)能使败血症等引起的 ARDS 病死率降低,而免疫调节、抗自由基引起的组织损伤和抗炎等可能是其作用机制。美国国家卫生部目前正在进行大样本临床试验,目的是明确他汀类药物对败血症引起的 ARDS 的临床疗效。有研究指出,他汀类药物有望成为有效的 ARDS 救治药物。

(五)间充质干细胞

有许多针对间充质干细胞(mesenchymal stem cell,MSC)在 ARDS 早期治疗方面的研究,但尚处于动物或体外实验阶段。动物实验发现,MSC 能降低炎症反应及其细胞因子的释放,使肺水肿减轻,降低肺损伤等。体外实验证实,MSC 可以使内毒素引起的肺损伤减轻;MSC 可以分泌血管生成素-1(angiopoietin-1)从而促进 II 型肺泡上皮细胞修复,进而使其蛋白质的通透性降低;MSC 可以增高角质细胞生长因子(keratinocyte growth factor,KGF)的表达和促进肺泡内液体清除,KGF 有清除肺水肿及刺激 II 型肺泡上皮细胞生长的作用,从而促进肺组织正常修复。虽然尚未开始人体内应用 MSC 治疗 ARDS 的临床试验,但鉴于已有的 KGF 治疗 ARDS 的临床试验,将 MSC 用于 ARDS 治疗具有很大前景。

总之,随着对创伤后 ARDS 认识的不断深入,导致创伤 ARDS 的病因必须及时去除,同时基于 ARDS 严重程度分层的治疗措施不断完善。对于重症 ARDS 患者,俯卧位通气及 ECMO 等以往定位为"挽救性"的治疗措施也逐步成为常规治疗手段。尽管针对 ARDS 已形成相对完善的诊疗流程,但临床工作中存在很多问题。ARDS 的诊断常被延迟,且很多患者未能接受小潮气量、高 PEEP 等保护性机械通气策略,仅少数中重度患者接受俯卧位、ECMO 等治疗,ARDS 的防治仍任重道远。

第五节 典型病例

【病例简介】

患者成年男性,因"被巨石砸到腰背部,当即双下肢感觉丧失且不能活动"急诊,CT 平扫提示(图9-5):腰$_1$椎体爆裂性骨折,伴脊柱错位、腹膜后血肿形成,收住骨科。当天血压下降,查血红蛋白 82 g/L,肌红蛋白>900 ng/ml,肌酸激酶 5 206 IU/L,于伤后 7 h 转入 ICU。予以输血补液,甲泼尼龙冲击治疗,充分水化、碱化。第 3 天患者面罩吸氧指脉氧仅能维持在 88%,予气管插管呼吸机通气,结合胸片和 CT 示左侧气胸(图 9-6、图 9-7),行左侧胸腔闭式引流。为重建脊柱稳定性,于病程第 8 天行腰椎手术治疗。动态监测肌红蛋白降至 230 μg/L;肌酸激酶降至 386 IU/L。病程第 14 天,转回骨科。

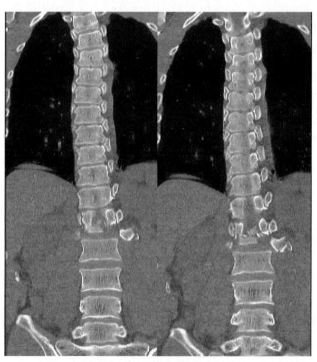

腰$_1$椎体爆裂性骨折,伴脊柱错位。

图 9-5 腰椎 CT 片

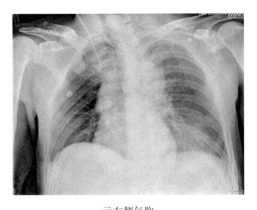

示左侧气胸

图9-6　胸片

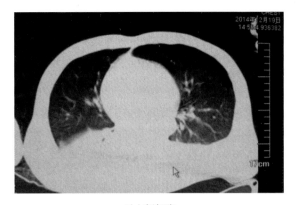

示左侧气胸

图9-7　胸部CT

【临床诊断】

1.多发伤

1.1 骨折

1.1.1 腰₁椎体爆裂性骨折(截瘫)

1.1.2 左侧多发肋骨骨折(第2~5肋,第7~10肋)

1.1.3 左侧肩胛骨骨折

1.2 胸部损伤

1.2.1 左侧气胸

1.2.2 左侧胸腔积液

1.3 泌尿系统损伤

2.损伤并发症

2.1 急性呼吸窘迫综合征(中度)

2.2 腹膜后血肿形成

2.3 失血性休克

2.4 横纹肌溶解

【救治经过】

患者到急诊室后,体格查体:体温36.3 ℃,脉搏88次/min,呼吸25次/min,血压106/63 mmHg。意识清楚,左侧顶部皮下稍肿胀,双瞳孔等大等圆,直径约2.5 mm,对光反射灵敏,气管居中,颈静脉无怒张,肝颈反流征阴性,胸廓无畸形,双侧呼吸运动对称,双肺听诊呼吸清,未闻及干湿啰音,心率88次/min,律齐,各瓣膜听诊区未闻及病理性杂音。背部有瘀青,腹平坦、软,散在轻度压痛,肝脾肋下未及,移动性浊音阴性,肠鸣音正常。神经系统检查:双上肢肌张力正常,双上肢皮肤感觉正常,左上肢被动活动时疼痛左肩部疼痛加重,活动受限。双侧髂前上棘连线平面以下深浅感觉均消失,双下肢肌力0级,肌张力消失。经骨科会诊后收住院。

辅助检查:急诊血常规示白细胞11.70×10⁹个/L;血红蛋白100 g/L。腰椎CT提示第1腰椎椎体爆裂性骨折,伴脊柱错位、腹膜后血肿形成(图9-5)。胸部CT提示两肺明显渗出影,左侧多发肋骨骨折(第2~5肋,第7~10肋),伴左侧少许气胸(肺压缩15%)、少量胸腔积液,左侧肩胛骨骨折(图9-6、图9-7)。

入骨科后,患者诉腰背部疼痛,腹胀及腹痛明显,截瘫平面与前相仿,留置尿管见淡血性尿液,床边诊断性腹腔穿刺未见液体和不凝血,B超探查:腹腔未见明显积液。当天15:00王某血压下降,最低至88/50 mmHg,羟乙基淀粉500 ml静脉滴注后有所上升,请相关科室会诊紧急无手术指征,经ICU会诊并与患者家属沟通后患者于受伤后7 h转入ICU进一步治疗。

患者入ICU后予以中心静脉置管监测,输血、补液维持循环稳定;予制动、轴线翻身,甲泼尼龙冲击、营养神经等治疗;充分水化、碱化,监测尿液 pH 值、血肌酸激酶、肌红蛋白动态变化。在每日补液 4 000 ~ 5 000 ml 情况下尿量 2 000 ~ 3 000 ml/d,尿液 pH 值 = 7,血肌酸激酶、肌红蛋白呈进行性下降趋势。

病程第 3 天患者呼吸困难加重,面罩吸氧(流量 10 L/min),指脉氧仅能维持在 88%,无明显矛盾运动,血压无明显波动,听诊左肺呼吸音偏低,胸部超声检查可见大量 B 线(图 9-8),复查 CT 示左侧气胸压缩 20%,请胸外科会诊行左侧第 2 肋间穿刺胸腔闭式引流术,并予床边经口气管插管接呼吸机辅助通气,积极利尿减轻肺水。患者身高 186 cm,根据公式理想体重(男) = 50+0.91×(身高-152.4),计算出患者理想体重为 80 kg,按照保护性肺通气策略,潮气量为 6 ml/kg 理想体重计算,需设定其潮气量为 480 ml。因其 FiO_2 为 50%,根据 ARDSnet 的 PEEP/FiO_2 表法滴定最佳 PEEP 为 8 cmH$_2$O。患者存在气胸,并已给予胸腔闭式引流术,为保证肺泡通气量,呼吸机模式选择压力控制通气模式,设定呼吸机参数 PC 14 cmH$_2$O,频率 20 次/min,PEEP 8 cmH$_2$O,FiO_2 50%,SpO$_2$ 92%,监测潮气量 480 ml 左右,呼吸 35 次/min,动脉血气示 PaO$_2$/FiO$_2$ 156 mmHg。床边监测患者呼吸力学见表 9-3。因患者在潮气量为 6 ml/kg 理想体重时驱动压为 16 cmH$_2$O,大于潮气量选择的安全限值 15 cmH$_2$O,故将患者呼吸机参数 PC 降至 12 cmH$_2$O,控制潮气量在 400 ml 左右。

表 9-3　不同潮气量情况下驱动压测定

潮气量	驱动压/cmH$_2$O
4 ml/kg(320 ml)	9
5 ml/kg(400 ml)	13
6 ml/kg(480 ml)	16
7 ml/kg(560 ml)	18
8 ml/kg(640 ml)	22

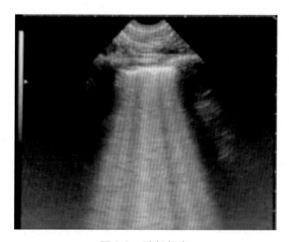

图 9-8　肺部超声

病程第 4 天患者意识清醒,但出现烦躁、呼吸窘迫。监测呼吸 40 次/min,SpO$_2$ 93%,增加镇静与镇痛药物剂量为异丙酚 100 mg/h,右美托咪定 0.7 μg/(kg·h),吗啡 3 mg/h,患者安静,RASS 评分 -4 分。当时呼吸机模式及参数:压力控制通气模式,FiO_2 70%,PC 12 cmH$_2$O,PEEP 10 cmH$_2$O,设置呼吸频率 20 次/min,监测呼吸频率为 30 次/min,SpO$_2$ 92%。经鼻置入膈肌电极导管监测膈肌电活动(EAdi) 50 μV。患者机械通气波形如图 9-9,提示患者自主呼吸努力仍强,可导致跨肺压增加加重肺损伤,故给予松药维库溴铵 4 mg/h 持续静脉泵入治疗,抑制自主呼吸,减缓自主呼吸过强导致的跨肺压增加。监测呼吸频率为 20 次/min,SpO$_2$ 下降至 85%。采用控制性肺膨胀(sustained inflation,SI)法肺复张,40 cmH$_2$O 持续 30 s,肺复张后 SpO$_2$ 升至 96%,提示患者存在肺的高可复张性,故将 PEEP 调高至

12 cmH$_2$O,后监测 SpO$_2$ 在 95% 左右。后监测患者气道内痰量逐渐增多,吸痰时可吸出较多黄黏痰,多次给予纤维支气管镜行肺泡灌洗吸痰术。患者病情逐渐好转。

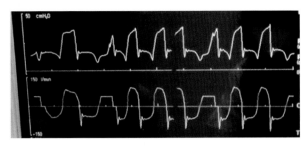

图 9-9　患者机械通气波形

患者肠道对食物的耐受性可,每日鼻饲 1 500 ml 能全力无明显潴留,腹部软,无压痛,腹腔内压力 12 cmH$_2$O。

为重建脊柱稳定性,利于护理及预防并发症,骨科于病程第 8 天进行腰椎弓根固定+椎板减压+滑脱复位+人工椎体植入术。术后第 3 天因呼吸循环相对稳定,PaO$_2$/FiO$_2$ 310 mmHg,拔出气管插管和左侧胸管。动态监测肌红蛋白降至 230 μg/L;肌酸激酶降至 386 IU/L。病程第 14 天,转回骨科继续治疗。

【救治经验】

该患者受伤后因腹膜后血肿及其他损伤致失血性休克,腰$_1$ 椎体爆裂性骨折致截瘫,后因左侧多发肋骨骨折使患者出现 ARDS,治疗的关键在于早期有效控制出血,并及时大量输血维持患者循环稳定。去除导致 ARDS 发病的病因,根据患者 ARDS 严重程度进行分层治疗,密切监测患者呼吸力学变化,指导临床呼吸机模式及参数的调整,实行限制性液体治疗策略,保证全身氧供。

（涂晓婷　刘　玲　杨　毅）

参考文献

[1]AMATO M B,MEADE M O,SLUTSKY A S,et al. Driving pressure and survival in the acute respiratory distress syndrome[J]. N Engl J Med,2015,372(8):747-755.

[2]BALLANI G,LAFFEY J G,PHAM T,et al. Epidemiology,pattern of care,and mortality for patients with ARDS in ICU in 50 countries[J]. JAMA,2016,315(8):788-800.

[3]BELLANI G,AMIGONI M,PESENTI A. Positron emission tomography in ARDS:a new look at an old syndrome[J]. Minerva Anestesiol,2011,77(4):439-447.

[4]BELLANI G,LAFFEY J G,PHAM T,et al. Non-invasive ventilation of patients with ards:insights from the lung safe study[J]. Am J Respir Crit Care Med,2016,195(1):67-77.

[5]BELLANI G,MAURI T,PESENTI A. Imaging in acute lung injury and acute respiratory distress syndrome[J]. Curr Opin Crit Care,2012,18(1):29-34.

[6]BERNARD G R,ARTIGAS A,BRIGHAM K L,et al. Report of the american-european consensus conference on ARDS:definitions,mechanisms,relevant outcomes and clinical trial coordination[J]. Am J Respir Crit Care Med,1994,9(1):72-81.

[7]BOUHEMAD B,BRISSON H,LEGUEN M,et al. Bedside ultrasound assessment of positive breathing during mechanical ventilation-risks,mechanisms & management[J]. Am J Respir Crit Care Med,2016,27:Epub ahead of print.

[8]BOUHEMAD B,BRISSON H,LEGUEN M,et al. Bedside ultrasound assessment of positive end-expiratory pressure-induced lung recruitment[J]. Am J Respir Crit Care Med,2011,183(3):341-347.

[9] BRODIE D,BACCHETTA M. Extracorporeal membrane oxygenation for ARDS in adults[J]. N Engl J Med, 2011,365(20):1905-1914.

[10] BROWER R G,MATTHAY M A,MORRIS A,et al. Ventilation with lower tidal volumes as compared with traditional tidal volumes for acute lunginjury and the acute respiratory distress syndrome. The Acute respiratory distress syndrome network[J]. N Engl J Med,2000,342(18):1301-1308.

[11] CAIRONI P,CRESSONI M,CHIUMELLO D,et al. Lung opening and closing during ventilation of acute respiratory distress syndrome[J]. Am J Respir Crit Care Med,2010,181(6):578-586.

[12] CHIUMELLO D, CARLESSO E, CADRINGHER P, et al. Lung stress and strain during mechanical ventilation for acute respiratory distress syndrome [J]. Am J Respir Crit Care Med, 2008, 178 (2): 346-355.

[13] CHIUMELLO D,MARINO A,BRIONI M,et al. Lung recruitment assessed by respiratory distress syndrome[J]. N Engl J Med,2013,368(23):2159-2167.

[14] FANELLI V,RANIERI V M. When pressure does not mean volume? Body mass index may account for the dissociation[J]. Crit Care,2011,15(2):2.

[15] FERGUSON N D,COOK D J,GUYATT G H,et al. OSCILLATE trial investigators;canadian critical care trials group. high-frequency oscillation in early acute respiratory distress syndrome[J]. N Engl J Med, 2013,368(9):795-805.

[16] GATTINONI L,CAIRONI P,CRESSONI M,et al. Lung recruitment in patients with the acute respiratory distress syndrome[J]. N Engl J Med,2006,354(17):1775-1786.

[17] GATTINONI L,CARLESSO E,BRAZZI L,et al. Friday night ventilation:a safety starting tool kit for mechanically ventilated patients[J]. Minerva Anestesiol,2014,80(9):1046-1057.

[18] GATTINONI L,QUINTEL M. Fifty years of research in ARDS why is acute respiratory distress syndrome so important for critical care? [J]. Am J Respir Crit Care Med,2016,194(9):1051-1052.

[19] GATTINONI L,TONETTI T,CRESSONI M,et al. Ventilator-related causes of lung injury:the mechanical power[J]. Intensive Care Med,2016,42(10):1567-1575.

[20] BELLAN I G, LAFFEY J G, PHAM T, et al. LUNG SAFE investigators and ESICM trials group. epidemiology, patterns of care, and mortality for patients with acute respiratory distress syndrome in intensive care units in 50 countries[J]. JAMA,2016,315(8):788-800.

[21] GRASSO S,TERRAGNI P,BIROCCO A,et al. ECMO criteria for influenza a(H1N1)-associated ARDS: role of transpulmonary pressure[J]. Intensive Care Med,2012,38(3):395-403.

[22] GUERIN C,GATTINONI L. Assessment of oxygenation response to prone position ventilation in ARDS by lung ultrasonography[J]. Intensive Care Med,2016,42(10):1601-1603.

[23] GUERIN C,REIGNIER J,RICHARD J C,et al. Prone positioning in severe acute respiratory distress syndrome[J]. N Engl J Med,2013,368(23):2159-2168.

[24] GUERVILLY C, BISBAL M, FOREL J M, et al. Effects of neuromuscular blockers on transpulmonary pressures in moderate to severe acute respiratory distress syndrome[J]. Intensive Care Med,2017,43(3): 408-418.

[25] GÜLDNER A, BRAUNE A, CARVALHO N, et al. Higher levels of spontaneous breathing induce lung recruitment and reduce global stress/strain in experimental lung injury[J]. Anesthesiology,2014,120(3): 673-682.

[26] HOEPER M M, WIESNER O, HADEM J, et al. Extracorporeal membrane oxygenation instead of invasive mechanical ventilation in patients with acute respiratory distress syndrome[J]. Intensive Care Med,2013, 39(11):2056-2057.

[27] IBRAHIM E H M,SHERMAN G,WARD S,et al. The influence of inadequeta antimicrobial treatment of bloodstream infections on patient outcomes in the ICU setting[J]. Vhest,2000,118(1):146-155.

［28］KACMAREK RM，VILLAR J，SULEMANJI D，et al. Open lung approach for the acute respiratory distress syndrome：a pilot，randomized controlled trial［J］. Crit Care Med，2016，44（1）：32-42.

［29］KLUGE S. ARDS：Is higy-frequency oscillatory ventilation effective［J］. Dtsch Med Wochenschr，2013，138（16）：824.

［30］LANGER T，VECCHI V，BELENKIY S M，et al. Extracorporeal gas exchange and spontaneous breathing for the treatment of acute respiratory distress syndrome：an alternative to mechanical ventilation？［J］. Crit Care Med，2014，42（3）：e211-e220.

［31］LIU S，TAN L，MOLLER K，et al. Identification of regional overdistension，recruitment and cyclic alveolar collapse with electrical impedance tomography in an experimental ARDS model［J］. Crit Care，2016，20（1）：119.

［32］MATTINGLEY J S，HOLETS S R，OECKLER R A，et al. Sizing the lung of mechanically ventilated patients［J］. Crit Care，2011，15（1）：R60.

［33］LUCIANO G，IRENE C，DAVIDE C，et al. Lung recruitment assessed by respiratory mechanics and computed tomography in patients with acute respiratory distress syndrome. what is the relationship？［J］. Am J Respir Crit Care Med，2016，193（11）：1254-1263.

［34］MILL E R，CRORE M A，KILGO P D，et al. Identification of independent risk factors［J］. Am Surg，2002，68（10）：845-850.

［35］MURRAY J F，MATTHAY M A，LUCE J M，et al. An expanded definition of the adult respiratory distress syndrome［J］. Am Rev Respir Dis，1988，138：720-723.

［36］NAHM N J，COMO J J，WILBER J H，et al. Early appropriate care：definitive stabilization of femoral fractures within 24 hours of injury is safe in most patients with multiple injuries［J］. J Trauma，2011，71（1）：175-185.

［37］NAVARRETE-NAVARRO P，RIVERA-FERNANDEZ R，et al. Early markers of ARDS development in severe trauma patients［J］. J Crit Care，2006，21（3）：253-258.

［38］PAAL P，HERFF H，MITTERLECHNER T，et al. Anaesthesia in prehospital emergencies and in the emergency room［J］. Resuscitation，2010，81（2）：148-154.

［39］PANWAR R，HARDIE M，BELLOMO R，et al. Conservative versus liberal oxygenation targets for mechanically ventilated patients. A pilot multicenter randomized controlled trial［J］. Am J Respir Crit Care Med，2016，193（1）：43-51.

［40］PAPAZIAN L，FOREL J M，GACOUIN A，et al. Neuromuscular blockers in early acute respiratory distress syndrome［J］. N Engl J Med，2010，363（12）：1107-1116.

［41］PELLEGRINI M，HEDENSTIERNA G，RONEUS A，et al. The diaphragm acts as a brake during expiration to prevent lung collapse［J］. Am J Respir Crit Care Med，2017，95（12）：1608-1616.

［42］PHAM T，COMBES A，ROZE H，et al. Extracorporeal membrane oxygenation for pandemic influenza A（H1N1）-induced acute respiratory distress syndrome：a cohort study and propensity-matched analysis［J］. Am J Respir Crit Care Med，2013，187（3）：276-285.

［43］PROTTI A，ANDREIS D T，MILESI M，et al. Lung anatomy，energy load，and ventilator-induced lung injury［J］. Intensive Care Med Exp，2015，3（1）：34.

［44］PROTTI A，ANDREIS D T，MONTI M，et al. Lung stress and strain during mechanical ventilation：any difference between statics and dynamics？［J］. Crit Care Med，2013，41（4）：1046-1055.

［45］PROTTI A，VOTTA E，GATTINONI L. Which is the most important strain in the pathogenesis of ventilator-induced lung injury：dynamic or static？［J］. Curr Opin Crit Care，2014，20（1）：33-38.

［46］RANIERI V M，RUBENFELD G D，THOMPSON B T，et al. ARDS definition task force. Acute respiratory distress syndrome：the Berlin Definition［J］. JAMA，2012，307（23）：2526-2533.

［47］SCHREITER D，CARVALHO N C，KATSCHER S，et al. Experimental blunt chest trauma—cardiorespiratory effects of different mechanical ventilation strategies with high positive end-expiratory pressure: a randomized controlled study[J]. BMC Anesthesiol,2016,16(12):3.

[48]SLUTSKY A S,RANIERI V M. Ventilator-induced lung injury[J]. N Engl J Med,2014,370(10):980.

[49]STRUMWASSER A,CHU E,YEUNG L,et al. A novel CT volume index score correlates with outcomes in polytrauma patients with pulmonary contusion[J]. J Surg Res,2011,170(2):280-285.

[50]SWEENEY R M,MCAULEY D F. Acute respiratory distress syndrome[J]. Lancet,2016,388(10058): 2416-2430.

[51]TALMOR D,SARGE T,MALHOTRA A,et al. Mechanical ventilation guided by esophageal pressure in acute lung injury[J]. N Engl J Med,2008,359(20):2095-2104.

[52]TERRAGNI P P,ROSBOCH G,TEALDI A,et al. Tidal hyperinflation during low tidal volume ventilation in acute respiratory distress syndrome[J]. Am J Respir Crit Care Med,2007,175(2):160-166.

[53]VILLAR J,BLANCO J,ANON J M,et al. The ALIEN study:incidence and outcome of acute respiratory distress syndrome in the era of lung protective ventilation[J]. Intensive Care Med,2011,37(12): 1932-1941.

[54]VILLAR J,BLANCO J,KACMAREK R M,et al. ARDS definiton:do we need a change? [J]. Curr Opin Crit Care,2011,17(1):13-17.

[55]VILLAR J,FERNANDEZ R L,AMBROS A,et al. A clinical classification of the acute respiratory distress syndrome for predicting outcome and guiding medical therapy[J]. Crit Care Med,2015,43(2):346-353.

[56]VILLAR J,PEREZ-MENDEZ L,KACMAREK R M. Current definitions of acute lung injury and the acute respiratory distress syndrome do not reflect their true severity and outcome[J]. Intensive Care Med,1999, 25(9):930-935.

[57]WANG H E,BROWN S P,MACDONALD R D,et al. Association of out-of-hospital advanced airway management with outcomes after traumatic brain injury and hemorrhagic shock in the ROC hypertonic saline trial[J]. Emerg Med J,2014,31(3):186-191.

[58]WU J,SHENG L,MA Y,et al. The analysis of risk factors of impacting mortality rate in severe multiple trauma patients with post traumatic acute respiratory distress syndrome[J]. Am J Emerrg Med,2008,26 (4):419-424.

[59]YOUNG D,LAMB S E,SHAH S,et al. OSCAR Study Group. High-frequency oscillation for acute respiratory distress syndrome[J]. N Engl J Med,2013,368(9):806-813.

第十章

严重创伤后心功能不全

第一节 概　述

创伤后心功能不全(cardiac insufficiency)是指因创伤而导致的心功能障碍,往往伴有心输出量减少、心肌收缩力下降等。从心脏损伤的诱因来看,可分为心脏创伤直接导致的心功能不全和创伤诱导的继发性心功能不全。据统计,有60%~81%的心脏创伤患者于伤后短时间内在现场和运输途中死亡,是现代创伤中仅次于颅脑创伤的重要死因。随着院前急救技术的进步、急救队伍的完善、急诊医学的发展以及重症创伤监护、器官支持水平的提高,创伤患者早期存活率明显增加。一项荟萃分析显示,具有完善院前急救系统的地区,死于创伤的风险降低了25%。但是,创伤诱导的继发性心功能不全发病率明显增加,如创伤诱导的急性心血管不良事件、心肺复苏术后心功能不全、创伤后严重感染诱导的脓毒性心肌病、精神刺激诱导的应激性心肌病、严重创伤后远隔器官损伤诱导的心功能障碍等。研究证实,各类创伤诱导的心功能不全占创伤患者的10%以上,并与不良预后及病死率密切相关。可以预计,严重创伤患者出现继发性心功能不全的发生率更高,应给予更多关注。本章从病因和发病机制、病理生理改变、诊断和治疗4个方面对于严重创伤后心功能不全进行阐述。

第二节 严重创伤后心功能不全的病因和发病机制

一、病　因

(一)心脏直接损伤导致的心功能不全

心脏直接损伤分为心脏贯通伤和心脏钝性伤,是严重创伤早期死亡的主要原因。心脏贯通伤主要由枪伤、锐器刺伤或医学干预损伤(如心导管损伤)等所致,也见于牙签、鱼骨、鸡骨等异物经食管,损伤累及心肌、心脏瓣膜、乳头肌、腱索、冠状动脉和大血管。心脏钝性伤多由交通事故、挤压、坠落等压缩性暴力或高速减速引起。外来暴力可使位于胸骨与脊柱间的心脏受到挤压或通过心血管液压传导致伤。钝性心脏损伤的程度与撞击速度、质量、作用时间、心脏时相及心脏受创面积有关。心脏震荡和心肌挫伤者常见,瓣膜损伤、乳头肌断裂、心包积液等也较为常见。心脏直接损伤常常直接导致急性心力衰竭、心源性休克,病情危重,多数患者短时间内死亡,能到达医院的患者为20%~40%。

(二)创伤诱导的继发性心功能不全

1. 创伤诱导的急性心血管不良事件　常见的心血管不良事件包括心绞痛、急性心肌梗死(acute myocardial infarction,AMI)、严重心律失常、心力衰竭等。研究显示创伤后的心血管不良事件与胸部损伤及其严重程度并无相关。一项超过100万人的创伤研究显示,创伤后AMI的发生率增加了2倍,约3.1%的人被诊断为AMI。45岁及以下患者发生AMI的风险增加65%,46岁及以上患者发生AMI的风险增加93%。创伤患者的心房颤动发生率与年龄、儿茶酚胺药物的使用、系统性炎症反应以及损伤的总体严重程度相关。更重要的是,心律失常的发生与重症监护病房(intensive care unit,ICU)滞留时间以及病死率密切相关。急性心力衰竭往往发生于严重创伤后2 d左右,心肌收缩功能障碍多见。研究显示心脏指数下降与病死率增加相关。

2. 应激性心肌病和脓毒性心肌病　应激性心肌病是一种以短暂的左心室收缩功能障碍为特征的急性可逆性心肌病;严重创伤患者由于躯体和心理的强烈应激,有发生应激性心肌病的可能。可能与交感神经过度兴奋、儿茶酚胺的毒性作用、心肌顿抑、雌激素缺乏、冠状动脉血管结构异常、基因突变与遗传易感性等相关。脓毒性心肌病也是应激性心肌病的一种,是严重创伤患者合并脓毒症发生的心肌抑制和心功能不全。

3. 心肺复苏术后心功能不全　严重创伤后心肌顿抑、心脏压塞(cardiac tamponade,也称心包压塞)、纵隔气肿、气道梗阻、神经源性肺水肿、严重酸碱失衡及内环境紊乱、严重低血容量等可导致心搏呼吸骤停。心搏呼吸骤停等可导致心脏血流灌注受损,心肌缺血、缺氧和心脏功能受抑制,即心肺复苏后心功能不全。有效的血流灌注是严重创伤复苏后进一步生命支持的关键,良好的组织血流灌注有利于器官功能的维持与修复,也是保持创伤后神经系统功能完整、提高创伤后生存质量的保障。随着心肺复苏技术的普及和不断改进,即时复苏的成功率不断提高,但最终能存活出院的患者不足1/5,与复苏后心功能不全密切相关。

4. 远隔器官损伤诱导的心功能不全　在严重创伤状态下,心脏常常作为受累器官。如低血容量性休克导致冠状动脉血流灌注不足,心肌缺血,受到抑制;挤压综合征、急性肾损伤等时,严重酸碱失衡及内环境紊乱,直接影响心电活动;肺挫伤、神经源性肺水肿、急性呼吸窘迫综合征(ARDS)、急性肺栓塞,肺血管阻力增加,诱发急性右心功能不全、梗阻性休克等;还有研究发现,颅脑损伤、脊髓损伤等神经系统功能障碍等也会诱发心功能不全。

二、发 病 机 制

尽管研究证实创伤后继发心功能不全明确存在,但是其发生发展的具体原因和机制仍然不明确。在部分动物创伤模型中,有学者探索了可能的机制:当严重创伤发生后,往往最先激活免疫系统,炎症细胞活化,导致心肌细胞中白细胞浸润、氧化应激反应及各种酶活性增加,并最终导致细胞损伤、凋亡,损害心脏功能。

第三节　严重创伤后心功能不全的病理生理改变

一、心肌收缩力减弱

(一)原发性心肌损伤

贯通伤可直接对心肌造成损伤,破坏心脏的完整性,导致心脏停搏、急性心脏压塞等;而钝性心脏损伤常导致心外膜下或心内膜下出血、部分心肌纤维断裂、心肌出血坏死。特别在心脏舒张期心腔充满血液时,如受强烈暴力最易导致心脏或心内结构受损,如室间隔或瓣膜破裂。心肌挫伤后因受伤程度不同常出现心律失常、心肌收缩下降或低血压,少数可发生低心输出量综合征(low cardiac output syndrome,LCOS)、心功能不全甚至心力衰竭。

(二)继发性心肌损伤

创伤后常常出现继发性心肌损伤。在一项回顾性研究中,125 名创伤死亡患者接受了尸检,20% 的患者存在心肌损伤。损伤在创伤后 4 h 即出现,典型性的损害出现在左心室周围。组织学的改变包括心内膜下出血、心肌间质水肿、单核细胞浸润、心肌坏死以及合并冠心病患者的心肌缺氧性损伤。早期一项对凶杀创伤受害者的尸检研究也支持上述发现,并揭示了肌原纤维变性。除此之外还观察到收缩带,这是心肌过度收缩(继发于儿茶酚胺激增)导致无结构收缩蛋白团形成的过程。以上为创伤后继发性心功能不全的存在提供了证据,并提示这种心脏损伤是儿茶酚胺的心脏毒性作用的结果。

二、心脏前负荷改变

严重创伤后心脏前负荷发生变化:低血容量性休克、分布性休克时,有效血容量下降,前负荷下降,心输出量下降,冠状动脉供血不足,心肌缺血,收缩功能降低;而如果在短期内过快地大量输血、输液,可导致循环血量骤然增加,前负荷增加,易诱发急性心功能不全。

三、心脏后负荷改变

严重创伤后左心和右心的后负荷均可能增加:低血容量状态或者持续泵入血管活性药物时,外周血管收缩,血管阻力增加,心脏后负荷增加,左室输出能力下降;胸腹部的创伤,如并发气胸、血气胸、神经源性肺水肿等,肺循环阻力增加,右心后负荷增加,导致右心室输出量降低。

第四节　严重创伤后心功能不全的诊断

创伤后心功能不全,不论由何种原因导致,如能早期及时诊断,对于及时救治从而保证组织血流灌注、促进器官修复、降低病死率具有重要意义。

一、症　状

心脏直接损伤的患者,胸前背部心脏投影区常可见明显创伤(刃器、枪弹伤、开放性骨折等)。如患者发生心脏破裂,往往导致患者直接死亡;而穿透性心脏损伤及心脏大血管损伤可因大量失血,早期表现为胸痛、口渴、呼吸急促浅快、烦躁不安、意识淡漠等;当出现严重低血容量时可导致意识丧失、心搏呼吸骤停等。心包损伤者可能无症状,若出现烦躁不安、气急、胸痛、头晕、昏迷等表现时,应考虑创伤性心脏压塞。当损伤累及腱索、心脏瓣膜时,可出现瓣膜脱垂、瓣膜关闭不全的相应临床表现。二尖瓣关闭不全可导致气促、气急、呼吸困难等;三尖瓣关闭不全可导致全身水肿及恶心、呕吐等消化道症状。创伤诱导的冠状动脉血栓形成、冠状动脉撕裂、冠状动脉瘘可有胸闷、胸痛并且服用硝酸酯类药物难以缓解。

非直接性心脏损伤的患者可有心功能不全表现。左心功能不全表现可导致四肢无力、头晕、心悸、胸闷气喘、呼吸困难、不能平卧;右心功能不全可表现为全身水肿、腹胀、多浆膜腔积液等。而当患者发生全心衰竭甚至心源性休克时,临床上可出现胸闷、胸痛、头晕、意识模糊、四肢厥冷、皮肤花斑、少尿甚至无尿等。

二、体　征

严重创伤后急性心功能不全的常见体征包括肺部湿啰音和哮鸣音,心尖部第一心音减弱,心率快,舒张早期第三心音奔马律,肺动脉瓣区第二心音亢进。右心或全心功能不全时,常伴有水肿、颈静脉怒张、肝脾大等。

心脏压塞具有代表性的 Beck 三联征包括颈静脉怒张、心音低弱、低血压。短时间内出现大量心包积液可引起急性心脏压塞,表现为窦性心动过速、血压下降、脉压变小和静脉压明显升高。如液体为缓慢聚集,则产生体循环淤血,表现为颈静脉怒张、Kussmaul 征,还可出现奇脉。

当创伤累及腱索断裂、瓣膜脱垂时,可出现瓣膜关闭不全的相应体征。急性二尖瓣关闭不全者肺动脉瓣区第二心音分裂,心尖区可闻及第四心音,收缩期粗糙的吹风样杂音及乐音样杂音。胸部创伤累及主动脉瓣或主动脉夹层血肿使主动脉瓣环扩大,瓣叶或瓣环被夹层血肿撕裂时,二尖瓣提前关闭导致第一心音减弱,肺动脉瓣区第二心音亢进,常可闻及病理性第三心音和第四心音。主动脉瓣区及舒张期杂音,柔和、短促、低调。

三、辅 助 检 查

(一)实验室检查

1.心肌损伤标志物　心肌酶及心肌标志物能够部分反映创伤后继发性心肌损伤的严重程度,具有一定的临床价值。①肌酸激酶同工酶(creatine kinase isoenzymes,CK-MB)在仅发生肢体孤立损伤的患者中升高;目前的文献不支持使用肌酸激酶(CK)评价创伤性心肌损伤。②心肌肌钙蛋白(cardiac troponin,cTn)的特异性要优于心肌酶,但敏感性仍然较差。cTnI 和 cTnT 对于创伤后心肌损伤的敏感性分别为23%和12%。创伤后的 cTnI 升高与不良心血管事件以及病死率的上升密切相关。Marin 等人对 994 名严重创伤的患者研究显示,177 例(18%)在入 ICU 时有 cTnI 升高。其中 114 人(11%)死亡。cTnI 升高是重症创伤患者死亡的独立危险因素。创伤性颅脑损伤相关的心功能障碍与血浆 cTnI 及病死率相关。

2.B 型利尿钠肽　B 型利尿钠肽(B type natriuretic peptide,BNP)在缺乏超声证据的时候可用来评估心功能不全。创伤 24 h 后,N 末端 BNP 与心脏指数(cardiac index,CI)降低及多脏器功能障碍相关。在一项包含 135 位严重损伤的患者中,最终临床死亡的患者入院时、入院后 24 h、入院后 72 h 的 BNP 水平明显升高。

3.常规检查　包括血常规、凝血功能、血气分析、肝肾功能、血糖、血脂、电解质等。创伤可引起大动脉损伤、局部血肿,需要特别关注血红蛋白、血小板水平及凝血功能,出现休克者还需要监测血乳酸水平。

4.炎症因子　创伤后可出现全身炎症反应以及代偿性抗炎反应综合征,引起多器官功能障碍。常见的炎症因子包括肿瘤坏死因子-α、白细胞介素-6、白细胞介素-8 等。

(二)心电图检查

心电图对于诊断心律失常、急性心肌梗死意义较大;此外,监测心电图的动态改变有利于早期发现是否存在心肌缺血。

(三)影像学检查

1.X 射线　普通的 X 射线检查主要用于观察心脏和大血管,有助于发现有无心包积液征象,如心影增大、上腔静脉影增宽、心膈角锐利等。穿透性损伤在 X 射线平片如发现大量心包积液或合并胸腔积液,应警惕心脏破裂;心脏金属异物在 X 射线下可定位、定性;还可以观察有无骨折、液气胸等。

2.CT　CT 能够更加清晰地显示胸内主动脉及大血管损伤,同时还能够诊断心包病变,如心包钙化,明确显示心包积液的位置及量,显示心脏及心壁。结合造影剂,能够基本了解冠状动脉病变部位及狭窄程度,有助于评估冠状动脉病变,指导临床治疗。比起 X 射线,CT 能够更清楚地观察胸部,如有无骨折、纵隔损伤、肺损伤等。

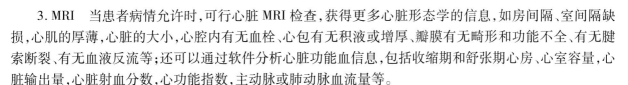

3. MRI　当患者病情允许时,可行心脏MRI检查,获得更多心脏形态学的信息,如房间隔、室间隔缺损,心肌的厚薄,心脏的大小,心腔内有无血栓、心包有无积液或增厚、瓣膜有无畸形和功能不全、有无腱索断裂、有无血液反流等;还可以通过软件分析心脏功能血信息,包括收缩期和舒张期心房、心室容量,心脏输出量,心脏射血分数,心功能指数,主动脉或肺动脉血流量等。

(四)超声心动图检查

CT和MRI虽然极具诊断价值,但对危重患者会因搬运和检查操作而延误抢救时机。床边经胸超声心动图方便快捷,应当成为创伤后的常规筛查项目。超声心动图动态显示心腔内的结构、心脏搏动、瓣膜运动情况等。超声心动图在诊断心包积液和心脏压塞方面有极高的准确性。创伤后心肌梗死,可见节段性不协调运动。创伤后应激性心脏病,典型的超声表现为左心室心尖部及中间段室壁运动异常,基底段室壁运动亢进,心尖部出现气球样改变,左室射血分数及缩短率降低。除此之外,超声心电图还可用来观察大血管如下腔静脉、主动脉等。重大创伤时难以获得满意图像的情况下,可选择经食管超声心动图。

四、重症监测与评估

评估患者的意识、监测呼吸、体温、脉搏、有创血压、每小时尿量等;对于大量失血的患者,动态监测患者的血常规、凝血功能、血气分析等结果。使用呼吸机的患者需监测呼吸力学各项指标。血流动力学监测包括脉搏指数连续心输出量监测、中心静脉压、右心漂浮导管等,可用于评估心脏功能和容量负荷状态,指导患者后期的液体管理。

第五节　严重创伤后心功能不全的治疗

一、院前急救

(一)病情评估

获取病史,明确创伤方式(钝性伤/穿透伤),判断患者意识是否清楚、气道是否通畅、呼吸是否规则、循环是否稳定、有无活动性出血等。

(二)急救措施

1. 一般支持　建立两组以上静脉通路,心电监护,吸氧;有创伤性出血、骨折者,给予包扎止血固定;心搏呼吸骤停者,立即心肺复苏等。

2. 循环支持　扩容、输血、补液,必要时给予血管活性药物维持组织血流灌注。

3. 呼吸支持　如有气道梗阻或者意识障碍,立即建立人工气道;伴有大量血胸或气胸者,及时胸腔闭式引流,促进肺复张,改善通气氧合。

二、院内救治

(一)急诊手术治疗

对于穿透性心脏损伤,当出现心脏压塞和失血性休克时,应急诊实行开胸手术,切开心包,缓解压塞,控制出血,迅速补充血容量,待情况稳定后,修补心脏裂口。当心脏创伤患者胸部伤口有异物存留时,不可随便拔出异物,以免出现难以控制的大出血。如果心脏裂口比较小,手指按压直接缝合。如果心脏裂口比较大,直接缝合困难,要立即建立体外循环,进行心脏修补。

（二）介入治疗

近年来介入治疗逐步开始应用于心脏大血管创伤,如创伤性室间隔穿孔和大血管损伤。心脏损伤合并室间隔穿孔时,急诊体外循环心内直视修补风险很大,室间隔缺损周围组织严重水肿,术后容易并发残余分流、心脏衰竭等。如果病情稳定可以待2~3个月后再择期行室间隔缺损介入治疗术,临床效果良好。

（三）药物治疗

严重创伤患者常常有疼痛剧烈,氧耗增加,充分镇痛、适度镇静有利于降低交感兴奋、减少氧耗。正性肌力药物有助于增加心输出量,增加组织血流灌注。当出现心律失常时,可选择抗心律失常药物。扩张冠状动脉药物有利于帮助增加心脏氧供。患者急性心力衰竭期改善后,使用β受体阻滞剂能够提高生存率,尤其在肌钙蛋白I(troponin I,TnI)升高的患者中,降低50%病死率。

（四）主动脉内球囊反搏

当重症创伤后心功能不全导致严重低心排时,可考虑使用主动脉内球囊反搏(intra-aortic balloon counterpulsation,IABP),有利于增加心输出量,改善组织血流灌注。使用前需要CT或超声评估穿刺通路,排除大动脉损伤。

（五）体外膜氧合

体外膜氧合(extracorporeal membrane oxygenation,ECMO)可部分替代心肺作用,为开胸心脏手术提供强有力的支持,也为可逆性损伤心脏自主功能的恢复争取时间。需要指出的是,创伤患者的出血风险和ECMO的抗凝需求之间存在矛盾。Valentina Della Torre 等人认为:ECMO 技术的改进,包括引入离心泵和肝素涂层管路,可逐步减少所需肝素的数量;此外,无肝素 ECMO 也能够顺利实施,并且并发症少。但是,对于该类患者,如何选择抗凝药物的种类和剂量,仍需要更多研究。

（六）器官支持

创伤后心功能不全往往合并多脏器功能障碍,需要进行有效的器官支持。出现急性呼吸窘迫综合征或无气道保护能力的患者,需建立人工气道,给予呼吸支持;当患者合并急性肾损伤时,可行床旁肾替代治疗;出现急性或亚急性肝功能衰竭时,需行人工肝支持。

第六节　典型病例

【病例简介】

患者男性,35 岁。既往体健,无基础疾病。患者于 2019 年 3 月 30 日从高处(7~8 m)坠落,就诊于急诊科。体格检查:意识清醒,精神萎靡。血压 90/55 mmHg,脉搏 120 次/min,呼吸 35 次/min。呼吸急促,右肺呼吸音低。心率 120 次/min,律齐,各瓣膜听诊区未及明显杂音。腹部压痛,无反跳痛。左侧腰部可见片状青紫瘀斑。左侧前壁肿胀畸形,疼痛明显。头部+胸腹部+盆腔 CT 提示:①颅脑 CT 平扫未及明显异常;②右侧颧弓骨折;③右侧多发肺挫伤,右侧气胸;④双侧第 1 肋骨骨折伴右侧少量胸腔积液;⑤肝挫裂伤、脾破裂伴膜下血肿、腹腔内少量积血可能;⑥盆腔积液伴积血。左侧尺桡骨正侧位片示:左侧尺桡骨骨折。

【临床诊断】

1.多发伤

1.1 骨折

1.1.1 左尺桡骨骨折

1.1.2 左掌骨骨折

1.1.3 双侧第 1 肋骨骨折

1.1.4 右侧颧弓骨折

1.2 腹部损伤

1.2.1 肝挫裂伤

1.2.2 脾破裂伴膜下血肿

1.2.3 结肠系膜损伤

1.2.4 膀胱破裂

1.3 胸部损伤

1.3.1 肺挫伤

1.3.2 右侧气胸

1.3.3 双侧胸腔积液

2. 损伤并发症

2.1 三尖瓣前瓣叶腱索断裂

2.2 三尖瓣重度关闭不全

2.3 右心功能不全

【救治经过】

1. 急诊救治　予心电监护、输血补液、纠正休克、稳定循环、限制性液体复苏，多学科会诊评价手术风险，制定诊疗策略。

对于右侧气胸，于右侧胸骨旁第2肋间置胸腔闭式引流管；急诊行"肝修补术+结肠系膜修补术+膀胱修补术+左前臂清创缝合术(石膏外固定)"。手术顺利，次日脱机拔管，生命体征稳定。

2 d后患者诉胸闷、心悸伴胸痛(轻度、持续性)，咳嗽少痰，无咯血，乏力，食欲减退，恶心，无呕吐。予心电监护、吸氧、液体负平衡，病情仍无改善，胸闷气促进行性加重。术后第3天住入ICU。

2. ICU诊治措施

(1)检查：体温 37.8 ℃，脉搏 117 次/min，呼吸 30 次/min，血压 154/95 mmHg，SpO_2 100%，CVP 13 cmH_2O。意识清醒。两肺呼吸音低，未及明显干湿啰音。心率 117 次/min，律齐，腹软，无压痛。肝下及盆腔引流管见少量淡血性液体。双下肢无水肿。

血气分析(双鼻式吸氧5 L/min，FiO_2 41%)：pH 7.48，PO_2 114 mmHg，PCO_2 30 mmHg，Lac 0.8 mmol/L，BE 1.0 mmol/L，K^+ 3.9 mmol/L。

凝血检查5项：PT 11.5 s，APTT 29.5 s，D-二聚体 11.97 mg/L；TnT 0.211 μg/L；BNP 221 pg/ml。

心电图示：窦性心动过速，不完全性右束支传导阻滞。

胸部CT示：双侧大量胸腔积液伴两下肺膨胀不全(图10-1)。

床边心脏超声示右心室扩张，三尖瓣中度反流(图10-2)。

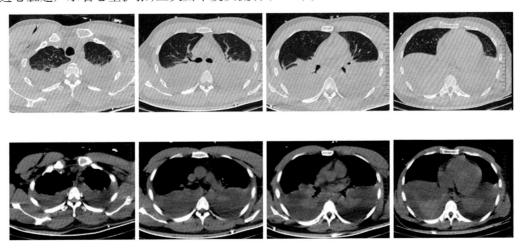

图10-1　胸部CT示双侧胸腔积液伴肺组织膨胀不全

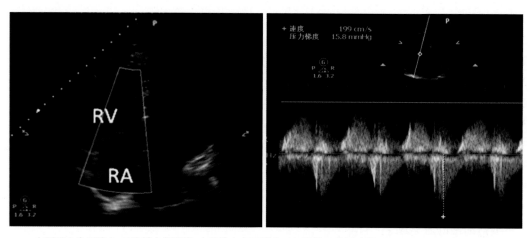

左图示心尖四腔心,三尖瓣中度反流;右图示心尖四腔心 CW 测量三尖瓣跨瓣压 15.8 mmHg。RA 为右心房,RV 为右心室。

图 10-2　心脏彩超检查提示右心室扩张,三尖瓣中度反流

(2)胸闷心悸原因考虑:双侧胸腔积液,急性肺动脉栓塞?

(3)处理经过

1)穿刺置管引流双侧胸腔积液,促进肺复张。48 h 引流出淡血性液体共 2 170 ml。

2)对患者进行深静脉血栓形成(deep venous thrombosis,DVT)临床可能性评估(Wells 评分),结果为中等。患者不伴休克或低血压,采用肺栓塞严重指数(pulmonary embolism severity index,PESI)评分 86 分,Ⅲ级。患者心脏超声显示右心功能障碍、心脏生物标记物肌钙蛋白 T(troponin T,TnT)升高,依据早期死亡风险进行的急性肺栓塞分层为中-高危患者,给予严密监测,予克赛抗凝 0.6 ml,12 h 一次。同时行急诊肺动脉 CTA 检查主干未见充盈缺损(图 10-3);双下肢静脉彩超筛查,未见明显血栓形成。

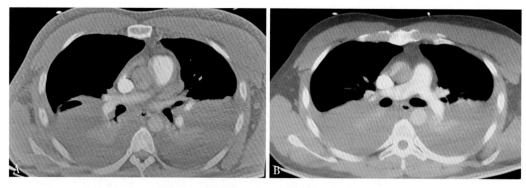

A.肺动脉主干、肺动脉右侧分支显影尚可,未见明显充盈缺损征象;B.肺动脉主干、肺动脉左侧分支显影尚可,未见充盈缺损征象。两图均可见双侧胸腔内大量积液,伴局部肺组织膨胀不全。

图 10-3　动脉 CTA 检查主干未见充盈缺损

3)关注胸腔引流液颜色、性状,监测 Hb、凝血功能、PLT 水平。

4)加强气道管理、液体管理,液体负平衡。

5)其他:镇痛、营养支持、心理支持等。

6)当日夜间患者烦躁,胸闷气喘症状加重,伴有腹胀不适。监测显示:脉搏 110 次/min,呼吸 30 次/min,血压 145/75 mmHg,SpO₂ 100%。胸腔引流液性状较无变化,监测 Hb、凝血功能无显著改变。再次复查二维超声心动图,显示:右心腔增大,三尖瓣脱垂伴重度关闭不全,三尖瓣部分腱索断裂可能,主动脉-右室细小分流,右心腔增大,二尖瓣轻度关闭不全(图 10-4)。

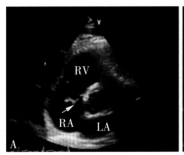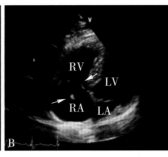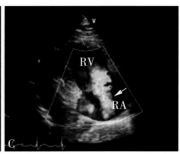

A. 胸骨旁大动脉短轴,箭头所示三尖瓣脱垂。B. 心尖四腔心,箭头所示三尖瓣不协调活动。C. 右心两腔,彩色多普勒示中到重度三尖瓣反流。RA 右心房,RV 右心室,LA 左心房,LV 左心室。

图 10-4 二维超声心动图检查

7)心胸外科急会诊,建议保守治疗,稳定循环,病情稳定后手术治疗。

8)进一步治疗:予以镇静镇痛,加强液体管理,降低右心负荷,加强营养支持,制定创伤康复策略。

9)病情相对平稳后,至心胸外科实施手术治疗,术中见心脏中度增大,以右心房为主;三尖瓣环中度扩大,三尖瓣前瓣叶腱索断裂,三尖瓣重度关闭不全。行"三尖瓣成形术"。术后患者胸闷心悸症状改善,好转出院。

【救治经验】

该患者为高处坠落伤,多发骨折、胸腹部损伤,经过早期的外科处理后,生命体征平稳,顺利拔管。术后患者主诉胸闷、轻度胸痛,且难以缓解。通过逐个排查胸闷原因,最终经超声心动图确诊为:三尖瓣前瓣叶腱索断裂、三尖瓣重度关闭不全、右心功能不全。

创伤性三尖瓣功能障碍(traumatic tricuspid insufficiency,TTI)是指胸部钝性伤导致三尖瓣复合体结构破坏,从而产生三尖瓣严重反流的一种病变,可引起右心功能不全。发生的机制为舒张末期三尖瓣关闭,右室腔内充满血液,胸部钝性撞击引起右室内压急剧升高,对瓣膜和瓣下结构产生牵拉,造成三尖瓣瓣膜的损伤,如前叶腱索断裂、乳头肌断裂、瓣叶撕裂等。

不要忽视患者的主诉,创伤患者往往是多个器官的损害,重症创伤的患者还常常合并迟发性损伤的可能,需要结合患者的临床表现、实验室及影像学检查,综合判断。TTI 早期临床表现常不典型;部分患者可有右心失代偿,表现为乏力、胸闷、心悸、下肢水肿、腹水、肝功能衰竭等;心脏电活动异常,表现为心房扑动、心房颤动、右束支传导阻滞等。创伤后三尖瓣功能障碍发生的时间可在数天、数月甚至数年。有文献报道一例 44 岁患者,16 岁时遭受创伤,28 年后诊断为 TTI。可能是早期临床症状不典型,也不排除迟发性损伤可能。诊断的方法主要依赖于超声心动图,若经胸超声不理想,可行经食管超声心动图。一旦诊断,需要经由外科评估手术指征。

(许 莹 顾 勤)

参考文献

[1] BISHOP M H,SHOEMAKER W C,APPEL P L,et al. Prospective,randomized trial of survivor values of cardiac index,oxygen delivery,and oxygen consumption as resuscitation endpoints in severe trauma[J]. J Trauma,1995,38(5):780-787.

[2] CEBELIN M S,HIRSCH C S. Human stress cardiomyopathy. Myocardial lesions invictims of homicidal assaults without internal injuries[J]. Hum Pathol,1980,11(2):123-132.

[3] DE'ATH H D,MANSON J,DAVENPORT R,et al. Trauma-induced secondary cardiac injury is associated with hyperacute elevations in inflammatory cytokines[J]. Shock,2013,39(5):415-420.

[4] DE'ATH H D,ROURKE C,DAVENPORT R,et al. Clinical and biomarker profile of trauma-induced

secondary cardiac injury[J]. Br J Surg,2012,99(6):789-797.

[5]DECAVèLE M,GAULT N,GAUSS T,et al. Cardiac troponin I as an early prognosis biomarker after trauma: a retrospective cohort study[J]. Br J Anaesth,2018,120(6):1158-1164.

[6]DELLA TORRE V,ROBB C,PELOSI P,et al. Extra corporeal membrane oxygenation in the critical trauma patient[J]. Curr Opin Anaesthesiol,2019,32(2):234-241.

[7]EL-CHAMI M F,NICHOLSON W,HELMY T. Blunt cardiac trauma[J]. J Emerg Med,2008,35(2): 127-133.

[8]GAWANDE N B,TUMRAM N K,DONGRE A P. Cardiac changes in hospitalized patients of trauma[J]. Shock,2014,42(3):211-217.

[9]HADJIZACHARIA P,O'KEEFE T,BROWN C V R,et al. Incidence,risk factors,and outcomes for atrial arrhythmias in trauma patients[J]. Am Surg,2011,77(5):634-639.

[10]HASANIN A,KAMAL A,AMIN S,et al. Incidence and outcome of cardiac injury in patients with severe head trauma[J]. Scand J Trauma Resusc Emerg,2016,24(1):58.

[11]HENRY J A,REINGOLD A L. Prehospital trauma systems reduce mortality in developing countries:a systematic review and meta-analysis[J]. J Trauma Acute Care Surg,2012,73(1):261-268.

[12]ISMAILOV R M,NESS R B,WEISS H B,et al. Trauma associatedwith acute myocardial infarction in a multi-state hospitalized population[J]. Int J Cardiol,2005,105(2):141-146.

[13]KIRCHHOFF C,LEIDEL B A,KIRCHHOFF S,et al. Analysis of N-terminal pro-B-type natriuretic peptide and cardiac index in multiple injured patients:a prospective cohort study[J]. Crit Care,2008,12(5):R118.

[14]LAGI A,MEUCCI E,CENCETT I S. Outcome of patients with elevated cardiactroponin I level after mild trauma[J]. Am J Emerg Med,2008,26(2):248,e3-e5.

[15]LEITE L,GONÇALVES L,NUNO VIEIRAD. Cardiac injuries caused by trauma:review and case reports[J]. J Forensic Leg Med,2017,52(0):30-34.

[16]LI N,SONG Z,WANG J,et al. Prognostic value of natriuretic peptides in severe trauma patients with multiple organ dysfunction syndrome[J]. Exp Ther Med,2015,10(2):792-796.

[17]MARTIN M,MULLENNIX P,RHEE P,et al. Troponinincreases in the critically injured patient:mechanical trauma or physiologicstress? [J]. J Trauma,2005,59(5):1086-1091.

[18]RADY M Y,EDWARDS J D,NIGHTINGALE P. Early cardiorespiratory findings after severe blunt thoracic trauma and their relation to outcome[J]. Br J Surg,1992,79(1):65-68.

[19]RIMAZ S,ASHRAF A,MARZBAN S,et al. Significance of cardiac troponin i elevation in traumatic brain injury patients[J]. Anesth Pain Med,2019,9(2):e90858.

[20]SALIM A,VELMAHOS G C,JINDAL A,et al. Clinically significant blunt cardiac trauma:role of serum troponin levels combined with electrocardiographic findings[J]. J Trauma,2001,50(2):237-243.

[21]SEGUIN P,LAVIOLLE B,MAURICE A,et al. Atrial fibrillation intrauma patients requiring intensive care[J]. Intensive Care Med,2006,32(3):398-404.

[22]WIJNGAARDEN M H,KARMY-JONES R,TALWAR M K,et al. Blunt cardiac injury:a 10 year institutional review[J]. Injury,1997,28(1):51-55.

[23]WILSON N M,WALL J,NAGANATHAR V,et al. Mechanisms involved in secondary cardiac dysfunction in animal models of trauma and hemorrhagic shock[J]. Shock,2017,48(4):401-410.

第十一章

严重创伤后肝功能不全

第一节　概　述

创伤后肝功能不全(hepatic insufficiency)是指创伤引起的各种因素或创伤后的继发因素导致的肝功能损害。肝的功能主要包括能量及物质代谢、胆汁分泌及排泄、凝血功能、免疫功能和解毒功能等。所以,创伤直接或间接导致其上述功能发生障碍,机体不同程度地出现肝酶升高、黄疸、凝血功能障碍、低蛋白、腹水等,并可出现肝肾综合征、肝性脑病、肝性肺病等一系列的临床表现,都是创伤后肝功能不全。可分为肝创伤直接导致的肝功能不全和创伤诱导的继发性肝功能不全。

虽然肝是创伤最常累及的腹部器官,但是大多数肝损伤程度都相对较轻,通过内科治疗和必要时行动脉造影及栓塞术等介入治疗即可治愈。约有14%的患者需要外科手术干预处理肝损伤,包括血流动力学不稳定、持续出血或非手术治疗失败的患者。随着外科手术技术提高、医疗设备的更新、介入治疗的发展,需要手术处理的患者越来越少。

第二节　严重创伤后肝损伤的机制

一、肝直接损伤导致的肝功能不全

通常肝的上界大致与膈穹隆一致,右侧在右锁骨中线与第5肋的交界处,左侧在左锁骨中线与第5肋间隙的交界处。肝的下界在右侧大致与肋弓一致,剑突下方2~3 cm处触诊到肝下缘,左侧无法触诊到肝下缘。肝在呼吸过程中会随膈肌的运动而升降。呼气时,肝的顶部可上升至乳头平面(T_4)。因此,胸壁损伤的同时经常同时出现肝的损伤。同理,深吸气时,肝下缘可下降至 T_{12} 平面,故腹部损伤也可能在低于正常预期水平的位置伤及肝。肝右后叶是钝挫伤中肝最常受伤的位置。

肝的储存的血量相当于心输出量的25%,是血供最丰富的器官之一。肝有门静脉和肝动脉两大供血来源。门静脉供血约占肝总血供的2/3,接受整个消化系统的静脉血,含有非常丰富的营养物质。营养物质在肝中加工处理,然后进入全身循环。肝动脉的血流量占1/5~1/3,是肝氧气的主要来源。而且,肝静脉直接汇入下腔静脉,距离右心房距离短。因此,肝的直接创伤常伴有大量失血,甚至失血性休克。

肝是腹部创伤中最常受伤的器官,占15%~20%。并在腹部穿透伤最常受累器官中排第2位。肝位于右上腹,隐藏于肋弓后方,质地较脆,血运丰富,受伤后极易破裂发生腹腔内出血和胆汁漏入腹腔,引起失血性休克和胆汁性腹膜炎,导致严重的后果。在钝挫伤患者中,交通事故和工业事故所致的碰撞和挤压是最常见的损伤机制,其他的还包括刀刺伤、子弹穿透伤、医源性的肝损伤(例如经皮肝穿刺、胸腔穿刺、助产手法不当等)等。肝肿瘤患者即使是受到轻微创伤,也易出现肝破裂。在肝穿透伤患者中,损伤的严重程度取决于穿入物的特点、穿入的位置、穿入的角度和伤道的情况,损伤的范围可以从单纯肝实质损伤到大血管撕裂。但是只要剩余肝体积超过30%~35%就可以维持正常的肝功能。大部分肝损伤在4个月左右痊愈。中度和重度肝损伤后,患者通常可在3~4个月后恢复正常的身体活动。所以,肝功能不全仅发生在严重的肝创伤患者中,还经常发生在已患慢性肝病的创伤患者中。

二、创伤诱导的继发性肝功能不全

创伤后的应激、失血、休克、感染等是造成继发性肝细胞损伤的主要因素。诸多机制之间存在着密切的联系,主要包括氧化应激、缺血和缺氧、缺血再灌注损伤、细胞因子与炎症介质等,且内毒素血症、脓毒症造成的肝细胞损伤也日益受到重视,致病机制复杂,各种机制之间存在着密切的联系,往往难以截然分开,创伤后肝功能不全多为综合性作用的结果。

(一)氧化应激

肝细胞内含有丰富的线粒体和内质网,是自由基产生的主要部位。既可通过物质代谢的电子传递过程产生自由基(free radical),又可以通过对外源性物质代谢产生自由基。正常情况下,体内存在自由基清除系统,不会引起损伤。但是创伤引起自由基过度产生,超过清除能力时即可引起肝细胞损伤。氧化应激是机体在遭受创伤等各种有害刺激时,体内高活性分子如活性氧自由基和活性氮自由基产生过多,出现氧化系统和抗氧化系统失衡,从而导致组织损伤,甚至细胞死亡。创伤后出血、液体丢失导致肝缺血、缺氧以及之后的缺血再灌注损伤,产生大量的活性氧,例如羟基、超氧阴离子和过氧化氢等,都不同程度上直接及间接参与了损伤反应。如从黄嘌呤脱氢酶形成黄嘌呤氧化酶[一个依赖于氧的过程,释放出活性氧(reactive oxygen species,ROS)、过氧化氢、过氧化物和尿酸],激活库普弗细胞(Kupffer cell)和中性粒细胞诱导生成还原型烟酰胺腺嘌呤二核苷酸磷酸(reduced nicotinamide adenine dinucleotide phosphate,NADPH;也称还原型辅酶Ⅱ)氧化酶(当NADPH氧化酶是被限制的时候,ROS的产生是被限制的)和从NO转变为过氧亚硝酸盐。由于ROS和RNS的细胞毒性、脂质过氧化、蛋白过氧化和过氧化亚硝基的形成在肝缺血再灌注时频繁发生。库普弗细胞是造成肝缺血再灌注损伤的重要因素,是缺血激活再灌注的过程中ROS的主要来源。促炎症细胞因子像TNF-α、IL-1或IL-7可以诱导产生ROS。同时缺血细胞损伤也导致了细胞内的氧化应激。而线粒体中的细胞氧化被认为是细胞内ROS的主要来源。另一方面,自由基引起肝细胞损伤的主要机制包括:①改变蛋白质结构,使丧失生物活性;②直接损伤肝细胞的生命必需基团,导致DNA、RNA损伤和蛋白质合成障碍;③启动脂质过氧化反应,损伤肝细胞质膜,引起肝细胞变性坏死;④消化自由基清除剂,耗竭还原型谷胱甘肽,使线粒体、微粒体膜上Ca^{2+}转运功能障碍,导致钙稳态失衡。

(二)缺血、缺氧

创伤后肝血流量减少,由于肝窦没有完整的血管壁,直接与肝细胞接触,其内皮细胞含有的肌动蛋白收缩肝窦,减少血流量。进一步使肝组织供氧量不足而导致缺氧,可使肝内皮细胞合成并释放内皮素(endothelin,ET),内皮素再引起内皮细胞收缩,导致微循环障碍并加重缺血、缺氧。缺氧性损伤主要表现在肝细胞膜、线粒体与溶酶体的变化,导致细胞质膜对离子的通透性增加,发生钠离子内流、钾离子外流、钙离子内流;轻度或早期缺氧线粒体的呼吸功能是增强的,但持续缺氧可导致脱氢酶活性降低,导致线粒体呼吸功能降低,严重时可出现肿胀、脊崩解、外膜破裂和基质外溢等;缺血、缺氧可使内环境pH值降低,继而磷脂酶活性增高,使溶酶体膜被分解,进而使溶酶体膜肿胀、破裂和大量溶酶体酶释放,导致细胞及周围组织溶解、坏死。

(三)缺血再灌注损伤

肝是机体的代谢中心,耗氧量巨大,所以肝细胞对缺血、缺氧十分敏感。肝缺血再灌注损伤(ischemia reperfusion injury)并不少见,例如创伤、休克、心力衰竭、器官移植等都会发生肝甚至全身的缺血再灌注损伤。再灌注后,肝缺血再灌注损伤是肝组织缺血一段时间后血流重新恢复,导致肝损伤进一步加重,甚至发生不可逆性损伤的现象。肝细胞损伤并不能快速减轻或修复,甚至短时间内还有加重的趋势。肝缺血再灌注损伤是多因素参与的病理生理过程。其中机制如下。

1. 自由基启动脂质过氧化反应　缺氧导致肝细胞内次黄嘌呤大量堆积,不能转化为黄嘌呤,缺血再灌注时大量供氧,使次黄嘌呤迅速氧化,产生大量自由基,从而启动脂质过氧化。

2. 肝细胞质膜受损　缺血时膜磷脂分解代谢加剧,致使蛋白质和磷脂比例失调,膜流动性减弱,膜电位降低,通透性增加,导致肝细胞变性坏死。线粒体膜同样受损,导致呼吸链反应受抑制,ATP 合成减少,能量供给障碍。

3. 中性粒细胞参与的肝细胞损伤　肝组织间隙很少见到中性粒细胞,缺血再灌注中产生的活性炎症因子和前炎症因子如白细胞介素、补体、免疫复合物和氧自由基等,与中性粒细胞上的受体结合,从而活化中性粒细胞。活化的中性粒细胞可通过激活的中性粒细胞通过 NADPH 氧化酶诱导"呼吸爆发",产生活性氧代谢产物直接损伤核酸,导致肝细胞死亡。亦可释放脂类介质如白三烯、血小板活化因子及蛋白酶类。两者可诱导中性粒细胞作用于血管壁,增加其通透性,大量水、组织蛋白渗入组织间隙,引起组织水肿及多器官功能障碍的发生,血小板活化因子还可以引起血小板聚集,造成微循环障碍。大量中性粒细胞还可聚集于全身各脏器的毛细血管中,引起机械性阻塞,导致全身各组织器官缺血、缺氧。

4. 库普弗细胞参与的肝细胞损伤　库普弗细胞(Kupffer cell)是数量最多的单核巨噬细胞,具有变形运动和活跃的吞噬功能,还有处理和传递抗原、调节机体免疫应答等作用。缺血再灌注时,库普弗细胞被激活,活化的库普弗细胞可产生并释放氧自由基和炎症细胞因子,增强肝窦内皮细胞黏附分子的表达,促进中性粒细胞与内皮细胞黏附,导致中性粒细胞外渗,损伤内皮细胞,引起微循环完整性丧失和血流减少。

5. 钙稳态失衡　细胞内外 Ca^{2+} 浓度相差 $10^3 \sim 10^4$ 倍,维持胞内 Ca^{2+} 浓度相对稳定状态对于肝细胞的生存细胞极其重要。缺血、缺氧时胞内 Ca^{2+} 因不能被及时泵出至胞外或胞内钙库,以及钙内流增加导致钙超载。细胞内钙稳态失衡是诸多造成肝细胞损伤因素的关键。目前认为钙稳态失衡引起的肝细胞坏死的机制:①激活 Ca^{2+} 依赖的磷脂酶 C 和磷脂酶 A_2,破坏磷脂双分子层结构,从而导致膜结构破坏。②激活 Ca^{2+} 依赖的蛋白酶,破坏细胞骨架与胞膜连接的完整性。损伤肝细胞。③线粒体钙超载使其膜电位丧失,氧化磷酸化脱偶联,且 Ca^{2+} 可与含磷酸根的化合物结合,干扰线粒体的氧化磷酸化,引起严重的代谢障碍。④胞内高浓度 Ca^{2+} 可抑制 Na^+,K^+-ATP 酶活性,使胞内 pH 值升高,呼吸链中断,肝细胞损伤。

(四)细胞因子与炎症介质

肝组织中有大量库普弗细胞,当受到感染、内毒素和缺血、缺氧等因素刺激后库普弗细胞会分泌大量肿瘤坏死因子-α(tumor necrosis factor-α,TNF-α),加重肝细胞损害。TNF-α 能诱导上调血管内皮细胞的两种细胞间黏附分子(intercellular adhesion molecule,ICAM)的表达,促进血管内皮细胞对中性粒细胞的黏附,产生并释放自由基,使肝细胞膜和细胞器发生脂质过氧化,引起组织损伤。还可以促进中性粒细胞表达 CR1 和 CR3,增强中性粒细胞对内皮细胞的黏附,加剧组织损伤。同时激活库普弗细胞产生过氧化物,释放 IL-1、IL-6、PCE_2 及 TNF 等,过量的氧自由基可改变细胞膜的通透性,损伤肝细胞,而 TNF 也可通过和其他因子的相互作用,发生连锁反应,参与缺血再灌注损伤。其毒性作用可直接导致肝窦内皮细胞肿胀,引起肝血窦微循环障碍,损伤肝细胞。

1. 细胞间黏附分子　细胞间黏附分子-1(intercellular adhesion molecule-1,ICAM-1)又称分化群(cluster of differentiation,CD)54,激活库普弗细胞的核因子κB(nuclear factor-κB,NF-κB)活性,释放炎症

细胞因子如 IL-1、TNF-α,细胞因子激活肝窦内皮细胞和肝细胞,一方面使它们在细胞表达 ICAM-1;另一方面使其释放白细胞激活因子如 IL-1、血小板激活因子。ICAM-1 可通过与其配体淋巴细胞功能相关抗原-1(lymphocyte function associated antigen-1,LFA-1)结合,介导中性粒细胞和血管内皮细胞的黏附、迁移、趋化,造成中性粒细胞的大量浸润,中性粒细胞可通过呼吸爆发、蛋白酶释放以及库普弗细胞激活等机制,使肝细胞持续缺血、缺氧和 ATP 生成减少、氧自由基生成增多、钙内流增加等,导致肝细胞损伤。

2. 花生四烯酸　花生四烯酸(arachidonic acid)是一种必需不饱和脂肪酸,也是细胞膜脂质的重要组成部分。缺血再灌注、脂质过氧化等均会促进花生四烯酸的分解,产生前列腺素(prostaglandin,PG)、血栓素(thromboxane,TX)和白三烯(leukotriene,LT)等,使细胞膜的流动性减弱,黏滞性增加,血管壁通透性增加,造成肝细胞损伤。

肠道在肝细胞损伤的发生发展机制研究中显示出越来越重要的地位,创伤后的肠道黏膜改变与肠道细菌移位,与肝细胞损伤之间存在显著的相互作用。正常的肠道含有大量的生理性菌群(大约 10^{12} 个),但由于肠黏膜的屏障功能,这些菌群都被限制在肠道内,参与营养代谢而不表现出病理症状。但是患者遭受创伤打击后,肠道黏膜水肿,通透性增加,使得肠道内的细菌和脂多糖(lipopolysaccharide,LPS)移位,进入门静脉。这就解释了危重创伤病员在无明确感染灶的情况下,超过 30% 的患者出现菌血症、脓毒血症及全身炎症反应综合征(SIRS)。

(五)内毒素

1. 内毒素对肝的能量代谢的影响　肝是调节糖代谢的主要器官,对内毒素(endotoxin)的早期反应表现为由大量肝糖原分解引起的高血糖,内毒素休克的晚期常伴有严重的低血糖,这是由于肝糖原耗竭、糖原合成及糖原新生作用受损和外周组织对血糖的摄取、利用增加所致肌组织糖酵解增强,血浆乳酸浓度升高、乳酸循环加速所致。内毒素休克中晚期的低血糖与糖原新生受抑制有直接关系。

2. 内毒素对肝微循环的影响　内毒素所致的肝微循环紊乱与肝窦内皮细胞(liver sinusoidal endothelial cell,LSEC)的损害,肝星形细胞、库普弗细胞的激活以及缩血管和扩血管介质的失衡有关。内毒素所致的肝急性微血管反应包括黏附、聚集于肝窦壁的白细胞、血小板数目增加,滞留于肝窦或黏附于窦后静脉壁上,导致肝窦内血流下降、细胞流速减慢阻塞血管,以及 LSEC 肿胀损害、表达黏附分子和库普弗细胞吞噬功能下降等。

3. 内毒素对肝库普弗细胞的作用　库普弗细胞具有吞噬异物、净化血液和维持肝内环境稳定作用,还参与肝细胞多种物质代谢,调节肝细胞功能。库普弗细胞是组成机体单核巨噬细胞系统最大的群体,占总量的 80%~90%,代表 90% 以上的功能对清除进入机体的病原微生物、LPS 等具有重要作用。大量 LPS 可引起库普弗细胞的过度活化和吞噬功能的低下,导致大量炎症介质和细胞因子的合成及释放,从而介导并加剧内毒素血症所致的肝细胞损伤。内毒素血症通过库普弗细胞 Toll 样受体的相互作用引发肝细胞损伤。Toll 样受体作为病原体传感器,促成获得性免疫反应,调节炎症反应,表现小肠菌群的改变,内毒素血症和肝细胞损伤之间的联系。研究发现血清 TNF-α、IL-10、IL-6 和 IL-12 浓度在肝细胞损伤组比正常组显著升高。TNF-α 能够刺激其他促炎症细胞因子的生产和释放,激活中性粒细胞并诱导表达分化抗原 CD11/CD18 复合物。它可激活血管内皮细胞,使其表达细胞间黏附分子-1 和内皮细胞黏附分子-1,从而导致白细胞和血管内皮细胞之间的相互作用,促使释放大量活性氧与弹性蛋白酶,造成血管内皮细胞和器官组织损伤。

创伤后感染并发严重脓毒症常伴随标志性的细胞因子反应失衡,即"细胞因子风暴",致炎症细胞因子的过量释放。使正常的有利于抗感染的免疫反应逆转为剧烈的、有破坏性的过度炎症反应,导致肝功能急剧障碍及器官功能衰竭。此外,此类病员还可因此并发高血糖症、精氨酸血管加压素分泌缺陷、肾上腺功能障碍和骨筋膜隔室综合征等。

第三节　严重创伤后肝损伤的评估

我们通常根据美国外科医师协会创伤委员会制订的高级创伤生命支持(advanced trauma life support, ATLS)方案和我国制订的方案,对创伤患者实施初始复苏、诊断性评估和创伤治疗。

无论是开放性肝损伤还是闭合性的肝损伤,根据损伤机制、体格检查、辅助检查结果可诊断肝损伤,一般情况下不难诊断。但是,要注意胸部穿透伤合并肝损伤的情况,还有全身多发创伤、颅脑创伤已经出现意识障碍的患者、已经出现血流动力学不稳定的患者,也要特别小心同时合并肝损伤。影像学检查(包括超声、CT、MRI)对诊断肝损伤的部位和程度很有价值。

对于血流动力学不稳定的不适宜做 CT 的患者,更常应用床旁诊断性穿刺和超声检查。

腹腔穿刺在床旁进行,操作迅速、简便,可以反复操作。当腹腔穿刺抽出不凝血时,即可诊断腹腔内出血。诊断创伤性肝损伤的阳性率为 90%～95%,但一次穿刺的假阴性为 20%～30%。所以,可以根据情况反复穿刺或者腹腔冲洗。尽管在大多数重症创伤中心,诊断性腹腔穿刺已基本被超声检查所取代,但对于特定患者,当超声结果不明确时,仍需要腹腔穿刺。

超声检查操作简单、无创、可在床旁进行,可以作为闭合性腹部损伤的首选。但结果阴性并不足以排除肝损伤,特别是肝实质内损伤。在超声检查中,肝损伤的征象包括:肝包膜下积液、肝实质内的积液、肝周围存在腹水(如肝周间隙、肝肾间隙)、盆腔积液等。同时,可以进行超声引导下的腹腔穿刺,提高腹腔穿刺的阳性率。

在病情允许、血流动力学稳定的情况下,腹部创伤患者都需要进行 CT 检查,为腹腔损伤和出血量提供更丰富的信息,例如出血部分、出血量、是否合并损伤多个器官等。所以,CT 特别适用于复杂的腹腔损伤,以及胸腹腔联合损伤等。增强 CT 能明确证实肝的损伤部位并确定损伤等级。静脉造影剂汇聚在肝内部或其周围提示存在持续出血并且需要干预。肝动脉造影适用于治疗肝内动脉出血的患者,进行肝动脉栓塞。对于肝内血肿、胆道出血、肝部分的缺血坏死肝动脉造影也有优势。

在创伤的初始诊断中,MRI 因为耗时久、费用高且不能进行进一步治疗措施,所以价值有限。然而,对于不能进行 CT 扫描(如对静脉用造影剂过敏)或具有肝内外胆管损伤的血流动力学稳定患者,MRI 的准确度更高。

美国创伤外科协会(American Association for the Surgery of Trauma, AAST)的肝损伤分级是目前最常用的损伤分级系统。肝损伤分级如下。

● I 级-血肿:包膜下血肿小于肝表面积的 10%;包膜撕裂,肝实质受累深度小于 1 cm。

● II 级-血肿:包膜下血肿占肝表面积的 10%～50%;肝实质内血肿直径小于 10 cm。包膜撕裂,肝实质受累深度为 1～3 cm,长度小于 10 cm。

● III 级-血肿:包膜下血肿大于肝表面积的 50% 或进行性扩展;包膜下或实质内血肿破裂;实质内血肿大于 10 cm 或仍在扩大;包膜撕裂累及肝实质深度大于 3 cm。

● IV 级-撕裂伤:肝实质破坏累及肝叶的 25%～75%,或单个肝叶内 1～3 个 Couinaud 肝段。

● V 级-撕裂伤:肝实质破坏累及肝叶的 75% 以上,或单个肝叶内超过 3 个 Couinaud 肝段受累;近肝静脉损伤,即下腔静脉或肝静脉主干损伤。

● VI 级-肝撕脱伤。

目前实体器官创伤显示 67% 的肝损伤属于 I、II 或 III 级。AAST 分级系统能预测非手术治疗的成功率,其中低级别损伤(I～III 级)的非手术治疗成功率高于高级别损伤(IV～V 级)。I 级和 II 级肝损伤一般不需要手术,也很少造成死亡。高级别肝损伤(III～IV 级)的手术病死率也已大幅下降。V～VI 级损伤患者通常伴有血流动力学不稳定,必须手术干预。肝损伤的病死率因损伤级别不同而不同。其中肝损伤患者可通过非手术方法成功治疗,病死率为 0～8%。需要立即手术治疗或因非手术治疗失败而需要手术治疗的高级别肝损伤患者,病死率在 30%～68%。而近肝静脉损伤的病死率一直非常高,大约为 77%。

我国黄志强等也对创伤性肝损伤进行了如下分级：

Ⅰ级-血肿：肝实质受累深度小于 3 cm。

Ⅱ级-血肿：合并肝动脉、肝胆管的 2~3 级分支损伤。

Ⅲ级-血肿：中央区伤，累及肝动脉、门静脉、胆总管或其 1 级分支。

这个分级更为简洁，但在临床工作中，创伤性肝损伤患者常合并血流动力学的变化，需要结合患者的全身损伤情况和病情的动态变化，对患者做出全面准确的判断。

肝损伤治疗后并发症较常见。并发症的发病率随肝损伤的级别增高而增加。严重的创伤性肝损伤合并发胆漏的发生率为 4%~23%。非手术治疗的肝相关并发症（包括迟发性出血、胆漏、局部胆汁淤积、胆道瘘、胆汁性腹膜炎、脓肿、胆道出血、肝坏死）的发生率大约为 11%。

第四节　严重创伤后肝功能不全的诊断

对创伤患者，通过临床表现和实验室检查诊断肝功能不全。肝功能不全的临床表现包括乏力、消化功能障碍（如恶心、呕吐、食欲减退、头晕等）、腹水、黄疸、上消化道出血、自发性腹膜炎或继发感染、顽固性低钠血症、急性肾功能衰竭、肝性脑病等一系列症状。

肝性脑病分为 4 个期：一期（前驱期）表现为性格行为异常，扑击样震颤，脑电图正常；二期（昏迷前期）表现为意识错乱、睡眠障碍、行为失常为主，有扑击震颤及神经体征，脑电图异常；三期（昏睡期）表现为昏睡状态，但可唤醒，可引出扑击样震颤，各种神经体征持续或加重，脑电图异常；四期（昏迷期）表现为意识完全丧失，不能唤醒，无扑击样震颤。生理反射存在，肌张力增高者是浅昏迷；各种反射消失，肌张力降低者是深昏迷。在肝性脑病初发阶段，可能仅表现为性格改变，需要早期诊断。还有一部分患者仅表现为实验室检查结果的恶化，并没有临床症状。

实验室检查与肝功能相关的指标非常多，例如：与肝损害有关的丙氨酸转氨酶（alanine aminotransferase，ALT；也称谷丙转氨酶，glutamic-pyruvic transaminase，GPT）、天冬氨酸转氨酶（aspartate aminotransferase，AST；也称谷草转氨酶，glutamic-oxaloacetic transaminase，GOT）、碱性磷酸酶（alkaline phosphatase，ALP）、γ-谷氨酰转移酶（γ-glutamyl transferase，GGT）、乳酸脱氢酶（lactate dehydrogenase，LDH）等；与黄疸相关的血清胆红素、胆汁酸等；与合成功能相关的白蛋白、凝血功能检测等；与判断预后相关的各种评分等。还有评估肝储备功能的各种实验，例如吲哚氰绿排泄试验、半乳糖廓清试验等。各种检查结果相互关联、相互影响，医师需要把繁多的实验室检查同患者实际病情结合起来，综合考虑患者肝功能及预后。

肝功能的 Child-Pugh 评分是目前最常用的评价肝功能的方法。其包含肝性脑病、腹水、胆红素、白蛋白和凝血酶原时间 5 个指标，见表 11-1。其分为 3 级，A 级（5~6 分）为轻度肝功能不全，B 级（7~9 分）为中度肝功能不全，C 级（≥10 分）为重度肝功能不全。但是 Child-Pugh 评分具有一些局限性，例如使用部分主观指标，腹水和脑病缺乏客观性；使用非连续性评分，达到最大或最小值后不能再进行区分；相同分值的患者病情可能相差很大，区分能力有限；血清胆红素、血清白蛋白和凝血酶原时间并非诊断肝病的特异性指标，不能直接反映肝清除药物的能力。

表 11-1　Child-Pugh 评分

临床生化指标	1 分	2 分	3 分
白蛋白/（g/L）	>35	28~35	<28
胆红/μmol	<34.2	34.2~51.3	>51.3
腹水	无	轻度	中至重度
肝性脑病/级	无	1~2	3~4
凝血酶原时间延长/s	<4	4~6	>6

终末期肝病评估模式(model for end-stage liver disease,MELD)评分是另一个常用的评价标准。美国 Mayo Clinic 利用 Cox 比例风险回归模型,确定了血清肌酐、胆红素、国际标准化比值和病因 4 项实验室和临床指标。形成死亡风险预测公式:R=9.57×ln(肌酐 mg/dl)+3.78×ln(胆红素 mg/dl)+11.2×ln(INR)+6.43×病因(酒精性和胆汁淤积性肝硬化取 0,其他取 1)。MELD 评分小于 9 分,大于 40 分的 3 个月病死率分别是 1.9% 和 71.3%。MELD 评分作为肝功能评价的标准建立在更加客观、可靠的基础上。MELD 评分越高说明患者病情越严重,预后越差,生存率越低,评价终末期肝病更精确。但是,Gilbert 综合征和利尿药等可以影响 MELD 评分。

另外还有采用生化指标进行肝功能不全分级和肝功能损害分型,见表 11-2、表 11-3。使用生化检查结果评估肝功能不全时,常常用其超出正常值上限(upper limit of normal,ULN)的倍数来表示。ALT> 3 ULN 可作为肝损害的敏感而特异指标,若 ALT≥8 ~ 10 ULN 或者 ALT>3 ULN 且 TBIL>2 ULN 则是预测严重肝损害的特异指标,表明肝实质细胞受到损害。

表 11-2　采用生化指标划分肝功能不全分级

评价指标	1 级	2 级	3 级	4 级
AST/ALT	>1 ~ 3 ULN	3 ~ 5 ULN 或>3 ULN	>5 ~ 20 ULN 或>5 ULN	>20 ULN
ALP	>1 ~ 2.5 ULN	>2.5 ~ 5 ULN	>5 ~ 20 ULN	>20 ULN
BIL	>1 ~ 1.5 ULN	>1.5 ~ 3 ULN	>3 ~ 10 ULN	>10 ULN

表 11-3　生化指标与肝功能损害分型

生化指标	肝细胞型	胆汁淤积型	混合型
ALT 或 AST 或 ALP	ALT>2 ~ 3 ULN	ALP>2 ULN	ALT>2 ~ 3 ULN 且 ALP>2 ULN
ALT/ALP	≥5	≤2	>2 且<5

第五节　严重创伤后肝功能不全的治疗

对创伤患者,应及时、准确、全面评估伤情,正确的紧急处理与早期救治,包括早期限制性液体复苏、稳定内环境、维持血红蛋白水平、保持器官组织血流灌注,积极预防肝功能不全。对于创伤直接导致的肝损伤,随着影像学技术和介入技术的发展,以及重症医学的进步,大多数血流动力学稳定的肝损伤患者得以从手术治疗为主转变成非手术治疗为主的治疗方案。治疗方案的选择取决于患者的血流动力学状态、肝损伤分级,以及是否存在其他损伤和共存疾病。

一、紧急处理

首先在创伤早期,及时评估伤情,监测生命体征。保持呼吸道通畅,给氧保证氧合。积极建立静脉通道,特别是伴有血流动力学不稳定的患者,尽早给予深静脉置管。由于创伤性肝损伤可能合并下腔静脉损伤,故而静脉通道应选择上肢及颈胸部静脉,不宜选择在下肢。生命体征稳定时,尽早完成相关实验室和影像学检查。血流动力学不稳定的患者,积极输血、补液进行限制性液体复苏的同时,可行诊断性腹腔穿刺、床旁超声等,及时把握手术时机,早期手术。但也需尽量避免因为输液过多引起的严重血液稀释和全身组织水肿,尤其是肺水肿。

二、手术治疗

对于严重创伤性肝损伤伴有血流动力学不稳定的创伤患者,若超声检查或诊断性腹腔穿刺结果为阳性,均需要在积极抗休克的同时,急诊腹部探查以确定腹腔内出血的来源。出血来源于肝时,应明确肝损伤的位置和程度以及是否存在合并伤及其程度。手术治疗由于肝本身的复杂性,包括肝大小、血管丰富、有双重血供(门静脉和肝动脉)以及其丰富但难以通过手术操作暴露的静脉系统,即使对于有经验的外科医师,肝损伤的手术处理也是一个挑战。手术可以根据具体情况选择肝缝合修补术、肝清创术、选择性肝动脉结扎术、肝部分切除术、血管修补或者重建术、纱布填塞术等方式。手术的首要目的是止血,进入腹腔后仍有大量出血,术者应迅速用手指捏住整个肝十二指肠韧带,阻断肝门,控制入肝血流(肝动脉和肝静脉)。从而减少出血量,为维持血压提供机会。一般情况下,Pringle 法肝门阻断技术,一次不能超过15 min。如果需要更长的时间,需要开放肝门 5 min 后,再次阻断入肝血流,最长阻断时间不能超过60 min。对于血流动力学不稳定的患者,损害控制技术可暂时控制出血,以便清晰视野,发现损伤部位,及时手术止血。但是肝门阻断后,仍有持续大量出血的患者需考虑肝后下腔静脉或者肝静脉主支的破裂出血。应立即纱布填塞止血,切开镰状韧带和冠状韧带,显露第二、第三肝门,寻找出血部位并止血。

外科手术虽然视野清晰、止血彻底,但其创伤大、恢复时间长、瘢痕明显。所以近年来,外科医师开发了治疗创伤性肝损伤的新手术方法,如腹腔镜探查、肝动脉栓塞和肝移植。腹腔镜检查在创伤性肝损伤患者中应用广泛,具有损害控制、视野清晰、操作简单、安全性高等优点。

三、肝血管介入栓塞术

肝血管介入栓塞术作为非开腹手术的一种治疗方案,越来越多地应用到创伤性肝损伤、肝出血的救治过程,并且明显提高了非开腹手术治疗的成功率。肝血管介入栓塞术的成功率因治疗机构、栓塞技术、动脉易接近性、操作者的技巧和使用的栓塞材料类型而不同。在一些经验丰富的中心,肝血管介入栓塞术已取代了初始手术干预。

对血流动力学稳定、但初始腹部 CT 扫描显示有造影剂外溢的患者预先使用肝血管介入栓塞术,成功率最高,为68%~87%。但也存在初始腹部 CT 扫描显示有造影剂外溢,而血管造影无法显示出独立出血部位的情况。此时行经验性栓塞术,可以降低出血复发的风险。

肝血管介入栓塞术也可用于内科治疗失败的患者,或外科手术后肝持续出血或再次出血的患者。在一项关于重度肝损伤(Ⅲ/Ⅳ级)的 Meta 分析中,非手术治疗的患者中有1%~5%因入院24 h 后出血复发而需要肝血管介入栓塞术,而开腹手术后稳定血流动力学的患者中有12%~28%需要二期栓塞术以控制术后复发出血。

介入治疗有漏诊腹腔内损伤(特别是空腔脏器损伤)的风险,所以复杂创伤的患者不建议首选肝血管介入栓塞术,选择开腹探查更有优势。介入治疗还有其他的并发症,包括出血、动脉入路部位并发症、肝坏死、肝/膈下脓肿、其他器官(如肠和胰腺)或下肢的意外栓塞、对造影剂的过敏反应及造影剂诱导的急性肾损伤等。

四、内科治疗

血流动力学稳定且无其他腹部探查指征的肝损伤患者可以内科治疗,密切监测血流动力学、体格检查和血红蛋白等。若出现持续出血,血流动力学不稳定或需要持续输血,以及一些表现为持续全身性炎症反应(例如,肠梗阻、发热、心动过速和少尿)的患者,需要行手术探查。

对于血流动力学稳定的肝损伤患者,无论肝损伤分级如何,其治疗均首选非手术治疗。成功的非手术治疗需要恰当选择患者,并具备相应的资源,包括有重症监护室、可立即进行急诊手术的条件、充足的血源,以及有丰富创伤性肝损伤治疗经验的外科医师和介入性血管造影师。

非手术治疗的患者应收入监护病房,并且早期需要卧床休息。医护人员必须密切监测患者生命体征、腹部体征。当出现初始复苏后血流动力学不稳定、合并其他胸腹部损伤、枪弹伤(特别是散弹伤)时,应首选手术开腹探查止血。在条件不足的临床环境下,不能进行监测和连续临床评估时,也应积极手术治疗,避免因为监测不足而导致的病情加重。

在美国,观察的持续时间应完全依据临床标准。对于肝损伤患者,密切监护 24 h 以上,若其腹部检查结果正常且血红蛋白仍然稳定,则可出院回家,而无论其损伤等级如何。

对于已经出现肝功能不全的患者,针对不同患者的具体病情,采取个体化的综合治疗措施,密切监护、定时监测各项指标,及时观察病情变化,及时调整,同时预防并发症。

(一)循环管理

肝功能不全患者会出现全身血管扩张,组织渗漏增加,有效血容量减少。大部分患者会出现有效血容量不足的表现。静脉压力升高可引起组织水肿和微循环血流障碍加重。右心压力升高不利于肝静脉回流,进而加剧肝功能恶化。因此,容量过负荷和有效血容量不足均对患者产生不利影响。所以,循环管理的目标是维持血流动力学,纠正低血压,维持器官血流灌注,减少组织渗漏,减轻全身水肿和大量腹水,减少因休克产生的并发症。持续低血压需要进入重症监护病房,持续监测血流动力学指标,可以考虑使用去甲肾上腺素,特利加压素。心功能显著下降时,考虑使用正性肌力药物。有建议可以使用白蛋白 1 g/(kg·d)扩容,纠正低蛋白血症,促进组织间隙液体回吸收。严重休克患者,可考虑使用氢化可的松。氢化可的松可减少升压药物的用量,但不能降低病死率。

(二)纠正内环境紊乱

肝功能不全常见稀释性低钠血症、低镁血症、低钙血症,以及钾、氯、磷代谢紊乱。稀释性低钠血症时,不利于患者预后,应将血钠浓度尽可能维持在 140 ~ 150 mmol/L。若血钠在 120 ~ 125 mmol/L,可不给静脉补钠,限制水的摄入为主。若血钠<115 mmol/L,则需停用利尿剂,给予3%氯化钠200 ~ 300 ml 静脉输入,同时可给予血管加压素 V2 受体拮抗剂,单纯排水,纠正低钠,但需要关注是否出现低血容量性休克。合并急性肾衰竭的患者,需进行肾脏替代治疗。每日血钠上升不能超过 12 mmol/L,以免发生渗透性脱髓鞘。肾功能正常的患者,每日摄入氯化钾 3 ~ 4 g。但是出现肾功能不全、少尿、无尿等情况时,可立即出现高钾血症,所以对这部分患者给钾需格外谨慎,特别要注意酸中毒引起的高钾血症。

肝功能不全的患者可以出现酸碱失衡的各种类型,呼吸可急促、可抑制,大量呕吐可以出现代谢性碱中毒,并发休克可以出现代谢性酸中毒,并可出现复杂性的酸碱失衡。所以,需要密切关注生化和血气分析结果,并及时纠正。分析酸碱失衡的原因,针对呼吸性还是代谢性、酸中毒还是碱中毒,具体情况具体分析,同时积极处理诱因。

(三)肝肾综合征的处理

肝功能不全患者肝肾综合征的发生率很高。风险因素包括高龄、低血压、上消化道出血、全身炎症反应综合征以及感染等。预防发生及治疗的策略包括纠正低血压、治疗原发病、积极治疗感染、避免使用肾毒性药物、谨慎评估需要静脉造影的放射操作等。特利加压素可以考虑为首选的缩血管药物,促进内脏血管收缩,改善 EABV 相对不足,提高动脉压和肾灌注压。当出现持续电解质平衡紊乱、代谢紊乱、酸碱失衡等情况,应积极进行肾脏替代治疗,稳定内环境,清除毒性物质。其中抗凝剂的使用依旧存在争议,若使用枸橼酸作为抗凝剂,需严密监测患者代谢状态。

(四)肝肺综合征的处理

肝肺综合征在肝功能不全患者中并不少见。在肝病基础上,出现肺泡-动脉血氧分压差大于15 mmHg,动脉血氧分压低于 70 mmHg,并出现肺内血管扩张即可诊断。所以主要表现就是肝功能不全的表现,合并低氧血症。那么,治疗方案首先就是氧疗,给予鼻导管吸氧,纠正低氧。如果严重低氧,甚至需要气管插管和机械通气,维持氧合。有一些药物,例如甲基蓝、前列腺素抑制剂,有报道其对肝肾综合征治疗的作用,但效果还有待进一步研究。

(五)纠正凝血功能障碍

肝是绝大多数凝血因子和纤溶系统成分的合成器官,同时具有凝血因子和纤溶酶激活物的灭活作用,肝兼顾了凝血与纤溶两大功能。所以,肝功能损害常常伴有凝血功能障碍。凝血功能障碍是诊断肝功能不全的重要条件之一。PT 或 INR 是特征性指标,可以影响患者预后。通常不需要纠正凝血功能障碍,但是如果出现颅内高压、活动性出血等特殊情况,需要新鲜冰冻血浆、冷沉淀和凝血因子纠正凝血。同时需要注意预防静脉血栓形成。

(六)脓毒症的治疗

脓毒症患者可以发生肝功能不全,肝功能不全患者也易出现感染,且感染并发症是肝衰患者主要的死亡原因,二者相互影响。所以,临床上应时刻保持对感染的警惕性。目前没有证据需要预防性使用抗生素。当患者出现肝性脑病进展、全身炎症反应综合征、感染的临床表现时应早期进行抗感染治疗。对长期重症监护的多器官功能衰竭患者应在生物标志物的指导下进行抗真菌治疗。

(七)中枢神经系统并发症的防治

发生肝性脑病表明肝功能严重受损,具有重要的预后意义。在亚临床病程的患者中,即使轻度肝性脑病也预示着严重预后不良。肝性脑病治疗的重点是支持疗法、病因治疗和减少肠源性含氮物质。尽早消除肝性脑病的诱因,例如,感染、消化道出血、水和电解质平衡紊乱、酸碱失衡、氮质血症等。血氨升高患者,可以乳果糖、山梨醇口服,白醋灌肠,新霉素口服或者灌肠,减少肠源性毒物的生成与吸收。门冬氨酸、鸟氨酸、精氨酸静脉输入等,促进血氨代谢。有持续高氨血症的患者可考虑早期使用肾脏替代治疗,可以控制高血氨、低钠血症和其他一些代谢异常。轻度脑病患者应该经常检查有无脑病恶化的征象,注意格拉斯哥昏迷评分的变化。对三、四期肝性脑病患者应密切监测生命体征、肝功能相关实验室检查(血氨、肌酐、血糖、血清胆红素、白蛋白、球蛋白、凝血酶原时间、血气分析、血钠等)。同时,评估尽早行气管插管,预防窒息和误吸发生,定期检查有无颅内高压表现。肝性脑病的患者机械通气后,且有颅内高压的高风险时,有以下情况可以考虑有创颅内压监测:①年轻患者有超急性或急性临床表现;②血氨水平超过150~200 mmol/L 且初次治疗后没有降低;③合并肾损伤;④需升压药物支持。如果 ICP 大于 40 mmHg,则提示严重的预后不良。经颅多普勒,由于是一种无创的检查方法,愈来愈多地应用于临床。当出现颅内高压时,尽早机械通气,应将患者头部抬高 30°,避免发热、低血糖或高血糖,血钠控制在 140~145 mmol/L。可以考虑使用甘露醇或高渗盐水脱水,深度镇痛与镇静降低脑组织代谢、短期过度通气,也可以考虑亚低温治疗。

(八)胃肠道管理

肝功能不全患者应早期开始肠内营养,高糖类、低脂、适量蛋白质饮食,提供热量,减少肌肉质量的损失,减少肠道菌群移位,同时降低胃肠道出血的风险。已经出现肝性脑病的患者实施肠内营养时需监测血氨。

(九)营养支持

肝功能不全患者的营养方式首选肠内营养,并要努力实施肠内营养。从低浓度、低容量开始,最大浓度为 25% ,最大容量不超过 3 000 ml。非蛋白热量建议 25~35 kcal/(kg·d),其中脂肪提供 35%~50% 的热量。肝功能代偿期的患者,摄入氨基酸 0.6~1.2 g/(kg·d);伴有肝性脑病的患者,氨基酸摄入量调整为 0.5~1.0 g/(kg·d),同时增加支链氨基酸比例。肝功能不全患者中低血糖很常见,与病死率升高有关,需要进行纠正,但同时应避免造成高血糖。

(十)人工肝支持系统

人工肝支持系统(artificial liver support system, ALSS)是在体外使用一系列装置,替代肝解毒、代谢等功能的一种治疗手段。严重肝功能损伤,特别是已出现肝功能衰竭者应考虑人工肝支持疗法。人工肝先后出现了多种类型,目前大致可分为非生物型人工肝、生物型人工肝和混合型人工肝。

1. 非生物型人工肝 主要包括血液透析滤过、血浆置换、血浆灌流及整体洗涤、分子吸附再循环系统(molecular adsorbent recirculating system, MARS)、普罗米修斯系统等多种形式。其中,MARS 开始的标准是血清胆红素大于 300 μmol/L,且伴有肝肾综合征或二期以上肝性脑病。其终止的标准是血清胆红素低于 200 μmol/L,肝性脑病缓解。

2. 生物型人工肝　系统很复杂,由生物成分和合成材料组成,它将同种或异种的全肝、肝细胞切片或肝细胞(猪或人的肝母细胞)附着于中空材料的生物反应器,患者血浆流过此装置,并进行物质交换,促进毒素的清除和代谢,并支持肝细胞功能。生物型人工肝目前还没有广泛应用于临床,大多都在试验阶段。

3. 混合型人工肝　即是非生物型和生物型的结合。

(十一)保肝药物

临床上保肝药物种类繁多,按照作用机制主要分为肝细胞修复剂、解毒型药物、抗炎类和利胆类药物。

1. 肝细胞修复剂　最常见的是多烯磷脂酰胆碱,其补充磷脂成分,增加细胞膜流动性、完整性和稳定性,对肝细胞再生和重构有重要作用。同时,为受损肝细胞提供能量,改善肝功能。

2. 解毒型药物　多见的如还原型谷胱甘肽,还有其前体乙酰半胱氨酸。可以维持肝细胞正常代谢,稳定细胞膜,抑制自由基产生,促进自由基代谢,保护肝细胞免受损害,并促进三大营养成分代谢和胆酸代谢等。

3. 抗炎类药物　常用的是甘草甜素制剂:甘草酸单胺、胺草酸二胺和复方甘草甜素,其作用机制是提高体内肾上腺皮质激素的水平、抑制释放组胺、抑制磷脂酶 A2 和前列腺素 E_2 产生、抑制自由基和过氧化脂质的产生、促进胆色素代谢等。

4. 利胆类药物　常见的有腺苷甲硫氨酸和熊去氧胆酸。腺苷甲硫氨酸,在转甲基和转硫基过程中发挥作用,促进细胞膜磷脂的运动,恢复细胞膜的流动性。同时加快胆酸的转运,增加肝细胞对胆盐的分泌,减少肝内胆汁淤积。还可以促进硫化物合成,进而促进药物转化。熊去氧胆酸是亲水性胆汁酸,竞争性抑制回肠对内源性疏水性胆汁酸的吸收,从而促进胆汁排泄,减少胆汁淤积。还可以抑制肝胆固醇的合成,促进胆固醇结石逐渐溶解。松弛 Oddi 括约肌,促进胆汁排出。抑制消化液和消化酶分泌等。

5. 其他的还有改善肝细胞代谢的药物　例如门冬氨酸、鸟氨酸,具有活化尿素循环和氨解毒,修复受损的肝细胞,增加肝细胞内能量生成等作用,常用于肝病引起的血氨增高和肝性脑病。促进蛋白质合成的药物,例如支链氨基酸,调节肝病患者氨基酸比例,促进蛋白合成。还有多种维生素、辅酶和促肝细胞生长因子等。另外,糖皮质激素可用于少数特殊适应证,如其他药物治疗无效的黄疸,主张短程给药。

6. 中成药　例如五味子制剂、水飞蓟素、齐墩果酸、茵栀黄制剂等。

保肝药物种类繁多、应用广泛,但缺乏统一的用药规范。应根据患者的具体情况,包括临床表现、实验室结果等酌情处理,选择合理的药物和配伍,优化治疗方案。

五、肝移植

欧洲的数据显示,创伤导致的肝功能衰竭,肝移植术后90 d 病死率从早期的55.0%下降到研究后期的37.7%,5 年生存率为50.7%。肝严重损伤患者预后不良,缺乏替代治疗方案,以及严重创伤性肝损伤患者其他手术方式治疗后的术后病死率高达50%,因此,肝移植是目前最有希望改善各种原因包括创伤在内肝功能衰竭患者预后的治疗方式。而且,无论是直接的还是继发的肝衰竭,肝移植都是最后的选择。肝移植的禁忌证包括:不可逆的脑损害;严重低氧导致麻醉时不能维持基本氧合;颅内压(intracranial pressure,ICP)大于50 mmHg;脑灌注压(cerebral perfusion pressure,CPP)小于40 mmHg;感染性/脓毒症休克;人类免疫缺陷病毒(human immunodeficiency virus,HIV);严重心肺疾病;门静脉、肠系膜静脉广泛血栓形成;严重出血性胰腺炎。大面积粉碎性肝损伤及部分Ⅲ、Ⅳ级肝损伤患者,外科评估无法修复的,需要早期肝移植。创伤后继发的肝功能持续损害经治疗后无好转和肝进行性缩小是预后不良的标志,应尽早联系移植中心,早期评估,及时进行肝移植。

六、干细胞移植

骨髓间充质干细胞移植已应用于临床,并初步显示出改善患者的肝功能的作用。但也存在一些问题,例如作用机制尚不明确,移植时机的选择、剂量的把握等,仍需进一步探索和评估。

第六节 典型病例

【病例简介】

患者女性,54岁。因"开车时与大货车相撞,致腹痛1 h",由救护车紧急送入我院抢救。入院体格检查:心率132次/min,血压88/56 mmHg,呼吸24次/min,氧饱和度94%。意识淡漠,腹肌紧张,肌张力高,上腹部压痛阳性,反跳痛可疑阳性。

【临床诊断】

1. 创伤性胰腺炎
2. 肝挫裂伤
3. 失血性休克
4. 肝功能不全
5. 急性肾功能不全

【救治经过】

急诊入院后,立即鼻导管吸氧,建立静脉通道。诊断性腹腔穿刺未发现不凝血。腹部CT发现肝挫伤,胰头显示不清(图11-1)。血常规显示血红蛋白106 g/L。遂收入普外科监护治疗。第2天,患者腹痛持续不缓解,并出现腹胀。检查:压痛阳性,反跳痛阳性,肠鸣音减弱。腹部超声未看到腹水。实验室检查提示血清淀粉酶和血清脂肪酶显著增高。考虑创伤性胰腺炎,故予禁饮食、抑制胰蛋白酶分泌等治疗,同时继续心电监护,病情逐渐稳定。

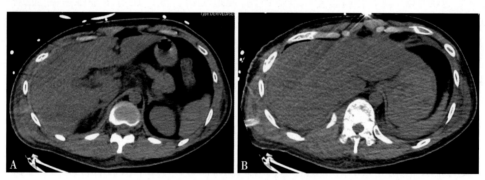

A.肝肾韧带区有积液、胰头显示不清;B.肝实质密度不均匀减低,考虑肝挫裂伤、胰腺炎继发改变可能。

图11-1 患者入院时CT检查示肝挫伤

第6天早晨,患者突发意识障碍,口唇苍白、四肢冰冷。床旁立即诊断性腹腔穿刺出不凝血,立即安排剖腹探查手术,同时床旁腹部超声发现大量腹水。40 min后,患者进入手术室开始手术,发现一些散在出血点,止血后关腹,术中发现腹腔积血约800 ml,术后转入ICU。在ICU纠正失血性休克后,顺利脱呼吸机。术后肝功能显示总胆红素73 μmol/L,ALT 49 IU/L,AST 85 IU/L,ALB 26 g/L。再次复查肝功能明显下降。

术后第5天,引流管出现大量血性液体,心电监护显示心率127次/min,血压78/43 mmHg,呼吸28次/min,血氧饱和度90%。于是联系外科,35 min后再次行急诊剖腹探查术,术中发现肝固有动脉出血,最后将其结扎,术中出血约2 000 ml,输入红细胞悬液4 U,新鲜冰冻血浆1 000 ml。术后回到ICU,再次使用血管活性药物、输红细胞悬液、新鲜冰冻血浆纠正失血性休克。术后肝功能显示总胆红素223 μmol/L,ALT 78 IU/L,AST 112 IU/L,ALB 23 g/L。总胆红素持续升高至328 μmol/L,ALT和AST均下降,但仍高于正常,ALB 经过补充人血白蛋白后升至 31 g/L。复查腹部超声和增强磁共振都没有发现胆道梗阻。考虑胰腺炎、肝固有动脉结扎和缺血再灌注损伤引起的肝功能不全。在原有治疗胰腺炎的基础上,增加多烯磷脂酰胆碱和腺苷甲硫氨酸保肝治疗。入院 1 个月后,总胆红素下降至 81 μmol/L,ALT、AST 正常,ALB 30 g/L,患者恢复出院。3 个月后患者复诊肝功能均正常。

【救治经验】

患者开车时受伤,是胰腺损伤的典型创伤机制。入急诊时,没有出现大量出血,考虑为创伤性休克。所以,选择的内科治疗和密切监护。连续两次突发休克,两次急诊手术都是因为胰腺炎导致的腹腔大出血及失血性休克。快速反应的外科手术,为抢救患者赢得了机会。患者后期出现的继发性肝功能不全,考虑是胰腺炎、肝固有动脉结扎和缺血再灌注损伤共同影响的结果。所以在上述诱因逐渐消失后,肝功能最终恢复。

(梁冠林 康 焰)

肝创伤:世界急诊外科
协会 2020 指南

参考文献

[1] 金惠铭,王建枝.病理生理学[M].6 版.北京:人民卫生出版社,2006.

[2] 吴孟超,吴在德.黄家驷外科学[M].7 版.北京:人民卫生出版社,2008.

[3] ALARHAYEM A Q, MYERS J G, DENT D, et al. "Blush at first sight": significance of computed tomographic and angiographic discrepancy in patients with blunt abdominal trauma[J]. Am J Surg,2015, 210(6):1104-1111.

[4] ASENSIO J A, Roldán G, PETRONE P, et al. Operative management and outcomes in 103 AAST-OIS grades Ⅳ and Ⅴ complex hepatic injuries:trauma surgeons still need to operate,but angioembolization helps[J]. J Trauma,2003,54(4):647-654.

[5] DABBS D N, STEIN D M, SCALEA T M. Major hepatic necrosis:a common complication after angioembolization for treatment of high-grade liver injuries[J]. J Trauma,2009,66(3):621-627.

[6] DI SAVERIO S,CATENA F,FILICORI F,et al. Predictive factors of morbidity and mortality in grade Ⅳ and Ⅴ liver trauma undergoing perihepatic packing:single institution 14 years experience at European trauma centre[J]. Injury,2012,43(9):1347-1354.

[7] HOMMES M,NICOL A J,NAVSARIA H,et al. Management of biliary complications in 412 patients with liver injuries[J]. J Trauma Acute Care Surg,2014,77(3):448-451.

[8] HUANG Y C,WU S C,FU C Y,et al. Tomographic findings are not always predictive of failed nonoperative management in blunt hepatic injury[J]. Am J Surg,2012,203(4):448-453.

[9] HURTUK M,REED R L,ESPOSITO T J,et al. Trauma surgeons practice what they preach:the NTDB story on solid organ injury management[J]. J Trauma,2006,61(2):243-254.

［10］KOZAR R A,MOORE F A,COTHREN C C,et al. Risk factors for hepatic morbidity following nonoperative management:multicenter study［J］. Arch Surg,2006,141(5):451-458.

［11］KOZAR R A,MOORE F A,MOORE E E,et al. Western Trauma Association critical decisions in trauma:nonoperative management of adult blunt hepatic trauma［J］. J Trauma,2011,71(1):1-5.

［12］KOZAR R A,MOORE J B,NILES S E,et al. Complications of nonoperative management of high-grade blunt hepatic injuries［J］. J Trauma,2005,59(5):1066-1071.

［13］LETOUBLON C,MORRA I,CHEN Y,et al. Hepatic arterial embolization in the management of blunt hepatic trauma:indications and complications［J］. J Trauma,2011,70(5):1032-1036.

［14］PEITZMAN A B,RICHARDSON J D. Surgical treatment of injuries to the solid abdominal organs:a 50-year perspective from the Journal of Trauma［J］. J Trauma,2010,69(5):1011-1021.

［15］PETROWSKY H,RAEDER S,ZUERCHER L,et al. A quarter century experience in liver trauma:a plea for early computed tomography and conservative management for all hemodynamically stable patients［J］. World J Surg,2012,(36):247.

［16］SINGH V,NARASIMHAN K L,VERMA G R,et al. Endoscopic management of traumatic hepatobiliary injuries［J］. J Gastroenterol Hepatol,2007,22(8):1205-1209.

［17］SIVRIKOZ E,TEIXEIRA P G,RESNICK S,et al. Angiointervention:an independent predictor of survival in high-grade blunt liver injuries［J］. Am J Surg,2015,209(4):742-746.

［18］TINKOFF G,ESPOSITO T J,REED J,et al. American association for the surgery of trauma organ injury scale i:spleen,liver,and kidney,validation based on the national trauma data bank［J］. J Am Coll Surg,2008,207(5):646-655.

［19］WAHL W L,BRANDT M M,HEMMILA M R,et al. Diagnosis and management of bile leaks after blunt liver injury［J］. Surgery,2005,138(4):742-748.

第十二章

严重创伤后急性肾损伤

第一节　概　述

急性肾损伤(acute kidney injury,AKI)是指肾小球滤过率出现突然或持续的下降,表现为尿量减少、氮质血症、血肌酐增高、水和电解质代谢紊乱的综合征。AKI 是临床常见的急危重症。一项中国的流行病学调查显示普通住院患者的 AKI 发病率约为 11.6%,重症患者的 AKI 发病率更是高达 23.2%。

众多原因均可能导致 AKI,如严重创伤、感染、中毒、呼吸衰竭、休克、急性重症胰腺炎、腹腔内高压综合征等。其中,严重创伤是导致 AKI 的常见原因。2019 年一项 Meta 分析显示,创伤后 AKI 的发生率约为 24%,其中中重度 AKI 发生率约为 9%。此外,AKI 亦与创伤患者的不良预后相关。与未发生 AKI 的创伤患者相比,发生 AKI 的创伤患者的 ICU 病死风险增加 3.4 倍,住院时间延长 6 d。AKI 的创伤患者中肾脏替代治疗使用率为 10%,96% 的创伤后 AKI 患者的肾功能可以恢复。因此,有效地预防创伤后 AKI、早期识别以及及时地进行临床干预可能能够改善创伤后 AKI 患者的预后。

第二节　严重创伤后急性肾损伤的病理生理与发病机制

AKI 是有多种病因所引起急性肾功能损害,与创伤相关可引起 AKI 的病因主要包括低血容量、严重感染、肾毒性药物、外科大手术以及其他器官功能不全等。根据病因在肾的作用部位不同,通常将 AKI 分为 3 类:肾前性 AKI(占 30%~60%)、肾性 AKI(占 20%~40%)和肾后性 AKI(占 1%~10%)。

一、肾前性急性肾损伤

肾前性 AKI 通常是各种原因引起的血容量下降或心输出量下降导致肾供血不足,肾小球血管收缩/扩张调节失衡引起的肾血液供应下降亦是肾前性 AKI 的重要促进因素。肾前性 AKI 是 AKI 最常见的致病原因。各种肾前性因素引起有效循环血量减少,肾血流灌注降低,肾小球滤过率(glomerular filtration rate,GFR)降低,从而使尿量减少,血尿素氮及肌酐增高。

与创伤相关的肾前性 AKI 的常见原因如下。

1.循环容量降低　急性创伤后大量失血、大手术、创伤后严重感染及感染性/脓毒症休克所引起的相对或绝对有效循环血量减少。

2.心脏泵功能降低　创伤后心脏压塞、张力性气胸、心力衰竭、心肌梗死等引起的心输出量下降使有效循环血量下降。

二、肾性急性肾损伤

肾性急性肾损伤是各种原因所导致的肾实质的直接损伤,是 AKI 的常见病因。导致肾性急性肾损伤的原因主要包括低血压、缺血和缺氧、严重感染、急性肾小管坏死、肾小球病变等原因。

(一)缺血性肾性急性肾损伤

肾对血流低灌注和低血压极其敏感,当肾灌注压在一定幅度内变化时,肾可通过自身调节机制来维持血流量的相对恒定。当灌注压下降超过肾自身调节的能力时,即可发生缺血和急性肾小管坏死。此外,肾髓质缺乏自身调节的机制,对血流灌注和氧供减少的耐受性更差,当灌注压下降 40% ~ 50% 时,则可引起肾髓质的缺血性改变。缺血性肾损伤的病理生理过程可以分为 5 个时期:肾前期、初始期、进展期、持续期和恢复期。

1.肾前期　有效循环血量下降、肾大血管疾病等,引起肾的血流量减少,造成肾小球滤过率下降,但细胞的完整性可由肾本身的调控机制来维持,肾前期的病变属于"可逆"阶段。

2.初始期　若肾前期肾血流量不足的状况没有改善,细胞内的腺苷三磷酸(adenosine triphosphate, ATP)被消耗掉后就会引起细胞功能异常,进入初始期。一方面肾缺血使肾血管阻力增加,肾血流量进一步下降,肾内血流重新分布,表现为肾皮质血流量减少,肾髓质淤血。另一方面,肾缺氧会导致细胞内的 ATP 被迅速分解,ATP 耗尽后会造成细胞骨架的破坏,刷状缘毁损,细胞间的紧密接合和黏着接合消失,细胞极性丧失,细胞脱落,同时由于 Na^+ 在近端肾小管重吸收减少,滤钠分数增加,抵达致密斑的 Na^+ 明显增加,加剧了管-球反馈机制,使肾小球滤过率下降。

3.进展期　肾小管上皮细胞肿胀加重了肾髓质淤血,使髓质血流进一步减少,缺血损伤刺激组织释放炎症介质,激活白细胞上的黏附分子和内皮细胞上的配体,导致内皮细胞与白细胞黏附增加,同时激活凝血系统,肾内血管持续收缩,肾小球滤过率继续下降,进入持续期。

4.持续期　肾小管上皮细胞和内皮细胞受到损害后引起炎症反应,血管调控机制受到影响造成组织持续缺氧,肾小管上皮内皮细胞部分死亡,死亡细胞堵塞管腔,引起肾间质水肿,造成肾小球滤过率持续下降。

5.恢复期　肾一旦血流恢复,上皮细胞即开始修复。细胞表型去分化、在局部产生的多种生长因子的作用下出现细胞增殖或凋亡,最终可通过细胞分化、移行、细胞间或细胞与基质间的相互作用恢复肾小管结构与功能的完整性。

(二)其他类型肾性急性肾损伤

1.全身感染所致急性肾损伤　严重感染和感染性/脓毒症休克所致急性肾损伤的发病机制尚不完全清楚。可能与肾血流动力学改变、肾细胞功能损伤、内毒素以及内毒素样物质诱发的复杂的免疫反应等多个方面有关。

在血流动力学方面,受动物实验结论的影响,目前普遍认为严重感染时肾血管收缩引起的肾血流灌注减少和肾缺血是急性肾损伤的关键因素。然而,在肾血流量没有减少的情况下,肾小球滤过率也会下降。严重感染时,肾出球小动脉和入球小动脉尤其是前者的扩张,则可引起肾小球内滤过压力的下降,从而导致肾小球滤过率下降。近年来的研究表明,除了血流动力学的因素外,还有很多非血流动力学因素,如内毒素诱发的复杂免疫反应,参与了急性肾损伤的发病,并可能成为其主要机制。

2.肾毒性药物所致急性肾损伤　肾毒性药物是肾性急性肾损伤的常见原因。药物可通过多种机制导致急性肾损伤,如使肾小球内血流动力学发生改变;药物作为抗原沉积于肾间质,诱发免疫反应,导致炎症;药物在肾集聚,产生结晶体肾损伤肾小管等。一种药物可通过上述一种或几种方式导致急性肾损伤,如造影剂对肾的作用主要表现为肾血流动力学改变导致的肾缺血性损伤和造影剂对肾小管的直接毒性作用。

3.其他脏器功能不全所致的急性肾损伤

(1)心肾综合征:心肾综合征是指心功能不全引起的肾功能不全的一种临床综合征。其发病机制包括:肾对心力衰竭中的有害因子的敏感性增高;共同的危险因素,如高血压、糖尿病、动脉粥样硬化等的作用;心输出量减少导致肾血流灌注降低;交感神经系统和肾素-血管紧张素-醛固酮系统的激活引起肾血流量降低。

(2)肝肾综合征:肝肾综合征是指严重肝病患者体内代谢产物的损害、血流动力学的改变导致肾血流量减少和肾小球滤过率降低,而无肾解剖学和组织学方面的病变。其发病机制主要包括:有效循环血量的减少;内毒素血症可致肾内血液分流和肾血流量减少;前列腺素代谢失调;肾小球加压素生成障碍导致肾小球滤过率下降。

(3)挤压综合征所致急性肾损伤:由创伤引起的挤压综合征所致的 AKI 表现为急速升高的血肌酐、尿素氮水平,以及高磷、高钾和严重酸中毒。其发病机制包括缺血、代谢、创伤和肾毒性等多种因素的参与。在发病早期,失血性休克可导致肾血流低灌注。随着病情进展,坏死和受损伤部位肌肉释放大量钾、肌球蛋白、磷、尿酸进入细胞外液,横纹肌溶解、肌球蛋白沉积于肾小管造成肾小管阻塞。此外,肾小管腔内液反流入肾间质亦会造成肾间质水肿,进一步加重肾损伤的程度。

三、肾后性急性肾损伤

创伤导致肾后性 AKI 相对少见,常见于创伤引起的急性梗阻,如创伤导致尿道狭窄引起的尿路阻塞;血块、结晶引起的输尿管阻塞或神经损伤引起的神经性膀胱等。大部分的肾后性 AKI 如能及时解除梗阻,肾功能往往能恢复。

第三节　严重创伤后急性肾损伤的临床表现

急性肾损伤在病理包括肾小管坏死和修复两个阶段,临床上可表现为少尿期、多尿期和恢复期。

一、少　尿　期

少尿期一般持续 7~14 d,少尿期越长,患者的肾功能损害就越严重,肾功能可恢复的可能性降低,预后亦越差。

(一)氮质血症

AKI 时蛋白质的代谢产物不能经肾排泄而潴留在体内,血中肌酐和尿素氮迅速升高,从而导致氮质血症。其主要表现为恶心、呕吐、头痛、烦躁、倦怠、意识模糊,甚至昏迷。氮质血症的严重程度与尿素氮的上升速度有关。

(二)水潴留

AKI 发病后的数小时或数日内会出现少尿(尿量<400 ml/d)或无尿(尿量<100 ml/d)。由于肾不能有效地清除体内过多的水分,导致机体液体平衡紊乱,出现水潴留、水中毒,常常表现为脑水肿、肺水肿、全身水肿等。此外,亦有近半数 AKI 患者可因有效血容量剧增及肾素-血管紧张素系统活性增强而出现高血压。急性脑水肿及肺水肿甚至可能危及生命,是 AKI 患者主要的死亡原因之一。

(三)电解质平衡紊乱

1.高钾血症　高钾血症是导致 AKI 患者死亡的常见原因之一。患者可出现周身无力、肌张力低下、手足感觉异常、口唇和肢体麻木、意识恍惚、烦躁、嗜睡等一系列神经系统症状。检查时发现腱反射减退或消失,心跳缓慢。影响心脏功能时可出现心律失常,甚至心搏骤停。最初心电图变化表现为 Q-T 间期缩短及 T 波高尖;若血钾升高至 6.5 mmol/L 以上时,可出现 QRS 间期延长、P-R 间期增宽、P 波降低。如不紧急处理,则有引起心肌纤维颤动或心搏骤停可能。

2. 高镁血症　高钾血症时多伴有高镁血症。高血镁引起神经肌肉传导障碍,可出现低血压、呼吸抑制、麻木、肌力减退、昏迷甚至心搏骤停。心电图表现为 P-R 间期延长、QRS 增宽和 T 波增高。

3. 低钙血症　低血钙会引起肌肉抽搐,并加重高血钾对心肌的毒性作用。

4. 低钠血症　主要是体内水过多,血液中钠被稀释之故。同时还有下列情况可能产生低钠血症:钠过多丢失,如呕吐、腹泻、大量出汗时;代谢障碍使"钠泵"效应下降,细胞内钠不能泵出,细胞外液钠含量下降;肾小管功能障碍,钠重吸收减少。当血清钠<125 mmol/L 时,可出现疲惫、淡漠、无神、头痛、视力模糊、运动失调等,严重时可发展为嗜睡、谵妄、惊厥以致昏迷。

5. 低氯血症　低钠血症常伴有低氯血症。若大量胃液丢失,如频繁呕吐时,氯化钠丢失更多。

(四)代谢性酸中毒

代谢性酸中毒是 AKI 少尿期的主要病理生理改变之一。常伴有阴离子间隙增大,酸性代谢产物如硫酸盐、磷酸盐等不能排出,肾小管功能损害丢失碱基和钠盐,以及氢离子不能与 NH_3 结合而排出;无氧代谢增加,造成代谢性酸中毒,并加重高钾血症。突出地表现为呼吸深而快,呼气带有酮味,面部潮红,并可出现胸闷、气急、乏力、嗜睡及意识不清或昏迷,严重时血压下降,心律失常,甚至发生心搏骤停。

二、多 尿 期

多尿期一般历时 14 d,尿量增加可达 3 000 ml 以上。在多尿期开始的 1 周内,因肾小管功能尚未完全恢复,尿量虽有所增加,但血尿素氮、肌酐和血钾继续上升。当肾功能逐渐恢复,尿量大幅增加后,可出现低血钾、低血钠、低血镁和脱水现象。此时仍处于氮质血症和水及电解质平衡紊乱状态。

三、恢 复 期

多尿期后进入恢复期,病程持续数月。由于严重消耗及营养失调,患者仍极其衰弱、消瘦、贫血、乏力,应加强调理,以免发生并发症或发展为慢性肾衰竭。

第四节　严重创伤后急性肾损伤的诊断

一、分 层 诊 断

AKI 早期症状隐匿,可被原发疾病掩盖,容易被忽视。随着 AKI 逐渐进展,临床上常常经过以下 5 个时期:起始期、少尿期、移行期、多尿期和恢复期。

(一)起始期

常有缺血、感染等各种病因的存在,但并未发生明显的肾实质性损伤。起始期时间的长短主要取决于不同的病因,如摄入毒素的量或低血压持续的时间和程度。此期若能及时纠正引起 AKI 的病因,常常可避免 AKI 的进展。然而,若病因持续存在,造成肾小管上皮发生实质性损伤和肾小球滤过率下降,则进入少尿期。

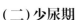

（二）少尿期

典型者此期维持 7~14 d,少数患者仅持续数小时,长者可达 4~6 周。少尿期持续时间长,肾损害重,如少尿期超过 1 个月,提示存在广泛的肾皮质坏死。此期患者的肾小球滤过率较低,许多患者表现为少尿或无尿。但也有部分患者不出现少尿,尿量达 400 ml/d 以上,称为非少尿型 AKI,其病情大多较轻,预后较好。不论尿量是否减少,随着肾功能的进一步减退,可出现一系列临床症状,如食欲减退、恶心、呕吐、全身瘙痒、容量负荷过多的患者出现体重增加、水肿、氮质血症、电解质和酸碱平衡紊乱等。

（三）移行期

少尿期后尿量超过 400 ml/d 即进入移行期,这是肾功能开始好转的信号。

（四）多尿期

此期肾小球滤过率逐渐接近或恢复正常,可有多尿表现,尿量可多达 4 000~6 000 ml/d,通常持续 1~3 周,血尿素氮仍可进一步上升,后期肾功能逐渐恢复正常。肾小管上皮细胞的功能(溶质和水的重吸收)恢复相对较迟,常需数月。本期易发生容量不足、低钠和低钾血症,应注意监测和纠正。约有 1/4 的患者死于多尿期,原因多为感染和电解质失衡。

（五）恢复期

肾功能完全恢复需 6 个月至 1 年,少数患者肾功能不能完全恢复,而遗留不同程度的肾结构和功能缺陷,甚至需要长期透析以维持生命。

二、诊 断 标 准

改善全球肾脏病预后组织(Kidney Disease:Improving Global Outcomes,KDIGO)在 2012 年发表指南,提出 AKI 诊断和分级标准。该指南将 AKI 定义为:在 48 h 内,血肌酐上升≥26.5 μmol/L(≥0.3 mg/dl);或在 7 d 内,血肌酐升至≥1.5 倍基线水平;或连续 6 h 尿量<0.5 ml/(kg·h)。并将 AKI 分为 3 期,具体分期标准见表 12-1。

表 12-1　KDIGO 分期标准

分期	血肌酐	尿量
1	上升至基础水平 1.5~1.9 倍;或上升≥26.5 μmol/L(≥0.3 mg/dl)	连续 6~12 h 尿量<0.5 ml/(kg·h)
2	上升至基础水平 2.0~2.9 倍	连续 12 h 以上尿量<0.5 ml/(kg·h)
3	上升至基础水平 3 倍以上;或上升≥353.6 μmol/L(4.0 mg/dl);或进行肾脏替代治疗;或年龄<18 岁,eGFR<35 ml/(min·1.73 m²)	连续 24 h 以上尿量<0.3 ml/(kg·h);或连续 12 h 以上无尿

第五节　严重创伤后其他肾功能的评估方法

一些新型 AKI 的诊断和评估方法正逐渐应用于临床。目前,AKI 的诊断主要依赖于血肌酐的测定。然而,肌酐的增高常发生于肾小球滤过率(GFR)下降之后,对于大部分 AKI,肾小管损伤早于肾小球损伤。因此,血肌酐并非早期诊断 AKI 的敏感指标。仅依赖于血肌酐诊断 AKI 将导致 AKI 的诊断延迟。近年来,生物标志物和影像学的诊断方法正逐步应用于临床,并将有望帮助临床医师早期识别和诊断 AKI。

一、生物标志物

(一)中性粒细胞明胶酶相关脂质运载蛋白

中性粒细胞明胶酶相关脂质运载蛋白(neutrophil gelatinase-associated lipocalin, NAGL)是一种分子量为 25 000 的蛋白,首次在中性粒细胞颗粒中被发现。NGAL 是目前研究最多的 AKI 生物标志物,其主要适用人群包括心脏术后患者、肾移植患者以及重症患者。近期发表的两项 Meta 分析分别纳入了 19 个研究的 2 538 例患者和 16 个研究的 2 906 例患者,结果显示 NGAL 预测 AKI 发生的受试者工作特征曲线(receiver operating characteristic curve, ROC curve)下面积分别为 0.82 和 0.72。值得注意的是,年龄的增加、性别为女性、尿路感染和慢性肾病可能会增加尿 NGAL 水平。

(二)肝型脂肪酸结合蛋白

肝型脂肪酸结合蛋白(liver-type fatty acid-binding protein, L-FABP)的分子量为 14 000,是脂结合蛋白家族的成员。L-FABP 不仅存在于肝,也存在于许多其他器官,如肠、胃、肺和肾。L-FABP 可以在尿液中检测到,但没有明确的诊断 AKI 的 cut-off 值。最近,尿液 L-FABP 已在日本被批准为 AKI 生物标志物。Ho 等的 Meta 研究分析了 L-FABP 在预测心脏手术后 AKI 中的作用,结果显示 L-FABP 诊断 AKI 的 ROC 下面积为 0.72。Noiri 等的研究比较了多种肾损伤标志物在重症患者中的应用价值,结果显示与 NGAL、IL-18、NAG 和白蛋白等生物标记物相比,L-FABP 具有一定的优势,其 ROC 下面积为 0.75。

(三)肾损伤因子-1

肾损伤因子-1(kidney injury molecule-1, KIM-1)是一种分子量为 3 870 的蛋白质,属于 I 型跨膜糖蛋白。缺血再灌注损伤或肾毒性药物暴露后,KIM-1 在损伤的近端肾小管上皮中的表达明显上调。有研究显示,KIM-1 能够作为早期预测 AKI 的生物标志物,其诊断 AKI 的 ROC 曲线下面积为 0.69～0.70。

(四)金属蛋白酶-2 组织抑制剂和胰岛素样生长因子结合蛋白 7

Kashani 等的研究首次报道了金属蛋白酶-2 组织抑制剂(tissue inhibitor of metalloproteinase-2, TIMP-2)和胰岛素样生长因子结合蛋白 7(insulin-like growth factor-binding protein 7, IGFBP 7)作为诊断 AKI 的生物标志物。该研究纳入了包括北美和欧洲 35 个 ICU 的成年患者,在标志物挖掘阶段,522 名患者被纳入 3 个不同的亚组,包括脓毒血症、休克、大手术和创伤,并检查了 300 个生物标志物。在验证阶段,最终的队列分析包含了 728 例重症患者,其主要研究终点为样本收集后 12 h 内发生的中至重度 AKI,其中主要研究终点的发生率为 14%。尿液 *[IGFBP7]诊断 AKI 的 ROC 曲线下面积为 0.80,明显优于现有的所有 AKI 生物标记物($P<0.002$)。在敏感性分析中,[TIMP-2]*[IGFBP7]仍然显著优于所有其他标志物。

第二项大型多中心研究进行了 FDA 注册,并且该项研究采取了额外的步骤,要求研究终点必须经过临床评审委员会的确认。该研究纳入 420 例重症患者,通过临床免疫分析平台检测尿 TIMP-2 和 IGFBP7。研究结果显示,17% 的纳入患者达到了主要研究终点(2～3 期 AKI),单次测定的尿[TIMP-2]*[IGFBP7]在预先设定的高灵敏度 cut-off 值为 0.3 ng/ml,其灵敏度为 92%(95% CI,85%,98%),阴性似然比为 0.18(95% CI,0.06,0.33)。尿[TIMP-2]*[IGFBP7]>0.3 ng/ml 重症患者发生 AKI 的风险是[TIMP-2]*[IGFBP7]<0.3 ng/ml 的重症患者的 7 倍(95% CI,4～22)。

二、肾超声检查

肾超声广泛应用于肾功能的评估,其主要优势有方便快捷、无创、易于床边实施检查、无电离辐射、不需要使用造影剂等。肾超声检查能够评估肾的大小、回声、肾血流情况,有助于排除慢性肾病和间接反映肾血流灌注情况。近年来,肾超声造影检查亦逐渐应用于临床,有助于临床医师评估患者的肾血流灌注状态。

(一)肾大小的评估

肾大小常被用来区分急性和慢性肾功能不全。超声检查肾大小最常用的方法是测量矢状面上最大的肾两极间距。许多研究已经建立了正常的肾长度测量的范围(9~12 cm)。Emamian 等的研究纳入了665 名健康志愿者,发现右肾和左肾的中位肾长度分别为10.9 cm 和11.2 cm。慢性肾功能不全患者的肾常常是缩小的,而 AKI 患者的肾大小通常没有显著的变化。急性肾小管坏死是 AKI 最常见的原因,其肾大小常常表现为正常或增大的。

(二)彩色多普勒超声评估

彩色多普勒超声能够评估弓状动脉和叶间动脉的肾血管阻力指数(renal vascular resistance index, RRI),间接反映肾的病理生理状态(图12-1)。Gigante 等的研究纳入了100 名进行了肾活检的患者,在患者行肾活检前进行多普勒超声检查,结果显示 RRI 不能可靠地反映肾的病理状态,且 RRI 与年龄呈正相关,提示 RRI 在老年患者中可能不能准确反映肾的病理状态。此外,依据肾小球只占肾实质的8% 这一客观情况,RRI 在区分肾小球和非肾小球肾病方面的价值亦是有限的。然而,尽管 RRI 在 AKI 的诊断中作用有限,但它已被证明是一个评价预后的指标。Parolini 等的一项研究显示,无论初始肾功能如何,RRI>0.7 是慢性肾病进展为不可逆肾功能衰竭的独立危险因素。

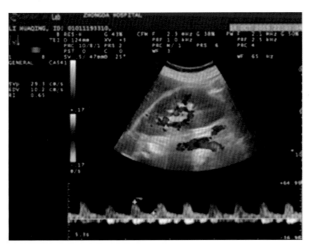

图 12-1　肾血管阻力指数

(三)肾超声造影

超声肾造影通过静脉应用造影剂,增强回声,能够有效评估肾的血流灌注(图12-2)。超声造影剂是由全氟碳和氮气组成的高分子量微气泡,通过白蛋白、半乳糖、脂质或聚合物的外壳包裹。超声造影剂不同于在 MRI 和 CT 中使用的造影剂,因为它们不扩散到肺间质,对血流动力学亦没有显著的影响。基于这些特点,超声造影可能成为评估 AKI 患者肾微循环和大循环的理想成像技术。有许多研究显示,肾超声造影能够发现感染性/脓毒症休克患者的肾血流低灌注状态。因此,肾超声造影在 AKI 的诊断中具有潜在的应用前景。Girometti 等回顾性研究了 50 例 AKI 患者,39 例肾超声造影在鉴别肾梗死和皮质坏死方面明显比彩色多普勒更敏感,超声造

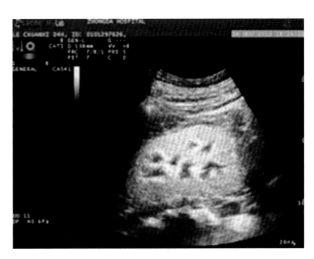

图 12-2　肾超声造影

影还检出了 13 例肾梗死和 1 例急性皮质坏死。此外,肾超声造影在评估 AKI 患者预后方面亦具有一定价值。Hye 等的研究纳入了 47 名 AKI 患者,结果显示定量的肾超声造影参数在预测 RRT 启动和 AKI 恢复方面表现良好,其敏感性为60%~83%,特异性为62%~77%,ROC 曲线下面积为0.69~0.75。

第六节　严重创伤后急性肾损伤的预防

早期识别 AKI 的高危因素并采取积极有效的临床干预措施,可能对改善 AKI 患者的预后有益。2010 年欧洲重症医学会肾病专家组发布的《预防 ICU 内肾损伤、保护肾功能指南》以及 2012 年改善全球肾脏病预后组织发表的指南对 AKI 预防中关于液体复苏、利尿剂、血管活性药物、激素等具体措施提出了基于循证医学的意见及推荐级别。

(1)确定或疑似脱水患者应给予液体复苏(推荐级别 1C)。

(2)晶体液、人血白蛋白、明胶已取代羟乙基淀粉,作为复苏液体,目前尚缺少证据支持哪一种最好。

(3)全身性感染患者应避免应用羟乙基淀粉(推荐级别 1B),避免使用低分子右旋糖酐(推荐级别 2C)。

(4)为防止造影剂相关性肾损伤,推荐应用等张性液体进行积极补液;尤其是急诊介入操作,建议静脉输注碳酸氢钠(推荐级别 1B)。

(5)为预防药物性肾损伤,建议应用等张性液体进行积极补液(推荐级别 2C)。

(6)髓襻利尿剂不能用于预防或延缓 AKI 发生(推荐级别 1B)。

(7)建议维持平均动脉压≥65 mmHg,对于合并心血管疾病、糖尿病、高龄或腹腔内压力增加等患者,目标血压都应该根据具体情况遵循个体化原则(推荐级别 1C)。

(8)由全身性感染或 SIRS 导致血管舒张异常的低血压,推荐在积极液体复苏时,以去甲肾上腺素作为纠正低血压的一线用药(推荐级别 1C)。

(9)当患者的低血容量状态已经纠正并在严密的血流动力学监测下,可以应用血管扩张剂(推荐级别 2C)。

(10)非诺多泮不建议用于造影剂相关性肾损伤的预防(推荐级别 1B)。

(11)茶碱类药物不推荐用于减少造影剂相关性肾损伤的风险(推荐级别 2C)。

(12)利尿钠肽对重症患者的 AKI 无保护作用(推荐级别 2C),但对心外手术患者可考虑应用(推荐级别 2B)。

(13)不推荐将强化胰岛素治疗常规用于重症患者,尽最大可能避免发生低血糖事件,重症患者的血糖应控制在<8.3 mmol/L(150 mg/dl)(推荐级别 1A)。

(14)不推荐甲状腺素(thyroxine,Thx,T_4)(推荐级别 2C)、促红细胞生成素(推荐级别 2C)、活性蛋白质 C(推荐级别 2C)和糖皮质激素(推荐级别 2C)用于 AKI 的常规预防。

(15)有 AKI 风险的患者应补充充足的营养,建议经肠内途径补充(推荐级别 2C)。

(16)由于研究结论相互矛盾,口服和静脉用 N-乙酰半胱氨酸不建议用于术后 AKI 预防(推荐级别 1A)。对于造影剂相关肾损伤高风险人群,在积极水化、碱化后,建议口服 N-乙酰半胱氨酸预防造影剂相关肾损伤,不建议单独口服 N-乙酰半胱氨酸预防 AKI(推荐级别 2D)。

(17)不建议硒用于 AKI 的常规预防(推荐级别 1B)。

第七节　严重创伤后急性肾损伤的治疗

一、一般治疗

对所有住院患者,尤其是 ICU 的重症患者均应在入院时以及住院期间评估发生 AKI 的风险。患者在住院期间应密切监测肾功能,尤其是有 AKI 高危风险的重症患者,必要时应监测并记录每小时尿量。

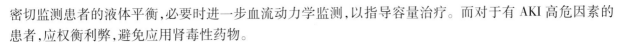

密切监测患者的液体平衡,必要时进一步血流动力学监测,以指导容量治疗。而对于有 AKI 高危因素的患者,应权衡利弊,避免应用肾毒性药物。

(一)原发病的治疗

应积极处理导致 AKI 的各种原发病,尽可能去除诱因。如创伤导致的休克,应在积极判断休克原因及类型的基础上,尽快恢复血流动力学稳定,保证肾及其他器官血流灌注;若怀疑为药物导致的 AKI,临床医师应仔细评估是否能停止肾毒性药物或更换肾毒性更低的药物,并尽可能避免使用非甾体抗炎药(nonsteroidal anti-inflammatory drug,NSAID)、氨基糖苷类、两性霉素和多黏菌素等药物;若为严重感染导致的 AKI,应尽早明确感染的部位、感染种类,尽早使用抗生素、积极液体管理,尽快控制感染。若为造影剂相关性肾损伤,早期的水化、碱化尿液后仍然不能逆转肾功能恶化,应早期实施连续性肾脏替代治疗(continuous renal replacement therapy,CRRT)。

(二)对症治疗

密切监测血流动力学指标的前提下,积极补液。若出现肺水肿、脑水肿等水中毒表现,可使用利尿剂;若不能很快缓解时,应尽早考虑 CRRT。

(三)纠正高钾血症

1. 促进钾的排泄 应用呋塞米或其他袢利尿剂治疗可以使肾发挥最大排钾作用。口服或直肠应用小剂量聚磺苯乙烯可以排出钾。严重威胁生命的高钾血症(血清钾大于 6.5 mmol/L)需要行 CRRT。

2. 使钾转移到细胞内 具体药物的剂量、给药途径、起效时间和药物维持时间见表12-2。

表 12-2 高钾血症的药物治疗

药物	剂量	给药途径	起效时间	作用维持时间
葡萄糖酸钙	1 ~ 2 g	静脉注射 5 ~ 10 min	1 ~ 2 min	10 ~ 30 min
碳酸氢钠	50 ~ 100 ml	静脉注射 2 ~ 5 min	30 min	2 ~ 6 h
胰岛素	5 ~ 10 U	与 50 ml 50% 葡萄糖注射液静脉注射	15 ~ 45 min	2 ~ 6 h
50% 葡萄糖注射液	50 ml	静脉注射 5 min 以上	30 min	2 ~ 6 h
10% 葡萄糖注射液	1 000 ml	静脉注射 1 ~ 2 h	30 min	2 ~ 6 h
呋塞米	20 ~ 40 mg	静脉注射	5 ~ 15 min	4 ~ 6 h
沙丁胺醇	10 ~ 20 mg	雾化 10 min 以上	30 min	1 ~ 2 h

(四)纠正代谢性酸中毒

酸中毒导致交感神经兴奋而发生心动过速,严重酸中毒导致心动过缓、心肌收缩力降低、血管扩张、血压下降等,当血浆 $[HCO_3^-]$ 低于 15 mmol/L 时,应输注碳酸氢钠纠正代谢性酸中毒。严重酸中毒应尽早行 CRRT。

(五)加强营养支持、增强抵抗力

AKI 患者多出现蛋白质分解增加、负氮平衡、免疫力低下。营养支持的目的是减少蛋白质分解,纠正负氮平衡。补充合适的糖类以减少蛋白质分解,减缓尿素氮、肌酐的升高,减轻代谢性酸中毒和高钾血症。

二、肾脏替代治疗

AKI 患者使用肾脏替代治疗(renal replacement therapy,RRT)的时机与指征见图 12-3。

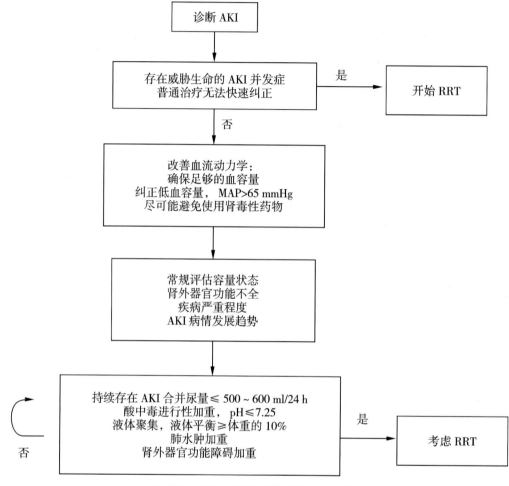

图 12-3　AKI 患者使用 RRT 的时机与指征

第八节　典型病例

【病例简介】

1. 简要病史　患者女性,25 岁,被发现全身多处烧伤,由消防警察救出,紧急由救护车送至当地医院,当时血压 70/45 mmHg,脉搏测不出,呼吸 26 次/min,血氧 70%,立即予以气管切开、积极补液治疗。为求进一步烧伤救治转入我院。急诊测无创血压 83/51 mmHg,心率 131 次/min。急诊体格检查:头面部、颈部、胸背、会阴、双上肢、双下肢部分可见皮肤大片状黑色焦痂,烧伤深度约Ⅲ度,烧伤面积约 85%,双上肢、双大腿、胸腹部局部张力高、左手手指呈蜷缩状。双侧瞳孔等大等圆,对光反射存在。鼻腔内可见大量分泌物,气管切开接呼吸机辅助呼吸,气道内可涌出大量分泌物,肺部听诊可闻及湿啰音,心脏听诊无明显异常。急查静脉血气 pH 值 7.041,PCO₂ 46.9 mmHg,PO₂ 33.1 mmHg,Hb 156 g/L,K⁺ 5.3 mmol/L,血乳酸 9.7 mmol/L。急诊予以大量补液,呼吸机辅助治疗。请烧伤整形科会诊后予以全身麻醉下行"烧伤削痂术+异种植皮术"。手术时间约 3 h,术中肾上腺素 2 μg/min 持续泵入下,无创血压维持在(80 ~ 130)/(30 ~ 60) mmHg,心率 115 ~ 120 次/min,血气分析提示 pH 值 7.006,PaCO₂ 60.5 mmHg,

PaO_2 36.7 mmHg,Hb 54 g/L,K^+3.77 mmol/L,血乳酸 4.5 mmol/L。术中共输注人工胶体 8 500 ml,悬浮少白红细胞 8 U,血浆 1 650 ml,碳酸氢钠 250 ml,入院后 12 h 内共排出 400 ml 酱油色尿液。术后因病情极度为重转入重症医学科。

2. 入科体格检查　全身麻醉未醒。检查:体温 36.4 ℃,心率 117 次/min,呼吸 15 次/min,血压 127/75 mmHg,指脉氧 100%(气切处接呼吸机,吸入氧浓度 100%)。四肢及躯干大量敷料包裹,胸部敷料可见大量渗出,四肢局部张力高,左手手指蜷缩。

【临床诊断】

1. 特重度烧伤(面积 82%,Ⅲ度 75%,Ⅱ度 7%,全身焦痂切除术+异种植皮术后)

2. 吸入性损伤(气道烧灼伤,ARDS 重度)

3. 烧伤相关功能障碍(低血容量性休克、AKI 3 级、凝血功能障碍、缺血缺氧性脑病)

【救治经过】

1. 抗休克治疗　患者大面积烧伤,创面渗出严重,立即予以锁骨下动静脉置管检测静脉容量以及动脉血压,输注大量晶胶体补液维持器官血流灌注,密切监测血流灌注指标。

2. 抗感染治疗　患者全身多处烧伤,创面大、前期暴露在污染环境中,极大可能并发全身感染,予以收治正压病房,同时予以抗生素预防性抗感染治疗。

3. 器官功能保护　监测患者器官功能变化,予以呼吸机辅助呼吸,纤维支气管镜明确气道受损情况;监测患者内环境以及生化指标改变,及时予以肾等相关器官功能保护;烧伤削痂术+异种植皮术后,予以创面保温保湿、烧伤科会诊、定期换药等处理。

入科 6 小时患者尿量为 25 ml,监测血气及生化指标变化(图 12-4)。

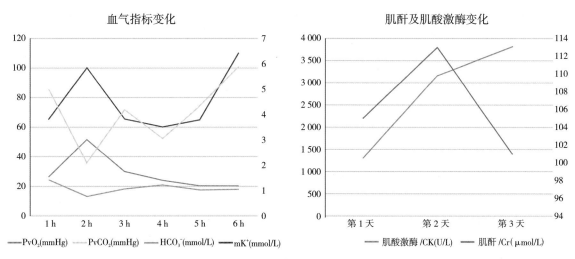

图 12-4　患者血气及生化指标变化

入科第 6 h,患者尿量逐渐减少,床旁彩超监测患者肾血流灌注,肾能量多普勒超声图像显示,左、右侧肾血流约为 0 级(图 12-5)。

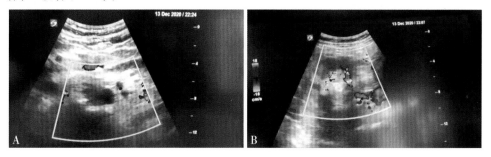

A. 左肾血流图;B. 右肾血流图。

图 12-5　床旁彩超监测肾血流灌注

肾血管多普勒超声频谱显示,左右肾血管阻力指数高于正常,约为0.84(图12-6)。

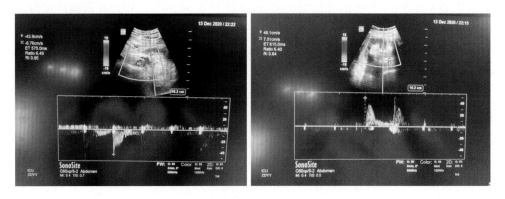

图12-6 肾血管多普勒超声频谱检查

肾微泡造影明确肾微血流和灌注,图12-7右图表示该患者的肾血流造影,图12-7左图为正常图像对比。

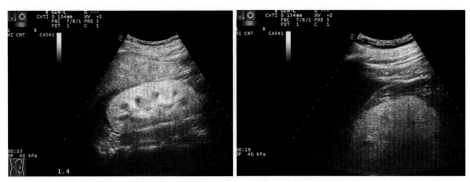

图12-7 肾微泡造影明确肾微血流和灌注

考虑患者系AKI 3级,为容量管理以及调节内环节稳定,于床旁行CRRT,经右股静脉置入双腔血滤管,模式为连续性静脉–静脉血液滤过(continuous veno-venous hemofiltration,CVVH)(图12-8)。

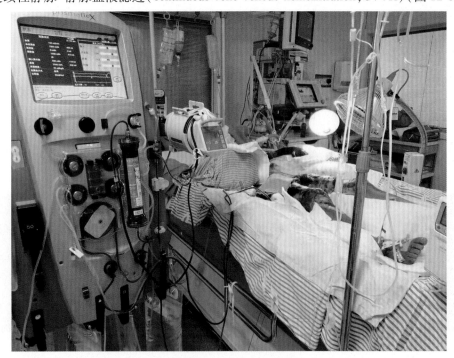

图12-8 床旁行CRRT

【救治经验】

患者特重度烧伤,肾功能出现急进性恶化,利用传统的肾功能如尿量以及肌酐的动态监测,结合重症床旁监测发现肾血流灌注明显减少,肾功能迅速失代偿,予对症支持处理,同时行肾脏替代治疗,为肾功能的恢复赢得时间。在入院时及住院期间对肾功能的监测能早期发现肾功能异常,进一步筛查病因,滴定治疗,动态反馈疗效及评估预后。将肾功能监测的结果与临床表现、检验结果、影像学和病理生理改变相结合,理解肾功能受损的患者所传递的信息,将监测数据转化为科学严谨的治疗决策。

对于严重创伤、烧伤并发急性肾损伤的患者,早期积极的评估肾功能非常重要,包括肾影像学形态变化、肾血流灌注、肾损伤的生物标志物以及肾代谢产物的动态变化等。结合临床评估肾脏替代治疗的上机时机,规范化精细化进行急性肾衰竭的治疗,是重症医学精细化治疗的重要方向。

(黄英姿 王金龙)

参考文献

[1] BELLOMO R, RONCO C, KELLUM J A, et al. Acute renal failure—definition, outcome measures, animalmodels, fluid therapy and information technology needs: the Second International Consensus Conference of the Acute Dialysis Quality Initiative(ADQI)Group[J]. Crit Care,2004,8(4):R204-R212.

[2] BELLOMO R. Decade in review-acute kidney injury: acute kidney injury—a decade of progress[J]. Nat Rev Nephrol,2015,11(11):636-637.

[3] CHANG C H, YANG C H, YANG H H, et al. Urinary biomarkers improve the diagnosis of intrinsic acute kidney injury in coronary care units[J]. Medicine,2015,94(40):e1703.

[4] EMAMIAN S A, NIELSEN M B, PEDERSEN J F, et al. Kidney dimensions at sonography: correlation with age,sex,and habitus in 665 adult volunteers[J]. AJR Am J Roentgenol,1993,160(1):83-86.

[5] GIGANTE A, BARBANO B, DI MARIO F, et al. Renal parenchymal resistance in patients with biopsy proven glomerulonephritis:correlation with histological findings[J]. Int J Immunopathol Pharmacol,2016,29(3):469-474.

[6] GIROMETTI R,STOCCA T,SERENA E,et al. Impact of contrast-enhanced ultrasound in patients with renal function impairment[J]. World J Radiol,2017,9(1):10-16.

[7] HAASE M, BELLOMO R, DEVARAJAN P, et al. Accuracy of neutrophil gelatinase-associated lipocalin (NGAL)in diagnosis and prognosis in acute kidney injury:a systematic review and meta-analysis[J]. Am J Kidney Dis,2009,54(6):1012-1024.

[8] HARROIS A, GRILLOT N, FIGUEIREDO S, et al. Acute kidney injury is associated with a decrease in cortical renal perfusion during septic shock[J]. Crit Care,2018,22(1):161.

[9] HO J,TANGRI N,KOMENDA P,et al. Urinary,plasma,and serum biomarkers' utility for predicting acute kidney injury associated with cardiac surgery in adults:a meta-analysis[J]. Am J Kidney Dis,2015,66(6):993-1005.

[10] HUM H P. Predictive value of plasma neutrophil gelatinase-associated lipocalin for acute kidney injury in intensive care unit patients after major non-cardiac surgery[J]. Nephrology,2015,20(5):375-382.

[11] KASHANI K, Al-KHAFAJI A, ARDILES T, et al. Discovery and validation of cell cycle arrest biomarkers in human acute kidney injury[J]. Crit Care,2013,17(1):R25.

[12] KELAHAN L C,DESSER T S,TROXELL M L,et al. Ultrasound assessment of acute kidney injury[J]. Ultrasound Q,2019,35(2):173-180.

[13] KELLUM J A,BELLOMO R,RONCO C. Does this patient have acute kidney injury? An AKI checklist[J]. Intensive Care Med,2016,42(1):96-99.

［14］KELLUM J A,MEHTA R L,RONCO C. Acute dialysis quality initiative（ADQI）［J］. Contrib Nephrol, 2001,16（8）:1555-1558.

［15］KOYNER J L,VAIDYA V S,BENNETT M R,et al. Urinary biomarkers in the clinical prognosis and early detection of acute kidney injury［J］. Clin J Am Soc Nephrol,2010,5（12）:2154-2165.

［16］LIMA A,VAN ROOIJ T,ERGIN B,et al. Dynamic contrast-enhanced ultrasound identifies microcirculatory alterations in sepsis-induced acute kidney injury［J］. Crit Care Med,2018,46（8）:1284-1292.

［17］LEHMAN LI-WEI H,SAEED M,MOODY G B,et al. Hypotension as a risk factor for acute kidney injury in ICU patients［J］. Computing in Cardiology,2010（37）:1095-1098.

［18］MORCOS S K,THOMSEN H S,WEBB J A. Contrast-media-induced nephrotoxicity:a consensus report. Contrast Media Safety Committee, European Society of Urogenital Radiology（ESUR）［J］. Eur Radiol, 1999,9（8）:1602-1613.

［19］NOIRI E,DOI K,NEGISHII K,et al. Urinary fatty acid-binding protein 1:an early predictive biomarker of kidney injury［J］. Am J Physiol Renal Physiol,2009,296（4）:F669-F679.

［20］PARIKH C R,THIESSEN-PHILBROOK H,GARG A X,et al. Performance of kidney injury molecule-1 and liver fatty acid-binding protein and combined biomarkers of AKI after cardiac surgery［J］. Clin J Am Soc Nephrol,2013,8（7）:1079-1088.

［21］PAROLINI C,NOCE A,STAFFOLANI E,et al. Renal resistive index and long-term outcome in chronic nephropathies［J］. Radiology,2009,252（3）:888-896.

［22］RONCO C,RICCI Z,BACKER D,et al. Renal replacement therapy in acute kidney injury:controversy and consensus［J］. Critical Care,2015,19（1）:146.

［23］SRISAWAT N,KELLUM J A. The role of biomarkers in acute kidney injury［J］. Crit Care Clin,2020,36 （1）:125-140.

［24］THE AD-HOC WORKING GROUP OF ERBP,FLISER D,LAVILLE M,et al. A european renal best practice（erbp）position statement on the kidney disease improving global outcomes（KDIGO）clinical practice guidelines on acute kidney injury［J］. Nephrol Dial Transplant,2012,27（2）:4263-4272.

［25］Warnock D G. Towards a definition and classification of acute kidney injury［J］. J Am Soc Nephrol,2005, 16（11）:3149-3150.

［26］XIN X,SHENG N,ZHANG L,et al. Epidemiology and clinical correlates of AKI in chinese hospitalized adults［J］. Clin J Am Soc Nephrol,2015,10（9）:1510-1518.

［27］YOON H E,KIM D W,KIM D,et al. A pilot trial to evaluate the clinical usefulness of contrast-enhanced ultrasound in predicting renal outcomes in patients with acute kidney injury［J］. PLoS One,2020,15 （6）:e0235130.

第十三章

严重创伤后脑功能障碍

第一节　概　述

脑功能障碍是严重创伤患者的常见并发症,可表现为不同程度的意识障碍、认知障碍、精神心理障碍及运动、感觉、吞咽、语言等障碍,其主要原因包括:①创伤直接损伤脑组织、神经通路、细胞等的结构和功能,及其造成的继发性脑损伤,即创伤性颅脑损伤(traumatic brain injury,TBI);②颅外其他部位创伤后造成的继发性脑损伤。

一、创伤性颅脑损伤

TBI 是指头部受到外力打击后出现的脑组织病理改变或功能紊乱的神经系统疾病。常由交通事故、坠落、工矿机械等因素所致。据统计,其发生率在欧洲约为 240/10 万,在美国约为 100/10 万,在我国约为 65/10 万。TBI 导致的高病死率及重残率使其成为威胁公众生命健康的严重问题。创伤性颅脑损伤的严重程度主要根据格拉斯哥昏迷评分(Glasgow coma score,GCS)进行分型,12 ~ 14 分为轻度损伤,9 ~ 11 分为中度损伤,3 ~ 8 分为重度损伤。

经典的 TBI 分为两个不同的阶段:原发性损伤和继发性损伤。原发性损伤主要由致伤因素和致伤方式决定,分为直接暴力损伤和间接暴力损伤。直接暴力即致伤力直接作用于头部引起的损伤,包括加速性损伤、减速性损伤和挤压性损伤等。间接暴力即致伤力作用在身体其他部位,进而传递至颅脑的损伤,包括挥鞭样损伤、颅颈连接处损伤,以及胸部挤压伤导致上腔静脉血逆行灌入颅内等。原发性损伤后多个分子和细胞通路激活可导致继发性损伤。轴索被动牵拉可导致跨膜离子通道调节紊乱和轴突运输受损,受损的轴突很容易发生继发性轴突离断伤和脱髓鞘。TBI 还可直接影响血脑屏障,其通透性增加有利于血管源性水肿的形成及促炎状态的激活。脑内小胶质细胞介导的炎症反应,一方面可提供神经保护作用,同时也可加重继发性损伤。离子通透性的改变和兴奋性神经递质尤其是谷氨酸的释放,可通过细胞能量衰竭和自由基超载而加剧继发性损伤。细胞通透性改变亦可增加钙内流,从而导致线粒体功能障碍,引发进一步的能量衰竭、坏死和凋亡。

二、非创伤性颅脑损伤的继发性脑损伤

非 TBI 的严重创伤患者同样常常出现脑功能障碍,主要机制包括:①器官组织的破坏、缺血再灌注损伤(ischemia reperfusion injury),激活机体免疫系统,引起全身炎症反应,损害机体局部屏障和全身防御系统,进而出现肠道细菌和(或)毒素移位,导致感染或脓毒症,造成继发性脑损伤;②创伤早期的低体温、酸中毒、凝血功能紊乱、低血容量性休克等对全身器官系统包括颅脑造成的不利影响;③创伤可导致细胞毒性或血管源性脑水肿和脑血管自动调节功能紊乱,从而使颅内容物的体积增加,一旦这种体积增加超过了颅内空间的代偿能力,颅内压(intracranial pressure,ICP)就会上升,引起继发性脑损伤;④后期手术、麻醉、机械通气、继发感染等,使机体受到第二次甚至第三次打击,导致脑功能障碍。广泛不可控制的免疫炎症反应在严重创伤患者脑功能障碍和多器官功能障碍的发生中具有关键作用。

第二节　严重创伤后脑功能障碍的表现形式

一、意 识 障 碍

严重创伤患者常常出现意识障碍(disorders of consciousness),可表现为创伤后意识混乱状态、嗜睡、昏睡、最小意识状态、昏迷、永久性植物状态、脑死亡等。植物状态的患者一般为大脑皮质严重受损,而脑干激活系统功能完好,因此可以自动睁眼,有睡眠–觉醒周期。昏迷是觉醒状态、意识内容和主动躯体运动完全丧失的严重意识障碍。创伤后昏迷通常具有自限性,通常持续 4 周左右,如果超过 4 周,则被定义为持续植物状态。临床上 TBI 后昏迷大多数在 3 个月内清醒,如果在 12 个月内无法清醒,便被定义为永久性植物状态(permanent vegetative state,PVS)。最小意识状态(minimally conscious state,MCS)不属于昏迷、植物状态的范畴,MCS 患者可表现出明确的、不连续的自我感知与感知外界环境的证据。患者无法表现出重复的意识征象是 MCS 的生物学特点,也是 MCS 容易与植物状态混淆的重要原因之一。研究显示 MCS 患者的预后明显好于持续性植物状态。

二、认 知 障 碍

认知障碍(cognitive impairment)是创伤,尤其是 TBI 患者最常见、最持久的后遗症状之一,一般认为 TBI 普遍存在不同程度的认知障碍。创伤后认知障碍可以表现为记忆障碍、注意力障碍、执行功能障碍、思维障碍、失算症等多种形式,其中记忆力和注意力缺陷是其最常见的表现形式,可表现为注意力分散、持续注意力减退、顺行性或逆行性记忆障碍、学习记忆困难等。其主要发病机制包括:①脑组织结构性损伤,尤其功能区如额叶、海马等的损伤;②5-羟色胺(5-hydroxytryptamine,5-HT)能神经元的变化影响学习记忆过程;③创伤后 M 型胆碱能受体兴奋造成的细胞毒性损伤;④糖皮质激素受体活化干扰记忆的保存等。TBI 认知障碍的严重程度与 TBI 的严重程度相关。昏迷时间和认知障碍的程度存在明显的相关性,昏迷时间大于 2 周的患者常伴有持续性和普遍性的认知障碍。预测 TBI 患者认知功能预后的主要指标包括昏迷时间、昏迷深度、大面积损伤的外科干预、瞳孔无反应、并发症的存在(如心搏骤停)等。长期预后难以预测,个体差异大,及时恰当的干预治疗有助于将损伤程度降到最低。

三、精神心理障碍

创伤后应激障碍(posttraumatic stress disorder,PTSD)是指由异乎寻常的威胁性或灾难性心理创伤导致延迟出现和(或)长期持续的一种精神障碍,主要表现为创伤情境再现、记忆力减退、注意力不集中、情绪麻木、警觉性增高等。闪回、持续性回避、感情麻木等是其主要临床表现,创伤后几天到几个月是其高发时间。现有研究已证实,PTSD患者功能和结构改变的脑区主要集中在杏仁核、内侧前额叶皮质、前扣带回皮质、海马、岛叶、胼胝体等部位。杏仁核-前额叶-海马环路的异常改变可能是PTSD发生的重要神经病理基础。影响PTSD发生的主要因素如下。

1. 创伤性事件　PTSD的发病率和暴露强度与创伤性事件的严重程度存在剂量反应关系。

2. 影响因素　家庭和社会心理因素,如性别、年龄、种族、婚姻状况、经济状况、社会地位、工作状况、受教育水平、应激性生活事件、个性特征、防御方式、童年期创伤、家庭暴力、战争、社会支持等。

3. 创伤后因素　安全感,是否及时干预,应对策略有效情况,家庭及社会支持,从创伤情境中脱离情况等。

四、运动、感觉、吞咽、语言等障碍

创伤后脑功能障碍还常常表现为不同程度的肢体运动功能障碍、失语、吞咽、排尿、排便功能障碍等,单纯感觉障碍较少见,常与上述功能障碍合并出现。这些功能障碍严重降低患者的生活质量,给家庭带来极大的负担。TBI患者常遗留躯体运动障碍和偏身感觉障碍,严重影响患者躯体的协调、平衡及运动功能,感觉的丧失和迟钝还易造成烫伤、创伤和感染等事件。非TBI的创伤患者长期卧床,也可导致关节挛缩、肌肉萎缩等而出现失用综合征。25%的TBI患者出现不同程度的言语交流障碍,30%~73%的患者发生吞咽障碍,患者常因进食困难而引起水和电解质及营养物质摄入不足,且吞咽功能受损是导致TBI患者发生误吸、呛咳、肺部感染、窒息甚至死亡的主要原因。吞咽、排尿、排便、语言等均是复杂的复合运动,除涉及相关肌肉的协调运动外,还与情感、意识、认知能力密切相关。

五、创伤性癫痫

创伤患者,尤其是TBI患者,可能出现继发性癫痫,不仅在创伤后早期影响患者的病死率和预后,也可形成慢性癫痫病灶,严重影响患者的生活质量。创伤性癫痫(post-traumatic epilepsy,PTE)占所有癫痫患者的10%~20%,根据癫痫发生的时间,可分为即刻癫痫、早期癫痫和晚期癫痫。

1. 即刻癫痫　通常定义为TBI后24 h内发作。

2. 早期癫痫　TBI后不到1周发作。早期癫痫发作的危险因素包括年龄(尤其是小于5岁)、急性脑内血肿、急性硬脑膜下血肿、弥漫性脑水肿、颅内金属碎片保留、局灶性神经功能缺损、颅骨骨折、意识丧失或超过30 min的遗忘等。

3. 晚期癫痫　发生于TBI后1周以上。晚期癫痫发作的危险因素为年龄大于65岁、出现创伤后早期癫痫的成年人、硬脑膜下血肿、脑挫伤、慢性酒精中毒、颅脑创伤、脑中残留金属碎片、颅骨凹陷骨折、局灶性神经功能缺损、严重颅脑损伤等。

其发病机制尚不明确,可能的机制包括脑水肿、颅内出血、脑挫裂伤导致血脑屏障(blood brain barrier,BBB)改变,细胞外离子的异常,兴奋性神经递质如谷氨酸过度释放,以及氧自由基的异常产生释放造成细胞能量代谢异常等。

第三节　严重创伤后脑功能障碍的监测

一、神经系统体格检查

体格检查仍然是基本的监测手段,即使对昏迷或镇静的患者,通过体格检查仍可确定神经损伤恶化情况和手术干预的潜在指征。基本的体格检查基于格拉斯哥昏迷评分(GCS),以及瞳孔直径和瞳孔对光反射。完整的 GCS 应用时可能有一些障碍,如气管插管者无法评估语言反应,面部损伤者可能无法评估睁眼反应等,故运动反应仍然是 GCS 的主要可评估组分。深度镇静患者的神经功能评估可能需要暂停镇静(唤醒测试),这可能导致血压升高及颅内顺应性降低的患者 ICP 短暂上升。但唤醒测试可帮助识别重要的临床变化,例如进行性脑干损伤的迹象,切除颅内肿块或解除酒精及其他物质中毒后的好转等。唤醒测试有助于对病情恶化患者进行及时和积极的干预,缩短气管插管和机械通气时间等。

瞳孔直径和瞳孔对光反射的评估非常重要。瞳孔扩大且无正常对光反射通常是由于大脑中线移位和钩回突出而压迫第三对脑神经(cranial nerves)造成。自动瞳孔测量法是一种便携式技术,可自动测量瞳孔大小和光反应,具有较高的精确度。这种方法可以更准确地评估瞳孔对光反射,特别是在瞳孔小的情况下(如使用阿片类镇痛药时)。

二、神经影像学

计算机断层扫描(computed tomography,CT)具有扫描时间快、图像清晰等特点,是严重创伤的早期首选检查。创伤后颅内的异常改变往往并非固定不变,一次 CT 扫描并不能反映其动态变化。动态 CT 扫描观察不仅能发现颅内血肿的有无、大小、部位,而且对指导治疗、判断预后均有十分重要的意义。但 CT 存在敏感性不够高,特异性较差,局灶性小面积病灶、非出血性轴索损伤等易漏诊、误诊等缺点。近年来磁共振成像(magnetic resonance imaging,MRI)新序列的研发有助于显示全脑的精细和网络结构。T_1 加权三维磁化强度预备梯度回波序列(T_1WI three dimensional mag netization prepared rapid acquisition gradient echo sequences,T_1WI 3D MPRAGE)是一种容积扫描序列,可用于反映 TBI 后局部和整个脑组织萎缩情况。弥散张量成像(diffusion tensor imaging,DTI)是由弥散加权成像(diffusion weighted imaging,DWI)改进而来的一项新技术,不仅能够区分白质与灰质,对白质纤维束走行显示也具有很好的效果。磁敏感加权成像(susceptibility weighted imaging,SWI)是一种高分辨率三维 T_2 加权序列,可以显示红细胞裂解产物如脱氧血红蛋白、转铁蛋白、含铁血黄素引起的局部磁场不均匀,有助于发现 TBI 时轴突损伤引起的微出血。动脉自旋标记成像(arterial spin labeling,ASL)利用动脉血内水分子作为内源性示踪剂,对血液中的水分子进行标记,经过一定反转恢复时间,被标记水分子进入脑组织与脑组织内水分子进行交换,此时收集到图像为标记图,基线图与标记图相减即得到脑血流量(cerebral blood flow,CBF)灌注图。动态增强 MRI 成像(dynamic contrast enhanced MRI,DCE-MRI)是在快速成像序列基础上进行动态扫描,即快速注射 MRI 造影剂同时进行 MRI 扫描来反映造影剂在毛血管网分布情况,在反映血脑屏障损伤的范围、程度和部位有重要的作用。静息态功能磁共振成像(resting state function magnetic resonance imaging,rs-fMRI)是指在静息状态下进行功能磁共振扫描来反映脑内自发神经反应、功能连接、局部功能和脑网络,有助于评价创伤患者认知功能障碍。

三、颅内压监测

颅内压(intracranial pressure,ICP)监测有无创及有创两种方法。无创 ICP 监测方法主要包括视神经鞘直径、视网膜静脉压或动脉压、经颅多普勒超声、光视觉诱发电位、鼓膜移位、前囟测压、无创脑电阻抗监测、近红外光谱技术等,都是通过间接监测或影像学结果推算实时 ICP 值,但技术还不成熟,监测的准确性及稳定性较差,方法复杂等缺点制约了其在临床的开展应用。目前临床上主要还是采用有创颅内压监测,通常测压的解剖位置包括脑室内、脑实质内、硬脑膜下、硬脑膜外、蛛网膜下腔。其准确性和可行性依次排序为脑室内导管>脑实质内光纤传感器>蛛网膜下腔螺栓>硬脑膜外传感器。连续颅内压监测的临床意义在于:①早期发现 ICP 增高,提示患者颅内血肿、脑水肿或脑积水的进展,为临床医师对患者病情的把握提供切实的依据;②判断手术时机,ICP 的动态监测依据可使部分患者免于手术,也使需要手术的患者得到及早治疗;③指导临床用药,可以根据患者的实时颅内压情况选择治疗方案,避免盲目使用脱水药物治疗。

四、脑 电 图

创伤后脑电图(electroencephalogram,EEG)监测主要用于:①评估癫痫发作情况,包括非惊厥性癫痫发作或非惊厥持续状态;②检测非痫性事件;③明确癫痫发作类型,指导用药;④评估脑损伤程度及推测预后情况。急性脑损伤时患者常出现非惊厥性癫痫发作,此时 EEG 监测对于发现和诊断 PTE 尤为关键。连续性 EEG(continuous EEG,cEEG)可以检测出 18%～33% 中重度 TBI 患者的非惊厥性发作,其中52%～100% 的发作为亚临床发作或伴随轻微的临床表现。EEG 除了发现和诊断 PTE 外,还可用于明确患者癫痫发作的类型以及发作与 TBI 的相关性。总体来说,2/3 的 PTE 患者表现为局灶性发作或继发全面强直阵挛发作,也可表现为其他类型的癫痫包括与海马硬化有关的颞叶内侧癫痫、癫痫持续状态等。其中额叶和颞叶受损最常见,这对于创伤后局灶性癫痫的致痫灶分布有一定影响(颞叶>额叶>>枕叶/顶叶)。在预后评估方面,若给予一定刺激后 EEG 观察到反应性、类似睡眠期的 K 综合波样改变及阶段性的异常自发觉醒活动认为与良好预后相关;而无自发觉醒活动的 EEG 可能与死亡和植物状态有关。其他 EEG 模式,如广泛性抑制(<10 μV)、不显著的抑制、爆发-抑制、癫痫样活动、周期性复合波和单发的非活动性的 α-θ 节律,常常提示不良预后,但并不是绝对的。

五、诱 发 电 位

创伤使躯体感觉传导通路直接和(或)间接受损时,体感诱发电位(somatosensory evoked potential,SEP)即可表现出相应的异常变化,能反映神经系统一定的功能状态,临床已广泛用于观察病情演变、确定损伤部位、判断预后等。研究显示,仅存在一侧 N20 的患者,大部分入院即存在手术指征,颅内病情重且复杂。这类患者如在治疗期间缺失侧 N20 恢复,则常常提示病情有所改善。双侧 N20 均未诱发出的患者,往往为重型 TBI,提示预后不佳,患者大多死亡或呈植物状态。脑干听觉诱发电位(brainstem auditory evoked potential,BAEP)是经短声刺激后神经系统产生的电反应,一般在 10 ms 以内,用于检测耳、耳蜗神经和脑干、皮质听觉传导通路,能反映脑干损伤的功能状态,早期听觉诱发电位(early auditory evoked potential,EAEP)振幅减弱或消失反映了脑干损伤,同时也是不良预后的预测因子,双侧或一侧平坦常提示预后不佳,多数患者难以生存或呈植物状态。

六、经颅多普勒超声

经颅多普勒超声(transcranial Doppler ultrasound,TCD)是一种脑血流的无创监测手段,能够及时发现脑血流和脑血流灌注异常,监测脑血流动力学的变化。颅内压升高时 TCD 波形出现时序变化,从搏动指数(pulse index,PI)升高开始,继而出现平均血流速度(mean blood flow velocity,MFV)和舒张末期血流速度(end diastolic velocity,EDV)下降,而后出现舒张期零血流。在脑血管管径近似不变的情况下,脑灌注压(cerebral perfusion pressure,CPP)变化可以由脑血流速度(cerebral blood flow velocity,CBFV)变化来反映,据此原理可建立 TCD 测量值与 ICP 的关系。TBI 后 72 h 内大脑中动脉 MFV<35 cm/s,可以作为预测

6 个月内不良结局的指标(GCS 1~3 分:死亡、植物状态或严重功能不良)。中度的椎基底动脉痉挛(基底动脉 MFV>60 cm/s)与永久性神经系统损伤有关,而重度的椎基底动脉痉挛(MFV>80 cm/s)与植物状态有关。

七、脑氧饱和度

创伤后引起脑缺血、缺氧的因素很多,仅仅监测平均动脉压、颅内压、脑灌注压和脑血流是远远不够的,还需要反映脑氧供与氧耗平衡的指标。脑氧饱和度监测可反映创伤后脑组织氧代谢情况,间接反映脑血流灌注,其监测方法包括脑组织氧分压(partial pressure of brain tissue oxygen, PbtO$_2$)、颈静脉血氧饱和度(jugular venous oxygen saturation, SjvO$_2$)和经颅近红外光谱法(near infrared reflectance spectra, NIRS)等。PbtO$_2$ 是使用插入脑组织中的单电极或者多参数传感器直接测得的脑组织氧分压,可直接反映监测部位脑组织的氧代谢情况,为临床早期发现脑缺血、缺氧提供最直接的依据。正常人 PbtO$_2$ 的值是 25~30 mmHg,一般认为监测值在 10~15 mmHg 为轻度缺氧,低于 10 mmHg 为重度缺氧,而低于 5 mmHg 的患者病死率接近 100%。SjvO$_2$ 利用颈内静脉逆向插管,导管末端置于颈内静脉球部采取的混合脑静脉血进行血氧分析,主要反映整个大脑半球脑组织氧代谢的状况。正常值范围是 55%~75%。SivO$_2$ 大于75% 时,表明脑氧供超出脑代谢所需,提示过度血流灌注,或脑氧耗明显下降,如脑死亡等;而当其小于54% 时,反映脑氧供不能满足脑代谢所需,需要提高氧供或减少氧耗。NIRS 是利用组织中氧合血红蛋白和还原血红蛋白在近红外光谱区有不同吸收光谱的特征,通过吸收定律计算局部脑组织氧饱和度(regional cerebral oxygen saturation, rScO$_2$)的无创监测技术。脑氧饱和度监测可协助判断患者预后,研究显示,PbtO$_2$ 保持在 35 mmHg 以上时 TBI 患者预后较好;持续在 26~35 mmHg 时,常为中至重度残疾;在25 mmHg 以下时,多为死亡或者植物生存状态。Dunham 等发现 TBI 患者长时间 rScO$_2$ 下降与脑血流灌注减少、颅内压升高和病死率升高呈正相关。脑氧饱和度监测还有助于早期发现脑缺氧和脑血流灌注不足,如 PbtO$_2$ 可用于最佳 CPP 的选择,并有助于指导下一步干预治疗。

八、微　透　析

微透析(microdialysis)是一种微创、连续检测细胞间液生化和神经递质等活性物质变化的方法。该技术模拟体内的毛细血管,利用渗透和扩散原理作为采样的基础,检测创伤后颅内葡萄糖、乳酸、丙酮酸等物质的代谢变化,可有效指导临床治疗。当脑组织缺血时,脑血流量下降,脑细胞供氧随之降低,无氧代谢增加,乳酸生成增多,乳酸/丙酮酸比值(lactate/pyruvateratio, LPR)随之升高,常将 LPR>40 且葡萄糖水平<0.2 mmol/L 作为脑组织缺血的指标之一。脑葡萄糖水平可用于评估脑缺血梗死的风险,Meierhans等研究了 20 例重度 TBI 患者在不同血糖水平下的脑能量代谢变化,认为应尽可能避免葡萄糖水平≤1.0 mmol/L,并建议神经重症监护患者的最优血糖范围为 6~9 mmol/L。LPR>25 和甘油水平>100 mmol/L 均可作为预测 ICP 升高的指标。微透析指标还可用于评估创伤尤其是 TBI 患者的预后。Chamoun 等研究了 165 例 TBI 患者的谷氨酸水平,发现谷氨酸水平呈持续低水平、从高水平逐渐降低和持续升高 3 种趋势改变,其中谷氨酸水平持续升高患者的病死率更高、预后更差。

九、脑血管自动调节功能评估

脑灌注压(cerebral perfusion pressure, CPP)、PCO$_2$ 等变化时可通过血管舒缩来调节脑血流的能力称为脑血管反应性(cerebrovascular reactivity, CVR)。通常情况下,在自动调节功能正常时,脑血管直径会相应改变以适应血压变化(例如,动脉压升高引起的脑血管收缩)。在病理条件下,脑血管自动调节功能可完全改变甚至丧失。目前评估脑血管自动调节功能最广为人知的方法是压力反应指数(pressure-reactivity index, PRx),即利用移动数据窗测得的 ICP 值与动脉压读数之间的相关系数(通常为负数)。在CPP 随时间变化的趋势图上,PRx 变化曲线通常呈"U"形,PRx 最低值对应的 CPP 值常被认为是一种最佳自身调节状态,而以最佳 CPP 值为调节目标的管理与更好的预后相关。通过 TCD 监测平均 CBFV (mFV)和 CPP 之间的移动 Pearson 相关系数推导得到的平均脑血流自动调节指数(mean velocity index, Mx)也可用于评价脑血管反应性,Mx 值范围为-1 ~ +1,高度正值表明潜在的自动调节功能受损,这意味着 CPP 和 mFV 之间的关系是正向的、线性的,而非正的 Mx 值表明 CPP 的波动和相移非常小,因此代表完整的自动调节。Sorrentino 等报道 Mx 的阈值与 TBI 后 6 个月的病死率和格拉斯哥结局评分(Glasgow outcome scale,GOS)相关。Mx 区分存活与死亡、结局好与坏为双峰阈值,分别为 0.05 和 0.3。应用 NIRS 对脑血管自动调节功能进行评估是基于各种近红外光谱测量值[氧合血红蛋白(oxygenation-Hb,HbO)、脱氧血红蛋白(deoxygenated hemoglobin,HHb)、氧合血红蛋白与脱氧血红蛋白浓度变化值之和(the total of HbO and HbR,HbT)、组织氧合指数(tissue oxygenation index,TOI)、组织血红蛋白浓度指数(tissue hemoglobin concentration index,THI)和氧合血红蛋白与脱氧血红蛋白之差(difference between HbO and HHb,Hbdiff)]与 CPP 或 MAP 之间移动的 Pearson 相关系数,计算方法与 PRx 或 Mx 相同。文献中提出的指标包括基于 TOI[或局部脑组织氧饱和度(regional cerebral oxygen saturation,rSCO$_2$)]的组织氧合指数(tissue oxygenation index,TOI)[或脑血氧测定指数(cerebral oximetry index,COx)]和基于 THI(或 HbT)的脑总血红蛋白反应指数(total hemoglobin reactivity index,THx)(HVx)。脑组织氧合(braun tissue oxygenation)可用于推导连续自动调节指数(autroregulation index,ORx),通过连续 MAP 和 ICP 记录,可以计算出 CPP 和 PbtO$_2$ 之间的移动 Pearson 相关系数,二者之间的缓慢相关性可用于脑血管自动调节功能的间接测量,但自动调节损伤的阈值尚未确定。与 PRx 类似,正值可能表示自动调节功能受损,而负值可能表示完整的自动调节状态。脑血管自动调节功能导向的 CPP 个体化管理方法可能有助于预防脑血流灌注不足,同时避免脑血流过多的风险,从而维持脑灌压并将干预最小化,但亟须更多前瞻性临床研究证据。

第四节　严重创伤后脑功能障碍的治疗

一、目标导向的 ICU 管理

在 ICU 中没有一种治疗是完全无风险的,多模式脑功能监测有助于早期发现脑血管生理功能的严重损害(例如 ICP 和 CPP 超过阈值、PbtO$_2$ 降低、乳酸升高、乳酸/丙酮酸比值升高)而及时启动有创性干预,并可将某些干预措施的危害降至最低。例如,通过药物升高 CPP 可改善脑血流灌注,应用抑制脑代谢的巴比妥类药物可有效降低 ICP,但其代价可能是严重的心肺并发症。因此高级心血管监测包括容量评估、超声心动图、心输出量、脉搏血氧饱和度和有创性动脉压监测可能是必要的。在严重颅高压的情况下,暂时降低 PaCO$_2$ 是合理的,但它可能通过收缩血管而引起脑缺血,尤其是在 TBI 早期阶段。因此,可在过度通气的同时监测脑氧合以使脑缺血风险降至最低,最常用的方法是 PbtO$_2$ 监测。

多模式功能监测使制订个体化 ICP 目标成为可能。从不同监测指标中发现的一致性变化可提供对大脑生理状态受损的交叉验证。相反,监测指标间不一致的发现虽然可能导致临床治疗的难题,但有时可为病理生理改变的异质性提供线索,并引导人们寻找新的能量衰竭途径,如弥散性缺氧、线粒体功能障碍和脑组织低血糖(作为脑血流灌注受损的下游标志物)等。然而,当前多模式监测产生的大量数据需要临床医师进行更好的总结,以便提取可用于指导患者治疗的信息。监测技术方面的进展还依赖神经信息学和数据分析方面的进展。计算机可视化技术可将复杂的数据集简化为临床医师易于理解的形式,已被应用于颅高压累积负荷和脑血管自动调节功能的评估。这种复杂的多维问题并不是医学之外的新问题,而其他所谓的大数据技术很可能在创伤患者的脑功能障碍评估中得到越来越多的应用。

二、药物治疗

(一)认知障碍的药物治疗

目前临床上用于改善认知障碍的药物具有多种作用机制。多巴胺能系统与觉醒、信息处理速度、维持注意和警觉以及注意的执行功能方面密切相关,左旋多巴、溴隐亭、哌甲酯、苯甲胺等药物主要作用于多巴胺能系统,从而改善认知功能。盐酸金刚烷胺和盐酸美金刚是具有中等亲和性的非竞争性 N-甲基-D-天冬氨酸(N-methyl-D-aspartic acid,NMDA)受体拮抗剂,通过作用于儿茶酚胺能系统,具有阻止创伤后诱导的谷氨酸兴奋性毒性和改善 TBI 后认知障碍的作用。乙酰胆碱在脑内分布较广,与认知功能关系密切,与觉醒、注意、陈述性记忆、执行功能、动机等相关,针对性药物主要有毒扁豆碱、塔克林、多奈哌齐、利伐斯的明、加兰他敏等,它们主要通过抑制突触的乙酰胆碱释放酶起到临床作用。其他药物如胞磷胆碱,为脑代谢激活剂,是合成卵磷脂的主要辅酶和构建人体生物膜的重要组成成分,能够促进脑细胞呼吸,增强上行网状结构激活系统的功能,也能一定程度改善认知功能。

(二)创伤后应激障碍的药物治疗

在创伤后应激障碍(PTSD)的药物治疗中,选择性 5-羟色胺再摄取抑制药(selective serotonin reuptake inhibitors,SSRI)具有较肯定的疗效。FDA 批准帕罗西汀、舍曲林两种药物用于 PTSD 的治疗,二者均属于 SSRI,且治疗效果良好。在 PTSD 的治疗中,氟西汀、哌唑嗪、文拉法辛等也能够在一定程度上缓解患者临床症状,其中氟西汀属于 SSRI,哌唑嗪是一种 α_1 肾上腺素受体拮抗剂,文拉法辛是一种血清去甲肾上腺素再摄取抑制剂。

(三)创伤性癫痫的药物治疗

急性期应用抗癫痫药物(antiepileptic drugs,AED)预防 PTE 是中重度 TBI 急性期标准治疗的一部分,一些传统的 AED,如苯妥英钠、丙戊酸和卡马西平等,用于治疗早期创伤后癫痫发作的目的是针对晚期 PTE 的发展。丙戊酸钠作为一线临床药物,对各种类型的大发作、小发作、局限性发作、痉挛性发作及混合型癫痫均有效,国际抗癫痫联盟指南推荐丙戊酸钠为一线用药,而部分性癫痫发作可首选卡马西平或奥卡西平。左乙拉西坦(levetiracetam,LEV)具有神经保护、癫痫预防、改善脑损伤认知功能的作用,临床对比 LEV 与苯妥英钠的研究发现,在急性 TBI 患者中使用 LEV 6 个月后认知预后更好。由于服用方便、不良事件发生率较低以及改善结局的可能性,LEV 特别适用于 TBI 的危重症患者。拉莫三嗪对部分性发作和全身强直痉挛性发作有较好作用,半衰期长、体内生物利用度高且对肝肾功能及认知功能基本无影响,抗癫痫疗效较丙戊酸钠更佳,同时能有效改善癫痫患者脑电图,安全性高。

(四)激素替代治疗

创伤后的内分泌功能变化可能是由于下丘脑和垂体原发或继发性损伤所致。多种因素可以造成下丘脑/垂体损伤,包括水肿、颅底骨折、出血、颅内压升高、缺氧等原因导致的垂体和(或)下丘脑受压,或者直接暴力损伤下丘脑、垂体柄或者腺垂体。创伤患者,尤其是 TBI 患者常见生长激素、甲状腺激素、糖皮质激素、雌激素等激素水平低下,可给予适当激素替代治疗,有助于改善学习、记忆等脑功能。

三、康复治疗

康复治疗在严重创伤后脑功能障碍的恢复中具有重要作用。康复治疗措施如下。

1. 感觉刺激治疗 通过播放音频视频、抚触、变换体位、刺激性气味、食物刺激口腔黏膜等方式,刺激视觉、听觉、触觉、痛觉、本体觉、嗅觉、味觉等感觉,强化中枢传入信号和觉醒激励。

2. 针灸治疗 采用头针、体针、足针等,以醒神开窍为原则,在适当的经络上针灸。

3. 周围神经刺激治疗 如肌兴奋治疗、低频电脉冲治疗等。

4. 新疗法 近年来还不断出现新的康复治疗方法,例如:①强制诱导运动疗法,通过限制健侧肢体的运动,迫使患侧肢体增加运动来完成动作,从而使患肢功能逐渐恢复。②运动想象,患者静卧于床上,全身放松后,根据播放的指导语进行有目的的运动想象。③智能机器臂/腿辅助运动技术、计算机辅助脊髓刺激技术、虚拟现实技术等。

康复治疗过程中,应针对患者的特点制订出个性化、科学有效的康复治疗方案,遵循从简单到复杂、从被动到主动、从少量到多量的原则,循序渐进,逐渐增加康复治疗强度,对创伤后脑功能的恢复有不可忽视的作用。

四、其 他 治 疗

(一)手术治疗

去骨瓣减压术对降低颅内压是有效的,但随机对照试验的结果显示,不同的目标人群预后有所不同。在去骨瓣减压试验(decompressive craniectomy trial,DECRA)中,当 ICP 轻度增加时,去骨瓣减压术并不能改善预后。而在颅骨切除术治疗无法控制的颅内压升高的随机评估(randomized evaluation of surgery with craniectomy for uncontrollable elevation of intracranial pressure,RESCU-ICP)研究中,针对难治性重度颅高压患者的去骨瓣减压术被证明可降低病死率,并改善神经系统的预后。这些研究说明分级干预的重要性,首先从那些潜在危害最小的干预措施开始应用,然后逐渐升级到更高强度的也可能是更有害的治疗。此外,有必要根据个体的临床情况和干预时的情况来选择干预措施。高级监测的应用有助于为有创治疗提供更精细的患者分层。

在 PTE 的治疗中,对于药物治疗效果不佳的患者,也可考虑进行手术治疗。致痫灶位于非功能区者,以致痫灶切除为主;位于功能区,可采取多处软膜下横切术或低功率皮质热灼术处理;对术前评估涉及颞叶内侧结构者,可行前颞叶切除加杏仁核加大部分海马切除术;对双侧弥漫性异常放电者,可行胼胝体切开术。此外,迷走神经刺激术(vagus nerve stimulation,VNS)适用于两种以上药物无效,或者致痫灶位于功能区,不适合手术者。VNS 作为辅助治疗,虽然不能完全治愈癫痫,但研究显示 50% 的难治性癫痫患者经过 1 年的治疗可减少 50% 以上的癫痫发作次数。反应性电刺激(responsive neurostimulation,RNS)通过颅内植入电极,在异常放电早期、癫痫发作前即探测到异常电位,并通过刺激电极"反向刺激"异常电位起源点,被 FDA 推荐为难治性癫痫的一种辅助治疗手段,建议应用于 18 岁以上成年人,部分发作性癫痫患者且发电起源点低于两个。脑深部电刺激(deep brain stimulation,DBS)是立体定向功能神经外科治疗神经系统疾病如帕金森病、癫痫的一种方法,通过在脑深部特定部位埋置微电极,脑外刺激器控制、调整刺激的电压、脉宽、频率等参数的方法来进行治疗。

(二)精神心理治疗

在 PTSD 的治疗中,精神心理治疗效果确切。延长暴露疗法属于一种认知行为疗法(cognitive behavioral therapy,CBT),目的为通过对创伤暴露进行想象来将恐惧消除。认知加工疗法也属于一种 CBT,也给予了创伤人群以充分关注,目的为通过将 PTSD 引发的认知功能障碍重新建立起来将治疗作用充分发挥出来。

(三)亚低温治疗

亚低温治疗在动物模型中具有强大的神经保护作用,但临床试验尚未证明其能改善 TBI 患者的预后。研究显示,当对 ICP 增高患者早期使用亚低温(32 ~ 35 ℃)时,治疗组的预后比对照组更差。尽管如此,在一些医疗中心仍然继续使用亚低温疗法,但使用的 ICP 阈值通常较高(25 ~ 30 mmHg)。这需要评估风险收益比,只有存在严重生理紊乱时才能接受亚低温带来的风险。

严重创伤后脑功能障碍是其重要并发症之一,从发病机制而言包括创伤对颅脑的直接损害和继发性脑损伤,临床表现形式多样,严重影响患者预后,应该引起临床重视。多模式脑功能监测有助于早期发现脑功能障碍并进行干预治疗,为实现目标导向的个体化管理提供依据,且有助于评价疗效和预后。严重创伤后脑功能障碍的治疗主要包括药物治疗、高压氧治疗、康复治疗和其他治疗等,其中康复治疗具有重要意义。严重创伤后脑功能障碍的发病机制、早期诊断和治疗均亟须进一步研究。

第五节　典型病例

【病例简介】

患者男性,31 岁。患者于某年 2 月 17 日车祸致意识障碍行 CT 示右侧额颞叶血肿,蛛网膜下腔出血(图 13-1),立即予开颅血肿清除+去骨瓣减压,对症支持治疗后,患者意识较前明显好转,能遵医嘱运动。3 月 14 日患者出现意识障碍加重,复查 CT 提示右侧额颞叶血肿较前增加并破入脑室(图 13-2),于保守治疗(控制颅压、脑保护)后,3 月 19 日入 ICU 复查 CT(图 13-3)。当时体温 38 ℃、心率 123 次/min、呼吸 25 次/min、血压 126/78 mmHg。Richmond 躁动镇静评分(Richmond agitation sedation scale,RASS):-4 分。重症监护疼痛观察工具法(critical care pain observation tool,CPOT)评分:0 分,格拉斯哥昏迷评分(GCS)= E2VTM5＝7T 分。双侧瞳孔等大等圆,直径约 2 mm,对光反射迟钝。右额颞叶去骨瓣处张力不高,颈抗,刺激后见四肢稍有活动,肌张力稍低,双病理征未引出。既往史:既往有血小板减少,原因不明。

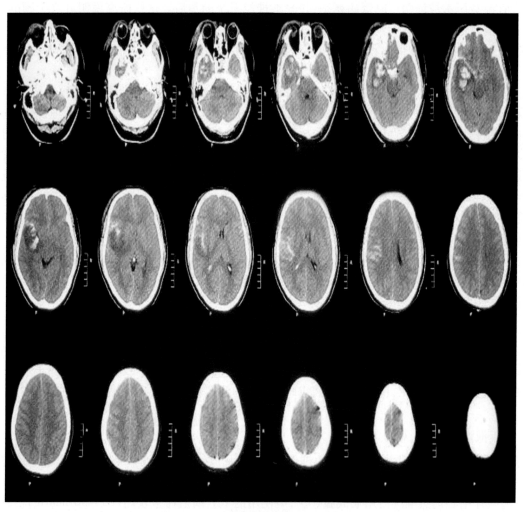

右侧额颞叶血肿。

图 13-1　2 月 17 日头部 CT 检查

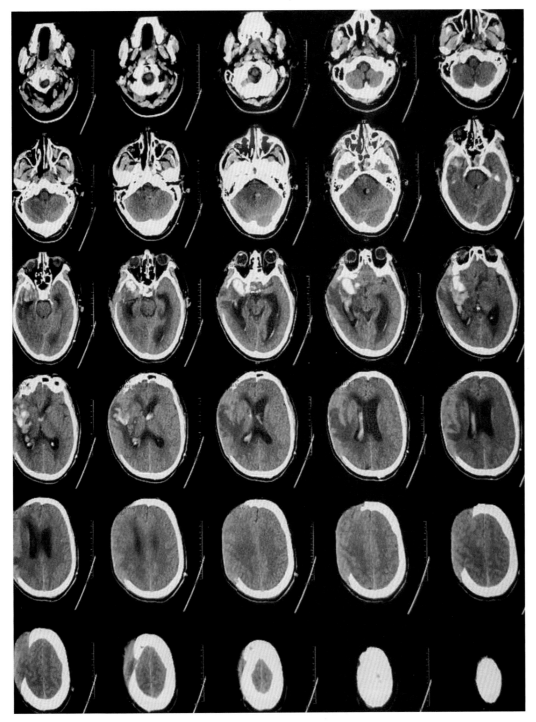

右侧额颞叶血肿较前增加，破入脑室。

图 13-2　3 月 14 日头部 CT 检查

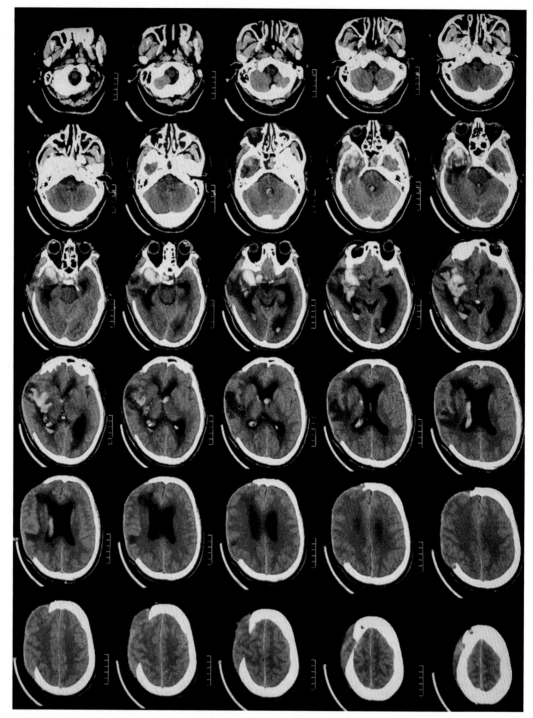

右侧额颞岛叶及基底节区脑出血破入脑室。

图 13-3 3月19日头部 CT 检查

【临床诊断】

1.创伤性颅脑损伤

1.1 右侧额颞岛叶及基底节区脑出血破入脑室

2.尿崩症(中枢性)

3.颌面部多发骨折

4.再生障碍性贫血

5.高钠血症

6.肺部感染

【救治经过】

1.重症监测　呼吸循环监测及重症脑监测(颅内压、脑血流、脑氧、脑电生理监测),颅脑超声双侧视神经鞘增宽(直径5.6 mm),提示颅内压高;脑血流检查,经颅多普勒提示S1、S2融合高尖,提示脑血管顺应性下降,存在颅内压增高可能,同时患者双侧大脑中动脉血流状态呈痉挛状态(图13-4)。根据颅脑超声导向的血流动力学评估脑血管自动调节能力,通过颅脑超声的瞬间充血反应评估脑血管自动调节能力,滴定合适的脑灌注压和平均动脉压(图13-5、图13-6),通过监测脑氧饱和度反映脑氧代谢水平(图13-7)。脑电图提示无癫痫发作,诱发电位N20存在(图13-8、图13-9)。

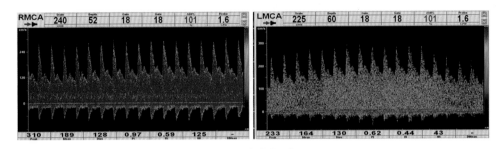

双侧大脑中动脉痉挛。

图13-4　经颅多普勒检查

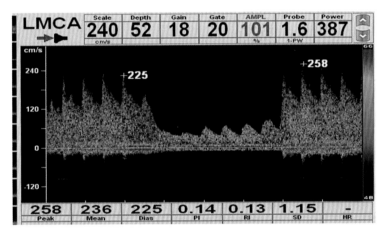

患者平均动脉压在80~90 mmHg,通过瞬间充血反应评估脑血流自动调节能力。

图13-5　颅脑超声检查(1)

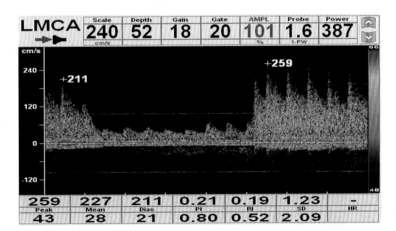

患者平均动脉压在90~100 mmHg,通过瞬间充血反应评估脑血流自动调节能力。

图13-6　颅脑超声检查(2)

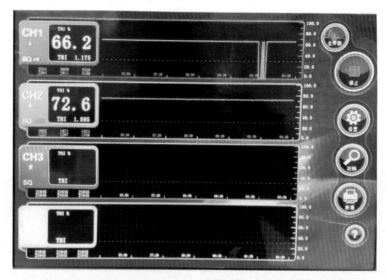

图 13-7　脑氧饱和度检查(右侧 65%~75%,左侧 60%~67%)

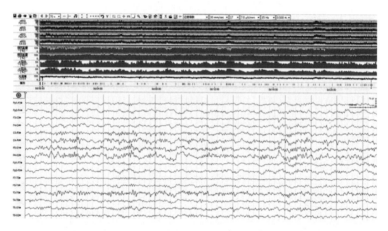

镇静与镇痛状态下无痫性发作,双侧额颞叶慢波明显,双侧顶枕叶可见快波,有脑电图反应性。

图 13-8　脑电图检查

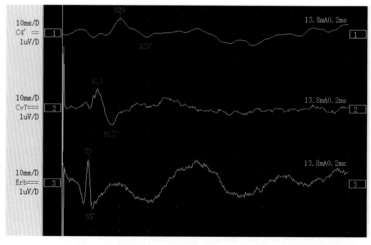

双侧 N60 消失,双侧 N20 分化不良。

图 13-9　诱发电位检查

2.治疗目的　积极治疗原发病,预防及治疗继发性脑损伤。

3.治疗目标　优化器官氧输送,控制脑代谢及脑电活动,寻找合适的脑灌注压。

4.治疗方法　液体管理,避免低血压和低有效血容量;呼吸管理:PO_2 100 mmHg,PCO_2 35 ~ 40 mmHg;头位抬高30°,正中位;根据颅脑超声导向的血流动力学评估脑血管自动调节能力通过瞬间充血反应寻找合适脑灌注压或者平均动脉压80 ~ 100 mmHg;目标体温管控在36 ℃(物理及药物降温);镇痛与镇静降低脑代谢;控制颅内压减轻脑细胞水肿,高渗性脱水;控制高血钠,维持水、电解质及酸碱平衡;预防癫痫;脏器支持治疗,控制感染等。

3月20日15:00,患者意识障碍加重,刺痛未见四肢活动,右侧去骨瓣区张力明显增高,双侧瞳孔直径为2 cm,对光反射迟钝,双病理征阴性,体温36.5 ℃,脉搏122 次/min,呼吸23 次/min,血压160/84 mmHg,$SpO_2$97%,自主呼吸。再次行颅脑超声监测确定有颅内压增高,脑室出血加重(图13-10),脑血流呈现脑缺血状态(图13-11),脑氧饱和度下降(图13-12)。予紧急脱水降颅压等治疗后,脑血流呈现原来的痉挛状态(图13-13),脑氧饱和度上升60%左右。立即行头部CT,显示右侧额颞岛叶及基底节区脑出血增加,双侧脑室积血增加(图13-14)。行双侧脑室外引流。

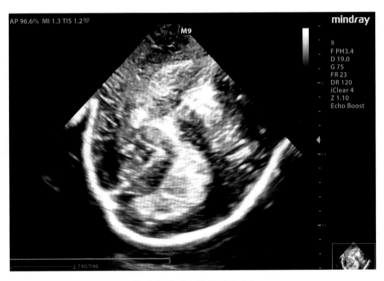

双侧脑室强回声影提示脑出血。

图13-10　颅脑超声检查脑出血

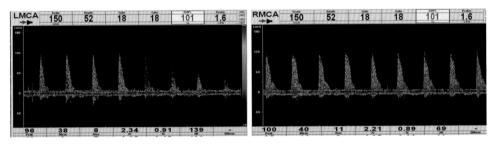

双侧大脑中动脉脑血流处于脑缺血失代偿期。

图13-11　颅脑超声检查脑缺血

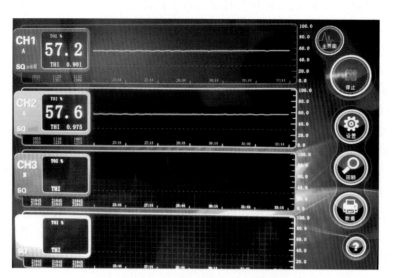

图 13-12　脑氧饱和度明显下降提示脑缺血

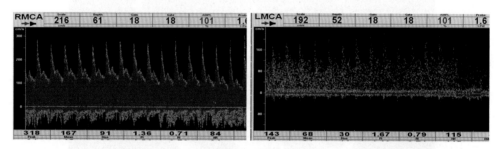

图 13-13　脱水降颅压后颅脑超声提示颅内压下降,双侧大脑中动脉呈现痉挛状态

3 月 21 日,体温 36 ℃,心率 112 次/min,呼吸 15 次/min,血压 122/74 mmHg,昏迷,GCS＝E1VTM1,双侧瞳孔等大,直径约 2 mm,对光反射迟钝,颈抗,右侧去骨瓣处张力稍高。血钠 166 mmol/L,尿量 6 000 ml,血浆渗透压 364 mOsm/L。急诊手术后复查头部 CT 双侧脑室积血增加(图 13-14),双侧侧脑室引流不畅,左侧脑室引流管堵塞。在原来的治疗强度下,进一步降低脑代谢,目标体温控制在 34～35 ℃,镇痛与镇静。预防癫痫;予血液净化治疗缓慢降血钠(3 d),从双侧脑室引流管注入尿激酶,每天脑脊液引流量控制在 150～240 ml,行腰椎穿刺脑脊液置换。

3 月 26 日,患者昏迷,GCS＝E1VTM3＝4T 分,再次复查 CT 示右侧额颞叶、岛叶血肿较前吸收,脑室积血吸收(图 13-15)。双侧脑室引流管引流通畅。3 月 30 日脱呼吸机,4 月 4 日拔出双侧脑室引流管。5 月 1 日患者昏迷,GCS＝E3VTM4＝7T 分。12 月 7 日患者意识模糊,但能遵医嘱。

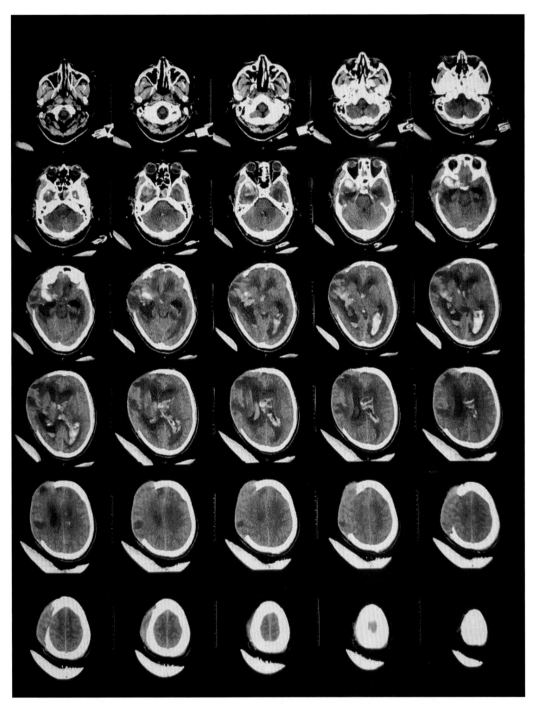

右侧额颞岛叶及基底节区脑出血增加，双侧脑室积血增加。

图 13-14　3 月 21 日手术后头部 CT 检查

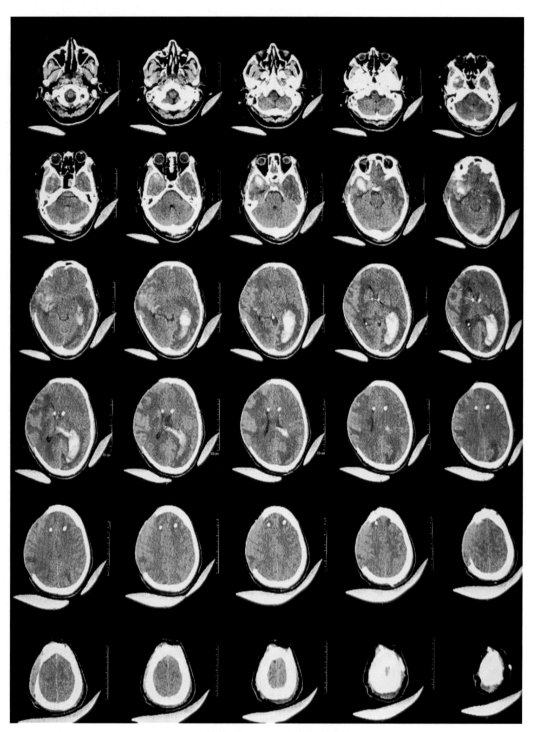

右侧额颞叶、岛叶血肿较前吸收,脑室积血吸收。

图 13-15 3月26日头部 CT 检查

【救治经验】

患者车祸致颅脑损伤,因合并血小板降低(再生障碍性贫血)反复多次脑出血,当第3次脑出血脑疝之前,利用重症脑功能床旁监测仪器发现脑出血加重,脑缺血失代偿,予对症支持处理后,严重颅高压解除,为外科手术赢得时间。重症脑监测能早期发现异常环节,从而筛查病因,确定治疗方案,动态反馈疗效,评估预后。将重症脑功能监测与临床表现、检验结果、影像学和病理生理改变相结合,理解重症神经患者所传递的信息,将监测数据转化为科学严谨的治疗决策。

对于颅脑创伤并发严重颅内高压患者,积极有效控制颅内压至关重要,措施包括降低脑代谢镇静镇痛,目标体温管理,控制脑容量,渗透性治疗,控制血钠浓度,轻度过度通气,必要时行手术治疗及脑室外引流等集束化颅内压管控,效果显著。

（黄　立　艾宇航）

参考文献

[1]郝伟.精神病学[M].6 版.北京:人民卫生出版社,2008.

[2]王向宇.神经创伤昏迷研究进展[J].中华神经创伤外科电子杂志,2016,2(3):129-131.

[3]任丽华,项红宇,贺晓生.创伤性脑损伤后认知障碍研究现状[J].中华神经外科疾病研究杂志,2012,11(1):94-96.

[4]张巍.创伤后应激障碍的神经影像学研究进展[J].临床放射学杂志,2012,31(8):1196-1198.

[5]陈征,周丹,曹江,等.创伤后应激障碍流行病学特征及防治进展[J].国际精神病学杂志,2018,45(5):797-799.

[6]中华医学会神经病学分会神经康复学组,中华医学会神经病学分会脑血管病学组,卫生部脑卒中筛查与防治工程委员会办公室.国脑卒中康复治疗指南(2011 完全版)[J].中国康复理论与实践,2012,18(4):301-318.

[7]晁洪露,林超,刘银龙,等.颅脑外伤后癫痫的研究进展[J].临床神经外科杂志,2018,15(1):71-74.

[8]王铭梁,李文彬.创伤性脑损伤后认知障碍的 MRI 研究进展[J].磁共振成像,2016,7(4):310-314.

[9]邱勇,胡飞.持续颅内压监测在神经外科中的应用进展[J].中华神经外科疾病研究杂志,2018,17(5):478-480.

[10]徐秦岚,朱飞,王群.创伤后癫痫脑电图监测的应用及治疗[J].内科理论与实践,2017,12(2):143-146.

[11]宋合保,高国一,冯军峰,等.N20 体感诱发电位监测对颅脑创伤昏迷患者的预后判断价值[J].上海交通大学学报(医学版),2016,36(8):1196-1200.

[12]代俊喜,楚胜华,马延斌.微透析技术在创伤性脑损伤中的应用[J].临床神经外科杂志,2016,13(6):471-474.

[13]张小年,张皓.创伤性颅脑损伤后认知障碍临床治疗进展[J].中国康复医学杂志,2014,29(1):86-89.

[14]周东,吴欣桐,刘凌,等."国际抗癫痫联盟关于单药治疗癫痫发作和癫痫综合征的治疗指南"简介[J].中华神经科杂志,2007,40(3):207-209.

[15]韩晶,陈少军,杨春林,等.拉莫三嗪对重症颅脑外伤患者急诊术后认知功能及癫痫发生影响[J].陕西医学杂志,2017,46(4):501-503.

[16]许畅,汪恩焕.创伤性癫痫早期治疗的研究进展[J].感染、炎症、修复,2018,19(2):125-128.

[17]王茂德,祁磊.创伤性脑损伤神经功能障碍的康复治疗[J].中华脑科疾病与康复杂志(电子版),2013,3(3):145-147.

[18]柯遵斌,杨志荣,郁毅刚.创伤性癫痫的治疗进展[J].中华神经创伤外科电子杂志,2016,2(1):37-40.

[19]ALGATTAS H,HUANG J H. Traumatic brain injury pathophysiology and treatments:early,intermediate,and late phases post-injury[J]. Int J Mol Sci,2014,15(1):309-341.

[20]BUDOHOSKI K P,SCHMODT B,SMIELEWSKI P,et al. Non-invasively estimated ICP pulse amplitude strongly correlates with outcome after TBI[J]. Acta Neurochir Suppl,2012(114):121-125.

[21]DEIBLER A R,POLLOCK J M,KRAFT R A,et al. Arterial spin-labelingin routine clinical practice,part 1:technique and artifacts[J].AJNR Am J Neuroradiol,2008,29(7):1228-1234.

[22] DEICHMAN N R,GOOD C D,JOSEPHS O,et al. Optimization of 3-DMP RAGE sequences for structural brain imaging[J]. Neuroimage,2000,12(1):112-127.

[23] DIAZ-ARRASTIA R,AGOSTINIM A,MADDEN C J,et al. Posttraumatic epilepsy:the endophenotypes of a human model of epileptogenesis[J]. Epilepsia,2009,50(Suppl 2):14-20.

[24] DUNHAMC M,RANSOMK J,FLOWERSL L,et al. Cerebral hypoxia in severely brain-injured patients is associated with admission glasgow coma scale score,computed tomographic severity,cerebral perfusion pressure,and survival[J]. J Trauma,2004,56(3):482-489,491.

[25] FISCHER C,MUTSCHLER V. Les traumatises craniens adultes en medecine physique et readaptation:du comas a l'eveil. Apport des examens neurophysiologiques[J]. Ann Phys Rehabil Med,2002,45(1):448-455.

[26] GREICIUSM D,SUPEKAR K,MENON V,et al. Resting-statefunctional connectivity reflects structural connectivity in the default mode network[J]. Cereb Cortex,2009,19(1):72-78.

[27] GREVE M W,ZINK B J. Pathophysiology of traumatic brain injury[J]. Mt Signai J Med,2009,76(2):97-104.

[28] HAACKE E M,MITTAL S,WU Z,et al. Susceptibility-weightedimaging:technical aspects and clinical applications,part 1[J]. AJNR Am J Neuroradiol,2009,30(1):19-30.

[29] KLINE A E,MASSUCCIJ L,MARION D W,et al. Attenuation of working memory and spatial acquisition deficits after a delayed and chronic bromocriptine treatment regimen in rats subjected to traumatic brain injury by controlled cortical impact[J]. J Neurotrauma,2002,19(4):415-425.

[30] LOWENSTEINDH. Epilepsy after head injury:an overview[J]. Epilepsia,2009,50(2):4-9.

[31] MIDDLETON S,ROWLEY J,HILLEGE S,et al. Clinical guidelines for acute stroke management:which recommendations should remain consensus-based? [J]. J Vasc Nurs,2013,31(2):72-83.

[32] NEUNAHER C,ZECKEY C,ANDRUSZKOW H,et al. Immunomodulation in polytrauma and polymicrobial sepsis-where do we stand[J]. Recent Pat Inflamm Allergy Drug Discov,2011,5(1):17-25.

[33] NG S C,POON W S,CHAN M T,et al. Transcranial Doppler ultrasonography(TCD) in ventilated head injured patients:correlation with stable xenonenhanced CT[J]. Acta Neurochir Suppl,2000,76(Suppl):479-482.

[34] PSTERS J,DAUM I,GIZEWSKI E,et al. Associations evoked during memory encoding recruit the context-network[J]. Hippocampus,2009,19(2):141-151.

[35] RASKIND M A,PETERSON K,WILLIAMS T,et al. A trial of prazosin for combat trauma PTSD with nightmares in active-duty soldiers returned from Iraq and Afghanistan[J]. Am J Psychiatry,2013,170(9):1003-1010.

[36] RAUCH S L,SHIN L M,PHELPS E A. Neurocircuitry models of posttraumatic stress disorder and extinction:human neuroimaging research-past, present and future[J]. Biol Psychiatry,2006,60(4):376-382.

[37] ROOZENBEE K B,MAAS A I,MENON D K. Changing patterns in the epidemiology of traumatic brain injury[J]. Nat Rev Neurol,2013,9(4):231-236.

[38] SEIFERT V,LOFFLERB M,ZIMMERMAN M,et al. Endothelin concentrations in patients with aneurysmal subarachnoid hemorrhage:Correlation with cerebral vasospasm,delayed ischemic neurological deficits,and volume of hematoma[J]. J Neurosurg,1995,82(1):55-62.

[39] SEMAH F,PICOT M C,ADAM C,et al. Is the underlying cause of epilepsy a major prognostic factor for recurrence? [J]. Neurology,1998,51(5):1256-1262.

[40] SORRENTINO E,BUDOHOSKIK P,KASPROWICZ M,et al. Critical thresholds for transcranial Doppler indices of cerebral autoregulation in traumatic brain injury[J]. Neurocrit Care,2011,14(2):188-193.

[41] STEPHEN M,TAUBENFEL D,JUSTIN S,et al. Preclinical assessment for selectively disrupting a traumatic

memory via postretrieval inhibition of glucocorticoid receptors[J]. Biol Psychiatry,2009,65(3):249-257.

[42]STOCCHETTI N,CARBONARA M,CITERIO G,et al. Severe traumatic brain injury:targeted management in the intensive care unit[J]. Lancet Neurol,2017,16(6):452-464.

[43]AGUIAR C C,ALMEIDA A B,ARAÚJO P V,et al. Oxidative stress and epilepsy:literature review[J]. Oxid Med Cell Longev,2012(2012):795259.

[44]XU W,JIANG G,CHEN Y,et al. Prediction of minimally conscious state with somatosensory evoked potentials in long-term unconscious patients after traumatic brain injury[J]. J Trauma Acute Care Surg, 2012,72(4):1024-1029.

[45]ZAUNER A,DOPPENBERGE M,WOODWARD J J,et al. Continuous monitoring of cerebral substrate delivery and clearance:initial experience in 24 patients with severe acute brain injuries[J]. Neurosurgery, 1997,41(5):1082-1091.

[46]ZHANG Y,SU Y Y,HAUPT W F,et al. Application of electrophysiologic techniques in poor outcome prediction among patients with severe focal and diffuse ischemic brain injury[J]. J Clin Neurophysiol, 2011,28(5):497-503.

第十四章

严重创伤后胃肠功能障碍

第一节　概　述

随着社会的发展进步,意外事故频发,创伤已经成为青壮年人群的首要死亡原因,是一个全球性问题。创伤的早中期,患者多死于严重颅脑损伤或失血性休克,创伤后期,死因以脓毒症和多器官功能障碍为主。创伤、休克、严重感染等应激状态可导致胃肠黏膜屏障受损及功能障碍,介导腹胀、腹泻等胃肠道症状,特别是喂养不耐受、腹腔内高压的出现。除此之外,细菌、内毒素通过肠淋巴系统进入血液循环,触发全身炎症反应综合征(systemic inflammatory response syndrome, SIRS)和多器官功能障碍综合征(multiple organ dysfunction syndrome, MODS)的发生。因此,胃肠功能障碍是创伤后 MODS 病理生理过程中的重要环节,值得我们进一步了解和深入探究。

一、对胃肠功能障碍认知的变迁

肠衰竭(intestinal failure)一词早在 20 世纪 50 年代即在文献中出现并沿用至今,与呼吸衰竭、心力衰竭、肝功能衰竭、肾功能衰竭等不同的地方在于,肠衰竭的定义尚未被相关医学组织达成共识,更遑论可靠的定量诊断标准。20 世纪 60 年代就已经出现关于胃肠功能障碍的研究,Irving 在当时提出肠衰竭是患者的胃肠道长度缩短或功能降低导致不能胜任营养代谢;Meakins 和 Marshall 率先提出"肠道是发生 MODS 的启动器官";Deitch 于 1992 年提出肠衰竭是不能耐受食物多于 5 d,出现急性胆囊炎和(或)应激性溃疡出血的腹胀患者;2014 年欧洲肠外肠内营养学会(European Society for Parenteral and Enteral Nutrition, ESPEN)就肠衰竭的概念与分型做出了定义,肠衰竭是指肠道功能下降,吸收宏量营养物质与水、电解质在最低需要量以下,需要静脉补偿以维持健康或生长;而肠功能不全(intestinal insufficiency)是指肠道吸收功能降低,但不需静脉补充以维持健康或生长。

肠功能障碍(intestinal dysfunction)的概念由 Ninghtingal 于 21 世纪初最早提出,肠功能障碍的患者由于肠吸收减少,需要额外补充能量、电解质等物质维持日常所需,但 Ninghtingal 并未真正认识到胃肠道的全部生理功能,故单纯就其消化、吸收两方面进行描述。我国多位学者也就胃肠功能障碍进行了深入的探讨和研究。其中,黎介寿在《肠衰竭——概念、营养支持与肠黏膜屏障维护》一文中提出胃肠功能障碍主要包括以下几个方面:黏膜屏障功能障碍、消化吸收障碍以及胃肠道动力障碍。基于此,肠功能障碍可分为以下 3 型:①功能性肠道绝对减少型,如短肠综合征等;②小肠实质广泛损伤型,如放射性肠损伤、炎症性肠病、肠瘘、肠梗阻,表现为急性,病情可逆转;③以肠黏膜屏障功能损害为主,可同时伴有消化吸收功能的障碍,如严重创伤、出血、休克所致的肠功能障碍。王宝恩等认为肠道功能衰竭是由多种病因引起的肠道消化吸收障碍、肠道运动功能减退、肠屏障功能受损,从而发生肠道细菌过度繁殖和(或)菌群失调,细菌和(或)内毒素易位,最终诱发、加剧 MODS 的发生。由此可见,胃肠功能障碍既有消化吸收、肠动力方面的问题,又有黏膜糜烂出血、肠黏膜屏障受损和菌群移位等方面的问题,难以综合评估与归纳,因此,Marshall 提出"肠功能多且复杂,难以评分"。

2012 年欧洲重症医学会(European Society of Intensive Care Medicine,ESICM)提出急性胃肠功能损伤(acute gastrointestinal injury,AGI)的概念,较为系统地描述了重症患者的胃肠功能障碍,既具体阐述了急性胃肠功能障碍的主要临床特点,又给出了较为明确的诊断标准,对于重症患者的胃肠功能评估有一定的指导价值。

二、当前的定义

由于缺乏正式的定义和分级,胃肠功能障碍的诊断与治疗策略的研究举步维艰。多项研究表明,超过 2/3 的 ICU 患者出现胃肠道症状,同时也有众多证据证实重症患者胃肠道疾病的进展与不良预后密切相关。虽然胃肠道功能障碍是 MODS 的发动机与重要组成部分,但目前并没有任何一项权威的器官功能评分系统[比如序贯器官功能衰竭评分(sequential organ failure assessment,SOFA)]纳入胃肠功能评估,成为 MODS 研究中的薄弱一环。基于此,欧洲重症医学会(ESICM)腹部疾病工作组建议对重症患者的胃肠道功能进行定义和分级。值得注意的是,研究者指出"胃肠道功能障碍"是描述发生在 ICU 之外的大部分胃肠道症状(腹胀、腹泻、呕吐等)和诊断(胃肠炎等),对于包括创伤在内的重症患者,建议使用急性胃肠功能损伤(AGI)这一概念。

(一)ESICM 指南对 AGI 的定义

2012 年 ESICM 指南对不同严重程度的 AGI 进行了定义与说明,主要观点如下。

1. 胃肠道的主要功能　人体的胃肠道有多项功能,主要包括消化、吸收营养物质和水分、电解质等,对肠腔内的微生物及其产物发挥屏障抵御作用,以及内分泌功能和免疫功能。肠道功能正常的先决条件是血流灌注、分泌、运动和协调的肠道微生物相互作用。

2. 急性胃肠功能损伤Ⅰ级　AGI Ⅰ级(存在胃肠道功能障碍或衰竭的危险因素):有明确病因、暂时出现的、胃肠道功能部分受损。是机体遭受打击后出现的一过性胃肠功能受限,具有自限特征。比如,腹部术后早期阶段出现的恶心、呕吐及肠鸣音消失;休克早期肠道动力减弱等。处理:如果整体情况在逐渐改善,除了进行充足的静脉补液之外,不需针对胃肠道症状给予特殊的干预措施。推荐早期肠内营养(24~48 h 内)的使用。尽可能减少损伤胃肠动力的药物(如儿茶酚胺、阿片类药物等)的使用。

3. 急性胃肠功能损伤Ⅱ级　AGI Ⅱ级(胃肠功能障碍):胃肠道不具备完整的消化和吸收功能,无法满足机体对营养物质和水的需求,但胃肠功能障碍未影响患者一般状况。此阶段的主要特征在于,此时需要针对胃肠道的干预措施,以达到机体对营养和水的需求。比如,胃轻瘫伴有大量胃潴留或反流、下消化道麻痹、腹泻、腹腔内高压(IAH)Ⅰ级[腹腔内压力(IAP)12~15 mmHg]、胃内容物或粪便中可见出血、喂养不耐受[肠内营养实施 72 h 仍未能达到 83.736 kJ(20 kcal)/(kg·d)的喂养目标]。处理:需采取一定的治疗措施,以防止进展为胃肠道功能衰竭(比如积极处理腹腔内高压,应用促动力药物促进胃肠道动力的恢复)。此刻可开始或继续进行肠内营养支持;如果发生大量胃潴留/反流或喂养不耐受,可尝试给予少量的肠内营养;对于胃轻瘫的患者,当促动力药无效时,可考虑给予幽门后喂养。

4. 急性胃肠功能损伤Ⅲ级　AGI Ⅲ级(胃肠功能衰竭):在 AGI Ⅱ级的基础上,给予针对胃肠道的干预措施后,胃肠功能仍不能恢复,同时患者一般状况没有改善。通常临床上是由于持续的肠内营养不耐受导致的(尽管给予红霉素、幽门后喂养等干预措施),导致持续/恶化的 MODS 出现。比如,大量胃潴留、持续胃肠道麻痹、肠管扩张、腹腔内高压进展至Ⅱ级(腹腔内压力 15~20 mmHg)、腹腔灌注压(abdominal perfusion pressure,APP)下降<60 mmHg 等症状的出现。此阶段的干预重点在于监测和处理

腹腔内高压。排除其他腹腔疾病的存在,如胆囊炎、腹膜炎、肠道缺血等。尽早停用导致胃肠道麻痹的药物。过早补充性肠外营养(ICU 入院 7 d 内给予)可增加院内感染并发症的发生率,故应该避免使用。继续尝试给予少量的肠内营养。

5.急性胃肠功能损伤Ⅳ级 AGI Ⅳ级(胃肠功能衰竭伴有远隔器官功能障碍):急性胃肠功能损伤逐步进展,患者的一般情况进一步恶化,MODS 和休克加重,随时有生命危险。比如,肠道缺血坏死、严重胃肠道出血导致失血性休克的发生、Ogilvies 综合征(急性结肠假性梗阻)、需要积极减压的腹腔间室综合征(ACS)等。处理:保守治疗无效,需要急诊剖腹手术或其他急救处理(如结肠镜减压)等。

6.原发性和继发性急性胃肠功能损伤

(1)原发性 AGI:原发性 AGI 是指由腹部疾病或胃肠道系统的直接损伤(一次打击)所导致的,临床症状通常在打击后早期出现,比如腹膜炎、胰腺或肝疾病、腹部手术以及腹部创伤等所介导的急性胃肠功能损伤。

(2)继发性 AGI:继发性 AGI 是指由重症状态下机体反应(二次打击)所导致的胃肠道症状,胃肠道系统不存在直接损伤,比如肺炎、心功能障碍、非腹部手术或创伤等所介导的急性胃肠功能损伤。

(二)腹腔内高压的定义与分级

2012 年颁布的 ESICM 指南明确将腹腔内高压(intra-abdominal hypertension,IAH)作为重症患者胃肠道功能障碍诊断分级的内容之一。严重创伤、失血性休克、烧伤、腹部创伤、重症急性胰腺炎等在救治过程中常出现腹腔内高压,甚至发生腹腔间室综合征(abdominal compartment syndrome,ACS),发生多脏器功能障碍。在 ICU 中,流行病学数据显示 IAH 和 ACS 的发生率分别大约在 35% 和 5%,而 ACS 的病死率为 30%~70%。

世界腹腔间室综合征联合会(World Society of the Abdominal Compartment Syndrome,WSACS)分别于 2006 年和 2007 年发布关于 IAH/ACS 专家共识和诊疗指南,2013 年针对该指南进行了更新,该指南对 IAH 和 ACS 的相关定义、危险因素以及处理流程等方面的内容进行了概述和说明。

1.IAH/ACS 的定义 腹腔内压力(intra-abdominal pressure,IAP)是指腹腔内的稳定压力,成人危重患者正常的 IAP 在 5~7 mmHg,IAP 测量的标准是经膀胱注入最多 25 ml 无菌生理盐水获得,应在仰卧位、呼气末、腹部肌肉无收缩时测得,排除其他引起测量不准确的因素。IAH 定义为持续或反复的 IAP 病理性升高≥12 mmHg,ACS 定义为持续性 IAP≥20 mmHg(伴有或不伴有腹腔灌注压<60 mmHg),并有新发的器官功能障碍或衰竭。腹腔灌注压(APP)=平均动脉压(mean arterial pressure,MAP)−IAP。

2.IAH/ACS 的分级 IAH 的分级:Ⅰ级,IAP 12~15 mmHg;Ⅱ级,IAP 16~20 mmHg;Ⅲ级,IAP 21~25 mmHg;Ⅳ级,IAP>25 mmHg。原发性 IAH/ACS 是由盆腹腔的创伤或病变导致的,而继发性 IAH/ACS 是指原发病变并非起源于盆腹腔。

第二节 严重创伤后胃肠功能障碍的病因与致伤机制

一、创伤应激后胃肠功能的变化

在研究的早期,人们对胃肠道的认识仅限于消化和吸收功能,20 世纪 80 年代后,对肠功能的进一步研究,使得人们逐渐认识到肠道的屏障功能和免疫功能。肠道作为食物消化吸收的场所,拥有巨大的吸收面积,除了行使消化吸收职能之外,在面对大量的细菌、毒素以及各种各样的抗原等"异物"时,需要其发挥抵御"异物"入侵的职责,而肠黏膜屏障是防止细菌、毒素等入侵的主要保障,肠黏膜屏障功能受损在肠道菌群移位中发挥着关键的作用。之后研究者也陆续证实肠道黏膜屏障是由以下几部分功能共同组成的,协同发挥机体保护作用:机械屏障(肠上皮细胞以及细胞间的紧密连接等)、化学屏障(胃肠道分泌的胃酸、胆汁、各类消化酶、溶菌酶、糖蛋白和黏多糖等物质)、生物屏障(正常的肠道菌群)以及免疫屏障(肠道相关淋巴组织以及散在的免疫细胞等)。

近年来,人们对于胃肠道功能的认知得到进一步更新。胃肠道除了是人体内的关键防护屏障之外,也是重要的免疫和内分泌器官,同时胃肠道作为人体最大的细菌库,是对应激、缺血和缺氧最敏感器官之一。肠道功能正常的先决条件是血流灌注、分泌、运动和协调的肠道微生物相互作用。因此,胃肠道正常功能的任何组成部分出现缺失都可导致胃肠功能障碍的出现。

创伤患者通常出现强烈的机体应激反应,除了应激、缺血和缺氧等打击严重影响胃肠道功能之外,腹部创伤更是可直接介导胃肠道损伤,因此严重创伤患者易于出现胃肠功能障碍,而肠道作为 MODS 的"发动机",是 MODS 的始动器官与重要组成部分,胃肠功能障碍的发生会进一步加重 MODS 的预后,形成恶性循环。因此,加深对创伤应激后胃肠功能变化的认知,将有助于打破这一恶性循环,对于改善严重创伤患者的预后发挥重要的作用。

严重创伤后组织损伤出血、休克等导致有效循环血量减少,组织血流灌注不足,为保障心、脑等重要脏器的血流灌注,全身血流量重新分布,而胃肠道通常是首先牺牲血流的器官,胃肠道的内脏血管收缩,血流灌注减少。而肠黏膜绒毛顶部对于缺血、缺氧最为敏感,胃肠道表浅黏膜可出现糜烂、溃疡等损伤,随着休克的进展,损伤的范围也逐渐增大,严重时可导致患者出现消化道出血等临床表现。除了缺血、缺氧造成的直接损伤之外,在缺血阶段,胃肠黏膜细胞储存的 ATP 被水解,干预后随着胃肠黏膜血流灌注的恢复,产生大量的氧自由基,引起缺血再灌注损伤,进一步加重胃肠道黏膜损伤。许多创伤患者本身合并有严重的腹部创伤,腹腔出血、消化道破损后外流消化液的刺激、手术创伤以及使用广谱抗生素等破坏了肠道正常菌群,肠道内细菌、毒素通过受损的胃肠黏膜屏障进入血液循环,并进一步刺激已活化的单核细胞和巨噬细胞,释放大量的细胞因子和炎症介质,进一步造成胃肠黏膜的广泛缺血、缺氧和中毒坏死,引起 SIRS,最终导致 MODS 的发生。

除了上述因素之外,创伤后机体处于高代谢状态,分解代谢大于合成代谢,营养物质的大量分解消耗,导致肠黏膜营养底物的缺失,以及创伤后早期机体较长时间的禁食状态,均造成胃肠道黏膜难以维持正常的代谢更新,从而发生胃肠黏膜萎缩。萎缩的胃肠道黏膜一方面影响其屏障功能,另一方面可引起胃肠激素分泌失调。比如胃泌素能加强胃肠道运动,而胆囊收缩素、血管活性肠肽等对胃肠道运动具有抑制作用,胃肠道激素的分泌和调节失衡将导致胃肠道动力障碍,结合肠道屏障功能受损、肠道细菌移位入血,导致创伤患者出现严重的胃肠道功能障碍,临床上出现腹腔内压力增高、营养吸收障碍、肠源性感染等表现,而这些病变又可以影响其他系统和器官的正常功能,从而形成恶性循环。

二、胃肠道与全身的交叉对话:肠道是多器官功能障碍综合征的"发动机"

多器官功能障碍综合征(multiple organ dysfunction syndrome,MODS)概念提出至今 40 多年来,尽管脏器支持手段日益提高,其仍然是重症患者最主要的死亡原因,占重症监护病房(intensive care unit,ICU)总病死率的 50%~80%。MODS 的发生发展与多种因素有关,然而早在 30 年前就有学者提出了"肠道是MODS 的发动机(motor)"这一说法。当机体遭遇严重创伤、休克、感染等损伤时,肠黏膜出现缺血、缺氧,继而肠道通透性增加,细菌和内毒素移位进入循环,激活机体炎症免疫反应,造成全身过度炎症反应和远隔脏器功能损害。1987 年,Border 等在此基础上进一步提出肠源性脓毒症和继发 MODS 的概念,认为细菌和内毒素移位造成了机体的"二次打击",是 MODS 发生的重要原因。

在此之后,国内外的多项研究不断阐明和探究肠黏膜屏障损伤、细菌移位与远隔器官损伤之间的联系,比如有学者证实肠缺血再灌注损伤时,肠道菌群多样性发生改变,肠道菌群失衡与肠黏膜屏障损伤同时存在,是细菌移位的重要机制;腹腔感染情况下,肠黏膜上皮坏死、脱落肠上皮通透性增加,荧光蛋白标记大肠埃希菌移位至肝、脾等远隔器官;重症患者早期即出现肠道通透性增加,且与体循环中肿瘤坏死因子(TNF)等炎症介质和内毒素的增加有关。

关于细菌与内毒素移位的途径,长期以来,主流观点对此的认识是"门静脉假说":细菌和内毒素通过"肠黏膜屏障损伤-肠道局部小血管-门静脉-体循环"途径移位的,即"肠-肝轴"的概念。尽管在动物模型中很容易观察到细菌移位,但在临床研究中,至今尚未获得细菌通过门静脉移位的直接证据。早在1991年,Frederick A. Moore等研究者对腹部创伤患者门静脉插管获得的连续血样进行检测,以期得到细菌移位血液播散的直接证据,然而结果表明,只有2%的患者门静脉或外周血检测到细菌,而有30%的患者出现了MODS。同时,临床实践中发现,创伤等重症患者早期较少发生严重的肝损害或肝脓肿,肝损害发生时间往往较晚,相比之下,这些患者的肺损伤发生得较早且更为严重,表明在MODS的发生过程中,首先出现肺损伤而非肝损伤,提示来自肠道的"毒性介质"并非通过门静脉途径入血,"门静脉假说"遭到质疑。

2012年,E. A. Deitch等回顾分析了6项临床研究,共纳入2 125例腹部手术患者,研究发现,细菌移位至肠系膜淋巴结的发生率为5%~21%,出现细菌移位会导致感染并发症的发生率增加2~3倍。同时在上述发生感染并发症的患者中,约一半患者在肠系膜淋巴结和术后感染灶中检测出相同的病原菌。提示肠道淋巴系统可能是细菌移位的重要途径。由此有研究者设想,通过结扎胸导管或者肠系膜淋巴管阻断淋巴途径,结果显示结扎肠淋巴管可以对肺产生保护性作用。随后大量研究表明,阻止肠系膜淋巴液进入体循环可以防止创伤或低血容量性休克引起的肺损伤及由此引起的肺中性粒细胞活化和内皮细胞损伤等。因此E. A. Deitch提出"肠淋巴假说":细菌和内毒素通过"肠系膜淋巴管—肠系膜淋巴结—腔静脉周围淋巴管—胸导管—锁骨下静脉—心—肺"途径入血,即"肠-肺轴"的概念。已有研究表明,在多种损伤条件下,"毒性介质"经肠道毛细淋巴管吸收后,通过淋巴管网汇入肠系膜淋巴管,最后汇入胸导管,避开了肝网状内皮系统的灭活解毒以及肝库普弗(Kupffer)细胞的清除作用,介导全身过度炎症反应和器官功能损伤。

目前关于肠道细菌和毒素的移位途径,学者还未达成统一的共识,至于哪一种途径更占主导作用,也存在诸多的争议。对于"肠黏膜屏障损伤-细菌移位-远隔脏器损伤"的进一步研究,将加深人们对"肠道与全身交叉对话"的认识。

三、腹腔内高压/腹腔间室综合征发生的危险因素

腹腔内高压(intra-abdominal hypertension,IAH)/腹腔间室综合征(abdominal compartment syndrome,ACS)(IAH/ACS)的病因及发病机制至今尚未完全阐明,但研究发现凡能引起腹腔内容物体积数量增加或非正常物质如气体或液体积聚都可导致IAH进而发生ACS。腹腔内压力(intra-abdominal pressure,IAP)缓慢升高时(比如肝硬化患者伴有腹腔积液、妊娠、卵巢肿瘤等),腹壁随之被逐渐牵张,机体存在一定的适应和代偿的过程,不易造成严重的生理紊乱;而急性IAP升高则可能迅速进展为ACS,造成严重的临床后果,以腹部严重创伤后最为常见。根据2013年WSACS指南意见,IAH/ACS发生原因或高危因素主要如下。

1. 腹腔内容物增加 腹腔积血/积液/积气/气腹、腹腔感染/脓肿、腹内/腹膜后肿瘤、肝功能障碍/肝硬化伴腹水、急性胰腺炎、腹腔扩张、腹膜透析等。

2. 腹部脏器内容物增加 胃轻瘫/胃扩张/幽门梗阻、肠梗阻、结肠假性梗阻、肠扭转等。

3. 腹部顺应性下降 ARDS、胸腔内压增高、腹部手术后、腹部严重创伤后、严重烧伤腹部结痂、头抬高30°以上或肥胖患者等。

4. 毛细血管渗漏/过量液体复苏 低血压、酸中毒、低体温、凝血功能障碍、大量液体复苏或液体正平衡、大量输血、无尿、脓毒症以及损害控制性剖腹术后等。

四、腹腔内高压与胃肠道障碍的关联

腹腔内高压与急性胃肠道功能障碍两者发生机制并不完全相同,但存在着千丝万缕的联系,对两者的关联以及病理生理机制进行深入探究,将有助于提高对重症状态下急性胃肠道损伤的认知。

(一)腹腔内容积增加对腹腔压力的影响

如果腹腔内容积(intra-abdominal volume, IAV)增加,则 IAP 开始增高。IAP 的增加取决于附加 IAV 的大小、基线 IAP 以及腹部顺应性。腹壁顺应性是衡量腹壁可扩张性的指标,取决于腹壁与膈肌的弹性。当 IAV 增加时,腹腔压力-容积曲线中的 3 个不同阶段。

1. **重塑阶段**　腹部形态改变(从椭球形变为圆形),此刻 IAP 变化较小。
2. **拉伸阶段**　腹壁和膈肌组织弹性拉伸,IAP 随着 IAV 的增加而增高。
3. **加压阶段**　IAV 可变空间较小,IAP 大幅度增加。

腹部组织拉伸能力不仅取决于腹壁结构和顺应性,还取决于膈肌的形状、弹性和功能。胸腹腔交互也可能在危重症患者 IAH 的发生发展过程中发挥重要作用。除了重塑和拉伸能力外,IAV、IAP 的动态变化也取决于他们的基线值,不同患者的基线值是不同的。因此,重复持续测量腹腔内压力是至关重要的。

(二)IAH 对腹腔脏器血流灌注的影响

消化系统对 IAH 最为敏感,IAH 可引起胃肠道和附属消化腺血流量减少。有研究总结,当 IAP 为 20 mmHg 时,肠系膜动脉和肠黏膜内血流量分别下降 73% 和 61%,肝动脉和门静脉血流量分别下降 55% 和 35%;当 IAP 为 40 mmHg 时,肠系膜动脉、肠黏膜以及肝血流量下降得更为剧烈。肠系膜血流量减少使肠壁黏膜下氧含量降低,IAH 后液体复苏可能引起缺血再灌注损伤,进一步加重肠道的缺血、缺氧。多项研究证实了通过测量胃肠黏膜外 pH 值可以有效反映 IAH 和低血压时内脏缺血程度,当 IAP 为 40 mmHg 时,肠黏膜内 pH 值可下降至 6.9。除了腹部脏器血流灌注受影响之外,IAH 对内脏微循环也会产生负面影响。当 IAP 25 mmHg 持续 6 h,可导致微循环血流量显著降低(与基线相比减少 80%)和肠道通透性增加,研究者还观察到长时间暴露于 IAP 后,出现空肠绒毛的腐蚀和坏死,线粒体肿胀,以及细胞内紧密连接的破坏。

(三)IAH 对腹部淋巴回流的影响

淋巴系统可吸收胃肠道多余的间质液体并输送到淋巴管,淋巴管进一步通过胸导管引流到循环系统。值得注意的是,肠道中的淋巴管没有瓣膜,这使得淋巴回流主要依赖于肠道蠕动(腹腔)和机械通气(胸腔)。因此,在肠蠕动异常或消失的重症患者中,淋巴回流障碍,导致间质内液体的清除受损。此外,机械通气导致胸腔内压(intrapleural pressure, ITP)增高,可阻碍淋巴回流,同时内脏静脉压力的增加可能导致淋巴液产生增加,从而造成脏器水肿,比如肠道水肿的出现。

(四)IAH 对肠道通透性和肠道微生态的影响

在动物实验中,IAH 被证明:①增加内脏器官的氧化应激和自由基的产生;②减少细胞内紧密连接的数量和表达;③增加肠道通透性;④增加肠道细胞凋亡活性;⑤增加内脏器官中性粒细胞募集;⑥增加门静脉内毒素水平。IAH 暴露下的肠道组织病理学表现包括黏膜水肿、中性粒细胞浸润、线粒体肿胀和绒毛坏死。IAH 在内脏血流灌注不足和缺血的基础上可引起肠道细菌移位,在大鼠体内,只要 60 min 的 15 mmHg 的 IAH 就足以引起细菌移位到肠系膜淋巴结、肝和脾。细菌移位发生在 IAH 暴露后 3 h 左右,并可持续 24 h。

与健康人群相比,重症患者肠道微生态的组成和功能均发生改变,以致肠道菌群失调的出现。造成肠道菌群失调的原因主要有以下几点:①重症状态与机体应激;②营养方式的剧变;③抗生素的使用;④肠道缺血、缺氧;⑤IAH 的影响。有研究者发现,90 min 的 IAH(20 mmHg)改变了大鼠肠道微生物的数量和多样性。有益菌种(比如硬杆菌、乳酸杆菌等)数量减少,有害病原体(比如螺旋杆菌、假单胞菌、类杆菌等)数量增加,类杆菌从结肠向空肠迁移。研究者同时也发现,IAH 时肠道紧密连接表达减少和 Toll 样受体表达增加,这表明肠道菌群失调与肠道通透性增加之间存在着密切关联。

(五)IAH 对肠道水肿的影响

重症疾病状态下肠道水肿的发生机制主要在于:①全身或局部毛细血管渗漏导致组织间隙液体增加;②胃肠道动力受损和胸腔压力增加导致淋巴回流障碍;③IAH 导致静脉充血以及内脏血流灌注不足。

重症状态下机体应激或有害刺激,可导致肠道缺血、缺氧和缺血再灌注损伤以及激活系统炎症反应,从而介导毛细血管渗漏的发生。毛细血管渗漏是指不希望出现的、超过机体适应能力的、过度的液体和电解质从毛细血管丢失,导致第二和第三间隙液体积聚,可产生肠道水肿。同时,毛细血管渗漏会导致血管内血容量减少、低血压和心输出量降低,因此通常采用液体复苏治疗。液体复苏本身可能通过静脉液体的促炎作用进一步加重毛细血管渗漏综合征。除此之外,液体复苏进一步加剧内脏肿胀和肠道水肿,从而增加IAV,可能导致IAH的出现。然而,IAH本身可能导致静脉充血和肠道水肿,同时伴随着心输出量和腹部血流灌注的减少,引发了复苏液体使用量增加的恶性循环。

组织水肿通常会增加血管和细胞之间的距离,从而损害向组织输送氧气和营养物质。肠道水肿会增加营养物质的运输距离,影响营养物质的肠道吸收,因此,在组织水肿的情况下肠道功能障碍很可能发生。

第三节　严重创伤后胃肠功能障碍的主要临床特点

胃肠功能障碍的主要表现是肠内营养不耐受和胃肠动力障碍。胃肠道运动障碍可能会导致患者有较大的不适感,并导致恶心、呕吐、腹胀、胃潴留量过多、下消化道麻痹(麻痹性肠梗阻)和腹泻等症状的出现。而各种原因导致的黏膜损伤的直接后果是应激性溃疡和消化道出血。

法国的一项多中心研究提出几乎每例重症患者都存在不同严重程度的胃肠功能障碍,主要表现为腹胀、肠鸣音减弱或大便困难,约2/3的ICU患者会发生胃肠动力障碍,40%的ICU患者表现为腹泻或肠内营养不耐受,16%的患者表现为便秘。笔者所在的重症医学中心从2006年8月至2008年2月同期连续记录了502名危重患者胃肠功能障碍的10项临床表现类型(不能进食、反流、胃肠减压、胃潴留、腹胀、腹痛、腹泻、肠鸣音减弱、肠鸣音消失、便秘),研究结果显示,每一种表现类型的胃肠功能障碍都有不同程度的发生率,除"不能进食"(76.9%)外,以"腹胀"的发生率最高(60.9%),其次为"胃肠减压"(59.0%),"腹痛"发生率为31.1%,"腹泻"发生率为30.7%。下面将对各项临床症状及其主要特点分别进行介绍。

一、喂养不耐受

喂养不耐受(feeding intolerance,FI)是指任何临床原因(比如呕吐、高胃残留量、腹泻、胃肠道出血、存在肠瘘等)所导致的不能耐受肠内营养,对其诊断常基于复杂的临床评估,没有单独明确的症状或指标来定义。当经过72 h,83.736 kJ(20 kcal)/(kg·d)的喂养目标不能由肠内营养途径实现,或者因任何临床原因停止肠内营养的,均需考虑FI。若因外出检查/操作等因素导致肠内营养暂停的,则不应该视为FI。

为了进一步优化重症患者的营养实践,同时为了评估肠内营养实施过程中患者的耐受情况,全军重症医学专业委员会牵头制订了重症患者早期肠内营养的实施流程,该流程采用3个指标进行肠内营养耐受性评分,见表14-1。根据患者耐受性评分调整肠内营养的输注。3个项目总分:0~2分,继续肠内营养,增加或维持原速度,对症治疗;3~4分,继续肠内营养,减慢速度,2 h后重新评估;≥5分,暂停肠内营养,重新评估或者更换输注途径。

表14-1　肠内营养耐受性评分表

评价内容	分值及计分内容			
	0分	1分	2分	5分
腹胀/腹痛	无	轻度腹胀无腹痛	明显腹胀或腹痛自行缓解或腹腔内压力15~20 mmHg	严重腹胀或腹痛不能自行缓解或腹腔内压力>20 mmHg
恶心/呕吐	无或持续胃肠减压无症状	恶心但无呕吐	恶心呕吐(不需胃肠减压)或GRV>250 ml/L	呕吐且需胃肠减压或GRV>500 ml/L
腹泻	无	稀便3~5次/d且量<500 ml	稀便≥5次/d且量在500~1 500 ml	稀便≥5次/d且量≥1 500 ml

二、胃 潴 留

　　根据 2012 年 ESICM 急性胃肠功能损伤指南的定义,单次胃液回抽超过 200 ml 定义为大量胃潴留。目前还没有足够的生理学依据来准确定义大量胃潴留的确切值,也没有标准的测量胃残留量的方法。当胃残留超过 200 ml 时,需进行仔细的临床评估,但是仅仅单次测量胃残留量在 200~500 ml 时不应该擅自停止肠内营养。与此同时,尽管缺乏科学依据,指南建议将 24 h 胃残留量超过 1 000 ml 作为异常胃排空的一项指征,需要给予特殊注意。

三、腹 泻

　　根据 ESICM 指南的定义,腹泻指每天解 3 次以上稀水样便,并且量为 250 g/d(或超过 250 ml/d)。腹泻常规分为分泌性、渗透性、动力性和渗出性。在 ICU 中,建议将腹泻分为疾病相关性腹泻、食物/喂养相关性腹泻以及药物因素相关性腹泻。对于腹泻,主要是对症处理,包括维持水和电解质平衡、血流动力学稳定和保护组织器官(纠正低血容量,防止肾功能损害)等基本治疗措施。

四、胃肠道出血

　　胃肠道出血指任何进入胃肠道内腔的出血,并经呕吐液、胃内容物或粪便等标本隐血试验证实。对于明显的胃肠道出血,内镜检查可以明确出血的部位与程度。对于活动性和大量出血时,除了内镜检查,血管造影术也是合适的选择。

五、下消化道麻痹（麻痹性肠梗阻）

　　下消化道麻痹(麻痹性肠梗阻)指肠蠕动功能受损,导致粪便不能排出体外。临床症状包括至少 3 d 肛门停止排便,肠鸣音存在或消失,同时需排除机械性肠梗阻。肠鸣音可能存在或消失。

六、肠 管 扩 张

　　当腹部平片或 CT 显示结肠直径超过 6 cm(盲肠超过 9 cm)或小肠直径超过 3 cm 即可诊断为肠管扩张。肠管扩张是胃肠道梗阻的常见症状,也可能出现在没有梗阻的情况下。结肠炎导致的中毒性巨结肠和急性结肠假性梗阻是肠管扩张的急性严重表现。

第四节　严重创伤后胃肠功能障碍的诊断与监测

一、胃肠功能障碍的诊断

　　2008 年,Reintam 等报道了一种新的评估胃肠功能障碍的标准——胃肠功能衰竭(GIF)评分,主要评估喂养不耐受(FI)和腹腔内高压(IAH)两方面的情况。评分的主要内容如下。

　　0 分:胃肠道功能正常。

　　1 分:肠内营养提供<50% 的预计需要量/腹部手术后 3 d 未能进食。

　　2 分:喂养不耐受(高胃残留量、呕吐、腹胀、严重腹泻等导致不能进行肠内营养)或腹腔内高压。

3分:喂养不耐受合并腹腔内高压。

4分:腹腔间室综合征。

研究结果表明,ICU入院3d内的平均GIF评分与患者的ICU病死率密切相关,并可与序贯器官功能衰竭评分(SOFA)联合预测重症患者的预后,但该评分系统的局限之处在于,其未能提供一种可衡量重症患者胃肠功能障碍的具体标准,且肠内营养耐受情况是一个主观的指标,不能进行定量评估,除此之外,IAH并不是一个严格意义上可以直接反映胃肠道功能的指标,它是腹腔内压力增高与腹壁顺应性下降两者结合作用的结果,其对胃肠道功能的反映需要谨慎参考与解读。

2012年,ESICM提出了AGI分级标准,主要内容见上文介绍。AGI分级标准对胃肠功能障碍相关内容进行了较为明确的定义,在规范重症患者胃肠功能障碍的诊治上迈出了重要一步,但是这个分级标准仍存在一定的局限性,比如缺乏对胃肠功能的客观测量方法,不能量化,因此在临床操作过程中存在一定的困难。

二、胃肠功能障碍的监测

随着现代医学技术的不断发展,涌现了越来越多的新型胃肠道功能监测技术。因此,在临床工作中,我们可以实现对危重患者胃肠功能进行全方位监测,包括临床症状观察、体征监测、胃肠动力监测、肠消化吸收功能检测、胃肠激素检测以及肠屏障功能检测等各个方面。比如可使用放射学检查、超声检查、放射性核素显像、胃肠电图、腔内测压等手段检测患者的胃肠道动力;利用氢呼气试验、粪便pH值检查、粪便短链脂肪酸和乳酸浓度检测等反映患者胃肠道的消化吸收功能;检测尿乳果糖与甘露醇比值、血浆内毒素水平、血浆二胺氧化酶(diamine oxidase,DAO)活性、外周血D-乳酸水平等反映患者肠屏障的完整性。但由于现阶段新型检测设备在各医院间的普及率较低,导致实验室指标不足,因此目前主要采用临床症状观察(腹痛、腹胀、腹泻或便秘、消化道出血、喂养不耐受等)和体征监测(肠鸣音、消化道出血、腹腔内压力、胃潴留量等)对重症患者胃肠功能障碍进行早期诊断。

危重症患者的胃肠功能障碍症状,可能逐渐发展为胃肠功能衰竭。其产生和进展历程与其他器官衰竭相类似,都是由轻到重,由功能损伤到完全衰竭的序贯性病理过程。根据相应的诊断标准,如果患者出现恶心、呕吐、胃肠道动力轻度减弱,胃轻瘫伴有胃潴留或反流、下消化道麻痹、腹泻、腹腔内压力轻度增高、喂养不耐受等,但患者一般情况不受影响,则提示为功能受损期;如果在功能受损期给予干预处理后,胃肠功能仍不能恢复,且影响患者的一般情况,比如患者出现持续性喂养不耐受-大量胃潴留、肠管扩张、持续胃肠道麻痹,则提示为功能衰竭早期;如果上述症状持续进展,出现严重胃肠道出血、严重腹腔内高压、MODS加重等症状,则提示为功能衰竭晚期。通过对危重症患者进行准确的胃肠功能障碍分级和实时监测,为后续的临床优化管理提供基础。

三、腹腔内高压/腹腔间室综合征的诊断与监测

IAP监测是诊断和处理IAH/ACS的基础,动态监测IAP是ICU患者的标准监测项目之一,IAP指导下的IAH/ACS处理策略可显著提高患者的生存率。IAH的诊断主要依靠腹腔内压力的测量,但腹部体格检查通常不能准确反映出患者腹腔内压力的实际情况,CT或超声等辅助检查也对腹腔压力的评估没有大的帮助。膀胱具有较好的顺应性,且经膀胱测压简单、经济,因此膀胱压间接腹压测量已成为监测腹腔内压力的金标准。

指南并不推荐所有入住ICU的患者都进行IAP监测,入住ICU后出现新发或进行性加重的器官功能障碍时应评估IAH/ACS的危险性;存在两个及以上危险因素时应测量IAP;存在IAH时,应动态监测IAP,指南推荐每4h测量一次;出现脏器损害后,应每小时测量一次。

第五节　严重创伤后胃肠功能障碍的防治

一、创伤后胃肠功能障碍的治疗

(一)积极治疗原发病

主要干预措施包括:①积极治疗原发病,维持循环稳定,控制出血,纠正休克状态;②控制感染,早期合理使用抗生素,争取早期去除感染灶;③纠正全身缺氧状态;④实施损害控制性手术,减少胃肠道缺血再灌注损伤;⑤减少镇静剂的使用,减少其对胃肠道动力的影响等。

(二)早期肠内营养的使用

严重创伤常表现为机体代谢率明显升高,能量消耗增加,蛋白分解大于合成,呈现明显负氮平衡、低蛋白血症和应激性高血糖状态,因此营养底物的供给影响创伤患者的恢复。在创伤、应激、缺血和缺氧、缺血后再灌注等打击下,胃肠黏膜早期可能出现损伤,通透性增加,消化液分泌减少,一旦内毒素入血、细菌移位,易发生肠源性感染。因此早期实施肠内营养(enteral nutrition,EN),较之静脉营养更符合生理需要,且有利于维持肠黏膜细胞结构和功能的完整性,维护肠道黏膜屏障功能,减少肠内细菌移位,预防肠源性感染的发生。

创伤患者存在高分解高代谢,早年以改善患者营养状况为目标给予营养支持,往往都是以高氮、高热卡的策略,结果患者非但没有受益,反而会增加代谢负担,加重炎症反应,进而影响器官功能及全身情况。因此,针对创伤患者应以保护脏器功能,降低病死率为营养治疗的根本目的,实施以纠正代谢功能紊乱、提供合理营养底物、调节炎症免疫反应和促进创伤愈合为目标的综合营养支持措施。对于伴有胃肠功能障碍的创伤患者,可早期(24~48 h)尝试低剂量的 EN,可提高胃肠耐受性,发挥滋养作用,能维持肠黏膜结构与功能完整性,减少细菌移位及相关感染的发生,进而促进胃肠道及其他器官功能恢复。

(三)针对各项胃肠道临床症状进行处理

1. **喂养不耐受**　结合各项营养指南推荐意见(2012 年 ESICM 急性胃肠功能损伤指南/2016 年 ASPEN 美国成人危重患者营养指南),对于合并胃肠功能障碍的创伤患者,尝试早期开始使用小剂量的 EN,应当监测患者对 EN 的耐受性,避免不恰当终止 EN,胃残余量<500 ml 时,若没有不耐受的其他表现,不应终止 EN,在诊断检查或操作前后,应尽量缩短禁食的时间,以避免营养供应不足及肠麻痹时间延长,禁食可能会加重肠麻痹;对于伴有持续腹痛的患者,需先暂停 EN 后进行详细的体格检查或辅助检查(如腹部 CT 检查),明确是否存在肠梗阻或明显的肠缺血,若存在上述情况,应停用 EN,若排除上述情况,可继续滋养喂养并反复评估;应当评估 EN 患者的误吸风险,并采取措施降低误吸风险(对于所有接受 EN 的气管插管患者,床头应抬高至30°~45°);对于有临床适应证的患者应使用促进胃肠运动的药物,如促动力药(胃复安和红霉素);对于肠内管饲并发的腹泻,应当进一步寻找病因。建议在持续性腹泻、对纤维制剂无反应、怀疑吸收不良的患者使用短肽制剂。肠道缺血或肠道动力严重障碍的高危患者应避免使用可溶性纤维及不可溶纤维。当患者出现严重的 EN 不耐受,但又不能停止营养补充时,宜改用肠外营养(parenteral nutrition,PN)。

2. **胃潴留**　根据 2012 年 ESICM 指南的推荐意见,对于胃潴留的处理,推荐静脉使用胃复安和(或)红霉素,不推荐使用西沙必利。不推荐常规使用促动力药物。尽可能减少影响胃肠道动力的措施,比如避免或减少使用阿片类药物,避免深镇静。如果单次测量胃残留量超过 500 ml,建议暂停经胃喂养,并给予幽门后喂养。

3. **腹泻**　腹泻的处理以对症治疗为主,维持水和电解质平衡、血流动力学稳定和保护组织器官(纠正低血容量防止肾功能损害)。同时,积极寻找并尽可能终止(如轻泻剂、山梨醇、乳果糖、抗生素)或纠正

(如吸收不良、炎症性肠道疾病等)发病因素。重症患者发生喂养相关的腹泻时需减慢喂养速度、营养液适度加温、重新放置营养管或调整营养液配方。可加入膳食纤维延长食物转运时间。严重或反复发作的难辨梭状杆菌引起的腹泻首选口服万古霉素或甲硝唑。

4. **消化道麻痹** 2012 年 ESICM 指南提出,尽可能撤除或减少胃肠道蠕动的药物的使用(比如儿茶酚胺、镇静药物、阿片类药物等)和纠正引起肠动力损害的因素(高血糖、低钾血症等)。由于上述治疗作用显现效果延迟,可尽早预防性使用通便药物。多潘立酮、胃复安和红霉素等促动力药物可用于刺激上消化道(胃和小肠),而新斯的明可以促进小肠和结肠动力。

5. **肠管扩张** 主要干预措施为维持水及电解质平衡和胃肠减压。盲肠直径超过 10 cm,且 24 h 内未改善者,在排除机械性肠梗阻后可尝试静脉使用新斯的明。若保守治疗 24～48 h 未改善者,推荐使用结肠镜进行非外科减压。若结肠镜减压无效,由于存在穿孔的风险,建议行外科手术治疗。

二、腹腔内高压的管理策略

(一)IAH/ACS 的非手术治疗

IAH 的干预主要分为非手术治疗和手术治疗两部分。根据 2013 年 WSACS 指南,降低 IAP 的非手术治疗策略主要包括以下几个方面。

1. **增加腹壁顺应性** 疼痛或焦虑会造成腹肌紧张,腹壁顺应性减低,因此应尽量避免疼痛等情况的出现;危重患者应避免使用增加腹部张力的胸腹带,尤其是避免强力关闭腹部切口;腹部烧伤患者应切除焦痂以改善腹壁顺应性。

2. **促进胃肠内容物的排出** 可首先考虑放置鼻胃管、鼻肠管、肛管等创伤小的方法;甲氧氯普胺、红霉素等促动力药物可用于存在肠麻痹时,存在假性结肠梗阻时可考虑静脉注射新斯的明排空结肠,必要时可经结肠镜减压。

3. **促进腹腔内液体的引流** 对于游离腹水(慢性肝硬化伴大量腹水、大量液体复苏后)或腹腔积血(常见于腹部创伤后),多采用经皮穿刺引流;对于腹腔内脓肿、胰腺假性囊肿等可采用 CT 或超声引导下穿刺置管引流。

4. **其他措施** 包括对于存在 IAH 高危因素的患者,应严格监测输液量,避免过量液体复苏;高渗晶体液或胶体液为主的复苏可能有利于控制液体量;利尿剂及血液滤过的使用有助于移除过多的液体,减轻组织水肿。

(二)IAH/ACS 的手术治疗

IAH/ACS 的手术治疗主要为外科手术减压,主要适用于生命垂危、保守治疗无效的 ACS 患者。当患者病情危重,出现器官功能障碍时,腹腔开放可以改善腹腔内组织血流灌注,改善呼吸、循环状况,充分引流腹腔,为抢救赢得时间。但腹腔开放会造成腹腔液体大量丢失,并可能风化肠管,造成再感染和肠瘘,后期还有形成切口疝的可能。因此对于腹腔开放后因某些原因不能直接关腹的患者,需要用人工辅助材料暂时关腹,以保护腹腔内容物。此外,腹腔开放后的迅速减压,可能造成腹腔内脏的缺血再灌注损伤、过度水肿、有效循环血量的进一步下降,因此在临床实践过程中需注意这一点,密切监测患者腹腔压力的变化。

三、其他治疗措施

(一)胃肠道微生态的调节

胃肠道微生态系统是人体最为重要、最为复杂的微生态系统。从肠道微生态角度维持胃肠道屏障功能的完整性和调节胃肠道微生态平衡有着极其重要的临床意义。包括创伤在内的重症患者是发生菌群失调的高危人群,其主要原因在于抗生素的大量使用、饮食模式的急剧变化以及重症疾病的急性应激状态。抗生素的使用是导致肠道菌群失调的重要原因之一,抗菌药物在治疗感染的同时,也可杀灭大量的肠道内有益共生菌,同时伴有有害致病菌的过度繁殖,从而导致肠道菌群的急剧紊乱。大型、多国临床调查显示,ICU 内每日有约 70% 的患者在接受抗生素治疗,并且研究结果提示,肠道菌群紊乱与患者脓毒症的发生率以及病死率增高显著相关。

有多种方法可改变肠道菌群:使用抗生素、选择性肠道去污、益生元(即能促进有益细菌生长和代谢活动的膳食成分)、益生菌(即有益细菌)或粪便移植(细菌疗法)等。其中,益生菌被定义为人体来源的活性微生物,比如乳酸杆菌和双歧杆菌是胃肠道有益菌的主体,是胃肠道黏膜屏障的重要组成部分,与胃肠道的免疫、营养及正常功能的维持紧密相关。值得注意的是,尽管目前对于调节肠道菌群的研究较多,但对于肠道微生态的调节仍无较为明确的推荐意见,因此临床医师实践的过程中需因人而异,对于有需要的患者实施个体化治疗。

(二)特异性的营养底物

谷氨酰胺是肠上皮细胞一种很好的营养来源,能被小肠上皮细胞很快吸收,然后在小肠内进行代谢,能为细胞的快速复制提供氧化燃料。谷氨酰胺还能刺激淋巴细胞和单核细胞的功能,促进蛋白质合成,并且作为核苷酸和谷胱甘肽的前体,在维持胃肠道结构和功能方面起着重要的作用。在应激状态下,机体对谷氨酰胺的需求明显增加,外源性的谷氨酰胺能避免代谢和肌肉中谷氨酰胺的耗竭。因此,对于创伤患者来说,额外地补充谷氨酰胺是有必要的。有学者在多发创伤患者(创伤严重度评分≥20 分)中研究富含谷氨酰胺的 EN 对患者感染发生率的影响,结果显示,补充谷氨酰胺可以显著降低患者感染发生率。但也有一些研究认为,补充外源性谷氨酰胺可导致机体氨基酸组成的失衡,是导致危重症患者病死率增加的重要原因。此外,还有研究认为,在危重症早期并未发现明显的谷氨酰胺缺乏,过早开始补充谷氨酰胺可能并不会发挥其优势作用。由于这些多中心研究往往纳入的是不同类型的 ICU 危重症患者,因此,谷氨酰胺对哪一类危重症患者的预后具有相对较好的影响,还需要更加深入的研究。此外,在补充谷氨酰胺之前检测其血清浓度,可能对个体化治疗有着更为重要的意义。

第六节　典型病例

【病例简介】

患者男性,47 岁。于 2019 年 5 月 19 日因车祸导致方向盘撞击腹部,被救护车紧急送至当地医院救治,急诊在全身麻醉下行"回肠破裂修补+乙状结肠切除+结肠吻合+末端回肠造口术"(第一次手术)(图 14-1),术后患者严重腹腔感染,病情持续加重,于 5 月 24 日(POD 5)转至当地区域中心医院,予以抗感染、补液等对症支持治疗,感染难以控制。

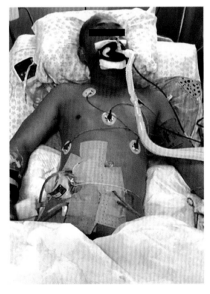

图 14-1　回肠破裂修补+乙状结肠切除+结肠吻合+回肠造口术后

【临床诊断】

1. 全身多发伤(ISS 26 分)

1.1 腹部闭合性创伤(AIS 4 分)

1.1.1 回肠破裂修补+乙状结肠切除+结肠吻合+回肠造口术后

1.2 双下肺挫伤伴多发肋骨骨折(AIS 3 分)

1.3 全身多处皮肤挫伤(AIS 1 分)

2. 损伤并发症

2.1 感染性/脓毒症休克

2.2 腹腔感染

2.3 急性胃肠功能障碍

2.4 创伤性凝血功能障碍

2.5 代谢性酸中毒

2.6 切口裂开

2.7 腹壁间肌肉坏死伴腹壁缺损

注:AIS——简明损伤评分(abbreviated injury scale, AIS), ISS——创伤严重度评分(injury severity score, ISS)。

【救治经过】

患者于 5 月 31 日(POD 12)至东部战区总医院就诊,入院时生命体征:体温 38.4 ℃,脉搏 121 次/min,呼吸 16 次/min,血压 130/75 mmHg。体格检查:腹部正中可见一 30 cm 长手术切口,切口裂开,大量消化液流出(图 14-2A),末端回肠双腔造口已游离于腹壁,大量粪渣样液体经造口与腹壁间流出。全腹部腹膜炎体征明显,肠鸣音弱。

完善血液学及腹部 CT 等检查,5 月 31 日(POD 12)急诊在全身麻醉下行“剖腹探查术”。术中见:切口周围肌层坏死,腹直肌前后鞘筋膜坏死,附着大量脓苔,盆腔大量粪便积聚。全小肠肠壁、肠系膜可见大量散在脓苔,肠壁炎症水肿明显。原屈氏韧带下 130 cm、150 cm 处小肠破裂修补口裂开,肠液涌出(图 14-2C)。原末端回肠双腔造口(距离回盲瓣 20 cm)游离于腹壁,大量粪渣样体液经造口与腹壁间流出。原乙状结肠吻合口完全断裂,大量粪便流出(图 14-2B)。遂行“小肠部分切除+小肠双腔造口+末端回肠双腔造口+乙状结肠造口+腹腔冲洗引流+腹腔开放术”(图 14-2D)。

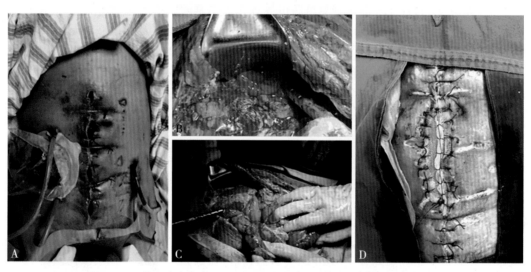

图 14-2 第二次手术前(A)、术中(B、C)及术后临时性腹腔关闭(D)

术后转入重症监护病房(ICU),患者生命体征极不平稳,血压 72/51 mmHg,动脉血气:乳酸 2.3 mmol/L。给予积极液体复苏,监测中心静脉压,应用血管活性药物[去甲肾上腺素 1 μg/(kg·min)];气管插管接呼吸机辅助呼吸,连续性肾脏替代治疗(continuous renal replacement therapy, CRRT)维持内环境稳态、清除炎症因子;根据血培养结果,使用替加环素、替考拉宁、比阿培南、伏立康唑及奥硝唑联合抗感染。积极治疗 10 h 后,患者呼吸、循环情况逐步稳定,去甲肾上腺素下调至 0.06 μg/(kg·min)。

6 月 4 日,患者第一段小肠造口(图 14-3)开始排气、排液,考虑腹腔感染严重、大片肠壁水肿,肠道蠕动、吸收功能差,暂给予滋养型肠内营养,保护肠黏膜,维持正常肠道菌群。

经鼻肠管行肠内营养(百普力 20 ml/h),近端造口液 200 ml,未行回输;补充性肠外营养[4.184 MJ(1 000 kal),蛋白质 2 g/kg]。

6 月 6～15 日,经鼻肠管行肠内营养(百普力 40 ml/h),近端造口液约 700 ml 回输至第二段小肠(图 14-3C),补充乳清蛋白 30 g/d,联合补充性肠外营养[3 347.2 kJ(800 kal),蛋白质 1.8 g/kg],补充益生菌,改善肠道菌群,补充谷氨酰胺促进肠黏膜修复;并撤除呼吸机及 CRRT 治疗,行腹腔关闭术。

6 月 16～27 日,在原有基础上行肠液回输至第三段肠管(图 14-3E),充分利用患者可用肠道的吸收功能,调节水和电解质平衡;并在肠内营养达标的基础上逐步停用肠外营养;腹部切口创面逐步愈合。

6 月 27 日至 7 月 21 日,在肠内营养应用良好的条件下,为避免长期禁食导致的肝功能损害,逐步恢复患者的口服饮食,后续二、三段肠管继续行肠液回输与肠内营养支持治疗(图 14-3A、D)。

7 月 22 日出院。

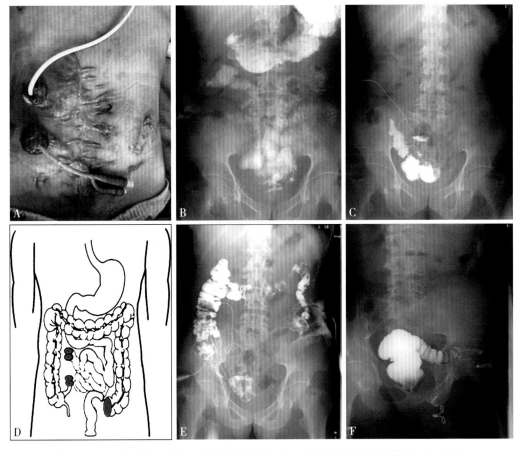

图 14-3　接力式肠内营养途径及示意图(A、D),各节段肠管造影图片(B、C、E、F)

2020 年患者在行家庭肠内营养支持治疗良好的情况下,于 6 月 22 日(第二次术后 12 个月)在全身麻醉下行"肠粘连松解+肠造口还纳术",术后恢复良好(图 14-4)。

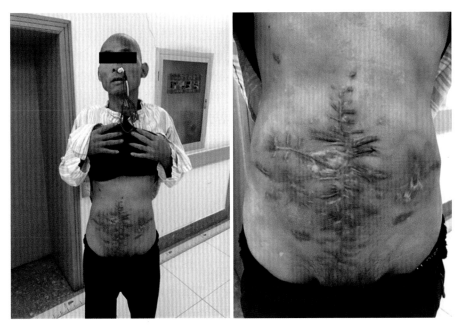

图 14-4　第三次造口还纳术后恢复情况

【救治经验】

患者第一次术后腹部切口裂开,造口脱垂,严重腹腔感染,一般情况极差。根据患者损伤情况,二次手术选择合理的"小肠双腔造口+末端回肠双腔造口+乙状结肠造口"手术方式,分节段将可用肠管拖出腹壁行造口术,挽救了患者的生命,为后期行肠内营养支持提供了良好的准备。

重症支持:良好的器官功能支持、合理的液体复苏是患者复苏后早期胃肠道功能恢复的有效保证。

尽早开始肠内营养。创造有利早期肠内营养(early enteral nutrition,EEN)条件:术中置入鼻肠管建立营养途径,术后应用 CRRT 行全身脱水、去除炎症因子,术后主动腹腔冲洗引流控制感染。随着病情逐步稳定,早期滋养型肠内营养(early trophic enteral nutrition,ETEN)能维持维持肠黏膜屏障功能、调节肠道微生态、减少肠道细菌移位,避免肠源性感染。患者腹腔感染严重,多次手术后,肠道吸收功能及蠕动功能恢复慢,肠内应用根据患者近端肠造口处肠黏膜血供条件,肠液的量及性状缓慢的增加肠内营养速度。

分时期行节段式肠内营养。根据不同时期,各节段小肠肠功能恢复时间,逐步启动一至三段肠管的肠内营养,促使各段肠管黏膜与营养物质接触,促进肠黏膜的生长与修复,维持肠黏膜结构和功能的完整性,减少肠源性感染的发生。

接力式肠内营养改营养物质的吸收,为后续进一步治疗和康复提供良好物质基础。肠液回输提高营养物质的吸收量,缩短补充性肠外营养的应用周期,避免大量水及电解质的丢失,维持内环境的稳定。避免结肠的失用性萎缩,为二期造口还纳手术创造条件。接力式肠内营养的全程封闭、连续回输和引流,保证了消化液的新鲜和时效,并联合肠内营养同时输注。

补充性肠外营养支持在 EEN 难以充分供给机体所需的能量及营养物质的情况下尤为重要。补充性肠外营养作为早期肠内营养联合肠液回输的辅助营养支持手段,可以提供部分能量及营养物质,提高患者的营养状态,改善临床预后。

家庭肠内营养支持治疗改善患者一般营养状况,为择期行造口还纳提供物质基础。

该患者病情严重,历经多次手术,腹腔感染严重,术后存在胃肠道功能障碍,伴随消化道的不连续性;纵观治疗全程,选择合理的手术方式控制感染、为术后进一步治疗和康复提供基础;ICU 有力的器官功能支持、有效液体控制减轻肠道水肿、积极腹腔感染控制是营养支持治疗的前提;早期滋养型肠内营养、节段式肠内营养、接力式肠内营养和补充型肠外营养支持治疗是慢性重症患者康复的有效支撑;家庭肠内营养支持治疗为最后患者确定性手术恢复肠道连续性提供强有力的保障。

急性胃肠功能障碍是临床亟须解决的难题,无论是其发病机制、诊断/分级和治疗均有待进一步的研究。特别是急性胃肠功能障碍作为一类"由急性疾病引起的胃肠道功能的损伤",应当与慢性腹部疾病(如胆囊炎、炎症性肠病、顽固性便秘等)所引起的胃肠道症状,在临床诊断和治疗时区别对待,而目前针对 ICU 内出现的急性胃肠功能障碍的处理,大部分情况仍是沿用传统腹部疾病胃肠道症状的诊断标准与治疗措施,这极大地限制了临床医师对于急性胃肠功能损伤的认知与干预。创伤、烧伤、休克、重症急性胰腺炎等重症疾病所导致的急性胃肠功能障碍,可能是由共同的发病机制所介导的,而目前缺乏对其共同发病机制和病理生理特征的统一认识,这可能是制约临床干预和研究进展的重要原因之一。因此在未来的研究中,进一步深入探究包括创伤在内的重症患者急性胃肠道损伤的发病机制和病理生理过程,将对改善 ICU 患者的预后产生重要意义。

(皋 林 李维勤)

参考文献

[1]黎介寿.肠衰竭:概念、营养支持与肠黏膜屏障维护[J].肠外与肠内营养,2004,11(2):65-67.

[2]虞文魁.急性胃肠功能障碍的认知与困惑[J].医学研究生学报,2015(5):449-453.

[3]JACOBS D G,JACOBS D O,KUDSK K A,et al.Practice management guidelines for nutritional support of the trauma patient[J].J Trauma,2004,57(3):660-678,679.

[4] KIRKPATRICK A W, ROBERTS D J, WAELE J, et al. Intra-abdominal hypertension and the abdominal compartment syndrome: updated consensus definitions and clinical practice guidelines from the world society of the abdominal compartment syndrome[J]. Intensive Care Med, 2013, 39(7): 1190-1206.

[5] KLINGENSMITH N J. The gut as the motor of multiple organ dysfunction in critical illness[J]. Crit Care Clin, 2016(32): 203-212.

[6] MCCLAVE S A, TAYLOR B E, MARTINDALE R G, et al. Guidelines for the provision and assessment of nutrition support therapy in the adult critically ill patient: society of critical care medicine(SCCM) and american society for parenteral and enteral nutrition(ASPEN)[J]. JPEN, 2016, 40(2): 159-211.

[7] REINTAM A, PARM P, KITUS R, et al. Gastrointestinal failure score in critically ill patients: a prospective observational study[J]. Crit Care, 2008, 129(4): R90.

[8] REINTAM BLASER A, JAKOB S M. Gastrointestinal failure in the ICU[J]. Curr Opin Crit Care, 2016, 22(2): 128-141.

[9] REINTAM BLASER A, MALBRAIN M L, STARKOPF J, et al. Gastrointestinal function in intensive care patients: terminology, definitions and management. recommendations of the ESICM working group on abdominal problems[J]. Intensive Care Med, 2012, 38(3): 384-394.

[10] REINTAM BLASER A, MALBRAIN M L. Abdominal pressure and gastrointestinal function: an inseparable couple? [J]. Anaesthesiol Intensive Ther, 2017, 49(2): 146-158.

[11] RITZ M A, FRASER R, TAM W. Impacts and patterns of disturbed gastrointestinal function in critically ill patients[J]. Am J Gastroenterol, 2000, 95(11): 3044-3052.

[12] ROBERTS D J, BALL C G. Increased pressure within the abdominal compartment: intra-abdominal hypertension and the abdominal compartment syndrome[J]. Curr Opin Crit Care, 2016, 22(2): 174-185.

[13] ROGERS W K. Intraabdominal hypertension, abdominal compartment syndrome, and the open abdomen[J]. Chest, 2018, 153(1): 238-250.

[14] SCHÖRGHUBER M. Effects of enteral nutrition on gastrointestinal function in patients who are critically ill[J]. Lancet Gastroenterol Hepatol, 2018, 3(4): 281-287.

[15] SOGUEL L, CHIOLÉRO R L, RUFFIEU X C. Monitoring the clinical introduction of a glutamine and antioxidant solution in critically ill trauma and burn patients[J]. Nutrition, 2008, 24(11/12): 1123-1132.

[16] ZANTEN A R, SZTARK F, KAISERS U X, et al. High-protein enteral nutrition enriched with immune-modulating nutrients vs standard high-protein enteral nutrition and nosocomial infections in the ICU: a randomized clinical trial[J]. JAMA, 2014(312): 514-524.

[17] ZHANG D, LI H X, LI Y T, et al. Gut rest strategy and trophic feeding in the acute phase of critical illness with acute gastrointestinal injury[J]. Nutr Res Rev, 2019, 32(2): 176-182.

第十五章

严重创伤后多器官功能衰竭与多器官功能障碍综合征

第一节 概 述

随着医学科学的进步,尽管患者可能耐受严重创伤、感染或大手术的初步打击而存活下来,但在 3 d 至 1 周后,仍有可能发生急性呼吸衰竭、急性肾衰竭、消化道出血、弥散性血管内凝血等多个器官或系统功能衰竭。病因明显不同的患者,可发生类似的多个器官衰竭。

当机体受到严重感染、创伤、烧伤等严重打击后,2 个或 2 个以上器官发生序贯性功能衰竭,就像多米诺骨牌一样序贯性的一个接一个的倒下,这一综合征称为多器官功能衰竭(multiple organ failure,MOF)或多器官功能衰竭综合征(multiple organ failure syndrome,MOFS)。多器官功能障碍综合征(multiple organ dysfunction syndrome,MODS)是 1992 年提出的概念,指各种疾病导致机体内环境稳态的失衡,包括早期多器官功能障碍到多器官功能衰竭的全过程,是一个范畴更广、对 MOF 认识更早的概念。目前 MOF 病死率仍为 60%~94%,是严重感染、创伤和大手术后最常见的病死原因。可见 MOF 及 MODS 是当前危重病医学所面临的最大挑战。

一、前多器官功能衰竭时代及历史回顾

疾病的发生、发展和转归犹如一条长链,包含着许多环节,其中必然存在某些相对薄弱的环节,链条的强度由最薄弱的那个环节决定(a chain is only as strong as its weakest link),并不取决于最强的环节。最薄弱的环节将最先发生断裂,在疾病过程中,功能最为脆弱的器官将最早发生衰竭,这一现象在 MOF 提出之前尤为突出。

在 MOF 提出之前,临床医学、特别是外科学面临的难题主要是单一器官衰竭。某一器官衰竭可能危及患者生命,单器官衰竭是临床医师关注的焦点。近代战争对临床医学的影响不可低估。第二次世界大战期间及第二次世界大战前,机体链条中最薄弱的环节是循环,休克是当时最为突出的问题。随着对休克认识的进步,朝鲜战争期间,肾成为最薄弱的环节,急性肾衰竭是威胁患者生命的难题。而到 20 世纪 60 年代末的越南战争期间,机体最薄弱的环节转到肺,急性呼吸衰竭是危重患者死亡的主要原因。人类对疾病认识的进步,使机体最薄弱、最容易断裂的环节不断发生改变。70 年代前危重患者发生器官衰竭的最显著特点几乎均为单一器官衰竭,也就是说,由于缺乏有力的支持手段,一旦发生某一器官衰竭,患者往往死于该器官的衰竭。70 年代以后,器官支持技术的进步,使得越来越多危重病患者不再死于单一

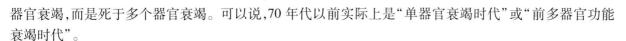

器官衰竭,而是死于多个器官衰竭。可以说,70 年代以前实际上是"单器官衰竭时代"或"前多器官功能衰竭时代"。

(一)薄弱环节之一——休克

休克是第二次世界大战及第二次世界大战前危及危重患者生命的主要薄弱环节。在第一次世界大战期间,认识的贫乏,导致对创伤性休克的无知。血压的下降被认为是血管动力耗竭、肾上腺皮质功能衰竭和创伤毒素的结果,忽视了创伤后出血、脂肪栓塞和颅脑创伤等在休克中所起的关键作用。直到 1930—1934 年,Persons 和 Alfred Balock 等学者通过动物实验,证实并提出创伤性休克是血管内容量大量丢失的结果。尽管如此,第二次世界大战早期,多数学者依然认为创伤性休克是不可逆的,而且主要通过补充血浆恢复血容量、输注盐水纠正脱水和电解质的丢失。血液的丢失和输血未能得到应有的重视,大批创伤性休克士兵得不到积极有效的治疗。1943 年美国哈佛大学外科学教授 Churchill 在纽约时报上撰文,指出严重创伤性休克患者存在大量血液丢失,单纯输注血浆和盐水是远不够的,必须输注全血。Churchill 的呼吁引起强烈反响,美国军队在北非和意大利战场的前线战地医院,开始装备冰箱以储存血液。早期积极输血、输液以恢复血容量、补充丢失的全血,大批创伤性休克患者奇迹般地获得存活,创伤性休克不可逆的观念被推翻。令人遗憾的是,部分创伤性休克患者在休克纠正后 10 d 左右,出现无尿,进而死于急性肾衰竭。可见肾成为新的、容易发生断裂的机体链条的薄弱环节。

(二)薄弱环节之二——急性肾衰竭

对休克认识的偏差,导致肾成为机体链条的薄弱环节,临床医学的热点由休克转向急性肾衰竭。第二次世界大战后期及战后,人们对休克展开进一步研究,发现机体受到创伤打击后,醛固酮释放增加,导致钠潴留,而钾不受影响,仍然大量从肾排泄。醛固酮释放增加导致的水钠潴留本来是机体对有效循环血量减少而产生的代偿性反应。可惜认识的局限性,导致治疗的偏差,提出对创伤性休克患者应补充必要的全血、血浆,但限制盐水的输注,使机体处于液体偏少或"偏干"的状态,结果导致患者仍然处于低血容量状态。同时,由于把休克与血压低等同起来,认为只要血压正常休克即被纠正,形成以纠正血压为终点的休克治疗思想,使休克不能获得根本纠正,机体始终处于低血容量状态,急性肾衰竭的发生成为必然。

美国军队外科研究中心报道,朝鲜战争期间,部分创伤性休克士兵经早期清创和血压纠正后,发生急性肾衰竭。200 例严重创伤士兵中,就有 1 例发生急性肾衰竭,患病率是越南战争的 20～30 倍,而且一旦发生急性肾衰竭,病死率高达 90%。针对这一突出问题,美国军队外科研究中心提出了"创伤后急性肾衰竭"的观念,以期引起重视。Shires 等学者很快认识到休克液体复苏不足和限制水钠摄入,导致细胞外液和血管内容量不足,是引起急性肾衰竭的主要原因。从而形成创伤性休克治疗的新思路,采取快速输血、输液等积极液体复苏手段,补足血管内容量和细胞外容量,在纠正循环衰竭的同时,早期恢复患者尿量,能够有效地防止急性肾衰竭。

(三)薄弱环节之三——急性呼吸衰竭

当创伤患者的循环和肾功能得到有效支持后,急性呼吸衰竭浮出水面,肺成为机体链条中最薄弱的环节。20 世纪 60 年代末的越南战争期间,肺成为机体最突出的薄弱环节,急性呼吸衰竭是创伤危重患者死亡的主要原因,病死率高达 92%。针对急性呼吸衰竭在创伤中的重要地位,提出了"创伤后急性呼吸衰竭"。早期大量甚至过量的液体复苏对纠正休克和防止急性肾衰竭是有利的,急性肾衰竭的发生率降低到 0.1%～0.2%,仅为朝鲜战争的 1/5 到一半,但过高的液体负荷损害肺,加上创伤对肺的直接打击,急性呼吸衰竭在所难免。呼吸支持技术和适当的容量管理成为急性呼吸衰竭治疗的关键。

二、多器官功能衰竭概念的提出——多器官功能衰竭时代

当全力支持机体链条中某一薄弱环节时,如造成链条薄弱的因素依然存在,则其他隐性、潜在的薄弱环节还可能发生断裂,而且形成序贯性的断裂。多个薄弱环节或多个断裂同时存在,将使处理变得复杂,而且难以修复。这正是 MOF 的形象比喻。

20 世纪 70 年代以来,我们进入"多器官功能衰竭时代"。器官支持技术的进步,使越来越多危重病患者不再是发生单一器官衰竭,而是多个器官衰竭。70 年代初,急性肾衰竭的发生率明显降低,但引起急性肾衰竭的原发病——感染或创伤,进一步导致休克或肝功能衰竭。通过血液透析替代肾功能,使多数患者并不死于急性肾衰竭,却死于休克和肝功能衰竭,病死率仍为 63%~77%。严重创伤或感染后,危重病患者胃肠道蠕动消失,实际上也是一种类型的肠道功能衰竭,导致肠道毒素或细菌移位、出血或穿孔等严重后果。同样,创伤或感染后,患者出现肝大和黄疸,则提示发生急性肝功能衰竭。最近代谢衰竭和"自噬现象"也日益受到重视。机体任何器官和系统均可能发生衰竭(表 15-1),但是否同时发生或是序贯性的发生,则取决于机体的状态、损伤的严重程度和并发症的发展情况。

表 15-1 多器官功能衰竭可累及的器官或系统

器官或系统	表现
循环系统	循环衰竭(休克)
肾	急性肾衰竭
呼吸系统	急性呼吸衰竭
肝	急性肝功能衰竭
血液系统	血液功能衰竭
胃肠道	胃肠道功能衰竭
神经系统	神经系统功能衰竭
免疫系统	免疫功能衰竭
代谢	代谢功能衰竭

1973 年 Tilney 首先提出了"序贯性器官功能衰竭"的概念。学者观察了 18 例腹主动脉瘤术后并发急性肾衰竭的患者,尽管给予积极治疗,均先后出现急性肺水肿(非心源性)、急性胰腺炎和急性肾衰竭等序贯性功能衰竭,病死率高达 94%。学者认为腹主动脉瘤手术创伤导致患者发生多个器官的序贯性衰竭,并指出相继衰竭的器官可以是远隔器官,而并不一定是最初受损的器官。"序贯性器官功能衰竭"的提出是 MOF 研究的一个里程碑,为临床医师重视 MOF 奠定了基础。

1975 年 Baue 进一步提出了序贯性器官功能衰竭综合征,首次将 MOF 概括为一综合征。3 例患者的原发性疾病不同,但最终均发生 MOF 而死亡,尸检显示类似的结果。第 1 例为结肠切除患者,术后发生吻合口瘘和急性腹膜炎,在积极治疗 6 周后死亡。尸检显示肺充血水肿、局灶性肺纤维化和肺炎、急性肾小管坏死伴肾小球内血栓形成、急性非炎症性肝坏死、脾多发性梗死、肾上腺自溶。可以看出,尽管患者死于急性腹膜炎,但受累器官包括腹腔内的肝、腹膜后的肾和肾上腺及腹腔外的肺。第 2 例原发疾病为急性重症胰腺炎,尸检显示全身黄疸、胸腔积液、吸入性肺炎、急性肾小管坏死、肝弥漫性坏死、胃肠道溃疡。同样显示了原发病灶胰腺以外的多个器官发生衰竭。而第 3 例患者为二尖瓣和主动脉瓣置换术后伴持续低心输出量,积极治疗一个半月后死亡,尸检发现细菌性坏死性动脉炎、间质性肺水肿伴透明膜形成、急性肝小叶中央型坏死、急性肾衰竭和脾淤血。从 3 例患者的原发疾病和尸检情况可以看出,原发疾病尽管不同,但最终均发展为 MOF,而且受累的衰竭器官可以是原发病灶邻近器官,也可以是远隔器官。由于不同原发疾病导致了类似的多个器官相继发生功能衰竭,Baue 将其归纳为一个综合征"多系统进行性序贯性器官功能衰竭"(multiple progressive or sequential system failure),并指出当单一器官功能衰竭被征服或功能被替代后,多器官衰竭正在成为一种新的威胁,一个令人不安的新时代(MOF 时代)已经来临。

1977 年 Polk 针对 MOF 多发生于原发部位远隔器官,提出"远隔器官功能衰竭",但未被广泛采用。同年 Eiseman 将不同原发疾病导致的多个器官相继发生功能衰竭这一综合征命名为"multiple organ failure(MOF)",这一术语简单明了,迅速被推广采用,至今依然沿用。应该指出,MOF 不是单纯的一种综合征,而是作为一个新的概念被提出来。

MOF 曾被冠以许多名称（表 15-2），但 MOF 这一术语被普遍接受和使用。直到 1992 年，美国胸科医师协会/重症医学会（ACCP/SCCM）提出以多器官功能障碍综合征（multiple organ dysfunction syndrome，MODS）代替 MOF。MODS 是各种疾病导致机体内环境稳态失衡的状态。目前认为 MODS 实际上就是全身性炎症反应失控引起的多器官功能障碍。因此，MODS 也可理解为全身炎症反应综合征+器官功能障碍，而传统的 MOF 就是 MODS 继续发展的最严重的终末期结果。

以 MODS 代替 MOF 反映了人们对该综合征更为深入的认识和了解，具有重要的临床意义。第一，MODS 是一个包括早期内环境紊乱到 MOF 的连续的病理生理过程，而不是一个孤立事件，具有较宽的内涵。第二，MODS 的提出也是对 MOF 痛苦反思的结果，当患者诊断 MOF 时，器官功能衰竭已到晚期，常常痛失治疗时机。对 MOF 的早期干预，前提是对 MOF 的早期认识。MODS 的提出为早期认识、早期诊断以及早期干预奠定了基础。

表 15-2　多器官功能衰竭及多器官功能障碍综合征的名称

中文命名	英文命名	作者	年代
序贯性器官衰竭	sequential systems failure	Tilney	1973 年
多系统进行性序贯性器官功能衰竭	multiple progressive or sequential systems failure	Baue	1975 年
多器官功能衰竭	multiple organ failure	Eiseman	1977 年
远隔器官衰竭	remote organ failure	Polk	1977 年
多系统功能衰竭	multiple system organ failure	Fry	1980 年
急性器官系统衰竭	acute organ-system failure	Knaus	1985 年
多器官功能障碍综合征	multiple organ dysfunction syndrome	Marshall	1992 年

第二节　严重创伤后炎症反应与多器官功能障碍综合征的病理生理机制

多器官功能障碍综合征（MODS）的发病机制非常复杂。以往认为 MODS 是感染、创伤、烧伤等严重机体损伤难以遏制的直接后果。近 20 年的研究涉及了 MODS 的病理生理学、病理学、免疫学、分子生物学以及分子流行病学，对 MODS 的认识逐步深刻。目前认为，MODS 不仅与感染、创伤等直接损伤有关，在某种程度上，MODS 与机体自身对感染、创伤的免疫炎症反应（inflammatory reaction）具有更为本质性的联系。也就是说 MODS 最大的威胁来自失控的炎症反应。对机体炎症反应的深刻认识有利于早期认识 MODS 病理生理紊乱，并使早期积极干预成为可能。MODS 发病机制提出了不少学说，但归纳起来主要包括炎症反应学说、自由基学说和肠道动力学说。

一、多器官功能障碍综合征的传统认识

传统观念认为多器官功能衰竭（MOF）/MODS 是严重感染或创伤的直接后果，也就是说入侵的细菌/毒素或组织损伤是导致 MODS 的根本原因。随着研究的深入，对 MODS 的认识也逐渐变化。1973 年 Tilney 首先撰文描述了多器官功能序贯性衰竭，并指出相继衰竭的器官可以是远隔器官，而并不一定是最初受损的器官。1977 年 Polk 认为远隔器官的功能衰竭是隐匿性腹腔感染的结果。1980 年 Fry 进一步提出革兰氏阴性杆菌是导致 MOF 的最常见原因。受上述理论的影响，对于 MOF 的诊疗，临床上积极使用抗生素，并致力于寻找隐匿的感染灶，甚至在缺乏充分证据的情况下，主张经验性治疗或早期剖腹探查，以期发现隐匿的或未控制的感染灶，达到控制感染、防治 MOF 的目的。遗憾的是，积极的治疗并未获得预期疗效。

创伤感染是否是导致 MODS 的根本原因,值得怀疑。1985 年 Norton 观察了 21 例腹腔脓肿患者,经多次积极的腹腔引流和抗生素治疗,仍有 16 例死于 MODS。他认为即使充分的脓肿引流和抗生素治疗,并不能使 MODS 逆转,也不能降低病死率。之后,又有研究发现死于 MOF 的菌血症患者中,在剖腹探查或尸检中,有 30% 无感染灶发现。在此基础上,1985 年 Goris 指出,MODS 并非细菌/毒素或组织损伤直接作用的后果,可能是机体炎症反应紊乱的结果。这是 MODS 认识上的重大飞跃。根据一系列的实验和临床观察,形成 MODS 的理论假设,即机体在遭受细菌或毒素打击时,炎症细胞大量激活和炎症介质异常过量释放,并涌入循环产生持续性全身性炎症瀑布反应,这是导致 MODS 的根本原因。换句话说,感染或组织损伤导致机体炎症反应失控,造成广泛自身组织破坏,最终导致 MODS,甚至死亡。

二、多器官功能障碍综合征的发病机制

正常情况下,感染和组织创伤时,局部炎症反应对细菌清除和损伤组织修复都是必要的,具有保护性作用。当炎症反应异常放大或失控时,炎症反应对机体的作用从保护性转变为损害性,导致自身组织细胞死亡和器官衰竭。无论是感染性疾病(如严重感染、重症肺炎、急性重症胰腺炎后期),还是非感染性疾病(如创伤、烧伤、休克、急性胰腺炎早期等)均可能导致 MODS。可见,任何能够导致机体免疫炎症反应紊乱的疾病均可引起 MODS。从本质上来看,MODS 是机体炎症反应失控(uncontrolled inflammation)的结果。感染创伤是机体炎症反应的促发因素,而机体炎症反应的失控,最终导致机体自身性破坏,是 MODS 的根本原因(图 15-1)。炎症细胞激活和炎症介质异常释放、组织缺氧和自由基、肠道屏障功能破坏和细菌/毒素移位均是机体炎症反应失控的表现,构成了 MODS 的炎症反应失控的 3 个互相重叠的发病机制学说——炎症反应学说、自由基学说和肠道动力学说(图 15-2)。

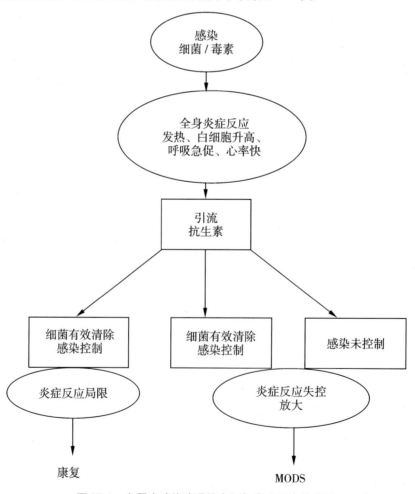

图 15-1　多器官功能障碍综合征与炎症反应的关系

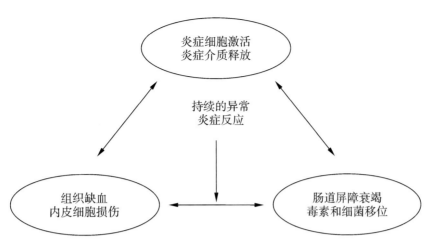

图 15-2　多器官功能障碍综合征的发病机制

(一)炎症反应学说

炎症反应学说是 MODS 发病机制的基石,基本内容包括感染或创伤引起的毒素释放和组织损伤并不是导致器官功能衰竭的直接原因,细菌/毒素和组织损伤所诱发的全身性炎症反应是导致器官功能衰竭的根本原因。

当机体遭受感染或创伤打击后,细菌/毒素或组织损伤将刺激机体巨噬细胞等炎症细胞,释放炎症介质。肿瘤坏死因子是最早释放的炎症介质之一,可进一步刺激和激活巨噬细胞、粒细胞、淋巴细胞和内皮细胞,释放大量的炎症介质,形成炎症介质释放的瀑布样连锁反应,犹如多米诺骨牌逐级放大,形成失控的炎症反应。参与炎症反应的介质包括:①炎症细胞因子,如肿瘤坏死因子(TNF)-α、白细胞介素(IL)-1β、IL-2、IL-6、IL-8 等;②自由基类介质,如氧自由基、氮氧自由基等;③脂质代谢产物,如白三烯、前列腺素、血小板活化因子等;④其他介质,如溶酶体酶、缓激肽、组胺、补体激活产物等。尽管一氧化氮和前列腺素被认为是炎症介质瀑布样反应的最后共同途径,导致血管麻痹和休克,但它们与其他炎症介质一起,均可引起组织细胞损害,最终导致 MODS。

炎症反应学说在 MODS 发病机制中的根本性作用,得到大量实验和临床研究的证实:①内毒素血症导致的 MODS 模型动物及因感染、烧伤和创伤而发生 MODS 患者,血浆和局部组织(如肺泡灌洗液、脑脊液、腹水、胸腔积液等)的炎症介质水平明显升高,而且炎症介质的水平与疾病严重程度有一定关系。②给动物注射内毒素或炎症介质(如 TNF-α 和 IL-1β),不但可引起严重炎症反应,而且可进一步诱发 MODS。给健康志愿者静脉注射小剂量内毒素和炎症介质也可导致明显的炎症反应。③注射单克隆抗体以阻断内毒素或炎症介质的效应,可防止感染动物发生 MODS,降低病死率。

抑制或中和关键性炎症介质,阻断炎症反应的多米诺效应,寻找防止 MODS 的"魔弹",一度成为 MODS 研究热点。动物实验显示早期给予单克隆抗体,阻断内毒素、TNF-α、IL-1β、IL-6 和 γ-干扰素(IFN-γ)的作用,具有降低动物炎症反应和病死率的作用,结果令人鼓舞。然而,耗资巨大的小规模临床试验并未获得满意的临床结果,而且在某些感染的动物模型中,抑制或阻断一氧化氮反而加重肺损伤,产生有害的血流动力学影响。抗介质治疗战略的失败,使人们深刻反思 MODS 的炎症反应机制。①细胞因子等炎症介质的作用机制方面存在种族差异,动物实验的研究结果不能直接惠及人类。②免疫功能状态存在差异,接受静脉注射内毒素或细胞因子健康动物或志愿者的免疫功能状态,与创伤感染后动物或患者差异很大。给损伤后动物注射 IFN-γ,可降低致命性腹腔感染的病死率。同样剂量的 IFN-γ 给未损伤的动物注射,之后再给动物注射内毒素,动物病死率明显增加,可见动物的免疫状态不同,对 IFN-γ 的反应性也截然相反。③实验动物所接受的内毒素或细胞因子往往为一次性、攻击性的大剂量,而临床感染中,内毒素或细胞因子的释放往往为较小剂量、反复持久的。④细胞因子以旁分泌和自分泌为主,组织局部的细胞因子浓度往往很高,而循环中水平较低。但实验和临床抗介质治疗均以对抗血浆炎症介质为目标。⑤细胞因子等炎症介质实际上是一把"双刃剑",在不同浓度、不同状态、不同组织部位,可能具有不同的作用,甚至作用是完全相反的。

尽管认识还不全面,但炎症反应失控依然是 MODS 发生、发展中的根本性作用,炎症反应学说依然是 MODS 发病机制的基石。

(二)自由基学说

缺血再灌注(ischemia reperfusion)和自由基(free radical)也是导致 MODS 的重要机制之一。MODS 的自由基学说主要包括 3 方面:①氧输送不足导致组织细胞直接的缺血和缺氧性损伤;②缺血再灌注促发自由基大量释放;③白细胞与内皮细胞的互相作用,导致组织和器官损伤,最终发生 MODS。从根本上来看,自由基学说也是炎症反应学说的重要组成部分。

缺血、缺氧引起组织器官损伤是 MODS 的重要原因。当氧输送低于临界水平时,必然引起全身组织器官的缺血、缺氧,导致器官功能损害。以 Shoemaker 为代表的学者提出,通过提高心输出量、血红蛋白浓度或动脉血氧饱和度,使全身氧输送明显高于临界水平,即超常水平的氧输送(supernormal),可以达到改善组织器官缺氧的目的。尽管高氧输送是符合逻辑的,但全身氧输送的提高与某一器官血流和氧输送改变并不一致。当全身氧输送高于正常时,肠道、肝等内脏器官仍然可能处于缺血、缺氧状态。研究证实,以提高氧输送为复苏目标,并不能改变 MODS 的预后。肠道是休克及 MODS 中最易发生缺血、缺氧的器官,对肠道缺血的监测可能是有益的。肠道黏膜 pH 值监测可判断肠道缺血程度,用以指导 MODS 患者的复苏治疗似乎更为合理,但以改善器官氧输送为目标的复苏治疗,是否能够最终改善 MODS 患者的预后,尚待进一步研究。

缺血再灌注和自由基的释放也是导致 MODS 的重要机制。组织器官血流灌注的恢复或重建对于机体的生存是很有必要的,但却能诱导自由基的释放。黄嘌呤氧化酶和白细胞激活途径是自由基生成的主要来源。黄嘌呤脱氢酶转化为黄嘌呤氧化酶是自由基释放的前提,一般情况下,肠道再灌注 10 s 后,黄嘌呤脱氢酶即转化为黄嘌呤氧化酶;在心肌组织中,酶的转化发生于再灌注后 8 min 左右;而在肝、脾、肾和肺等器官,酶的转化发生在再灌注后 30 min。再灌注后不同组织器官酶转化时间的差异,是不同组织器官缺血再灌注损伤(ischemia reperfusion injury)程度不同的基础。再灌注和自由基造成的损害往往比缺血更为严重,因此,组织器官最严重的损伤不是发生在缺血期,而是发生在再灌注期。针对再灌注期自由基对组织细胞的严重损害,抑制自由基生成、阻断自由基作用或直接中和自由基,则成为合理的 MODS 防治战略。实验研究证实,应用自由基阻滞剂或清除剂可以保护器官功能,但对炎症反应和 MODS 的临床疗效不肯定。天然超氧化物歧化酶(SOD)在血浆中的半衰期很短,且难以通过细胞膜,单独应用不易发挥抗氧化作用。研制理想的抗氧化剂是阻断缺血再灌注损伤的希望。

由毒素和炎症介质诱导的失控炎症反应,在很大程度上作用于血管内皮细胞水平。正常情况下,内皮细胞表现为非炎症性表型,具有调节毛细血管血流、参与凝血和炎症反应的功能。当内毒素或炎症介质作用于内皮细胞时,内皮细胞可表达组织因子激活外源性凝血途径,表达表面受体[内皮细胞–粒细胞黏附分子(ELAM)、细胞间黏附分子(ICAM-1)等],促进白细胞与内皮细胞黏附和激活。此时毛细血管不再是炎症细胞的被动通道,而是炎症反应的积极参与者,促进炎症细胞向感染损伤部位趋化,激活炎症细胞,增强炎症细胞对细菌和异物的清除能力,有助于感染的控制和局限。但当局部炎症反应放大或失控时,毒素和炎症介质不仅刺激损伤部位的毛细血管内皮,而且可能弥漫性损伤全身毛细血管内皮细胞,结果造成微血栓形成及器官功能损害,导致 MODS。可以说,感染创伤等各种因素诱导 MODS 的共同途径是内皮细胞的激活和白细胞与内皮细胞的黏附。以抑制白细胞与内皮细胞黏附为主要目标的内皮细胞保护性措施也是 MODS 的治疗策略之一,可减轻由休克或缺血再灌注介导的毛细血管内皮及组织器官损害,但也有可能抑制机体对致病菌的清除能力。内皮细胞保护策略有待进一步研究证实。

(三)肠道动力学说

肠道动力学说的概念最早是由 Meakins 和 Marshall 提出的。1985 年 Goris 对 MODS 患者的研究显示,死于 MODS 的患者中,30% 血培养阳性或有全身性感染的表现,但找不到感染灶。肠道是机体最大的细菌和毒素库,肠道有可能是 MODS 患者菌血症的来源。另外 MODS 患者菌血症的细菌往往与肠道菌群一致。因此,Meakins 和 Marshall 提出肠道可能是 MODS 发生发展的动力器官(gut motor)。

目前,肠道动力学说已被基本证实,临床和实验研究证据包括:①约 1/3 的菌血症患者死于 MODS 而未发现明确的感染灶;②肠道对缺血和再灌注损伤最为敏感,创伤或感染患者或动物模型中,细菌或毒素移位已被证实;③应用肠道营养,保持肠黏膜的完整性,可降低感染发生率。

但对这一学说也有不同的看法:①休克或创伤后,肠黏膜通透性增加与感染并发症并无必然联系;②细菌可从肠系膜淋巴结中检出,但进入循环很少;③选择性肠道去污染(selective decontamination of digestivetract,SDD)对降低肺部感染有益,但对 MODS 的发病和病死无明显影响。

根据目前的认识水平,肠道不仅仅是一个消化器官,由于肠黏膜内大量散在分布的淋巴细胞、肠系膜中广泛分布的淋巴结以及肝内大量的库普弗细胞(Kupffer cell),肠道实际上也是一个免疫器官。在感染、创伤或休克时,即使没有细菌的移位,肠道内毒素的移位也将激活肠道及其相关的免疫炎症细胞,导致大量炎症介质的释放,参与 MODS 的发病。因此,肠道是炎症细胞激活、炎症介质释放的重要场地之一,也是炎症反应失控的策源地之一。从这一点来看,肠道动力学说实际上是炎症反应学说的一部分。

三、二次打击学说与多器官功能障碍

MODS 往往是多元性和序贯性损伤的结果,而不是单一打击的结果。1985 年 Dietch 提出 MODS 的二次打击学说,将创伤、感染、烧伤、休克等早期直接损伤作为第一次打击,第一次打击所造成的组织器官损伤是轻微的,虽不足以引起明显的临床症状,但最为重要的是,早期损伤激活了机体免疫系统,尽管炎症反应的程度较轻,但炎症细胞已经被动员起来,处于预激活状态。此后,如病情稳定,则炎症反应逐渐缓解,损伤组织得以修复。当病情进展恶化或继发感染、休克等情况,则构成第二次或第三次打击。第二次打击使已处于预激活状态的机体免疫系统爆发性激活,大量炎症细胞活化、炎症介质释放,结果炎症反应失控,导致组织器官的致命性损害。第二次打击强度本身可能不如第一次打击,但导致炎症反应的爆发性激活,往往是致命性的(图 15-3)。

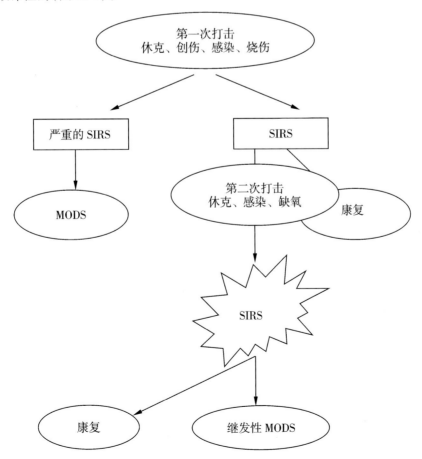

图 15-3　多器官功能障碍综合征的二次打击学说

当第一打击强度足够大时,可直接强烈激活机体炎症反应,导致 MODS,属于原发性 MODS。但大多数患者 MODS 是多元性和序贯性损伤的结果,并不是单一打击的结果,这类 MODS 属于继发性 MODS。常见的第二次打击包括继发性感染、休克、缺氧、缺血、创伤、手术等。对于多发性创伤的患者,如创伤严重,则可直接导致 MODS。但多数患者经早期清创处理后基本稳定,而创伤早期发生的低血压导致各器官发生不同程度的缺血再灌注损伤及巨噬细胞、中性粒细胞激活,使患者出现发热、白细胞升高等炎症反应表现。创伤后 3 ~ 7 d,继发性感染或休克,使已处于预激活或激活状态的炎症细胞发生爆发性激活,结果使炎症反应失控,导致自身组织器官的损害,最终发展为 MODS。

危重患者的病情往往是复杂的,机体遭受打击次数可能是两次,也可能是多次。多次反复打击将使机体炎症反应放大和失控更易发生,使患者更易发生 MODS。另外,不仅机体免疫系统参与多次打击导致 MODS 的病理生理过程,凝血、纤溶、补体、激肽等多个系统均参与或累及。

MODS 二次打击学说的提出,进一步强调了感染、创伤的后期处理。后期处理不当,后果比早期损伤的结果更为严重,更具危害性。

四、全身炎症反应综合征/代偿性抗炎症反应综合征与多器官功能障碍综合征

(一)炎症反应的意义

正常情况下,炎症反应是防止组织损伤扩大,促进组织修复的以防御为主的局部组织反应,是机体修复和生存所必需的。感染和创伤触发机体炎症反应,如果炎症反应能够及时局限,清除细菌或异物,则对机体有益。如果炎症反应不能局限,导致炎症反应失控,反而损伤自身组织,可能造成严重后果。

(二)全身炎症反应综合征

1991 年在芝加哥召开美国胸科医师协会和重症医学会(ACCP/SCCM)联席会议,将感染或创伤引起的持续全身炎症反应失控的临床表现命名为全身炎症反应综合征(systemic inflammatory response syndrome,SIRS),并制定了相应的诊断标准(表 15-3)。SIRS 可由感染因素引起,若进行性加重可导致全身性感染(systemic infection)、严重感染(severe sepsis)、感染性/脓毒症休克,甚至 MODS。SIRS 也可由创伤、烧伤、急性重症胰腺炎等非感染因素引起,进行性加重亦可引起 MODS。SIRS 是感染或非感染因素导致机体过度炎症反应的共同特征,MODS 是 SIRS 进行性加重的最终后果。因此,就本质而言,SIRS 是导致 MODS 的共同途径。

表 15-3　全身炎症反应综合征的诊断标准(符合下列两项或两项以上)

项目	标准
体温	>38 ℃ 或<36 ℃
心率	>90 次/min
呼吸	呼吸频率>20 次/min 或动脉血二氧化碳分压($PaCO_2$)<32 mmHg
白细胞	外周血白细胞>12×10^9/L 或<4×10^9/L,或幼稚杆状白细胞>10%

SIRS 的提出是对感染、创伤及 MODS 认识的重大突破和进展。导致 MODS 临床和基础研究的重点从感染、创伤本身转移到机体炎症反应这一本质上,同时也使 MODS 治疗手段从控制感染、创伤,延伸到调节机体炎症反应上。

对 SIRS 临床认识和理解的重要性远比 SIRS 的临床诊断重要。SIRS 这一概念在临床应用中存在诸多问题。

1. 诊断标准的敏感度过高　根据 Rangel-Frausto 的研究,3 708 例 ICU 及普通病房患者的 SIRS 发生率高达 68%。我们的研究结果也显示 ICU 患者在转入时,有 71.3%符合 SIRS 诊断标准。这些研究提示 SIRS

发生率异常之高,使"SIRS"概念似乎与"危重病"的概念类似,即 SIRS 的诊断灵敏度高,而缺乏特异性。

2. 难以反映疾病严重程度　临床研究中不能以 SIRS 判断疾病的严重程度,在 1991 年芝加哥会议上已认识到这一问题,因此,提出将 SIRS 与疾病严重程度评分相结合,对危重患者进行判断和治疗。当然,也有一些研究认为,SIRS 符合 4 项指标的多少,与 SIRS 的严重程度及危重患者预后有关。

3. 削弱或忽视寻找感染灶和控制感染表现　SIRS 或"全身性感染"的患者,部分患者可能无感染灶,其"全身性感染"表现由创伤、急性重症胰腺炎或烧伤等非感染因素引起,但也有部分存在明确或可疑感染灶,例如,肺炎、腹腔感染等。因此,对于表现有 SIRS 的患者,不能仅仅满足于 SIRS 的诊断,要高度关注引起 SIRS 的原因,特别是是否有感染发生。

尽管 SIRS 概念的提出是 MODS 认识上的重大进步,但 SIRS 的诊断标准本身存在许多不足,特别是把它作为一个综合征或疾病时,不能停留在 SIRS 水平上,应积极寻找导致 SIRS 的致病因素。当然,我们并不能因为 SIRS 诊断标准存在问题而否认 SIRS 的重要意义。

(三)代偿性抗炎症反应综合征

基于 SIRS 是导致 MODS 的本质性原因这一认识,抑制 SIRS 有可能阻断炎症反应发展,最终可能降低 MODS 病死率。20 世纪 90 年代初期,大量的动物实验研究显示,抑制炎症介质,明显降低感染或内毒素血症动物的病死率,为临床 MODS 的救治带来希望。令人失望的是,内毒素单抗、TNF-α 单抗等炎症介质拮抗剂在临床试验中相继失败,甚至个别研究报道增加病死率。由此迫使人们深入研究,并重新认识 SIRS 在 MODS 中的作用。首先引起注意的是机体受细菌毒素、损伤打击后,出现一过性细胞免疫功能降低,使机体对感染易感;其次,机体受细菌毒素、损伤刺激后,不仅释放炎症介质引起 SIRS,同时大量释放内源性抗炎介质。后者可能是导致机体免疫功能损害的主要原因;再次,临床上盲目使用炎症介质拮抗剂,可能使免疫功能损伤加重,或许这就是炎症介质拮抗剂临床试验失败的主要原因。鉴于上述认识,1996 年 Bone 针对感染或创伤时,导致机体免疫功能降低的内源性抗炎反应,提出了代偿性抗炎症反应综合征(compensatory anti-inflammatory response syndrome,CARS)的概念。CARS 作为 SIRS 的对立面,两者常常是不平衡的。如保持平衡,则内环境稳定得以维持,不会引起器官功能损伤。一旦 SIRS/CARS 失衡,将引起内环境失去稳定性,导致组织器官损伤,发生 MODS。

如果把 SIRS 和 CARS 看作机体炎症反应天平的两端,则 CARS 作为天平的另一端,对 SIRS 发生、发展所起的关键性作用是不言而喻的。CARS 的发生主要与抗炎症介质合成、抗炎症内分泌激素及炎症细胞凋亡等因素有关。

1. 多种内源性抗炎介质参与 CARS　单核巨噬细胞被过度激活后,不仅释放大量的促炎症介质,引起广泛的组织自身性破坏,同时,也释放一种强烈的内源性免疫抑制剂——前列腺素 E_2(prostaglandin E_2,PGE_2),引起细胞免疫功能瘫痪。临床研究证实,严重创伤或感染早期,单核细胞等可释放大量 PGE_2,并持续升高长达 21 d。PGE_2 通过抑制辅助性 T 细胞(helper T cell,Th cell)向 Th_1 细胞分化,促使向 Th_2 细胞分化,从而抑制 IL-2 和 IFN-γ 释放及 IL-2 受体表达,抑制细胞免疫功能;同时 PGE_2 诱导 Th_2 细胞及单核巨噬细胞释放 IL-4、IL-10、IL-13 等抗炎介质,强烈抑制 TNF-α、IL-1β 等炎症介质释放。可见,PGE_2 强烈抑制机体免疫功能,对抗 SIRS。另外,IL-4 和 IL-10 对炎症介质释放具有明显抑制作用,也是引起 CARS 的抗炎介质。临床研究发现 IL-4 和 IL-10 水平升高与创伤患者感染发生率呈正相关。另外,TNF 可溶性受体、IL-1 受体拮抗剂(IL-1ra)、超氧化物歧化酶、$α_1$-抗胰蛋白酶等物质均属于内源性抗炎物质的范畴,参与 CARS 的发生。

2. 糖皮质激素和儿茶酚胺是参与 CARS 的重要抗炎症内分泌激素　糖皮质激素(glucocorticoid)对免疫功能具有强烈非特异性抑制作用,明显抑制 TNF-α、IL-1β 等炎症介质的释放,是导致 CARS 的重要原因。对于 CARS 占主导地位的 MODS,糖皮质激素治疗不可能获得积极疗效。去甲肾上腺素和肾上腺素等内源性儿茶酚胺物质对内毒素诱导的炎症介质释放亦具有明显抑制作用。

3. 炎症细胞的凋亡是影响 CARS 的重要因素　粒细胞是重要的炎症细胞,其存活时间长短直接影响炎症反应的程度。正常情况下,粒细胞在循环中存活时间不超过 24 h。内毒素及 IL-1β、IL-8 等与粒细胞结合,均使粒细胞凋亡延迟。当 Fas 和 P55 表达时,则粒细胞凋亡就会加速,使炎症趋于局限。可见,粒细胞凋亡加速也是 CARS 的重要机制,应引起重视。

CARS 具有重要的临床意义。炎症无疑是消灭入侵病原体和异物的防御反应,但炎症反应过度又难免损害宿主自身。CARS 的意义就在于限制炎症,保护宿主免受炎症的损害。机体受细菌/毒素刺激后,引起炎症细胞活化和炎症介质的生成;与此同时,机体动员抗炎机制限制这种活化,这就是正常体内的炎症和抗炎症的平衡及其在机体自稳中的作用。当炎症刺激过强或持续刺激时,则导致炎症反应过度,超过CARS,SIRS/CARS 平衡紊乱,则发生自身性破坏。反之,抗炎反应过强,又可导致 CARS 或免疫功能低下。

CARS 以机体免疫功能低下为特征,但临床难以判断。为了使 CARS 应用于临床,1997 年 Bone 提出 CARS 的诊断标准,即外周血单核细胞 HLA-DR 的表达量低于 30%,而且伴有炎症细胞因子释放减少。同时,Bone 指出,如果患者同时存在 SIRS 和 CARS,则诊断为混合性炎症反应综合征(mixed antagonistic response syndrome,MARS)。CARS 诊断标准有利于对炎症反应状态的判断,使 SIRS/CARS 失衡理论应用于临床。

(四)SIRS/CARS 失衡与 MODS

就其本质而言,MODS 是 SIRS/CARS 免疫失衡的严重后果。SIRS/CARS 失衡导致 MODS 的发展过程可分为 3 个阶段。①局限性炎症反应阶段:局部损伤或感染导致炎症介质在组织局部释放,诱导炎症细胞向局部聚集,促进病原微生物清除和组织修复,对机体发挥保护作用。②有限全身炎症反应阶段:少量炎症介质进入循环诱发 SIRS,诱导巨噬细胞和血小板向局部聚集。同时,由于内源性抗炎介质释放增加导致 CARS,使 SIRS 与 CARS 处于平衡状态,炎症反应仍属生理性,目的在于增强局部防御作用。③SIRS/CARS 失衡阶段:表现为两个极端,一是大量炎症介质释放入循环,刺激炎症介质瀑布样释放,而内源性抗炎介质又不足以抵消其作用,导致 SIRS。另一个极端是内源性抗炎介质释放过多而导致 CARS。SIRS/CARS 失衡的后果是炎症反应失控,使其由保护性作用转变为自身破坏性作用,不但损伤局部组织,同时打击远隔器官,导致 MODS。

认识的进步,必然预示着在治疗上取得突破。恢复 SIRS 和 CARS 的动态平衡可能是 MODS 治疗的关键。

第三节 严重创伤后多器官功能障碍综合征的诊断与临床特征

尽管多器官功能衰竭和多器官功能障碍综合征(MODS)已引起临床医师的广泛重视,但缺乏权威的定义和统一的诊断标准,使多器官功能衰竭和 MODS 临床研究结果差异很大,特别是患病率和病死率的结果差异巨大(表 15-4)。参照国际公认标准,采用统一的定义和诊断标准,显然是很有必要的。

表 15-4　多器官功能障碍综合征患者的病死率

年代	研究者	病死率/%
1973 年	Tilney	94
1977 年	Eiseman	70
1980 年	Fry	74
1985 年	Norton	76
1986 年	Machiedo	71
1992 年	Martin	71
1994 年	Sauaia	60
1999 年	邱海波	49

一、多器官功能障碍综合征的定义

MODS 是由严重感染、严重免疫炎症紊乱(如重症胰腺炎)、创伤、烧伤以及各种休克引起的,以严重生理紊乱为特征的临床症候群,其临床特征是多个器官序贯或同时发生功能障碍或功能衰竭。确切地说,MODS 是在严重感染、创伤、烧伤、休克及重症胰腺炎等疾病过程中,发病 24 h 以上,出现 2 个或 2 个以上的器官或系统序贯性的功能障碍或功能衰竭。若在发病 24 h 内死亡者,则属于复苏失败,需排除。

在 MODS 的概念中,器官衰竭的类型、严重程度、累及范围及持续时间是特别需要关注的问题,这些问题也随着临床认识的深入而有所改变。早期的多器官功能衰竭定义,无论是 Tilney 提出的序贯性器官功能衰竭、Polk 提出的远隔器官功能衰竭,还是 Eiseman 提出的多器官功能衰竭,集中体现多个特定器官的功能障碍,特别强调器官功能障碍的程度已达到衰竭。它们所反映的相同问题是将多器官功能衰竭看作器官功能处于终末期的一个静态概念。与之相对应的多器官功能衰竭诊断标准,实际上也就成为筛选器官衰竭的标准。

任何疾病过程都是进行性的、渐进的病理生理过程,多器官功能衰竭也具有类似的特点。早期感染、创伤引起轻度的内环境紊乱,进行性发展出现器官功能的损害,当器官功能损害达到一定的严重程度时,则发生器官功能衰竭。对多器官功能衰竭的认识至少有两点值得反思:第一,多器官功能衰竭不是一个孤立的事件,具有较宽的内涵,实际上多器官功能衰竭也应当包括从早期内环境紊乱发生到多器官衰竭的连续的整个病理生理过程,但传统的多器官功能衰竭概念难以体现这一含义;第二,当患者诊断多器官功能衰竭时,器官功能衰竭已到晚期,常常痛失治疗时机,对多器官功能衰竭的早期干预,前提是对多器官功能衰竭的早期认识。对多器官功能衰竭的反思导致 1991 年美国胸科医师协会/重症医学会(ACCP/SCCM)提出 MODS 的概念,以代替多器官功能衰竭。这反映了人们对多器官功能衰竭更为深入的认识和了解,将 MODS 定义为一个包括早期病理生理改变到终末期器官功能衰竭的连续的完整的病理生理过程,确立了动态和开放的 MODS 概念,为 MODS 的早期认识、早期诊断以及早期干预奠定了基础,具有重要的临床意义。

MODS 概念的提出是认识进步的结果,但确定较为合理的 MODS 定义仍然困难。为了避免割裂MODS 整个病理生理过程,ACCP/SCCM 提出了一个较为模糊的 MODS 定义,即各种疾病导致多个器官不能维持自身功能,从而影响全身内环境稳定性的状态。MODS 表述的器官功能障碍可以是相对的,也可以是绝对的,而且器官功能障碍是动态的、连续的变化过程,对器官功能的动态观察必将有助于 MODS 的早期诊断和治疗。

针对机体炎症反应失控在 MODS 发病、发展中的根本性作用,MODS 进一步被认为是炎症反应失控的表现和结果。1991 年 ACCP/SCCM 联席会议同时提出了全身炎症反应综合征(SIRS)的概念的诊断标准(表 15-3),MODS 实际上就是全身性炎症反应引起的器官功能障碍。因此,MODS 也可理解为 SIRS+器官功能障碍,而传统的多器官功能衰竭就是 MODS 继续发展的最严重的终末期结果。

尽管 MODS 的定义和诊断仍有许多模糊之处,但正是这种模糊的概念才能够较为全面地涵盖 MODS 的整个从轻到重的、进行性的、连续的、完整的病理生理过程。

二、多器官功能障碍综合征的分类

根据 MODS 器官功能障碍发生的主要原因以及 SIRS 在器官功能损伤中的地位,可将 MODS 分为原发性 MODS 和继发性 MODS。

原发性 MODS 是指某种明确的损伤直接引起器官功能障碍,即器官功能障碍由损伤本身引起,在损伤早期出现。如严重创伤后,直接肺挫伤导致急性呼吸衰竭,横纹肌溶解导致急性肾衰竭,大量出血补液导致凝血功能异常。在原发性 MODS 的发病和演进过程中,SIRS 在器官功能障碍发生中所占比重较低。

继发性 MODS 并非是损伤的直接后果,而与 SIRS 引起的自身性破坏关系密切。损伤引起 SIRS,而异常的炎症反应继发性造成远距离器官发生功能障碍。所以,继发性 MODS 与原发损伤之间存在一定的间歇期,易合并感染。在继发性 MODS 中,SIRS 是器官功能损害的基础,全身性感染和器官功能损害是 SIRS 的后继过程。SIRS-全身性感染-MODS 就构成一个连续体,继发性 MODS 是该连续体造成的严重后果。

对于原发性 MODS 患者,当机体发生原发性器官功能损害后,如能够存活,则原发性损伤与原发性器官功能损害将刺激机体免疫炎症反应,导致全身性炎症反应,又可进一步加重器官功能障碍或引起新的严重器官功能损伤,实际上,MODS 就从原发性转变为继发性(图 15-4)。

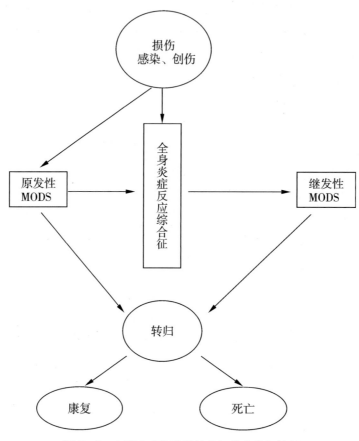

图 15-4　多器官功能障碍综合征的分类和转归

三、多器官功能障碍综合征诊断的标准

(一)多器官功能衰竭和多器官功能障碍综合征的诊断标准

1980 年 Fry 提出第一个多器官功能衰竭诊断标准。在此之前,循环、呼吸、肾和肝等器官已经具有单一器官衰竭的判断或诊断标准。应激性上消化道出血被认为是胃肠道功能衰竭。然而,血液、代谢和神经系统的衰竭或功能紊乱就缺乏明确的诊断方法。弥散性血管内凝血(DIC)显然是血液系统的功能紊乱,DIC 诊断中除了出血等临床表现外,还需有血浆纤维蛋白降解产物水平升高。但血浆纤维蛋白降解产物浓度升高缺乏特异性,严重创伤或手术患者也可升高,使血液系统功能衰竭的诊断缺乏客观性。代谢紊乱是危重病患者应激打击的结果,如果能够对代谢过程进行复杂的监测,则所有危重病患者可能都存在所谓的"代谢障碍",对代谢障碍的诊断缺乏可行性。神经系统功能障碍在危重病患者中也很常见,但准确定量评价非常困难。另外,严重感染导致内脏器官严重损害时,往往血压和心输出量是正常或偏高的,直到出现休克或临终期,心血管系统才表现出功能衰竭。因此,Fry 在提出多器官功能衰竭诊断标准时,仅包含了呼吸、肝、肾和胃肠道系统(表 15-5)。

表 15-5　多器官功能衰竭诊断标准(Fry,1980 年)

衰竭器官	诊断标准
呼吸功能衰竭	在创伤或手术后,为纠正低氧血症需要机械通气 5 d 以上
肾功能衰竭	血肌酐>176.8 μmol/L 或原有肾病者,血肌酐浓度升高 1 倍以上
肝功能衰竭	血胆红素>34.2 μmol/L,并伴有转氨酶较正常值升高 1 倍
胃肠功能衰竭	上消化道出血,24 h 需输血 400 ml 以上

该诊断标准中,呼吸衰竭采用了 Fulton 的提法。即在创伤或手术后,为纠正低氧血症需要机械通气 5 d 以上。许多患者在创伤、手术或复苏后,往往会出现低氧血症,需要机械通气给予支持。尽管第 1 天低氧血症最严重,但第 2~3 天逐步进入恢复期,短期机械通气后即可脱机。因此,选择机械通气不短于 5 d 作为呼吸衰竭的诊断标准,以排除早期的一过性低氧血症。

同时符合血胆红素>34.2 μmol/L 和转氨酶较正常值升高 1 倍,作为肝功能衰竭的诊断标准,可排除假性的肝功能衰竭。即使肝未受损害,严重创伤患者非肝源性的转氨酶释放,也可导致转氨酶升高,而胆红素多不升高。同样,大量输血、腹膜后或盆腔血肿及胆道结石梗阻等常常引起单纯胆红素升高。胆红素和转氨酶同时升高诊断肝功能衰竭,可避免误诊。

尽管少尿或无尿是急性肾衰竭最突出表现,肾功能衰竭采用了血肌酐>176.8 μmol/L 或原有肾病者,血肌酐浓度升高 1 倍以上为诊断标准,而未包含尿量的指标。一方面,部分急性肾衰竭患者为非少尿型,以少尿来诊断急性肾衰竭显然会漏诊;另一方面,当急性肾衰竭患者发生少尿时,血肌酐可能为 442.0~707.4 μmol/L,如以少尿为诊断标准,则会延误诊断,不利于急性肾衰竭早期治疗。

以上消化道出血为特征的胃肠道功能衰竭是危重病患者的常见并发症。由于急诊床边消化内镜在 ICU 未普遍开展,只能以 24 h 需输血 400 ml 以上作为上消化道出血的间接诊断。如能够实施床边紧急消化内镜检查,则有助于明确诊断。

尽管 Fry 的多器官功能衰竭诊断标准是目前被公认的、应用最普遍的诊断标准,仍然存在很多问题。①该标准未包括神经系统、循环系统、血液系统等常见的器官功能衰竭;②以终末期的功能衰竭为诊断标准,不利于早期诊断和治疗;③难以反映多器官功能衰竭动态连续变化的病理生理过程;④呼吸功能衰竭的诊断过于严格,容易漏诊。

针对 Fry 诊断标准存在的问题,我们于 1997 年提出了修正的 Fry-MODS 诊断标准(表 15-6)。该标准结合国际常用的诊断标准,几乎包括了所有可能累及的器官或系统。当然,该标准未能包括 MODS 的整个病理生理过程,但避免了烦琐的程度评分,较为简捷,增加了临床实用性。

表 15-6　多器官功能障碍综合征诊断标准

系统或器官	诊断标准
循环系统	收缩压低于 90 mmHg,并持续 1 h 以上,或需要药物支持才能使循环稳定
呼吸系统	急性起病,动脉血氧分压/吸入氧浓度(PaO_2/FiO_2)≤200 mmHg(无论有否应用 PEEP),X 射线正位胸片见双侧肺浸润,肺动脉楔压≤18 mmHg 或无左房压力升高的证据
肾	血肌酐>176.8 μmol/L,伴有少尿或多尿,或需要血液净化治疗
肝	血胆红素>34.2 μmol/L,并伴有转氨酶升高(大于正常值 2 倍以上),或已出现肝性脑病
胃肠	上消化道出血,24 h 出血量超过 400 ml,或胃肠蠕动消失不能耐受食物,或出现消化道坏死或穿孔
血液	血小板<50×10^9/L 或降低 25%,或出现弥散性血管内凝血
代谢	不能为机体提供所需的能量,糖耐量降低,需要用胰岛素;或出现骨骼肌萎缩、无力等表现
中枢神经系统	格拉斯哥昏迷评分<7 分

（二）APACHE Ⅱ修正的多器官功能衰竭诊断标准

1985 年 Knaus 在急性生理学和慢性健康状况评价Ⅱ（APACHE Ⅱ）的基础上，提出了多器官衰竭的诊断标准（表 15-7）。该标准在诊断依据的选择上，过多采用了各器官的简单生理特征，使诊断标准的准确性降低，如以尿量作为肾功能衰竭的诊断指标、心率<54 次/min 作为循环系统衰竭的诊断指标，往往导致误诊。目前，该标准较少被采用。

表 15-7　APACHE Ⅱ修正的多器官功能衰竭诊断标准（1985 年，Knaus）

系统或器官	诊断标准
循环系统 （符合 1 项以上）	心率≤54 次/min 平均动脉压≤49 mmHg（动脉收缩压≤60 mmHg） 发生室性心动过速或室颤 动脉血 pH 值≤7.24，而动脉血二氧化碳分压（$PaCO_2$）≤40 mmHg
呼吸系统 （符合 1 项以上）	呼吸频率≤5 次/min 或>49 次/min $PaCO_2$≥50 mmHg 呼吸机依赖或需应用持续气道正压通气（CPAP）
肾 （符合 1 项以上）	尿量≤479 ml/24 h 或≤159 ml/8 h 血尿素氮≥36 μmol/L（≥100 μg/dl） 血肌酐≥310 μmol/L（≥3.5 μg/dl）
血液 （符合 1 项以上）	WBC≤1 000/μl 血小板≤20 000/μl 红细胞比容≤20%
中枢神经系统	格拉斯哥昏迷评分≤6 分
肝 （符合 1 项以上）	血胆红素>102.6 μmol/L 凝血酶原时间延长 4 s（全身性抗凝除外）

（三）反映 MODS 病理生理过程的疾病特异性诊断标准

对 MODS 病理生理过程认识的进步，也体现在 MODS 的诊断标准方面。计分法诊断标准是定量、动态评价 MODS 病理生理过程的较理想手段。但简捷准确是计分法标准是否实用的关键。1995 年 Marshall 和 Sibbald 提出的计分法 MODS 诊断评估系统值得推广（表 15-8）。通过每天做 MODS 评分，可对 MODS 的严重程度及动态变化进行客观地评估。

表 15-8　多器官功能障碍综合征计分法评估系统

器官或系统	器官评分				
	0 分	1 分	2 分	3 分	4 分
肺（PaO_2/FiO_2）		226~300	151~225	76~150	≤75
肾［血清肌酐/（μmol/L）］	≤100	101~200	201~350	351~500	>500
肝［血清胆红素/（μmol/L）］	≤20	21~60	61~120	121~240	>240
心脏（PAR/mmHg）	≤10	10.1~15	15.1~20	20.1~30	>30
血液［血小板计数/（×10^9/L）］	>120	81~120	51~80	21~50	≤20
脑（格拉斯哥昏迷评分）	15	13~14	10~12	7~9	≤6

注：PAR（pressure-adjusted heart rate）：压力校正心率=心率×右房压（或中心静脉压）/平均动脉压；如应用镇静剂或肌肉松弛药，除非存在神经功能障碍的证据，否则应视作正常计分。

Marshall 提出的 MODS 计分法评估系统中,MODS 分数与病死率呈显著正相关(表 15-9),对临床 MODS 的预后判断具有指导作用。

表 15-9　MODS 评分与预计病死率

MODS 评分/分	预计病死率/%
0	0
9 ~ 12	25
13 ~ 16	50
17 ~ 20	75
>20	100

不同疾病导致的 MODS 具有不同特点,建立疾病特异性的 MODS 评分和诊断系统,是 MODS 深入研究的结果。1996 年 Vincent 等提出了脓毒症相关性器官功能衰竭评价(SOFA,也称全身性感染相关性器官功能衰竭评分),它不但体现器官和系统功能衰竭的病理生理过程和程度评价,而且也是对疾病(感染)特异性的 MODS 进行评估(表 15-10)。

表 15-10　脓毒症相关性器官功能衰竭评价(SOFA)标准

SOFA 评分	1	2	3	4
呼吸系统 $PaO_2/FiO_2/(mmHg)$	<400	<300	<200(机械通气)	<100(机械通气)
凝血系统血小板/$(10^9/L)$	<150	<100	<50	<20
肝 胆红素/(mg/dl)	1.2 ~ 1.9	2.0 ~ 5.9	6.0 ~ 11.9	>12.0
循环系统 低血压	MAP<70 mmHg	Dopa≤5 或 Dobu (无论剂量如何)	Dopa>5 或 Epi≤0.1 或 NE≤0.1	Dopa>15 或 Epi>0.1 或 NE>0.1
中枢神经系统 格拉斯哥昏迷评分	13 ~ 14	10 ~ 12	6 ~ 9	<6
肾 肌酐/(mg/dl) 或尿量/(ml/d)	1.2 ~ 1.9	2.0 ~ 3.4	3.5 ~ 4.9 或<500	<5.0 或<200

注:MAP 为平均动脉压,Dopa 为多巴胺,Dobu 为多巴酚丁胺,Epi 为肾上腺素,NE 为去甲肾上腺素。

(四) MODS 诊断标准的片面性

尽管 MODS 的诊断标准已经能够初步反映器官功能障碍的病理生理过程,但仍然存在片面性。

任何一个 MODS 诊断标准,均难以反映器官功能衰竭的病理生理内涵。机体免疫炎症反应紊乱在 MODS 发生发展中具有关键性作用,但必须通过实验室检查才能够了解免疫功能紊乱的程度,目前还缺乏临床判断指标。对于神经系统功能评估,即使者格拉斯哥昏迷评分低于 6 分,我们也很难肯定患者存在严重的神经系统功能障碍。对胃肠道功能衰竭的诊断就更显得复杂和难以确定,当肠系膜动脉血流灌注明显减少导致肠道缺血时,肠黏膜屏障功能受损,肠道细菌和毒素就能够发生移位,可能引起休克和呼吸衰竭。此时,我们仅仅关注患者发生呼吸循环衰竭,而关键性的胃肠道功能衰竭却被忽视。看来,很难给胃肠道功能衰竭确定一个准确的诊断标准。肝功能障碍也面临类似的问题,无论是伴黄疸的肝胆功能障碍,还是全身性的内毒素血症,均可导致肝库普弗细胞激活,炎症反应的爆发,临床上可能首先出现循环衰竭,肝功能及肝免疫功能的改变因缺乏临床表现而被遗漏。

目前的 MODS 诊断标准容易使临床医师产生误解,将 MODS 看作功能障碍或功能衰竭器官的简单叠加(图 15-5),而忽视了 MODS 的病理机制以及器官之间互相作用的重要性。强调各个单一器官功能衰竭对危重病患者的病情判断和治疗无疑是很重要的,但 MODS 并不是各个单一器官功能障碍的简单叠加。同样是两个器官衰竭,但器官不同,对 MODS 患者的影响也不同。Knaus 的大规模调查显示循环衰竭合并血液系统衰竭时,MODS 患者的病死率为 20%,而循环衰竭合并神经系统功能衰竭时,病死率可高达 76%。另外,器官简单叠加的 MODS 诊断标准也难以反映某一器官衰竭或损伤后,对机体炎症反应的刺激和放大效应,而正是放大失控的炎症反应导致器官功能损害的恶化或导致 MODS。还需注意的是 MODS 的临床表现和实验室检查结果(如血清胆红素或血肌酐),尽管在一定程度上反映了相关器官和组织功能受损的程度,但这仅仅是 MODS 机体自身性破坏的部分表象而已,难以说明器官功能损害的本质性原因。因此,有必要强调和确立 MODS 的"关联模式"(图 15-6),以反映 MODS 各器官之间的相互作用,从病理生理机制的角度制定合理的 MODS 诊断标准,将有助于深刻了解 MODS 病理生理学变化,更全面、更深入地认识 MODS。

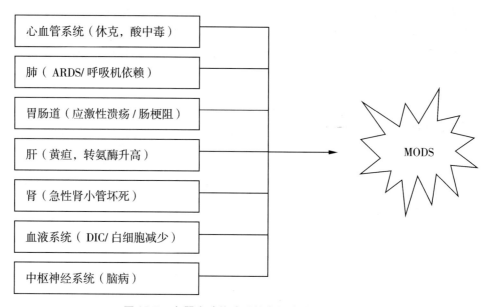

图 15-5　多器官功能障碍综合征的简单叠加模型

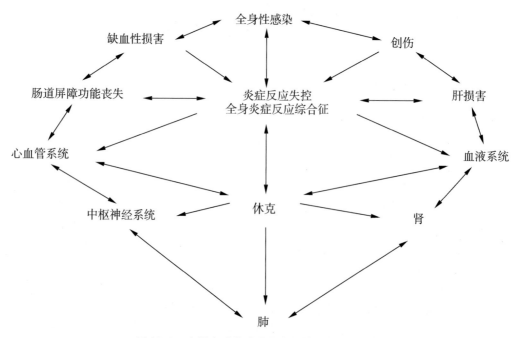

图 15-6　多器官功能障碍综合征的器官关联模型

四、多器官功能障碍综合征的临床表现

尽管 MODS 的临床表现很复杂,但在很大程度上取决于器官受累的范围及损伤是由一次打击还是由多次打击所致。MODS 临床表现的个体差异很大,一般情况下,MODS 病程为 14 ~ 21 d,并经历 4 个阶段,包括休克、复苏、高分解代谢状态和器官衰竭阶段。每个阶段都有其典型的临床特征(表 15-11),且发展速度极快,患者可能死于 MODS 的任一阶段。

表 15-11　多器官功能障碍综合征的临床分期和特征

项目	第 1 阶段	第 2 阶段	第 3 阶段	第 4 阶段
一般情况	正常或轻度烦躁	急性病容,烦躁	一般情况差	濒死感
循环系统	容量需要增加	高动力状态,容量依赖	休克,心输出量下降,水肿	血管活性药物维持血压,水肿,$S_{\bar{v}}O_2$ 下降
呼吸系统	轻度呼吸性碱中毒	呼吸急促,呼吸性碱中毒,低氧血症	严重低氧血症,ARDS	高碳酸血症,气压伤
肾	少尿,利尿剂反应差	肌酐清除率下降,轻度氮质血症	氮质血症,有血液透析指征	少尿,血液透析时循环不稳定
胃肠道	胃肠胀气	不能耐受食物	肠梗阻,应激性溃疡	腹泻,缺血性肠炎
肝	正常或轻度胆汁淤积	高胆红素血症,凝血酶原时间延长	临床黄疸	转氨酶升高,严重黄疸
代谢	高血糖,胰岛素需要量增加	高分解代谢	代谢性酸中毒,高血糖	骨骼肌萎缩,乳酸酸中毒
中枢神经系统	意识模糊	嗜睡	昏迷	昏迷
血液系统	正常或轻度异常	血小板降低,白细胞增多或减少	凝血功能异常	不能纠正的凝血功能障碍

尽管 MODS 涉及面广,临床表现复杂,但 MODS 具有以下显著特征:①发生功能障碍的器官往往是直接损伤器官的远隔器官;②从原发损伤到发生器官功能障碍在时间上有一定的间隔;③高排低阻的高动力状态是循环系统的特征;④高氧输送和氧利用障碍及内脏器官缺血、缺氧,使氧供需矛盾尖锐;⑤持续高代谢状态和能源利用障碍。

五、多器官功能障碍综合征的流行病学

(一)MODS 的患病情况

1. MODS 患病率　MODS 是导致 ICU 危重病患者死亡的首要原因。根据 1988—1990 年美国 40 家医院 17 449 例 ICU 患者的统计调查结果,MODS 患病率为 14%。早期认识 MODS 患病危险因素,早期干预,仍然是危重病医学的重要研究方向。

北京协和医院 ICU 的临床流行病学调查显示,1991—1996 年 6 年期间 1 056 例危重病患者收住 ICU。339 例患者发生 MODS,患病率为 32.1%。1991—1996 年 MODS 患病率无显著改变(表 15-12)。

表 15-12　1991—1996 年 MODS 患病率

年份	粗患病率	95% CI
1991 年	32.1%（35/109）	23.3%~40.9%
1992 年	37.6%（50/133）	29.4%~45.8%
1993 年	33.0%（62/188）	26.3%~39.7%
1994 年	32.1%（43/134）	24.2%~39.9%
1995 年	30.0%（61/203）	23.7%~36.4%
1996 年	30.4%（88/289）	25.1%~35.8%

2. MODS 衰竭器官及衰竭顺序　MODS 患者不同器官发生功能障碍的频率是不同的。北京协和医院的调查显示以呼吸衰竭和循环衰竭发生频率最高，分别为 81.7% 和 81.42%，其次依次为中枢神经系统功能衰竭 55.5%、胃肠功能衰竭 39.8%、肾功能衰竭 38.4%、肝功能衰竭 17.9% 和血液系统功能衰竭 11.2%。

MODS 的各器官功能障碍的始发时间不同，一般无特定发病顺序。但在同类疾病引起的 MODS 中，器官功能障碍的顺序似乎有规律可循。外科急诊手术后合并感染的患者，一旦发生 MODS，器官功能障碍的顺序有一定的规律。以急诊手术当天为起点，术后 2.6 d 发生全身性感染，呼吸衰竭是第一个发生的器官功能障碍，几乎与全身性感染的时间一致。之后，依次发生肝、胃肠道和肾功能衰竭（表 15-13）。MODS 发生功能障碍的器官顺序有助于临床医师早期认识和预防可能发生的器官功能障碍。当然，由于患者个体差异很大，即使原发疾病相同，MODS 发生功能障碍的器官顺序也可能有较大差异。

表 15-13　多器官功能障碍综合征患者器官功能衰竭的发生顺序

器官功能障碍	术后天数/d
全身性感染	2.6
呼吸衰竭	2.3
肝功能衰竭	5.7
胃肠道功能衰竭	9.9
肾功能衰竭	11.6

（二）预后及病死率

MODS 是住院患者首要死亡原因，而且 MODS 的病死率与器官衰竭数目具有明显的相关性（表 15-14、表 15-15）。根据美国 1988—1990 年 42 家医院 17 440 例 ICU 患者的统计，2 个器官衰竭者病死率 52%~65%，而 3 个或 3 个以上者病死率达 84%。北京协和医院对 1991—1996 年 1 056 例 ICU 患者的调查显示，MODS 病死率为 49.3%，其中 2 个器官衰竭者病死率为 17.8%，3 个器官衰竭者病死率为 47.1%，而 4 个器官衰竭者病死率达 77%。可见，患者一旦发生 MODS，病死率很高，严重影响其预后。

衰竭器官数量相同，但器官不同，则 MODS 病死率也可能不同。北京协和医院 ICU 的调查显示 118 例患者发生 2 个器官功能衰竭，病死率为 17.8%，但衰竭器官不同，病死率差异很大。呼吸和循环衰竭者病死率为 19.5%，而肝肾功能衰竭者病死率高达 33.3%（$P<0.05$）。

表 15-14　多器官功能障碍综合征患者的患病率及病死率

研究者	患者数	ICU 类型	MODS 患者数	MODS 患病率/%	不同器官衰竭患者的病死率/%		
					1	2	3
Zimmerman	17 440	外科/内科	2 442	14	30~60	20~80	80~100
Moore	457	外科	70	15	—	—	—
Spanier	113	外科	31	27	20	20	80~100
Haire	199	内科	44	22	—	—	—
Knaus	5 815	外科/内科	891	15	40	60	100
ECMO	490	外科/内科	74	15.1	40	55	80~100
Bell	84	外科/内科	40	47.6	40	54	80~100

表 15-15　衰竭器官数与患者病死率

器官衰竭数目	病死例数	存活例数	病死率/%
2	21	97	17.8
3	48	54	47.1
4	47	14	77.0
≥5	51	7	87.9
小计	167	172	49.3

Zimmerman 等报道 3 个或 3 个以上器官衰竭者的病死率,1979—1982 年为 98%,1988—1990 年降低至 84%。1990 年以来,MODS 病死率是否进一步降低呢? 北京协和医院 ICU 观察了 1991—1996 年 MODS 病死率变化,结果显示 6 年来 MODS 病死率无明显改变。为排除人群构成和基本疾病差异性的影响,分别以年龄和 APACHE Ⅱ 评分对逐年的病死率作调整,结果 6 年期间的调整率亦无显著差异。说明 1990 年以来,MODS 病死率依然居高不下,也从一个侧面反映了当前器官功能支持治疗手段并不能进一步降低 MODS 的病死率,必须寻求新的治疗途径。

(三)病死危险因素

MODS 患者病死率高,认识病死危险因素,有助于早期确立 MODS 治疗对策。Knaus 等学者对 MODS 的病死危险因素做了大规模的临床调查,概括了 MODS 病死的相关危险因素(表 15-16)。

北京协和医院 ICU 也对 MODS 的病死危险因素进行分析。结果免疫功能低下、转入时的 APACHE Ⅱ 评分、非手术、感染性/脓毒症休克及器官衰竭数目等因素与 MODS 患者死亡的关系显著。创伤、感染等 MODS 的病因、SIRS 程度等因素与患者病死率无明显关系。

总之,MODS 病死率依然很高,针对 MODS 病死危险因素进行积极处理和干预,可能是降低 MODS 病死率的关键。

多器官功能障碍综合征的病死危险因素有:①病危(APACHE Ⅱ >20;APACHE Ⅲ >30);②严重创伤(急性损伤评分>25 分);③年龄>65 岁(>55 岁的创伤患者);④明确有感染或炎症的 ICU 患者;⑤全身性感染;⑥转入 ICU 后低血压超过 24 h;⑦休克复苏后仍然存在氧债-血乳酸水平持续升高;⑧重大手术;⑨体外循环中主动脉阻断时间>1.5 h;⑩具有肝功能不全病史;⑪长期酗酒。

(四)MODS 患者的直接病死原因

循环功能衰竭(43.1%),即感染性/脓毒症休克为 MODS 最常见的直接病死原因。其次为中枢神经系统功能衰竭和心功能衰竭等(表 15-16)。进一步提示在 MODS 治疗中,应特别注意纠正循环衰竭,并针对病因采取有效治疗措施,不应掉以轻心。

表 15-16　多器官功能障碍综合征患者的直接病死原因

衰竭系统或器官	死亡病例数	构成比/%
循环功能衰竭	72	43.1
中枢神经系统功能衰竭	30	18.0
心功能衰竭	29	17.3
呼吸功能衰竭	18	10.8
血液系统衰竭	10	6.0
肾功能衰竭	5	3.0
肝功能衰竭	3	1.8
小计	167	100

第四节　严重创伤后多器官功能障碍综合征的治疗原则

所有多器官功能障碍综合征(MODS)患者均应进入重症医学科(critical care medicine department),但 MODS 患者的监测和治疗应由专科医师和 ICU 专职医师共同完成。尽管 MODS 的病因复杂、涉及的器官和系统多、治疗中往往面临很多矛盾,但 MODS 的治疗应遵循以下原则。

一、控制原发病

控制原发病是 MODS 治疗的关键,应重视原发病的处理。对于存在严重感染的患者,必须积极地引流感染灶和应用有效抗生素。若为创伤患者,则应积极清创,并预防感染的发生。当危重病患者出现腹胀、不能进食或无石性胆囊炎时,应采用积极的措施,如导泻、灌肠等,以保持肠道通畅,恢复肠道屏障功能,避免肠源性感染。而对于休克患者,则应争分夺秒的进行休克复苏,尽可能地缩短休克时间,避免引起进一步的器官功能损害。

二、改善氧代谢,纠正组织缺氧

氧代谢障碍是 MODS 的特征之一,纠正组织缺氧是 MODS 重要的治疗目标。改善氧代谢障碍、纠正组织缺氧的主要手段包括增加氧输送、降低氧需、改善内脏器官血流灌注等。

(一)增加氧输送

提高氧输送是目前改善组织缺氧最可行的手段。氧输送是单位时间内心脏泵出的血液所携带的氧量,由心脏泵功能、动脉血氧分压/血氧饱和度和血红蛋白浓度决定,因此,提高氧输送也就通过心脏、血液和肺交换功能 3 个方面来实现。

1. 支持动脉氧合　提高动脉血氧分压或动脉血氧饱和度是提高全身氧输送的 3 个基本手段之一。氧疗、呼吸机辅助通气和控制通气是支持动脉氧合的常用手段。

至于支持动脉氧合的目标,不同类型的患者有不同的要求。对于非急性呼吸窘迫综合征或急性呼吸衰竭患者,支持动脉氧合的目标是将动脉血氧分压维持在 80 mmHg 以上或动脉血氧饱和度维持在 94%

以上。但对于急性呼吸窘迫综合征和急性呼吸衰竭患者,将动脉血氧分压维持在 80 mmHg 以上常常是困难的,往往需要提高呼吸机条件、增加呼气末正压水平或提高吸入氧浓度,有可能导致气压伤或引起循环干扰,因此,对于这类患者,支持动脉血氧合的目标是将动脉血氧分压维持在 55 ~ 60 mmHg 水平,或动脉血氧饱和度高于 90%。之所以将动脉血氧分压维持在 55 ~ 60 mmHg,与动脉血氧离曲线的"S"形特征有关,当动脉血氧分压高于 55 ~ 60 mmHg 水平时,动脉血氧饱和度达到 90%,进一步提高动脉血氧分压,呼吸和循环的代价很大,但动脉血氧饱和度增加却并不明显,氧输送也就不会明显增加。

2.支持心输出量　增加心输出量(cardiac output,CO)也是提高全身氧输送的基本手段。保证适当的前负荷、应用正性肌力药物和降低心脏后负荷是支持心输出量的主要方法。

调整前负荷是支持心输出量首先需要考虑的问题,也是最容易处理的环节。若前负荷不足,则可导致心输出量明显降低。而前负荷过高,又可能导致肺水肿和心脏功能降低。因此,调整心脏前负荷具有重要的临床意义。当然,对于危重病患者,由于血管张力的改变以及毛细血管通透性的明显增加,往往使患者的有效循环血量明显减少,也就是说,前负荷减少更为常见。监测中心静脉压或肺动脉楔压(pulmonary artery wedge pressure,PAWP;pulmonary wedge pressure),可指导前负荷的调整。液体负荷试验后或利尿后,观察肺动脉楔压与心输出量的关系(心功能曲线)的动态变化,比单纯监测压力的绝对值更有价值。补充血容量,可选择晶体液和胶体液,考虑到危重患者毛细血管通透性明显增加,晶体液在血管内的保持时间较短,易转移到组织间隙,应适当提高胶体液的补充比例。

3.支持血液携带氧能力　维持适当的血红蛋白浓度是改善氧输送的重要手段之一。由于血红蛋白是氧气的载体,机体依赖血红蛋白将氧从肺毛细血管携带到组织毛细血管,维持适当的血红蛋白浓度实际上就是支持血液携带氧能力。但是,并非血红蛋白浓度越高,就对机体越有利。当血红蛋白浓度过高时(如高于 140 g/L),血液黏度明显增加,不但增加心脏负荷,而且影响血液在毛细血管内的流动,最终影响组织氧合。一般认为,血红蛋白浓度的目标水平是 80 ~ 100 g/L 以上或血细胞比容维持在 30% ~ 35%。

(二)降低氧需

降低氧需在 MODS 治疗中常常被忽视。由于组织缺氧是氧供和氧需失衡的结果,氧需增加也是导致组织缺氧和 MODS 的原因之一,降低氧需对 MODS 的防治具有重要意义。

导致危重病患者氧需增加的因素很多,针对不同原因进行治疗,就成为防治 MODS 的重要手段。体温每增加 1 ℃,机体氧需增加 7%,氧耗可能增加 25%。因此,及时降温,对于发热的患者就很必要。可采用解热镇痛药物和物理降温等手段。物理降温时,要特别注意防止患者出现寒战。一旦发生寒战,机体氧需将增加 100% ~ 400%,对机体的危害很大。疼痛和烦躁也是导致机体氧需增加的常见原因。有效的镇痛和镇静,使患者处于较为舒适的安静状态,对防止 MODS 有益。抽搐导致氧需增加也十分明显,及时止痉是必要的。正常情况下,呼吸肌的氧需占全身氧需的 1% ~ 3%,若患者出现呼吸困难或呼吸窘迫,则呼吸肌的氧耗骤增,呼吸肌的氧需可能增加到占全身氧需的 20% ~ 50%。呼吸氧需的明显增加,势必造成其他器官的缺氧。采取积极措施,如机械通气或提高机械通气条件,改善患者的呼吸困难,能明显降低患者呼吸肌氧需。

(三)改善内脏器官血流灌注

MODS 和休克可导致全身血流分布异常,肠道和肾等内脏器官常常处于缺血状态,持续的缺血、缺氧,将导致急性肾衰竭和肠道功能衰竭,加重 MODS。改善内脏血流灌注是 MODS 治疗的重要方向。

在传统的血管活性药物应用中,关于药物对内脏器官血流灌注的影响认识十分模糊,甚至被忽视。我国临床医学中最常应用小剂量多巴胺,以提升血压,改善肾和肠道血流灌注。但多巴胺扩张肾血管和改善肠系膜血流灌注的作用缺乏实验和理论依据。最近十年的研究显示,多巴胺实际上加重肾和肠道缺血。因此,合理选用改善内脏器官血流灌注的血管活性药物,制定新的血管活性药物应用指南,显得十分必要。有关内脏血流灌注与血管活性药物的合理应用,见第十章严重创伤后心功能不全。

三、代谢支持与调理

MODS 使患者处于高度应激状态,导致机体出现以高分解代谢为特征的代谢紊乱。机体分解代谢明显高于合成代谢,蛋白质分解、脂肪分解和糖异生明显增加,但糖的利用能力明显降低。Cerra 将之称为自噬现象(autocannibalism)。严重情况下,机体蛋白质分解代谢较正常增加 40%~50%,而骨骼肌的分解可增加 70%~110%,分解产生的氨基酸部分经糖异生作用后供能,部分供肝合成急性反应蛋白。器官及组织细胞的功能维护和组织修复有赖于细胞得到适当的营养底物,机体高分解代谢和外源性营养利用障碍,可导致或进一步加重器官功能障碍。因此,在 MODS 早期,代谢支持和调理的目标应当是试图减轻营养底物不足,防止细胞代谢紊乱,支持器官、组织的结构功能,参与调控免疫功能,减少器官功能障碍的产生。而在 MODS 的后期,代谢支持和调理的目标是进一步加速组织修复,促进患者康复。

(一)代谢支持

代谢支持(metabolic support)是 Cerra 1988 年提出的,指为机体提供适当的营养底物,以维持细胞代谢的需要,而不是供给较多的营养底物以满足机体营养的需要。与营养支持的区别在于,代谢支持既防止因底物供应受限影响器官的代谢和功能,又避免因底物供给量过多而增加器官的负担,影响器官的代谢和功能。其具体实施方法如下。

1. 非蛋白热量 <146 kJ/$(kg \cdot d)$ [35 kcal/$(kg \cdot d)$],一般情况为 $105 \sim 126$ kJ/$(kg \cdot d)$ [$25 \sim 30$ kcal/$(kg \cdot d)$],其中 40%~50% 的热量由脂肪提供,以防止糖代谢紊乱,减少二氧化碳生成,降低肺的负荷。

2. 提高氮的供应量 $0.25 \sim 0.35$ g/$(kg \cdot d)$,以减少体内蛋白质的分解和供给急性反应蛋白合成的需要。

3. 非蛋白热量与氮的比例 降低到 418 kJ(100 kcal):1 g。

尽管代谢支持的应用,对改善 MODS 的代谢紊乱有一定的疗效,但并不能避免或逆转代谢紊乱。

(二)代谢调理

代谢调理是代谢支持的必要补充。由于 MODS 患者处于高分解代谢状态,虽根据代谢支持的要求给予营养,仍不能达到代谢支持的目的,机体继续处于高分解代谢状态,供给的营养底物不能维持机体代谢的需要。因此,1989 年 Shaw 提出从降低代谢率或促进蛋白质合成的角度着手,应用药物和生物制剂,以调理机体的代谢,称为代谢调理(metabolic intervention)。

主要方法包括:①应用布洛芬、吲哚美辛等环氧化酶抑制剂,抑制前列腺素合成,降低分解代谢率,减少蛋白质分解;②应用重组的人类生长激素和生长因子,促进蛋白质合成,改善负氮平衡。

代谢调理的应用明显降低了机体分解代谢率,并改善负氮平衡,但代谢调理也不能从根本上逆转高分解代谢和负氮平衡。

根据对 MODS 患者代谢特点,利用代谢支持和代谢调理对机体继续调控和治疗,可望进一步提高营养代谢支持的疗效,改善 MODS 患者的预后。

四、免疫调节治疗

基于炎症反应失控是导致 MODS 的本质性原因这一认识,抑制 SIRS 有可能阻断炎症反应发展,最终可能降低 MODS 病死率。免疫调控治疗实际上是 MODS 病因治疗的重要方面。当前,对机体炎症反应认识的深入,取得了阶段性的成果,但要对 MODS 治疗发挥指导性作用,尚有待时日。

(一)炎症反应失控的评估和 MODS 治疗策略

正确判断 MODS 患者 SIRS/CARS 失衡方向,是进行临床干预、恢复 SIRS 与 CARS 平衡的前提。虽然目前尚无快速、准确的指标应用于临床,但有关外周血单核细胞表面 HLA-DR 表达量及 Th_1/Th_2 功能的研究,可判断 SIRS/CARS 的失衡方向,从而为指导免疫调控治疗带来曙光。

外周血单核细胞表面人类白细胞抗原-DR(human leukocyte antigen-DR,HLA-DR)表达量是反映细胞免疫功能状态的客观指标之一。Bone 提出 HLA-DR 的表达量低于 30% 则可诊断 CARS。Kox 选择 10 例严重感染伴 MODS 的 CARS 患者,给予 IFN-γ-lb,结果在 3 d 内全部患者的单核细胞 HLA-DR 的表达量显著增加,而且释放 TNF-α 和 IL-1 的能力也明显恢复,提示 IFN-γ 可逆转 CARS。当然,HLA-DR 表达 > 30% 时是否反映机体以 SIRS 为主,尚难以确定。因此,HLA-DR 的表达量仅能粗略反映机体免疫功能状态,尚难以用于评价 SIRS/CARS 失衡方向。

Th$_1$/Th$_2$ 细胞功能改变也能够反映机体的免疫功能状态,Th$_1$/Th$_2$ 漂移方向则有助于反映 SIRS/CARS 的失衡方向和程度。根据 Th 细胞所分泌的不同淋巴因子及其功能,将 Th 细胞分为 Th$_1$ 和 Th$_2$ 细胞两种类型,Th$_1$ 细胞以产生 IL-2、IFN-γ、TNF-β 等促炎介质为特征,增强炎症细胞的细胞毒性作用,介导细胞免疫应答。Th$_2$ 细胞可产生 IL-4、IL-5、IL-10、IL-13 等细胞因子,以抗炎症反应为主,促进抗体生成,介导体液免疫应答。可见,Th$_1$ 和 Th$_2$ 细胞实际上分别反映促炎和抗炎反应,两者的失衡则反映了 SIRS 和 CARS 是否失衡,是 MODS 免疫失衡的重要环节。

感染、创伤时 Th$_1$ 向 Th$_2$ 漂移,说明机体发生细胞免疫功能低下,CARS 占优势。此时免疫调控的重点应放在通过促进 Th$_0$ 向 Th$_1$ 分化,同时对 PGE$_2$-Th$_2$ 通道进行下调,重建细胞免疫功能,恢复 SIRS 和 CARS 的平衡。Mannick 对烧伤动物的研究显示,外源性补充 IL-12 促进 Th$_0$ 向 Th$_1$ 细胞分化,增强动物的抗感染能力,结果动物病死率显著降低到 15% (对照组为 85%)。Kox 应用 IFN-γ-lb 促进单核细胞分泌 IL-6 和 TNF-α,以对抗 CARS,而且 IFN-γ 通过抑制单核细胞释放 IL-10,阻止 PGE$_2$ 的释放,从而对 PGE$_2$-Th$_2$ 通道进行下调。尽管 IFN-γ 等能够有效促进 Th$_2$ 向 Th$_1$ 漂移,但是否能够恢复机体免疫功能,降低 MODS 患者的病死率,尚有待进一步的临床观察。

感染、创伤时也存在 Th$_1$ 未向 Th$_2$ 漂移,以炎症反应占优势,免疫调控治疗的方向就应以抑制 SIRS 为主,如应用 IFN-γ 则可能是有害的。动物实验研究显示给予 IL-10 等抗炎介质可能是有益的。

当然,Th$_1$/Th$_2$ 的漂移并不能直接测定,需分别测定 Th$_1$/Th$_2$ 表达或释放的细胞因子,以两者比例改变反映漂移方向。因此,临床上还难以迅速捕捉到 SIRS/CARS 失衡方向。寻找准确、快速的炎症反应失衡判断方法,仍然是当前临床研究的重要方向。

(二)炎症介质基因表达的多态性与 MODS 治疗策略

近年来,分子生物学的发展,尤其是以抑制炎症反应为主的免疫调控治疗临床试验失败,使人们逐渐注意到遗传和基因特征参与感染创伤和 MODS 的发病过程。研究证实 TNF 和 IL-1 等炎症介质基因具有多态性的特点。TNF-β 基因上游调控区(启动子区)-308 位点含有 *NcoI* 限制性内切酶多态性位点。一项对 40 例严重感染患者的研究表明,具有 *NcoI* 限制性内切酶多态性位点的 TNF-β_2 纯合子患者,血浆 TNF 浓度和患者病死率均显著高于 TNF-β_1 纯合子患者,证实 TNF-β_2 基因型可能是患者释放高浓度 TNF-α 和凶险预后的基因标志。IL-1β 基因外显子 5 具有 *TaqI* 限制性内切酶的多态性位点。体外实验显示,含有 *TaqI* 多态性位点的 IL-1β 基因纯合子(A$_2$/A$_2$)患者,单核细胞受 LPS 刺激后,IL-1β 的释放明显增加,但对严重感染的易感性研究则发现 IL-1β 的 *TaqI* 基因多态性与严重感染易感性和病死率无明显相关。

当然,抗炎介质也具有基因多态性的特征。IL-1 受体拮抗剂(IL-1ra)基因多态性表现为内含子 2 中具有不同重复数量的 86 个 bp 的重复序列。具有 2 个重复序列的纯合子 IL-1ra A$_2$/A$_2$ 的患者,IL-1ra 的表达量较低,感染易感性高,而且一旦发生严重感染,病死率明显高于其他基因型的患者。可见,IL-1ra 基因多态性是 IL-1ra 表达水平和预后的基因标志。

细胞因子的基因型不同,免疫炎症反应不同。特别值得注意的是,基因表达的多态性对介质表达、感染易感性和危重患者预后具有明显不同的影响。可见,基因多态性与感染患者炎症反应的差异有关。极富挑战性的是,哪些炎症相关基因具有多态性的特征,目前尚不清楚。炎症相关基因多态性的研究日益受到重视,通过对 MODS 动物和患者炎症相关基因多态性的分析,试图寻找与感染及 MODS 的相关基因,弄清细胞因子基因多态性对炎症反应程度和患者预后的影响,并为进一步的基因调控治疗和个体化的免疫调控治疗奠定基础。

总之,全面深刻地认识和研究 MODS 的发病机制,特别是以 SIRS/CARS 为主线,早期认识 SIRS/CARS 失衡,采用积极合理的干预手段,必将提高 MODS 的治疗成功率。

第五节 典型病例

【病例简介】

1. **简要病史** 患者26岁,男性。患者于入院8 h前被卡车撞倒、碾压拖行,致全身多处损伤,下颌处裂伤,右侧胸壁、腋窝、右上臂、肘部及前臂皮肤撕脱,双足皮瓣撕脱,出血,伴有意识障碍。由救护车紧急送至当地医院救治,行CT检查示右侧多发肋骨骨折,右侧颈部、胸壁广泛积气,右侧气胸,肺实质压缩30%,胸骨体撕脱性骨折伴错位,右侧肱骨关节盂粉碎性骨折,予以止血、伤口包扎、右侧胸腔置管引流、输血等治疗后,当日转院救治(图15-7)。

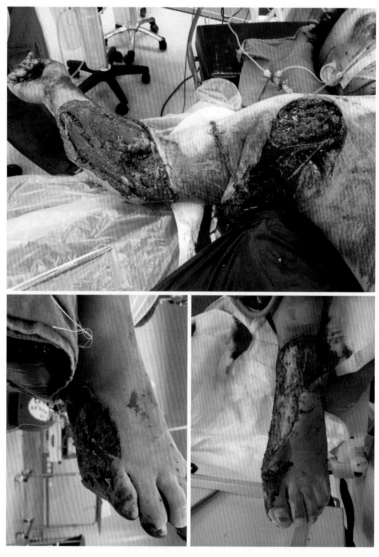

图15-7 患者车祸致多发伤

2. **急诊体格检查** 患者贫血貌,心率120～150次/min,血压(70～100)/(40～60) mmHg,昏迷,双侧瞳孔等大等圆,直径约3 mm,对光反射灵敏。右侧面颊大面积擦伤,双眼睑水肿,气管居中,留置左侧锁骨下静脉导管一根。胸廓无畸形,右侧胸壁擦伤,颈部及胸壁捻发感,右侧呼吸音弱,左侧呼吸音粗,心率150次/min,律齐,心脏各瓣膜区未闻及杂音,腹部平坦,柔软,肝脾肋下未触及,移动性浊音阴性。右肩及右上肢肿胀,皮肤温度凉,右侧桡动脉搏动消失,右侧腋下及肘部敷料包扎,渗血渗液,右侧桡动脉未触及。双膝皮肤破损,双足敷料包扎、负压吸引,足背动脉未触及。

3.实验室检查　血红蛋白78 g/L,血小板42×10⁹/L,pH值7.131,血乳酸8.2 mmol/L,纤维蛋白原1.27 g/L,肌钙蛋白0.51 ng/ml,谷丙转氨酶51 U/L,谷草转氨酶137 U/L,血肌酐126 μmol/L。CT检查示右侧上颌窦前壁骨折、部分颈椎锥体棘突骨折、右侧多发肋骨骨折、右侧颈部及胸壁广泛积气、胸骨体撕脱性骨折伴错位、右侧肱骨关节盂粉碎性骨折、右侧气胸、右侧胸腔积液。

【临床诊断】

1.车祸伤多发伤

1.1 头颈部损伤

1.1.1 右侧颊部擦伤,下颌部皮肤裂伤

1.1.2 右侧上颌窦前壁骨折

1.1.3 $C_{6\sim7}$锥体棘突骨折

1.1.4 右侧颈部积气

1.2 胸腹部损伤

1.2.1 右侧胸壁广泛积气

1.2.2 右侧胸壁皮肤挫裂伤,右侧胸壁异种皮移植术后

1.2.3 右侧第1~5肋骨骨折

1.2.4 胸骨体撕脱性骨折伴错位

1.2.5 右侧肩胛骨粉碎性骨折,右侧肩锁关节脱位

1.2.6 右侧血气胸,右侧胸腔置管引流术后

1.2.7 创伤性湿肺

1.2.8 腹盆腔积液肾挫伤

1.3 四肢及脊柱损伤

1.3.1 右上肢多处撕脱伤

1.3.2 右侧肱骨关节盂粉碎性骨折,尺骨鹰嘴内侧、尺骨冠突骨折

1.3.3 右上肢截肢术后

1.3.4 右足皮瓣撕脱伤,左足皮瓣逆行撕脱伤,左足皮瓣回植术后

2 损伤并发症

2.1 失血性休克

2.2 皮肤软组织感染:脓毒症、感染性/脓毒症休克

2.3 急性心肌损伤

2.4 急性肝功能损伤

2.5.急性肾损伤Ⅰ级

2.6 创伤性凝血病

2.7 代谢性酸中毒

【救治经过】

立即予以气管插管机械通气,开放静脉通路,加压输液,输注红细胞4 U,去甲肾上腺素0.5 μg/(kg·min)持续静脉泵入。急诊全身麻醉下行右上肢及双足清创术+局部皮瓣转移术+负压封闭引流术。手术8 h,术中输血20 U红细胞悬液,血浆1 050 ml,晶体液3 500 ml,出血1 500 ml,尿量2 500 ml,去甲肾上腺素0.25 μg/(kg·min)持续静脉泵入,术中血乳酸水平最高10.0 mmol/L。

术后(入院第2天)转入重症医学科继续抢救治疗。患者心率150次/min,血压105/53 mmHg[去甲肾上腺素0.75 μg/(kg·min)],气管插管机械通气,呼吸30次/min,指脉氧饱和度100%。贫血貌,血红蛋白87 g/L,血小板20×10⁹/L,血乳酸9.3 mmol/L,凝血酶原时间18 s,纤维蛋白原0.95 g/L。上肢动脉CTA成像示右侧肱动脉中段断裂,以远分支未见显影。据CRASHPLAN评估患者创伤部位及程度,予以镇痛与镇静,呼吸机辅助呼吸等支持治疗,监测中心静脉压及心输出量等血流动力学指标,指导液体复苏

和血管活性药物应用,根据血常规、纤溶功能指标及创面出血情况,输血和凝血因子,12 h内大量输注血液制品(红细胞12 U、血浆1 000 ml,冷沉淀10 U,纤维蛋白原2 g),纠正内环境紊乱,变温机复温,改善脑代谢,加强脑保护等治疗,患者12 h后意识转清,循环、呼吸、凝血功能逐渐趋于稳定,抢救获得初步成功。

入院第2天,经骨科、血管外科、介入科、整形外科多学科联合会诊,考虑患者右上肢损伤严重,缺血已远超6 h,右上肢肿胀、颜色深、皮肤温度凉,远端血管未显影,动脉损伤程度及范围无法明确,急诊全身麻醉下行右侧肱骨近端开放性损伤清创+右侧肱骨中上段离断+抗生素骨水泥植入+负压封闭引流术(图15-8)。手术抢救3 h,术中输血4 U红细胞悬液、血浆375 ml、血小板10 U、晶体液1 000 ml,出血500 ml,尿量400 ml,去甲肾上腺素0.2 μg/(kg·min)持续静脉泵入。

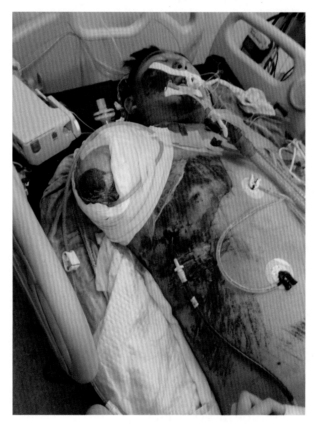

图15-8 右上肢截肢术后

术后转入重症医学科继续抢救治疗。入科后继续镇痛与镇静,气管插管接呼吸机辅助通气,根据血常规及纤溶功能指标予以血制品输注,根据血流动力学指标积极抗休克治疗。考虑患者局部皮肤肌肉严重挫伤、污染且有异味,以阴性杆菌及厌氧菌感染多见,留取病原学标本后,经验性予以头孢西丁联合奥硝唑抗感染治疗,同时纠正内环境紊乱,加强脑保护治疗。后患者器官功能逐渐稳定,抢救获得初步成功。

入院第3天,患者出现寒战、高热,体温最高39.5 ℃,右肩部引流管12 h引流出280 ml淡血性混浊引流液,血常规提示中性粒细胞百分比85%,降钙素原20.47 ng/ml,血培养提示革兰氏阴性杆菌,立即更换亚胺培南-西拉司丁抗感染治疗。

入院第5天,再次行右肩开放性伤口清创+坏死组织切除+双足开放性损伤清创+右足第3跖骨开放性骨折切开复位固定术(图15-9)。

入院第6天,患者意识清楚,心率90次/min,血压130/80 mmHg[去甲肾上腺素0.01 μg/(kg·min)],气管插管机械通气,呼吸25次/min,指脉氧饱和度100%。右侧呼吸音弱,左侧呼吸音粗。动脉血气检查:PCO_2 39.6 mmHg,PO_2 162 mmHg,P/F 324 mmHg,血乳酸2.1 mmol/L,胸部X射线摄片示两肺渗出较前吸收,行自主呼吸试验(spontaneous breathing test,SBT),通过后予以脱机拔管,经鼻高流量氧疗。在整体循环稳定的情况下,积极利尿脱水减轻组织水肿,降低肺水,保护肾功能。复查腹部 CT 后积极肠内营养支持及保肝退胆治疗。

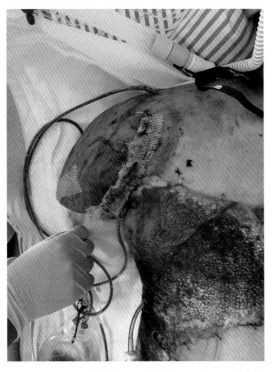

图 15-9　右肩开放性伤口清创+坏死组织切除术后

入院第 6 天,伤口分泌物培养及血培养结果提示敏感的阴沟肠杆菌,患者热峰 37.5 ℃,右肩部引流液较前减少,血常规示白细胞 $2.73×10^9$/L,降钙素原 1.9 ng/ml,抗生素降阶梯,改为哌拉西林他唑巴坦抗感染治疗。

入院第 8 天,患者转骨科继续治疗。先后行右肩开放性伤口清创+坏死组织切除+双足开放性损伤清创术、双足开放性损伤清创+取左大腿皮肤植皮+右肩开放性伤口清创术,予以积极换药、抗感染、营养支持等治疗。

入院第 46 天,患者康复出院(图 15-10)。

【救治经验】

患者右上肢、右侧胸壁、双足等多处撕脱伤,大量失血引起失血性休克,紧急建立气道,呼吸机辅助通气,大量输血、补液,危急时刻挽救了患者生命。

积极多学科合作,外科在患者血流动力学不稳定的情况下,初期处理把握损害控制性原则,控制出血,有效止血,积极伤口探查、清创,引流。

入重症医学科后,积极评估患者全身损伤情况,右上肢动脉血供情况,在明确右侧肱动脉中段断裂,以远分支未见显影的情况下与家属沟通后,早期行右上肢截肢+清创术,行多次清创+引流手术。

患者右上肢及腋窝处伤口严重污染,导致后续继发严重感

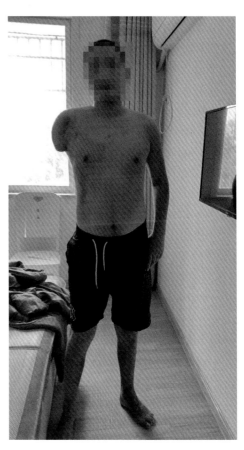

图 15-10　患者康复出院

染、脓毒症、感染性/脓毒症休克,在纠正失血的情况下,积极地给予早期广谱抗生素治疗,用血管活性药物维持组织血流灌注,保护各脏器功能,在休克纠正后,积极地利尿脱水,减轻组织水肿,保护肾功能,减少肺水肿。

该患者伤情重,出现休克、多器官功能衰竭,救治成功,实属不易,纵观整个过程,初期多种手段综合应用有效止血、损害控制性外科策略,后期 ICU 为术后生命护航,积极复苏,控制感染,防治并发症发挥了关键作用,最终患者得以康复。

(邱海波　黄英姿)

参考文献

[1] 陈德昌. 多器官功能障碍综合征与感染[J]. 中华医学杂志,1996,76(4):246-247.

[2] 邱海波,杜斌,刘大为,等. 全身炎症反应综合征与多器官功能障碍综合征的临床研究[J]. 中华外科杂志,1997,35(7):402-405.

[3] AMERICAN COLLEGE OF CHEST PHYSICIANS/SOCIETY OF CRITICAL CARE MEDICINE CONSENSUS CONFERENCE COMMITTEE:ACCP/SCCM Consensus Committee. Definitions for sepsis and organ failure and guidelines for the use of innovative therapies in sepsis[J]. Crit Care Med,1992,101(4):864-874.

[4] BAUE A E. Multiple,progressive,or sequential systems failure:a syndrome of the 1970 s[J]. Arch Surg,1975,110(7):779-781.

[5] BONER C,GRODZIN C J,BALK R A. Sepsis:a new hypothesis for pathogensis of the disease process[J]. Chest,1997,112(1):235-243.

[6] BONERC. Sir Iassc Newton,sepsis,SIRS,and CARS[J]. Crit Care Med,1996,24:1125-1128.

[7] CARRICO C J,MEAKINS J L,MARSHALL J C,et al. Multiple-organ-failure syndrome[J]. Arch Surg,1986,121(2):196-201.

[8] EISEMAN B,BEART R,NORTO N L,et al. Multiple organ failure[J]. Surg Gynecol Obstet,1977,144(2):323-326.

[9] FAIST E,MEWES A,BARKER C C,et al. Prostaglandin E_2(PGE_2)dependent suppression of interleukin-2(IL-2)production in patients with major trauma[J]. J Trauma,1987,27(8):837-848.

[10] FAIST E,SCHINKEI C,ZIMMER S. Update on the mechanisms of immune suppression of injury and immune modulation[J]. World J Surg,1996,20(4):454-459.

[11] FRYD E,PEARLSTEIN L,FULTONR L,et al. Multiple system organ failure:the role of uncontrolled infection[J]. Arch Surg,1980,115(2):136-140.

[12] GOLDIEA S,FEARONKC H,ROSS J A,et al. Natural cytokine antagonists and endogenous antiendotoxin core antibodies in sepsis syndrome[J]. JAMA,1995,274(2):172-177.

[13] GORIS R J A,BOEKHORSTTP A,NUYTINCK J K S,et al. Multiple organ failure. Generalized autodestructive inflammation[J]. Arch Surg,1985,120(10):1109-1115.

[14] GUIRA X,OWRYS F. Biologic control of injury and inflammation:much more than too little or too late[J]. World J Surg,1996,20(4):437-446.

[15] JIMENEZM F,WATSONR W,PARODO J,et al. Dysregulated expression of neutrophil apoptosis in systemic inflammatory response syndrome[J]. Arch Surg,1997,132(12):1263-1270.

[16] KOX W J,BONE R C,KRAUSCH D,et al. Interferon gamma-1b in the treatment of compensatory anti-inflammatory response syndrome. A new approach:proof of principle[J]. Arch Inten Med,1997,157(4):389-393.

[17] LIVINGSTON D H,MOSENTHAL A C,DEITCH E A. Sepsis and multiple organ dysfunction syndrome:a clinical-mechanistic overview[J]. New Horizons,1995,3(2):257-266.

[18] NORTONL W, ARIZONA T. Does drainage of intra-abdominal pus reverse multiple organ failure? [J]. Am J Surg, 1985, 149(3):347-350.

[19] POLK H C, SHIRLDSC L. Remote organ failure: a valid sign of occult intra-abdominal infection [J]. Surgery, 1977, 81(3):310-313.

[20] TILNEYN L, BAILEY G L, MORGANM D, et al. Sequential system failure of abdominal aortic aneurysms: an unsolved problem in postoperative care [J]. Ann Surg, 1973, 178(2):117-122.

[21] VINCENT J L. Dear SIRS, I'm sorry to say that I don't like you [J]. Crit Care Med, 1997, 25(2):372-374.

第二篇

创伤重症护理

第十六章

创伤重症护理绪论

第一节　概　述

一、概　念

创伤(trauma)是指各种物理、化学和生物的外源性致伤因素作用于机体,导致体表皮肤、黏膜和(或)体内组织器官结构完整性的损害,同时或相继出现的一系列功能障碍和(或)精神障碍。创伤从致伤因素和损伤性质两个方面而言,广义上,创伤是指人体受到外界某些物理性(如机械力、高热、放射线、电击)、化学性(如强酸、强碱及毒剂等)或生物性(如虫、蛇、犬等动物咬蛰伤)因素致伤后所引起的组织结构破坏,甚至包括心理上的创伤。狭义上,创伤是指人体组织受到外因致伤后发生的损伤或破坏,引起组织器官形态破坏和相应的功能障碍,并伴有不同程度的局部或全身反应。

创伤重症(severe trauma)是指机体在严重的致伤因子作用下,发生一个或多个解剖部位的严重损害,并因此引起一系列进展性的生理、病理、免疫和代谢方面的严重反应,危及生命。创伤重症常多见于复杂的损伤,如严重多发伤或重要脏器损伤等。

创伤重症护理(intensive trauma care)是以挽救创伤重症患者生命、提高抢救成功率,促进患者康复、减少伤残率,提高其生活质量为目的的,以创伤学、急诊医学、重症医学、护理学专业理论和技术为基础,结合护理心理学、护理伦理学、康复护理学等多学科知识,研究创伤重症患者抢救、护理和管理的综合性应用学科。

二、起源与发展

创伤重症护理在创伤患者早期急救、损害控制、休克复苏、并发症防治以及康复等方面发挥着重要作用。1966 年,美国科学院发表题为《意外伤害导致的伤亡,被现代社会忽视的疾病》的文章,被认为是创伤重症护理发展过程中的里程碑。这篇报道在理念上将"创伤是意外事件"转变成"创伤是可防治的疾病",最终促进了创伤急救系统的建立。紧随其后经过了早期战争环境下创伤护理经验积累阶段;20 世纪六七十年代创伤高级护理实践进入了萌芽和拓展阶段,创伤护理理论和实践不断进步,促进了创伤护理专业的诞生和发展;20 世纪 80 年代至 21 世纪初期创伤护理学术组织和护理教育进入规范化发展阶段。近年来,在现代创伤救护中,通过大量研究产生了许多新的理论和技术。例如创伤患者死亡存在"3个峰值",即伤后数分钟到数小时,伤后数小时到数天,伤后数天到数周。创伤患者抢救应把握"3个时间窗",即"10 min、30 min、1 h",特别对于严重创伤患者应当抓住"黄金一小时"的救治,在给予准确快速评估的同时合理采取"先救治后诊断"或"边救治边诊断"的方式进行有效的抢救;低体温、酸中毒和凝血功能障碍为创伤致死性三联征(又称"死亡三联征""创伤死亡三角");提出限制性液体复苏、损害控制性外科、早期确定性救命手术等创伤救治关键策略;进一步对创伤急救流程进行优化和规范化培训,提出"CABCDE"早期救治流程:即C=control bleeding,第一时间发现和控制明显的活动性大出血;A=airway,气道管理和颈椎固定;B=breathing,呼吸/通气;C=circulation,循环(出血和灌注);D=disability,神经功能障碍/残疾;E=exposure,暴露/环境。在对创伤危重患者基础生命复苏技术的基础上,生命监测与脏器功能保护技术的发展、各种脏器监测和支持技术的运用和管理,促使创伤重症护理向更高、更宽的范畴进行发展和探究,以患者为中心,集患者院前急救、院内抢救、重症监护、早期康复、营养支持、心理护理等于一体的整体护理和管理,也促进创伤重症领域关键技术的更新与规范,成功标志着创伤重症护理发展进入了一个新的重要时期。

三、分类与分型

为研究创伤致病机制,及时明确创伤患者的诊断,做好分级救治,提高创伤重症患者护理水平,对创伤重症进行科学分类是必要的。

创伤的致伤原因包括战时和平时创伤,战时创伤指武器直接损伤、环境损伤;平时创伤主要指机械力损伤、交通事故、工伤、自然伤害、暴力。按致伤因素分为冷兵器伤、火器伤、烧伤、冻伤、冲击伤、化学伤、放射性损伤、复合伤等。

按损伤类型分为开放性创伤和闭合性创伤。开放性创伤是指皮肤或黏膜表面有伤口(常见如擦伤、枪弹伤、撕裂伤、切割伤、刀砍伤、刺伤等);闭合性创伤是指皮肤或黏膜表面完整(常见如挫伤、挤压伤、扭伤、震荡伤、关节脱位和半脱位、闭合性骨折、闭合性内脏伤等)。

按致伤部位分为颅脑损伤、颌面颈部损伤、胸部损伤、腹部损伤、骨盆部(会阴臀部)损伤、脊柱脊髓损伤、上肢损伤、下肢损伤等。

按伤情分为轻伤、重伤、危重伤。轻伤指无生命危险,现场无须特殊处理的伤情;重伤指暂时无生命危险,生命体征相对稳定,需处理同时进行严密观察,尽量在伤后12 h内完成处理;危重伤指有生命危险,需紧急救命处理的伤情等。

第二节 创伤重症的救护模式

一、国外创伤重症救治模式

国际大体上有4种常用的院前急救服务模式,即英-美模式、法-德模式、意大利模式和日本模式。由于观点不同,在院前急救人员的技能培训、人员资质、到达现场时间、病种选择、急救药械配置等各方面有较明显区别。因此,哪类模式更加科学合理、有效且经济,尚无定论,模式的选择需根据实际情况来决定。

(一)英-美模式

英国于1974年在全国范围内对医疗急救服务实行分级规划管理,全国成立了53个急救站,统一实行"999"急救专用电话,要求急救车3 min内出动,7 min内到达事发地点。院前急救中心接到求助电话后将患者信息输入计算机,按特定系统分析处理结果将病情分为红、黄、绿3个等级。红色代表最危重患

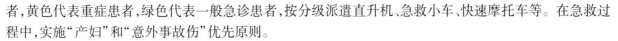

者,黄色代表重症患者,绿色代表一般急诊患者,按分级派遣直升机、急救小车、快速摩托车等。在急救过程中,实施"产妇"和"意外事故伤"优先原则。

美国在 20 世纪 70 年代建立了急救优先调度系统(medical priority dispatch system,MPDS),该系统有 40 多个询问预案,这些预案可以对病情做出较为准确的判断,为下一步的电话生命支持及出诊抢救提供有利条件。美国的急救医疗服务系统主要特点是:①实行划区负责和区间合作协调的原则,将全国划分成 303 个急救医疗服务区,每个地区都有一个主管部门负责协调,接受急救服务公司的拨款。②每个地区成立急救医疗服务委员会,对本地区的急救工作计划提出建议。③对主要急诊病种(如严重创伤、烧伤、脊髓损伤、心脏病、中毒、围产期急症、精神病急症等)制定急诊工作评价标准。④院前急救服务中心,志愿组织服务占一半左右,其次是私立急救机构和消防单位。⑤地区的医院联合组成急救医疗服务网,例如纽约市把全市 60 个医院组成一个"911"急救医院。⑥救护车数量和装备较好,效率较高,在城市对呼叫的应答时间平均为 10 min 以内,在乡村地区为 15～30 min。⑦急救人员明确区分急救医师、急救技术人员、急诊护士。⑧急救医学被美国医学会(American Medical Association,AMA)确认为美国第 23 个医学专业。

英-美模式院前急救服务系统的基本要求如下。

1.急救电话 有全国统一的应急电话,美国为"911",英国为"999"。每个地区应急接收调度中心是集消防、医疗急救为一体。

2.急救人员接受培训情况 第一反应者培训 40～50 学时,需掌握简单急救处理技术;初级急救技术员(emergency medical technician-basic,EMT-B),接受 80～140 h 的急救培训,培训主要内容为基础生命支持(basic life support,BLS)及现场创伤急救处理技术。中级急救技术员(emergency medical technician-intermediate,EMT-I)接受 200～400 h 的急救培训,培训主要内容为 BLS 及现场创伤急救处理技术,可进行气管插管术。高级急救技术员(emergency medical technician-paramedic,EMT-P)接受 500～1 500 h 的急救培训,培训主要内容为高级生命支持(advanced life support,ALS)及现场创伤急救处理技术。美国急救的另一个特点就是医院急诊科护士要到现场提供急救服务,尤其在农村。于是在 1970 年美国专门成立急诊护士协会,创立急诊护理专业,建立考试制度,这在美国是一个很有权威性的急救组织。

3.岗位要求 获得上述职称资格证书并取得年度考试合格者才能上岗工作。

4.急救内容 要求严格执行本地区规定的院前急救规范。着重维持及恢复基本生命体征,进行对症治疗,规范一般每 2 年更新一次。规范按症状编排,大多用图表形式,若病情恶化进入下一步骤,若病情无变化或好转就进入接收医院顺序。

5.送院原则 送就近医院或疾病有关的专科医院。

6.药械配置 应与规范相一致,只有较少药物,院前急救人员中除了医师,其余人员只能用少数指定药物(例如肾上腺素等),若用其他药物要经过基地医院医师认可。配备包括心电监护仪、除颤器、起搏器,12 导联心电图机,气管插管装置,自动及气囊面罩呼吸器,直流电机械吸引器,指端脉氧测定仪,快速血糖测定仪,供氧装置,简易接生包,静脉输液装置,创伤止血、包扎、固定、搬运等器械。

7.伤病员病种选择 对伤病员的选择问题,绝对服从应急接收调度中心指令,进行各类伤病的急救运送任务。完成任务后先向应急接收调度中心汇报再进入待令状态。

8.急救人员数量 多为 2 人,他们既是急救技术员又是驾驶员。

9.现场时间 多以完成规范要求步骤为限,平均不超过 30 min。

(二)法-德模式

法国于 1936 年建立了以医师为主的全国性紧急医疗援助服务(Service Aide Medical Urgent,SAMU),目前该系统设有 105 个急救中心、30 多个急救直升机基地,范围覆盖国土面积的 90% 以上,基地直升机覆盖半径为(21±14)km,医务人员需保证在(12±7)min 内抵达急救现场。SAMU 是一种以医师为主的全国性服务,并且利用专科医师派出及现场急救服务。对 SAMU 的反应分等级,而且其服务与消防服务部门的医学第一反应者和全科医师密切配合。必要时可派出一个有全套设备和配备有包括急诊专科医师或麻醉师和一名护士在内的医疗组,组成可移动加强监护病房(mobility intensive care unit,MICU),到危及生命的急诊或严重创伤患者处。

德国急救中心具备先进的指挥系统,有4条线路与警察相通,负责调度所在地的救护车和直升机,空中救援是德国急救工作的一大特点。德国现有30多个直升机救护基地,急救半径约50 km,54个海上救护站,60多艘救护船。德国的救援工作在空中、陆地或海上都有很高的效率,救护人员在5~20 min内可抵达急救现场,40 min内可将患者转送到就近医院,急救平均应答时间为7 min。德国宪法规定,急救医疗费用由地方政府支付,全国急救医疗组织者来源于红十字会和汽车俱乐部,90%的救护车属红十字会所有,医院不承担运送患者任务,只负责收治。德国的救护车有两种形式:一种是固定的,医师和医助在同一医院内,平时正常上班,当急救中心通知任务后,随车到达现场,救护车平时停放在医院附近待命,服务半径为8 km;另一种是临时的,即医师和医助、救护车都不在同一地,需要时临时通知,可自行开车或搭乘消防车前往出事地点。德国急救医疗服务的最大特点是高效率。全国统一"112"急救电话号码,在接到呼救后,救护车平均在7 min内到达出事地点,而且广泛应用直升机进行空中救护,其服务半径为40~80 km,10 min的时间就可以到达任何地点,每架直升机可载运2名伤病员,许多医院都有直升机停机坪。

法-德模式院前急救服务系统的基本要求如下。

1. 急救电话　同样有全国统一的应急电话,法国为"15",德国为"112",与英-美模式无大的区别。

2. 急救人员接受培训情况

(1)急救医师:医学院校本科毕业,在医院工作2年后接受3个月ALS培训。

(2)护士:在护士学校毕业,在医院工作2年后接受3个月ALS培训。

(3)驾驶员:接受标准BLS培训。

3. 岗位要求　医护人员有相应执业资格证书及ALS合格证书,驾驶员有驾驶证书及BLS合格证书。

4. 急救内容　要求严格执行本地区规定的院前急救规范,规范定期更新。由于与院内治疗相衔接,所以不限于对症治疗。

5. 送院原则　送就近医院或疾病有关的专科医院。

6. 药械配置　应与规范相一致,院前急救人员为医师,药物比英-美模式明显增多。配备器械基本与英-美模式相同,但性能更高。

7. 伤病员病种选择　危重伤病员才进入此急救系统。

8. 急救人员数量　多超过2人,至少有医师、护士(或助理医师)、驾驶员。

9. 现场时间　多以伤病员病情初步稳定为限,平均不超过半小时。

(三)意大利模式

意大利急诊医疗体系组成包括:①市民;②全科医师;③护士;④"118"体系,再分为大区急救中心、省急救中心和地方急救站;⑤医院体系组成,分为急救点、急诊科、一级和二级急诊;⑥通过普及宣传使市民知道该体系的确切功能,懂得如何使用该体系以获得必需的帮助,以及回答电话中的提问(你是谁? 发生了什么事? 事发地点? 涉及人数?……);⑦全科医师和护士有回答求助电话的法定义务,并必须评估求助,如有必要,必须启动"118"体系。"118"大区急诊医疗体系由以下3部分组成。

1. 管理中心　接受呼救电话,分析对提问的回答。最后给呼救电话标记上重要性等级的彩色标记。①红色:急救,立即派出救护车和能够进行ALS的卫生专业人员。②黄色:紧急,立即派出救护车。③绿色:能缓处理的急的情况。④白色:情况不急,不需要"118"帮助。受理该求救电话后,应立即将信息传递到离现场更近的急救站点。通过此种方式,便开始了第一步救助。

2. 医院急诊机构　①固定或流动的急救点:有进行初级急救、稳定患者伤(病)情和联系转送到适当医院的能力。②医院急救科:有确诊和进行必要治疗以解决健康问题的能力。③第一级急诊科有确诊和治疗内科和外科伤(病)情的能力。④第二级急诊科有专科设置,如心脏外科、神经外科、新生儿重症加强治疗、血管外科以及胸外科,能提供更高水平的救助,是第一级急诊科的治疗策略咨询点。⑤有些大区还设有大面积烧伤科、脊柱科、创伤中心和临床中毒中心。体系的复杂性需要巨大而精细的组织、精心分配资源和连续的分析活动,以满足服务地区人群的各种需要。

3.有计划地开展并宣传　如何正确使用"118"系统和医院结构的活动？使公民了解并认识到这一系统的各个环节都非常必要。我们知道，很多急危重症患者打电话向手术中心呼救，而不向"118"呼救，而很多求助的医疗服务也不属于急诊范围。另一方面，许多人要求医院解决的问题在全科医师的诊所就可以解决。因此，许多人的做法不仅给医院增加不必要的负担，而且也减慢急救的实施、增加急救人员的工作压力、消耗巨大的资源，使"118"体系的技术潜能不能充分发挥。事实上，从一开始，"118"体系就代表着救命。许多因素都曾不同程度地妨碍了急救的实现和延伸。但不管怎样，"118"仍是一个很有潜力的系统。比如：①它可以根据手术方案统一医疗措施；②它可以减少医疗所需的时间；③它可以由熟练的手术人员在现场实施医疗；④它可以协调车辆所在地和地区站点的关系；⑤可以根据医疗的需要，安排运载工具的类型及医疗人员的组成；⑥在医院是唯一进行医疗工作的地方，适当变通卫生文化；⑦可以使用装备统一的运载工具和方法；⑧能将患者转运到能解决问题的医院；⑨可以从一个侧面反映整个卫生体系的成长发展；⑩可以和志愿者联合会携手合作。

（四）日本模式

日本的急救医疗系统主要由以下机构组成：定点急救医疗机构（医院、门诊部）、急救站、假日与夜间急诊站、急救医疗机构、急救中心等。1977年，日本厚生省对全国急救医疗体制进行全面整顿，把急救医疗分为一、二、三级。一级急救医疗主要收治相对较轻的急诊患者，只需门诊治疗后即可回家，实行24 h服务制；二级急救医疗收治需短期住院的急诊患者，要求配备麻醉科、脑神经外科和心血管科等，可随时接纳一级急救医疗机构转送的急诊患者，是需经政府正式批准的急诊定点医院；三级急救医疗机构可随时接收二级或一级急救医疗机构转送的严重急诊患者，是当地的急救中心，要求设有脑血管病中心、心脏病中心等特殊医疗服务。日本急救医疗服务的重要组成部分是急救医疗情报系统，该系统通过电子计算机将本地区的医疗机构和消防系统联系起来，其作用是掌握医疗机构情况（医师、床位、手术条件等），当接到呼救信息后，可迅速根据病情和医疗机构情况，选择指派最恰当的医疗机构以及通知家属或急救中心派救护车运送。

二、我国创伤重症救治模式

我国对于创伤重症救治尚无统一固定的模式，各医院开展的救治模式不同且治疗效果相差甚远。创伤救治一方面是医学问题，另一方面涉及经济以及社会等方面的因素，寻求个性化的急救模式有重要的价值。目前，国内大部分医院的急诊科没有专业的急诊外科医师，急诊外科工作多由各专科医师轮流承担，这种依赖型救治模式并不适合于创伤重症患者，究其原因：专科医师往往片面注重本专业问题而缺乏综合分析判断能力，易漏诊或误诊；过分强调专科检查而贻误手术时机；会诊时专业间常相互推诿，急救复苏与确定性治疗间衔接问题十分突出。目前，国内创伤救治模式大致有3种，即专科为主的多学科会诊模式、多学科合作的创伤团队救治模式和一体化创伤急救模式。

（一）专科为主的多学科会诊模式

专科为主的多学科会诊模式是国内沿袭下来的传统模式，迄今仍在大多数医院实行。该模式是以专业的外科为主导的分诊分科救治，包括普外科、胸外科、神经外科、骨科等。该模式一般由急诊外科医师先诊治，然后再由各专科医师分别会诊、处理。急诊科医师从创伤现场接回医院，入院后急诊医师初步评估患者伤情，给予必要的处理：吸氧、心电监护、开放气道、补液等，尽可能稳定患者生命体征，之后请相关科室会诊，基本确诊后根据患者的创伤部位以及脏器损伤状况将患者划分到具体的专科，由专科的医务人员根据患者的病情确定是否手术。当诊断明确之后，由专科的医务人员完善手术前的准备措施，到医院的手术室进行手术，手术后回专科科室或ICU提供干预。如果患者不存在手术指征，需要明确是否进行ICU监护治疗。

该模式机制势必容易造成各个救治环节脱节现象；急诊、专科医师各自为政，没有统一协调，导致院内会诊科室与环节过多，患者急诊停留时间延长；精细分工模式下的专科医师对严重创伤救治的整体观念往往有所欠缺，专科会诊制度还会在救治顺序、手术安排和用药选择等方面产生矛盾，对于严重创伤患者各专科之间容易存在互相推诿现象等。这都会导致抢救时间延搁和救治效率低下,甚至丧失最佳抢救时机。

(二)多学科合作的创伤团队救治模式

多学科合作的创伤团队救治模式是一种以患者为中心、以多学科团队为基础,为患者提供综合性、个体化的治疗、护理、康复的服务模式。其团队成员常包括急诊科医师、护士、创伤涉及的专科医师、康复师、心理咨询师、营养师、临床药师、患者本人及其家属等。多学科合作模式将患者看成一个整体,通过多学科的共同协作,对患者的生理、心理、社会因素进行全方位的干预,但是不适用于创伤患者救治的早期紧急救治。严重创伤抢救过程中涉及的科室数量较多,导致在严重创伤患者急救过程中,医务工作人员的专业技能参差不齐,不利于抢救质量的改善,加大了医患纠纷风险。同时,组建多学科合作的创伤团队、人员的培训和学科之间的沟通协作存在一定的困难。

(三)一体化创伤急救模式

重症创伤多为多发伤或复合伤,常常累及多个器官、多个系统,需要多专科规范高效的联合救治。然而,相对于我国越来越细的专科划分、越来越强的专科救治能力,重症创伤联合救治能力发展相对缓慢,呈现重症创伤整体救治能力相对薄弱、各医院间救治结局差异大等现状,导致我国重症创伤的病死率、致残率高于世界发达国家。

一体化救治模式由急诊/创伤外科主导的一体化综合救治。在院前就以急诊/创伤外科医师评估患者伤情,通过先进的通信设备通知院内急诊/创伤外科医师,此时院内绿色通道、抢救设备、人员配置均处于待命状态,患者在入院后创伤外科医师评估生命体征,观察患者的病情变化,以保障为重症创伤患者提供快捷高效的专业化救治。一项《全国严重创伤救治规范的研究与推广》项目由北京大学人民医院及联合陆军军医大学、浙江大学、北京市急救中心、解放军总医院等多家单位历时10余年,在国内率先建立我国重症创伤救治规范,通过规范化救治流程制订和信息预警联动系统的研发,实现了创伤院前、院内救治一体化和有效救治时间缩短的目标;规范化人员培训、创伤决策支持系统、早期评估技术体系的建立及专科救治规范的制定,实现了创伤整体救治能力提高,有效降低创伤患者病死率;"以综合医院为核心的闭环式区域性创伤救治体系"和"在综合医院组建严重创伤救治团队模式"是基于现阶段中国城市发展及医疗资源布局、符合我国基本国情的创新性救治体系。

随着一体化急救模式的提出及急救流程的构建,我国重症创伤护理走向程序化发展。链式抢救流程及管理,将各项护理急救技术进行优化整合,缩短了反应、分类和分流时间。目前,国内已开展了多项创伤的基础与临床研究,将创伤医师的培养目标确定为"创伤急救基础+专长",通过建立"基础训练"和"针对性培养"相结合的创伤专科医师的规范性培养机制,组建创伤急救"一体化"模式所需的人才结构。医院急诊重症监护室隶属于急诊创伤中心,由科主任统一协调,并且具有合理的抢救设备配备,对危重患者的管理治疗,以一组医师负责制,兼以主任、院长统一协调、查房和治疗,极大地提高了重症创伤患者的救治效率。

在创伤救治"三环理论"中,院前急救、院内急诊科救治和重症监护治疗3个环节,环环相扣,形成一个整体,突出了时效性和整体性。此外,更新了"时间窗"的理念,即黄金时间不仅指重症创伤患者从院外转运至急诊科,更强调"在手术室或ICU的创伤患者出现生理极限之前的一段时间达到早期确定性治疗"的目的。

一体化的救治模式在应用过程中,对医护人员提出严格要求,创伤外科医护人员需要高度负责同时具备全科医学的基础,因此对救治的时效性要求较高。一体化创伤救治模式是基于对患者整体生命进行监测、稳定,有利于严重多发伤者系统、完整、科学的救治,有利于急诊创伤外科专业的发展,更有利于合理优化、配置医疗资源,保障绿色通道畅通,能够发挥出更为显著的效果,能显著改善患者预后质量,提高患者的生活质量。

第三节　创伤重症救护的特点

一、伤 情 特 点

创伤重症阶段伤情往往较为复杂,多发伤、复合伤增多,患者的病情不是几种创伤的简单相加,而是一种影响全身,可导致机体内环境紊乱,对生命构成直接威胁的创伤。患者易发生低体温、酸中毒和凝血功能障碍的致死性三联征,导致多器官功能障碍综合征(multiple organ dysfunction syndrome,MODS),甚至发展为多器官功能衰竭(multiple organ failure,MOF),如不能及时有效救治,病死率为20%~70%。创伤重症的伤情具有以下几个特点。

(一)伤情复杂、容易漏诊

多发伤的特点是受伤部位多,伤情复杂,明显创伤和隐蔽性创伤、开放伤和闭合伤同时存在,且大多数伤员不能说明伤情,有时各专科医师注重本专科的损伤情况、忽略他科诊断而造成漏诊。据统计,创伤重症患者存在12%~15%的漏诊率,主要原因包括以下几方面:①患者的伤情严重,常伴意识障碍或者存在紧急情况,难以全面搜集患者的病史资料;②各科室人员仅单纯考虑本科室的损伤情况,缺少总体性观念;③医护人员仅注意到患者明显出现的四肢损伤,忽略了患者隐蔽的损伤;④医护人员缺乏对患者损伤机制的全面认识,尤其易忽略腹部损伤。

(二)伤情变化快、病死率高

创伤重症患者的机体处于全面应激状态,多个部位创伤的相互影响较易导致伤情迅速恶化,出现严重的病理、生理紊乱,而危及患者的生命。多发伤的死亡原因大多是严重的颅脑创伤和胸部创伤。

(三)伤情严重、休克率高

创伤重症患者的伤情严重、伤及多处、损伤范围较大、出血多,甚至可直接干扰呼吸和循环系统功能而威胁患者生命,休克发生率较高。

(四)伤情复杂、处理顺序矛盾

创伤重症患者由于伤及多处,一般需手术治疗,但手术顺序往往存在矛盾。术者如果缺乏经验,就会不知从何下手。医务人员应根据各个部位伤情、影响生命程度、累及脏器不同和组织深浅来决定手术的先后顺序,以免错过最佳抢救时机。不论处理顺序困难重重,但是"生命第一"是处理的原则。

(五)抵抗力低、容易感染

创伤重症患者均处于高应激状态,机体遭受打击后发生一系列神经内分泌免疫反应,促使交感神经系统兴奋和促炎反应增强,儿茶酚胺类激素、糖皮质激素、胰高血糖素、炎症细胞因子等释放,机体处于高代谢和易感状态,抵抗力较低。加之,创伤重症患者多有开放性伤口,因此极易引发感染。

二、工 作 特 点

创伤重症护理在创伤患者的救治中发挥着重要作用,贯穿创伤重症患者从早期现场急救、创伤损害控制、液体复苏、创伤并发症防治以及早期康复等整个过程,创伤救护模式、理念和技术的发展,对创伤重症救护也提出了更高的要求,因此也决定了创伤重症救护的工作具有以下几个特点。

(一)程序化、一体化的救治模式在重症创伤救治中逐渐凸显

程序化、一体化的救治模式在创伤重症救治中逐渐凸显,在短时间内迅速判断患者的情况并准确制订救治方案是成功救治创伤重症患者的关键所在。院前及院内急救一体化是创伤专业化的重要环节。

Lowd 等指出,急救反应时间是衡量创伤救护水平的重要指标。Andreitsen 提出,伤后快速简便体格检查、体内穿刺,1 h 内快速转运,延伸至院内的急救手术是最有效的办法,对挽救生命起决定性作用。重症创伤的救治工作要求各治疗高效有序,缩短患者的急诊滞留及入院时间,合理地应用先进的医疗技术提高早期诊断的准确性,对重症创伤尤其是危及生命的损伤情况制订快速、简便、准确的检诊程序是非常必要的。

(二)损害控制理念在重症创伤救治中得到广泛使用

损害控制理论(damage control theory,DCT)一词源于航海,意为航船在遇到损坏时,应控制损伤的扩大,船体经迅速适当修复后,具有能返回良好环境港口的能力。目前,损害控制理念在创伤重症救治中已得到广泛使用。

损害控制性外科(damage control surgery,DCS;又称损害控制性手术)是指迅速控制复杂、危重患者的伤情,控制出血、减轻污染、避免加重损害,利于抗休克、复苏,避免过多操作、延长手术时间、增加损伤;减轻第二次打击,既要控制原发损伤,又要控制继发的(医源性)损伤。因此,创伤重症患者的最终结局,取决于机体生理功能的极限,而不是对损伤器官和组织进行外科手术修复后的完整性。是指针对创伤重症患者进行阶段性修复的外科策略,旨在避免创伤重症患者生理潜能的耗竭、避免致死性三联征(低体温、酸中毒和凝血功能障碍)的出现、避免损伤的因素相互促进而成为不可逆的病理过程,最终目的在于有效降低创伤重症患者的病死率。

重症创伤患者只有在规范的护理程序配合下,才能缩短临床检查、辅助检查的时间,并在最短时间内进行急救。创伤重症涉及普外科、神经外科、胸外科等多个学科,救治模式尚未形成统一定论,但要求相关科室医师全程参与抢救、会诊,保证以最快的速度完成各个流程。

(三)专业化发展是重症创伤救护面临的挑战

创伤必须专业化,力求"时效性和整体性",创伤外科是我国近年来随创伤专业化逐步发展起来的一个跨专业新型独立的临床学科。欧美一些发达国家早在 20 世纪 70 年代就已重视创伤专业化问题,早已确立创伤外科为独立的临床学科,现已建立各个区域化、多功能的创伤分级治疗中心,引领创伤救治的世界潮流。

近 10 年来,我国重庆、上海、杭州等一些医院在探索创伤专业化救护方面做出了巨大贡献,它们的共同特征是建立独立的、专业化的创伤外科,在创伤重症救治中突出体现"时效性"和"整体性"。

第四节　创伤重症救护的技术原则

为加强对创伤重症患者救护任务、范围、技术要点等内容的规范,结合创伤重症患者特点,建立了创伤重症患者救护的技术原则。

一、"黄金一小时"原则

创伤重症患者往往伴有多部位多脏器损伤,伤情复杂,多伴发全身应激反应,易发生并发症,治疗困难,早期病死率增加。伤后数分钟病死率高达 50%,在这一阶段中,准确快速评估患者创伤情况,同时能够进行有效的抢救显得至关重要。对于创伤重症患者应当抓住"黄金一小时"的救治,在给予准确快速评估的同时合理采取"先救治后诊断"或"边救治边诊断"的方式进行有效的抢救。

二、先处理后诊断、边处理边诊断原则

合理采取先救治后诊断或边救治边诊断的方式。在进行紧急处理的过程中,需把握 3 个原则:"快",

时间就是严重创伤患者的生命;"就近处理",利用现有条件和设备就近处理;"平稳转送",边治疗边转送。

三、可迅速致死而又可逆转的严重情况优先处理原则

可迅速致死而又可逆转的严重情况包括以下几类。通气障碍:呼吸道堵塞最为常见;循环障碍:低血容量、心力衰竭和心搏停止、张力性气胸、开放性气胸、连枷胸、心脏压塞(cardiac tamponade)等;出血不止:外出血、胸腔出血、腹腔出血、腹膜后出血(肾损伤、髂骨、骨盆骨折500~5 000 ml)、四肢骨折(肱骨干100~800 ml,尺桡骨50~400 ml,股骨干300~2 000 ml,胫腓骨100~1 000 ml,粗隆间骨折557~1 400 ml)。医护人员优先处理此类重症创伤患者,进行快速评估、诊断和处置,对于降低病死率和致残率尤其关键。

四、遵循 VIPCO 程序救治原则

在创伤重症患者紧急救治过程中,应遵循 VIPCO 程序救治原则,积极纠正或控制伤情发展。V(ventilation)即通过建立通畅的气道和正常的通气给氧;I(infusion)即快速建立多条液体通道,进行补液输血扩充血容量;P(pulsation)即注重监护和保护心脏泵功能;C(control bleeding)即采取压迫、止血带或夹板、固定带固定的方式紧急控制出血;O(operation)即避免再次损伤和伤势恶化,进行早期确定性手术治疗。

五、多学科协作整体治疗原则

在创伤救治的过程中,应当认识到患者是一个整体,重视治疗中各专科之间多学科团队协作,在对患者有总体评估的基础上,对各器官进行针对性治疗。在具体的治疗方案执行过程中,应当全面关注患者的器官功能状态,快速准确地评估患者的器官功能,重视器官自身的代偿和适应,有的放矢地加以治疗。

（刘　蕾　黎　宁）

参考文献

[1]付小兵,王正国,李建贤.中华创伤医学[M].北京:人民卫生出版社,2013.

[2]白祥军,张连阳,赵小纲.推进区域性创伤中心建设与分级论证[J].中华急诊医学杂志,2016,25(5):557-559.

[3]程晓斌,毕玉田,黄坚,等.严重创伤院内急救程序的建立[J].中华医院管理杂志,2012,28(3):226-228.

[4]都定元,王建柏.中国创伤外科发展现状与展望[J].创伤外科杂志,2018,20(3):161-165.

[5]高伟,白祥军.中国创伤中心现状与展望[J].创伤外科杂志,2018,20(4):241-244.

[6]顾淑芳,孙娜.院前急救与院内救治衔接的研究进展[J].中华护理杂志,2017,52(4):474-476.

[7]郭飞飞,吕召旺,周子超.重症多发伤救治研究进展[J].人民军医,2016,59(4):403-405.

[8]何美娟,许玲玲,马明丹,等.国内外院前急救的现状[J].护理管理杂志,2016,16(1):24-26.

[9]黄群兴,周健仪,刘秀珍.严重创伤患者多专业协作早期救治模式的建立与实施效果[J].临床与病理杂志,2017,37(12):2676-2680.

[10]黄顺忠,陆启峰,林起庆.严重创伤的院前和急诊科急救模式现状及展望[J].中华灾害救援医学,2017,5(9):536-540.

[11]蒋世荣,王瑜,黄发贵,等.严重多发伤救治模式研究进展[J].医学综述,2017,23(20):4075-

4078,4083.

[12]康焰,唐之韵.重症创伤:重症医学有不可替代的作用[J].中华重症医学电子杂志,2016,2(1),26-31.

[13]李容飞.院内急救程序–时间控制护理模式在严重创伤患者急救中的应用[J].齐鲁护理杂志,2015,21(12):40-41.

[14]刘静,郝艳华,吴群红,等.院前急救模式与急救人员岗位培训国内外比较分析[J].中国卫生资源,2013,16(1):30-32.

[15]刘伟明.院前急救发展现状及国内相关问题分析[J].齐鲁护理杂志,2016,22(8):49-51.

[16]孙茜.姜保国:创伤救治的"中国模式"[J].中国医院院长,2016,11(22):72-73.

[17]孙澂,屈纪富,文亮,等.一体化创伤急救护理模式的探索[J].中华现代护理杂志,2010,16(4):444-445.

[18]伍世珍,于丽娜,桂莉.我国创伤护理的研究现状与进展[J].解放军护理杂志,2010,27(7A):1000-1001.

[19]姚元章,孙士锦,谭浩,等.严重创伤院内急救的时效性探讨[J].创伤外科杂志,2011,13(2):103-106.

[20]张连阳.多发伤的紧急伤情评估策略[J].创伤外科杂志,2010,12(1):1-3.

[21]AL-SHAQSI S. Models of international emergency medical service(EMS)systems[J]. Oman Medical Journal,2010,25(4):320-323.

[22]BUDOHOSKI K P,ZWEIFEL C,KASPROWICZ M,et al. What comes first? The dynamics of cerebral oxygenation and blood flow in response to changes in arterial pressure and intracranial pressure after head injury[J]. British Journal of Anaesthesia,2012,108(1):89-99.

[23]ERTMER C,KAMPMEIER T,REHBERG S,et al. Fluid resuscitation in multiple trauma patients[J]. Current Opinion in Anaesthesiology,2011,24(2):202-208.

[24]TIMM A,MAEGELE M,LEFERING R,et al. Pre-hospital rescue times and actions in severe trauma. A comparison between two trauma systems:Germany and the Netherlands[J]. Injury,2014,45(3):S43-S52.

第十七章

创伤重症院前救护

第一节 概　述

一、创伤重症院前急救的意义

在人类社会发展史上,人类与自然、环境、疾病斗争的漫长岁月里,创伤时刻威胁着人们的生存、安全与健康。据世界卫生组织统计,全球每年有超过 500 万人因创伤而死亡,占总死亡人数的9% 。这一数字正以每年 1 万人次的速度在增加。而我国每年发生创伤约 2 亿次,死亡 70 万人,占总死亡人数的9%。2010 年创伤成为我国院前急救疾病谱的首位,占29.65% ,以创伤作为死亡原因占据农村与城市死亡原因的前五位。创伤以发病率高、死亡率高、致残率高为特点成为威胁人类健康的社会公共卫生问题。因此,针对创伤救治的时效、水平以及效果的要求刻不容缓,护理作为院前急救的主要力量之一,其救护技能水平尤其重要。

(一)创伤重症院前急救的定义

院前急救(pre-hospital care)也称院外急救(out-hospital care),是指患者从受伤现场到达医院这段时间采取的急救医疗救治,包括现场急救和转运途中的急救与监护。院前救治的质量对患者的最终结局有重要影响。创伤重症的院前急救是指在救治现场对创伤重症患者施行现场急救、进行伤势、伤情评估以及转运途中进行专业重症监护,以确保患者生命的医疗救治行为。它反映了一个国家、一个区域或一个城市的医疗以及公共卫生救助水平。

(二)创伤重症院前急救的重要性

创伤重症院前急救作为急救医疗服务体系(emergency medical service system,EMSS)的重要组成部分,是把先进的急救医疗服务快捷、准确地送到患者身边,送到急救现场,经现场急救医护人员尽最大努力维持患者的基础生命,并将患者安全送到医院进一步救治,以达到保存生命、防止伤势恶化、促进康复的急救目的。

美国急救专家沃格特(Vogt)认为,对于一般公民来说,最大的威胁不是家中失火,也不是马路犯罪,而是不能在生死攸关的几分钟内得到急救医疗。这里的"急"是强调时间的紧迫性;"救"是强调措施的有效性。也就是要求在最短的时间内,用最有效的措施来抢救患者的生命。现代急救医学最新的概念已完全改变了事故发生后拨打"120",等待救护车到来的传统观念,而是要求急救医护人员携带救治设备在灾难或意外事故发生后的第一时间,对伤员特别是危及生命的伤势进行更快、较高水平的现场处置,并运用各种快捷的运输工具(直升机、救护车、海上运输工具等)将患者送至有救治条件的医院,同时做到急救医疗与伤员同在。因此,院前急救的重要性在于首先它是急救医疗服务体系的最前沿部分,与院内急救既有分工又有密切联系。

创伤重症已经成为急诊救治的首位病种,当突发意外创伤、大出血、休克、颅脑损伤、骨折,乃至野战创伤时均极其需要现场急救医疗快速、有效的救助,以减少伤亡与致残。从创伤的3个死亡高峰上看,第二个死亡高峰(也叫"早期死亡",early death)约占30%,出现在创伤后数小时内,其死亡原因多为颅脑损伤、胸腹的实质性脏器破裂或如严重多发伤导致的出血休克,在战现场大血管破裂出血、开放性胸部损伤以及气道梗阻则是造成早期伤亡的三大致死因素,而这类患者正是创伤重症院前救治的主要对象,也是创伤重症院前救护水平的真正体现。院前急救护理工作在配合医师共同采取及时有效的急救措施和技术,最大限度地减少患者的痛苦,降低伤残率,为进一步救治打好基础,为伤员转危为安及早期康复赢得时间上发挥出不可缺失的作用。因此,院前急救作为创伤急救的最初阶段,创伤院前急救体系的建立健全是能够显著改善创伤患者的预后,其创伤重症院前急救的重要性不言而喻、意义深远。

二、创伤重症院前急救护理的发展历史与现状

现代急救护理起源可以追溯到19世纪的南丁格尔的年代,1854—1856年英、俄、土耳其在克里米亚交战时期,前线战伤的英国士兵死亡率高达42%以上,南丁格尔率领38名护士前往战地救护,使死亡率下降至2%;南丁格尔作为急重症护理的鼻祖,开创了创伤院前急救护理的先河,从那时起就确定了护理工作在创伤救治中的地位。急救医学的建立与发展促进了与之相适应的急救护理专业的形成与发展。急救护理学作为研究各类急性病、急性创伤、慢性病急性发作及危重患者的抢救与护理的一门学科,在抢救患者生命、提高抢救成功率、促进患者康复、减少伤残率,提高生命质量等方面发挥了越来越重要的作用。急救护理学属于生命科学的范畴,是急救医学的重要组成部分。我国的急救护理事业也经历了从简单到逐步完善并形成学科的发展过程。院前急救中任何医疗行为都离不开护理的参与,这一点已在院前急救实践中得到充分证实。现实生活中不论是疾病还是意外伤害,不论现场发生的地点区域,只要有人员伤亡就会涉及院前急救。从呼救应答反应,到达现场迅速开展诊疗活动,乃至安全转运医院,途中监护治疗各环节的救护行为,都凝结着护理的辛劳与智慧,为患者赢得有限时间,维持患者的生命、减轻其痛苦、防止再损伤等发挥着重要作用。由此,院前急救护理已成为院前急救成功的基本保证,能与医疗配合独立完成院前急救相关技术,形成了一体化的创伤急救整体护理工作模式,包括院前急救—院内急救—紧急手术配合—重症监护—创伤住院护理、康复与心理干预等。

三、创伤重症院前急救系统的建立

院前急救是急救医学的首要环节和重要内容,也是城市综合服务保障系统的重要组成部分。城市经济和社会的不断发展,对院前医疗急救的服务功能提出了新的要求。为了有效地保障人们的生命安全和身体健康,院前医疗急救的服务功能已从单纯转运转变到现场医疗急救与快速护送转运相结合的、与现代院前医疗急救服务要求相适应的服务模式。院前急救机构要满足"维持患者基本生命体征,减轻患者痛苦,稳定伤病情,防止再损伤,降低伤残率和死亡率,快速、安全转送患者"这个基本功能。随着急救医学的进步,城市急救医疗网或EMSS,能够较为快捷、有效地施行灾害、交通事故、危重伤的抢救处理,发挥了不可替代的作用。现代急救医学体系包括院前急救、医院急诊科和重症监护室3部分组成。这3部分既有各自独立的职责任务而又彼此相互联系,组成一个组织严密、统一协调的"急救链"。院前急救是这个"急救链"中重要的环节,即"创伤三环理论"中的起始点,及时有效的院前急救对维持患者的生命、防止再损伤、减轻患者痛苦,为后续治疗创造条件赢得时间,对提高抢救成功率、减少致残致死率都有极其重要的意义。EMSS六大功能是发现、报告、反应、现场急救、途中监护和安全运转,这正是院前急救工作内容。因此,院前急救的通信、运输、人员和物资的保障尤为重要。现代无线电通信数字化、网络化和卫

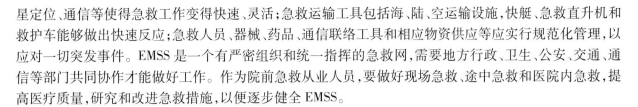

星定位、通信等使得急救工作变得快速、灵活;急救运输工具包括海、陆、空运输设施,快艇、急救直升机和救护车能够做出快速反应;急救人员、器械、药品、通信联络工具和相应物资供应等应实行规范化管理,以应对一切突发事件。EMSS 是一个有严密组织和统一指挥的急救网,需要地方行政、卫生、公安、交通、通信等部门共同协作才能做好工作。作为院前急救从业人员,要做好现场急救、途中急救和医院内急救,提高医疗质量,研究和改进急救措施,以便逐步健全 EMSS。

四、创伤重症院前急救的工作内容

(一)创伤重症院前急救的工作范畴

院前急救任务的主要目的是明确院前急救在整个急救过程中的工作范畴与责任。主要包括以下4个方面。

1. 负责呼救的院前急救　这是主体任务,分为急诊呼救与急救呼救两部分。约90%的院前急救呼救患者为短时间里没有生命危险的急症患者,比如急性骨折、多部位的擦挫伤、急腹症、发热等,对于这类呼救患者,现场急救的目的在于稳定伤病情、减少移动与转运时的疼痛、防止发生二次损伤等并发症。还有约10%的院前呼救为短时间里会出现生命危险的患者,比如严重多发伤、闭合性胸腹部损伤、可疑胸腹腔脏器损伤出血、复合伤、大血管出血休克,当然内科急症如急性心肌梗死、急性脑卒中、淹溺等也包含在内。

2. 突发公共卫生事件或灾害性事故响应　此类紧急救援对患者除应做到平时的急救要求外,还应注意在现场的自身安全以及与其他救灾专业队伍的密切配合。如遇特大灾害或因战争有大批量伤员时,应结合实际情况执行有关抢救预案,同时必须加强现场指挥、现场伤员分类和现场救护,根据不同情况,做到合理分流转运后送。

3. 执行特殊任务的救护　如大型集会、重要会议、国际比赛等救护值班。执行此项任务要求加强责任心,严禁擅离职守。若遇有意外患者,可按上述两条处理。

4. 普及急救知识　急救知识的普及教育可提高急救服务的成功率。一方面通过各种媒体如广播、电视、报刊、送发宣传资料等对公众普及急救知识,开展有关现场救护及心肺复苏的全民教育;另一方面针对易于接触到创伤事件的特殊人群,如红十字卫生员、司机、警察、保安、部队军人、消防员等应进行专项培训,提高其早期救援的能力。

(二)创伤重症院前急救的工作内容

1. 现场急救　时间就是生命,一定要改变所谓现场急救是迅速把患者送到医院去进行治疗的陈旧观念。实践证明,一些原有希望救活的患者失去抢救机会,其关键是忽视了现场急救的重要性,采用先"送"后"救",而不是坚持先"救"后"送""边救边送"的重要原则。对院前急救的新概念,应能在发生呼救时,及时将急救医疗送达伤员身旁,开展有效的处理后,及时安全送达就近合适的医院做进一步的救治。院前现场急救包括在出事地点对伤员的初步救护,而这也是我国当前医疗救护中最为薄弱的环节,其关键问题是要大力进行急救知识普及急救技能训练以及提高广大群众初步急救技能,提高自救互救的能力和效果;对医务人员也同样有普及急救知识的问题,专业分科越来越细,过于专业化带来的问题是对急诊患者缺乏相关知识与掌握有效的急救技能。因此,要求医务人员应掌握初步的急救知识,如现场急救5项技术:进行有效的通气、止血、包扎、固定和搬运。这些现场急救技术的特点是:①基本是徒手进行,很少依赖器械设备;②操作简单易行,容易掌握;③效果强调程序和操作方法的准确性;④不但医务人员,而且一般群众都能掌握。

对专业急救医务人员来说,现场创伤急救的要求更高,需熟练运用"CABCDE"早期救治理念和流程,快速发现和及时处理致命性损伤。

2. 转运　转运的关键是防止发生再次损伤、确保急救医护和急救设备与伤员同在。经过初步现场处理后,必须把伤员及时转送到合适的医院进行进一步急救处理。在转送过程中,搬运做得及时正确不但可减少患者的痛苦,还有利于防止再次损伤而致残或死亡。搬运方法有多种,可因地、因时、因伤而异选择,最常用的方法有担架搬运法、徒手搬运法等。对颈、腰椎骨折患者,必须3人及以上同时搬运,托住头颈、胸腰、臀部和下肢,切忌一人抱头一人搬腿的双人搬运。

(1)首先快速检伤:迅速进行伤情检查、初步明确诊断,做出伤情严重程度的准确评估;采取简便有效的急救措施,必要时采用特殊急救措施,如心肺复苏(cardiopulmonary resuscitation,CPR)、放置鼻咽通气管、止血包扎等,为转运维护好生命体征的稳定。

(2)运送伤员:包括人工搬运和运送。转运前需再次评估伤情与生命体征,采用适合的运送方式及时转运;对批量伤员还需根据伤情确定其优先转运的顺序。

3. 监护 这里的监护是指伤员在安全转送途中急救医疗的随行保障。现代急救医学的新概念,已摒弃过去把伤员的转送看成是交通部门或协调运输部门来进行,以致运送过程不能保证有效医疗救护的陈旧概念,而是把医疗急救运送作为院前急救的重要组成部分,是联结急救医疗体系的一个重要的"链",要把单纯的伤员运载工具改造成"集束化急救车",使其成为抢救危重伤员的"移动医院"。

(三)创伤重症院前急救护理的特点与原则

院前急救不是单纯的医疗行为,是一个综合性的社会服务过程,是一个国家综合国力在卫生事业方面的反映。它的主要任务是维持患者的生命体征,稳定伤病情、安全转送。目前我国的院前急救主要有北京模式、上海模式、广州模式和重庆模式这4种模式,在国际上创伤急救还没有统一固定的模式,但不管是什么样的模式,都必须达到以最短的时间、最有效地维护患者的生命为目的。

1. 创伤重症院前急救的特点 一个健全、高效的院前急救,应符合如下要求:灵敏的、尽可能大覆盖面积的通信网络;布局合理、急救半径较小的急救网络;众多业务素质良好的医护人员;性能良好的急救车辆、急救器材、设备和配备合理的药品等。就我国目前院前急救状况而言,尚存在着许多薄弱环节。

(1)突发性:院前创伤患者均为突发事件所致损伤,包括交通肇事、坠落伤、爆炸伤、火灾、自然灾害与事故乃至战争、恐怖事件导致的群体创伤,这些创伤除战争外均是意外发生,伤员往往没有任何心理与救援准备,而且这类事件产生的伤员伤情往往也比较重,突发情况给救援人员的反应时间也非常有限,因此,创伤重症的院前急救时效性非常强,极其强调"时间就是生命"的急救意识,救护人员应以"快"字当头,迅速做完准备赶赴受伤现场。

(2)紧迫性:与其他院前急救患者相比,创伤重症患者的院前急救更紧急。主要表现在创伤重症患者受伤突然、往往以多发伤为主、伤部可累及多个部位甚至重要生命器官,随时可危及生命安全。在院前急救中有"双空白救护时间"之称。①救护空白时间,即没有任何施救情况的时间(既没有专业急救人员施救也没有非专业目击者施救与求救);②医疗空白时间,专业人员急救反应时间,也就是院前急救人员接到求救信号赶赴现场并施救的所需时间。因此,在院前急救中强调第一目击者就是第一位救助人员,需加强公众的自救互救能力的普及,强调"先救后送"以及"急救与呼救并重"原则,避免"抬起就跑"只管送医院而不及时进行简单的自救互救的意识。意外伤害往往造成身体各部位、各脏器的严重损害,甚至危及生命。对于伤害后大出血、气道梗阻、颅脑创伤、严重骨折、昏迷等,应迅速进行现场急救。"暂等并稳定伤情"这一急救理念可以填补救护空白时间、缩短医疗空白时间。急救护士作为创伤救援现场的主力军除熟练掌握有效的通气、止血、包扎、固定和搬运外,还应立足于现场,开展以心肺复苏为主的挽救生命以及对严重创伤造成伤残等危急情况的紧急医疗救护技术。

(3)艰难性:创伤重症突发事件其发生急救环境和条件一般较差。如交通肇事现场、爆炸事发地点、地震区域等急救的环境,还可能存在一定的危险性。如突发事件时现场的大火、化学毒气、倒塌物、爆炸物等险情对救护人员仍然存在一定的威胁。患者多在特殊的环境中,如地震倒塌的建筑物下、交通事故群车里等,为减少发生再次损伤,需要先评估、再施救与搬运患者,有时顺利展开救援是十分艰难的。

(4)随机性与灵活性:创伤重症的院前急救随机性大、可控性小、不确定因素多。很难预料服务对象与其规模是否和任务相匹配,可能在短时间内大量伤员集于事故现场,伤者数量、伤种及伤情严重程度均难以预料,尤其遇有群体突发事件时,情况可能更加复杂。急救现场往往不确定,发生在辖区内街道、工厂、学校、马路街头及居民家中;急救工作开展的环境不可控因素多,如在患者家里或在急救车里以及废墟下,多数地方狭窄难以操作,光线暗淡也不易分辩,有时候也可能在马路街头急救,围观群众多、声音嘈杂,大型急救器械难以施展。所以,在大型救援器材难以施展时救护人员可"因地制宜""就地取材",

以达到抢救伤员的生命为救护目的。

（5）社会性与专业化：医院急救人员应专业化，训练有素的急救人员，需要有较丰富的临床经验和较强的应急能力。急救人员应由急救操作熟练、基本功过硬、具有独立作战能力、身体素质好和热爱急救事业的人员组成，并熟练掌握急诊内外科急救技术。如现场灾害范围大、伤员多、伤势重，急救医疗指挥部应组织调集后续急救人员到现场参与抢救。院前急救人员要求固定或相对固定，定期轮训、培训和演练，以提高其抢救水平和应急能力。必须要有具备现场急救能力的专业医护人员才能有效缩短"医疗空白时间"，在创伤序贯救治中为后续创伤救治奠定救治成功的基础。

群众急救意识、急救知识的普及与教育可以提高急救服务的成功率。在现实生活中，在院外接触危重伤患者的第一目击者多是社会人，而不是医护人员。垂危濒死伤员在受伤现场几分钟、十几分钟内是生命攸关的时刻，医学上称之为"救命的黄金时刻""白金十分钟"。在此时间内，抢救及时、正确，生命有可能被挽救，反之，则造成伤残甚至死亡。所以，第一目击者，实际上也应该理解成第一救护人，其基本急救知识与技能的普及至关重要。高水平的"白金十分钟"可以填补急救的空白时间。一方面各级急救医疗机构应广泛利用媒体如报刊、电视、电台等宣传手段，积极普及急救知识，另一方面针对特殊人群，如驾驶员、消防员、保安、交警以及集体集中生活、工作的大学生、军人进行专项培训，使广大群众掌握院前急救基本知识和最基本的急救技术。比如徒手心肺复苏和常见伤害的简单处理方法。一旦发现急危患者或在意外灾害事故发生时，专业急救队伍尚未到达现场之前，能正确、及时地进行自救互救与呼救。广大人民群众在各种场所都有可能成为第一目击者，发现受伤的伤员都有予以急救并送往就近医疗单位或向急救部门呼救的公民义务。

2. 创伤重症院前急救的原则 院前急救人员到达发生伤情现场应迅速进行检伤分类，主动识别出危重患者，并给予紧急的救命急救措施，做到早期呼救、早期心肺复苏和早期实施5项急救技术：通气、止血、包扎、固定和搬运，同时评估现场环境，及时脱离危险环境地带，确保施救人员与患者的安全。以下是对创伤重症患者院前急救的6条原则。

（1）先救命后治伤的原则：受伤与灾害事故现场，可能会存在大量患者同时出现时，急救护士要沉着冷静，通过快速检伤分类方法做出准确的判断。

有下列情况之一的患者，在1h内可能危及生命，要本着"先救命，后治伤"的原则及时采取抢救措施。①急性心脏、呼吸功能障碍者；②开放性与闭合性腹部实质器官损伤（肝、脾破裂）者；③严重的胸部损伤患者；④严重的断肢或大出血者；⑤休克状态者；⑥严重的颈、上颌部损伤患者；⑦严重烧伤（烧伤面积在20%以上）者；⑧伴有昏迷的颅脑损伤患者。

对多发伤伴开放性骨折，判断需要心肺复苏的患者，应采取立即先复苏后处理骨折固定的原则。

（2）先重伤后轻伤的原则：院前患者伤情多有不同、表现各异，不确定因素多。同是创伤患者，在表现形式和严重程度上相差很大，尤其是内脏受到损伤的患者，往往表现出表情冷漠、面色发白、脉搏细弱、不愿意说话和出虚汗等症状。需要救护人员对患者进行全面的评估，快速掌握患者的生命体征：意识、瞳孔、呼吸、循环情况以及头、颈、胸、腹、骨盆和四肢伤情做出判断。院前急救工作应遵循首先抢救危、急、重患者为原则，分清轻重缓急。

（3）先救治后运送的原则：出现大出血、严重撕裂伤、内脏损伤、颅脑损伤等，如果未经检伤和任何医疗急救处置就急送医院，后果是十分严重的。现在的救治与后送的观念是"暂缓后送并稳定病情"，现场果断的救治优于直接送医。因此，必须先进行检伤分类，对那些存活希望大，但伤情最严重的患者，要优先考虑及时现场处理后优先后送；对暂时不会危及生命者，应分批次转送。转送不是盲目的，要根据患者的伤情，确定能否转送和如何转送。

出现成批患者时，根据其伤情分类确定救治的先后顺序：①优先处置伤情危及生命的患者，这类患者若得到及时处置便可存活，否则死亡的可能性极大；②稍后处置重症患者，这类患者若不及时处置，随着时间的推移，伤情可能变得越来越严重，甚至有生命危险；③最后处置一般患者。这类患者，不会因为等待一段时间而危及生命或造成残疾。

（4）先止血后包扎的原则：在现场患者往往有需要立即处理的开放出血伤口，在处理出血伤口时应该先采取止血，如四肢骨折开放伤口往往伴大血管损伤，应先使用止血带或者钳夹止血后再包扎伤口，对开放创面大的出血也可以使用壳聚糖类止血材料的药粉、包扎敷料来处理，不可不先采取有效止血措施而只单纯通过简单包扎来止血，这样不能满足转运到医院再进行手术。

(5)急救与呼救并重的原则：对生命体征不稳定的危重患者，在诊断未明的情况下，应坚持诊断与急救同步，边检查边抢救，应及时采取抗休克、补液、吸氧等急救措施，并对伤势进行准确评估以确定下一步的救治措施，特别是在突发公共卫生事件、灾害的现场，在到达的急救医疗救援力量有限的情况下，及时评估现场的伤情同时要向后方医疗机构汇报，请求派遣支援与前接后送。如果是目击者施救或者是急救人员单独或小组救援的情况更需要在施救同时及时通知其他人员参与急救。

(6)搬运与医护一致性原则：在受伤现场救援往往需要搬运转运，在失火引起爆炸和有害气体泄漏的现场，要先控制现场，应将已发现的患者送到安全地带，以免发生爆炸或有害气体中毒，确保急救者与伤员的安全。在搬运患者前注意评估好搬运方式与搬运工具，不可未评估伤情便采用简单的拖拽，以免再次损伤的发生。搬运方式尽量选用徒手，可以是单人法、双人法、三人及多人法，采用背、抱、托、搭、运等方式；对有卧位要求的患者也可以选用担架，如铲式担架、帆布式担架、跪式滚动担架、气垫床式担架等，根据现场条件评估选用合适的担架；搬运中特别注意搬运人员动作要一致，需防止反向拽扯，防止因搬运不平稳导致的颠簸、窒息、搬动出血，对脊柱损伤、大出血休克、颅脑损伤的患者还应尽量减少搬动的次数。

(四)创伤重症院前急救的要素

通信、运输和急救医疗是创伤院前急救的三大要素，在规划创伤院前急救建设时，应予高度重视。

1. 灵敏、可靠的通信网络　现代通信系统是院前急救的灵魂。现代指挥通信系统既是院前急救的关键环节，同时也是EMSS的灵魂。为保障紧急呼救线路的畅通，必须开通"120"急救专线电话，急救中心(站)还应设置有线和无线通信。无线通信应设立专用频道，不受地形、气候、距离的影响，不与其他频道发生干扰。大中城市应配备云计算大数据中心、卫星定位等装置，监测救护车的方位，测算出呼救者的地点、病情，并根据车辆流程，自动调度距离现场最近的救护车驶至急救现场。现代化设备的救护车上均有急救监测系统与完成如气管插管、输液、心脏除颤等急救设备，以及可将如心电图、血氧饱和度、血气分析、心肌损害标志物等数据经云端数据、通信网络等传回医院远程指挥中心或医院急诊科及相关科室、及时会诊，有利于对途中急救人员施救进行指导，使伤员得到连续有效的救治。

2. 性能良好的运输　工具发达国家与地区的运输工具已经向海、陆、空立体化发展。包括有改装的大型飞机、直升机、专用列车、海上交通运输工具、功能完善的急救车、多形式担架等。虽然我国一些城市医院已经拥有了直升机救援配置，但目前我国还是急救车使用比较普遍。急救中心(站)以及要完成院前急救任务的医院，均配备一定数量、性能良好的急救车，其数量应视区域内急救需求而定。有条件的地区可采取分层救护的形式，配备若干监护型救护车。在急救车的选择上应着重考虑以下几个因素：①加速和制动性良好。②避震性能良好。这可避免骨折患者因剧烈震动加重伤情和增加痛苦，也可减轻颅脑损伤患者因震动增加出血而使病情加重。稳定性能良好的救护车还可减轻或避免大多数患者和医护人员的晕车与不适。③合适的车厢空间。普通救护车的车厢无须太大，监护型急救车则需要有与急救设备放置和与医疗急救相适应的空间。④密闭性能良好。可以保温、防雨和防尘。⑤空调性能良好，最好具有负压功能。⑥省油原则。

3. 反应迅速高水平的急救医疗　常备一支院前急救专业人员是院前急救的重要制度。只有经过专门培训、相互配合训练的队伍才能够实现院前急救的快速反应、立体救援、果断处置、保护生命的目的。施救中急救人员需集"医、技、护"于一身，因此应该接受严格的院前急救专业培训，熟练掌握止血、包扎、骨折固定、搬运、插管、注射等技术，掌握基础生命维护以及常见创伤(如多发伤、创伤后心搏骤停、休克、胸腹以及四肢开放伤等)应急处理。特别是针对危及生命的重症损伤如对气道阻塞患者需行紧急气管切开术；对胸部损伤气胸患者立即行闭式引流和手术；对于大出血、休克等患者立即施行止血、伤口缝合等手术；掌握如心电监测设备、呼吸插管等气道管理技术、心电除颤、抗心律失常等治疗措施以及快速检测便携式设备如血气分析、血糖检测、心肌损害检测仪等。

(孙　溦　周小萍　王钰姝　邵艳霞)

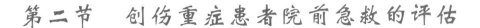

第二节 创伤重症患者院前急救的评估

对于创伤患者的院前急救,医护人员最首要的任务是对急救现场进行安全评估。第一时间确定现场环境是否安全,了解现场环境的情况和现场的形势,解除或脱离对患者或急救人员安全造成威胁的环境,包括爆炸、洪水、地震、火灾、坠落的电线、烈性感染物、有毒有害物质(如体液、血液、毒气、放射物等)等,需要及时将患者移离险地及封锁现场,并决定是否寻求帮助,以最大程度确保障患者和自身的安全。应对现场安全情况做一个大体的评估,查找事故发生的起因和结果,了解损伤形成的机制和对患者的影响,预测事件造成的严重程度。完成现场环境的评估后将重点转移到对患者的评估,通过对患者呼吸、循环、神经系统快速有效的初始评估,发现有无活动性大出血、呼吸道阻塞、气胸、颅脑创伤等致命性危险,做出救治策略与处理。如果现场不止一名患者,那么就要区分是多名伤员事件还是大规模群体伤亡事件,对患者进行检伤分类,进行伤情评判,使伤情最严重、最危急的患者首先得到评估。因此,创伤重症患者院前急救的评估主要包括现场环境评估、现场患者评估和现场的检伤分类。

一、现场环境评估

急救人员到达现场后,首先考虑和保障的是自身的安全,在对患者进行评估之前必须先进行现场评估。同时,明确急救人员、患者、旁观者在一切紧急环境中所面临的潜在危险。一般情况下,急救人员通过简单地看、听、闻、感觉等方式收集大量的现场信息,对现场整体的安全状况、当前的形势及患者受伤的机制做出初步判断,然后按照程序,进行相应的急救处置。因此,现场评估内容主要包括安全评估和形势评估。

(一)安全评估

现场安全评估包括环境的安全、急救人员的安全、患者的安全及旁观者的安全。到达现场后,必须迅速了解现场情况,包括事故引起的原因、现场的安全、确定患者人数以及急救人员、患者及旁观者是否身处险境。判断现场可以使用的资源及需要何种支援,可能采取的急救行动。不同的事故或灾害现场,如车祸事故、暴力冲突、有害有毒物质泄漏、自然灾害(火灾、地震、洪水等)等,均会给急救人员带来一定的危险。因此,确定现场环境安全的前提下,首先保证急救人员自身的安全。在评估伤情和施救之前,需要将患者从危险的环境中转移到安全的环境,特别是对患者或医务人员安全造成威胁的环境。如爆炸现场危险尚没有撤出、存在随时可能倒塌的建筑物等,在没有消除危险的情况下,不能盲目进入现场。在紧急情况下,比如有毒气(液)体泄漏事故或接触危险感染的现场,急救人员首先要做好自身的防护工作,然后使用专业的检测仪器进行现场探查评估,实施救援行动。因此,现场安全评估应首先了解现场环境并注意可能对急救人员、患者或旁观者造成伤害的因素,评估进入现场后的安全性;其次是对各类损伤的原因及机制进行初步的判断;最后确定受伤者人数。以上评估要求在数分钟内完成,然后及时进行急救处置并上报后方指挥机构。

(二)形势评估

在安全评估之后应进行形势评估。形势评估受多种因素的影响,根据个体的情况不同,需要多方面的评估。需要明确的内容有:现场的具体情况(现场到底发生了什么?了解事故引起的原因、处于何种环境及现场是否安全等);明确受伤的机制(了解受伤的原因,从创伤动力学评估和明确患者的损伤机制,预测伤情的严重程度及可能的急救处置);掌握受伤的人数(了解事件伤及的范围和人数,了解现场大致的人员及年龄分布,综合评估和分配救援资源);评估现场可以利用的资源以及是否需要求助何种支援(额外的急救人员、执法人员、消防人员、电力人员等其他人力或物力的支援);根据现场情况评估何种运输方式等。

现场评估涉及的安全评估和形势评估,两者需要综合考虑各方面的实际安全问题和基于特定的形势背景。许多安全问题是基于特定的形势背景下,特定的形势有着严峻的安全问题。作为急救人员,除了做好现场安全和形势评估外,还需要按照标准预防的要求,做好个人的自我防护。

急救人员在现场急救中,要正确使用个人防护用品,防止核化物、有毒物或有感染物进入自身体内。在可能的情况下,应戴上手套、眼罩、口罩以及穿上防护服、核生化服等个人防护品,尽量选用呼吸面罩、呼吸膜等实施人工呼吸。

二、现场患者评估

完成现场环境和安全的评估后将重点转移到对患者的评估上,通过对患者呼吸、循环、神经系统快速有效的初始评估,确定患者做的整体情况,发现有无活动性大出血、呼吸道阻塞、气胸、颅脑创伤等致命性危险。如果在威胁生命的条件下要迅速评估和紧急干预,做出救治策略与处理。

(一)初始评估

创伤重症患者救治的关键是初始评估,迅速评估患者的整体状况,重点是快速识别和处理威胁生命的因素。对于危重患者,急救人员不只是进行初始评估,还应强调快速评价。15~30 s 内完成对患者的初步评价,决定下一步需要进行哪些处理。

CABCDE 初始评估方法——发现是否存在致命性问题。创伤患者现场评估的优先次序是基于受伤程度、生命体征是否稳定和受伤机制决定。创伤初步评估与处置程序,主要架构在 CABCDE 的优先级和为了识别出致命性问题,在院前急救阶段最为重要。根据创伤对生命的威胁程度对伤情进行评估,按照 CABCDE 步骤检查。

1. 步骤 C——发现和控制明显的活动性大出血 对于创伤患者,首先要评估患者的出血情况。对于明显的外出血易于观察和评估。第一时间发现活动性的大出血或肢体离断伤,快速止血。同时外出血主要分为毛细血管出血、静脉出血和动脉出血三大类型。最严重的是动脉出血,可能危及生命。

2. 步骤 A——气道管理和颈椎固定 评估患者气道是否通畅,首先可以根据患者是否可以讲话、发声来进行判断。如果患者清醒能够回答问题,说明气道暂时是通畅的,因为现在能讲话并不代表没有危险,特别是对吸入性损伤患者;如果患者不能讲话或发声,考虑是意识状态改变导致的昏迷还是严重的气道异物或损伤导致不能发声,需观察患者的口鼻有无分泌物、舌后坠等情况。如果存在气道堵塞者,应快速清除口鼻分泌物或异物,开放气道,防止发生窒息。可以采用徒手仰头抬颏法,保护颈椎的同时开放气道。如有条件可建立人工气道来保持呼吸道通畅。如果发现患者有颈椎损伤或脊髓损,需要保持颈椎的中立位,固定患者颈椎,保持脊柱位置中立位的稳定,防止移动。

警惕气道安全的危险:面部/颈部的损伤,包括面颈部的血肿或水肿,喉头水肿,鼻咽部出血导致误吸,颈部的捻发音;颈椎损伤,包括高位颈椎损伤、膈肌麻痹;烧伤:热烧伤及吸入性损伤。

3. 步骤 B——呼吸/通气 检查有无呼吸困难、缺氧等及其可能的损伤。暴露患者胸部,观察呼吸情况。听诊双侧呼吸音是否异常、消失。如发生张力性气胸、开放性气胸、重度血胸、连枷胸等情况,需要立即处理。如果呼吸不正常,通过气道开放,维持持续通气,增加氧合,必要时建立人工气道,机械辅助通气。如果呼吸正常,需要观察患者的通气频率,根据美国《院前创伤生命支持》第 7 版中指出,通气频率可分为 5 级。

(1)窒息:患者呼吸停止。

(2)呼吸频率减慢:提示脑部缺氧。若呼吸频率低于 12 次/min,说明患者需要面罩辅助呼吸。

(3)正常:呼吸频率在 12~20 次/min,说明呼吸正常,但仍然需要密切观察患者状况。

(4)呼吸频率快速:呼吸频率在 20~30 次/min,需要密切观察患者的情况是否会发生进一步恶化,必要时给予吸氧。

(5)不正常的加速呼吸:呼吸频率大于 30 次/min,提示患者缺氧,无氧呼吸,甚至发生酸中毒,需要立即使用辅助通气设备。在评价患者的呼吸状况时,需要同时观察患者的呼吸频率和深度。

4.步骤 C——循环(出血和灌注) 评估患者的循环状况。对于创伤患者,首先再次评估患者出血的情况及止血的效果。

血流灌注可以通过对患者的脉搏,皮肤颜色、温度、湿度,毛细血管充盈时间等,确定患者的循环血流灌注状况。可以通过是否可以触及大动脉的搏动、搏动的强度和频率等,反映患者血压、心率等情况,判断心泵功能。在排除血管损伤的情况下,不同部位的脉搏提示不同程度的血压状态,颈动脉搏动可以触及,则提示血压>60 mmHg;股动脉搏动可以触及,则提示血压>70 mmHg;桡动脉搏动可以触及,则提示血压>80 mmHg;足背动脉搏动可以触及,则提示血压>90 mmHg。

皮肤的观察包括患者皮肤颜色、温度和湿度。皮肤苍白提示缺血、血流灌注不足。皮肤发紫提示缺氧。皮肤湿冷提示血流灌注不足。

毛细血管充盈时间是通过按压甲床来进行观察的。甲床充盈时间大于 2 s,提示甲床血流灌注不足。

评估出血与循环血流灌注时,同时应及时发现导致循环障碍的危险性损伤,如出血性休克、张力性气胸、心脏压塞等。

5.步骤 D——神经功能障碍/残疾 评估完呼吸、循环血流灌注后,下一步就是评估神经系统。主要是确定患者的意识水平以及是否存在潜在的缺氧。了解患者在受伤之前有无意识丧失或意识障碍,是否有足够引起异常行为或意识情况加重的病史,以及有无中毒的可能等。查找可能引起意识障碍的原因,如常见的大脑缺氧、神经系统损伤、药物或酒精中毒、代谢紊乱等。对于昏迷的患者,不能对指令动作做出反应,建议检查患者瞳孔大小及对光反射情况。对于意识状态的评估常用格拉斯哥昏迷评分(Glasgow coma score,GCS)对患者睁眼、言语和动作进行评分,这种方法复杂但是能对患者整体进行评分。也可以采用 AVPU 方法来描述患者的意识状态。A(alert)代表警戒,V 代表言语刺激(verbal),P(pain)代表疼痛刺激,U(unresponsive)代表无应答。这种方法简单,但有时缺乏准确性。

6.步骤 E——暴露/环境 早期脱去患者衣物,暴露肢体和躯干,便于发现受伤部位,避免遗漏伤情。尽量做到充分暴露,检查受伤部位,最好做一个从头到脚的快速全身检查,特别是背部、腋窝和会阴等部位的受伤情况。检查完毕后,应做好患者的保温措施,防止创伤后低体温的发生。

(二)创伤院前伤情定量评估方法

伤情定量评估主要是在事故现场、急救车上,根据患者的解剖、生理和伤因等数据,来决定该患者送往哪一级别的医院。其作用在于现场检伤分类、后送、收治和指导复苏,以达到区分危重患者与一般患者,从而对危重患者实施及时有效的救治的目的。

1.格拉斯哥昏迷评分 评价意识状态,即睁眼反应、言语反应、运动反应(表 17-1)。GCS 三项相加即为 GCS 总分:15 分为正常,12 ~ 14 分为轻度意识障碍(朦胧),9 ~ 11 分为中度意识障碍(浅昏迷),3 ~ 8 分为重度意识障碍(深昏迷)。

表 17-1 格拉斯哥昏迷评分

项目	状态	分数
睁眼反应(E)	自动睁眼	4
	呼之睁眼	3
	疼痛引起睁眼	2
	不睁眼	1
语言反应(V)	定向正常	5
	应答错误	4
	言语错乱	3
	言语难辨	2
	不语	1

续表 17-1

项目	状态	分数
运动反应（M）	能按指令发出动作	6
	对刺激能定位	5
	对刺激能躲避	4
	刺痛肢体屈曲反应	3
	刺痛肢体过伸反应	2
	无动作	1

2. 创伤评分（trauma score，TS）　TS 是美国外科医师学会推荐的评分系统，应用呼吸频率、呼吸幅度、收缩压、毛细血管充盈度和 GCS 5 个方面进行评分。14～16 分创伤生理变化小，存活率高；4～13 分创伤生理变化明显，救治效果显著；1～3 分生理变化极大，死亡率高。

3. 修正创伤评分（revised trauma score，RTS　也称改良创伤评分）　RTS 取消了 TS 中不易确认，在夜间抢救时难以判断的呼吸幅度和毛细血管充盈度的观察，将 GCS、呼吸频率（respiratory rate，RR）、收缩压（systolic blood pressure，SBP)3 个指标分别量化求和（表 17-2）。该评分法指标客观，计算简便，不易受主观因素的影响，多用于院前分拣与院内评分。RTS 的有效分值为 0～12 分，评分值与病死率明显相关，分值越低，死亡率越高，评分为 12 分时，病死率<1%，6 分的病死率 37%，0 分时病死率>99%。院前现场抢救时不需要 3 项分值相加，只要患者的 GCS<13 分或者 SBP<90 mmHg 或者 HR>29 次/min 或者 HR<10 次/min 的任意一项异常生理指标即为转运至相应医院的标准。

表 17-2　修正创伤评分

呼吸频率/（次/min）	收缩压/mmHg	GCS 分值	得分
10～29	>90	13～15	4
>29	76～90	9～12	3
6～9	50～75	6～8	2
1～5	<50	4～5	1
0	0	3	0

4. 简明损伤评分（abbreviated injury scale，AIS）　适用于单一伤情，其准确性与解剖部位有关。

5. 创伤严重度评分（injury severity score，ISS）　多用于多发伤的患者，准确性与解剖部位有关。ISS≥16 分为重度创伤、ISS>20 分为危重度创伤、ISS>50 分患者成活概率极低。

6. 院前指数（prehospital index，PHI）　将收缩压、脉搏、呼吸、意识、附加伤部及伤型 5 项参数级别所得分值相加，参数级别分值 0 分、1 分、3 分、5 分（表 17-3）。评分 0～3 分为轻伤，评分 4～5 分为中度损伤，评分 6 分以上为重伤。只适用于 15 岁以上的创伤患者。PHI 法应用举例：一腹部开放伤患者，收缩压 96 mmHg、脉搏 121 次/min、呼吸 25 次/min、意识清楚，腹部可见贯通伤口。PHI 评分为：1+3+0+0+4＝8 分，故检伤分类判定为重伤。

7. 修正创伤严重度评分（trauma revised injury severity score，TRISS）　是预测创伤患者存活率的方法，综合了创伤评分（TS）、修正创伤评分（RTS）、创伤严重度评分（ISS）、年龄及损伤机制。评估程序最为复杂。

8. 儿童创伤评分（pediatric trauma scale，PTS）　用于评估儿童创伤严重程度和结局，PTS 设置了 6 个变量，即体重、气道、收缩压、中枢神经系统、开放性伤口、骨折。每一个变量轻微损伤或无损伤者计+2 分，重大或危及生命的损伤计−1 分，在两者之间计+10 分，总分为−6～+12 分，评分越低，损伤越严重。临界积分值为8分,低于此值死亡危险非常大。

表 17-3 院前指数评分

参数	级别		分值
收缩压/mmHg	≥100		0
	86~99		1
	75~85		3
	<75		5
脉搏/(次/min)	51~119		0
	≥120		3
	≤50		5
呼吸/(次/min)	14~28(正常)		0
	>30(费力或表浅)		3
	<10(缓慢或需要插管)		5
意识	正常		0
	模糊或烦躁		3
	不可理解的言语		5
附加伤部及伤型	胸或腹部贯通伤	无	0
		有	4

9.CRAMS 评分 即用循环(circulation,C)、呼吸(respiration,R)、腹部(abdomen,A)、运动(motor,M)、言语(speech,S)5 个项目结合生理指标和创伤部位进行评分。CRAMS 分值越低,其死亡率越高;CRAMS≥7 分的属于轻伤,CRAMS≤6 分为重伤,其预估死亡率为 62%。

10.ABBCS 评估法 对气道(airway,A)、呼吸(breathing,B)、出血(bleeding,B)、循环(circulation,C)、感知觉(sensation,S)5 个方面进行快速检查,做出评估后,即可对患者进行优先分类处理、转运。

11.创伤指数(trauma index,TI) TI 是 1971 年由 Kirkpatrick 等提出,主要是依据创伤的部位、伤员生理变化和创伤类型 3 方面,估计测算的得分。按照其严重程度分:5~9 分为轻伤,10~16 分为中度伤,>17 分为重伤,TI 值>10 分的伤员应送至创伤中心或大型综合医院。

在创伤伤情评估方面,还有诸多问题需要解决,没有最理想的创伤评分方法。对于创伤重症的救治,护士应结合临床实际情况,详细描述、记录和判断伤情,协助医师实施及时有效的救治策略。

(三)现场评估技术

1.评估伤情危险度与现场伤情检查 伤情的检查主要从以下几个方面进行:①意识,检查意识是否清楚,注意对问话的反应情况;②气道,检查是否通畅,口腔内有无异物和呕吐物,有无舌根后坠;③知觉,检查知觉是否灵敏,必要时做刺激试验;④循环,检查脉搏是否搏动,注意频率、节律和强弱的变化;⑤呼吸,检查是否正常,注意频率和深度是否正常,呼吸运动是否对称,胸壁有无伤口,有无按压痛。颈部有无压痛、畸形、肿胀、气管移位;⑥出血,注意体表是否有出血量较大的伤口,特别是动脉出血的伤口;⑦四肢及骨盆,四肢活动是否自如,有无假关节形成,骨盆有无压痛。

2.评估救治与转运优先等级及现场伤情处理

(1)现场救治

1)恢复血液循环:低血压者尽快扩容。

2)开放气道:要尽快处理通气和气道问题,包括清除口腔内异物和呕吐物,贯通伤要闭合伤口。

3)止血:对体表能控制的出血立即进行止血。

4)固定:对重要部位的骨折尽快固定。

5)体温:保持或恢复正常体温。

(2)优先转运等级

1)有下列情形之一者,应立即转送:①颅脑损伤,怀疑有颅内高压或有脑疝可能需送医院及时手术治疗者;②应当实施的现场急救处置已全部做完、转送途中没有生命危险者;③伤情有变化但已处置完毕者;④开放的骨折已行简单止血、包扎、固定处理者。

2)有下列情形之一者,应根据伤情暂缓1~2 h转送:①休克症状未处理,病情不稳定者;②体温在38.5 ℃以下者;③颈髓损伤,有呼吸功能障碍者;④骨折部位不确定(指多部位骨折)或未经妥善处理者;⑤严重的闭合损伤且生命体征尚不稳定者;⑥血管损伤已结扎者;⑦肠损伤、出血或休克者;⑧开放性的关节或骨损伤患者;⑨不伴有昏迷的颅脑损伤患者;⑩烧伤不严重者。

(3)评估处理效果及现场注意事项:①维持患者呼吸道通畅,清理口腔、咽喉异物,取出义齿;②宽衣松带,避免着凉;③减少移动,必要时保持头、颈、躯干在同一轴线上;④运送途中,必要时进行人工呼吸。

(4)国际通用十条院前急救评估原则:①确定患者的呼吸道是否被舌头、分泌物或某种异物堵塞;②呼吸如果已经停止,立即实施人工呼吸;③如果大动脉不能触及、心脏停止跳动,应迅速行心肺复苏;④检查有无出血;⑤大多数患者可以抬送至医院,但对于颈部或背部严重受损者则要慎重,以防止进一步损伤;⑥让患者平卧并保持安静,如有呕吐,同时无颈部骨折者,则应将其头部侧向一边以防误吸、窒息;⑦在实施急救的同时,让其他人打急救电话,向医疗单位求援,在电话中应向医师讲明患者受伤或发病的地点,并且询问清楚在救护车到达之前,应该做些什么;⑧动作轻缓地检查患者,必要时剪开其衣服,避免突然挪动增加患者痛苦;⑨既要安慰患者,也应尽量保持镇静,以消除患者的恐惧;⑩不要给昏迷或半昏迷者喝水,以防液体进入呼吸道而导致窒息,也不要用拍击或摇动的方式试图唤醒昏迷者。

(5)初级创伤救治:初级创伤救治(primary trauma care,PTC)是国际初级创伤救治委员会在2004年推行的。2010年由医院管理研究所与国际初级创伤救治委员会在我国开始开展培训。其与"一体化"模式急救模式相结合,充分结合院前和院内的抢救,为抢救生命赢得时间。准确、及时、有效地对创伤做出反应。其具体技术如下。

1)关于气道:见到患者首先保护颈椎然后评估气道,查看患者能否说话、呼吸是否费力、如有呼吸道梗阻给予清除异物、分泌物,提下颌、抬下颏、放置口咽通气道开放气道或气管插管来解除梗阻。

2)呼吸管理:进一步观察呼吸情况,看有无张力性气胸和血胸,同时上颈托,如有气胸给予紧急引流减压,如有呼吸衰竭用球囊给予人工辅助通气。

3)循环管理:让护士测血压或查看指端末梢循环,如有活动性出血或周围循环衰竭的情况,立即止血并建立静脉通道给予平衡液或葡萄糖生理盐水溶液补液。

4)意识状态评估:按照PTC独特地AVPU系统评估患者意识状态。A(awake)=清醒,患者反应灵敏,对救护者的问题回答准确、迅速;V(verbal)=对语言刺激的反应,患者对救护者的大声呼喊做出睁眼、动作、呻吟等反应;P(painful)=对疼痛刺激的反应,患者对救护者给予的疼痛刺激做出运动或发声等反应;U(unresponsive)=无反应,患者对声音、疼痛刺激均不做出反应。

5)再评估:对患者进行充分暴露,再次从头到脚检查患者,如有出血简单止血,如有骨折给予牵引、复位或固定。以上处理必须在2~5 min内完成,然后一边向目击者简要询问病史一边让担架员用担架将患者抬上救护车。

6)途中监护:护士必须守护在患者身旁密切观察患者生命体征变化,发现病情变化及时采取措施并且与院内取得联系,让其做好抢救准备。

7)快速检测、诊断、分流:到达医院后,选择简便有效、针对性强的辅助检查来明确诊断,根据病情转送专科直接手术或重症监护病房进一步处理。

三、现场检伤分类

对于现场不止一名患者,那么就要区分是多伤员事件还是大规模群体伤亡事件,需要对患者进行现场检伤分类,进行伤情评判,使伤情最严重、最危急的患者首先得到评估和救治。现代创伤现场检伤分类主要是按损伤严重程度和急救现场的医疗资源进行的患者分类,识别出严重创伤患者并给予紧急救治,决定需要立即送往医院急诊或创伤中心的患者,以及现场优先救治的重患者。现场分类的原则:简单分类、迅速处理、划分等级、快速分流。

(一)现场检伤分类的原则与要点

1. 现场急救时存在两种分类的情况　①现场患者的数量及其损伤程度未超过当地收治单位的现场救灾能力,这时检伤分类的重点是确定每个患者所需要的救治措施与优先处理顺序;②现场患者的数量及其严重程度超过了当地收治单位的现场救灾能力时,此刻的检伤分类需要识别有生命危险但尚可活的患者,以便立即救治与转运。

2. 先重后轻与动态观察　对检出的伤情严重患者立刻进行针对性处理,如肢体开放伤大血管出血的患者应就地有效包扎止血;对开放性胸部损伤的患者应立即封闭伤口并行胸腔闭式引流术等,每5～15 min 进行一次动态观察、评估,根据伤情伤势观察评估再次进行分类。

3. 检伤分类要点

(1)患者评估:初次对患者观察评估通常能够确定立即危及生命的损伤,包括一些强烈提示需要立即治疗与转运的异常生理征象和提示需要紧急手术以及特殊处理的损伤部位。

(2)损伤机制:现场对损伤机制的分析有助于提高检伤分类的准确性。

(3)其他检伤分类:决策时必须考虑医疗条件、环境和资源等。

(二)检伤分类的标记

基于急救的需要和生还机会,最常用的分类框架将患者分为 I、D、M、E、D 5 类分类标记。

1. 红色标记　代表亟须立即处置(immediate):患者受伤很危急,通过紧急处理可以存活。如呼吸道阻塞或者大量外出血。

2. 黄色标记　代表可延迟处理(delayed):患者受伤严重,需要治疗,但可以延迟处理而不影响生存率。包括虽也需要手术或特殊处理,但可以暂缓进行的伤情,如四肢骨折。

3. 绿色标记　代表轻微受伤(minimal):轻微受伤,需要治疗也可以存活。这类患者通常是受伤很轻,没有什么危险和肢体安全的损伤,可以行动的伤员,可以等待治疗,甚至可以暂时安慰其他患者或帮助搬运其他患者。

4. 灰色标记　代表等待或姑息处理(expectant):目前存活但现有的医疗资源下存活概率低。针对伤员非常严重以至于生存概率非常低的患者,比如重度烧伤患者并且合并肺损伤,或特重型颅脑损伤脑疝形成等。

5. 黑色标记　代表死亡(dead/deading):死亡和明显致命无可挽救的损伤,没有任何反应、脉搏、呼吸的患者。

(三)检伤分类的方法

1. START 快速检伤处理程序　简单分类和快速处理(simple triage and rapid treatment,START)是目前国际通用的一种快速、简单的检伤分类方法,是取 5 个英文字首而成[即简单的(simple)分类(triage)和(and)快速的(rapid)治疗(treatment)]。适用于灾难现场短时间内大批患者的初步检伤,由最先到达的急救人员对伤病员进行快捷地辨别及分类。现场急救人员使用 START 快速检伤处理程序识别危重患者,通常分为以下 4 个步骤将危及生命伤情的患者从人群中分拣出来。

第一步,行动检查:①行动自如(能走)的患者为轻伤患者,标绿标记;②不能行走的患者检查第二步。

第二步,呼吸检查:①无呼吸者,标黑标记;②呼吸频率>30 次/min 或<6 次/min,为危重患者,标红标记;③每分钟呼吸 6～30 次者,检查第三步。

第三步,循环检查:①桡动脉搏动不存在,或甲床毛细血管充盈时间>2 s 者,或脉搏>120 次/min,为危重患者,标红标记;②甲床毛细血管充盈时间<2 s 者,或脉搏<120 次/min,检查第四步。

第四步,清醒程度:①不能回答问题或执行指令者,标红标记;②能够正确回答问题和执行指令,标黄标记或绿标记。

简言之,呼叫所有人员到指定安全区域,能行走的归为轻伤,可以延后处理;剩下的待在原地,伤情严重者,优先处理;"30-2-do",患者呼吸次数小于30次/min,末梢循环充盈时间小于2 s,能够自行行走的患者归为轻伤;反之,没有意识、呼吸极快、末梢循环充盈时间差归为立即处理的患者,立即采取开放气道,止血等措施挽救生命。开放气道后自主呼吸需要紧急抢救,立即复苏;没有自主呼吸者归为死亡组。

2.SALT 快速检伤处理程序　包括分类(sort)、评估(assess)、拯救生命的干预措施(life-saving interventions)、治疗/转运(treatment/transport)。通过简单的指令对伤亡人员进行分级,随后进行单独评估每一分级内的患者,同时采取必要的救援措施和(或)转运,是应用于广泛的检伤程序。第一步进行整体分类,发出行走或者挥手指令指挥进行分类,对于可以行走的列为第三级评估;对于有招手或有目的的动作患者归为第二级评估;对于静止、明显的生命危险列为第一级评估(首先评估)。完成第一步分类,然后进行第二步的个体评估。在进行检伤分类之前应进行必要的抢救措施。快速识别致命性损伤,实施亟须救援者的拯救生命的干预措施:控制大出血、开放气道(儿童给予2次人工呼吸)、胸部减压、注射解毒剂。进行个体评估分类:评估患者是否存在呼吸? 是否有自主活动或指令性动作? 是否存在外周脉搏? 是否存在呼吸困难? 大出血是否得到控制? 结合现有的医疗救治资源,将那些没有应答归为有生命危险的患者,分为紧急处理、延迟处理、轻微损伤和死亡组。

（孙　濊　王钰姝　周小萍　曾冬梅）

参考文献

[1]北京急救中心编写组.现场急救课程[M].北京:解放军出版社,2005.

[2]杜亚明,刘怀清,唐维海.实用现场急救技术[M].北京:人民卫生出版社,2014.

[3]付小兵,王正国,李建贤.中华创伤医学[M].北京:人民卫生出版社,2014.

[4]关青.急诊急救与重症护理[M].郑州:郑州大学出版社,2008.

[5]郭庆山.实用战创伤临床治疗学[M].郑州:郑州大学出版社,2012.

[6]何梦乔,钟后德,毛仁忠,等.实用急救学[M].上海:复旦大学出版社,2003.

[7]黎檀实,吕发勤.创伤紧急救治与突发情况避险[M].北京:人民卫生出版社,2013.

[8]李映兰.急救护理学[M].长沙:湖南科学技术出版社,2005.

[9]诺曼,赵铱民,黎檀实,等.院前创伤生命支持[M].西安:第四军医大学出版社,2015.

[10]庞国明.院前急救指南[M].北京:中国医药科技出版社,2011.

[11]盛志勇,黎鳌.现代创伤学[M].北京:人民卫生出版社,1996.

[12]孙刚,刘玉法,高美.院前急救概要[M].北京:军事医学科学出版社,2010.

[13]王佩燕.急诊医学[M].北京:人民卫生出版社,2002.

[14]王新伟,张劲松.现场急救[M].南京:江苏教育出版社,2009.

[15]王正国.创伤学基础与临床[M].武汉:湖北科学技术出版社,2007.

[16]王正国.实用创伤外科学[M].福州:福建科学技术出版社,2009.

[17]魏力,冯正直.中华战创伤学第11卷:战创伤护理与心理[M].郑州:郑州大学出版社,2016.

[18]叶文琴.急救护理[M].北京:人民卫生出版社,2012.

[19]袁媛.急诊急救与护理[M].郑州:郑州大学出版社,2015.

[20]张连阳,姚元章.简明创伤救治学[M].重庆:重庆出版社,2008.

[21]郑光峰,林先军.创伤骨科救治护理[M].北京:人民军医出版社,2012.

[22]周继如.实用急诊急救学[M].北京:科学技术文献出版社,2006.

[23]中华人民共和国国家统计局.中国统计年鉴(1996~2012)[G].北京:中国统计出版社,2012.

[24]NORMANE.MCSWAIN.院前创伤生命支持[M].赵铱民,黎檀实,主译.西安:第四军医大学出版社,2015.

[25]曹志民,张国良,陈治国.院前骨髓腔穿刺输液在创伤失血性休克急救中的应用体会[J].创伤外科杂志,2013,15(5):452.

[26]陈汀劳,冯日祥,吕伟垣,等.骨髓腔穿刺输液在创伤失血性休克患者院前急救中的应用[J].当代医学,2015,21(17):50-51.

[27]范小勇,郝向峰,石德志,等.初级创伤救治原则在院前急救中的应用[J].重庆医学,2014,43(7):838-840.

[28]顾旭东,聂时南.法国院前创伤急救体系介绍[J].创伤外科杂志,2013,15(3):286-288.

[29]何玲萍,郑晓珂,凌云霞,等.创伤急救搬运毯的制作与应用[J].解放军护理杂志,2013,30(16):73-73.

[30]洪玉才,张茂,干建新,等.创伤院前急救的若干进展[J].中国急救医学杂志,2005,25(7):516-518.

[31]黄宏,江朝光,韩为东.骨髓输液在心肺复苏中应用的研究进展[J].解放军医学院学报,2017,38(9):893-895.

[32]李菁.严重创伤现场急救及转运中的护理配合[J].全科护理,2012,10(24):2218-2219.

[33]刘思蓉.院前急救护理[J].全科护理,2006,4(2):58-59.

[34]陶军,施震,张宜,等.口咽通气管在创伤急救中的应用[J].华南国防医学杂志,2016,30(10):681-683.

[35]姚元章.严重创伤院前急救中值得探讨的几个问题[J].创伤外科杂志,2012,14(4):297-299.

[36]余益民,姚志彬,陈俊龙,等.院前急救创伤患者流行病学特征分析[J].中国公共卫生杂志,2017,33(4):658-662.

[37]张玲,张进军,王天兵,等.严重创伤院前救治流程:专家共识[J].创伤外科杂志,2012,14(4):379-381.

[38]张穗英.创伤现场急救的护理分析[J].检验医学与临床,2010,7(22):2536-2537.

[39]周玲,杨桃,李思,等.喉罩置管与气管插管在院前急救通气中应用的比较[J].解放军护理杂志,2013,30(20):75-76.

[40]BIDLACK J M,KNAPP B I,SROMEK A,et al. A mixed kappa/mu partial opioid agonist attenuated cocaine-induced locomotion[J].Drug & Alcohol Dependence,2014(140):e14.

[41]D'ARCY L P,SASAI Y,STEARNS S C. Do assistive devices, training, and workload affect injury incidence? prevention efforts by nursing homes and back injuries among nursing assistants[J]. J Adv Nurs,2012,68(4):836-845.

[42]HAWLEY P. Case report of severe bradycardia due to transdermal fentanyl[J]. Palliat Med,2013,27(8):793-795.

[43]SPAHN D R,BOUILLON B,CERNY V,et al. Management of bleeding ang coagulopathy following major trauma:an updated European guideline[J]. Crit Care,2013,17(2):R76.

第十八章

创伤重症院内紧急救护

第一节　创伤重症患者院内急救再评估

院内再评估是指患者到达医院后,院内医护人员在患者经过院前评估和处置的基础上,通过病史、体格检查,并借助仪器检查,完整获取患者病情信息的过程,为正确抢救、制订个性化救护方案提供依据。

一、评估内容

(一)初级评估

初级评估(primary assessment)目的是为了及时发现并处置致命性创伤,在院前 CABCDE 评估的基础上,再次做包括呼吸道及颈椎保护、呼吸功能、循环功能、神经系统、暴露情况等 5 项重点内容,详见第十七章第二节"创伤重症患者院前急救的评估"的相关内容。

(二)次级评估

次级评估(secondary assessment)在初级评估基础上,保证患者生命体征基本稳定后,对全身进行详细的再评估,目的是为患者制订有效的救护方案。次级评估要求从头到脚、从上到下、由内而外地进行检查,以发现患者所有可能的创伤。

1. 生命体征评估　借助心电监护观察患者生命体征情况。

2. 病史收集　可以遵循"SAMPLE"法则,即症状(symptoms,S)、过敏史(allergies,A)、用药史(medications,M)、过去史及妊娠情况(past illness/pregnancy,P)、最后进餐情况(last meal,L);创伤事件经过或处于何种环境(events/environments,E),进行简要病史的收集。

3. 全身检查评估

(1)头面部评估:①再次观察瞳孔情况、意识障碍程度;②触诊头面部有无撕裂伤、擦挫伤、骨折、撕脱伤等;③评估有无创伤后熊猫眼征、视力有无受损、有无义眼、隐形眼镜(contact lens,也叫角膜接触镜)残留、眼球创伤出血等;④评估脑神经功能,对于老年人及有特殊需求的患者,应该了解患者既往的意识状态和反应能力,及时发现是否有精神异常;⑤观察有无耳鼻脑脊液漏;⑥观察口腔有无出血、组织损伤、牙齿松动或脱落。

(2)颈部评估:①观察有无气管移位、颈静脉怒张、颈部穿透性创伤征象;②检查有无皮下气肿、皮下水肿、触痛;③听诊有无颈动脉杂音。

(3)胸部评估:①检查胸部双侧呼吸动度情况、有无钝性打击伤,有无胸部穿透伤;②检查有无胸痛、捻发感、皮下气肿;③听诊双肺呼吸音是否对称,有无增粗、有无异常啰音、鼾音、哮鸣音,听诊心音大小及变化,如果心音遥远明显,伴有动脉血压下降、静脉血压上升,提示可能急性心包填塞的早期症状,如果发现呼吸音降低,应叩诊判断患者是否发生张力性气胸或血胸;④复查开放性胸部损伤的封闭敷料是否将开放性胸部损伤变为闭合,确定胸部多根肋骨骨折引起的连枷胸是否已经妥善固定。

(4)腹部评估:①观察前、后腹部有无钝性暴力打击部位、有无穿透伤;②有内出血征象者,进行腹腔穿刺,看能否抽出不凝血;③检查是否有开放性腹部损伤,如穿透伤或贯通伤;④触诊有无腹部压痛、反跳痛及肌紧张等腹部体征;⑤听诊肠鸣音情况。

(5)会阴部评估:①观察会阴部有无挫伤、撕裂伤、血肿形成;②观察有无阴道流血或尿道出血。

(6)直肠评估:①观察有无肛门处出血;②检查肛门括约肌张力;③检查肠壁完整性、有无创伤性骨碎片。

(7)四肢评估:①检查四肢有无明显的创伤伤口、止血包扎是否到位;②检查有无四肢骨折畸形及骨折固定是否完好,有骨折断端外露时,加强保护;③检查四肢活动情况;④触摸四肢远端动脉有无搏动、肢端感觉及血液循环是否正常、有无休克所致的四肢湿冷。

(8)肌肉骨骼评估:①触诊四肢有无触痛、捻发音、反常运动;②评估骨盆骨折情况,保证骨盆位置固定、是否伴有出血,骨盆骨折失血量可达 500 ml;③触摸外周脉搏是否存在、搏动是否有力、血管是否塌陷;④评估胸腰椎有无挫伤、畸形、有无手脚感觉障碍。

(9)神经系统评估:①评估瞳孔意识水平;②使用 GCS 系统评估昏迷等级;③观察有无偏瘫、截瘫等征象;④检查运动及感觉(痛觉、触觉、温度觉)障碍。

(10)背部评估:①检查背部情况时,注意保持多人轴线翻身查看法;②观察有无背部、臀部、大腿等出血、伤口、青紫情况;③叩诊脊柱有无压痛、肿胀、畸形。

注意:在进行全身检查时,保持持续心电监护,并且做到反复评估,及时发现病情变化。

(三)辅助检查评估

1. 血液检查　创伤重症患者常规进行血常规、肝肾功能、凝血、电解质、血气分析检验,根据患者情况加做其他项目检测,通常创伤患者到达院内,均需进行交叉配血、备血,以快速进行血容量补充。

2. 心电图检查　通过床旁心电图检查,了解患者有无心肌损伤导致心肌缺血、心律失常等心脏异常情况发生。

3. 影像学检查　明确各脏器及部位的损伤及损伤程度,决定下一步救治方案。

(1)CT 检查:目前用于严重创伤更有意义的是计算机断层扫描(computed tomography,CT)检查,是头颅、脊柱、胸腹部创伤的首选检查方法。CT 血管造影还可将造影剂注入静脉,立体显示血管影像,清楚显示大血管的损伤;多层螺旋 CT 检查因空间分辨率高,能使所有方向图像的空间分辨率完全相同,能在短时间完成大范围扫描,因此,目前 CT 检查已在重症创伤患者的救治中逐渐取代了 X 射线检查方法。

(2)磁共振成像:磁共振成像(magnetic resonance imaging,MRI)可直接显示软骨、肌肉、韧带、椎间盘等组织,在隐性骨折、颅脑、脊椎脊髓及关节损伤中应用广泛,但由于速度慢、对钙化骨骼组织不敏感,且检查对机械装置要求较高,因此一般重症创伤患者因呼吸机、特殊药物使用输液精密装置等不以 MRI 作为首选检查方法。

(3)胸腹腔镜:是利用电视内镜在胸腔、腹腔内直视的情况下进行检查和治疗的方法,具有操作简单、直观等优点。适用于检查胸腹腔内损伤情况、取出异物、清除积血、有效止血,当然胸腹腔镜损伤较大,也不作为创伤患者首选检查诊断方法。

(4)数字减影血管造影:数字减影血管造影(digital subtraction angiography,DSA)是利用计算机处理数字化的影像信息,是血管清晰显示的一种检查技术,主要用于血管损伤部位、类型的诊断检查。

二、评 估 方 法

评估是创伤救治中的重要环节,在急危重症患者中的作用尤为明显,由于急救时间的紧迫性,对急救专业人员的要求更高。急救人员必须掌握正确的询问方法获取有效的病史和病情相关信息。掌握快速、有序且全面的创伤检查和评估方法,需时刻牢记检查和治疗的优先顺序,按照要求对患者进行评估,更加关注于患者本身,而不是检查流程。同时应该记住,最佳的快速检查速度依靠的是急救团队的协作,在各自的角色和分工中发挥个体的有效能动性。

通过院前的初始评估检查,已经解除了威胁生命的危险,院内评估的目的是对院前评估或之前的检查中没有评估到、进展阶段或遗漏的伤情进行补充评估。院内的评估可以利用"看""听""感觉"的方法去检查患者的全身各个部位,是对病史及重要体征的评估。

(一)看

(1)检查全身皮肤。

(2)注意观察内出血和外出血的表征。如腹部膨隆,腹肌紧张,四肢肌力增高和增大的血肿。

(3)注意检查软组织损伤,包括擦伤、烧伤、血肿、刺伤等。

(4)注意观察四肢骨骼有无畸形和血肿。

(5)注意全身皮肤异常的压痕、淤青和颜色等。

(6)注意一切不正常的表现和体征。

(二)听

(1)注意患者呼吸时发出的不正常声音。任何从上呼吸道发出的声音往往提示上呼吸道的阻塞、异物、舌后坠或喉头水肿等。

(2)注意听诊胸部和双肺有无异常声音、双肺呼吸音是否对称。

(3)注意听诊颈部动脉和其他血管有无杂音。

(4)注意其他血管杂音,以防止存在血管损伤。

(三)感觉

(1)注意对于考虑骨折的患者,在一定区域内小心地移动骨骼,是否有骨擦音、疼痛及异常活动。

(2)全身触诊,注意患者是否有压痛,肢体及躯干是否有不该发生的改变,腹部是否有柔软感,大动脉搏动情况如何,远端血运循环如何,是否可以触及动脉搏动等。

(3)感觉患者的皮肤温度等。

(四)病史

1.病史及受伤史的收集　病史及受伤史对判断患者病情具有十分重要的意义。根据患者的受伤情况得出可能的诊断,为下一步诊治提供指导。病史收集可以遵循"SAMPLE"法则,快速简要了解患者的主要问题。

(1)主要症状及体征(symptoms/signs):了解患者的主要症状及体征,可大致得出可能的诊断,为进一步诊治患者的主要症状及体征提供线索和指导。如神经系统的症状和体征能提示颅脑损伤的部位或性质,腹部情况可以提示腹腔脏器的损伤和鉴别。同时还应观察患者有无其他伴随症状发生,如头痛伴随出血喷射性呕吐、视神经盘(optic disc;也称视神经乳头)水肿、双侧瞳孔不等大时需警惕脑疝形成的可能。

(2)过敏史(allergies):采集病史的另外一个主要内容就是了解患者的过敏史。对哪些药物、化学品、食物、饮品或其他任何物质过敏。过敏时都有哪些反应,如对某种药物过敏,应当仔细询问当时的反应情况。了解患者的过敏史,既有助于病情的认知、辨别和诊断,也可以指导急救人员在治疗中合理选择药物。

(3)用药史(medications):了解患者的用药情况,包括使用哪些药物、具体剂量、服药方法等,进一步评估患者的治疗情况。

(4)过去史及健康状态(past-history/pregnancy):了解患者既往病史,有无高血压、冠心病、糖尿病等慢性疾病,有无传染性疾病和手术史等,同时了解患者的个人史,如吸烟、饮酒等状况。女性患者应了解其月经史或妊娠情况,如遇创伤的孕妇,应先考虑孕妇的特殊情况。

(5)最后一次进餐情况(last meal):了解患者发病或伤前最后一次进食(饮)的时间及最近的进食情况,评估患者误吸的风险,同时评估患者的血糖情况,有助于疾病的快速诊断和指导急救人员对患者的处置和治疗。

（6）受伤的事件经过与受伤环境（event/environment）：了解患者的受伤部位、受伤机制与损伤的程度相关，帮助发现潜在性或隐匿性的损伤。了解患者受伤环境以全面评估患者是否合并其他损伤，如火灾现场常合并吸入性损伤，化工厂环境常有化学毒剂损伤等。

2. 院前的处置经过和注意事项　与院前转运相关人员进行充分交接，了解患者在院前及转运中所进行的处置和病情变化，特别强调对特殊病情、处置、药物的情况。如活动性出血止血带放置的时间和部位；留置的任何管路（气管插管、中心静脉导管、引流管等），确定导管的位置及固定方式；有无转运途中突发事件的发生及相应的处置等；特殊药物的使用剂量（微量）及时间。

3. 生命体征动态评估　院内使用多功能心电监护，持续监测患者心律、血压、氧饱和度、呼吸。根据情况进行持续血流动力学监测（有创和无创血流动力学监测）。

（1）体温：体温升高或降低都提示病情的变化。体温大于 40 ℃或小于 36 ℃常提示病情危重。体温升高提示有感染或炎性疾病，多见于诊治创伤患者后出现的各种感染及并发症，如感染性/脓毒症休克、颅内感染、肺部感染、伤口感染等。体温过高常见于脑干损伤、中暑（热射病）。体温过低常见于创伤早期各类原因引起的失血性休克、冻伤或镇静药物过量。创伤重症患者严重时出现低体温，需警惕进入创伤"死亡三角"，严密监测患者血乳酸水平及凝血功能。

（2）呼吸：严密观察呼吸频率及节律，有无呼吸急促、变浅、不规则等。呼吸频率>40 次/min 或<8 次/min，点头样呼吸或潮式呼吸常提示病情危重。呼吸节律的变化可提示某类病情的状态。如深而快的呼吸常见于危重患者常见的代谢性酸中毒，特别是糖尿病引起的酮症酸中毒；深而慢的呼吸，同时脉搏慢而有力，血压增高的"两慢一高"，提示颅内高压的表现；浅而快的呼吸常见于休克、心肺疾病引起的呼吸衰竭等。

（3）脉搏：脉搏的强弱、快慢、节律等情况能大致反映患者循环状态，估计血压的水平，评估休克的发生。

（4）血压：血压过高提示颅内高压、脑出血或各类高血压急症，患者情绪激动、烦躁不安时也会导致血压升高。

（5）意识：意识水平的突然改变常提示病情的变化，严密观察患者意识及瞳孔的改变。

4. 心理-社会评估　创伤事件的突然打击，直接或间接给患者造成的心理社会伤害，应针对创伤重症患者的心理-社会问题进行评估和分析，采取有效措施进行护理干预和管理，以促进患者的身心康复。

5. 辅助检查　对患者在救治过程中的阳性结果的检查和实验室检验进行动态的观察和报告。如常见的胸腹部 CT、超声、血常规、凝血、血气分析结果等。

（曾冬梅　周小萍　邵艳霞　王钰姝）

第二节　创伤重症患者院内紧急救护

目前，我国对创伤重症患者的院内救治仍然是提高严重创伤救治成功率、提高患者存活率的关键之一。由于创伤重症患者具有伤情危重、复杂、并发症发生率高、死亡率高等特点，院内早期积极救治，才能实现多学科、多专业联合有效诊治，为后期确定性治疗赢取时间，因此患者到达医院后，是否得到快速、高效、整体化的救护仍是考验创伤救治水平的重要条件。

一、创伤性心搏骤停的救护

（一）伤情识别与判断

心脏创伤的死亡率在胸部创伤中位居首位，可分为心脏开放性穿透伤、心脏闭合性钝伤以及医源性损伤。主要发生于战争时期，多是由于尖刀、枪弹、弹片等锐器伤造成的，也发生于平时的刀伤、机械撞伤。其病情凶险,进展快,若不及时抢救,患者会迅速死亡。

1. 常见心脏创伤的临床表现　心脏闭合性损伤主要包括心包损伤、心肌挫伤、冠状动脉损伤、传导系统损伤、乳头肌断裂、瓣膜撕裂和心脏破裂。闭合性心脏损伤常常因为临床症状轻而容易被漏诊,往往被明显而严重的其他部位伤所掩盖,所以临床上要注意鉴别诊断。由于解剖特点,右心室暴露面积大,在心脏损伤中,右心室受伤率高达42.5%,其次为左心室33%,右心房15.4%,左心房5.8%,心包内大血管伤3.3%,冠状动脉损伤少见。

心脏传导束损伤,患者往往立即死亡,如心脏破裂可发生于闭合性心脏损伤,也可见于穿透性心脏损伤,患者绝大部分因大出血或心脏压塞而死亡,患者临床表现为胸痛,并向肩部和肩甲区放射,另外有全身湿冷、面唇发绀至苍白、烦躁不安、呼吸急促、颈静脉怒张、脉搏细速、血压下降等失血性休克症状。钝性伤患者,患者有胸壁伤痕,锐性伤患者,则可见胸壁伤口。伤口的位置在心脏投影区(心前区、剑突下、上纵隔,上起第2肋,下至左季肋部及心口部,左侧达腋中线,右侧达胸骨旁线,也有非典型的入口,如腹上部区、背部等),临床表现为心脏浊音界扩大,心音减弱,呼吸困难;血胸时,胸壁伤口可能伴有喷射状出血,血压迅速下降。患者有窒息感、面色苍白或发绀。

重症患者入院时多数表现为出血性休克或心脏压塞(cardiac tamponade,也称心包压塞)症状。心脏压塞典型的表现为Beck三联征:颈静脉怒张、心音遥远、血压下降。典型的Beck三联征只发生于10%~40%的心脏损伤。随着心脏压塞加重,患者会躁动不安,反应逐渐迟钝,随之昏迷。创伤性心脏损伤致心搏骤停可表现为患者无反应,呼吸停止,心电图示一直线,大动脉搏动消失、心室静止等。

2. 辅助检查　根据患者创伤史以及受伤部位,一般不难与其他损伤相鉴别,通常也借助影像学检查及检验进行辅助诊断。

(1)X射线检查

1)心包积血的症状:心脏边界扩大,心弓变平,心脏阴影加深。

2)心包积气的症状:在心脏阴影和心包之间有1条空气带。

3)心脏增大,在心脏阴影与心包之间有液平。

4)心搏动的改变。

(2)心脏彩超:诊断意义重大,能准确判断出心包积血,心脏瓣膜有无损伤以及大血管破裂,可提示瓣膜损伤部位、损伤程度及反流量大小。

(3)CT和MRI:CT和MRI是诊断、评估创伤患者的金标准,能够在数分钟内完成诊断。可更大范围内评估和观察整个胸腔,可发现心包积液,纵隔、内脏、大血管和骨骼损伤,以及腹膜后血肿、腹腔游离气体、膈肌破裂等,对确定手术和指导治疗有重要意义。

(4)心肌酶学、心肌肌钙蛋白:肌酸激酶同工酶的增高被认为是心肌细胞损伤特异而敏感的指标。心肌钙蛋白T和心肌钙蛋白I是心肌损伤的特异性标志。心肌钙蛋白灵敏度高、出现时间早、持续时间长,它和CK-MB是目前诊断心肌细胞损伤最敏感和最特异的指标。

(5)心包穿刺:对怀疑有心脏压塞的患者,是否进行心包穿刺尚有争议。有学者认为心包穿刺有助于诊断心脏压塞,并且有助于解除压塞症状。也有学者认为,借助心包穿刺明确心脏创伤并不可取,原因有以下几点。

1)心脏损伤位置、伤口大小各不相同,未必都有大量心包积血,有些血液直接涌入胸腔,即使心包积血也常形成血凝块,穿刺未必能抽出血性液体。

2)心包穿刺不能有效解除压塞症状,反而会因为心包压力骤然降低导致出血增多及心律失常。

3)心包穿刺可引起心肌刺伤及冠状动脉刺伤,故有学者认为心包穿刺术作为暂时缓解心脏压塞是可行的,但有手术条件时则无须再行心包穿刺,应当立即开胸手术。

(二)紧急处置

创伤心搏骤停的紧急处置关键点包括如下几方面:①长时间(大于20 min)的胸外心脏按压,严重的胸部创伤伴肋骨骨折、胸廓畸形、心脏贯通伤导致创伤性心搏骤停一旦确诊,应立即开胸行心脏按压术,并行局部止血;可利用体外膜氧合(extracorporeal membrane oxygenation,ECMO;又称体外膜肺)行紧急体外循环心肺支持,让心肺充分休息。②开放气道:建立有效人工气道。③行呼吸机辅助通气。④建立静脉通道快速扩容。⑤伤侧行胸腔闭式引流术。⑥经补充血容量,血压稳定后,送手术室进一步处理;如扩容后血压不稳定者,可行心包穿刺缓解症状。

(三)重症监护

复苏成功后,患者病情尚不稳定,有呼吸、心跳再次停止的可能,需要严密的监护和护理。

1. 维持酸碱平衡 循环呼吸停止后,由于组织缺血、缺氧,组织细胞代谢转为以无氧酵解为主,大量酸性代谢物积累,从而发生代谢性酸中毒。同时,因呼吸停止,体内二氧化碳不能排出体外,导致高碳酸血症,血中二氧化碳分压增高,导致呼吸性酸中毒。此时 pH 值下降,既有代谢性酸中毒,又有呼吸性酸中毒,即为混合性酸中毒。心脏停搏时间越长,混合性酸中毒越严重。酸中毒可抑制氧化磷酸化过程,使能量产生下降,致使心肌利用葡萄糖能力低下,导致心肌收缩无力,搏出量下降,心动徐缓,甚至窦性停搏。此外,酸中毒时,由于二氧化碳分压增高及乳酸的抑制作用,使心肌和周围血管对儿茶酚胺的敏感性降低,心室颤动的阈值降低,因而除颤不易成功。这些酸碱平衡的紊乱,即使在复苏成功而又无并发症的患者也可维持 3 d 之久,所以心脏复苏时必须给予碱性药物,才能提高抢救成功率。

2. 循环系统监护

(1)心电监测:复苏后的心率通常不稳定,需连续监测心电波形,注意心电图动态变化,心率、节律的变化,警惕有无恶性心律失常先兆,如频发室性期前收缩、多源性室性期前收缩等,出现以上情况很快会发展为窦性心动过速或室颤,随时备好除颤相关物品和药品。注意有无继发性出血和并发症,注意生命体征的观察。在监测生命体征和中心静脉压的前提下,以输血和胶体为主补充血容量,以提高胶体渗透压。有刺入心脏的填塞性异物时,切勿轻易取出异物,以免大出血,应立即做好手术准备。

(2)末梢循环的观察:末梢循环可通过皮肤、口唇颜色、四肢的温度和湿度、指(趾)甲的颜色和静脉的充盈情况来观察。如肢体湿冷、指(趾)甲苍白、发绀、末梢血管充盈不佳,提示末梢循环血流灌注不良。如果肢体温暖、指(趾)甲色泽红润,末梢血管充盈良好,提示循环功能稳定。

3. 呼吸系统监护 呼吸系统的监护包括临床观察、肺功能监测、动脉血气分析、指脉氧饱和度、呼吸机工作状态等。保持呼吸道通畅,保证呼吸机正常通气,注意呼吸频率、节律、深度的改变,及时清除呼吸道分泌物,监测动脉血气分析结果,注意氧分压、酸碱值的变化情况,根据情况选择合适的呼吸通气模式。做好胸腔闭式引流的护理,保持引流通畅,注意引流液的量、性质和颜色,并准确记录,观察有无胸腔活动性出血。

4. 脑缺氧的监护及神经系统监护 脑功能恢复是心肺复苏的最终目的,而脑复苏是否成功的关键在于脑缺氧缺血时间,应在心肺复苏同时进行脑复苏,并且脑复苏贯穿于复苏的整个过程。维持正常或略高的平均动脉压,并降低颅内压,以维持脑灌注压正常。可通过扩容、应用血管活性药物维持血压,注意防止血压过低或过高;进行脱水治疗以减轻脑水肿和降低颅内压,常使用20%甘露醇;注意观察患者的意识状态,瞳孔大小、形状及光反射是否灵敏;检查深感觉、浅感觉以及生理和病理反射;监测患者体温变化情况,可做亚低温治疗,做好脑保护,防止脑组织水肿。由于低温可减少脑细胞的耗氧量,维持脑供氧平衡而起到脑保护作用,因此采用体表降温和重点头部降温结合的方法,做好低温疗法,研究表明,机体温度每降低 1 ℃,可使代谢下降5%~6%,降温时间越早越好;另外,后期还可进行高压氧治疗。

5. 肾功能监护 心肺复苏中常伴有低血压,容易发生肾功能衰竭,因此要准确记录患者出入量,监测肾功能各项检验指标如尿常规、血尿素氮、肌酐、电解质、肾小球滤过功能等,及时发现肾功能损害。抢救治疗中避免使用肾毒性药物,慎用经肾排泄药物。小剂量多巴胺 $1 \sim 5$ μg/(kg·min)能有效保护肾功能,在扩容的基础上应及早应用。若肾功能恶化需行血液透析治疗。

6. 其他 有条件者可行动态心电监测、中心静脉压(CVP)监测、血流动力学监测等其他监测项目,并积极抗感染治疗,防止继发性感染。由于患者生命垂危、病情危重,医护人员应做好与家属的交流和沟通,共同合作抢救患者生命,促进患者康复。

二、重度失血性休克的救护

创伤后休克主要是由于严重创伤导致大量失血、失液、感染等因素引起的机体有效循环血量不足、心输出量骤减、微循环血流灌注显著下降,最终使组织器官缺血、缺氧,出现多器官功能紊乱、代谢障碍等一系列病理生理变化的临床综合征,其实质是由神经-体液因子参与、以组织器官和周围末梢水平微循环障碍为主的一种病理过程。严重创伤时,多伴有失血量大、损伤范围广、疼痛剧烈,因此休克发生率高,且多为中、重度休克,严重创伤中最常见的休克类型即为失血性休克。

(一)伤情识别与判断

失血性休克可由多种原因引起,创伤中最常见于严重多发伤、实质脏器破裂、大血管损伤导致的大出血,往往在较短时间内即引起低血容量性休克。

一般情况下,创伤患者进入医院时,不论是否已经给予初次评估,医护人员都应进行详细的院内再评估,快速识别严重的致命性伤害,给予伤情严重程度的判断。评估内容同样包括"ABCDE",同时,需要熟练应用简单、有效的方法快速识别引起休克的主要原因、休克的类型,需要迅速、全面而有针对性地体格检查,善于利用各种检测仪结合症状等做出预见性判断和救治。急诊医护人员,不能只将注意力集中在严重的体表损伤上,同样需要关注那些隐蔽部位或无法观察到的内脏损伤上,进行正确的伤情识别和判断,为后续救治赢得宝贵的时间。

1. **病史收集** 接诊患者时,详细询问并了解受伤过程及原因、伤后基本情况以帮助预估患者有无发生休克的可能或有无合并其他损伤的可能。对于肢体离断、皮肤脱套等,是否正确保存离断部分,以利后续治疗计划开展。同时,还应当了解组织破坏严重程度、有无感染、受伤时有无高温低温、极度恐惧、疲乏、脱水等不利因素。收集患者年龄、既往史、疾病史、健康状况等信息,以辅助病情判断、指导正确的救治。

2. **症状、体征观察** 通常,临床中使用传统的"一看、二摸、三测血压、四尿量"的方法进行简单的评估。看患者意识变化、皮肤颜色、甲床毛细血管充盈时间;触摸患者脉搏搏动情况、摸肢体温度;监测血压;观察记录患者每小时尿量。在休克发生与发展过程中,急诊护理人员应强化预判意识,做好系统观察,有助于早期发现、及时救治,防止各系统器官功能在严重创伤后进一步受损,从而成功挽救患者生命。具体做到如下几方面的观察。

(1)意识:创伤患者的意识可以作为休克预警信号,患者意识由较兴奋甚至亢进的状态到淡漠而安静的抑制状态,一定程度上反映了休克的发展过程。通常在休克早期,患者由于血容量在减少,中枢神经系统血流灌注降低,表现为呼吸浅快、躁动不安、烦渴话多,此时患者收缩压约为 80 mmHg;当神经元进一步受损时,患者表现为目光呆滞、神情淡漠、反应力显著降低,动作缓慢迟钝,意识模糊、嗜睡甚至昏迷,此时患者收缩压已降至约 50 mmHg。因此,当创伤患者意识出现由兴奋转为抑制的变化时,护士应当给予特别关注,结合血压、脉搏及其他监测指标进行综合判断。

(2)血压:血压被认为是判断休克的极重要指标,但在休克早期,血压的变化并不敏感,逐渐出现的脉搏加快、脉压减小、心率增快,提示医务人员警惕早期休克的发生。通常情况下,当收缩压下降至 80 mmHg 以下,或在患者原有正常血压基础上快速下降20%以上,脉压<30 mmHg,伴有组织血流灌注减少者即可诊断为休克。临床中,护士接诊患者后,每 15 min 检测血压,当出现血压迅速下降趋势,应及时报告医生予以抗休克处理,并给予每 5 min 监测血压 1 次。低血压虽然是重要的休克诊断指标,但灵敏度并不高,不能独立作为休克早期诊断的依据。临床中借助休克指数(脉搏/收缩压)判断休克严重程度,尤其适用于低血容量性休克。休克指数为 1.0~1.5 时可判断为休克,此时血容量丧失 20%~30%,当大于 2.0 时提示严重休克的发生,血容量丧失50%以上。

(3)脉搏与心率:休克时脉搏的变化有 3 种常见的形式,即脉搏细弱、增快、过缓。几乎所有的创伤后休克都会出现脉搏细弱,由创伤后小动脉收缩,周围循环阻力增加所致,此时的尺、桡动脉较难触及,甚至血压测不出,急诊护士应选择颈动脉、股动脉等大动脉进行评估。脉搏、心率增快在休克周期中一般出现较早,可作为早期诊断休克的体征之一,患者脉率常超过 120 次/min,即使血压趋于正常值左右,仍然提示患者有效循环血量可能不足。休克发展到严重程度时,未得到及时纠正,可出现脉搏缓慢,提示病情极危,应警惕心搏骤停的情况发生。当然,上述几种脉搏变化形式并不是依次出现,临床中,由于损伤机制、伤情变化等差异,它们可能交替出现,观察评估时,应根据实际情况,结合病史、治疗经过,综合分析。

(4)皮肤:休克的判断中,皮肤颜色和末梢温度也是重要的反映外周循环血流灌注的指标,在对创伤患者进行体格检查的同时完成皮肤的评估,从而辅助判断休克的程度。最常用于观察皮肤的部位是面颊、口唇、甲床,皮肤苍白是休克的重要体征,由于周围小血管收缩,反映了微循环血流的不足。但口唇甲床颜色发绀,毛细血管充盈时间延长,应特别注意可能是微循环淤滞征象,说明休克正在进一步恶化,需立即给予处理。肢端皮肤冰冷,浅表静脉塌陷,往往与皮肤颜色改变同时存在,并且这些改变一般会先于血压脉搏的改变,因此为临床判断休克提供了预警信号。另外,若失血性休克患者皮肤苍白伴发全身冷汗,说明极度兴奋的交感神经正在走向衰竭,警示休克极其危重。

(5)尿液:持续动态观察并记录每小时尿量,有条件时测定尿比重、尿蛋白、管型等直接反映肾小球滤过、肾血流灌注量,间接反映循环血流灌注情况,也是休克发展较灵敏的指标。较理想的状态是尿量达30~40 ml/h,说明肾血流灌注充足。重度失血性休克时,每小时尿量少于20 ml,甚至无尿,此时失血量大概占全身血容量50%或更多。同时,尿量的多少可指导临床液体复苏,若尿量在积极液体复苏后仍然很少,应警惕肾功能不全甚至急性肾衰竭的发生。

(二)紧急处置

针对创伤后失血性休克的救治应当根据引起休克的原因及休克发展的不同阶段进行。主要原则包括:①明确引起休克的病因;②早期液体复苏;③准确监测血流动力学变化,及时纠正血流动力学、代谢功能紊乱;④维持重要脏器功能,防止多器官功能障碍。在创伤抢救处置中,着重强调时效性原则,抢救越早,对患者预后越有利。

1.常规处置与护理

(1)休克体位:判断为失血性休克的患者适宜的体位为头胸部及双下肢抬高15°~30°,以降低膈肌平面,防止腹腔脏器上移影响呼吸,也可增加肺活量,增强胸肌活动,同时下肢抬高可增加静脉回心血量,有利于循环血量的代偿性补给。意识不清或昏迷患者,还应将头固定于后伸仰位或偏向一侧,体位应根据具体情况做相应变化,有骨折或疑似骨折的患者,应当优先固定好骨折部位,防止骨折端移位。

(2)吸氧保暖:接诊患者后,检查口腔咽喉状况,保持呼吸道通畅,必要时可做气管插管或气管切开,使用人工机械通气。休克患者需适当给予保暖,以应对循环血量不足所致的肢端冰冷。

(3)心电监护:解开患者衣物,暴露皮肤,正确连接心电导连线及血压袖带进行持续心电监护、血压监测,方便医护人员对患者生命体征进行直观地了解。

(4)血气分析:监测有无低氧血症或高碳酸血症的发生。

(5)液体复苏:失血性休克患者的液体复苏是抗休克治疗最基本也最关键的措施,接诊此类患者后,应立即建立两条以上静脉通道快速扩容,或通过锁骨下、颈内深静脉穿刺置管,进行中心静脉补液,同时也可连续监测中心静脉压,指导输入液体量。在静脉穿刺同时留取血液标本进行血型鉴定与交叉配血,以便于对患者及时输入红细胞、血浆等快速扩容液体。

液体复苏是休克复苏的重要手段,通过补液可快速补充机体有效循环容量,纠正组织低氧和血流低灌注状态,其原则是快速、及时、足量,失什么补什么,失多少补多少。并不提倡过度补液,理由是血液过度稀释,导致血红蛋白降低,不利于氧的携带和运输;稀释的血液不利于新的凝血块形成,容易干扰机体凝血功能,加重出血;过度补液还会使血压升高,加重出血;一次性大量液体补入,容易造成肺水肿,影响氧的弥散功能。

近年来,限制性液体复苏概念取代了之前的休克大量补液,多项研究均表明限制性液体复苏能有效地改善创伤性休克期组织脏器的血流灌注和氧供,减轻血液过度稀释和酸中毒,可使机体的代偿机制充分发挥,减少出血量,将损害降低到最小。限制性液体复苏主张把血压稳定在可允许范围,尽快积极地进行手术干预,减轻和缩短休克的程度和时间,使机体尽可能恢复到伤前状态。但对于明确的脏器或大血管破裂出血休克患者,补液的同时须紧急手术,且血压必须维持在收缩压85~90 mmHg,此时不对液体的种类和量作过多要求,总之,液体复苏是确定性手术顺利进行的保证。

2.休克病因的处置　为保证休克治疗的有效性,应积极寻找和处理引起失血性休克的原因,创伤后失血性休克最主要的原因通常是活动性大出血、隐匿性实质脏器损伤出血、大血管动静脉损伤等。一般情况下,需要立即手术控制出血,方能使严重休克得以逆转,部分损害控制性手术应在抢救休克同时进行术前准备,由于手术对机体而言,同样属于一种创伤,甚至可能加重失血性休克,使病情恶化,因此手术控制和消除病因与抗休克治疗,按何种顺序进行,应当视具体情况而定。例如,有明显的活动性出血和实质脏器破裂时,应紧急手术以挽救患者生命,而四肢大血管损伤时,只要及时采用合理止血措施如止血带、加压包扎等进行止血,便可纠正失血失液性休克;腹膜后大血肿导致出血性休克时,往往合并动静脉损伤,若腹膜完好,可不立即手术,保证充分扩容便可改善休克症状。当然,即使需要紧急手术,抗休克治疗也应同时进行,有效控制出血、维持有效循环是保证手术效果的关键。

(三)重症监护

严密监测是临床判断患者病情变化、评估治疗效果极为重要的手段,尤其对于严重创伤后对生命构成强烈威胁的各种危重病症,创伤后失血性休克患者,病情变化迅速,加强监护,可为正确处理和纠正低血容量性休克提供客观依据,强调自入院开始,进行连续性监测,尤为重要。

失血性休克发生后必须首先进行液体复苏,循环系统的严密监测,可正确指导液体复苏及其他治疗的实施。其主要内容包括意识、血压、心率、末梢循环等一般监测和中心静脉压、肺动脉压、血气分析、凝血功能等特殊监测。

1.一般监测

(1)意识变化:护士应掌握由患者意识变化传达出休克严重程度变化的信息,加强巡视,关注患者精神状态,观察其对外界刺激的反应以判断休克严重程度。创伤后失血性休克患者应有专人进行监护,若患者意识由清楚、烦躁变为嗜睡、淡漠甚至昏迷,提示休克已发展至严重程度,应立即采取合理抗休克措施。

(2)血压监测:紧急情况的血压监测使用心电监护仪上的血压袖带自动测压,可设置测量间隔时间,休克患者每隔15 min测量一次,严重休克血压低者每隔5 min测量一次或纠正治疗后随时测量。袖带测血压应避开患肢,选择正常肢体绑袖带,松紧适宜,优先选择上肢肱动脉测压,若上肢毁损则应选择下肢测压。当收缩压<90 mmHg、脉压<20 mmHg时,警惕有休克存在。当失血量过大、需频繁血气分析、心肺复苏后、无合适的肢体测压时,选择有创血压,直接通过外周动脉置管,体外连接压力传感器获得血压值,可实时对血压进行监测,其测压数据比间接测压高5~20 mmHg。

(3)脉率监测:患者院内监护通常借助仪器设备监测心率变化,使用心电监护仪即可达到监测目的,观察心率实时变化。休克早期,患者由于循环血量开始下降,心率会增快以增加心输出量,代偿血液供应。心率通常增加至120 次/min以上,其改变较血压改变出现得早,是休克早期敏感的指标。

(4)末梢循环观察:在各种监测条件之外,还应同时对患者四肢皮肤、口唇黏膜颜色进行监护,温度也可反映末梢循环血流灌注状况。失血性休克的患者多伴有毛细血管充盈时间延长,通常大于3 s,并且伴有口唇及甲床发绀、肢端冰冷、颜色苍白等特征。

(5)尿液监测:失血性休克患者,应记录每小时尿量,以判断液体复苏效果,预防急性肾衰竭发生。尿液颜色也是需要观察的重要内容,低血容量情况下,尿液浓缩,颜色加深呈深黄色;当尿液呈酱油色或浓茶色时,可能合并挤压综合征;尿液颜色偏红或血尿时,提示有泌尿系统损伤等,当然还应监测尿常规、尿液相对密度、渗透压等项目。

2.特殊监测

(1)中心静脉压监测:中心静脉压(central venous pressure,CVP)直接反映右心房或胸腔段腔静脉内压力的变化,与血容量多少、右心功能、静脉血管张力密切相关,因此,通常选择中心静脉压指导临床补液,也可作为右心功能的评估指标。监测CVP需要选用颈内静脉或锁骨下静脉,有定时手动测压和测压装置实时监测两种方法。护士需确认导管在位有效,保持中心静脉置管体外部分固定妥善、防止滑脱,做好皮肤消毒、定期更换敷贴、防止感染、血气胸等发生。

有条件时,抗休克过程中,利用自动监测装置连续监测CVP,便于分析治疗效果以及指导进一步治疗;使用手动测压时,严重失血性休克患者应监测每小时中心静脉压,待稳定后,改为每2 h或4 h监测一次。中心静脉压正常值为5~10 cmH$_2$O,失血性休克时,CVP低于5 cmH$_2$O,提示血容量严重不足,当CVP高于15 cmH$_2$O时,可能原因为右心功能不全或肺循环阻力增高。

(2)肺动脉楔压:肺动脉楔压(pulmonary artery wedge pressure,PAWP)是反映左心功能及左心前负荷的可靠指标,通常与肺毛细血管楔压(pulmonary capillary wedge pressure,PCWP)同时监测,利用气囊漂浮导管经血流楔嵌到肺小动脉时测得的压力。PAWP 正常值为 10～22 mmHg,创伤后失血性休克中,血容量不足时,PAWP 低于正常值,一般较 CVP 更敏感;肺水肿等肺循环阻力增高时,PAWP 增高,临床中,当 PAWP 增高但 CVP 正常时,应限制或减慢液体输入速度。

(3)血气分析:动脉血气分析一般检测患者动脉血液中氧气与二氧化碳压力值等,是反映呼吸生理功能的重要指标,是判断机体酸碱失衡的重要手段,能辅助病情变化的判断及指导治疗。血气分析中几项重要的指标及正常值为:动脉血 pH 值正常值为 7.35～7.45,pH 值>7.45 为失代偿性碱中毒,pH 值<7.35 为失代偿性酸中毒;碱剩余(base excess,BE)正常值为-3.0～+3.0 mmol/L,BE>3 mmol/L 时,为代谢性碱中毒,BE<3 mmol/L 时,为代谢性酸中毒;动脉血氧分压(PaO$_2$)正常值为 80～100 mmHg,当血中 PO$_2$ 高时,O$_2$ 与 Hb 结合(肺),当血中 PO$_2$ 低时,HbO$_2$ 离解(组织);动脉血二氧化碳分压(PaCO$_2$),正常值为 35～45 mmHg,是衡量肺泡通气量适当与否的客观指标。血氧饱和度(SaO$_2$)反映 Hb 实际结合氧量与其能够结合氧的比值,正常值为 95%～100%。监测血气分析各指标值的动态变化有助于判断失血性休克时机体酸碱平衡变化情况。目前的动脉血气还可监测血液中钠、钾、钙等电解质,以及乳酸、血糖等多项指标。

(4)凝血功能:严重失血性休克可能因血液稀释、输血、低温、全身炎症反应等导致凝血功能紊乱,甚至血栓形成、弥散性血管内凝血(disseminated intravascular coagulation,DIC)等危重并发症的发生,致死率高,因此,应严密监测凝血功能变化、重视创伤后凝血功能障碍。主要监测项目包括血小板数量、凝血因子、凝血酶原时间、激活的部分凝血活酶时间、纤维蛋白原等。

(5)水、电解质及酸碱平衡监测:严重失血性休克使机体内环境平衡被打破,细胞因子、炎症介质等导致血管通透性增加,组织血流灌注进一步减少,造成恶性循环。电解质监测主要包括钾、钠、钙、镁等电解质在血液中的浓度,创伤、烧伤等造成的休克能导致大量钾离子转移至细胞外,容量复苏过程大量使用碳酸氢钠、高渗氯化钠后,可有高钾、高钠血症,患者表现为极度口渴、尿少、感觉异常、反应迟缓、心率减慢、心律失常甚至心搏骤停。

机体酸碱平衡紊乱主要通过动脉血气分析监测,主要有代谢性酸、碱中毒。在纠酸补碱时,慎重使用碱性药物,严重酸中毒心肌收缩无力、意识障碍加重、血压降低或心律失常时必须加强补碱,当然改善缺氧和增加组织血流灌注是最关键的步骤。代谢性碱中毒时,体液容量减少者可表现为呼吸浅慢、意识恍惚、脱水症状、呼吸乏力、手足抽动等,碱中毒补充钠盐同时应注意监测钾离子浓度,严重低钾可致肾重吸收障碍,加重碱中毒。当然,积极处理原发病,纠正组织循环血流灌注不足是所有治疗的关键。

三、严重多发伤的救护

多发伤是指在同一致伤因素作用下,人体同时或相继遭受两个以上解剖部位或脏器的创伤,并且其中至少有一处是可危及生命的严重的创伤或并发创伤性休克者。多发伤具有病情复杂、变化快、各损伤部位相互影响、休克发生率高、容易发生并发症等特点,导致临床救治难度大。

严重多发伤患者到达医院之后,快速、系统的创伤评估能及时发现并确认损伤部位及程度,对危及生命的损伤,立即进行处理,评估对抢救紧急处理的优先顺序和患者的后续治疗起关键性作用。针对致命性创伤患者强调抢救先于诊断,以抢救威胁生命安全的致命损伤优先,同时,致命性创伤具有病情重、变化快、死亡率高等特点,提示医护人员在患者到达医院之时起的院内救护过程中,全程争分夺秒,利用最短的时间准确地对患者伤情进行全面翔实的评估和诊断。

(一)伤情识别与判断

1. 紧急伤情评估　严重多发伤病情复杂、变化迅速,隐匿性的危害往往是致命的,早期检查与评估有助于患者脱离致命性危害。院内评估对于患者而言属于再次评估,依赖于设备环境等条件的改善,应当比现场评估更加精确、完整、有效。紧急评估要注意患者的面色、意识、瞳孔、呼吸、血压、脉搏、出血情况等,而有效评估的基础步骤依然是"ABCDE"。需要注意的是,急诊护士应当掌握将致命性创伤患者的评估与各项抢救措施同时进行的技能,并且尽量在较短时间内(2～5 min)完成,为进一步救治争取更多时间。在与接诊医护人员进行交接、了解大致病情之后,开始逐一进行以下几方面的院内评估。

(1)气道管理和颈椎固定(airway,A):多发伤的评估中,护士应当注意保护患者颈椎,观察患者能否说话或发声。昏迷患者要检查有无舌后坠现象,有无牙齿松动或口腔内出血,有无呕吐物存留口腔等;头面部软组织、颈部创伤及面部骨折的患者有无上下颌关节完整性的破坏、有无异物导致的通气不畅、气道梗阻和阻塞。

(2)呼吸/通气(breathing,B):上一步检查气道通畅的情况下,评估患者的自主呼吸及有效性呼吸,护士观察呼吸频率、节律和深度,通过观察胸廓起伏、胸壁完整性及腹肌舒缩情况评估双侧呼吸动度是否对称,同时急诊科护士还应学会习惯性识别颈部胸部创伤的证据,尤其关注因开放性气胸、张力性气胸、连枷胸等导致的胸廓反常运动、胸壁异常隆起等危及生命的情况。

(3)循环(出血和灌注)(circulation,C):护士根据患者脉搏的强弱、频率,毛细血管充盈情况,皮肤有无发绀,全身有无明显活动性出血,意识情况等评估循环改变。上下肢创伤时,尺动脉、桡动脉、足背动脉搏动可能减弱或消失,此时应当选择其他部位动脉搏动进行评估,并注意左右两侧的对比。现代医疗条件能保证患者到达医院后立即通过持续心电监护监测血压情况,通过血压测定也可间接反映患者血容量是否进行性减少。通常,医务人员选择末梢毛细血管再充盈时间来评估组织血流灌注情况,此法虽然古老,但由于能方便快捷地判断患者循环情况,仍然适用于临床评估,当用指压患者甲床时颜色变白,除去压力后 2 s 内,甲床颜色不能恢复,说明循环血流灌注不足。护士应掌握并识别可能导致休克的严重损伤,如腹部隆起伴压痛、骨盆骨折、股骨骨折、创伤后活动性出血等,当患者心率加快、血压下降、皮肤颜色苍白、意识有变化时,提示可能发生休克。

(4)功能障碍/残疾(disability,D):对患者意识、瞳孔情况进行评估,瞳孔对光反射是否存在,双侧瞳孔是否等大等圆;检查有无偏瘫或截瘫等情况。格拉斯哥昏迷评分(Glasgow coma score,GCS)(表 18-1)是根据患者的运动反应、语言反应和睁眼反应来评定伤情的评分系统,也是目前在国际上普遍通用的伤型分类法。3 项评分结果总和即为最终得分,总分为 3~15 分,分值越低,表明意识状态越严重,伤情也越严重,总分小于 8 分,表明已处于昏迷状态,此评分法尤其在创伤性颅脑损伤中应用广泛。分值划分阶梯为:①13~15 分,为轻型伤,患者意识清楚或意识障碍时间在 30 min 内;②9~12 分,为中型伤,意识呈模糊至浅昏迷状态,意识障碍时间在 12 h 以内;③6~8 分,为重型伤,意识呈昏迷状态,意识障碍时间持续超过 12 h;④3~5 分,为特重型伤,受伤后持续深昏迷。GCS 法简单、快速、易掌握,但不足之处是未考虑解剖学因素,对全身其他部位多发伤并不能全面评估。

(5)显露/环境(exposure,E):护士对患者全身可显露的部位进行观察评估,应当脱去或剪去所有衣物,充分暴露以防止遗漏,同时注意为患者保暖,及时盖以棉被或温毯防止低温,保持室内环境温度适宜。除了肉眼可见的明显创伤伤口、骨折等生理性畸形,还应当注意通过观察受伤部位尤其是钝性撞击部位,来评估内脏损伤等潜在损伤情况,如肝脾破裂等不易被发现的严重创伤。

表 18-1　格拉斯哥昏迷评分(GCS)

睁眼反应	分值	语言反应	分值	运动反应	分值
正常	4	正常	5	能按指令运动	6
对言语有反应	3	混乱	4	对刺痛有反应	5
对刺痛有反应	2	不恰当的言语	3	无目的运动	4
无反应	1	错乱颠倒的言语	2	异常屈曲反应	3
		无言语反应	1	异常伸直反应	2
				无运动反应	1

2. 致命多发伤危重病情判断　准确的诊断能为成功抢救赢取更多时间,关于如何快速有效诊断,我们强调边抢救、边检查、边询问病史,然后再抢救、再检查,为了预防遗漏,可参考"CRASHPLAN"为指导检查,具体内容如下。

(1)Cardiac 代表心脏及循环系统,这是首先要进行检查的,应该要对初诊患者进行心脏检查,了解生命体征。

（2）Respiratory 代表胸部及呼吸系统,在进行心脏听诊的同时,必须注意呼吸音的情况,初步了解患者缺氧情况。

（3）Abdomen 代表腹部脏器,腹部脏器的损伤必须注意,因为许多腹部脏器的损伤是闭合性的,容易漏诊,造成严重后果,早期诊断,可以得到及时治疗。

（4）Spine 代表脊柱脊髓,脊柱损伤需要正确的运输,如果没有发现,可能造成瘫痪,甚至有生命危险,因此要注意背部情况。

（5）Head 代表颅脑,颅脑损伤如果早期有症状容易发现,但是迟发性颅脑损伤可以引起严重后果,因此必须注意颅脑的检查。

（6）Pelvis 代表骨盆,骨盆损伤必须专科处理,可以合并盆腔脏器损伤,如果早期处理不当,有可能引起严重后果。

（7）Limb 代表四肢,对四肢骨折,不要漏诊,遗漏诊断可引起肢体残疾和医疗纠纷。

（8）Artery 代表外周动脉,外周大动脉的损伤必须早期诊断和处理。

（9）Nervus 代表周围神经,周围神经一般不会有生命危险,但若不能早期诊断,容易造成医疗纠纷和肢体残疾。不同患者侧重点有所不同,但绝不可因为检查延误抢救。

通过采集病史对患者受伤经过及原因的了解,结合全身检查结果、患者体征能大致判断多发伤受伤部位、严重程度、潜在危险因素等,是急诊护士应当不断学习并掌握的抢救内容。短时间内对患者的呼吸、循环、消化、泌尿、脑、脊髓以及四肢骨骼各系统进行检查评估,必要时可及时行床边 X 射线、CT、B 超等检查以明确诊断,为损伤救治先后顺序提供依据。病情判断不一定在评估之后,紧急情况下,多发伤的抢救、评估和诊断可重叠交叉进行。

（二）紧急处置与护理

1.“VIPCO”处理程序　多发伤的紧急处置按照严重创伤的“VIPCO”程序进行,原则是先抢救生命、后维持功能,先重后轻,先急后缓。

（1）通气（ventilation,V）:保持呼吸道通畅,及时发现可能导致呼吸道梗阻的情况,如创伤后喉头水肿、口腔咽喉部活动性出血等,清理呼吸道异物,保持呼吸通畅,维持正常呼吸功能,在血气分析和呼吸功能监测下,视病情做好气管插管、氧供应、人工或机械通气的配合;紧急情况可做环甲膜穿刺、气管切开,操作过程注意无菌原则,防止呼吸道感染。

（2）灌注（infusion,I）:保证血流灌注即积极抗休克治疗,院内接收多发伤患者后,立即建立两条以上静脉通道进行液体复苏,有条件者留置中心静脉导管,快速有效地补充平衡盐、右旋糖酐、血液制品以维持有效循环血量,必要时,使用抗休克裤。严重多发伤患者入院后即给予留置导尿,严密观察尿量。

（3）搏动（pulsation,P）:对多发伤患者进行心脏持续监护,早期采取措施保护心脏功能,对于合并的心脏损伤如心脏压塞等急症要及早发现与处置,为后续扩容、呼吸功能维护提供保障。存在张力性气胸的患者应立即行胸腔闭式引流术。呼吸、心跳停止者,配合医师行心肺复苏,血压不稳定者,及时给予升压药,维持足够的心脏灌注压。

（4）控制出血（control bleeding,C）:对体表伤口活动性出血情况进行检查,及时更换敷料,加压包扎,同时抬高患肢以减少出血。对四肢大血管损伤,使用电动充气止血带,使用过程注意保护周围皮肤,切记间隔 30 min 松解 1 次;解开止血带时应动作缓慢并压住伤口防止大出血。大血管损伤、胸腹腔脏器损伤等导致的出血,应在临时止血后尽快安排手术止血。

（5）手术治疗（operation,O）:接诊多发伤患者后,持续心电监护以严密观察生命体征,待稳定后可行手术治疗;对危及生命的严重损伤,如大血管损伤、颈部创伤、开放性胸部创伤、严重颅脑创伤等,需尽快手术处理。针对多发伤,急诊护士还应提前做好血液标本采集,及时送检进行交叉配血,为手术做好充足准备。

2.多发伤常见危急损伤的处理

（1）急性颅脑损伤的处理:创伤所致的颅脑损伤是导致患者死亡的最常见的因素。积极降颅内压、防止脑水肿,是紧急治疗的有效措施,通常选用 20% 甘露醇快速静脉滴入。密切观察患者意识、瞳孔变化，减少搬动，防止呕吐物误吸。头颅 CT、X 射线明确颅内血肿后，应迅速手术钻孔引流，护士快速做好剃头、配血、导尿等术前准备。

（2）腹内脏器损伤的处理：多发伤合并腹腔内脏器损伤也是创伤患者死亡的主要原因之一，腹腔内脏器较多，且彼此关联程度大，创伤容易导致多脏器的合并损伤，往往难以准确定位，加上意识障碍患者主诉不充分、腹部体征不明显，极容易漏诊。实质性脏器受损时，腹腔内出血隐匿，不容易被肉眼所见，护士接诊此类患者后，应多方面收集受伤过程信息；监测生命体征，尤其是患者血压、心率等变化，预防失血性或感染性/脓毒症休克的发生；观察患者面色、意识、腹部体征等情况。疑有内出血时，应立即行腹腔穿刺术、B 超检查，加快补液、输血，并做好术前准备，尽早行剖腹探查术。

（3）胸部损伤的处理：胸部损伤常见有肋骨骨折、气胸、肺挫裂伤等。多根多处肋骨骨折时，护士应观察患者呼吸困难、反常呼吸及发绀等情况，协助医师进行胸部加压包扎，必要时给予镇静镇痛药物。气胸包括开放性、闭合性、张力性气胸几种，最常影响的是患者呼吸情况。开放性胸部损伤时，可使用手捏、毛巾等物品覆盖、即时缝合等方法在患者深吸气末迅速将伤口暂时封闭，以切断胸腔内气体与外界气体的交换，防止造成进一步严重伤害；闭合性胸部损伤时，注意观察患者呼吸情况，通过 X 射线等辅助检查确定有无肺实质损伤，有无连枷胸等出现，找到原因对症处理，协助医师胸穿抽气、放置胸腔闭式引流管；张力性气胸时，患者端坐呼吸伴有一定程度发绀，听诊呼吸音消失且气管向健侧移位，紧急情况下应尽快穿刺放气，降低胸膜腔内压，接闭式引流，通常选择锁骨中线第 2 肋间，插入粗针头接破裂的橡胶手套排气，必要时行开胸手术。预防常见肺部并发症，如肺不张、肺部感染、急性呼吸窘迫综合征（acute respiratory distress syndrome，ARDS）发生。

（4）多处骨折的处理：多处骨折时，损伤较严重且复杂，容易忽视较轻的骨折部位的处理，造成后期修复难度加大。当合并颈椎骨折时，应给予临时颈托外固定并减少搬动，注意在皮肤受压处加衬垫；腰椎骨折时，保持患者于平卧位，注意多人进行轴线翻身；四肢骨折时应给予临时外固定，同时定时观察患肢皮肤颜色、皮肤温度、血液循环及感觉，保持现有损伤不进一步恶化的情况下，待全身情况稳定后尽早行手术治疗。

（5）感染控制：多发伤患者也应早期、适量配合使用抗菌药物，积极防治感染。尤其加强对创面感染的控制，早期清创，及时更换敷料，保持创面清洁干燥，防止或减少细菌入血。由于多发伤患者留置导管较多，通常有深静脉置管、尿管、伤口引流管，甚至气管插管、气管切开导管等，均应严格按照护理操作规范做好管道维护，预防院内感染的发生。

（6）营养支持：由于创伤导致机体能量消耗骤升，机体处于高代谢状态，大量蛋白分解，形成负氮平衡，若不及时纠正干预，易使感染风险增加、机体营养不良，甚至发生多器官功能衰竭。因此，创伤后及时给予营养支持，不仅保护脏器功能，也能为后续手术等治疗提供保障。严重创伤消化功能未受损时通常采用肠内肠外联合营养。

（三）重症监护

重症监护并不仅仅发生在重症监护病房（intensive care unit，ICU），现代医疗科技的发达，通常能保证患者在到达医院时即享有密切监护的条件，重症监护要求护理人员掌握复杂疑难问题的处理，具有高精仪器的操作能力，对患者个体进行全面支持和护理，保证患者各系统功能得到最适当的保护与治疗。多发伤患者的主要监护内容包括心电监护、血流动力学检测、各系统功能监测等。

1. 生命体征监测　在创伤患者的抢救中，各种原因的休克治疗均需使用多功能心电监护仪进行患者生命体征的动态监测。借助仪器的无创血压监测、心率呼吸监测、体温的监测可大大减少护士的临床工作量，在抢救中节省更多时间进行其他项目的救护。当然，急救护理不仅要求护士会熟练操作各种仪器，更应当对基础生命体征的改变进行准确的判断和常规的处理。正确设置监护仪各参数的正常值范围，报警上下限分别不超过正常值的20%，对于基础生命体征偏高或偏低的患者，根据情况适当调整报警极限范围。多发伤患者病情不稳定时，生命体征波动很大，无创血压测量间隔时间不大于 15 min，必要时更换测压部位，以免反复施压引起皮肤受损。护士除了观察生命体征外，还应注意患者意识状态的改变。

2. 中心静脉压监测　中心静脉压（central venous pressure，CVP）指胸腔内上、下腔静脉或右心房内的压力,其值的高低反映血容量和右心室前负荷。多发伤患者容易伴发休克、失血失液等容量不足,因此在抢救时,血流动力学监测项目中,CVP 的监测为医护人员了解患者容量情况及右心功能提供重要依据。监测注意事项:①测压前,放患者体位于平卧位,并重新调零保证测压管零点在腋中线位置,与右心房在同一水平线上。②测压时,保证进入体内的液体中没有气泡,使用呼吸机的患者若通气模式为正压通气,应以测得压力值减去呼气末正压值。③测压完成后以封管液或肝素溶液封管,防止管道阻塞。④管道维护:中心静脉管道留置期间,严格无菌操作,至少每 7 d 对穿刺部位进行消毒及无菌敷贴更换,有污染及卷边情况立即更换;密切观察穿刺部位有无红肿,患者不明原因发热应考虑是否与置管有关。CVP 正常值在 5 ~ 12 cmH$_2$O,大血管损伤致大出血时,血容量不足,CVP 小于 5 cmH$_2$O;当 CVP 大于 15 ~ 20 cmH$_2$O 时,提示右心功能不全、容量过多、气胸、腹腔压力增加等可能。

3. 呼吸系统监护　正确识别患者呼吸衰竭表现,包括呼吸困难、发绀、意识障碍等,严重多发伤患者常因创伤导致呼吸循环功能障碍,需使用机械通气以维持正常的呼吸,护士应熟悉呼吸机常用参数的调节:①呼吸频率,根据通气模式和患者自主呼吸频率调节,患者无明显自主呼吸时,成人设置 16 ~ 20 次/min;②潮气量,成人 8 ~ 10 ml/kg,患者可疑气胸、血压下降时,潮气量应设置在较低水平;③每分通气量,控制在 3.5 ~ 4.5 L/(m^2·min)水平;④吸/呼比,呼吸功能正常者选用(1:2.0) ~ (1:1.5),以缺氧为主的患者,可适当延长吸气时间,以二氧化碳潴留为主的患者,可适当延长呼气时间;⑤呼气末正压通气(positive end expiratory pressure, PEEP),主要用于急性呼吸窘迫综合征(ARDS)和慢性阻塞性肺疾病(chronic obstructive pulmonary disease, COPD)患者,以利于二氧化碳的排出,正常不超过 25 cmH$_2$O 以使萎陷的肺泡膨胀至理想状态;⑥氧浓度,在纠正了低氧血症后,氧浓度设置在 35% ~ 45% 水平即可。

护理人员还应掌握常见呼吸机参数报警的处理,保证患者、呼吸机和连接二者的管道各环节均正常有效运行,常见报警类别有容量报警、压力报警、气源报警、电源报警。加强动脉血气分析的监测,以适时指导呼吸机各参数的调整,尤其重视吸痰和口腔护理、气道护理以预防肺部感染的发生。使用呼吸机过程中,注意监测自主呼吸频率、节律、类型及双侧呼吸动度是否对称,与呼吸机是否同步;若患者烦躁不安,自主呼吸与呼吸机同步,多因通气不足引起;另外呼吸机使用中还应预防呼吸性碱中毒的发生。

4. 泌尿系统监护　对多发伤患者应观察记录 24 h 尿量,抢救过程中最好记录每小时尿量。当尿量 <30 ml/h,肾血流灌注不足,间接反映机体循环血流灌注不足,应通知医师加强补液;当 24 h 尿量<400 ml 时为少尿,提示肾功能不全或损害;当 24 h 尿量<100 ml 时为无尿,提示肾功能衰竭可能。另外,血清尿素氮、肌酐值可辅助判断肾小球滤过功能,尿比重、尿/血渗透压比值可辅助判断肾小管重吸收功能,这些都是反映肾功能不全、肾功能衰竭的检验指标,临床中应加强关注。

5. 神经系统监护　除了使用 GCS 法对患者意识程度进行评估外,多发伤患者尤其是伴有颅脑创伤的多发伤应关注瞳孔大小、形状、对光反射的变化。临床中脑电图监测的使用范围也很广泛,通过脑电活动的频率、振幅以及波形的变化,了解大脑功能状态,尤其适用于颅脑创伤、脑出血、昏迷、癫痫的患者,对复苏后脑功能的恢复和预后判断也具有一定的价值。另外,脑的氧耗占全身氧耗的 20% ~ 25%,因此脑的血供十分重要,脑血流监测可及时发现脑血流中断和供给障碍,反映神经功能状态。其他神经系统监测方法还有脑血流图监测、CT、MRI、诱发电位等。

四、腹部损伤的救护

(一)伤情识别与判断

由于腹腔内脏器较多且联系紧密,多数腹部损伤同时伴有严重的内脏损伤,如果伴有腹腔实质脏器(肝、脾、系膜大血管、胰腺)或大血管损伤,可因大出血而导致死亡;空腔脏器(肠、胃、胆囊、膀胱等)受损伤破裂时,可因发生严重的腹腔感染而威胁生命。腹部因外力导致的顿挫、撞击或贯通损伤,可分为开放性和闭合性两大类。在开放性损伤中,分为穿透伤(多伴内脏损伤)和非穿透伤(有时伴内脏损伤)。根据入口与出口的关系,分为贯通伤和非贯通伤(盲管伤)。根据致伤源的性质不同,也有将腹部损伤分为锐器伤和钝性伤。锐器伤引起的腹部损伤均为开放性的;钝性伤一般为闭合性损伤。腹部脏器损伤的严重程度取决于暴力程度(单位、面积、受力大小)、速度、硬度、着力部位、作用方向,还与解剖特点,内脏原有病理状况及功能状态有关。准确的诊断和及时合理的处理是降低腹部创伤死亡的关键。

1.闭合性腹部损伤　闭合性腹部损伤常见于生产、交通和生活事故中。患者的预后取决于有无内脏损伤,常伴有其他部位伤,如颅脑创伤、胸部创伤和骨折等,容易掩盖病史和体征,而使其诊断不易明确;一般来说,坠落、碰撞、冲击、挤压、拳打脚踢等钝性暴力的结果大多造成腹部的闭合性损伤,因为没有伤口,甚至伤痕,临床表现不典型,容易漏诊,因此,对腹部闭合性损伤,必须密切观察,反复检查,妥善处理,以免延误诊断和治疗。

(1)临床表现

1)持续性腹痛、恶心、呕吐常为闭合性腹内脏器伤的一般表现。

2)腹膜刺激征、移动性浊音、肠鸣音减弱或消失是腹内脏器伤的重要体征,体征最明显处,常为损伤所在。

3)实质性脏器损伤,主要是腹腔内出血的表现,常伴有皮肤黏膜苍白、脉搏增快、血压下降等休克症状,并可伴有腹膜刺激征。

4)空腔脏器破裂,主要为腹膜炎的表现,有强烈的腹膜刺激征。

5)实质性脏器和空腔性脏器同时破裂,以腹腔内出血和腹膜炎表现为主。

(2)诊断鉴别

1)腹部直接或间接暴力伤史。详细了解受伤史:时间、地点、致伤条件、姿势、伤情变化及现场处理情况。

2)有无持续甚至进行性腹痛,是否伴有恶心、呕吐,有无休克症状。

3)腹部是否有压痛、反跳痛、肌紧张,有无移动性浊音,肝浊音界缩小或消失,肠鸣音减弱或消失。

4)有无便血、呕血、尿血。

5)直肠指检指套是否染血,前壁有无压痛或波动感。

6)X射线检查,膈下可有游离气体。

7)诊断性腹腔穿刺或腹腔灌洗可能获得阳性结果。

8)B型超声波、CT或MRI检查,对实质性脏器伤可确诊。

9)腹腔动脉造影,对腹腔内出血可获得阳性结果。

10)剖腹探查可明确诊断。

11)腹腔镜检查可明确诊断,诊断价值不亚于剖腹探查。对于病情相对稳定、经各项检查后诊断仍不能明确、难以决定是否需要剖腹探查的腹部损伤患者,腹腔镜检查能准确定位损伤、出血部位,并同时给予治疗。

2.开放性腹部损伤　开放性腹部损伤系由锐性外力致使腹壁裂开或穿通,导致腹腔与外界相通,并伴有内脏损伤,和平时期占腹部损伤的0.4%~1.8%。在开放性腹部损伤中,多处或多脏器损伤约占80%。既有外来的污染,如尘土、泥石、铁片、木屑、衣服碎片和子弹、弹片等异物的存留,又存在内脏破裂外溢的消化液、粪便所致的腹膜炎,实质脏器和血管破裂引起的大出血等紧急情况。此种损伤战时多为爆炸伤、枪弹伤和刺刀伤等。

(1)临床表现

1)持续性腹痛、恶心、呕吐。

2)腹膜刺激征、移动性浊音、肠鸣音减弱或消失是腹内脏器伤的重要体征,体征最明显处,常为损伤所在。

3)实质性脏器损伤,主要是腹腔内出血的表现,如皮肤黏膜苍白、脉搏增快、血压下降等,并可伴有腹膜刺激征。

4)空腔性脏器破裂,主要为腹膜炎的表现,有强烈的腹膜刺激征。

5)实质性脏器和空腔性脏器同时破裂,以腹腔内出血和腹膜炎为表现。

6)腹壁伤口较大时,可有内脏脱出,以肠管脱出为多见。

（2）诊断鉴别

1）腹部有锐器或火器穿入伤史。

2）腹壁有开放性伤口，如贯通伤有入口和出口，非贯通伤只有入口。

3）有内脏损伤时，除腹痛、腹部压痛、腹肌紧张等腹膜刺激征外，可从伤口渗出肠道内容物、胆汁、尿液和血液，可有大网膜或小肠的脱出。

4）损伤严重或有腹腔内出血者常合并休克症状。

5）X 射线检查协助诊断。

6）B 超、CT 或 MRI 检查，对实质性脏器损伤可确诊。

7）剖腹探查明确诊断。

8）腹腔镜检查明确诊断。

（二）紧急处置

1. 非手术治疗　诊断不明确者，严密观察病情，诊断明确为轻度单纯实质性脏器损伤，生命体征稳定或轻度变化者可予非手术治疗，治疗措施如下。

（1）快速建立静脉通道，给予补液、输血，以防治休克。

（2）应用广谱抗生素，预防或治疗可能存在的腹腔内感染。

（3）禁食，疑有空腔脏器破裂或有明显腹胀时，应进行胃肠减压。

（4）尽早给予营养支持及对症治疗。

（5）持续监测患者生命体征，每 30 min 重复观察腹部体征。

（6）必要时复查血常规、腹部 B 超检查，或进行 CT、血管造影等检查。

（7）必要时可重复进行诊断性腹腔穿刺和腹腔灌洗术。

（8）非必要情况，禁止搬动患者，以免加重病情；安置患者于相对固定的体位，对于躁动不安的患者，护士应协助医师适当给予镇静和肢体约束。

（9）禁止镇痛（诊断明确者例外），以免掩盖病情。

2. 手术治疗　已确定腹腔内脏器破裂者，应及时进行手术治疗。对于非手术治疗者，经观察仍不能排除腹腔内脏器损伤，或在观察期间出现生命体征不稳定、意识变化、发生休克等病情变化情况时，应终止观察，进行剖腹探查手术。

（1）术前建立通畅的输液通道，给予补液，必要时输血，防治休克及水、电解质、酸碱紊乱，以提高手术耐受性。

（2）尽早使用有效的抗感染治疗，可提高患者生存率，初始有效抗感染治疗每推迟 1 h，患者平均幸存率降低 7.6%。

（3）留置胃管、尿管，记录尿液颜色、性质和量。

（4）剖腹探查术先探查肝、脾等实质性器官，同时探查膈肌有无破损。从胃开始，逐步探查十二指肠、空肠、回肠、大肠及其系膜，然后探查盆腔。后侧切开胃结肠韧带显露网膜囊，检查胃后壁和胰腺。先处理出血性损伤，再处理穿破性损伤；对于穿破性损伤，先处理污染轻的损伤，再处理污染重的损伤。

（5）腹腔镜手术是在密闭的腹腔内进行的手术，摄像系统在良好的冷光源照明下，通过连接到腹腔内的腹腔镜体，将腹腔内的脏器摄于监视屏幕上，手术医师在高科技显示屏监视、引导下，于腹腔外操纵手术器械，对腹腔脏器组织进行探查、电凝、止血、组织分离与切开、缝合等操作。该手术方法伤口小，患者术后恢复快，住院时间短，术后疼痛轻，腹部切口瘢痕小，美观，治疗效果与开腹手术相同，可同时检查同时治疗，是目前最先进、最尖端的微创技术，是近年来发展迅速的一类手术项目。

（三）重症监护

1. 监测生命体征　每 15～30 min 测定 1 次呼吸、心率和血压。

2. 腹部体征检查　每半小时进行 1 次，注意有无腹膜炎的体征及其程度和范围的改变；术后禁食、胃肠减压期间，也需经静脉输入液体、电解质、葡萄糖、维生素等。以维持热量和水、电解质平衡。

3. 血常规检查　每 30～60 min 检查 1 次血常规，了解红细胞计数、血红蛋白、血细胞比容和白细胞计数的变化,直到体温、血常规检查恢复正常后 2~3 d 为止。若术后 3~4 d,体温逐渐上升,应查明原因并做相应处理,不能盲目使用抗生素。

4. B 超检查 每 30~60 min 做 1 次 B 超检查。

5. 其他检查 必要时可重复进行诊断性腹腔穿刺术或灌洗术,或进行 CT、血管造影等检查。

6. 观察与记录 观察并正确记录腹腔引流液的量、性质,保持引流管通畅。

7. 术后监护 勤翻身,鼓励早活动,以预防肠粘连形成;同时嘱患者经常活动下肢,以防深静脉血栓形成。术后还需要积极给予营养支持及对症治疗。

8. 观察期间需要特别注意的监护内容 ①不要随便搬动患者,以免加重伤情;②不注射镇痛药物(诊断明确者例外),以免掩盖伤情;③禁食、水。

五、张力性气胸的救护

张力性气胸是由于胸壁、肺、支气管或食管上的伤口呈单向活瓣,与胸膜腔相交通,吸气时活瓣开放,空气进入胸膜腔,呼气时活瓣关闭,空气不能从胸膜腔排出,因此随着呼吸,致使伤侧胸膜腔内气体不断增多,胸膜腔压力不断增高,最终使胸膜腔压力高于大气压,形成张力性气胸,又称高压性气胸、压力性气胸或活瓣性气胸。因伤侧肺完全压缩,纵隔被推向健侧,使健侧肺也受压,患者通气量会大大减少。由于纵隔移位,胸膜腔压力增高,使腔静脉扭曲,造成回心血量和心输出量减少,引起呼吸循环功能衰竭。因上、下腔静脉和右心房与右侧胸腔毗邻,故右侧张力性气胸比左侧更为危险,形成纵隔气肿,扩散至皮下组织,形成颈部、面部、胸部等皮下气肿。张力性气胸胸膜腔内压测定常超过 10 cmH$_2$O,甚至高达 20 cmH$_2$O,抽气后胸膜腔内压可下降,但又迅速复升,对机体呼吸循环功能的影响极大,必须紧急抢救处理。

(一)伤情识别与判断

1. 临床表现

(1)症状:患者常表现为短时间内极度呼吸困难,进行性加重,大汗淋漓、端坐呼吸和胸痛。缺氧严重者可有发绀、烦躁不安,休克、昏迷甚至窒息情况发生。

(2)体征:可见颈静脉、四肢静脉怒张,伤侧胸部饱满,肋间隙增宽,气管向健侧偏移,呼吸幅度减小,可出现皮下气肿,触诊时,可有握雪感、捻发感。伤侧胸部叩诊呈高度鼓音。听诊呼吸音消失。

2. 辅助检查 张力性气胸是危及生命的急症,对血流动力学不稳定、气管移位和呼吸音消失患者都应考虑有无张力性气胸存在,借助影像学检查可辅助做出正确的判断。

(1)X 射线检查:首选胸部 X 射线摄片,一般立位片或坐位片可以明确诊断。胸片上显示无肺纹理的均匀透亮区的胸膜腔积气带,其内侧为胸壁平行的弧形线状肺边缘。患侧膈面下降、变平甚至向下弯曲。纵隔向对侧移位,患侧纵隔扁平,肋骨散开,合并纵隔气肿时,可见纵隔和皮下积气影,有时可出现膈疝,在侧位片上可见胸骨后透亮区增宽,气管,心脏向健侧移位。

(2)CT 检查:含气的胸膜腔无肺纹理走行,密度与空气相同,内缘为肺边缘的脏层胸膜。无胸膜粘连时气胸呈半月形,胸膜有粘连时呈不规则形,有时可呈条索状粘连。肺组织压缩位于肺门区,密度与不张的肺组织相同,纵隔偏向健侧,健侧肺纹理增粗。CT 可以清晰显示胸腔积气的范围、积气量、肺被压缩的程度,或可见到肺大疱的存在,并能显示胸片上不能显示或不能确定的少量胸腔积液,并对积液的性质判定有一定意义;另外,CT 可发现皮下气肿及纵隔气肿等并发症。危重患者不能摄胸部立位片者,应及早行 CT 检查。

(3)肺超声检查:由于床旁 X 射线的低敏感和重症患者搬运到 CT 室的困难和风险。且传统的 X 射线和 CT 不能实时监测疾病的发展和转归,床旁超声对危重患者心肺状态的评估及实时监测显得特别有价值。肺部超声通过对胸膜线、胸膜滑行征/沙滩征、A 线、B 线、肺点、胸腔液性暗区、碎片征、肝样变肺组织、肺搏动、支气管充气征进行检测,为气胸提供诊断依据,紧急情况下可以采用超声来进行初步判断。B 超还常作为穿刺治疗时定位检查项目。

（4）MRI 检查:胸腔内有大量的气体,肺组织压缩明显,呈中等信号团块状,纵隔偏向健侧。如伴有胸腔积液,则可显示液平面,MRI 对伴发的胸腔积液非常敏感。但因其不能比 CT 得到更多影像信息,故一般不选用。

（5）胸膜腔造影:可用于观察胸膜腔内解剖结构,脏、壁胸膜的病理改变,鉴别胸膜腔与肺内病变。

（6）胸腔镜:使用现代电视摄像技术和高科技手术器械装备,在胸壁套管或微小切口下完成。手术视野、病变显现、手术切除的范围以及安全性的掌握更好。

3. 鉴别诊断

（1）支气管哮喘和慢性阻塞性肺疾病:二者均有呼吸困难,但气胸双肺体征不对称,如在有病史的基础上突然出现呼吸困难,应注意并发气胸的可能,X 射线有助于鉴别。

（2）急性心肌梗死:患者有突然胸痛、胸闷,甚至呼吸困难、休克等临床表现,但患者常有高血压、冠心病病史,其心音性质及节律有改变,并无气胸体征。体征、心电图、X 射线检查及血清酶学检查有助于诊断排除。

（3）急性肺栓塞:大面积肺栓塞也可突发起病,呼吸困难,胸痛,烦躁不安,惊恐甚至有濒死感,临床上酷似自发性气胸。但患者多有静脉炎、骨折、手术后、脑卒中、心房颤动、长期卧床等有栓子来源的基础疾病,表现为胸痛、咯血、晕厥等,且无气胸体征。体征和胸部 X 射线检查有助于鉴别。

（4）肺大疱:起病缓慢,气腔呈圆形,内有纹理。

(二)紧急处理

1. 胸腔穿刺　在各种处置中最关键的是立即排气,以降低胸膜腔内压力,缓解对肺和纵隔的压迫。在紧急状况下可用一粗注射针头于患侧第 2 肋间锁骨中线处沿肋骨上缘刺入胸膜腔,有气体喷出,即能收到排气减压的效果,此时要注意固定针头,以免针头被气体顶出,如过快排气,可使胸腔压力骤降,纵隔突然摆动,导致急性循环衰竭和休克,以及长时间压缩的肺组织突然张开,损伤毛细血管,使其通透性增加,出现复张性肺水肿。在患者转送过程中,于插入针的接头处,缚扎一橡皮手指套,将指套前端剪开 1 cm 开口,可起活瓣作用,即在吸气时能张开裂口排气,呼气时闭合,防止空气进入。

2. 胸腔闭式引流术　患者经胸腔穿刺紧急排气后,病情基本平稳的情况下,可以行胸腔闭式引流术,以促使肺复张。预先选择大小合适的引流管,管的内径以 0.5 cm 左右为宜,引流管还要求有一定的弹性和硬度,便于挤压和避免肌肉压瘪。在积气最高部位(患侧第 2 肋间锁骨中线)放置胸腔引流管,并连接水封瓶,必要时连接负压吸引装置,以促使肺复张。一般胸腔闭式引流安放 48～72 h 后拍摄 X 射线胸片。待漏气停止、肺复张 24 h 后经 X 射线检查证实肺复张良好,病情稳定,方可拔管。经闭式引流后,一般肺小裂口可在 3～7 d 内闭合,在夹闭胸腔闭式引流的时候要注意以下情况:水封瓶还在冒泡时不能夹闭引流管,发现患者出现憋气或者皮下气肿的症状时要及时打开引流瓶。

3. 胸腔镜探查　修补术长时间漏气不愈合者应进行剖胸修补手术治疗。如胸腔闭式引流后,漏气仍严重,患者呼吸困难未见好转,往往提示肺、支气管的裂伤较大或断裂,应尽早行剖胸探查,修补裂口,或做肺段、肺叶切除术。手术目的首先是处理肺病变,必要时可使脏层和壁层胸膜粘连以预防气胸复发。

4. 支气管镜下封堵治疗　对于无法耐受胸腔镜探查术的患者,可在常规胸腔闭式引流基础上,采用支气管镜下气囊探查及选择性支气管封堵术,封堵住通往破损肺的支气管以达到治疗的目的。

(三)重症监护

1. 重症患者绝对卧床休息　减少说话及咳嗽等肺部活动,有利于气体吸收和肺的复张。

2. 严密观察生命体征及病情变化　护士观察患者意识、面色、体温、脉搏、呼吸、血压、血氧饱和度、胸壁呼吸运动、尿量等,根据中心静脉压调节输液速度,做好呼吸功能监测、血气分析,有助于呼吸功能状态的判断,以及鉴别诊断。护士还应善于发现休克早期症状,积极进行预见性抗休克治疗。

3. 保持呼吸道通畅　给予高流量吸氧,以改善缺氧状况,病情允许时,鼓励患者咳嗽、排痰,及时解除呼吸道梗阻;气道分泌物较多时加强吸痰,如缺氧难以纠正,必要时行气管插管、呼吸机辅助呼吸。

4. 迅速建立静脉通道　保持管道通畅,维持循环功能,根据血压和心肺功能状态控制补液速度,防止大量快速输液而发生肺水肿。

5. 疼痛护理   由于害怕疼痛,患者一般不敢用力呼吸,导致呼吸功能下降,从而影响术后恢复,针对此类情况可遵医嘱给予镇痛药,并教会患者缓解疼痛的技巧。

6. 协助患者有效咳嗽,排痰   咳嗽时,用手按压住胸部伤口;指导深呼吸、吹气球等呼吸功能训练,以促进肺复张。术后指导患者有效进行深呼吸,取半卧位行有效咳嗽并协助患者进行肩关节活动。

7. 合理应用抗生素   预防感染。

8. 胸腔引流管的护理

(1)保持管路的密闭和无菌:保持引流装置的密闭,水封瓶内引流管应没入水中 3～4 cm,检查各连接处有无漏气。引流装置应保持无菌,按时更换引流瓶,更换过程严格执行无菌操作,防止感染。

(2)保持引流通畅:患者取半卧位,引流瓶应低于胸壁引流口平面 60～100 cm,依靠重力引流,并防止瓶内液体逆流入胸膜腔。为防止引流管堵塞,护士要定时挤压引流管,每 1～2 h 一次,利于引流管内液体或空气冲击将引流管的血凝块或组织冲出。鼓励患者加强咳嗽和深呼吸,以利于胸腔内气体和液体的排除,恢复胸膜负压,促进肺扩张。

(3)妥善固定引流管:防止引流管扭曲、接头处脱落。患者翻身时,检查搬动患者时或更换引流瓶时,均应双重夹闭引流管,避免因体位改变引起逆流,以及管道牵拉引起管道脱落,防止空气进入。

(4)观察记录:观察引流液的颜色、性质和量,水封瓶内水柱上下波动和气泡溢出的情况,正常水柱波动范围为 4～6 cm。若有大量气体持续不断从引流管中溢出,表明肺表面肺泡或支气管破裂、漏气。

根据气体逸出量等情况,可将漏气分为 3 度。Ⅰ度漏气:患者用力咳嗽、屏气时,水封瓶内水柱有气泡溢出,而在呼吸或平静呼吸时则无,说明仅有小的肺泡破裂,能很快自行愈合。Ⅱ度漏气:患者深呼吸、轻轻咳嗽时有气泡溢出,但在呼吸或平静呼吸时则无,说明有较大的肺面或小支气管破裂,仍可能自行愈合。Ⅲ度漏气:平静呼吸时有气泡溢出,说明肺面漏气严重,可能有较大直径的支气管破裂,常需手术处理。注意观察伤口敷料有无脱落、移位、渗血、渗液,如有污染,立即更换。

(5)脱管处理:①水封瓶破裂或连接部位脱节,应立即用血管钳夹闭软质的引流管,用手将其折叠后捏紧,勿使其漏气,立即更换新的无菌引流装置,鼓励患者咳嗽和深呼吸,排出胸膜腔内的气体和液体;②若引流管从胸腔滑脱,立即安抚患者并用手捏闭伤口处皮肤,消毒后用凡士林纱布封闭伤口,协助医师做进一步处理。

(6)拔管指征:引流管一般放置 24～72 h,拔管前后应常规听诊肺部呼吸音和 X 射线胸片。原则上胸腔已无积气,肺膨胀良好,患者无呼吸困难,气促,胸腔闭式引流瓶内水柱无波动,经夹闭引流管后,患者呼吸平稳时,方可拔管。拔管时消毒伤口,拆除固定引流管的缝线,嘱患者吸气后屏气迅速将引流管拔出,拔管后迅速用凡士林纱布覆盖伤口,24 h 内严防敷料移位脱落。

(7)拔管后观察:拔管后 24 h 内应密切观察患者呼吸,如出现胸闷、呼吸困难、切口漏气和渗液、出血和皮下气肿等,立即通知医师并协助进行处理。

(8)营养支持:饮食应高蛋白、高维生素、高热量,指导患者多食蔬菜、水果,避免吃辛辣刺激性的食物,还可用一些促进合成代谢和调理免疫的制剂,同时注意维持电解质、酸碱平衡。

9. 心理护理   张力性气胸病情危重,变化快,加上呼吸困难,窒息濒死感强烈,患者及家属往往惊恐不安,病情出现反复时,更是焦虑、烦躁,不利于疾病的恢复。出现这种情况,护士应与患者多交流沟通,对患者的心理状态、病情进行更全面的掌握和了解,给予心理疏导,讲解疾病的知识、预后,消除患者和家属的恐惧心理,使其积极配合治疗。

10. 健康指导   加强营养,禁烟酒,保持心情舒畅,适当锻炼身体,增强身体抵抗力,保持大便通畅,多食粗纤维食物,不做憋气的动作,不做剧烈运动,尤其是搬重物和跑步,避免感冒等。

六、大血管损伤的救护

严重创伤常伴有大血管损伤,处理不当时死亡率和致残率很高。生产、交通的发展以及各种暴力行为是造成血管损伤的主要原因。在严重创伤中及时发现血管损伤并正确修复是挽救生命和保全肢体的关键。大血管主要包括四肢大血管、颈部大血管、胸腹部大血管以及内脏大血管。

（一）伤情识别与判断

大血管损伤的表现因致伤因素不同而不同,当创伤作用力为钝性时,血管内膜、中膜不同程度损伤,有血栓形成,主要表现为阻塞性改变;当创伤作用力为锐性时,通常造成血管完全或部分断裂,以出血为主要表现。

1.病史收集 血管损伤的诊断应重视并借助病史判断,当血管钝性损伤或者伴有多发性损伤时,骨和软组织往往受到牵连而难以判断,收集病史中,应从整体出发,弄清受伤原因和时间,参考受伤过程以判断损伤机制。

2.临床表现 大血管损伤时,出血立即发生,若不及时处理导致出血量进一步增加,继而出现血容量不足而引发休克,出血同时可能伴有血液向组织间隙移动而形成伤口血肿,当损伤发生在肢体动脉时,还可能表现为肢端缺血症状,具体表现如下。

（1）出血:出血通常发生在血管锐性损伤时,由锐器或外力直接作用于血管造成血管破裂或离断。肉眼可见新鲜血液自伤口处不断流出,当血液呈鲜红色且呈喷射样或搏动样流出时,可能为动脉血管损伤;当流出血液为暗红色,提示可能为静脉血管损伤。

（2）休克:大血管损伤由于出血量大,最易发生失血性休克,患者全身皮肤苍白、湿冷,尤其是损伤侧肢体可能由于大量失血导致短时间内即出现感觉血液循环缺失甚至坏死。休克时出现相应症状,另外疼痛也可能导致或加重休克发生。

（3）血肿形成:血肿多发生在钝性血管损伤后,间接外力作用致血管内膜、中膜损伤,血液向组织间隙渗出,形成膨胀性、搏动性血肿。血肿形成过程不如出血迅速,且为隐匿性出血,通常不易被发现,其特点为张力高、边界不清。血肿还可与血管裂孔相通形成交通性血肿,血肿机化后形成腔隙,血流自由进入,久之形成假性动脉瘤,呈局部搏动性肿块,有随时破裂的危险,并且这种不正常的结构所含有的机化血栓,也有流向远端导致缺血性改变的危险。

（4）肢端缺血:缺血症状多发生在肢端,由于肢体动脉受损或血管内膜损伤导致血栓形成所致,一般表现为肢体远端感觉运动障碍、动脉搏动减弱或消失,伤侧肢体皮肤苍白、冰冷、局部缺血性疼痛等。

（5）其他表现:当血管损伤合并其他脏器损伤、邻近神经损伤时,症状因各脏器及分布部位的不同而有差异,临床表现与合并损伤的器官功能受损相关。

3.评估与判断 大血管损伤通常合并其他损伤,因此,在进行伤情判断时,应注重多部位多脏器的损伤评估以及寻找引起血管损伤的间接原因。

（1）四肢大血管损伤评估:四肢大血管主要包括上肢肱动脉、前臂动脉及下肢股动脉、腘动脉和小腿动脉。和平时期的动脉损伤中,四肢动脉损伤占比最高,约占80%,且其致残率也偏高。四肢大血管损伤时首先明确创伤史,充分暴露患者四肢,以方便观察寻找创伤伤口。四肢大血管损伤患者,通常在体表有明显的伤口甚至血管外露,且肉眼可见血液不断流出,通过 X 射线检查四肢有无骨折断端损伤血管的可能。当然,护士还应识别由创伤因素导致的血管钝性损伤,通过观察受伤部位有无血肿,是否进行性搏动性增大,尤其注意观察远端皮肤颜色、温度、肢体运动感觉及疼痛等情况评估判断有无潜在血管损伤情况存在。

（2）头颈部大血管损伤评估:评估患者意识、瞳孔,有无休克昏迷发生,当颅内血管损伤,出血或形成血肿压迫脑组织时出现相应支配区域的神经功能障碍,医务人员应结合病史、临床表现进行综合判断。颈部血管较多且都包在血管鞘内,所以通常是多血管伤合并,且可累及颈部神经、颈椎和脊髓,造成严重的损伤,检查评估时应注意口腔、咽喉、气管、食管,以及有无舌后坠、喉水肿、异物存留和纵隔气肿、血气胸的形成;颈部血管损伤早期容易形成血肿,后期形成假性动脉瘤,压迫呼吸道,护士在做体格检查时注意观察患者有无呼吸困难甚至窒息发生的可能。头部 CT 扫描对于颈部动脉血管损伤的患者,尤其伴随有脑神经功能障碍的患者尤其重要。

（3）胸腹部大血管损伤评估:胸内大血管包括肺动脉、肺静脉、上腔静脉、下腔静脉、主动脉及分支,腹腔内大血管主要是指腹主动脉。若损伤发生在主动脉,因其连接左心室,血容量多、压力高,胸腔呈负压状态,通常出血凶猛,于现场死亡。胸腔内血管损伤一般表现是大出血、休克、血胸、纵隔血肿等,在评估中尤其注意损伤造成的呼吸困难症状。另外,胸腹腔内大血管损伤常合并心、肺、食管、腹腔脏器伤,往往使主动脉损伤的某些隐匿表现如下肢活动受限、双上肢血压差太大,肩胛骨间疼痛等症状被忽视,应当引起足够重视。在高度怀疑胸腹腔内大血管伤且患者病情相对稳定的情况下,选择血管造影和CT扫描可显示血管破裂部位、大小及程度。胸腹腔内血管损伤一般不易被发现,护士尤其注意观察患者胸腹部包块、呼吸情况、休克症状,有无血肿压迫造成消化道梗阻的发生。

其他部位血管如内脏器官内大血管损伤时,伴有脏器损伤,可见于钝性或锐器损伤,往往发生在胸腹部,体格检查中注意充分暴露躯体,若有明显的胸腹部体征,勿随意搬动患者以防出血加重,观察患者意识、生命体征变化,预防休克发生,除明确的创伤史,腹腔诊断性穿刺抽血往往可以辅助诊断。

(4)诊断:结合实验室检查、影像学检查辅助血管损伤的诊断。急诊接诊患者开始即进行血常规检验,血管损伤有活动性出血时红细胞和血红蛋白(Hb)会进行性下降;另外,血气分析、电解质等检验也很有必要,为患者呼吸、循环、水及电解质平衡等功能判断提供客观依据。

快速进行X射线、CT、MRI及血管造影超声等影像学检查,寻找血管损伤的直接原因,判断损伤部位和程度。肢体骨折移位时,累及血管的可能性大,应及早行X射线检查;颈动脉损伤时,伴有神经功能障碍,头部CT辅助检查有重要意义;MRI则对确定损伤动脉的血流情况很有帮助;动脉损伤形成血肿甚至创伤性动脉瘤时,血管造影检查可以明确损伤部位、程度及损伤范围,但不适用于大出血、休克危重患者;目前CT血管成像(CTA)因定位准确、费用及时间大大低于血管造影,已成为术前评估血管损伤部位、程度的最佳辅助检查手段。

血管损伤临床诊断应综合"硬指标"与"软指标"进行。

1)硬指标临床表现典型,其阳性预测值100%,阴性预测值99.3%,诊断正确率达99.45%,故凡具有以下任何一项者,均应怀疑大血管损伤:①肢体受伤部位趾(指)端搏动减弱或消失;②伤口活动性出血;③快速增大的血肿或搏动性血肿;④肢体远端缺血征象;⑤扪及血管震颤或闻及杂音。

2)软指标临床表现不典型,11%~27%大血管损伤患者,可有"软指标"表现:①小而稳定的非搏动性血肿;②与血管解剖有关的神经损伤;③不能解释的低血压;④事故发生当时曾有活动性出血;⑤接近大血管部位的穿透性损伤。

临床识别判断血管损伤时,若发现软指标征象时,不可单纯否定血管损伤的存在,医务人员应提高警惕,综合判断。软指标可能仅为大血管损伤中临床表现的一部分或者仅为病情进展的过程,一旦发现有硬指标出现,需紧急进行手术等处理。

(二)紧急处理

大血管损伤后紧急处理原则是抢救生命、保护患肢、防止再损伤。快速大量失血是血管损伤最常见也最危急的情况,血压骤降甚至测不出、脉搏细速或无法触及、意识不清甚至昏迷、呼吸浅快、面色苍白、四肢湿冷等休克征象随之出现,严重时心搏呼吸骤停。因此,除了找准伤口、快速止血,护士还应做好抢救生命的配合、积极抗休克治疗。

1.止血及对症处理 四肢血管损伤时做好简单有效的止血处理很关键,发现外露的血管断口,进行直接压迫血管裂口、止血钳钳夹血管止血,有明显出血现象但血管不外露时,可采用近心端止血带压迫动脉止血法止血,使用止血带时应尤其注意不可过紧过松,且时间不宜过长。内脏损伤伴有出血时,如颅脑、腹腔内实质脏器损伤,应当优先处理危及生命的重要脏器损伤,同时积极寻找损伤血管及出血部位。对于开放性伤口应早期行彻底清创,为保证组织神经功能的完好性,应在最佳时间窗即血运中断后的6~8 h内行血运重建,重建血运对于血管损伤后预防骨筋膜隔室综合征(osteofascial compartment syndrome,OCS)、截肢平面高低具有重要意义,在准确评估后的医疗后送第一阶段正确选择暂时止血的方法,可有效抢救生命、保存肢体。

2.持续心电监护及观察 为患者连接心电监护仪,持续监测生命体征变化,及时发现血压、心率等休克敏感指标的变化;同时,严密观察患者意识、瞳孔、肢端循环、感觉、皮肤颜色、温度等的变化,并做好变化时间的记录,通知医师,及时协助处理。

3.保持呼吸道通畅 将患者放置于休克卧位并吸氧,可将伤肢适当抬高以利于静脉回流,昏迷患者

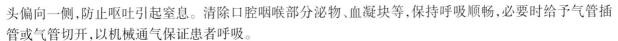

头偏向一侧,防止呕吐引起窒息。清除口腔咽喉部分泌物、血凝块等,保持呼吸顺畅,必要时给予气管插管或气管切开,以机械通气保证患者呼吸。

4. **快速补液及输血**　迅速建立静脉通路,判断静脉血管受损情况,选择正常的肢体静脉进行穿刺,防止液体从损伤侧血管漏出。大血管损伤大出血时,尽量选择中心静脉通路进行快速补液,同时可监测中心静脉压以判断机体容量和心功能,正确指导合理补液。对于无症状的非闭塞性动脉损伤,在严密监测下采用非手术治疗。正确估计出血量后,应给予适量红细胞或血浆输入,维持正常的有效循环血量,也为进一步血管探查术、血管修复移植等手术做准备。

5. **处理多发伤及并发症**　对于血管损伤合并多发伤患者,积极抗休克止血同时有效处理多发损伤,比如骨折固定、创面清创、器官功能保护、早期抗感染和营养支持,还应碱化尿液防止骨筋膜隔室综合征、肾病综合征等发生。

(三)重症监护

紧急处理好血管损伤危急症状后,对患者进行重症监护,为手术或进一步治疗提供保障。

1. **生命体征监测**　选用心电监护三导联或五导联系统对患者心率、呼吸进行持续监测,通常心电监护仪上还有体温、无创血压监测等生命体征全监护系统。有肛温、腋温两种方式测量体温,危重患者可选用肛温监测以掌握最接近体核温度的体温。血压作为衡量循环功能的重要指标,在创伤监护中必不可少,注意袖带捆绑的松紧适度以保证值的准确度,测量间隔时间不宜太短以防止肢体远端血流灌注不足,且测量选择在正常的肢体进行,由于烦躁、严重休克、低体温均可影响血压值,因此大血管损伤患者不能仅凭血压判断休克纠正情况。

2. **中心静脉压监测**　中心静脉常用的置管通路为锁骨下静脉、颈内静脉、颈外静脉、股静脉、贵要静脉、肘正中静脉等。借助中心静脉置管可监测中心静脉压(CVP)动态变化,其值的高低反映血容量及右心室前负荷。护士在监护过程中,还应保持导管的在位通畅,做好日常护理,定期更换无菌敷贴,使用前后以封管液冲洗并以纱布包裹固定,测量中严格无菌操作,导管留置时间为 $2\sim4$ 周,防止导管相关并发症的发生。其他血流动力学监测指标也常用于临床重症监护,如肺毛细血管楔压、心输出量、心脏指数等,根据情况进行选择性监测。

3. **动脉血气分析**　通过血气分析监测患者氧合及酸碱平衡状况,为进一步诊断救治提供可靠依据。最常选用桡动脉、股动脉和足背动脉搏动较好处进行采集,血管损伤的患者即使可扪及远端动脉搏动,在未排除受损因素的情况下,不选择当侧肢体进行血液采集;标本采集后注意与空气隔绝,避免空气对血氧分压和二氧化碳分压的影响,并且以当前吸氧浓度判断氧合指数的大小。使用呼吸机的机械通气患者,应适时监测血气,掌握氧代谢相关指标、电解质及酸碱失衡的纠正情况,也用以指导呼吸机各参数的设置调整。护士应掌握血气报告基础项目的识别和分析,血管损伤致休克、通气不足时,多发生呼吸性酸中毒(pH 值降低,$PaCO_2$ 升高);恐惧、高热、过度通气时,发生呼吸性碱中毒(pH 值升高,$PaCO_2$ 降低);肾功能衰竭、酮症、乳酸酸中毒时发生代谢性酸中毒(pH 值下降,HCO_3^- 降低);大量呕吐、容量丢失时易发生代谢性碱中毒(pH 值升高,HCO_3^- 升高)。

4. **严密病情观察**

(1)损伤肢体感觉、血运观察:术前对患者完成基本抢救措施的情况下,每 15 min 观察患肢动脉搏动、皮肤颜色及温度、肢体远端感觉活动及浅表静脉充盈情况;对于隐匿的钝性血管损伤,还应密切观察血肿形成处皮肤张力、温度以及搏动情况,警惕假性动脉瘤的形成。

(2)意识、瞳孔:处于严重失血阶段的患者,应重视患者意识、瞳孔的改变,它们可能反映病情的变化。患者由躁动变得安静、淡漠甚至意识障碍可能为休克严重的危险信号,应检查血管创伤是否及时处理、出血是否控制。患者瞳孔发生大小变化,对光反射变迟钝,提示意识障碍程度加深,应通知医师及时处理。

(3)出入量的监测:记录患者出入液量以正确指导抗休克治疗。大血管损伤患者多伴有休克发生,给予留置导尿,观察记录每小时尿量,以间接判断循环血量、肾血流灌注量。抗休克过程中,尿液的多少往往可以指导补充液体量,当血压正常而尿量仍然少的情况下,提示可能存在肾功能受损,尽量控制输液量。

(4)并发症观察及护理:大血管损伤为严重创伤,容易导致序贯性器官功能障碍甚至衰竭,因此,多器官功能的监护也十分必要。

临床监测做到:①呼吸系统,严密观察患者呼吸、动脉血气分析;②循环系统,进行动态心电图检查、CVP 监测、PAWP 监测、心肌酶谱等;③肝肾功能监测,准确记录患者尿量,监测胆红素、白蛋白、尿比重、血清肌酐、尿素氮等;④神经系统,借助 GCS 评价患者语言、运动等神经功能改变;⑤胃肠道,观察患者腹部体征、肠鸣音等改变;⑥监测患者白细胞、红细胞、血糖、血红蛋白、凝血功能等,预防 DIC 的发生。

血管损伤通常与周围神经损伤同时发生,由于血管损伤时,一般会对伤肢进行固定,且伤肢对感觉运动反应迟钝,往往会影响对周围神经损伤的观察和判断,因此,在监护过程中,护士应对神经分布处的血管创伤更加关注,仔细检查肢体感觉运动情况、肌力和肌张力是否减退、肌腱反射功能是否减弱消失、损伤神经分布区域的皮肤改变情况等。

5.疼痛管理 无论是在血管吻合、再通术前还是术后,患者均有可能因为伤口剧烈疼痛引发休克,因此必要时遵医嘱给予合理的镇静镇痛,以缓解患者紧张、情绪激动导致的血管痉挛或压力增高,防止出血的加重。

七、创伤性颅脑损伤的救护

创伤性颅脑损伤(traumatic brain injury,TBI)病死率和致残率占全身创伤第一位。按损伤时间前后,分为原发性损伤和继发性损伤;按损伤后脑组织是否与外界相通,分为闭合性颅脑损伤和开放性颅脑损伤;按损伤程度,分为轻型、中型、重型颅脑损伤。TBI 具有明显的临床病程分期,而急性期救治是影响 TBI 病程进展的关键。首先正确地识别与判断 TBI 为有效救治提供重要保障。

(一)伤情识别与判断

据有关流行病学资料统计显示:我国 TBI 患者年龄、性别、受伤原因、GCS、颅内压(intracranial pressure,ICP)值、脑疝与 TBI 预后明显相关。通常,引起 TBI 患者死亡或残疾的原因往往是原发性脑损伤后出现的继发性脑损伤。主要包括低氧血症、低血压、低温/高热、低血糖、高二氧化碳血症、癫痫等。对继发性脑损伤的积极预防和救治,是改善 TBI 预后的重要而有效措施。及时、准确地对 TBI 患者进行检查、评估和识别,是抢救成功的关键。

1.病史收集 向患者或其家属、同伴、当事人、随行救护人员询问受伤过程及伤后处理情况,力求客观、简单、全面、准确。尽可能了解受伤原因、时间、暴力类别、着力部位、方式、伤后表现、现场处理过程、突发情况及抢救过程。对患者伤后有无意识障碍、瞳孔变化、呕吐情况,有无癫痫抽搐发作及其次数等作简要了解。另外,由患者或家属提供的既往史、用药史、疾病史、心理状况也对全面了解和诊断颅脑创伤,为制订正确的治疗方案、评估预后提供依据。

2.临床表现

(1)意识障碍:大脑皮质(cerebral cortex)和脑干网状结构是维持人觉醒的基本结构,当头部受到外力作用则会引起皮质及网状结构功能障碍,出现昏迷。颅脑损伤后昏迷严重程度与损伤严重程度呈正相关,TBI 后意识状态呈清楚、嗜睡、浅昏迷、深昏迷多种可能。

(2)眼部症状:由于脑神经中第Ⅱ～Ⅳ对均与眼部功能相关,因此在 TBI 后眼部症状和体征可一定程度上反映病情及预后,通常以瞳孔、眼球运动、眼底改变进行评估。

(3)运动功能改变:局限性脑皮质损伤时,表现为单侧肢体运动障碍,肌张力降低,周围神经损伤时,除上述症状外还伴有感觉障碍;中央区前后损伤,多为偏身感觉及运动障碍,若为双侧椎体束征,双下肢肌张力高、腱反射亢进且病理反射阳性,以上症状早期出现时为原发性脑干损伤,迟发出现时为继发性脑干损伤;单侧浅反射减退提示对侧大脑半球损伤,单侧肢体腱反射亢进伴病理征阳性,提示对侧大脑半球运动区域受损。

(4)生命体征改变:创伤性颅脑损伤后,脉搏呼吸浅慢、节律不齐、血压下降,轻型患者可于数十分钟后恢复,有脑干严重损伤时,这些体征无恢复迹象;当紊乱的生命体征恢复后,又出现呼吸脉搏缓慢、血压升高、脉压增大时,提示进行性颅内压增高;高位颈髓损伤患者有呼吸功能障碍、四肢瘫痪、休克等表现,应与其他部位脑损伤加以鉴别。

(5)头痛、呕吐:头痛可由头皮直接创伤所致,也可因 TBI 后蛛网膜下腔出血、颅内血肿、颅内压增高或脑血管异常收缩导致,前者为局限性疼痛,后者呈头部广泛持续性剧痛,伴有眼球胀痛,进行性加重。创伤早期可因创伤致迷走神经或前庭神经结构受损引起呕吐,后期则通常由颅内压增高引起频繁剧烈呕吐,甚至呕吐呈喷射状。

3.**伤情评估与判断** 颅脑损伤的轻重程度与患者伤后昏迷时间及意识障碍程度呈正相关,临床中对于伤情严重程度的评估目前普遍使用格拉斯哥昏迷评分(GCS)法,按照体格检查时患者睁眼、语言及运动 3 项反映的情况给予评分,具体评分细则见"严重多发伤的救护",不仅做好入院时 GCS 的评估,还应在诊治过程中进行动态 GCS 评估。颅脑损伤患者送达医院后,应进行全面细致的检查,尤其注意神经系统检查。根据病史及体格检查结果,将颅脑创伤后损伤程度分型归纳为如下几个方面。

(1)轻型颅脑损伤:通常是指单纯性脑震荡,伴或不伴有颅骨骨折。评估标准:昏迷时间小于 30 min;患者自觉头痛、头晕症状;神经系统及脑脊液检查无明显改变。

(2)中型颅脑损伤:通常指脑挫裂伤,伴或不伴颅骨骨折、蛛网膜下腔出血,无脑受压者。评估标准:昏迷时间小于 12 h;体格检查有轻度神经系统体征;生命体征有一定程度改变。

(3)重型颅脑损伤:患者一般存在广泛颅骨骨折、脑挫裂伤,甚至有脑干损伤或颅内血肿的形成。评估标准:患者意识程度为深昏迷,且昏迷时间在 12 h 以上,意识有逐渐加重的趋势,或者有中间清醒后再昏迷;体格检查有明显的神经系统阳性体征;生命体征不稳定。

(4)特重型颅脑损伤:患者原发脑伤程度重,伤后持续深昏迷,常伴有其他脏器损伤甚至休克发生;有去大脑强直;生命体征严重紊乱,瞳孔散大,呼吸暂停,可能有脑疝形成。

4.**辅助检查、评估工具**

(1)GCS:GCS 是 TBI 患者可靠的急诊评估手段,为患者预后评估提供较准确地依据,因其使用方便、结果可靠、均一性良好,已成为全球范围的标准急救评价方法。GCS 包括三要素:对患者进行睁眼、语言、运动反应进行的评估,总分最低为 3 分,最高 15 分,13 ~ 15 分为轻型、9 ~ 12 分为中型、3 ~ 8 分为重型,5 分以下为特重型。

(2)影像学检查:头颅 CT 检查是颅脑创伤患者最可靠的检查手段之一,对颅内占位、脑室形状大小、颅骨骨折、颅内出血等高度敏感,临床中早期给予 CT 检查可以明确颅内血肿大小、中线移位程度、出血量多少等情况,并且加强复查,对判断血肿扩大、迟发性血肿、脑水肿等病情进展意义重大。CTA 则可用于创伤性血管损伤、假性动脉瘤的筛查,而 MRI 主要用于慢性、亚急性脑损伤的辅助诊断,在早期抢救判断中的应用不如 CT 敏感。

(二)紧急处理

按照目前公认的致命创伤"VIPCO"处理程序,TBI 患者的急救处理,是在保证患者正常通气的前提下,纠正缺氧,快速建立静脉补液通道,保持循环稳定,维持正常的心脏功能,控制明显的出血,并进行确定性救命手术干预。颅脑损伤后,存在多种复杂的病理变化,在原发性脑损伤外,若不进行有效干预,会迅速出现继发性血肿、水肿等改变,加重病情。TBI 后引起死亡的主要原因是继发性病变,通常在原发性颅脑伤基础上,继发性损伤经历颅内血肿、脑水肿、肿胀、脑疝、颅脑创伤后遗症等过程,因此,对于颅脑创伤的急诊救治,应当谨慎对待,即使是轻型病症,也不可忽视观察和积极治疗。为防止颅内高压创造有利条件,一方面促进神经元功能恢复,一方面积极治疗和预防继发性病变。

1.**保持呼吸道通畅** 创伤性颅脑损伤患者易因颅内高压剧烈呕吐、昏迷、舌后坠等情况造成机械性呼吸道梗阻,急救时应解开衣物,及时清除呼吸道血凝块、呕吐物、分泌物,存在舌后坠的患者,护士正确放置口咽通气道,并置患者于侧卧位,给予高流量氧气吸入。颅脑损伤合并严重颌面部损伤、昏迷时间较长、合并胸部并发症、呼吸功能欠佳的患者,应及早行气管插管或简易环甲膜切开,吸出阻塞的痰液或其他堵塞物,以机械通气维持正常呼吸。对于呼吸恢复迟缓或呼吸浅慢时,适当给予呼吸中枢兴奋剂。当解除呼吸道梗阻后患者缺氧症状仍不改善时,要警惕是否合并胸部创伤、颈椎骨折致呼吸肌麻痹或中枢性呼吸困难,若存在中枢性呼吸麻痹,应调整呼吸机参数予以控制通气。伤后早期给氧、改善大脑局部微循环对缓解局部缺血、缺氧症状具有重要作用。

2. 建立静脉通道,纠正休克　选择四肢粗大血管进行静脉穿刺置管,有条件者留置中心静脉导管进行补液,既保证了安全有效输液,又避免因药物刺激血管增加患者不适。当患者表现为面色苍白、四肢湿冷、血压降低、脉搏细速时怀疑休克发生,此时,快速合理的容量复苏对脑灌注压的维持至关重要。然而临床中在如何选择复苏液体时存在的较大争议中,仍然以安全经济的等渗晶体溶液作为 TBI 容量复苏的首选液体,怀疑有颅内压增高者应避免在短时间内补充大量晶体溶液,通常选用代血浆如羟乙基淀粉等,在扩容同时减少脑组织毛细血管渗漏,防止脑水肿加重。

3. 维持循环稳定　稳定的血压可保证脑的有效循环和血液供应,保持脑灌注压(cerebral perfusion pressure,CPP)在 50 ~ 70 mmHg,TBI 患者早期因容量骤减出现血压骤降,在申请全血过程中,应输入多巴胺或者去甲肾上腺素等维持血压至正常水平,待全血输入、扩容足量后,血压能维持稳定的情况下逐渐停用升压药物。另外,CVP 的动态监测对于掌握机体有效血容量和心功能极为重要,重型 TBI 患者,在 CVP 持续监测下,进行有效的梯度性渗透性脱水,保障合理的脑血流灌注,以利于有效降颅压。常规留置尿管以监测尿量变化,间接反映肾功能及循环情况。

4. 控制出血　头皮损伤出血在做好清创缝合准备之前应给予适当的加压包扎以暂时性止血,动脉损伤活动性出血时,尽量剃干净头发,在准备好物品后进行清创缝合止血。开放性颅脑损伤大出血时,以血管钳钳夹或暂时结扎止血,尤其注意当碎骨片嵌入脑组织时,切不可强制清除,待完善检查后,手术清创。若有口、鼻、外耳道的出血,应弄清出血原因后,选择是否填塞止血的方式,由颅底骨折造成的脑脊液耳鼻漏,不可填塞止血。

5. 手术处理　手术治疗是为了从根本上控制出血,例如开颅探查血肿清除术、去骨瓣减压术等是保证颅脑创伤后达到最佳功能恢复的手段,但目前临床中普遍选择针对严重危及生命的创伤实施阶段性救治策略,即针对危重患者优先进行损害控制性手术,防止"死亡三角"相互促进而加快损伤的进程,同时应对危重患者对长时间重大手术的低承受能力,因此,严重颅脑创伤后的紧急手术只强调时间的紧迫性,应在进行容量复苏的同时进行手术前准备。近年来广泛应用于临床的损害控制性外科(damage control surgery,DCS)概念,强调危重创伤救治中,早期利用简单快捷的方案控制伤情恶化,以争取更多复苏时间为目标,待患者一般情况稳定之后,再进行完整的手术。这一概念在颅脑创伤中的具体体现又被称为损害控制性神经外科,其中核心环节便是在完整复杂的手术前选择合理的外科治疗及手术方式,及时中止或降低颅脑损伤导致的致命性伤害,主要措施包括止血、减压和清创。例如颅内血肿导致颅内压增高时,应优先选择钻颅血肿引流,待条件成熟再行开颅手术。目前认为,创伤性血肿必须在神经功能恶化之前清除,而不论初始 GCS 的多少。复苏和估计手术时间大于 90 min,且有严重代谢性酸中毒(pH 值 < 7.30)、体温 < 35 ℃、凝血功能障碍或有内出血倾向者、输血量达 10 U 以上者均应立即实施紧急手术处理。

6. 防治脑水肿,降低颅内压　由于脑水肿在伤后 2 ~ 5 d 最易出现,因此接诊 TBI 患者后,不论何种情况都应当积极防治脑水肿的发生。在患者循环稳定的情况下,尽早使用脱水剂,如 20% 甘露醇 125 ~ 250 ml 每 6 ~ 8 h 静脉快速滴入、利尿剂呋塞米 20 ~ 40 mg 静脉注射以降颅内压,防止病情进展形成脑疝。通常认为小剂量、多次应用甘露醇比持续输注或单次大剂量输注更有效,当然使用甘露醇后应当严密监测血压值变化。另外,早期、冲击、短疗程地给予糖皮质激素是抗炎、抗水肿、防止继发性脑损伤的有效方案。

7. 冬眠亚低温疗法　冬眠亚低温疗法是颅脑损伤后以神经节阻滞药物加物理降温方法使机体处于低温状态,以降低脑组织代谢、使脑血流量相对下降、抑制炎症反应发生,增加脑组织对缺氧的耐受性。有研究显示,早期预防性亚低温可能降低重型颅脑损伤患者病死率,有利于神经功能预后,但亚低温同时也是出血、死亡、ARDS 等危重症的独立危险因素,因此临床应用亚低温疗法时,应严格控制时间、目标体温,严密监测患者生命体征。亚低温治疗中应加强翻身,防止冻伤、压力性损伤(压疮);目标温度控制在

$32 \sim 34$ ℃;先用冬眠药再物理降温,先停物理降温再停药;注意快速降温、精准恒温、缓慢复温、维持体温 $35 \sim 36$ ℃ $5 \sim 7$ d 的原则;老年人、小儿、MODS、休克、房室传导阻滞患者禁用低温疗法。

8. 对症处理 头皮撕脱伤的患者常伴有头皮血管的损伤,累及颞浅动脉、枕动脉、眶上动脉等导致出血不止,以棉垫、纱布覆盖并加压止血,或用血管钳钳夹止血;撕脱的头皮,进行大致清洁消毒后保存于无菌、低温密封箱中。

9. 镇静与镇痛 颅脑损伤患者常因骨折、擦挫伤、撕脱伤等引起局限性疼痛,也由中枢神经系统的损害导致颅内血肿、颅内压增高、脑血管异常收缩等引起弥漫性剧痛,并伴有不同程度意识障碍。疼痛、意识障碍等均会增加组织耗氧量、加快脑组织代谢率,可能加重颅内出血、升高颅内压,因此伤后合理地镇静镇痛对于脑保护具有重要作用。常用药物有苯二氮䓬类、巴比妥类、冬眠合剂、丙泊酚等,使用药物过程中,护士应加强患者呼吸、血压等生命体征的观察。

(三)重症监护

颅脑损伤病情重、变化迅速,尤其是抢救中的重型、特重型颅脑损伤随时有发生脑疝、死亡的可能,因此,对于颅脑创伤的病情观察,尤其关键,特别警惕颅内压迅速增高、脑疝形成等危及生命的征象出现。

1. 生命体征监测 生命体征的显著异常,提示损伤的变化和严重程度,如丘脑和脑干损伤时,生命体征会出现显著的紊乱。在颅内压增高的典型体征"两慢一高"中,脉搏、呼吸减慢的幅度通常不如血压升高幅度明显,由于收缩压升高较舒张压敏感,最先出现脉压增大,若脉压>45 mmHg,提示可能有进行性颅内压增高。呼吸的抑制和改变往往与脑干受损密切相关,体温不明原因升高,提示可能有丘脑或脑干区域的损伤,而血压同时也是 TBI 患者死亡的最重要的风险因素,因此,利用心电监护仪对 TBI 患者进行连续性生命体征监测,随时掌握评估病情变化。

2. 意识和瞳孔变化 意识状态是颅脑损伤患者最重要的观察监护项目,意识障碍程度与颅脑损伤病情变化一致,清醒状态的患者病情相对较轻,而昏迷时间长、程度深者病情危重,意识由清楚转为昏迷,是病情加重的信号。当患者意识从清醒转为淡漠、嗜睡,且出现剧烈头痛、频繁呕吐伴有视盘水肿、"两慢一高"等生命体征改变,提示可能有颅内压增高;当患者出现昏迷甚至深昏迷,伴有一侧瞳孔缩小后散大,对光反射迟钝或消失,对侧肢体瘫痪并发生命体征改变,提示小脑幕裂孔疝形成可能;两侧瞳孔大小不等或时大时小,对光反射改变伴有脉搏、呼吸改变,提示原发性脑干损伤。当然,颅脑创伤可合并或继发脑组织多个部位的损伤,意识瞳孔可能在短时间内出现多种改变,因此对于 TBI 患者的病情观察与监测应至少 15 min 一次,并建立详细的病情记录单。

3. ICP、CPP 监测 ICP 正常压力为 $5.0 \sim 13.5$ mmHg,轻度增高为 $14 \sim 20$ mmHg,中度增高为 $20 \sim 40$ mmHg,重度增高为>40 mmHg。对于 GCS<8 分者,头颅 CT 提示颅内血肿、脑挫裂伤、脑肿胀者,或 CT 正常但血压不稳定、收缩压<90 mmHg、单侧或两侧去脑去皮质状态者,均需进行严密 ICP 监测。理想的 ICP 应控制在 20 mmHg 以内,CPP 维持在 $50 \sim 70$ mmHg,轻度 ICP 增高首先考虑脑水肿发生,应保持呼吸道通畅、合理镇静、予以床头抬高 $30° \sim 40°$卧位、控制体温等,ICP>20 mmHg 时,应报告医师适当降颅压,ICP>40 mmHg 时,考虑脑出血可能,应立即复查 CT,进一步治疗。

4. 血气分析 TBI 后低氧血症是最强的不良预后因子,需要进行重要的监护,发生低氧血症的无继发性 TBI 患者,病死率可增加近一倍。二氧化碳分压未达标的患者在急诊和住院期间病死率显著升高。因此,在建立有效气道后,维持 60 mmHg 以上的 PaO_2 和一定量的呼气末正压通气(PEEP),使用呼吸机的患者,常规进行动脉血气分析监测,积极纠正低氧血症、高碳酸血症。

5. 其他 准确记录患者出入量,观察有无呕吐及呕吐的方式、次数,呕吐物的量和性质,颅内压高者呕吐与进食无关,多呈喷射性;呕吐物呈咖啡色,提示可能有消化道应激性溃疡。还需观察患者尿液情况,尿量多少、有无血尿等,若尿量<400 ml 或>2 500 ml,提示可能合并肾功能损害。机械通气患者的气道内若吸出大量粉红色泡沫痰,提示肺水肿可能。颅底骨折伴脑脊液漏的患者,应严密观察记录耳鼻漏的情况。使用镇静与镇痛药的患者,加强巡视,监测患者生命体征,同时着重观察疼痛反应及意识程度的改变,合理评估用药效果。

随着临床中的监护项目越来越精细、繁多,颅脑创伤的仪器监护内容还包括脑氧代谢监测、脑组织氧分压监测、颈静脉球血氧含量监测等,在颅脑创伤的抢救一线,护士除了掌握仪器设备的常规监测使用外,最重要的是统筹了解患者病情,明确观察护理重点,找准轻重缓急,及时发现病情变化,并做出综合分析判断。

八、烧伤重症的早期救护

(一)概述

烧伤一般是指沸液、炽热金属、火焰、蒸汽和高温气体等所致体表组织损害,主要是皮肤损害,严重时伤及皮下组织、肌肉、骨骼、神经、血管、内脏等,也可发生在黏膜被覆的部位如呼吸道、食管等。其致伤原因包括热力烧伤、化学烧伤、电烧伤、放射性烧伤。

烧伤为平时、战时常见创伤。平时烧伤者为外科住院患者的 3%~5%。在现代战争条件下,随着燃烧武器的发展和广泛应用,烧伤的发生率越来越高。

烧伤不仅仅只是皮肤的一种损伤,当烧伤面积广泛并达到某种深度时,烧伤则由量变转为质变,实际上已成为一种全身性疾患。伤在表面,对深部多系统、多器官的变化必须有所了解与防治。大面积深度烧伤后极易发生的如严重休克,随之是复杂的感染和艰巨的大面积组织修复,在病程发展的过程中,又涉及水及电解质、免疫功能、营养代谢的紊乱,内脏损害及组织移植等医学基础问题。因此,研究严重创患者常以烧伤为模型,除了烧伤有面积和深度为依据,便于对创伤严重程度进行量化外,更重要的是便于研究创伤对全身性的影响。

(二)烧伤面积与深度

影响烧伤严重程度的因素很多,如烧伤面积、深度、年龄、健康状况、合并伤、中毒等,而最核心的是烧伤面积与深度,因此熟悉面积与深度的估算至关重要。伤情判断方法如下。

1. 烧伤面积的判断

(1)九分法:为便于计算与估计,按体表面积划分类 11 个 9% 的等份,另加 1%,构成 100% 的体表面积,即头颈部 = 1×9%;躯干 = 3×9%;两上肢 = 2×9%;双下肢 = 5×9%+1%,共为 11×9%+1%(表 18-2,图 18-1)。

儿童头大,下肢小,可按下法计算:头颈部面积 = [9+(12-年龄)]%,双下肢面积 = [46-(12-年龄)]%。此外,不论性别、年龄,患者并指的掌面约占体表面积 1%,如医者的手掌大小与患者相近,可用医者手掌估算,此法可辅助九分法,测算小面积烧伤也较便捷。

表 18-2　人体体表面积划分法

部位		面积占比/%			
		中国九分法		华氏九分法(Wallace rule of nines)	
头部	头部	3		3	
	面部	3	9×1	3	9×1
	颈部	3		3	
双上肢	手	5		4	
	前臂	6	9×2	6	9×2
	上臂	7		8	

续表 18-2

部位		面积占比/%			
		中国九分法		华氏九分法（Wallace rule of nines）	
躯干	前面	13	9×3	18	9×4+1
	后面	13		13	
	会阴	1		1	
双下肢	臀部	5	9×5+1	5	9×4
	足	7		6	
	小腿	13		12	
	大腿	21		18	

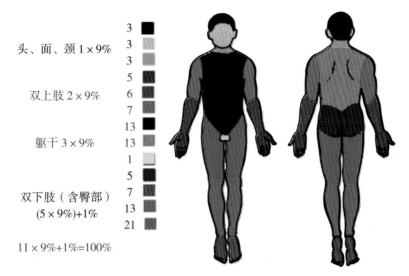

头、面、颈 1×9%

双上肢 2×9%

躯干 3×9%

双下肢（含臀部）
(5×9%)+1%

11×9%+1%=100%

图 18-1　人体体表面积划分法

（2）手掌法：不论年龄大小或性别差异，如将手掌五指并拢，单掌面积约为体表面积的1%（图18-2）。这种计算方法，对于计算小面积烧伤很方便。如果患者手的大小与检查者相似，可直接用检查者的手来估计。在估计大面积烧伤时，此法与中国九分法结合应用更为方便。如双下肢皮肤均被烧伤，而躯干皮肤为散在烧伤时，可用中国九分法估计双下肢烧伤面积，用手掌法估计躯干的烧伤面积，然后相加。

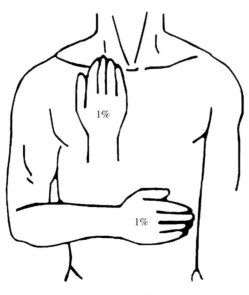

图 18-2　手掌法

2.烧伤深度的判断　目前关于烧伤深度的判断普遍采用三度四分法,根据皮肤烧伤的深浅分为Ⅰ度、浅Ⅱ度、深Ⅱ度、Ⅲ度。深达肌肉、骨质者仍按三度计算。Ⅰ度和浅Ⅱ度称为浅度烧伤,深Ⅱ度和Ⅲ度称为深度烧伤。三度四分法的组织学划分如下。

Ⅰ度烧伤:仅伤及表皮浅层,生发层健在,再生能力强。表面红斑状、干燥、烧灼感,3~7 d脱屑痊愈,短期内有色素深着。

浅Ⅱ度烧伤:伤及表皮的生发层、真皮乳头层。局部红肿明显,形成大小不一的水疱,含淡黄色澄清液体;水疱皮如剥脱,创面红润、潮湿、疼痛明显。上皮再生靠残存的表皮生发层和皮肤附件(汗腺、毛囊)的上皮增生,如不感染,1~2周内愈合,一般不留瘢痕,多数有色素沉着。

深Ⅱ度烧伤:伤及皮肤的真皮层,介于浅Ⅱ度和Ⅲ度之间,深浅不尽一致,也可有水疱,但去疱皮后,创面微湿,红白相间,痛觉较迟钝。由于真皮层有残存的皮肤附件,可赖其上皮增殖形成上皮小岛,如不感染,可融合修复,需时3~4周。但常有瘢痕增生。

Ⅲ度烧伤:是全皮层烧伤甚至达到皮下、肌肉或骨骼。创面无水疱,呈蜡白或焦黄色甚至炭化,痛觉消失,局部温度低,皮层凝固性坏死后形成焦痂,触之如皮革,痂下可显树枝状栓塞的血管。因皮肤及其附件已全部烧毁,无上皮再生的来源,必须靠植皮而愈合。只有很局限的小面积Ⅲ度烧伤,才有可能靠周围健康皮肤的上皮爬行而收缩愈合。

(三)吸入性损伤

吸入性损伤以往称呼吸道烧伤,是较危重的部位烧伤。之所以改称吸入性损伤,是因其致伤因素不单纯由于热力,还有大量的化学物质吸入,这些化学物质有腐蚀气道和全身中毒的作用,如CO中毒、氰化物等,所以在火灾现场,死于吸入性窒息者甚至多于烧伤,即使救出现场,合并严重吸入性损伤患者仍为烧伤救治中的突出难题。曾有学者将呼吸道烧伤患者按体表面积烧伤6%增加,实际上不足以反映其严重程度。

吸入性损伤的诊断:①燃烧现场相对密闭;②呼吸道刺激,咳出炭末痰,呼吸困难,肺部可能有哮鸣音;③面、颈、口鼻周常有深度烧伤,鼻毛烧伤,声音嘶哑。

(四)烧伤严重程度的分类

依据烧伤的面积、深度、部位,年龄,有无合并伤,伤前的体质强弱,有无内脏器质性疾患等因素综合判断。表18-3列出烧伤严重程度的大致分类。

表18-3　烧伤严重程度的分类

严重程度	成人		小儿	
	烧伤面积	或Ⅲ度面积/%	烧伤面积/%	或Ⅲ度面积/%
轻	<10%以下的Ⅱ度烧伤	0	<5	0
中	11%~30%	<10	5~15	<5
重	31%~50%或总面积不足30%,但全身情况较重或已有休克、复合伤、中重度吸入性损伤患者	11~20	16~25	<10
特重	>50%	>20	>25	>10

但随着治疗水平的提高,已有学者提出:对特重烧伤的标准应有所提高;也有学者强调烧伤深度的重要性,建议按深度计算指数,如Ⅲ度烧伤按1算,深Ⅱ度烧伤为2/3,浅Ⅱ度按1/2计算等。总之,至今在国内外尚无一个统一的标准。

(五)烧伤早期救治

烧伤早期处理包括院前救治(现场急救、后送转运)和入院后的初期处理三大部分。通常正确的早期处理,对减轻烧伤损伤程度、降低并发症的发生率和死亡率有重要作用。它是烧伤患者后续治疗的基础,与烧伤患者治疗转归有着密切的关系。故在早期救治中应慎重,恰当处理,尤其是成批烧伤患者救治时显得尤为重要。

1.院前现场急救　热力、电、放射线和某些化学物质等烧伤因子接触人体造成的烧伤,其损伤的面积和深度,除烧伤因子自身的强度外,另一重要因素是它们作用于人体表面的范围和持续时间的长短。作用范围广则烧伤面积大;持续时间长则烧伤深。因此,当患者受伤后应迅速脱离致伤原,并进行必要的紧急救护,这是现场抢救的基本原则。

(1)现场急救的原则:急救的原则是迅速移除致伤原因,使患者脱离现场,并及时给予适当的治疗和做好转送前的准备工作。一般而言,烧伤面积越大,深度越深,则治疗越困难,预后越差。因此,急救的首要措施是"灭火",即去除致伤源,尽量"烧少点,烧浅点"。不少烧伤过程,例如火焰烧伤时的衣服着火、化学烧伤等,均有一定的致伤时间,且烧伤面积和深度往往与致伤时间成正比。因此,如果迅速进行有效的灭火,可以减轻伤情。

热力烧伤包括火焰、蒸汽、高温液体(如沸水、沸油等)、高温金属等,为最常见的致伤原因。常用的灭火方法是:尽快脱去着火或沸液浸渍的衣服,特别是化纤衣服,以免着火或衣服上的热液继续作用,使创面加大加深;用水将火浇灭,或跳入附近水池、河沟内;迅速卧倒后,慢慢地在地上滚动,压灭火焰。切忌站立或奔跑呼叫,以防止造成头面部烧伤或吸入性损伤。

化学烧伤,化学致伤物质的种类甚多,常见磷、酸、碱。化学烧伤时应迅速脱去被化学物质浸渍的衣服,其严重程度除与化学物质的性质和浓度有关外,多与接触时间有关。因此无论何种化学物质烧伤,均应立即用大量清洁水冲洗至少20 min,以达到冲淡和清除残留的化学物质以及冷疗的作用。一般现场多无适合的中和剂,如果有,可考虑应用(如磷烧伤时可用5%碳酸氢钠)。但切不可因为等待获取中和剂,而耽误冲洗时间。头面部烧伤时,应首先注意眼,尤其是角膜有无烧伤,并优先予以冲洗。尤其是碱烧伤,能引起眼组织胶原酶的激活和释放,造成进行性损害。在应用大量清洁水冲洗的同时,如有条件,可使用胶原酶抑制剂或球结膜下注射自体血清。

电烧伤,因电弧或衣服着火引起的烧伤,灭火方法同一般火焰烧伤。一般所指的电烧伤系电接触烧伤,即电流直接通过身体引起的烧伤。应立即切断电源,并扑灭着火衣服。在未切断电源以前,急救者切记不要接触患者,以免自身触电。灭火后,如发现患者呼吸心搏停止,应在现场立即行体外心脏按压和口对口人工呼吸抢救,待心跳和呼吸恢复后,及时转送就近医院进一步处理。

热力烧伤后及时冷疗能防止热力继续作用于创面使其加深,并可减轻疼痛、减少渗出和水肿。因此,热力烧伤灭火宜尽早进行冷疗,越早效果越好。将烧伤创面在用流动的水淋洗或浸入冷水中(水温以患者能耐受为宜,一般为15~20 ℃,热天可在水中加冰块),或用冷(冰)水浸湿毛巾、纱垫等敷于创面。冷疗的时间无明确限制,一般掌握到冷疗停止后不再有剧痛为止,多需0.5~1.0 h。目前在国外有制式的冷疗敷料,这种敷料涂有一种含93%水分的特殊凝胶,用于烧伤创面后因水分蒸发很快使创面冷却,冷却效果可以持续8 h,它为伤区提供一恒定合适的温度,使用前无须预冷,随时可用。使用该敷料可防止热扩散至深部组织,还可减轻创面疼痛,减少体液丢失。冷疗对中小面积烧伤,特别是四肢的烧伤适用性更强。对于大面积烧伤,冷疗并非完全禁忌,寒冷季节进行冷疗要注意保暖和防冻。

(2)急救后的处理:灭火后的急救处理,结合烧伤面积大小、严重程度,以及有无复合伤或中毒来定。一般应按下列顺序处理。

1)首先检查可立即危及患者生命的一些情况,如大出血、窒息、开放性气胸、严重中毒等,应迅速进行处理与抢救。如发生呼吸心搏停止,应在立即行胸外心脏按压和人工呼吸的同时,将患者撤离现场(主要是脱离缺氧环境),待复苏后进行后送;或转送就近医疗单位进行处理。

2)脱离现场:一般患者,经灭火后,应迅速脱离现场,移至安全地带或就近的医疗单位。

3)判断伤情:初步估计烧伤面积和深度,判断伤情,并注意有无吸入性损伤、复合伤或中毒等。

4)镇静与镇痛:烧伤后,患者都有不同程度的疼痛和烦躁,应予以镇静与镇痛。对轻度烧伤患者,可口服镇痛片或肌内注射哌替啶。而对于大面积烧伤,由于外周循环较差和组织水肿,肌内注射往往不易吸收,可将哌替啶稀释后由静脉缓慢注射,一般多与异丙嗪合用。但对年老体弱、婴幼儿、合并吸入性损伤或颅脑损伤患者应慎用或尽量不用哌替啶或吗啡,以免抑制呼吸,可改用苯巴比妥或异丙嗪。切忌大量长期应用镇静与镇痛药物,以免引起呼吸抑制。

5)保持呼吸道通畅:对因吸入性损伤或面部烧伤发生呼吸困难者,根据情况行气管插管或切开,并予以吸氧。如有 CO 中毒征象,短时间内应给予高浓度氧气吸入。

6)创面处理:灭火后,注意防止创面污染,可用烧伤制式敷料或其他急救包、三角巾等进行包扎,或用身边材料如清洁的被单、衣服等加以简单保护,以免再污染。

7)复合伤的处理:如对骨折进行固定;颅脑、胸腹等严重创伤在积极进行抢救的同时,应优先后送至邻近医疗单位处理;一般创伤进行包扎。

8)补液治疗:由于急救现场多不具备输液条件,患者一般可口服适当烧伤饮料(每片含氯化内 0.3 g,碳酸氢钠 0.15 g,苯巴比妥 0.03 g,糖适量。每服 1 片,服开水 100 ml),或含盐的饮料,如加盐的热茶、米汤、豆浆等。但不宜单纯大量喝开水,以免发生水中毒。

9)应用抗生素:对大面积烧伤患者应尽早口服或注射广谱抗生素。

10)及时记录及填写医疗表格,以供后续治疗参考:现场救治后应对每个患者写一简单的医疗文书,包括姓名、性别、年龄、单位、受伤时间、初估烧伤面积和深度,做过何种特殊处理,以便安排分类、后送和到达医疗单位后救治参考。如遇严重烧伤患者或成批患者,应及时向上级卫生主管部门("120"急救中心和卫生行政部门)通报,申请专科技术力量支援和患者分流方案。

(3)现场救治

1)现场治疗的重要性:严重烧伤患者经长途转运,颠簸与反复搬动,再加之途中治疗不及时等原因,休克和创面感染均可明显加重,有的患者甚至在后送途中死亡。即使到达目的地以后,虽经积极抢救,有的也难以从严重休克中挽救过来;或勉强度过休克期,但由于机体缺血、缺氧时间较长和抵抗力已严重低下,致处理困难,病死率很高。

2)开展就地治疗的注意事项:应有领导、有组织地进行,领导、医务人员、群众三结合。各有关部门相互配合协作,充分利用一切可利用的条件。参加抢救的人员要勇挑重担,全心全意地为患者服务。因陋就简,因地制宜,积极创造条件抢救患者。诸如无菌隔离与保温等,均可就地取材。成批收容时,应周密组织,防止忙乱,既有分工,又要合作。

设有烧伤病房或有烧伤防治研究任务的医疗机构,平时应有所准备,以便随时可以出动,以协助兄弟单位开展就地治疗。

(4)准备的内容

1)人员准备:根据医院的大小与技术力量,可将专业人员分成若干抢救小组,一般 1 个小组包括医师 1 名,护士 2~3 名,各小组轮流值班。接到外出抢救任务后,可立即奔赴出事地点,协助抢救。出发人数可根据伤情及伤员人数增减。

2)物质准备:包括急救包和急救箱两种。每一急救包可供 1 名严重烧伤患者急救用。采用背包式急救包,便于携带。急救箱的内容基本上与急救包相同,只是扩大 5 倍,可供 5~6 名烧伤患者急救用。此外,另加简易交叉配血器材 1 套,气管切开(或插管)包 1 个,消毒煮锅 1 具,50 ml 空针 1 副,尿比重计及石蕊试纸。物质携带的多少可根据现场急救人员及物质条件而定。如该地有医疗机构,则主要是技术力量的支援,所需急救和治疗物质可由当地医院解决。

2. 后送转运 烧伤患者应到就近的医疗单位治疗。因为严重烧伤患者不宜搬动和长途转运,特别是在转运前及转运中未做适当治疗者,可加重休克及创面感染。不恰当的转运常可使患者在途中死亡,或虽到达目的地,但患者已处于严重休克状态。有的虽勉强度过休克期,但机体防御功能已严重受损,回收期极易发生全身性感染和多脏器功能不全或衰竭。故应再三强调除没有抢救条件者外,休克期应就地治疗。

(1)转送时机:中国人民解放军陆军军医大学烧伤研究所分析了 420 例伤后 72 h 以内入院的成人患者,发现不同的烧伤面积与入院时间对休克的影响明显不同。

据此提出了成人不同烧伤面积患者的后送时机如下:①烧伤面积29%以下的患者休克发生率低,与入院时间无明显关系,可根据当地条件,随时后送。②烧伤面积30%~49%的患者,最好能在 8 h 内送到指定医院。③烧伤面积50%~69%的患者,最好能在伤后 4 h 内送到指定医院,或就地抗休克使患者情况相对稳定后,再行后送。④烧伤面积70%~100%的患者,最好能在伤后 1~2 h 内送到附近医疗单位,否则应在原单位积极进行抗休克处理(可申请专科医疗小组支援),待休克被控制后,再行后送。

以上后送时机的选择仅就烧伤面积一项而言,在实际工作中应结合患者多方面的具体情况(烧伤深度、吸入性损伤、复合伤、中毒等)及后送条件综合考虑。如能进行飞机转送,只要病情允许,且途中有很好的保障设施,应尽早将患者转送到条件较好的烧伤治疗中心;若患者已发生休克,则无论其烧伤面积如何,也应待休克基本被控制后再送,此外小儿和老年患者的后送时机也应与一般青壮年不同。

(2)转送前处理

1)镇静与镇痛:一般可用哌替啶或吗啡,但有颅脑创伤或吸入性损伤患者忌用,可选用地西泮(安定)。后送前应避免用冬眠合剂,以防后送途中发生体位性低血压。

2)创面处理:应妥善保护创面,现场急救未经包扎或包扎不良者,应以清洁被单或消毒敷料予以包扎。包扎良好者可不予处理。切忌用塑料布包扎或覆盖创面,因其不透气,创面会发生浸渍而加速创面感染。

3)补液:根据患者不同情况,分别予以口服含盐饮料和静脉补液。对重症患者和后送途中时间较长者,应准备好途中输液。

4)其他:有并发症患者,应予适当处理。如骨折应予固定;有合并中毒者,应予处理;中、重度吸入性损伤患者,应予气管切开或环甲膜穿刺,以防窒息;为了便于了解休克情况,应留置尿管;此外,为预防感染,还应根据伤情,分别给予抗生素,青霉素应常规应用(过敏试验阴性者),以预防溶血性链球菌感染。

(3)转送途中注意事项:后送的主要目的是使患者能顺利、安全地到达指定的医疗单位,以便接受正规的专科治疗。因此尚需注意如下问题。

1)后送工具的选择:对于一般轻、中度烧伤患者来说,后送工具无严格要求,即使后送工具条件较差,也影响不大;但对危重患者,则应尽可能选用速度快、颠簸少,途中能有治疗和紧急处理设施的后送工具。飞机、火车、轮船、汽车、马车、担架等是常用的后送工具,但各有其优缺点,如飞机适用于长途后送,一般后送距离在50 km以内者,没有必要使用飞机转运。担架适用于短途后送。应根据当时的条件,就地取材组织好运输工具。用飞机后送患者时,起飞时患者头应向机尾,降落时患者头应向机头,或将患者横放,并应常规给患者吸氧(高空气压低),以防体位性低血压或脑缺血。途中颠簸可加重休克、增加休克发生率,特别是有晕动症者。

2)后送途中,一般患者可少量多次口服烧伤饮料或含盐饮料。但应注意避免饮用过多发生呕吐、腹胀甚至急性胃扩张。有下列情况之一者,可考虑输液:①重度烧伤患者,不论是否有休克征象;②已出现休克征象的患者;③有明显消化道功能紊乱(呕吐、腹胀)不能继续口服补液的患者。途中进行补液,为防止因颠簸滴管内充满液体,妨碍观察滴数,简单的方法是将滴管上方输液胶管盘一小圈,滴管内则不会因颠簸而充满液体。

3)途中要有良好的镇静与镇痛,但应注意防止过量。有晕动症者,后送前应服用药物预防。后送前已用镇痛药物的患者,如在短时间内发生烦躁不安,应寻找原因,一般多系休克的表现,也可因上呼吸道梗阻或脑水肿等所致,应注意检查,及时予以相应处理。

4)保持"三管"通畅。"三管"即气管(气道)、输液管和尿管。应注意呼吸道通畅,必要时给氧。后送途中随时注意呼吸情况,保持气道通畅,紧急情况下可行环筋膜切开或用粗针头直接刺入气管内,以缓解梗阻,待达目的地后,改做气管切开或插管。已做气管切开或插管者,应注意及时吸痰,保持气道通畅,并将套管固定好;途中输液容易滑脱,应固定好输液的肢体、导管、接头等,并密切观察;留置导尿管的患者,应按时观察尿量及尿道是否通畅,妥善固定尿管,防止尿管滑脱。

5)防止创面污染和再损伤。可用敷料、三角巾等包扎,或用清洁的被单、毛巾等保护创面。有复合伤患者,应注意全身及局部情况。上有止血带者,应按时松解。冬季注意防寒、夏季应防暑,战时应注意防空,暴露部位的创面还应注意防蚊蝇和灰尘。

6)后送途中应携带必需的急救器材和药品,如气管切开包、各种急救药和氧气等。现将安全转送严重烧伤患者的一些必要准备和要求介绍如下:①保持气道通畅;②保持通畅的静脉通道;③放置胃管减压;④放置尿管、记录尿量;⑤注射抗生素;⑥包扎创面,以保暖、舒适为宜,防止污染和再损伤;⑦处理复合伤,镇静与镇痛;⑧途中必需的药品和器材;⑨选派专业人员护送;⑩整理好医疗文件随患者后送。

(4)阶段输液:由于当地医疗条件的限制,患者不宜在基层医院久留,必须迅速后送到指定医院时,对伤情重的烧伤患者,如不做任何处理即后送是十分危险的。但留置到度过休克期后又不可能。因此可在短时间内输入一定量液体,待提高血容量和休克纠正后,迅速后送,到下一个医疗点再继续补充一些液体后再后送,称为阶段输液。中国人民解放军陆军军医大学通过动物实验和大量临床救治实践,提出了阶段输液方案,可供实际应用参考。

1)一次输液量与速度:输液量应根据烧伤面积而异(表18-4)。一次输液时间为2~3 h。

表18-4　阶段输液方案

Ⅱ度、Ⅲ度烧伤面积/%	一次输液量/ml
30~49	1 000~1 500
50~69	1 500~2 000
70~	2 000~2 500

2)输液的质:以等渗盐水(或平衡液)为主。依条件可加右旋糖酐或其他胶体。等渗盐水和胶体的比例,可按2:1。水分则依情况而异,不能口服者,可给适量5%~10%葡萄糖溶液。

3)后送路途:一次输液后送路程约50 km,时间大约2 h(汽车在较差的公路上);如在高速公路上,2 h中等速度,可达100 km以上。如路程较远或途中时间较长(如后送交通工具慢),则可在后送途中再补给500~1 000 ml液体。

4)注意事项:①一次输液量和速度应依患者情况而异。重度吸入性损伤、颅脑创伤等应适当减量和减速;有血红蛋白尿者,输液量应适当偏多。②输液的质也依情况而异。胶体液来源困难时,一般以电解质溶液为主,不能过多输入葡萄糖溶液,以免引起"水中毒"。③有血红蛋白尿的患者,在适当补充液体后,应加用5%碳酸氢钠及利尿剂(如20%甘露醇、25%山梨醇或呋塞米等)。④不用升压药物提升血压,以免造成血容量已补足的假象。

3. 入院后早期一般处理流程　烧伤患者的早期处理是否得当,直接影响患者的后续治疗与预后。为防止因成批收容时出现忙乱,一般可按下列流程处理。

(1)轻度患者:一般指轻度烧伤或无休克的中度烧伤患者。

1)判断伤情、了解病史:患者入院后即应初步估计烧伤面积和深度,重点检查有无复合伤或中毒,并判断其严重程度。了解受伤史及伤后的处理与经过、既往史及药物过敏史等,称量体重(或询问伤前体重)。如有严重复合伤或中毒,应按重度患者处理。

2)镇静与镇痛:一般疼痛较明显者,可酌情应用镇静与镇痛药物,口服或肌内注射。

3)视病情需要饮水进食:给予静脉补液或口服烧伤饮料或含盐饮料。如无禁忌,可酌情进食(流质、半流质或普食)。

4)应用抗生素和破伤风抗毒素:伤后早期可选用青霉素或庆大霉素;行破伤风抗毒素预防注射(过敏试验阴性后)。

5)进行创面处理:主要进行简单清创,并决定进一步治疗方案。

6)记录出入量,填写烧伤记录单。

(2)重度患者:重度或特重烧伤或已有休克征象的中度烧伤。

1)先行简单清洁整顿,如去除脏衣服及污秽的敷料。判断伤情,评估面积和深度。测量生命体征,注意有无复合伤、中毒或吸入性损伤,并判断其严重程度。决定是否应采取紧急措施,如气管切开(或插管)、止血等。

2)简单了解受伤史及伤后处理经过,包括后送情况及后送工具与途中处理等,简单了解既往史、有无慢性病、药物过敏史等。询问伤前体重(如伤前无体重记录,应予测量或根据公式计算体重)。

3)镇静与镇痛:一般选用哌替啶,或与异丙嗪合用。静脉给药。

4)建立静脉输液通道的同时,抽血进行电解质、尿毒氮、肌酐含量、血常规、血型检查。根据估计的烧伤面积(Ⅱ度、Ⅲ度)初步计划输液量、液体性质及输入速度。

5) 未置导尿管者应导尿并留置导尿管。注意初尿的性质与量,有无血红蛋白尿或血尿,送检尿常规、渗透压、比重。留 24 h 尿,送检尿电解质、肌酐、尿素氮等。

6) 对有呼吸困难者、已行气管切开(插管)或已有休克者,予以吸氧或使用呼吸机辅助呼吸,注意保持气道通畅。

7) 注射抗生素或破伤风抗毒素(过敏试验阴性后)。抗生素的使用结合伤情而定。危重或休克患者由静脉给药。

8) 做好记录,包括出入量、治疗措施、病情发展等。

9) 创面处理一般在休克被控制、病情相对平稳后进行。多行简单清创。清创时,重新核对烧伤面积和深度。清创后,据情对创面实行包扎或暴露疗法,选用有效外用药物。

10) 环形、缩窄性焦痂,痂下张力较高时,应尽早切开减张,以解除压迫,防止远端或深部组织缺血坏死。

11) 填写烧伤记录单,战时填写伤票。

4. 早期清创　烧伤早期清创是指患者经过现场抢救转送到达医疗单位后的首次对创面进行的烧伤专科处理。清创的目的是去除异物、清洁创面、防止污染,根据伤情轻重和创面的深浅,给予恰当的处理。

(1) 时机:烧伤患者清创时机应在全身情况良好的情况下,无休克或休克已平稳控制后尽早进行。中、小面积烧伤无休克或合并伤,入院后即可行清创处理;如有休克或合并应先行抗休克和对合并伤做恰当处理后再行清创。对大面积烧伤患者应先行抗休克处理,待患者平稳后再行清创。

(2) 方法:清创的目的是对烧伤创面及其周围的健康皮肤进行清洁处理,以减轻创面污染程度,有利于创面愈合。清创的方法,主要采用水冲洗为主的"简单"清创法,并不要求也不可能达到创面无菌。

1) 中、轻度无休克浅度烧伤患者,入院后进行清洁整顿,浅Ⅱ度水疱皮去除与否应视污染程度而定,对于清洁污染不重的水疱皮应予以保留,小水疱无须处理,大水疱可在低位剪破引流或用注射器抽出水疱液,它可保护创面,减少渗出,减轻疼痛,防止创面上皮细胞因干燥而坏死,创面加深。临床经验表明浅Ⅱ度创面的水疱皮是很好的生物敷料,如无感染,有利于创面愈合。深Ⅱ度和Ⅲ度创面的表皮则应全部去除,因它可影响水分蒸发,痂皮不易干燥而招致创面过早感染溶痂。

2) 重度烧伤患者无论有无休克均应首先建立静脉通道行抗休克治疗,在患者一般情况稳定无休克的情况下再行清创。方法同中、轻度烧伤的处理,但应更为简单,仅以清洁创面为目的,动作应更为轻柔,可分次进行,以免因清创加重对患者的打击。水疱皮的去留原则与中、轻度烧伤相同。清洁后的创面处理多采用暴露疗法。

(3) 创面外用药:烧伤创面经清创处理后,多使用创面外用药,主要目的是控制感染。目前用于烧伤创面的外用药种类繁多,但都有其局限性,尚无一种能适用于所有创面的理想外用药,故在选用外用药时,应熟悉药物的性能,掌握用药时机和方法,扬长避短。

(4) 化学烧伤的处理

1) 化学烧伤不同于热力烧伤,损伤是进行性的,沾染在皮肤表面的化学物质可在一个较长时间内,继续作用于皮肤表面和深部,因此在清创中常需用一些针对某种化学物质的中和剂和急救措施。但不可因等待中和剂而延误清创时间。化学烧伤的早期处理最关键的是伤后立即用大量消毒水或清洁水(如自来水、清洁井水、河水等)进行冲洗,将创面上的化学物质冲洗干净,病情允许,冲洗可持续 1 ～ 2 h。某些特殊化学烧伤,可于用水冲洗干净后再用其中和拮抗剂,冲洗 20 min 左右,要注意中和反应可产热,中和处理后仍需用水冲洗。

2) 化学物质中毒的急救。有些化学物质可致全身中毒,除体格检查和有关实验室检查外,应严密观察病情变化,一旦诊断有化学中毒时,应根据致伤物质的性质和病理损害的特点,选用相应解毒剂或对抗剂治疗。

(5) 注意事项

1) 清创时注意保暖。这在大面积烧伤患者尤为重要因寒冷可诱发和加重休克,还可使患者发生感冒、肺炎等并发症。因此清创室应有适当的取暖和保暖措施。室温应保持在 30 ～ 32 ℃。

2) 清创人员清创时动作应轻柔快捷,尽可能减少对患者的刺激。

3) 对创面上一时难以清除的异物不可勉强一次清除干净,以免造成过大损伤,可在以后的创面处理中逐步予以清除。

5.焦痂切开减压术 烧伤后皮肤的弹性即有所丧失,皮肤弹性丧失程度与烧伤程度成正比,即创面越深其弹性越低,Ⅲ度烧伤焦痂已无弹性可言。在动物实验中还可看到用火焰造成动物Ⅲ度烧伤的实际面积较原设计的面积小,这是因Ⅲ度烧伤后皮肤水分蒸发收缩所致,其收缩后的面积约为原面积的3/4。当肢体或躯干环形Ⅲ度烧伤时,其环形焦痂起着束缚作用,除由于烧伤渗出大量水肿液在第三间隙积存外,束缚本身又影响静脉系统回流障碍,毛细血管渗出更多,焦痂下组织压力更高,形成恶性循环,最终动脉血液可因机械压迫和反射性痉挛而受阻,导致软组织供血不足,肌肉坏死,严重者可发生肢体坏死。如环形焦痂发生在躯干,可影响患者呼吸运动,发生呼吸困难和排痰困难,导致肺部感染等并发症。颈部环形焦痂压迫可引起呼吸困难和压迫颈静脉,导致脑压增高,发生脑水肿。因此对环形Ⅲ度焦痂应尽早行焦痂切开减压,不应等待到影响血液循环或发生呼吸困难后再进行。

(1)方法:Ⅲ度焦痂已无神经感觉,故无须麻醉即可施行。一般在床旁以碘酒、酒精消毒后纵向切开焦痂深达深筋膜平面,切口应贯穿深度烧伤全长,切开深度以达正常柔软组织为止,通常须达深筋膜深面;如深筋膜下张力较大,亦应切开。肢体切口可先做一侧,必要时可于对侧再做切口。前臂、小腿减张时,应注意尺或胫、腓骨间的减压。颈部的正中纵切口,应配合气管切开术同时进行。在躯干,可于两侧胸壁腋前线做纵切口,必要时在两侧肋缘下加做横切口。手指减张应在两侧中线上方或下方切开(避免中线切开伤及指侧动脉)。

(2)注意事项:焦痂切开减压必须做到范围够大,深度够深,以达到减压彻底的目的。深筋膜下压力过高者应同时切开深筋膜,以求达到真正减压、改善血液循环或缓解呼吸困难的目的;已行切开减压的Ⅲ度创面因已破坏了焦痂的完整性,易招致感染,故应尽早行切痂植皮术。

(曾冬梅　周小萍　邵艳霞　王钰姝　黎　宁　王宗华)

第三节　创伤重症患者体外膜氧合技术应用与护理

一、体外膜氧合技术的基本内容

体外膜氧合(extracorporeal membrane oxygenation,ECMO;又称体外膜肺,体外生命支持),是以体外循环系统为其基本设备,采用体外循环技术进行操作和管理的一种辅助治疗手段。ECMO是将患者静脉血引出体外,经过离心泵、膜肺氧合后再回输入体内的过程,临床上主要用于呼吸功能不全和(或)心脏功能不全的支持,ECMO能使心脏和肺得到充分休息,有效地改善低氧血症,避免长期高浓度氧气吸入所致的氧中毒,以及机械通气所致的气道损伤;心脏功能得到暂时的辅助支持,增加心输出量,改善全身循环血流灌注,为心脏功能恢复赢得时间。

ECMO作为一种可经皮置入的机械循环辅助技术,具有置入方便、不受地点限制、可同时提供双心室联合呼吸辅助和价格相对低廉等优点,近年来开始应用于常规生命支持无效的各种急性循环和(或)呼吸衰竭。随着ECMO用于循环和(或)呼吸辅助临床经验的积累以及生物医学工程技术的进步,更加便携、性能更加稳定的ECMO设备进入临床,越来越多的危重症患者从中获益。

ECMO工作原理及对血流动力学的影响:ECMO技术引流患者静脉血至体外,经过氧合和二氧化碳排除后回输患者体内,承担气体交换和(或)部分血液循环功能。根据血液回输的途径不同,ECMO技术主要有静脉到静脉体外膜氧合(veno-venous ECMO,VV-ECMO)(图18-3)和静脉到动脉体外膜氧合(venous-arterial ECMO,VA-ECMO)(图18-4)两种形式,前者仅具有呼吸辅助作用,而后者同时具有循环和呼吸辅助作用。

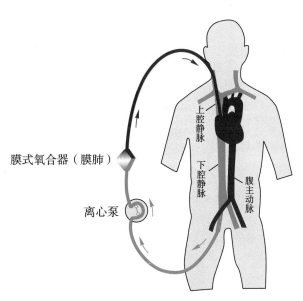

图 18-3　静脉到静脉转流(肺替代方式)

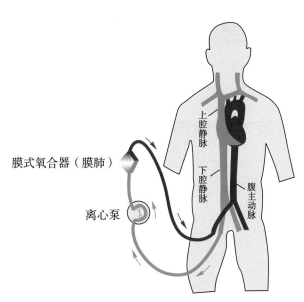

图 18-4　静脉到动脉转流(心肺联合替代方式)

与 ICU 其他患者相比,ECMO 支持的患者在很多方面具有很大不同。第一,最大的不同是接受 ECMO 支持的患者在很长时间内几乎依赖 ECMO 系统生存。ECMO 系统如果出现严重问题可直接致命。第二,患者家属以及被告知 ECMO 是最后的拯救手段,一旦 ECMO 不成功就几乎没有其他治疗选择,对其家人来说,在 ECMO 支持过程中是一种心理煎熬和度日如年的过程。第三,在 ECMO 支持下患者的临床表现常常看起来并没有实际病情严重。患者家属、护士、医师和 ECMO 专职人员常常会产生患者病情稳定的错觉,因此护理人员应加强护理,为应对各种不良后果做好准备工作。

ECMO 的设备组成:替代循环系统动力部分的驱动装置(离心泵)、替代呼吸系统功能的气体交换装置(膜肺)、替代循环系统回路的动、静脉导管及管路(全肝素涂层管路)、气体与氧气混合调节器(空氧混合器)、加热器(变温水箱)、各种血液参数监测器、各种安全监测器与其他附加装置(图 18-5)。

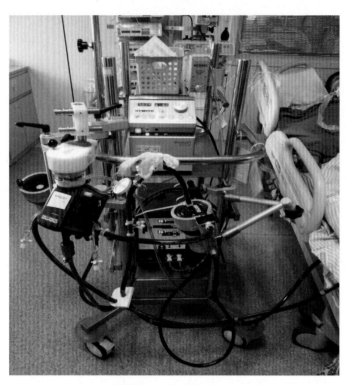

图 18-5　ECMO 设备

二、体外膜氧合技术在创伤重症患者救治中的应用与护理

（一）ECMO 建立的护理

1. ECMO 建立前准备

（1）用物准备：ECMO 仪器设备、手术用物、抢救用药等，双人查对并签名确认。具体参照"ECMO 术前准备核查表"（表 18-5）备齐所有用物并签名确认，按照手术过程顺序摆放，做到可视化。

表 18-5　ECMO 术前准备核查表

项目	具体内容		是	否
仪器设备	ECMO 主机	1 台		
	ECMO 连接线	1 根		
	手摇泵头	1 个		
	膜肺固定器	1 个		
	氧饱和度仪	1 台		
	变温水箱	1 台		
	空氧混合器	1 台		
	微量注射泵	2 台		
	插线板	1 个		
	氧气装置	1 套		

续表 18-5

项目	具体内容		是	否
预冲用物	ECMO 套包(离心泵、膜肺、全肝素涂层管路)	1 套		
	0.9% 氯化钠注射液 500 ml	2 袋		
	管钳	3 把		
	一次性换药碗	1 个		
	一次性无菌小纱布块	2 包		
	碘伏	1 瓶		
	耦合剂	1 支		
	管路枪	1 把		
	输液架	1 个		
手术用物	ECMO 手术器械包	1 套		
	头灯	1 个		
	动脉插管 17 Fr 和 19 Fr	各 1 根		
	静脉插管 19 Fr 和 21 Fr	各 1 根		
	鞘管(8 F)(VA-ECMO 备用)	1 根		
	导丝	1 根		
	一次性介入包	1 套		
	碘伏	1 瓶		
	一次性无菌手术衣	2 件		
	一次性无菌手套 $6\frac{1}{2}$ 号	2 副		
	一次性无菌手套 7 号	3 副		
	一次性无菌手套 $7\frac{1}{2}$ 号	3 副		
	一次性帽子	1 包		
	一次性口罩	1 包		
	一次性无菌棉垫	10 包		
	一次性无菌小纱布块	10 包		
	绷带	1 卷		
	三角针	1 包		
	一次性无菌刀片	1 片		
	慕丝线(0 号)	2 包		
	普理灵线(4/0)	2 包		
	普理灵线(5/0)	2 包		
	三通接头	2 个		
	5 ml 注射器	5 副		
	10 ml 注射器	5 副		
	20 ml 注射器	5 副		
	50 ml 注射器	2 副		
	输血器	2 副		
	ACT 试纸	5 片		

续表18-5

项目	具体内容		是	否
药品准备	0.9%氯化钠注射液 10 ml	3支		
	0.9%氯化钠注射液 100 ml	2袋		
	肝素注射液	3支		
	鱼精蛋白注射液	2支		
	肌肉松弛药(阿端)	5支		
	咪达唑仑注射液(力月西)	5支		
	琥珀酰明胶注射液(佳乐施)500 ml	2瓶		
	盐酸肾上腺素注射液	5支		
	多巴胺注射液	10支		
	盐酸利多卡因注射液	5支		
	5%碳酸氢钠注射液 250 ml	1瓶		
	悬浮红细胞	根据医嘱备血		
	根据患者病情备好其他抢救用药			
注意事项	所有用物都在有效期内且处于备用状态			
签名	准备者:		核查者:	

(2)患者准备:①备皮,双侧腹股沟、会阴部;②体位,去枕平卧位,下肢稍外展,充分暴露穿刺部位;③皮肤保护,根据患者皮肤情况做好骨隆突部位皮肤保护;④建立静脉通路,备好3个以上静脉通路,预留给药通道连接延长管,为术中、术后抢救静脉用药做好准备;⑤建立有创动脉血压监测。

(3)环境准备:保持环境干净、整洁、宽敞、明亮,移开不必要的用物。

(4)ECMO管路预冲。

2. ECMO建立配合

(1)器械护士熟练掌握手术进程,根据手术进程主动、及时、准确提供用物。

(2)巡回护士正确无误地执行给药、输血、抢救等措施。及时监测与记录患者生命体征、给药情况及出入量。

(3)ECMO置管成功后,根据病情调节ECMO参数并及时填写建立"ECMO记录单"。

3. ECMO建立后的护理

(1)妥善固定动、静脉置管和血液循环管路,保持膜肺低于患者心脏水平,防止血泵停转时气体进入膜肺,造成空气栓塞。

(2)妥善固定ECMO电源插头,防止意外断电。

(3)密切监测患者病情变化,及时调整ECMO参数。

(4)整理用物,垃圾分类处理。

(二)ECMO运行期间护理管理

1. ECMO管路的维护　由于ECMO置管难度大、心肺功能恢复前不可停转、转速快、血流量大、压力高、导管管径粗、导管质量重的特殊性,因此要加强安全意识,绝对避免意外脱管的发生。

(1)穿刺部位荷包缝合固定,管道用管道固定器妥善固定。

(2)管路的固定应顺畅、稳妥、走向平滑,避免打折、拖地,并预留活动空间后使用管钳固定于床单上。

(3)管路连接处应用扎带固定,注意各管路接头连接是否紧密。管路简洁化,减少不必要的接头,不可在管路中连接输液管路进行输液、抽血等操作,以避免出血或空气栓塞等。

（4）严格记录置管长度,每班检查交接。

（5）穿刺侧肢体适当约束固定,避免管路弯曲、打折及脱出,每次翻身或搬运患者时必须专人负责固定 ECMO 管路。

2. 呼吸系统护理管理　在治疗期间,气体交换主要由膜肺进行,使患者的肺处于休息状态,呼吸机可采用保护性通气策略。

（1）呼吸机设置为容量控制型,吸入氧浓度（FiO_2）不超过 40%,呼吸频率为 6~10 次/min,潮气量为 5~6 ml/kg,呼气末正压通气（PEEP）为 5 cmH_2O。维持血细胞比容在 35%~40%,以达到最好的携氧能力。

（2）连续监测患者的呼吸状态,包括观察胸廓起伏、节律,听诊胸部呼吸音的变化,观察口唇、指甲的颜色,判断有无缺氧现象。

（3）持续监测混合静脉血氧饱和度（oxygen saturation in mixed venous blood, $S_{\bar{v}}O_2$）,$S_{\bar{v}}O_2$ 是呼吸支持最重要的监测指标之一,可综合反映血液气体交换、组织循环状态和氧利用情况,一般情况下维持在 65%~75%。

（4）定期监测动脉血气、乳酸水平,维持机体内环境酸碱平衡,为组织提供良好的供氧。

（5）做好气道加温湿化,保持吸入气体温度在 34~41 ℃;相对湿度在 100%。每班监测气管插管的气囊内压力,并维持在 25~30 cmH_2O,防止气压伤。若无禁忌证应将患者头胸部抬高 30°~45°,并协助患者翻身拍背及震动排痰,防止呼吸机相关性肺炎的发生。

（6）及时清理呼吸道分泌物,保持气道通畅。在全身抗凝的状态下,进行吸痰操作时应特别当心,动作轻柔,严防损伤气道黏膜。为避免损伤气道黏膜损伤,美国呼吸治疗学会（American Association for Respiratory Care, AARC）人工气道吸引指南（2010 年）建议:推荐浅度吸引代替深度吸引。浅度吸引是指吸痰管插入一定预设深度,通常为人工气道长度加辅助装置的长度。吸痰时密切观察患者生命体征,如发现心率减慢、血氧饱和度下降等异常情况,应立即停止吸痰操作。

（7）加强口腔护理,增加患者舒适度,减少呼吸机相关性肺炎的风险。

3. 循环系统护理管理

（1）持续监测有创动脉血压（arterial blood pressure, ABP）,密切关注平均动脉压（mean arterial pressure, MAP）。在 ECMO 应用期间,平均动脉压是反映机体主要脏器和组织血氧供应的一个重要指标,一般要求平均动脉压维持在 50~80 mmHg,中心静脉压（CVP）维持在 5~12 cmH_2O。

（2）持续心律及心率的监测,心律失常在 ECMO 治疗过程的发生率为 19%~43%,其发生的主要原因是心肌缺血。因此,对此类患者需进行严密的心电监测,及时发现并处理心律失常,以改善患者预后。

（3）严密监测血流灌注量,防止血流灌注量过低而发生并发症。血流灌注量不足主要表现为平均动脉压偏低、中心静脉压偏低、酸中毒（pH 值下降、BE 负值增大、$PaCO_2$ 增高等）;血流灌注量过高时,需检查管道是否有扭曲、受压、打折等,另外在血流灌注量降低时,血液流速会相应减慢,易形成血栓造成膜肺堵塞。

（4）严密监测每小时尿量。ECMO 对全身的血流灌注是否足够,可通过肾的血流灌注反映出来,充足的尿量反映良好的肾血流灌注。在 ECMO 应用中维持尿量>2 ml/（kg·h）,并注意观察尿液的颜色,若患者出现严重的血红蛋白尿和肉眼血尿,则提示溶血,应及时报告医师进行处理,并做好护理记录。

（5）观察穿刺侧肢体末梢循环情况,观察皮肤温度是否温暖,皮肤颜色是否红润,有无灰暗、花斑。

4. 液体平衡管理　接受 ECMO 进行呼吸支持的患者,大部分会出现不同程度的细胞外液体过多。原因是多方面的,包括全身炎症反应和毛细血管漏出,以及需要扩容来保证心输出量等。由于患者在 ECMO 之前的缺血状态造成的肾功能不全,使患者常出现水肿。护士应定期检查患者水肿程度、皮肤紧张度和电解质状态,加强基础护理,准确记录出入量,明确标注正平衡和负平衡。

5. 神经系统的护理管理　患者在接受 ECMO 之前由于缺氧、酸中毒和血流低灌注可能导致脑损伤,所以需要密切监测神经系统。由于大多数患者在 ECMO 支持前期处于深度镇静状态,刚开始 ECMO 时无法进行神经系统评估。护士应定时观察瞳孔（使用肌肉松弛药时观察频率要增加）;颈静脉插管可能影响静脉回流,抬高床头并保持患者头部处于正中位以促进静脉回流;使用减压床垫、保持床单清洁干燥,为患者提供舒适的休息环境。

6.**胃肠道和营养护理管理** ECMO期间,由于患者处于高分解代谢状态,热量消耗极度增加,因此营养支持必不可少。消化系统的护理目标是防止消化系统并发症,保证患者有足够的营养支持,利于恢复。最常见的并发症是消化道出血、腹胀和消化道运动减少。患者接受ECMO支持以前的循环不稳定状态可导致患者胃肠缺血,护士应定时进行胃肠道评估,评估包括检查是否有腹胀、腹部是否柔软、肠鸣音数量、对胃肠营养的耐受性、鼻胃管引流物的性状和大便性状。定期检查鼻胃管,防止可能的鼻咽腔黏膜出血,保持鼻胃管通畅,维持胃肠营养和胃肠减压。当肠内营养不能满足机体需要时,也可采用肠外营养进行支持。在ECMO期间应维持正氮平衡。

7.**皮肤的护理** 保持皮肤完整对于防止并发症和改善患者转归具有重要意义。应及时评估、预见风险,及时干预。

(1)每天进行全身擦浴,促进血液循环,保持床单位清洁整齐。

(2)每班检查全身皮肤,定时协助患者翻身,变换体位,避免局部组织长期受压。

(3)保持良好的营养状态和维持足够的组织血流灌注。

(4)使用充气床垫、皮肤保护膜,预防压力性损伤发生。

(5)如果患者胸骨正中切口处于开放状态,需要定时更换敷料和遵医嘱使用抗生素。

8.**并发症的预防及护理**

(1)出血的预防及护理:由于凝血功能紊乱、外科性出血、ECMO产生严重应激反应等,ECMO患者出血的风险较大。约25%的呼吸支持患者和40%的心脏支持患者出现出血并发症。早预防、早治疗、早发现是应对的关键。出血部位可能为颅内、胸腔内、腹腔内,也可能在插管部位、手术部位或胸管部位等。

主要预防及护理如下:①ECMO安置后,避免不必要的有创操作,除非必要,维持原有的静脉通路,尽量避免建立新的静脉通路及注射。在护理操作时要非常注意保护黏膜,避免损伤出血,如吸痰、放置鼻胃管和口腔护理等。②加强外科止血,避免插管并发症。③平衡凝血机制,监测活化凝血时间(activated clotting time,ACT)或凝血和血小板功能、血小板计数和血浆纤维蛋白原含量等,评估机体的凝血状况。通过调整肝素的维持用量,使ACT在适中范围,如循环支持ACT维持在150~180 s。对有明显出血或可能发生出血并发症的高危患者,纤维蛋白原浓度应维持在1.5 g/L以上,ACT可控制在140~160 s。

(2)血栓的预防及护理:ECMO辅助期间血液处于一种持续高凝状态,血栓栓塞发生率高达20%。尽管目前使用肝素涂层管路,ECMO辅助期间仍需抗凝。肝素是ECMO辅助期间最常用的抗凝剂,但也增加出血风险。因此,ECMO辅助期间需加强凝血功能监测,根据检验结果综合患者病情综合判断抗凝强度,将患者血栓栓塞风险和出血并发症发生的可能性降至最低。①每班评估患者意识状况,注意意识和瞳孔的动态变化,及时发现脑血栓的形成。②定期使用高亮度光源检查整个ECMO管路,及早发现血栓形成。③每班触摸置管侧下肢足背动脉搏动,观察皮肤颜色、温度并与健侧肢体对比。同时观察有无下肢疼痛、肿胀,异常时测量下肢周径变化。④加强对患者肢体主动或被动的功能锻炼。

(3)溶血的预防及护理:ECMO是机械辅助,可造成红细胞的破坏,表现为游离血红蛋白增高,血红蛋白尿,继发肺、肝、肾功能等多脏器损害。护理中严密监控溶血指标,即游离血红蛋白、血生化、血常规、尿色、尿常规、患者皮肤有无黄染等,做到早发现、早报告、早处理,配合医师将溶血造成的并发症降低到最小程度。

(4)感染的预防及护理:感染是ECMO辅助期间严重的并发症之一,如呼吸机相关性肺炎、营养不良、肠道菌群移位、大量抗生素应用、过多的有创管路和操作、压力性损伤等均可导致感染的发生。

因此感染的监控与护理十分重要,护理中注意:①保护性隔离,保持监护室环境清洁,每日定时消毒;②严格各项无菌操作,动静脉有创管路实施封闭管理,做好管路维护;③严格执行手卫生,置管处敷料及时更换;④注意避免口腔分泌物、气道分泌物、尿液污染穿刺部位;⑤根据病情进行相关病原学培养,及时反馈培养结果报告医师,配合调整抗生素并观察使用效果;⑥观察胃肠功能恢复情况,及早恢复利用胃肠系统,预防肠道菌群移位;⑦加强皮肤观察与护理,适度翻身,保持皮肤清洁干燥,预防压力性损伤发生。

(三)ECMO撤离的护理配合

经过一段时间的ECMO支持后,患者各项指标符合下列情况:①心电图恢复正常;②动脉和混合静脉

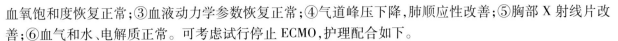

血氧饱和度恢复正常;③血液动力学参数恢复正常;④气道峰压下降,肺顺应性改善;⑤胸部 X 射线片改善;⑥血气和水、电解质正常。可考虑试行停止 ECMO,护理配合如下。

(1)保持监护室环境干净、整洁、宽敞、明亮,移开床旁不必要的用物。

(2)逐渐降低 ECMO 流量,降低膜肺的气体流量,VA-ECMO 流量减少至 10～20 ml/(kg·min),VV-ECMO 流量减少至 40～50 ml/(kg·min)。

(3)调整机械通气参数和血管活性药物用量,使血流动力学和血气分析指标保持稳定。

(4)停止泵入肝素钠 1～2 h,监测 ACT 降至 150 s 以下。

(5)充分清理呼吸道分泌物,保持患者呼吸道通畅。

(6)充分镇静,取去枕平卧位,严格消毒、铺巾,保证最大无菌屏障,准备拔管停机。

(7)协助医师拔出插管,压迫止血,并认真清创,仔细修复血管,缝合皮肤伤口,覆盖无菌敷料。

(8)严密监测生命体征,观察拔管部位敷料渗出、皮肤及肢体运动和感觉等情况。

(夏 梅 彭 渝)

参考文献

[1]曹伟新,李乐之.外科护理学[M].北京:人民卫生出版社,2008.

[2]陈孝平.外科学(上下)[M].北京:人民卫生出版社,2009.

[3]崔文建.实用心血管床旁技术[M].兰州:兰州大学出版社,2010.

[4]方先业,刘牧林.急腹症与腹部损伤诊疗学[M].北京:人民军医出版社,2010.

[5]费素定,李冬,李延玲.急重症护理[M].武汉:华中科技大学出版社,2015.

[6]冯华,朱刚,林江凯.颅脑创伤基础与临床[M].北京:人民军医出版社,2011.

[7]付小兵,王正国,李建贤.中华创伤医学[M].北京:人民卫生出版社,2014.

[8]关青.急诊急救与重症护理[M].郑州:郑州大学出版社,2008.

[9]郭庆山.实用战创伤临床治疗学[M].郑州:郑州大学出版社,2012.

[10]郭祥坤.现代创伤急救学[M].北京:中国人口出版社,2008.

[11]胡德英,田莳.血管外科护理学[M].北京:中国协和医科大学出版社,2008.

[12]黄洁夫.现代外科学[M].北京:人民军医出版社,2006.

[13]黄跃生.烧伤关键治疗技术及预防急救指南[M].北京:人民军医出版社,2015.

[14]江基尧,朱诚,罗其中.颅脑创伤临床救治指南[M].3 版.上海:第二军医大学出版社,2007.

[15]黎介寿,王正国,姜洪池,等.腹部创伤学[M].北京:人民卫生出版社,2010.

[16]李涛,陈登国,孙刚.突发事件应急救援手册[M].北京:军事医学出版社,2010.

[17]林强.临床胸部外科学[M].北京:人民卫生出版社,2013.

[18]刘佰运.实用颅脑创伤学[M].北京:人民卫生出版社,2016.

[19]龙村,侯晓彤,赵举.ECMO:体外膜肺氧合[M].北京:人民卫生出版社,2019.

[20]陆静波,蔡恩丽.外科护理学[M].3 版.北京:中国中医药出版社,2016.

[21]吕静.急救护理[M].3 版.北京:中国中医药出版社,2016.

[22]马增伟,毕红霞,李晓华.内科学临床实习指南[M].北京:科学出版社,2012.

[23]梅耶尔斯.ECMO:危重病体外心肺支持[M].北京:中国环境科学出版社,2011.

[24]任延军,孙荣丽,李晓峰,等.急危重症综合救治学[M].石家庄:河北科学技术出版社,2013.

[25]孙宝贵,顾菊康,陈灏珠.心脏急重症监护治疗学[M].合肥:安徽科学技术出版社,2008.

[26]孙永显.急救护理[M].北京:人民卫生出版社,2010.

[27]王瑞,张勇,杨冬山.外科急危重症[M].北京:军事医学科学出版社,2011.

[28]王一镗.急诊医学[M].3 版.北京:学苑出版社,2008.

[29]王永芳,张传坤.重症监护技术实验指导[M].北京:中国协和医科大学出版社,2014.

[30]王正国.创伤学基础与临床[M].武汉:湖北科学技术出版社,2007.

[31]王正国.实用创伤外科学[M].福州:福建科学技术出版社,2009.

[32]吴军.烧伤康复治疗学[M].北京:人民卫生出版社,2015.

[33]吴在德.外科学[M].7版.北京:人民卫生出版社,2012.

[34]肖海鹏.临床基本技能操作手册[M].广州:中山大学出版社,2015.

[35]杨宗诚.烧伤治疗学[M].北京:人民卫生出版社,2006.

[36]袁媛.急诊急救与护理[M].郑州:郑州大学出版社,2015.

[37]詹松华,程瑞新,耿道颖.急危重症影像诊断学[M].北京:清华大学出版社,2012.

[38]张红松.ICU医护人员必备技能[M].兰州:兰州大学出版社,2014.

[39]张连阳,姚元章.简明创伤救治学[M].重庆:重庆出版社,2008.

[40]张萍,于春华.新编实用重症监护学[M].青岛:中国海洋大学出版社,2016.

[41]张悦怡.急重症救护新概念与新技术[M].杭州:浙江大学出版社,2009.

[42]赵举,金振晓.体外膜肺氧合培训手册[M].北京:人民卫生出版社,2015.

[43]周立,席淑华.危重症急救护理程序[M].3版.北京:人民军医出版社,2011.

[44]梅耶尔斯,拉里,皮克.ECMO危重病体外心肺支持[M].3版.王伟,主译.北京:中国环境科学出版社,2011.

[45]诺曼.院前创伤生命支持[M].7版.赵铱民,黎檀实,主译.西安:第四军医大学出版社,2015.

[46]冯筑生,范颖楠,尹文.限制性液体复苏治疗创伤失血性休克疗效Meta分析[J].创伤外科杂志,2014,16(5):403-406.

[47]和丽丽,高爱侠.腹部损伤患者的急救护理[J].中华腹部疾病杂志,2006,6(2):127-128.

[48]纪勇,陈国强,黄斌,等.创伤性心内结构损伤的诊治[J].中华胸心血管外科杂志,2009,25(6):408-409.

[49]殷桂林,王荣平,胡建才,等.心脏破裂伤的急救[J].中华胸心血管外科杂志,2007,23(2):104-106.

[50]张春艳,王淑芹,权京玉,等.5例应用体外膜肺氧合治疗急性重症呼吸窘迫综合征的护理[J].中华护理杂志,2011,46(1):46-48.

[51]SANDRA K J,ALICE S N M. Nursing leadership collaboration for rehabilitation of polytrauma patients[J]. Rehabilitation Nursing,2008,33(6):242-248.

[52]BRUGNIAUX J V,COOMBS G B,BARAK O F,et al. Highs and lows of hyperoxia:physiological,performance,and clinical aspects[J]. Am J Physiol Regul Integr Comp Physiol,2018,315(1):R1-R27.

[53]DUKE M D,GUIDRY C,GUICE J,et al. Restrictive fluid resuscitation in combination with damage control resuscitation:time for adaptation[J]. J Trauma Acute Care Surg,2012,73(3):674-678.

[54]ERMOLOV A S,LEMENEV V L,MIKHAILOV I P. Treatment of patients with vascular trauma in a big city[J]. Khirurgiia,2003(12):73-75.

[55]FRANSCHMAN G,VERBURG N,BRENS-HELDENS V,et al. Effects of physician-based emergency medical service dispatch in severe traumatic brain injury on prehospital run time[J]. Injury,2012,43(11):1838-1842.

[56]GAZMURI R J,WHITEHOUSE K,SHAH K,et al. Early and sustained vasopressin infusion augments the hemodynamic efficacy of restrictive fluid resuscitation and improves survival in a liver laceration model of hemorrhagic shock[J]. J Trauma Acute Care Surg,2016,82(2):317.

[57]GIORGIO S,SARA F,LETIZIA L,et al. Impact of multiple injuries on functional and neurological outcomes of patients with spinal cord injury[J]. Scand J Trauma Resusc Emerg Med,2013,21(1):1-7.

[58]ROZIN Y U A,IVANENKO A. Early specialized surgical care for gunshot wounds of major vessels in Donbas[J]. Angiol Sosud Khir,2016,22(2):156-160.

[59]SALTZHERR T P,BAKKER F C,BEENEN L F,et al. Randomized clinical trial comparing the effect of computed tomography in the trauma room versus the radiology department on injury outcomes[J]. Br J Surg,2012,99(S1):105-113.

第十九章

创伤重症监护

第一节　概　述

一、创伤重症监护的基本内涵

重症监护学是以危重病为主要研究对象,以基础医学与临床医学的相互结合为基础,以应用现代化的监测及干预性技术为方法,通过对危重病患者进行持续性严密监护和多种器官生命支持,最终达到提高危重患者生存率为目标的临床学科。

重症监护学是一门年轻的学科,迄今只有60多年的历史,20世纪80年代进入我国。虽然比传统医学的历史短,但在过去60多年的变化和进展却十分明显。目前在专业人才培养、医疗与护理标准与审查、质量管控、感染控制、循证与科研等方面已经建立了完善的体系。另外,越来越多的生命体征监测与治疗新技术、新设备、新药物不断地运用到临床重症监护当中。重症监护学的快速发展为创伤重症患者的成功救治带来了更多的希望。

机体在严重的致伤因子作用下,一个或多个解剖部位或脏器发生严重损害,由此引起一系列生理、病理、免疫和代谢严重反应,临床表现复杂多变,进展迅速,若无有效可靠的监护和治疗措施,医护人员无法及时准确判断应对伤情变化,从而贻误宝贵的治疗时机。

严重创伤后大部分死亡发生于重症监护病房(intensive care unit,ICU;也称重症监护治疗病房)内,受伤48 h后几乎所有的死亡和并发症均发生在ICU内,伤后前几天死亡的主要原因是颅脑损伤、呼吸衰竭和难控制的失血性休克。创伤重症监护是重症创伤救治极其重要的一部分,对防止和减少创伤并发症,降低创伤的致死率和致残率,提高治愈率和恢复劳动能力,具有十分重要的意义。

创伤重症监护病房(trauma intensivecare unit,TICU)是指对收治的各类危重创伤患者,综合运用各种先进的医疗技术和现代化的监护和抢救设备,对其实施集中的加强治疗和护理的一种医疗形式,更是创伤一体化救治模式中不可或缺的单元。

二、创伤重症监护病房的基本要求

创伤重症监护病房(TICU)是集中创伤及相关专业的知识和技术、先进的监测和治疗设备,为各类重症创伤患者,进行病理生理功能监测和有效治疗,及时给予针对性的生命支持的救治单元。目前,国内尚无独立的 TICU,创伤重症监护主要依托 ICU 实施,其基本要求与 ICU 相同,需要具备与其功能和任务相适应的场所、设备、设施和人员条件。随着创伤外科医学及重症医学的发展,TICU 这种对创伤危重患者集中监测治疗的方式,可以显著地降低创伤患者的死亡率和(或)致残率,提高医疗质量,同时也是医疗技术现代化的体现。TICU 在我国还处在发展过程中,但已经成为现代化创伤救治不可缺少的医疗单位。

创伤一体化已是发展的主流趋势,但全国普及创伤一体化救治模式也不现实。因为创伤一体化救治需要大规模的场地、设备和高水平的人员和技术。基层医院承受如此大投入有实际困难,也是对医疗资源的浪费;另外还需要协调创伤外科与各专科间的专业配合和利益矛盾。因此,TICU 人员由一支构成稳定的专业化创伤团队负责救治是最完美构想。实际工作中,TICU 是一个多专业协作的医疗单位,分工明确,组织有序。人员由主任(医师)、主治医师、住院医师、护士长和护士组成。其中护士除掌握一般护理知识外,还应熟悉创伤相关的理论知识与技能,还有心肺脑复苏、气管内插管、呼吸机的使用以及心律失常的鉴别和紧急处理方法。

TICU 的收治对象包括所有需要严密监测脏器功能、需设备支持和随时有危及生命可能的各类危重创伤患者。主要包括各种严重多发伤、颅脑损伤、胸部损伤、腹部损伤、创伤引起的各类型休克、循环衰竭、弥散性血管内凝血、呼吸功能衰竭、急性呼吸窘迫综合征、急性肺水肿、消化道大出血及创伤后导致的严重并发症等。

(一)人员要求

TICU 必须配备足够数量、受过专门训练,掌握重症医学和创伤外科学的基本理念、基础知识和基本操作技术,具备独立工作能力的医护人员。其中医师人数与床位数之比应为 0.8∶1.0 以上,护士人数与床位数之比应为(2.5~3.0)∶1 以上。可以根据需要配备适当数量的医疗辅助人员,有条件的医院还可配备相关的设备技术与维修人员。另外,医院应当有相应的措施保证 TICU 医师和护士具备适宜的技术操作能力,并定期进行评估。TICU 需要专职的创伤外科医师和护理人员,但现状是创伤学科和医务人员的发展面临诸多困难,比如学科定位不清、人才流失严重、培养周期长且难度大等。现阶段,很多医院仍采用依附于医院的 ICU 的医护人员进行相应的工作。

TICU 至少应配备一名具有副高以上专业技术职务任职资格的医师担任主任,全面负责医疗护理工作和质量建设。创伤重症监护病房的护士长应当具有中级以上专业技术职务任职资格,在重症监护领域工作 3 年以上,具备一定管理能力。

1. ICU 医师的基本要求

(1)理论知识:掌握创伤重症患者重要脏器和系统的相关生理、病理及生理病理学知识、ICU 相关的临床药理学知识和伦理学概念,掌握重要器官、系统功能监测和支持的理论,考核合格。

(2)专业技术:要掌握复苏和疾病危重程度的评估方法。除掌握临床科室常用诊疗技术外,应具备独立完成以下监测与支持技术的能力:心肺复苏术、颅内压监测技术、人工气道建立与管理、机械通气技术、深静脉及动脉置管技术、血流动力学监测技术、持续血液净化、纤维支气管镜等技术。

(3)其他:具有敏锐的观察力和快速应变能力;身体健康,胜任 TICU 高强度的医疗工作。

2. ICU 护士的基本要求

(1)理论知识:掌握和熟悉重要脏器和系统的相关生理、病理及生理病理学知识、ICU 相关的临床药理学知识和伦理学概念,熟悉重要器官、系统功能监测和支持知识,掌握重要脏器和系统疾病的护理理论,考核合格。

(2)专业技术:掌握创伤和重症医学的专业技术并考核合格。主要包括输液泵的临床应用和护理,外科各类导管的护理,给氧治疗、气道管理和人工呼吸机监护技术,循环系统血流动力学监测,心电监测及除颤技术,血液净化技术,水、电解质及酸碱平衡监测技术,胸部物理治疗技术,重症患者营养支持技术,危重症患者抢救配合技术等。除掌握重症监护的专业技术外,应具备以下能力:各系统疾病重症患者的护理、ICU 感染预防与控制、重症患者的疼痛管理、重症监护的心理护理等。

(3)其他:具有敏锐的观察力和快速应变能力;身体健康,胜任 ICU 高强度的护理工作。

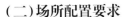

（二）场所配置要求

1. 位置　TICU 应当位于方便患者转运、检查和治疗的区域,并宜接近手术室、医学影像学科、检验科和输血科(血库)等。医院相关科室应具备足够的技术支持能力,能随时提供床旁 B 超、血液净化仪、X 射线摄片等影像学检查,以及生化和细菌学等实验室检查。

2. 床位　TICU 病床数量应符合医院功能任务和实际收治重症患者的需要,三级综合医院重症医学科床位数为医院病床总数的 2%~8%,床位使用率以 75% 为宜,全年床位使用率平均超过 85% 时,应该适度扩大规模。TICU 每天至少应保留 1 张空床以备应急使用。每床使用面积不少于 15 m²,床间距大于 1 m;每个病房最少配备一个单间病房,使用面积不少于 18 m²,用于收治隔离患者。

3. 信息化　医院应建立和完善重症医学科信息管理系统,保证重症医学科及时获得医技科室检查结果,以及质量管理与医院感染监控的信息。

（三）设备要求

TICU 的仪器和设备必须保持随时启用状态,定期进行质量控制,由专人负责维护和消毒,抢救物品有固定的存放地点。

1. 设备带　每床配备完善的功能设备带或功能架,提供电、氧气、压缩空气和负压吸引等功能支持。每张监护病床装配电源插座 12 个以上,氧气接口 2 个以上,压缩空气接口 2 个,负压吸引接口 2 个以上。医疗用电和生活照明用电线路分开。每个床位的电源应该是独立的反馈电路供应。TICU 应有备用的不间断电力系统和漏电保护装置,每个电路插座都应在主面板上有独立的电路短路器。

2. 病床　应配备适合的病床,配备防压力性损伤床垫。

3. 监护系统　每床配备床旁监护系统,进行心电、血压、脉搏血氧饱和度、有创压力监测等基本生命体征监护。为便于安全转运患者,每个 ICU 至少配备 1 台便携式监护仪。

4. 呼吸机　三级综合医院的 TICU 原则上应该每床配备 1 台呼吸机,二级综合医院的 TICU 可根据实际需要配备适当数量的呼吸机。每床配备简易呼吸器。为便于安全转运患者,每个 TICU 至少应有 1 台便携式呼吸机。

5. 输液工具　每床均应配备输液泵和微量注射泵,其中微量注射泵原则上每床 4 台以上。另配备一定数量的肠内营养输注泵。

6. 其他必配设备　心电图机、血气分析仪、除颤仪、心肺复苏抢救装备车(车上备有喉镜、气管导管、各种管道接头、急救药品以及其他抢救用具等)、纤维支气管镜、升降温设备等。三级医院必须配置血液净化装置、血流动力学与氧代谢监测设备。

（四）院内 ICU 感染管理的要求

ICU 是院内感染的高发区域,感染部位包括肺部感染、尿路感染、伤口感染等,主要原因为患者病情危重,机体抵抗力低下,易感性增加;感染患者相对集中,病种复杂;各种侵入性治疗、护理操作较多;多重耐药菌在 ICU 常驻等。院内感染管理是 ICU 护理工作的重要组成部分。

1. 工作人员管理　尽量减少进出 ICU 的工作人员。工作人员进入 ICU 要更换专用工作服、换鞋、戴口罩、洗手,因事外出必须更衣或穿外出衣。接触特殊患者如 MRSA 感染或携带者,或处置患者可能有血液、体液、分泌物、排泄物喷溅时,应穿隔离衣或防护围裙。接触疑似为高传染性的感染如禽流感、严重急性呼吸综合征等患者,应戴 N95 口罩。严格执行手卫生规范和正确使用手套。每年接受院内感染控制相关知识的培训,尤其要关注卫生保洁人员的消毒隔离知识和技能的培训。

2. 患者管理　感染患者与非感染患者应分开安置,同类感染患者相对集中,MRSA、泛耐药鲍曼不动杆菌等感染或携带者单独安置,以避免交叉感染。对于空气传播的感染,如开放性肺结核,应隔离于负压病房。接受器官移植等免疫功能明显受损患者,应安置于正压病房。医务人员不可同时照顾正、负压隔离室内的患者。

3. 探视管理　尽量减少不必要的访客探视。探视人有疑似或证实呼吸道感染症状时,或婴幼儿,禁止进入 ICU 探视。探视者进入 ICU 前穿隔离衣、戴口罩和穿鞋套。进入病室前后应洗手或用快速手消毒液消毒双手。探视期间尽量避免触摸患者及周围物体表面,探视时间不超过 1 h。对于疑似有高传染性的感染如禽流感、SARS 等,应避免探视。

4. 医疗操作流程管理　各项医疗、护理操作严格执行无菌技术原则。各种引流应保持密闭性,引流管通畅。每日评估深静脉置管、尿管、气管导管等,尽早拔管。做好口腔护理、声门下分泌物吸引和呼吸机管道护理,预防呼吸机相关性肺炎的发生。

5. 物品管理　规范使用一次性物品;用后物品按照使用规范和院内感染管理要求进行清洁、消毒或灭菌处理;定期对仪器、设备进行清洁消毒;病床、台面、桌面等定期擦拭消毒。

6. 环境管理　定期对病室进行彻底清洁和消毒,定时开窗通风或机械通风,保持 ICU 室内空气流通,空气新鲜无异味。保持墙面和门窗清洁和无尘。地面湿式清扫,拖把分开使用,有标记,严格按规定进行处理,悬挂晾干。每天用清水或清洁剂湿式拖擦地面,多重耐药菌流行或有院内感染暴发的 ICU,必须采用消毒剂消毒地面,每日至少 1 次。禁止在病室、走廊清点更换下来的被服、衣物。治疗室、处置室清洁整齐,每日进行空气消毒,每月有空气培养记录。禁止在室内摆放干花、鲜花或盆栽植物。

7. 抗菌药物管理　根据细菌培养与药敏试验结果,合理应用抗生素。

8. 废物与排泄物管理　处理废物与排泄物时做好自我防护,防止体液接触暴露和锐器伤。医疗废物分类放置,规范处理。

9. 监测与监督　常规监测院内感染发病率、感染类型、常见病原体和耐药状况等。进行抗菌药物应用监测,发现异常情况,及时采取干预措施。院内感染管理人员应经常巡视 ICU,监督各项感染控制措施的落实。早期识别院内感染暴发和实施有效的干预措施。

三、创伤重症监护的基本内容

(一)创伤重症监护的分级监测

1. 分期　创伤重症患者在 TICU 内救治可分为复苏期、早期生命支持期、后期生命支持期和康复期 4 期。重症创伤患者处于不同的伤程,监护的重点也不相同。

(1)复苏期:伤后 24 h 为复苏期。处理重点包括判断有无组织血流灌注不足或低氧血症并及时纠正,判断并纠正低体温,纠正凝血功能障碍和血小板减少,控制颅内压,防止急性肾衰竭,纠正水、电解质和酸碱平衡紊乱,进一步了解有无隐匿性损伤。

(2)早期生命支持期:伤后 24~72 h 为早期生命支持期。处理重点包括恢复血流动力学的稳定,加强通气支持保证组织氧合,控制颅内压,继续检查有无隐匿性损伤,开始营养支持。

(3)后期生命支持期:受伤 72 h 后为后期生命支持期。处理重点包括对衰竭或功能障碍的器官进行功能支持,控制炎症病灶,防治多器官功能障碍综合征和感染。

(4)康复期:促进患者功能锻炼与康复。

2. 监测分级　临床上重症创伤患者的监测指标很多,包括呼吸、循环、中枢神经、泌尿、消化、血液、内分泌等系统功能的监测。按照应用的顺序依次为心率、心电图、动脉血压、体温、脉搏、血氧饱和度、中心静脉压(CVP)、血常规、血清电解质、动脉血气分析、肝功能、肺功能、肺毛细血管楔压、心输出量等 20 余项。根据病种和病情选择监测指标,对减轻患者的经济负担、减少资源浪费十分必要。临床上一般将监测分为以下 3 级。

(1)一级监测:①连续监测心电图,连续监测直接动脉血压或间接动脉血压,每 15~30 min 测 1 次。每 2~4 h 测 1 次 CVP 和(或)毛细血管楔压,每 8 h 测心输出量 1 次。②连续监测 SpO_2,每小时测呼吸频率,每 4~6 h 查动脉血气。行机械通气治疗时,应连续监测潮气量、肺活量、吸入氧气浓度及气管内压力等。③测尿量及尿比重每小时 1 次,每 4~6 h 总计 1 次出入量平衡情况。④每 12 h 查血糖、血清电解质。⑤每日检查血常规、尿常规、血尿素氮和肌酐。⑥持续监测体温变化或每 1~2 h 测 1 次体温。⑦必要时行 X 射线胸片或 B 超检查。

(2)二级监测:①连续监测心电图,每 1~2 h 测血压 1 次,每 2~4 h 测 1 次 CVP;②每小时测呼吸频率,每 8 h 查动脉血气分析。行机械通气治疗时,应连续监测潮气量、肺活量、吸入氧气浓度及气管内压力等。③每 2 h 测尿量及尿比重 1 次,每 8 h 总结 1 次出入量平衡情况。④每 4~6 h 测体温 1 次。⑤每日检查血常规、尿常规、血糖、血清电解质、血尿素氮和肌酐。⑥必要时行 X 射线胸片或 B 超检查。

(3)三级监测:①连续监测心电图,每 1~2 h 测血压 1 次。②每 1~2 h 测呼吸频率 1 次,每日查动脉血气分析。③每 4~6 h 查尿量及尿比重 1 次,每 24 h 总结出入量平衡。④每 8 h 测体温 1 次。⑤每日查血常规、尿常规、血清电解质及血糖;⑥必要时查肝功能、肾功能、X 射线胸片或 B 超。

监测的分级是人为划分的,创伤重症患者病情变化快,监测的项目应根据病情变化随时调整,不可一成不变。

(二)护理措施

1.常规护理

(1)体位:正确的体位能保证患者的安全,使其舒适,有利于治疗作用的发挥,并能防止和减少并发症的发生。颈椎骨折、胸腰椎骨折、高位截瘫的患者应采取平卧位。半坐位又称斜坡卧位,最适用于胸腹部伤。颅脑损伤的患者应采取头高脚低位。四肢伤和长期卧床的重症患者,无论是在运送过程,还是在治疗中,都要注意将肢体摆放在功能位置上,使肢体、关节保持功能位。

(2)保持环境的清洁、安静:医护人员应做到"四轻",限制家属探视。保证患者安全,躁动时应加床档或适当约束。

(3)皮肤护理:创伤重症患者易发生压力性损伤,这些患者由于伤情复杂,常带有石膏、输液管、留置导尿管和各种切口引流管、胃肠减压或做牵引等;往往由于意识不清或神经损伤后感觉和运动功能丧失;有的则因剧烈的疼痛、固定器材及治疗管道妨碍翻身;另外可因运送时卧具质硬不平、衣服潮湿、气候寒冷、搬运时擦伤皮肤或没有按规定给患者定时翻身等原因引起。应做好对重症创伤患者压力性损伤危险因素的评估,建立压力性损伤预报报告制度。

(4)伤口护理:重症创伤常有多处伤口,有时合并神经、血管损伤及骨折等;伤口大、伤道深、伤道内有异物,感染的菌种多;而且疼痛及功能障碍明显,搬动不便,体位不合适,导致换药时操作不方便,影响工作效率。应根据不同伤口,区别对待,制订伤口换药频率及换药的次序,清洁伤口先换,感染伤口后换;一期缝合伤口先换,开放伤口后换;感染轻的伤口先换,重的后换,有严重感染或隔离患者的伤口应最后更换。换药时应注意观察伤口有无出血、肿胀和臭味,对引流不畅者,必要时行体位引流。并注意伤肢有无发白、发绀、麻木、灼痛等现象,发现上述情况,立即报告医师,及时处理。

(5)输血及输液的护理:在给重症患者输血、输液时,应做好三防。一是防急性肾衰竭,休克患者,特别是重度休克患者,由于血容量不足、低血压,加上酸中毒,可导致急性肾衰竭,快速输液输血提高血压是防治急性肾衰竭的有效措施。如血容量已补充,血压已回升,但尿量仍少者,可使用 20% 甘露醇或呋塞米等利尿药保护肾功能。二是防心功能衰竭,由于重患者需快速输血、输液,但要预防输注太快发生心力衰竭。需快速输注时,可用毛花苷 C 0.2 mg 静脉注射以防止心力衰竭。三是防呼吸衰竭,重度休克的患者特别是休克时间较长者,一般都有血氧不足及酸中毒,以致抑制呼吸中枢,除对症治疗如吸氧、使用呼吸中枢兴奋药外,应保持呼吸道通畅,必要时给予机械通气。

(6)体温护理:全身衰竭的重症创伤患者多表现为体温不升,即体温低于 34 ℃。创伤手术后,休克患者常出现低体温,使心率加快,加重心脏负担,可盖棉被保暖,并预防寒战,以免耗费体力。发热也加重心脏的负担,除病因治疗外,还应采取对症处理措施,如物理或药物降温。

2.心理护理　为患者创造安静舒适的环境,尊重患者的人格,加强与患者的沟通,仔细观察患者情绪,主动与患者亲切交流。进行有创治疗与护理操作时,需耐心解释,说明操作意义、目的,消除其紧张心理。同时与患者家属保持沟通,当患者病情有急剧变化时,要安慰家属告之疾病的性质、抢救措施的意义及患者的预后等。

3.加强基础护理,满足患者基本需要　监护室的护理对象是危、重、急患者,所有对象均处于不能自理的状态,因此必须给予包括生活护理在内的全面基础护理;要经常变更患者体位,2 h 左右翻身 1 次,减少因监护仪器带给患者的不适感;患者病情稳定后,及时拆除某些导联线和管道。

4.保持呼吸道通畅　维持有效呼吸给氧治疗方法有低流量鼻导管吸氧、面罩吸氧、高流量面罩给氧、呼吸机的应用。对应用呼吸器的患者应进行如下监测：①护士常规至少每小时检查 1 次呼吸机的工作情况；②按需吸痰，一次吸痰时间不超过 15 s，保持呼吸道通畅；③保持呼吸机正常工作，及时倒去呼吸机管道内积水，防止倒流入气道，雾化罐内及时加蒸馏水；④气囊应根据不同材料要求，定时放气数分钟，以免气囊长期压迫呼吸道黏膜造成缺血坏死；⑤定时翻身、拍背、活动肢体；⑥定时听诊双肺呼吸音；⑦观察呼吸形态、频率及口唇、皮肤颜色；⑧呼吸机报警时及时处理；⑨根据患者血氧饱和度及病情调节吸入氧浓度。

5. 监测治疗效果　根据监测结果调整治疗措施。根据 CVP 及肺毛细血管楔压来指导输液；保持导管通畅，在输液的过程中，要注意观察输液速度，避免管道折叠及脱落，保证液体顺利输入。

6. 严密监测生命体征变化

（1）连续使用心电监护：根据患者病情预设合适的报警范围，警惕出现严重心律失常。备好床旁除颤仪，观察、分辨心房颤动、房性期前收缩、室性期前收缩、高度房室传导阻滞、室性心动过速、心室颤动的心电图特征，并予紧急处理。

（2）动脉测压装置：对休克患者，因血压较难测到，故须做动脉插管测压，一般采用股动脉或桡动脉穿刺置管测量平均压。应随时观察并预防血液凝集堵塞管腔，定时用肝素稀释液冲洗管腔，以免影响测压的准确性。无创性血压测量，可设置预期测压间隔时间，并及时观察记录。

7. 动态监测血气及血电解质变化　①动脉血氧分压（PaO_2）若低于 60 mmHg 为轻度缺氧，低于 40 mmHg 为重度缺氧。动脉血二氧化碳分压（$PaCO_2$），若大于 45 mmHg，表示患者有通气不足；若低于 35 mmHg，则提示患者有过度换气，要及时予以处理。②酸碱指标，pH 值正常值为 7.35～7.45，若 pH 值<7.35，为酸中毒，若 pH 值>7.45，为碱中毒。

8. 防止发生穿刺处局部感染　置管期间，穿刺伤口应每天换药，用 2% 的碘酊和 75% 的酒精消毒导管入口及周围皮肤，再用无菌贴膜固定。同时观察伤口周围是否有红肿、触痛、液体外渗及导管脱出，以便及时处理。若伤口出现红肿，应及时报告医师。必要时拔管，做导管尖端细菌培养，以免发生导管相关性感染。

9. 导管的固定　应每班检查导管的深度，为置管患者做其他操作（尤其是翻身叩背及其他生活护理）时，应避免导管脱出或推入。

10. 中心静脉导管和肺动脉漂浮导管的护理　空气栓塞是中心静脉置管最严重的并发症，一旦输液装置脱离，空气将随着患者的呼吸快速进入血液，造成肺动脉栓塞等严重后果。因此，应加强巡视，尤其是使用肝素帽及三通管时要连接牢固。肺动脉漂浮导管测压期间，应经常检查肢体末梢循环情况，若有异常，立即报告医师。

11. 气管插管与气管　切开患者的护理做好气道湿化，降低痰液黏度，便于吸出；按需吸痰，保持气道通畅；严格无菌操作，吸痰盘每班更换 1 次，防止肺部感染；严密观察患者缺氧改善情况，注意呼吸频率、深度及节律变化，若有异常，应检查有无痰液阻塞；每小时监测血氧饱和度 1 次，维持其大于 95%，若有下降，应及时寻找原因；使用呼吸机辅助呼吸者，应监测血气分析，1 次/4 h。

12. 预防及早期发现急性肾衰竭　准确记录每小时尿量和尿密度变化；监测血液肾功能的各项指标；水的摄入量应与排出量及不显性失水量保持平衡，饮食根据肾功能决定钠、钾与蛋白质的摄入。

（三）感染控制

1. 设立专科 ICU　以尽量减少综合性 ICU 病室内病种的繁杂性，或增加 ICU 病室的单间病房数量，用以收治严重创伤、感染及免疫力低下的患者。

2. ICU 空气的清洁管理　应类似于手术室，进出 ICU 应更换工作衣、拖鞋。执行消毒隔离制度，ICU 常规每月做空气细菌培养 1 次，定时通风。

3. 每个危重患者应有专人管理　实行责任制护理，在给患者做治疗或护理时，必须严格执行手卫生。

4. 要力求合理应用抗生素　尽可能做细菌培养及药敏试验后再选用抗生素。

5. 严格执行无菌操作规程　避免交叉感染。各输液管道、三通接头、延长管、无菌引流袋每天更换 1 次。所有有创导管拔出时，均要做细菌培养，以协助病室内流行病学的调查研究。

6.病室消毒　床单位及仪器外表(监护屏幕除外)以0.2%过氧乙酸擦拭消毒。选用碘伏等溶液浸泡器械。

四、患者的转运交接

ICU的重症创伤患者主要来自4个渠道:①由院外直接进入ICU。②经急诊科紧急抢救后送到ICU。③手术后患者直接从手术室进入ICU。④住院患者由各病房转入ICU。在患者进入ICU之前,应由诊治医师书面或电话向ICU提出会诊申请,经ICU医师会诊,明确患者的主要病情及需要监护治疗的主要问题后,由ICU医师做出转入决定,同时要向患者家属交代病情,按常规向家属发出病危通知书,取得家属的理解与配合。

为了使工作有序进行,明确接诊要求是十分必要的。在患者转入ICU之前,护理人员应做好充分的入室前准备工作。

(一)转入准备

1.床单位准备　用消毒液擦洗消毒监护病床,待干。检查监护床,确认功能正常后,按麻醉床的要求铺床,可根据病情需要准备一次性床单、四肢约束器材等,必要时还应准备气垫床。

2.护理用品准备　包括吸痰管、无菌手套、湿化用生理盐水、各种监测用无菌管道、动脉和静脉穿刺针、尿量及尿比重测量仪、注射用物、引流管固定用物等。

3.药物准备　根据病情准备好各种抢救及治疗药物,如血管活性药物、液体、止血药、利尿药、脱水药、镇痛药、抗凝药、激素类药物等。

4.仪器的准备　根据需要备好多功能监测仪、呼吸机、除颤仪、给氧装置、负压吸引器、输液泵、雾化器等。

(二)重症创伤患者的转运

重症创伤患者一般采取平车运送,转运前应该做好充分的准备工作,搬运过程要求稳、快、准、轻。转运中,最好进行持续心电监护,以便及时发现病情变化。保证良好的通气状态,对呼吸功能不全的患者,医护人员可使用麻醉机、呼吸机辅助通气,但往往由于转运途中空间受限制给工作带来不便,故一般常使用简易呼吸气囊,保证有效通气。携带氧气袋者通过鼻导管或面罩供氧。此外,要维持输液通路通畅,保证某些与生命密切相关的治疗(如血管活性药物输入通畅),各种引流管要包扎固定好,避免扭曲、折叠、滑脱,并随患者一起搬运。

(三)接收患者的程序

重症创伤患者通常从手术室、急诊室、医院内其他科室或从外院转入。转入前,必须由ICU医师确诊后方可转入,ICU护理人员要了解患者的诊断、治疗情况、病情发展情况及转入目的,并做好相应的准备。转入时,一般由原专科医师、护理人员及家属陪同。重症创伤患者入ICU具体接收流程如下(图19-1)。

1.接收、安置患者　立即主动、热情地接待患者,用平车将患者送至床旁,应用4人搬运法或医用过床易将患者移到病床上,并为患者选择合适的卧位。

(1)四人搬运法:用于危重或颈椎、腰椎骨折患者。在患者腰、臀下铺大单或中单(布质应牢固)。甲站于床头,托住患者的头与肩部;乙立于床尾,托住患者的两腿;丙和丁分别站在病床及平车的两侧;4人抓紧大单或中单四角同时抬起患者,轻轻将患者放在病床上。

(2)医用过床易:是一种最新研制的搬运患者的护理用具,大小规格170 cm×50 cm,中间可以折叠,便于存放,可用湿布及温水清洗,内外材料皆防水,但不宜机洗或用硬刷,以防减少使用寿命。过床易采用高科技材料制成,利用材料之间的平滑滚动,医护人员可以将患者在手术台、推车、病床、CT台、X射线检查台之间非常平稳、安全地过床或移位。患者在过床易上,颈部及全身被平移,避免了在过床过程中发生意外,并减轻了被搬动的痛苦,尤其适用于肥胖患者(体重100 kg以上)、全身麻醉无知觉患者、危重手术后患者、骨伤及大手术后患者。过床易极大地降低了医护人员搬移过床患者的劳动强度,使困难的工作变得方便,避免了医护人员长期从事过床工作而引起的腰背痛等职业病,同时使危重患者的搬运工作规范化,保证了安全,降低了搬运的风险。

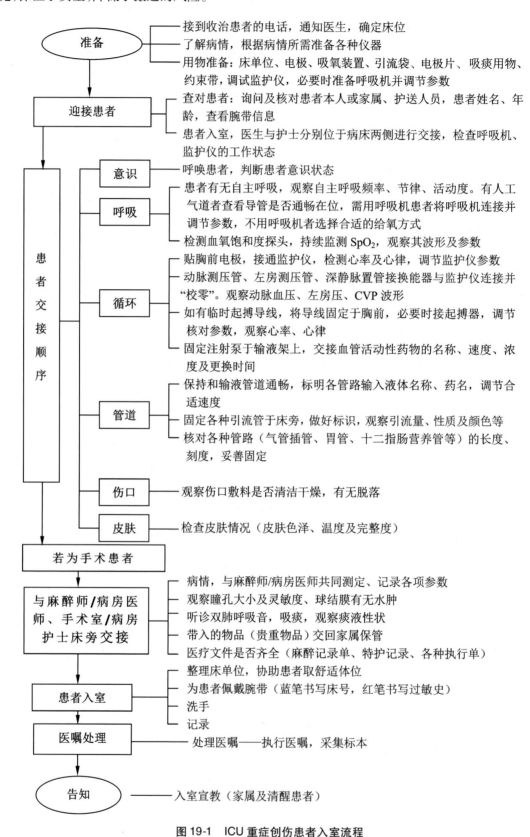

图 19-1 ICU 重症创伤患者入室流程

2. 呼吸功能监测及护理　在需进行人工辅助呼吸的重症创伤患者到达后立即连接呼吸机,同时观察患者胸廓运动是否对称,观察呼吸功能监测指标,听诊两肺呼吸音情况,测量气管插管深度,并妥善固定;及时清除呼吸道分泌物,保持呼吸道通畅。对不需进行人工辅助呼吸者,观察其呼吸情况,根据临床症状、血气分析结果选择给氧方法,调节氧浓度及氧流量。

3. 连接监测系统 根据伤情连接所需的监测系统,包括心电监护仪、血氧饱和度监护仪、中心静脉测压管、有创动脉压测压管及血流动力学测量装置等。根据患者的情况设定各种参数的报警范围,严密观察心电图、心率、心律、血压及体温的变化。

4. 妥善固定好各种引流管及输液、输血管 观察输液管道是否通畅,交接清楚所有药物的名称、浓度、剂量、滴速和用药后反应。使用微量注射泵者应连接好电源,检查泵的运作是否正常,调节好输液速度。

5. 了解患者病情 向护送患者的医师及护士详细了解与病情有关的内容及转运过程中的病情变化。

6. 护理体格检查、评估及诊断 对患者进行护理体格检查和护理评估,提出护理诊断,制订护理计划,定时评价护理效果。

7. 处理医嘱 便于 ICU 医嘱管理,ICU 医生根据患者情况参考原专科医师的治疗方案及建议,重新开出医嘱。护士要及时执行医嘱,并随时观察治疗效果。

8. 做好各种记录 ICU 危重患者的管理记录、护理病历记录、器官功能监测表格等。如危重患者的转科交接记录单(表 19-1)。各种记录必须妥善保管,以备今后病例分析及研究使用。

9. 与患者家属沟通 妥善安置患者后,向家属交代 ICU 的特点、探视制度,留下家属的联系电话及地址。如果患者病情不稳,应请家属在病室外等候,以便随时联系。

表 19-1 转科患者交接记录单

患者出科时间: 年 月 日 时 分

姓名: 性别: 年龄: ID 号: 转出科室: 送达科室:
病情诊断:
生命体征:T ℃ P 次/min R 次/min BP / mmHg 瞳孔:左 mm 对光反应: ;右 mm 对光反应:
转出情况: 1. 护理级别:□特级护理 □一级护理 □二级护理 □三级护理 2. 转出方式:□平车 □轮椅 □步行 □其他 3. 意识情况:□清醒 □嗜睡 □昏迷 □烦躁 4. 皮肤情况:□完整 □损伤 □压力性损伤部位面积分期 5. 导管情况:□无 □有 ...名称性能情况:□通畅 □固定良好 □有效期内 □过期 ...名称性能情况:□通畅 □固定良好 □有效期内 □过期 ...名称性能情况:□通畅 □固定良好 □有效期内 □过期 ...名称性能情况:□通畅 □固定良好 □有效期内 □过期 6. 液体通路:□无 □CVC □PICC □浅静脉部位 □通畅 □外渗 7. 物品交接:□影像资料 □随患者到科药品情况 □其他 病历情况:□护理病历 □医疗病历 8. 其他:

转送医师: 转送护士: 接收科室签字: 于 年 月 日 时 分送达

第二节　重症创伤患者的评估

在普通疾病的医学诊治模式中,患者评估要求按一定的顺序来进行,包括采集完整的病史,详细的体格检查,辅助检查,诊断,然后才是治疗。明确诊断需要充裕的时间,可能是几天、几周甚至几个月,只有当诊断明确以后才能开始治疗。这种模式无疑是难以适合危重病患者的。

重症患者时间通常很紧迫,判断评估所需要的时间非常重要。临床判断主要依据一般状况和生命体征,采集病史和体格检查需要同时进行。重点明确,即使病因并未完全清楚,也需要初步诊断,注意哪些生理指标是首先要被纠正的,判断出危及生命的异常情况,并给予简单的处理,如输液、输氧等,就有可能显著改善病情,为下一步检查治疗争取时间。

早期发现对于赢得时间,明确诊断,进而早期给予干预治疗非常重要。而有些重症患者难以识别。比如,年轻患者,身体耐受性强,症状体征出现晚;免疫抑制患者,炎症反应差,临床表现不明显;创伤患者,出现复合、多发创伤可能性大,不易发现危重问题;还有一些特殊疾病,如严重心律失常等,突然加重,之前很难预测。

因此,由专业的 ICU 医师对患者进行判断,或者采用评分系统,如改良早期危险评分(modified early warning score)等(表 19-2),对于早期发现重症患者非常重要,目的是发现威胁生命的紧急问题以及问题存在的可能原因,根据可能的原因进行复苏。

表 19-2　改良早期危险评分

项目	0 分	1 分	2 分	3 分
收缩压/mmHg	101～199	81～100	≥200 或 71～80	<70
心率/(次/min)	51～100	41～50 或 101～110	<40 或 111～129	≥130
呼吸/(次/min)	9～14	15～20	21～29 或<9	≤30
体温/℃	35～38.4	—	<35 或>38.5	—
意识状态	警醒	对声音有反应	对疼痛有反应	无反应

进行复苏时进一步采集病史和体格检查,以明确潜在的问题和病因,并评估复苏的效果。病因明确和病史采集一样,开始进行重点体格检查的目的是决定如何进行合理的复苏,以及判断病理生理的打击严重到何种程度。所有开始的体格检查是有针对性的,与病史采集同时进行。评价病理生理打击严重程度时,应认识到人体存在代偿机制,尽可能地维持内环境稳定。因此血压下降会导致血管收缩和心率加快以维持血压稳定,只有当代偿失败或代偿失效时血压才会下降,因此评价代偿能力也很重要,代偿失败往往提示病情严重。如何合理选择辅助检查取决于患者的临床表现,但是对于危重患者,某些常规检查往往非常有用,包括电解质、肝肾功能、血常规、凝血指标、血气和胸片。

一、初始评价

重症患者的初始评价应从病史、体格检查、表格记录、实验室检查和治疗几个方面进行。

(一)病史

第一步,在几分钟之内抓住主要特点。危重病患者常常不能自己提供病史,目击者、家属、医护人员的信息提供非常重要。需要了解主要症状,如疼痛、气短、乏力、意识改变等,有无创伤,有无手术,服用药物情况或中毒等。应重点放在判断紧急问题和了解生理储备方面,特别是心肺功能的储备。

第二步,完善病史。补充了解既往史、药物和过敏史、家族史、住院情况、系统回顾等。

(二)体格检查

先按 ABC 理论,检查主要情况,再系统性回顾各个器官的功能。

1.气道管理和颈椎固定(airway,A)

(1)病因:创伤、出血、呕吐、异物、中枢神经系统异常(软组织或舌头阻塞气道)、感染、炎症等。

(2)看:发绀、呼吸节律和频率、呼吸辅助肌肉活动、三凹征、意识改变。

(3)听:呼吸杂音,完全阻塞没有声音。

(4)感觉:气流减少或没有。

2.呼吸/通气(breathing,B)

(1)中枢驱动力缺失:中枢神经系统障碍。

(2)呼吸肌力下降:胸廓异常、疼痛、肌肉病变等。

(3)肺部疾病:气胸、慢性阻塞性肺疾病、哮喘、肺水肿、急性呼吸窘迫综合征(acute respiratory distress syndrome,ARDS)、肺栓塞、肋骨骨折等。

(4)看:发绀、呼吸节律和频率、呼吸辅助肌肉活动、三凹征、意识改变、呼吸幅度、氧合指数。

(5)听:呼吸杂音,不能言语,叩诊浊音。

(6)感觉:胸廓活动、气管位置、捻发音等。

3.循环(出血和灌注)(circulation,C)

(1)原发病因:缺血、心律失常、瓣膜病变、心肌病变、心脏压塞。

(2)继发病因:药物、缺氧、电解质平衡紊乱、贫血、感染等。

(3)看:外周血流灌注下降、失血、少尿、意识改变等。

(4)听:心脏杂音。

(5)感觉:脉搏节律、奇脉等。

除了牢记上述的 A、B、C 3 个步骤外,还应迅速对患者体表进行详细的体格检查,看皮肤是否苍白、发绀、发汗、黄疸、红斑或面红。皮肤是潮湿还是干燥,是水肿还是瘀斑肿胀,皮疹也应该进行描述。指甲是仍在原位还是破裂出血。对眼睛进行检查时应观察瞳孔有无异常及巩膜有无黄染,结膜苍白意味着贫血。患者还可能出现惊厥、易怒、嗜睡、熟睡或反应迟钝等情况。腹部触诊在重症患者的检查中是必不可少的一部分,触诊肝脾时,应记录下肝脾的大小、有无触痛。若腹部有触痛时,应确定触痛的范围;若触及包块时,应确定所触及包块的大小。评价腹肌的紧张度、腹部膨隆的程度及反跳痛也是非常重要的。听诊有无血管杂音及肠鸣音是否存在。所有育龄女性都应考虑是否存在宫内或宫外妊娠的可能。如果情况允许,应同时对患者的背部进行检查。

对患者中枢神经系统及肢体运动进行评估时,应记录格拉斯哥昏迷评分(GCS)、瞳孔大小和反应,如果时间允许,还应检查中枢及外周神经的感觉和运动功能。

(三)表格记录

第一步,记录基础生命体征,如血压、心率、呼吸、体温和意识状态等。

第二步,完善病历,进行诊断和鉴别诊断,病程书写,记录进一步的检查指标,如中心静脉压、氧合指数、出入量、液体平衡、用药剂量、呼吸机支持条件等。

这些数据的数值和趋势,可以对患者状态的评估提供很重要的信息并且可以用于指导治疗。必须将这些监护数据不断地准确无误地记录在表格中,以确保患者得到良好的监护。特别需要注意这些数据的准确性和可靠程度。同时这些监测所得到数据应由具有临床经验工作员和从事重症监护的人员来解读。

(四)实验室检查

第一步,检查主要的生理指标,如血气分析、乳酸、血糖、中心静脉压氧饱和度等。

第二步,完善检查,如胸片、心电图、血常规、生化、微生物培养等。

(五)治疗

第一步,保证最基本的生理状态稳定,应与上述步骤同时进行。确保气道通畅和氧合充足;建立静脉通道,输液;评价即时的复苏治疗反应;必要时呼叫上级医师或会诊。

第二步,完善治疗,评价反应,回顾病情趋势。提供器官功能支持治疗,选择最适合的场所,取得相关专家的建议和协助。

早期发现高危患者是预防和控制危重病的基础,重症患者临床表现不特异,呼吸浅快是最重要的预测指标之一,需要密切监测及检查。先要保证复苏和生理指标稳定,继而明确诊断并给予对因治疗。完善病史采集是确诊及判断患者生理储备能力的必要环节。必须密切监测患者对治疗的反应。

二、重症监护病房评分系统

常用的评分系统有:非特异性病情严重程度评分,如 APACHE Ⅱ、TISS;多脏器功能障碍病情评分,如 APACHE、SOFA、LODS;特定器官功能障碍评分,如 Ranson、Ramsay 等,下面分别给予介绍。

(一)急性生理学和慢性健康状况评价

急性生理学和慢性健康状况评价(acute physiology and chronic health evaluation,APACHE)是由 Knaus 等于 1981 年建立第一代,1985 年提出 APACHE Ⅱ,至 2005 年推出第四代。APACHE Ⅱ 因为简便可靠、设计合理、预测准确、免费,目前使用最为普遍。作为重症患者病情分类和预后的预测系统,分值越高,表示病情越重,预后越差,病死率越高。

APACHE Ⅱ 由 A 项、B 项及 C 项 3 部分组成。A 项:急性生理学评分,共 12 项。B 项:即年龄评分,从 44 岁以下到 75 岁以上共分为 5 个阶段,分别评为 0 ~ 6 分。C 项:即慢性健康评分,凡有下列器官或系统功能严重障碍或衰竭的慢性病,如行急诊手术或未手术治疗者加 5 分,择期手术治疗者加 2 分。

急性生理学评分:前 11 项由临床最常用的生命体征、血常规、血液生化和血气分析指标构成,各项指标依据其偏离正常值的程度分别计为 1 ~ 4 分,正常为 0 分。在评价肺氧合功能时如吸氧浓度(FiO_2) < 0.5,用动脉血氧分压(PaO_2)作为评分指标;如 $FiO_2 \geqslant 0.5$,则用肺泡–动脉血氧分压差[$P_{A-a}O_2$]作为评分指标。对血液酸碱度的测定仍首选动脉血 pH 值,如无血气分析则记录静脉血 HCO_3^-。如为急性肾衰竭,则血肌酐(Cr)项的记分加倍。第 12 项为 GCS,主要反映中枢神经系统功能,其评分越高,表示病情越轻,正常为 15 分。以 15 减去 GCS 实际得分后再计入急性健康评分。

年龄评分:从 44 岁以下到 75 岁以上共分为 5 个阶段,分别评为 0 ~ 6 分。

慢性健康评分:有下列器官或系统功能严重障碍或衰竭的慢性病,如行急诊手术或未手术治疗者加 5 分,择期手术治疗者加 2 分。心血管系统:休息或轻微活动时出现心绞痛或心功能不全的表现,如心悸、气急、水肿、肝大、肺部啰音等,或符合美国纽约心脏病协会制定的心功能Ⅳ级标准。呼吸系统:慢性限制性、阻塞性或血管性肺部疾病所致患者活动严重受限,不能上楼梯或做家务,或有慢性缺氧,高碳酸血症、继发性红细胞增多症,严重肺动脉高压(>40 mmHg),或需呼吸机支持。肝:活检证实肝硬化,伴门静脉高压,以往有门脉高压致上消化道出血、肝功能衰竭、肝性脑病史。肾:接受长期透析治疗。免疫功能障碍:接受免疫抑制剂、化学治疗、放射治疗、长期类固醇激素治疗,或近期使用大剂量类固醇激素,或患有白血病、淋巴瘤或艾滋病等抗感染能力低下者。

Knaus 等认为,患有上述慢性病和器官功能障碍时,急诊手术较择期手术死亡率高,且未手术者的死亡率也高,这可能与未手术者因病情重而不能承受手术治疗有关,因此未手术和急诊手术同样计分(表 19-3)。

表19-3　危重患者APACHE Ⅱ评分

A. 年龄/岁	≤44□0；　45~54□2；　55~64□3；　65~74□≥5					A 记分	
B. 有严重器官系统功能不全或免疫损害	非手术或择期手术后□2 不能手术或急诊手术后□5 无上述情况□0					B 记分	

GCS	6	5	4	3	2	1
1. 睁眼反应			□自动睁眼	□呼唤睁眼	□刺疼睁眼	□不能睁眼
2. 语言反应		□回答切题	□回答不切题	□答非所问	□只能发音	□不能言语
3. 运动反应	□按吩咐动作	□刺疼能定位	□刺疼能躲避	□刺疼肢体屈曲	□刺疼肢体伸展	□不能活动
GCS 积分 =1+2+3				C 积分 =15-GCS		

D. 生理指标	分值									D 记分
	+4	+3	+2	+1	0	+1	+2	+3	+4	
1. 腋下体温/℃	≥41	39~40.9		38.5~38.9	36~38.4	34~35.9	32~33.9	30~31.9	≤29.9	
2. 平均血压/mmHg	≥160	130~159	110~129		70~109		50~69		≤49	
3. 心率/(次/min)	≥180	140~179	110~139		70~109		55~69	40~54	≤39	
4. 呼吸频率/(次/min)	≥50	35~49		25~34	12~24	10~11	6~9		≤5	
5. PaO_2/mmHg（$FiO_2<50\%$）$P_{A-a}O_2$（$FiO_2>50\%$）	≥500	350~499	200~349		>70 <200	61~70 ……	……	55~60 ……	<55 ……	
6. 动脉血 pH 值 血清 HCO_3^-/(mmol/L) （无血气时用）	≥7.7 …… ≥52	7.6~7.69 …… 41~51.9	……	7.5~7.59 …… 32~40.9	7.33~7.49 …… 23~31.9	……	7.25~7.32 …… 18~21.9	7.15~7.24 …… 15~17.9	<7.15 …… <15	
7. 血清 Na^+/(mmol/L)	≥180	160~179	155~159	150~154	130~149		120~129	111~119	≤110	
8. 血清 K^+/(mmol/L)	≥7	6~6.9		5.5~5.9	3.5~5.4	3~3.4	2.5~2.9		<2.5	
9. 血清肌酐/(mg/dl)	≥3.5	2~3.4	1.5~1.9		0.6~1.4		<0.6			
10. 血细胞比容/%	≥60		50~59.9	46~49.9	30~45.9		20~29.9		<20	
11. 白细胞(×1000)	≥40		20~39.9	15~19.9	3~14.9		1~2.9		<1	
D 积分										
APACHE Ⅱ 总积分 = A+B+C+D										

注：

1. 数据采集应为患者入 ICU 或抢救开始后 24 h 内最差值。

2. B 项中"不能手术"应理解为由于病情危重而不能接受手术治疗者。

3. 严重器官功能不全指：①心，心功能Ⅳ级；②肺，慢性缺氧、阻塞性或限制性通气障碍、运动耐力差；③肾，慢性透析者；④肝，肝硬化、门脉高压、有上消化道出血史、肝性脑病、肝功能衰竭史。

4. 免疫损害：如接受放疗、化疗、长期或大量激素治疗，有白血病、淋巴瘤、艾滋病等。

5. D 项中的血压值应为平均动脉压 =(收缩压+2×舒张压)/3，若有直接动脉压监测，则记直接动脉压。

6. 呼吸频率应记录患者的自主呼吸频率。

7. 如果患者是急性肾衰竭，则血清肌酐一项分值应在原基础上加倍。

8. 血清肌酐的单位是 μmol/L 时，与 mg/dl 的对应值如表19-4。

表 19-4　血清肌酐的单位是 μmol/L 时，与 mg/dl 的对应值

单位	数值				
mg/dl	3.5	2～3.4	1.5～1.9	0.6～1.4	0.6
μmol/L	305	172～304	128～171	53～127	53

APACHE Ⅱ 的临床应用:动态危重疾病评分来评价医疗措施的效果;医疗质量和医疗费用控制评价;评估病情,有利于制订治疗方案;用评分选择手术时机;科研或学术交流,控制对照组间的病情可比性;预测预后,公式为 Ln(1/R-R)＝-3.517+(APACHE Ⅱ 得分×0.146)+病种风险系数+0.603(仅用于急诊手术者)。

(二)治疗干预评分系统

治疗干预评分系统(therapeutic intervention scoring system,TISS)是由 Cullen 于 1974 年建立的,目的是对重症患者进行分类,确定医疗护理的劳动强度,以便安排工作量。

使用注意事项:每日同一时间由一名观察者收集资料;确认是否为前 24 h 内完成的治疗措施;总分应与病情一致,如与 APACHE 等没有一致,应检讨治疗措施是否适当;不得重复记分;对同一目的进行的多项干预,记录最高分(表 19-5)。

表 19-5　TISS 治疗干预评价系统

评分	标准	
4分	(1)心搏骤停或电除颤后(48 h 内) (2)控制呼吸,用或不用呼气末正压通气(positive end-expiratory pressure,PEEP) (3)控制呼吸,间断或持续用肌肉松弛药 (4)食管静脉出血,三腔管压迫止血 (5)持续动脉内输液 (6)放置肺动脉漂浮导管 (7)心房和(或)心室起搏 (8)病情不稳定者行血液透析 (9)腹膜透析 (10)人工低温	(11)加压输血 (12)医用抗休克裤(medical anti-shock pants,MAST) (13)输血小板 (14)主动脉球囊反搏(intra-aortic balloon pump,IABP) (15)24 h 内急诊手术 (16)急性消化道出血灌洗 (17)急诊行内镜或纤维支气管镜检 (18)应用血管活性药物(>1 种)
3分	(1)静脉营养(包括肾、心、肝衰竭营养液) (2)备用起搏器 (3)胸腔引流 (4)间歇指令通气(intermittent mandatory ventilation,IMV)或辅助通气 (5)应用持续气道正压通气(CPAP)治疗 (6)经中心静脉输高浓度钾 (7)经鼻或口气管内插管 (8)无人工气道者行气管内吸引 (9)代谢平衡复杂,频繁调整出入量 (10)频繁或急测动脉血气分析、出凝血指标(>4 次/班) (11)频繁成分输血(>5 U/24 h) (12)非常规静脉单次注药 (13)静脉滴注一种血管活性药物 (14)持续静脉滴注抗心律失常药物	(15)电转复治疗心律失常 (16)应用降温毯 (17)动脉置管测压 (18)48 h 内快速洋地黄化 (19)测定心输出量 (20)快速利尿治疗体液超负荷或脑水肿 (21)积极纠正代谢性碱中毒 (22)积极纠正代谢性酸中毒 (23)紧急行胸腔、腹膜后或心包穿刺 (24)积极抗凝治疗(最初 48 h) (25)因容量超负荷行静脉放血 (26)静脉应用 2 种以上抗生素 (27)药物治疗惊厥或代谢性脑病(发病 48 h 内) (28)复杂性骨牵引

续表 19-5

评分	标准	
2分	(1)监测中心静脉压(CVP) (2)同时开放 2 条静脉输液 (3)病情稳定者行血液透析 (4)48 h 内的气管切开 (5)气管内插管或气管切开者接 T 形管或面罩自主呼吸	(6)鼻饲 (7)因体液丢失过多行补液治疗 (8)静脉化疗 (9)每小时记录神经生命体征 (10)频繁更换敷料 (11)静脉滴注垂体后叶素
1分	(1)监测心电图(ECG) (2)每小时记录生命体征 (3)开放 1 条静脉输液 (4)慢性抗凝治疗 (5)常规记录 24 h 出入量 (6)急查血常规 (7)按计划间歇静脉用药 (8)常规更换敷料 (9)常规骨牵引 (10)气管切开护理	(11)压力性损伤 (12)留置导尿管 (13)吸氧治疗(鼻管或面罩) (14)静脉应用抗生素(<2 种) (15)胸部物理治疗 (16)伤口、瘘管或肠瘘需加强冲洗、包扎或清创 (17)胃肠减压 (18)外周静脉营养或脂肪乳剂输入

(三)多脏器功能障碍评分

多脏器功能障碍评分是 Marshall 于 1995 年提出,Richard 于 2001 年改良(表 19-6)。

1. **特点** 参数少,评分简单,对病死率和预后预测准确。

2. **不足** 只反映 6 个常见器官功能的 1 个指标,不能全面反映其功能状态;对其他影响预后的因素没有考虑。

表 19-6 多脏器功能障碍评分

器官衰竭	变量	0 分	1 分	2 分	3 分	4 分
呼吸系统	$PaO_2/FIO_2/mmHg$	≥301	226~300	151~225	76~150	<76
血液系统	血小板/10^9/L	≥150	<150	<100	<50	<20
肝	胆红素/(μmol/L)	≤20	21~60	61~120	121~240	>240
压力调整心率 (PAHR)	HR·(CVP/MAP)	≤10	10.1~15	15.1~20	20.1~30	>30
中枢神经系统	GCS	15	13~14	10~12	7~9	≤6
肾	肌酐/(μmol/L)	<100	101~200	201~350	351~500	>500

注:*PAHR,即 pressure adjusted heart rate;PAHR＝心率×右房压(或 CVP)/平均动脉压。

(四)脓毒症相关性器官功能衰竭评价

脓毒症相关性器官功能衰竭评价(sepsis related organ failure assessment,SOFA;也称全身性感染相关性器官功能衰竭评分)是 1994 年欧洲重症医学会提出此评分系统。强调早期,动态监测,包括 6 个器官,每项 0~4 分,每日记录最差值。目前研究显示最高评分和评分差值对评价病情更有意义。此评分方法后来也被称为序贯器官功能衰竭评分(sequential organ failure assessment,SOFA)(表 19-7)。

表 19-7 脓毒症相关性器官功能衰竭评价

器官衰竭	变量	0分	1分	2分	3分	4分
呼吸系统	PaO_2/FiO_2/mmHg	≥400	<400	<300	<200 on MV	<100 on MV
血液系统	血小板/(10^9/L)	≥150	<150	<100	<50	<20
肝	胆红素/(mg/dl)	<1.2	1.2~1.9	2.0~5.9	6.0~11.9	>12.0
心血管系统	平均动脉压/mmHg	≥70	<70			
	多巴胺/[μg/(kg·min)]			≤5	>5	>15
	多巴酚丁胺/[μg/(kg·min)]			任何剂量		
	肾上腺素/[μg/(kg·min)]				≤0.1	>0.1
	去甲肾上腺素/[μg/(kg·min)]				≤0.1	>0.1
中枢神经系统	GCS/分	15	13~14	10~12	6~9	<6
肾	肌酐/(mg/dl)	<1.2	1.2~1.9	2.0~3.4	3.5~4.9	≥5.0
	尿量/(ml/d)	≥500			<500	<200

(五)器官功能障碍逻辑性评价系统

器官功能障碍逻辑性评价系统(logistic organ dysfunction system, LODS)是 1996 年由 Le Gall 创建,其中每个变量都经过 Logistic 回归筛选,权重经过 Logistic 回归方程计算,包括 6 个器官,每项 0~5 分,最高 22 分,每日记录单个器官中的最差分值,其总分数与病情严重程度密切相关(表 19-8)。

表 19-8 器官功能障碍逻辑性评价系统

器官衰竭	变量	0分	1分	3分	5分
呼吸系统	PaO_2/FiO_2/mmHg MV 或 CPAP (机械通气或持续气道正压通气)	无 MV 或 CPAP	≥150	<150	
血液系统	血小板/(10^9/L)	≥50	<50		
	白细胞/(10^9/L)	2.5~49.9	1~2.4 ≥50	<1	
肝	胆红素/(mg/dl)	<34.2	≥34.2		
	PT 超过标准值(s)或百分比	≤3 s(≥25%)	>3 s(<25%)		
心血管系统	收缩压/mmHg	90~239	70~89 240~269	40~69 ≥270	<40
	心率/(次/min)	30~139	≥140		<30
中枢神经系统	GCS/分	14~15	9~13	6~8	<6
肾	肌酐/(μmol/L)	<106	106~140	≥141	
	血清尿素或尿素氮/(mmol/L)	<6	6~6.9	7~19.9	≥20
	尿量/(L/d)	0.75~9.99		0.5~0.7 ≥10	<0.5

(六)特定器官功能障碍评分

特定器官功能障碍评分是指对特定器官功能进行评价。如肺损伤评分、肺部感染评分、心力衰竭评分、重症胰腺炎评分、DIC 评分、肾功能衰竭评分、镇静评分等。

1. Ranson 评分　用来判断急性胰腺炎的严重程度(表 19-9)。

表 19-9　Ranson 评分

入院时	入院 48 h
· 年龄>55 岁 · 白细胞>16×10⁹/L · 血糖>11.2 mmol/L · 乳酸脱氢酶>350 U/L · 谷草转氨酶>250 U/L	· 血细胞比容>10% · 血尿素氮上升>1.785 mmol/L · 血钙<2 mmol/L · 氧分压<60 mmHg · 碱缺失>4 mol/L · 失液量>6 L

注:入院时的 5 项临床指标和 48 h 的 6 项指标各项 1 分,合计 11 分,评分在 3 分及以上时即为重症胰腺炎(SAP),3 分以下病死率 0.9%,3~4 分为 16%,5~6 分为 40%,6 分以上为 100%。

2. Ramsay 镇静深度评分　见表 19-10。

表 19-10　Ramsay 镇静深度评分

状态	临床症状	分值
清醒	焦虑或易激惹,或不安,或两者都有	1
清醒	能合作,定位感好,平静	2
清醒	只对指令应答	3
睡眠	对眉间轻叩或大的听觉刺激反应轻快	4
睡眠	对眉间轻叩或大的听觉刺激反应迟缓	5
睡眠	对眉间轻叩或大的听觉刺激无反应	6

3. AIS-ISS　1971 年美国医学会提出 AIS,AIS 编码以解剖为基础,用数字表示。AIS-90 版采用九区法,创伤诊断 2 000 多条,将贯通伤与钝性伤合并,并将脑伤细化。AIS-90 由诊断编码和损伤评分两部分组成,记为小数形式,小数点前 6 位数为损伤的诊断编码,小数点后的 1 位数为伤情评分(有效值 1~6 分)。首起左位数表示身体区域:1~9 代表头、面、颈、胸、腹、盆腔、脊柱、上肢、下肢、体表。第二位数代表解剖类型:1~6 分别代表皮肤、血管、神经、器官(包括肌肉、韧带)、骨骼、头部损伤者意识丧失。第三、四位数为具体受伤器官代码,各个器官按照英文名词的第一个字母排序。第五、六位数表示具体的损伤类型、性质和程度。以上编码应用较难掌握,实际编码应用评分工具。

(1)头颈部 AIS 评分

1 分(轻度):①头部创伤后,头痛/头晕;②颈椎扭伤无骨折;③颈外静脉轻度破裂(失血≤20%);④甲状腺挫伤。

2 分(中度):①逆行性遗忘;②嗜睡/木僵/迟钝,能被语言刺激唤醒;③失去知觉(<1 h);④甲状腺裂伤;⑤单纯颅顶骨折;⑥不完全性臂丛损伤;⑦颈椎椎体轻度压缩(≤20%),棘突/横突骨折/椎间盘损伤(无神经根损害);⑧单根神经根挫裂伤;⑨脑神经挫裂伤;⑩颈外动脉内膜撕裂、破裂(出血量≤20%)/血栓形成,颈内静脉破裂(失血量≤20%);⑪喉/声带单侧挫伤。

3 分(重度,不危及生命):①昏迷 1~6 h;②昏迷<1 h 伴神经障碍;③颅底骨折;④粉碎/开放/凹陷(≤2 cm)性颅顶骨折;⑤梗死/脑挫伤,浅表,≤30 ml,直径≤4 cm,中线移位≤5 cm;⑥小脑挫伤(≤15 ml,直径≤3 cm);⑦轻度脑肿胀/水肿(脑室受压,无脑干池受压);⑧头颅穿透伤,深度≤2 cm;⑨蛛网膜下腔出血;⑩脑垂体受损;⑪喉破裂未横断/咽部挫伤(血肿)撕裂伤/双侧声带损伤、气管/食管裂伤未穿孔;⑫脊髓一过性神经体征;⑬颈椎椎体重度压缩>20%,椎板/椎弓根/小关节突/齿突骨折;⑭椎间盘破裂伴神经根损害/多根神经根损伤;⑮颈内动脉内膜撕裂/破裂(失血量<20%)/血栓形成/颈内静脉/颈外动脉/静脉破裂(失血量>20%);⑯完全性臂丛神经损伤。

4分(重度,危及生命):①昏迷1~6 h,伴神经障碍;②昏迷6~24 h;③仅对疼痛刺激有恰当反应;④颅骨骨折性凹陷>2 cm,复杂性粉碎性颅底骨折;⑤脑膜破裂或脑组织外露、缺损;⑥大脑挫伤深在30~50 ml,直径>4 cm,中线移位>5 cm,中度脑肿胀/脑室/脑干池受压;⑦小脑挫伤大,范围15~30 ml,直径>3 cm;⑧硬脑膜外/下小血肿(成人≤30 ml,≤10岁≤25 ml,点状/小片/中度,小脑区≤15 ml,直径≤3 cm);⑨颈髓不完全损伤或不伴骨折(残留部分感觉或运动功能);⑩颈总(内)动脉破裂(失血>20%)/内膜撕裂/创伤性血栓形成伴与创伤无关的神经功能异常;⑪喉破裂伴声带受损,咽或咽后区域穿孔未横断;⑫食管/气道破裂未横断。

5分(危重或可成活):①昏迷伴有不适的动作;②昏迷>24 h;③脑干损伤;④大脑广泛挫伤(成人>50 ml,≤10岁>15 ml,直径/厚度>2 cm),小脑广泛挫伤(总量>30 ml),硬脑膜外血肿双侧/大范围(成人>30 ml,≤10岁>25 ml,厚度>1 cm,大片广泛,≤10岁>15 ml,直径/厚度>2 cm);⑤脑肿胀(脑室或脑干池消失);⑥小脑/大脑穿透伤/弥漫性轴突挫伤;⑦喉/咽横断/毁损;⑧气管/食管横断或撕脱;⑨完全脊髓损伤(四肢瘫或截瘫,且无感觉);⑩C_4或C_4以下骨折/脱位。

(2)胸部AIS评分

1分(轻度):①单根肋骨骨折(有血气胸或血气纵隔加1);②胸椎扭伤;③胸壁擦伤;④胸骨挫伤;⑤主支气管挫伤(血肿)。

2分(中度):①2~3根肋骨的任何部位或单根肋骨多处骨折(有血气胸或血气纵隔加1);②胸骨骨折;③胸椎脱位或棘突或横突骨折;④胸椎轻度压缩性骨折(≤20%);⑤心包裂伤(穿刺伤);⑥食管挫伤或胸导管裂伤;⑦主支气管以远部分裂伤未穿孔;⑧女性乳房撕脱伤;⑨膈肌挫伤(血肿);⑩支气管/食管/肋间/内乳动脉/静脉破裂(失血≤20%)或>20%加1;⑪胸膜裂伤(伴血气胸加1)。

3分(重度不危及生命):①>1根肋骨开放性/移位/粉碎性(伴血气胸加1);②一侧有>3根和另一侧有<3根肋骨骨折,胸廓稳定或NFS(伴血气胸加1);③连枷胸单侧或NFS(伴肺挫伤加1,双侧加2);④单侧肺挫伤/裂伤(双侧加1,伴纵隔血肿加1,失血>20%加1);⑤单侧血胸或气胸;⑥纵隔气肿;⑦膈肌破裂;⑧心脏压塞的损伤,无心脏的损伤;⑨食管裂伤未穿孔,周径≤50%;⑩气管或主支气管挫伤/裂伤/主支气管以远部分破裂未横断;⑪头臂(无名)/肺/锁骨下动静脉或上/下腔静脉胸段内膜撕裂/破裂(失血≤20%,<20%加1);⑫轻度吸入性烧伤;⑬胸椎脱位或椎板/椎弓根/关节突骨折,椎体压缩性骨折>1椎骨或高度<20%。

4分(重度危及生命):①双侧均有>3根的肋骨骨折(伴血/气/连枷胸加1);②双侧肺挫伤(失血>20%加1);③纵隔血肿;④双侧血气胸伴张力性气胸,失血量>20%加1分;⑤张力性气胸;⑥食管或支气管破裂穿孔但是未完全横断;⑦胸主动脉内膜撕裂,血管未破裂/破裂(失血≤20%);⑧锁骨下/无名/肺动静脉/上下腔静脉重度裂伤(失血>20%);⑨不完全性脊髓损伤综合征,残存部分感觉或运动功能,包括侧束(Brown-Sequard)综合征;⑩膈肌破裂伴膈疝形成。

5分(危重或可成活):①胸主动脉重度裂伤或裂伤累及主动脉根部/主动脉瓣;②锁骨下/无名静脉/上下腔静脉裂伤伴循环空气栓塞;③心包裂伤,心脏疝出;④心脏裂伤(心房或心室,有或无压塞表现);⑤食管/主支气管复杂性破裂或横断;⑥喉-气管分离;⑦双侧连枷胸/吸入伤需要机械通气;⑧单侧/双侧裂伤伴张力性气胸或肺完全裂伤大量漏气或伴有体循环空气栓塞或双侧失血>20%;⑨脊髓裂伤或完全损害。

(3)面部AIS评分

1分(轻度):①角膜擦伤/玻璃体损伤/巩膜裂伤/耳道损伤(内耳/中耳/听骨链/鼓膜破裂);②舌浅表裂伤/齿龈挫裂伤/撕裂伤/牙齿任意数目断裂/撕脱;③鼻出血/鼻骨/下颌骨闭合性骨折。

2分(中度):①眼撕脱(剜出)/巩膜裂伤累及眼球(包括破裂)/视神经裂伤;②舌深在广泛裂伤;③鼻骨或下颌骨开放性/移位/粉碎性骨折,眼眶骨闭合性骨折,颧骨骨折,颞颌关节脱位;④上颌骨骨折(包括上颌窦),LeFort Ⅰ骨折,上颌骨齿槽嵴的水平段骨折,牙齿还留在移位的骨片中,LeFort Ⅱ骨折,上颌骨单侧或双侧骨折,其体部与颌面部骨骼分离,形成锥状,骨折可穿过体部向下伸至硬腭,通过眶底进入鼻腔。

3分(重度不危及生命):①眼眶开放性/移位/粉碎性骨折;②LeFort Ⅲ骨折(整个上颌骨或一块或多块颌面部骨骼从颅底完全分离的骨折)。

4分(重度危及生命):LeFort Ⅲ骨折伴失血量>20%。

5分(重度或可成活):无。

(4)腹部及盆腔AIS评分

1分(轻度):①擦伤/挫伤/血肿/浅表裂伤,阴道/阴唇/会阴/阴囊/睾丸(包括浅表损伤),阴茎/会阴/肛门;②腰扭伤;③血尿。

2分(中度):①挫伤(血肿)/浅表裂伤未穿孔/OIS Ⅰ~Ⅱ级,胃、十二指肠挫伤(血肿),小肠、大肠、直肠、膀胱输尿管、尿道、肠系膜、肝、脾、肾、胰腺(无胰管受累,OIS Ⅰ级)、肾上腺(重度)挫伤;②撕裂伤、胆囊挫伤(血肿)及破裂未伤及胆管、髂静脉不完全横断(失血量≤20%)、网膜/肠系膜(失血量≤20%)、输尿管、卵巢、子宫(≤1 cm裂口),会阴、阴囊、睾丸复杂性撕裂或撕脱、阴道、外阴、阴茎、肛门(非全层);③单侧小关节突脱位(半脱位)、棘突或横突骨折、椎体压缩性骨折(≤20%),椎间盘损伤(不伴有神经根损害)、单根神经根损害。

3分(重度不危及生命):①裂伤/穿孔/胃/十二指肠降部裂伤(圆周径50%~70%),小肠/大肠/直肠破裂穿孔未横断或挫伤未穿孔周径>50%、膀胱裂伤未穿孔、输尿管、尿道、子宫(>1 cm破裂、中期妊娠)、肛门、会阴/外阴/阴道/阴茎广泛撕裂、腹腔动脉/髂动脉/总、内、外内膜撕裂未破裂或破裂出血≤20%、下腔静脉破裂出血≤20%、髂动脉破裂出血>20%;②网膜、肠系膜重度损伤(失血量>20%),卵巢毁损伤、肾上腺重度毁损;③QIS Ⅲ级:肝、脾、胆囊、肾、胰、胆囊广泛破裂/撕脱/胆囊裂伤/横断;④腰椎脱位或椎板、椎弓根、关节突骨折;⑤椎体压缩骨折>1椎骨或>20%前缘高度;⑥>1根神经根损伤;⑦椎间盘滑脱出伴神经根损害。

4分(重度危及生命):①复杂性破裂,胃撕脱或复杂性破裂、十二指肠降部破裂>75%周径、累及壶腹部或胆总管下段、大/小肠横断或撕脱(OIS Ⅳ~Ⅴ级)、直肠穿孔延伸至会阴、膀胱穿孔破裂、尿道后组织毁损、子宫裂伤(晚孕)、肝/脾/肾/胰(OIS Ⅳ级)、肠系膜广泛撕裂、胆囊破裂伴胆总管或肝管裂伤/横断;②腹主动脉内膜撕裂、破裂(失血量≤20%)、髂动脉(总、内、外)、下腔静脉破裂(失血量>20%);③不全截瘫。

5分(危重或可成活):①重度裂伤伴组织缺失(OIS Ⅴ级)或严重污染,胰头/十二指肠全部广泛毁损、直肠广泛破裂/撕脱/盆腔明显粪污染,肝/脾/肾 QIS Ⅴ级;②完全性脊髓损害;③腹主动脉、腹腔动脉破裂(失血量>20%);④脊髓裂伤(包括横断和挤压伤)。

(5)四肢及骨盆AIS评分

1分(轻度):①骨折/脱位,腕/指/趾;②扭伤,肩锁、肩肘、指、腕、髋、踝、趾;③神经挫伤。

2分(中度):①骨折,肱、桡、尺、胫、腓、髋、锁、肩、胛、腕、掌、跟、跗、跖、耻骨支或骨盆单纯性骨折;②脱位,肘、肩、肩锁、髋、膝;③内膜裂伤/轻度撕裂(失血≤20%、>20%加1),腕、肱、腘静脉;④严重肌肉/肌腱裂伤、半月板撕裂(移位、开放、粉碎或伴神经损伤、耻骨联合分离)加1;⑤单根/多根神经裂伤(伴运动功能障碍);⑥脱套伤、指、趾断离、膝以下毁损性挤压伤。

3分(重度不危及生命):①股骨骨折(包括头、颈、粗隆、髁上);②除指以外的上肢任一面创伤、膝以下下肢创伤性断离、脱套伤、部分或广泛、毁损性挤压伤;③坐骨神经裂伤;④股动脉内膜撕裂/破裂(失血量≤20%,>20%加1)。

4分(重度危及生命):①骨盆严重变形、移位伴血管破裂或巨大腹膜后血肿的开放/移位/粉碎性骨盆骨折(失血≤20%,>20%加1);②膝关节以上部分完全离断。

5分(危重或可成活):开放性/移位/粉碎性骨盆骨折(失血量>20%)。

(6)体表AIS评分

1分(轻度):①擦/挫伤(血肿)≤25 cm^{2}面/手,≤50 cm^{2}体表面积;②Ⅰ度烧伤至100%;③Ⅲ度烧伤体表面积,Ⅲ度烧伤≤25 cm^{2}面/手,≤100 cm^{2}身体;④头皮擦伤/挫伤(含帽状腱膜下血肿),脱伤(≤100% cm^2)。

2分(中度):①头皮/面/四肢擦挫伤,>25 cm²面/手,≤50 cm²体表面积,裂伤长度>10 cm且深入皮下,撕脱伤>25 cm²,头皮撕脱>100 cm²;②身体,组织缺失>100 cm,裂伤>20 cm,并深入皮下;③Ⅱ度或Ⅲ度烧伤/脱套伤达体表面积10%~19%(失血量≤20%)。

3分(重度不危及生命):①全头皮撕脱/裂伤失血量>20%;②Ⅱ度或Ⅲ度烧伤/脱套伤达体表面积20%~29%。

4分(重度危及生命):Ⅱ度或Ⅲ度烧伤/脱套伤达体表面积30%~39%。

5分(危重或可成活):Ⅱ度或Ⅲ度烧伤达体表面积40%~89%。

(7)AIS分值6分,为最大损伤,细则如下。

头颈部:碾压骨折、脑干碾压撕裂、断头、C_3或C_3以上骨折/脱位、颈髓裂伤或横断。

胸部:胸主动脉完全断离、胸部广泛碾压毁损、心脏复杂性碎裂/撕脱。

腹部:躯干横断、肝横断、肝脱伤(所有血管完全断离)。

体表:Ⅱ度或Ⅲ度烧伤/脱套伤≥90%体表面积。

ISS由Johns Hopkins大学Bakes等人于1974年创用,目前广泛用于创伤临床和研究工作。ISS为身体3个最严重损伤区域的最高AIS分值的平方和,ISS<16分为轻伤、ISS≥20分为重伤、ISS≥25分为严重伤。ISS有效范围为1~75分,而ISS=75只见于两种情况:有3个体区都含有AIS评分为5分的损害,只要全身任何一个损伤达到AIS评分为6分,ISS自动升值为75分,当AIS评分为9分不能用来计算ISS值。当ISS>20分,病死率明显升高,当ISS>50分,存活者少。

三、护 理 评 估

(一)健康史

了解疾病的诊断、治疗经过,有无并发症,有无损伤或手术史及其经过,有无输血、输静脉营养液等支持治疗史。

(二)身体状况

分析患者的主要症状、体征,评估患者重要器官的功能,内容包括:①意识状态、瞳孔直径及对光反射、肢体活动状况等。②血压、脉搏、皮肤色泽和温度以及皮肤完整性。③呼吸状态、吸入氧条件、呼吸频率。④各种引流(导尿管、胃管、胸腹腔引流管等)是否通畅、引流量及颜色。⑤现有静脉通路及输入液体的种类、滴入速度和治疗药物。

(三)辅助检查

肝、肾功能检验,血糖及电解质最近一次检查结果,血气分析等。对于病情严重程度的评估,目前较多采用的方法是治疗干预评分系统(TISS),评分的依据是患者所需要采取的监测、治疗、护理和诊断性措施。病情越重,评分越高。

第三节　各类创伤患者的重症监护

一、创伤失血性休克患者的监护

休克是全身有效循环血量下降、组织血流灌注不足的一种状态,虽然休克和低血压经常共存,但休克时不一定有低血压,血压正常也不能排除休克的诊断。血流低灌注表现可以通过检查患者的意识状态、肢体温度和尿量来监测,更具体的情况可以通过动脉血气分析和血乳酸水平反映出来。

（一）病理生理

创伤失血性休克的病理生理变化首先是血容量与血管容积的不匹配,造成外周组织血流灌注不足,从而引起微循环变化、氧代谢动力学异常、炎症反应、凝血功能障碍以及内脏器官的继发性损害。

1.微循环变化　创伤失血性休克最根本的病理生理改变是失血所致的微循环功能障碍,尤其是重要脏器微循环改变。导致微循环功能障碍的主要机制包括:①休克产生损伤相关分子模式,如热休克蛋白和高迁移率促蛋白触发免疫应答及失控性炎症反应,引起血管内皮损伤、毛细血管渗漏、循环容量减少,最终导致组织血流灌注不足、细胞缺氧;②内皮损伤引起凝血系统激活、微血栓形成阻塞毛细血管及血管舒缩功能障碍,加重组织缺血、缺氧;③创伤所致的持续或强烈的刺激影响神经内分泌功能,导致反射性血管舒缩功能紊乱,加剧微循环障碍。

2.氧代动力学异常及细胞代谢改变　创伤失血性休克患者存在氧代谢动力学异常。氧代谢动力学异常即为氧输送(oxygen delivery,DO_2)与氧消耗(oxygen consumption,VO_2)的不平衡。创伤失血性休克患者混合静脉血氧饱和度(oxygen saturation in mixed venous blood,$S_{\bar{v}}O_2$)的降低反映了氧输送与氧消耗的不平衡,而血乳酸升高则间接反映了机体微循环低氧及组织细胞缺氧状态。在此情况下,细胞能量代谢(如糖、脂、蛋白)亦会出现明显异常。

3.创伤性炎症反应与凝血功能障碍　创伤失血性休克早期,在致伤因子的刺激下,机体局部可出现炎症反应。损害的细胞、组织和器官不同,炎症介质的质和量也有不同,表现为局部血管通透性增加,血浆成分外渗,白细胞及趋化因子聚集于伤处以吞噬和清除致病菌或异物。适当的炎症反应在一定程度上利于创伤修复,但过度炎症反应会导致炎症介质的大量释放,各种细胞因子与细胞表面信号分子结合后,诱导细胞内发生一系列生物化学变化,引发失控性炎症反应与组织损害,甚至造成凝血功能障碍。

4.内脏器官的继发性损害　创伤失血性休克常导致全身炎症反应综合征(systemic inflammatory response syndrome,SIRS)的发生,这是进一步造成多器官功能障碍综合征(multiple organ dysfunction syndrome,MODS)的重要病理生理基础。目前,关于 MODS 发生机制有以下几种假说:①创伤后失控性炎症反应;②组织缺血再灌注损伤:创伤失血性休克及复苏引起的组织器官微循环缺血和再灌注过程,是MODS 发生的基本环节,严重创伤引发休克,导致微循环障碍,如不及时恢复有效血容量,将可能出现MODS 或死亡;③胃肠道屏障功能损害及细菌移位,创伤失血性休克可引起胃肠黏膜缺血,导致肠道黏膜屏障的破坏,继而发生肠道内毒素和细菌移位,引发脓毒症;④基因多态性,创伤后 MODS 的易感性与基因表达多态性相关,如与人类白细胞抗原(human leukocyte antigen,HLA)-DR、白细胞介素(interleukin,IL)-18、肿瘤坏死因子-α(tumor necrosis factor-α,TNF-α)、γ 干扰素(interferon-γ,IFN-γ)等基因表达相关。

5.休克时器官损害表现

(1)脑:脑组织血流灌注的基本条件是足够的灌注压和灌注量。脑血管平滑肌的舒缩功能主要受PCO_2和 pH 值影响,当 PCO_2增加和 pH 值下降时,脑血管表现为扩张,使血流灌注量增加。在低血压状态下,灌注压的维持主要依靠身体其他部位血管收缩,脑血管则被动受益。如果全身血压下降,脑组织血流灌注压也难以维持。休克时,由于脑组织血流灌注压和血流量下降将导致脑缺氧。缺氧、CO_2潴留和酸中毒会引起脑细胞肿胀、血管通透性增加而导致脑水肿和颅内压升高。

(2)肺:肺的毛细血管、肺泡细胞受到损伤,表面活性物质减少;肺部小血管栓塞,肺泡萎陷、不张、水肿;肺血管闭塞、不通畅,呼吸困难;各器官也就供氧不足;严重时可导致急性呼吸窘迫综合征。

(3)肾:肾由于有效循环容量减少,血压下降,儿茶酚胺分泌增加,使肾的入球血管痉挛和肾滤过率明显下降而发生少尿。休克时,肾内血流重新分布并转向髓质,不但尿量减少,而且可导致皮质区的肾小管缺血坏死,即发生急性肾衰竭。

(4)心:冠状动脉血流灌注的 80% 发生于舒张期,当心率过快而致舒张期过短或灌注压力下降时,冠状动脉血流减少,导致的缺氧和酸中毒可造成心肌损害。当心肌微循环内血栓形成时,还可引起心肌的局灶性坏死。

(5)胃肠道:在发生低血压和血流低灌注时,机体为了保证心、脑等重要生命器官的血流灌注,首先减少内脏和皮肤等部位的血流灌注而表现该部血管收缩。肠黏膜细胞富含黄嘌呤氧化酶系统,在遭受缺血再灌注后,极易产生自由基损伤。缺血再灌注损伤可导致胃肠道黏膜的糜烂、溃疡、出血、坏死和细菌、毒素移位。

(6)肝:当心输出量下降至基础值的50%时,肝动脉和门静脉的血流量分别减少30%。休克时,除受缺血和缺氧的损害,还会被当作来自胃肠道有害物质,如细菌和毒素被攻击的靶器官。

(二)特殊监测

1. 中心静脉压　中心静脉压(central venous pressure,CVP)能反映右心功能,并反映血容量、回心血量和右心排血功能之间的关系。它对指导应用扩容剂,避免输液过量或不足,也是一个很有参考价值的指标。正常参考值:5～12 cmH$_2$O。

2. 肺毛细血管楔压　经颈内静脉将 Swan-Ganz 漂浮导管置入至肺动脉及其分支,可分别测得肺动脉压(pulmonary artery pressure,PAP)和肺毛细血管楔压(pulmonary capillary wedge pressure,PCWP)。与 CVP 相比,PCWP 所反映的左心房压更为确切。PAP 的正常值为 10～22 mmHg;PCWP 的正常值为 6～15 mmHg。

3. 心输出量和心脏指数　心输出量(cardiac output,CO)是每搏输出量(stroke volume,SV)与心率的乘积,用 Swan-Ganz 导管由热稀释法测出,成人 CO 正常值为 4～6 L/min。单位体表面积的心输出量称为心脏指数(cardiac index,CI),正常值为 2.5～3.5 L/(min·m^2)。

4. 血常规　白细胞(white blood cell,WBC)升高是各型休克的常见变化,主要和机体的应激反应有关。正常值:(4～10)×10^9/L。血细胞比容(hematocrit,Hct;也称红细胞比容)和血红蛋白(hemoglobin,Hb)为扩容治疗及选择液体成分的主要指标之一。Hct 正常值:男 0.40～0.50 L/L(40%～50%)、女 0.37～0.45 L/L(37%～45%),Hct 下降3%～4%,失血量约为 500 ml。Hb 是保证氧输送的基本条件,正常值:男 120～160 g/L、女 110～150 g/L,Hb 下降 1 g,失血量在 400 ml 左右。

5. 动脉血气分析及血清离子测定　动脉血气分析对判断休克病情和指导治疗有重要的作用。动脉血氧分压(PaO$_2$)正常值为 80～100 mmHg,反映氧输送情况。动脉血二氧化碳分压(PaCO$_2$)正常值为 35～45 mmHg,是通气和换气功能的指标,可作为呼吸性酸中毒或碱中毒的诊断依据。碱剩余(BE)正常值为 −3～+3 mmHg,可反映代谢性酸中毒或碱中毒。血酸碱度(pH 值)则是反映总体的酸碱平衡状态,正常值为 7.35～7.45。

6. 动脉血乳酸盐　无氧代谢是休克患者的特点。无氧代谢必然导致高乳酸血症的发生,监测其变化有助于估计休克程度和复苏趋势。正常值为 0.6～1.7 mmol/L,危重患者允许到 2 mmol/L。

7. 弥散性血管内凝血指标　对疑有弥散性血管内凝血(disseminated intravascular coagulation,DIC)的患者,应测定血小板的数量和质量、凝血因子的消耗程度及反映纤溶活性的多项指标,在下列 5 项检查中若有 3 项以上出现异常,临床上又有休克及微血管栓塞症状和出血倾向时,便可诊断 DIC。

8. 氧输送及氧消耗　DO$_2$是指机体组织所能获得的氧量,VO$_2$是指组织消耗的氧量。氧输送和氧消耗在休克监测中的意义在于:当氧消耗随氧输送而相应提高时,称作"氧供依赖性氧耗",反映氧输送不能满足机体代谢需要,提示应继续努力提高 CO 以免发生机体缺氧,直至氧消耗不再随氧输送升高而增加为止。

9. 胃肠黏膜内 pH 值监测　测量胃肠黏膜 pH 值(pH value of gastro-intestinal mucosa,pHi),能反映该组织局部血流灌注和供氧的情况,也可能发现隐匿性休克。胃肠黏膜内 pH 值测定能够较真实地反映机体对缺血反应最敏感区域的血流灌注变化。

(三)紧急处理

通常取平卧位,必要时采取头和躯干抬高20°～30°、下肢抬高15°～20°,以利于呼吸和下肢静脉回流同时保证脑灌注压力;保持呼吸道通畅,并可用鼻导管法或面罩法吸氧,必要时建立人工气道,呼吸机辅助通气;维持正常的体温,低体温时注意保温,体温升高时给予降温措施;及早建立静脉通路,并用药维持血压。尽量保持患者安静,避免人为的搬动,可用小剂量镇痛、镇静药,但要防止呼吸和循环抑制。

（四）护理措施

1. 迅速补充血容量，维持体液平衡

（1）快速建立两条静脉通路，一条选择大静脉快速输液兼测 CVP；另一条静脉通路缓慢而均匀地滴注血管活性药物或其他需要控制滴数的药物。

（2）注意药物的配伍禁忌、药物浓度和滴数，用药后随时记录。

（3）根据用药目的，正确执行医嘱，合理安排输液顺序。

（4）快速输液时，应注意有无咳红色泡沫样痰，防止肺水肿和心力衰竭的发生。

（5）准确记录 24 h 出入液量，以调整输入量。

（6）严密观察病情变化，设专人护理，并详细记录。主要监测项目如下。

1）意识：若患者由兴奋转为抑制，提示脑缺氧加重；若经治疗后意识清楚，提示脑循环改善。

2）皮肤色泽和肢端温度：若皮肤苍白、湿冷，提示病情较重；若皮肤出现出血点或瘀斑，提示进入 DIC 阶段；若四肢温暖、红润、干燥，表示休克好转。

3）脉搏：注意脉搏的速率、节律及强度。若脉率进一步加速且细弱，为病情恶化的表现；若脉搏逐渐增强、脉率转为正常，提示病情好转。

4）血压与脉压：血压下降、脉压减小，提示病情严重；血压回升或血压虽低，但脉搏有力、脉压由小变大，提示病情好转。

5）尿量：能反映肾血流灌注。认真记录每小时尿量，测定尿比重。若每小时尿量稳定在 30 ml 以上，提示休克好转。

6）CVP：若血压降低，CVP<5 cmH_2O 时，表示血容量不足；CVP>15 cmH_2O 时，则提示心功能不全；CVP>20 cmH_2O 时，提示充血性心力衰竭。

2. 改善组织血流灌注，促进气体正常交换

（1）体位：取中凹卧位，下肢抬高 15°～20°，头抬高 20°～30°，以利于呼吸和静脉回流增加回心血量。

（2）使用血管活性药物的护理：严格查对血管活性药物的名称、用法及用量，以保证用药的准确无误。均匀滴注血管活性药物，以维持血压稳定，禁忌滴速时快时慢，以致血压骤升骤降。扩血管药必须在血容量充足的前提下应用，以防血压骤降。若患者四肢厥冷、脉细弱和尿量少，不可再使用血管收缩剂来升压，以防引起急性肾衰竭。严防血管收缩剂外渗致组织坏死。

3. 维持有效气体交换

（1）环境：须保持室内安静，避免强刺激。室温应保持在 22～28 ℃，湿度应保持在 70% 左右。

（2）改善缺氧状况：给氧，浓度 40%～60%，流量 6～8 L/min，若发展为成人 ARDS，需给予呼吸机辅助呼吸。

（3）避免误吸、窒息，保持呼吸道通畅，必要时行气管切开。

（4）协助患者拍背，帮助排痰，病情平稳后可给予雾化吸入，稀释痰液，以利排出。

（5）遵医嘱使用镇静剂，减轻焦虑，降低氧耗，并观察其不良反应，如呼吸抑制。

（6）监测呼吸功能，患者出现呼吸>30 次/min 或<8 次/min 提示病情危重。

（7）严密监测血气分析，观察是否 PaO_2 下降或 $PaCO_2$ 升高，警惕 ARDS 的发生。若有异常，及时报告医师。

4. 维持正常体温

（1）定时监测体温的变化。

（2）要注意保暖，可以加盖棉被，并提高室内温度，以利复温。不可使用热水袋或电热毯进行体表加温，以免烫伤和皮肤血管扩张，加重休克。

（3）高热应采取措施降低体温，如物理降温（擦浴、冰袋、降温毯）、药物降温，定时通风调节室温，及时更换浸湿衣物及被单，做好皮肤护理等。

5. 预防皮肤受损和意外受伤

（1）积极纠正休克，改善周围微循环血流灌注，提高皮肤抵抗力。

（2）护理操作轻柔、敏捷、熟练，以减轻对患者的刺激。

（3）协助患者翻身，每2 h翻身1次，若休克严重，切忌频繁翻动患者，以防血压下降。

（4）保持床单位清洁、干燥、平整。

（5）提供气垫床，减轻局部受压程度。

（6）使用床档，并适当约束烦躁患者，防止发生意外伤害。

（7）采取措施防止静脉血栓形成。

6.预防感染

（1）病房内定期空气消毒，严格无菌技术操作，做好手卫生，避免交叉感染。

（2）合理应用抗菌药。

（3）加强呼吸道或人工气道管理，及时吸痰，定时翻身、叩背，预防肺部并发症。避免误吸造成肺部感染。

（4）加强留置导尿管护理，预防泌尿系统感染。

（5）加强创面或伤口护理。

二、创伤性急性呼吸窘迫综合征患者的监护

急性呼吸窘迫综合征（acute respiratory distress syndrome，ARDS）指因肺实质发生急性弥漫性损伤导致的急性缺氧性呼吸衰竭。临床上以呼吸窘迫和顽固性低氧血症为特征。

（一）病因与发病机制

1.病因　ARDS的病因尚不清楚。与ARDS发病相关的危险因素包括肺内（直接）因素和肺外（间接）因素两类。

（1）肺内因素：指对肺的直接损伤。包括：①化学性因素，如吸入胃内容物、毒气、烟尘及长时间吸入纯氧等；②物理性因素，如肺挫伤、淹溺；③生物因素，如重症肺炎。

（2）肺外因素：包括各种类型的休克、败血症、严重的非胸部创伤、大量输血等。

2.发病机制　ARDS的发病机制仍不十分清楚。目前认为，除上述危险因素对肺泡造成直接损伤外，更重要的是多种炎症细胞及其释放的炎症介质和细胞因子间接介导的炎症反应，激发机体产生全身炎症反应综合征（systemic inflammatory response syndrome，SIRS），即机体失控的自我持续放大和自我破坏的炎症反应，导致一系列病理生理改变。

3.病理　ARDS的主要病理改变为肺广泛充血、水肿和肺泡内透明膜形成。主要有3个病理阶段：渗出期、增生期和纤维化期，常重叠存在。ARDS肺组织的大体表现为呈暗红或暗紫红的肝样变，可见水肿、出血。重量明显增加，切面有液体渗出，有"湿肺"之称。

（二）临床表现

除原发病的表现外，常在受到发病因素攻击（严重创伤、休克、误吸胃内容物等）后12～48 h内（偶有长达5 d）突然出现进行性呼吸困难、发绀，常伴有烦躁、焦虑、出汗，患者常感到胸廓紧束、严重憋气，即呼吸窘迫，不能被氧疗所改善，也不能用其他心肺疾病所解释。咳嗽、咳痰，甚至出现咳出血水样痰或少量咯血。早期多无阳性体征或闻及少量细湿啰音；后期可闻及水泡音及管状呼吸音。

（三）实验室及其他检查

1.X射线胸片　X射线胸片的表现以演变快速、多变为特点。

2.动脉血气分析　以低PaO_2和低$PaCO_2$为典型表现，后期可出现$PaCO_2$升高。

3.床边肺功能监测　肺顺应性降低，无效腔通气量比例增加，但无呼气流速受限。

4.血流动力学监测　通常仅用于与左心衰竭鉴别有困难时，一般肺毛细血管楔压<12 mmHg，若>18 mmHg则支持左心衰竭的诊断。

（四）治疗原则

积极治疗原发病，控制感染，改善通气和组织供氧，严格控制输入液体量，防止进一步的肺损伤和肺水肿。

（五）护理

1. 评估要点

（1）健康史及相关因素

1）有无对肺的直接损伤的因素,包括吸入胃内容物、毒气、烟尘及长时间吸入纯氧等;肺挫伤;各种病原体引起的重症肺炎;淹溺等。

2）有无各种类型的休克、败血症、严重的非胸部创伤、药物或麻醉品中毒、急性重症胰腺炎等病史。

（2）症状与体征

1）呼吸增快和窘迫:不能被通常氧疗所改善;发绀、咳嗽、咳痰;烦躁、意识恍惚或淡漠。

2）肺部早期体征较少,中晚期可闻及干湿啰音;吸气时肋间及锁骨上窝下陷;心率增快。

（3）并发症:多器官功能衰竭等。

（4）辅助检查:了解胸片、动脉血气分析 $PaO_2 < 60$ mmHg,氧合指数<300 mmHg 检查等阳性结果。

（5）心理社会支持状况。

2. 护理措施

（1）氧疗护理:一般需用面罩给氧,吸入氧浓度（FiO_2）40%~50%,使 $PaO_2 \geqslant 60$ mmHg 或 $SaO_2 \geqslant 90\%$。当吸入氧浓度>50%,而 $PaO_2 < 60$ mmHg 时应尽早进行机械通气。

（2）保持呼吸道通畅:指导患者进行有效的咳嗽、咳痰,定时翻身、叩背。必要时给予吸痰或建立人工气道。

（3）休息与活动:卧床休息,取半卧位或坐位。出现烦躁不安时尤其注意患者安全。

（4）体液管理:严格控制输入液体量,保持体液负平衡,入量比出量少 500 ml/d 左右,静脉输液避免过多过快,晶体液与胶体液以 1∶1 为宜,观察有无急性肺水肿的症状。

（5）用药护理:遵医嘱使用抗生素、呼吸兴奋剂、支气管解痉药物、糖皮质激素等,观察药物疗效及不良反应。如使用糖皮质激素时应观察睡眠、血糖、血压情况及有无应激性溃疡及水、电解质、酸碱平衡紊乱等。

3. 并发症护理 多器官功能衰竭是指在严重创伤、感染等原发病发生 24 h 后,同时或序贯发生 2 个或 2 个以上脏器功能失常甚至衰竭的临床综合征。一旦发生,应做好人工气道护理及各脏器功能的监测和护理。

4. 健康教育

（1）自我监测:若出现咳嗽、咳痰加剧、发热、呼吸困难加重等,应及时就诊。

（2）疾病知识宣教:宜进食易消化软食,少量多餐,加强营养。积极预防、治疗上呼吸道感染,注意保暖,戒烟。坚持适当的室外活动。避免劳累、情绪激动等不良因素。

（3）用药指导:遵医嘱使用糖皮质激素等药物,不得擅自停药或随意增减剂量,遵医嘱使用 N-乙酰半胱氨酸药物,教会患者服用方法。

（4）康复期指导:教会患者有效咳嗽、咳痰,并进行缩唇呼吸及腹式呼吸锻炼,改善通气。并教会低氧血症的患者及其家属学会合理的家庭氧疗方法和注意事项。

三、创伤后急性肾损伤与肾透析患者的监护

（一）急性肾损伤

急性肾损伤(acute kidney injury,AKI)以往称为急性肾衰竭(acute renal failure,ARF),是指由多种病因引起的肾功能快速下降而出现的临床综合征。可发生于既往无肾病者,也可发生在原有慢性肾病的基础上。

AKI 病因多样,根据病因发生的解剖部位不同可分为三大类:肾前性、肾性和肾后性。肾前性 AKI 的常见病因包括血容量减少（如各种原因引起的液体丢失和出血）、有效动脉血容量减少和肾内血流动力

学改变等。肾后性 AKI 源于急性尿路梗阻,从肾盂到尿道任一水平尿路上均可发生梗阻。肾性 AKI 有肾实质损伤,包括肾小管、肾间质、肾血管和肾小球性疾病导致的损伤。肾小管性 AKI 的常见病因是肾缺血或肾毒性物质(包括外源性毒素,如生物毒素、化学毒素、抗生素、造影剂等和内源性毒素,如血红蛋白、肌红蛋白等)损伤肾小管上皮细胞,可引起急性肾小管坏死(acute tubular necrosis,ATN)。

AKI 治疗主要包括尽早识别并纠正可逆病因、维持内环境稳定、营养支持、防治并发症及肾脏替代治疗等方面。

1. 积极控制原发病因、去除加重急性肾损伤的可逆因素 急性肾损伤首先要纠正可逆的病因。对于各种严重创伤、心力衰竭、急性失血等都应进行相应的治疗,包括扩容,纠正血容量不足、休克和控制感染等。停用影响肾血流灌注或肾毒性药物。注意调整药物剂量,如有可能检测血清药物浓度。

2. 维持机体的水、电解质和酸碱平衡

(1)维持体液平衡:在少尿期,患者容易出现水负荷过多,极易导致肺水肿。严重者还可出现脑水肿。应密切观察患者的体重、血压和心肺症状与体征变化,严格计算患者 24 h 出入量。补液时遵循"量出为入"的原则。每日补液量=显性失液量+不显性失液量-内生水量。如出现急性心力衰竭则最有效的治疗措施是尽早进行透析治疗。

(2)纠正高钾血症:当血钾超过 6.0 mmol/L,应密切监测心率和心电图,并紧急处理。10% 葡萄糖酸钙缓慢静脉注射;伴代谢性酸中毒者可给 5% 的碳酸氢钠静脉滴注;葡萄糖溶液 200 ml 加胰岛素静脉滴注;应用口服降钾树脂类药物或呋塞米等排钾利尿剂促进尿钾排泄。如以上措施无效,尽早进行透析治疗。

(3)纠正代谢性酸中毒:如 HCO_3^- 低于 15 mmol/L,可根据情况选用 5% 碳酸氢钠静脉滴注,对于严重酸中毒患者,应立即开始透析治疗。

(4)其他电解质平衡紊乱:如果体重增加,应限制钠,若钠正常,水不应限制。如出现定向力障碍、抽搐、昏迷等水中毒症状,可给予高渗盐水滴注或透析治疗。对于无症状性低钙血症,不需要处理。纠正酸中毒后,常因血中游离钙浓度降低,导致手足抽搐,可给予 10% 葡萄糖酸钙稀释后静脉注射。

3. 控制感染 一旦出现感染迹象,应积极使用有效抗生素治疗,可根据细菌培养和药敏试验选用对肾无毒性或毒性低的药物,并按肾小球滤过率调整剂量。

4. 血液净化治疗 血液净化在急性肾衰竭的救治中起到关键的作用,常用模式有血液透析、血液滤过和腹膜透析三大基本类型。对纠正氮质血症、心力衰竭、严重酸中毒及脑病等症状均有较好的效果,近年来连续性肾脏替代治疗的应用,使其病死率大大下降。

5. 恢复期治疗 多尿开始时由于肾小球滤过率尚未完全恢复,仍应注意维持水、电解质和酸碱平衡,控制氮质血症,治疗原发病和防止各种并发症。大量利尿后要防止脱水及电解质的丢失,要及时补充。根据肾功能恢复情况逐渐减少透析次数直至停止透析。

6. 密切观察病情变化 密切观测患者的病情变化,具体包括要注意体温、呼吸、脉搏、心率、心律、血压等变化。急性肾衰竭常以心力衰竭、心律失常、感染、惊厥为主要死亡原因,应及时发现其早期表现,并及时报告医师。

7. 精确记录出入液量 这是护理的重点,对判断急性肾衰竭患者的病情发展情况具有很大的价值。口服和静脉进入的液量要逐项记录,尿量和异常丢失量如呕吐物、胃肠引流液、腹泻时粪便内水分等都需要准确测量,每日定时测体重以检查有无水肿加重。

8. 营养护理 通过合理的饮食摄入康复所需的营养成分也是必不可少的一个护理措施,是急性肾衰竭患者的康复要点。少尿期应限制水、盐、钾、磷和蛋白质入量,供给足够的热量,以减少组织蛋白的分解。不能进食者从静脉中补充葡萄糖、氨基酸、脂肪乳等。透析治疗时患者丢失大量蛋白,所以无须限制蛋白质摄入量。

(二)连续性肾脏替代治疗

连续性肾脏替代治疗(continuous renal replacement therapy,CRRT)是指一组体外血液净化的治疗技术,是所有连续、缓慢清除水分和溶质治疗方式的总称。传统 CRRT 技术每天持续治疗 24 h,目前临床上常根据患者病情治疗时间做适当调整。CRRT 的治疗目的已不仅仅局限于替代功能受损的肾,近年来更扩展到常见危重病的急救,成为各种危重病救治中最重要的支持措施之一,与机械通气和全胃肠外营养地位同样重要。目前主要包括以下技术。①缓慢连续超滤(slow continuous ultrafiltration,SCUF);②连续性静脉–静脉血液滤过(continuous venovenous hemofiltration,CVVH);③连续性静脉–静脉血液透析滤过(continuous venovenous hemodiafiltration,CVVHDF);④连续性静脉–静脉血液透析(continuous venovenous hemodialysis,CVVHD);⑤连续性高通量透析(continuous high flux dialysis,CHFD);⑥连续性高容量血液滤过(high volume hemofiltration,HVHF);⑦连续性血浆滤过吸附(continuous plasmafiltration adsorption,CPFA)。

1. 适应证

(1)肾病:包括重症 AKI 伴血流动力学不稳定和需要持续清除过多水或毒性物质,如 AKI 合并严重电解质平衡紊乱、酸碱失衡、心力衰竭、肺水肿、脑水肿、急性呼吸窘迫综合征(ARDS)、外科术后、严重感染等。慢性肾衰竭合并急性肺水肿、尿毒症脑病、心力衰竭、血流动力学不稳定等。

(2)非肾疾病:包括 MODS、脓毒血症或感染性/脓毒症性休克、ARDS、挤压综合征、乳酸酸中毒、急性重症胰腺炎、心肺体外循环手术、慢性心力衰竭、肝性脑病、药物或毒物中毒、严重液体潴留、需要大量补液、电解质和酸碱代谢紊乱、肿瘤溶解综合征、高热等。

2. 禁忌证　CRRT 无绝对禁忌证,但存在以下情况时应慎用:无法建立合适的血管通路;严重的凝血功能障碍;严重的活动性出血,特别是颅内出血。

3. 治疗前患者评估　选择合适的治疗对象,以保证 CRRT 的有效性及安全性。患者是否需要 CRRT 应由有资质的肾脏专科或 ICU 医师决定。肾脏专科或 ICU 医师负责患者的筛选、治疗方案的确定等。

4. 治疗时机　急性单纯性肾损伤患者血清肌酐>354 μmol/L,或尿量<0.3 ml/(kg·h),持续 24 h 以上,或无尿达 12 h;急性重症肾损伤患者血清肌酐增至基线水平 2~3 倍,或尿量<0.5 ml/(kg·h),时间达 12 h,即可行 CRRT。对于脓毒血症、急性重症胰腺炎、MODS、ARDS 等危重病患者应及早开始 CRRT。当有下列情况时,立即给予治疗:严重并发症经药物治疗等不能有效控制者,如容量过多包括急性心力衰竭、电解质平衡紊乱、代谢性酸中毒等。

5. 治疗方式和处方

(1)治疗模式选择:临床上应根据病情严重程度以及不同病因采取相应的 CRRT 模式及设定参数。SCUF 和 CVVH 用于清除过多液体为主的治疗;CVVHD 用于高分解代谢需要清除大量小分子溶质的患者;CHFD 适用于 ARF 伴高分解代谢;CVVHDF 有利于清除炎症介质,适用于脓毒症患者;CPFA 主要用于去除内毒素及炎症介质。

(2)透析剂量:推荐采用体重标化的超滤率作为剂量单位。CVVH 后置换模式超滤率至少达到 35~45 ml/(kg·h)才能获得理想的疗效,尤其是在脓毒症、SIRS、MODS 等以清除炎症介质为主的情况下,更提倡采用高容量模式。

6. 血管通路

(1)临时导管:常用的有颈内、锁骨下及股静脉双腔留置导管,右侧颈内静脉插管为首选,置管时应严格无菌操作。提倡在 B 超引导下置管,可提高成功率和安全性。

(2)带涤纶环长期导管:若预计治疗时间超过 3 周,使用带涤纶环的长期导管,首选右颈内静脉。

(三)血液透析血管通路的护理

1. 颈内静脉留置导管技术及护理　对熟练掌握插管技术的操作者,颈内静脉是首选的插管途径。

(1)患者准备

1)术前介绍插管的重要性,以取得配合。

2)身体状况许可条件下,先洗头,清洁皮肤。

3)体位:患者取仰卧位,头部略转向左侧(一般选右侧穿刺),枕下可放置一块软垫,使头后仰。

(2)穿刺技术:以胸锁乳突肌的胸骨头和锁骨头及锁骨构成的三角形顶点为穿刺点,触到颈内动脉搏动后,向内推开颈内动脉,在局部麻醉下用 6 号针头探测到静脉血后,再用连接 5 ml 注射器的 16G 套管针,对着同侧乳头方向与体表呈 45°向后稍向外缓慢进针,边进边抽回血,刺入静脉后见回血,固定好穿刺针,嘱其此时不要深吸气或咳嗽,卸下针筒,快速放入引导钢丝,退出穿刺针用扩张管扩张皮下隧道后置入颈内静脉留置导管,抽出钢丝,缝针固定留置导管,覆盖无菌纱布。

(3)护理要点

1)遵照护理常规,规范护理操作。

2)局部保持干净,敷料整洁,避免淋浴。

3)透析结束充分冲洗,并用肝素封管。

4)每天换药,防止感染,严格无菌操作。

5)宣教患者注意自我保护,不去或少去公共场所,局部可用领带或丝巾加以美化和固定。

(4)颈内留置导管的优缺点:优点为操作较股静脉复杂,但血流量较充分,感染率低,血栓形成较股静脉留置导管少,留置时间长,贴壁现象少。缺点为操作并发症较股静脉多,如气胸等。

2.股静脉留置导管技术及护理 股静脉留置导管技术是较为简单、安全的深静脉穿刺方法,但容易出现导管贴壁现象,导致血流量欠佳,并且易于发生感染,适合于卧床患者。

(1)患者准备

1)术前介绍插管的重要性,以取得配合。

2)清洁局部皮肤,并备皮。

3)体位:患者取仰卧位,膝关节弯曲,大腿外旋外展,充分显露股三角。

(2)穿刺技术:以髂前上棘与耻骨结节连线的中、内 1/3 段交界点下方 2~3 cm 处,股动脉内侧 0.5~1.0 cm 为穿刺点,在局部麻醉下穿刺针与皮肤呈 30°~40°刺入,针尖向内向后,朝心脏方向,以免穿入股动脉或穿透股静脉。穿刺方法同颈内静脉插管。

(3)护理要点

1)遵照护理常规,规范护理操作。

2)局部保持干净,敷料整洁,避免淋浴。

3)透析结束充分冲洗,并用肝素封管。

4)每天换药,防止感染,严格无菌操作。

5)宣教患者注意自我保护,防止管道脱落,禁止穿刺部位 90°弯曲,并告知管道滑脱的自我紧急处理。

6)操作时注意保护患者隐私。

(4)股静脉留置导管的优缺点:优点为操作容易,方法简便,不用手术干预,患者容易接受。缺点为容易感染,血流量差,留置时间短。

3.锁骨下静脉留置导管技术及护理 一般情况下不提倡锁骨下静脉插管,操作难度大,易出现血气胸等并发症。

(1)患者准备

1)术前介绍插管的重要性,以取得配合。

2)身体状况许可条件下,先洗头,清洁皮肤。

3)患者平卧于 30°~40°倾斜台面,肩胛间垫高头偏向对侧,穿刺侧上肢外展 45°后伸 30°,以向后牵拉锁骨。

(2)穿刺技术:以锁骨中、内 1/3 处,锁骨下方 1 cm 处为穿刺点,在局部麻醉下进针,与胸骨纵轴呈 45°,胸壁呈 25°指向胸锁关节,针尖不可过度向上向右,以免伤及胸膜,穿刺方法同颈内静脉插管。

(3)护理要点:同颈内静脉插管。

4.留置导管的护理操作常规

(1)治疗前检查导管是否固定牢靠,局部有无渗血。

(2)在穿刺处铺无菌治疗巾,戴无菌手套,取下肝素帽,消毒导管口,连接无菌注射器,打开夹子,抽出导管内的生理盐水和可能形成的血凝块。

(3)在静脉端注入抗凝剂。

(4)透析过程中接管处用无菌敷料覆盖。

（5）透析结束时消毒导管口，戴无菌手套，注入生理盐水 20 ml，再注入相应导管容量的抗凝剂（抗凝剂浓度视患者的凝血功能而定），在肝素盐水注毕前夹闭管道，然后拧紧消毒肝素帽。因注毕前管内液体处于正压状态，此时夹闭管路无血液回流，可防血栓形成。导管口用无菌敷料包裹并妥善固定。

（6）注意导管口尽量不敞开，避免与空气长时间接触；严格无菌操作，避免增加感染的概率；抗凝剂封管液量应该视管腔的容量而定；肝素帽应每次更换。

（7）留置导管者应每日测量体温，怀疑导管感染时应及时就诊。

5. 留置导管常见并发症的护理

（1）感染：感染是临时性血管通路的主要并发症，因此每日要求常规消毒导管周围皮肤，更换无菌敷料，一般用安尔碘由内向外消毒，直径大于 5 cm，并清除局部的血渍，覆盖透气性较好的透明伤口敷料并给予妥善固定。换药过程中应观察穿刺部位有无感染迹象，若导管不完全滑脱或感染，应拔出而不应推入。感染一般分为导管出口部感染、隧道感染和血液扩散性感染。导管出口部感染时，应局部定时消毒，更换敷料，或口服抗生素，一般炎症即可消退。隧道感染时临床上必须使用有效抗生素 2 周，严重者要拔管。血液扩散性感染时应拔管，并将留置导管前端剪下做细菌培养，合理应用抗生素。

（2）血栓：留置导管因使用时间长，患者高凝状态，肝素用量不足或管路受扭曲等原因易引起血栓形成。如在抽吸过程中出现血流不畅，切忌强行向导管内推注液体，以免血凝块脱落而引起栓塞。如有血栓形成，可采用尿激酶溶栓法，可用 5 万 ~ 15 万 U 尿激酶加生理盐水 3 ~ 5 ml 注入留置导管，保留 15 ~ 20 min，回抽出被溶解的纤维蛋白或血凝块，若一次无效，可反复进行，如果反复溶栓无效，则予拔管。

（3）空气栓塞：每次透析结束或换好药后，夹紧动、静脉导管端上的夹子，拧紧肝素帽。

（4）出血：由于血液透析过程中应用抗凝剂，同时肾功能衰竭患者血小板大多低于正常，透析后留置导管处易反复渗血，一旦发生应局部压迫止血，或用冰袋冷敷指压 20 ~ 30 min，必要时拔管止血，并叮嘱患者头部不能剧烈运动，静卧休息。

6. 留置导管拔管护理 拔管时先消毒局部皮肤，用无菌纱布按压拔出，并加压包扎 15 ~ 20 min，拔管后局部观察有无出血现象，患者拔管时禁用坐位，防止静脉内压力低，而产生空气栓塞。拔管当天不能淋浴，以防感染。股静脉拔管后 4 h 不能活动。

四、创伤性凝血病患者的监护

创伤性凝血病（traumatic coagulopathy）是在严重创伤的打击下，人的机体出现以凝血功能障碍为主要表现的临床综合征。

（一）发病机制

创伤性凝血病的病理生理过程复杂，其发生取决于凝血、抗凝、纤溶机制的相互调控。与组织损伤、休克、血液稀释、低体温、酸中毒和炎症反应相关，并且各个因素之间相互关联，很难找到其发生发展的确切原因。一般认为，组织损伤是创伤性凝血病的启动因素，休克促进创伤性凝血病的发展；血液稀释、低体温、酸中毒和炎症反应加重凝血功能障碍。众多因素引起凝血因子、血小板和纤维蛋白原大量丢失，血小板功能受损，血液严重稀释，纤溶亢进，从而导致血凝块不易形成或已形成的血凝块不牢固，即使初步止血，也容易发生再出血，临床上常表现为出血加重或难以控制的大出血。

1. 组织损伤 血管内皮损伤后暴露内皮下的胶原蛋白Ⅲ和细胞因子，通过血管性血友病因子（von Willebrand Factor，vWF）、血小板以及活化的 FⅦ（Ⅶ因子）结合启动凝血过程。内皮损伤后释放组织型纤溶酶原激活物增强纤溶功能。同时休克时纤溶酶原激活物抑制物-1 的功能受到抑制，从而促进了纤溶亢进。

2. 休克 休克可能是早期凝血病最初的驱动因素。研究表明，组织血流灌注不足的严重程度与入院时凝血功能障碍之间有明显的量效关系。没有休克的患者尽管受到较重的机械性创伤，但入院时一般没有凝血病。休克导致的酸中毒可以干扰凝血酶的功能，同时休克过程中，活化蛋白C质增加血栓调节素的活性。血栓调节素与凝血酶结合后使凝血酶由促凝转为抗凝，导致纤溶亢进，这可能是活化蛋白C质消耗纤溶酶原激活物抑制物或因凝血酶激活的纤溶抑制物活性降低所导致。

3. **血液稀释** 出血致凝血因子直接丢失能够迅速降低体内少量储备的纤维蛋白原及血小板。当大量使用不含凝血因子的晶体液复苏或胶体复苏时,可导致血液稀释,进一步加剧凝血病;同时,补充过多胶体还可以直接影响凝血块的形成和稳定性。大量输血是抢救严重创伤患者的重要措施,但大量输入浓缩红细胞的同时也可导致凝血因子的稀释,并且降低凝血功能。

4. **低体温** 低体温是指体表温度<35 ℃,在创伤时很多原因可以导致低体温发生。低体温主要是通过抑制 vWF 与血小板糖蛋白结合来影响血小板活化和黏附作用,同时也可降低凝血因子酶类的代谢率。Johnston 等发现在没有稀释的情况下,体温在 35 ℃时所有凝血因子(clotting factor)均降低。在此温度时 FXI 和 FXII 只有 65% 的功能,在 32 ℃时它们的活性分别降低到 17% 和 32%。

5. **酸中毒** Meng 等发现 pH 值从 7.4 降到 7.0 时,FVIIa 的活性降低 90%,FVIIa/TF 复合体活性降低 55%,FXa/FVa 复合物触发的凝血酶原激活率降低 70%。这些凝血因子复合物的活性依赖于它们与活化的血小板表面磷脂暴露的负电荷的相互作用,这种作用受到不断增加的氢离子浓度的影响。Martini 等发现酸中毒能抑制凝血酶生成,特别是当合并低体温时这种作用明显增强。

6. **炎症反应** 凝血系统与免疫系统之间有很重要的"交互对话"作用。如凝血蛋白酶的激活能通过细胞表面跨膜的蛋白酶受体诱导炎症反应,同时也可以直接激活补体系统。血小板脱颗粒释放溶血磷脂介质,溶血磷脂介质再活化中性粒细胞和内皮细胞促使免疫反应发生。炎症反应的激活反过来加剧凝血紊乱。单核细胞表达组织因子能够结合到损伤部位的血小板上。目前还发现蛋白-S 可以竞争性结合 C4b 结合蛋白,使得蛋白-S 抗凝作用消失,导致血栓调节蛋白-蛋白质 C 抗凝途径功能改变。

(二)诊断标准

目前创伤性凝血病仍缺乏统一的诊断标准。美国病理学家学会于 1994 年发表的指南推荐:创伤患者活化部分凝血活酶时间(activated partial thromboplastin time, APTT)>60 s、凝血酶原时间(prothrombin time, PT)>18 s 及凝血酶时间(thrombin time, TT)>15 s 即可诊断为创伤性凝血病。创伤性凝血病缺乏特异的临床表现,对高危因素,如严重创伤、低体温、休克、酸中毒和颅脑创伤等的识别,以及根据创面、黏膜表面、皮肤切缘和穿刺部位广泛渗血可以初步判断。实验室检查可表现为 PT 和 APTT 延长;部分患者甚至可合并纤维蛋白原(fibrinogen, Fbg)及血小板(platelet, PLT)减少。血栓弹力图(thromboelastography, TEG)能反映出凝血及纤溶的全过程,敏感性高,利于诊断创伤性凝血病。

(三)创伤性凝血病与 DIC 的区别

二者的临床表现和发病机制略有不同。DIC 是由大量外源性或病理性的促凝物质进入循环系统而启动的,促凝物质含有细胞因子,启动外源凝血途径,先出现高凝状态,消耗大量凝血因子和血小板,然后出现低凝引起出血,临床表现为出血、休克、栓塞和溶血;创伤性凝血病发病机制复杂,主要表现为出血和休克,似乎与 DIC 的临床表现相似,但很少有弥散性血栓形成和溶血。最近有学者认为创伤性凝血病的发生可能与血栓调节蛋白-蛋白质 C 途径有关;也有学者认为二者的本质可能相同。

(四)监护与治疗

随着对创伤性凝血病机制的深入研究,其治疗观念也在不断地更新。近年来,提出了损害控制性复苏(damage control resuscitation, DCR)的概念,损害控制性复苏主要包括 3 部分:允许性低血压复苏、止血复苏、损害控制性外科(damage control surgery, DCS)。损害控制性复苏的具体措施如下。

1. **注意体温监测,预防低体温** 在现场急救时就应重视,其中控制和减少出血是关键。去除患者身上潮湿的衣物,减少损伤部位的暴露,使用毛毯、加热毯保持患者干燥,在急诊室、手术室以及重症监护室应该注意给患者保温。液体以及血制品使用前应预热。持续的动静脉复温能快速加温。这种技术可以降低严重创伤患者早期病死率和复苏需求。

2. **合理选择液体用于复苏** 为避免高氯性酸中毒,宜使用氯离子浓度接近生理水平的乳酸林格液,避免使用高氯的生理盐水。胶体如羟乙基淀粉和右旋糖酐也与凝血病的发展有关。其可能机制包括 vWF 减少,血小板功能异常,FVIII 减少,干扰纤维蛋白原作用。高渗盐水复苏可以快速扩增血管内容积,有利于复苏。

3. 处理酸中毒　纠正酸中毒要求维持组织的血流灌注,但液体复苏可能需要延迟直至出血被控制。临床上常用碳酸氢钠来纠正酸中毒,但给予碳酸氢钠后可以生产出二氧化碳,增加了呼吸负荷。此外,碳酸氢钠可以降低钙离子的浓度,不利于凝血以及心脏、血管的收缩。三羟甲基氨基甲烷是一种生物性的无活性的氨基乙醇,它能够结合氢离子。

4. 允许性低血压复苏　传统观点认为积极恢复血容量,维持正常循环功能是防止失血性休克最重要的措施。但目前发现以传统复苏标准为目标的液体复苏可能干扰凝血机制,加剧出血。允许性低血压是一种延迟的或限制性的液体复苏,应持续到出血控制,并在这一时期内保证终末器官血流灌注。允许性低血压复苏在入院前即开始,静脉补液的容量限制在足以维持桡动脉搏动为宜。动物模型研究证明,低血压复苏比传统复苏方法增加了组织血流灌注,减少了出血,提高了生存率。另外,允许性低血压复苏需特别注意权衡继续出血的风险和维持足够的器官血流灌注的风险。当处理合并有颅脑创伤的多发性损伤时需特别注意,此时维持脑的灌注压意义更重要。中华医学会重症医学分会《低血容量休克复苏指南(2007 年)》中推荐:对出血未控制的失血性休克患者,早期采用控制性复苏,收缩压维持在 80 ~ 90 mmHg,以保证重要脏器的基本血流灌注,并尽快止血;出血控制后再进行积极容量复苏。对合并颅脑损伤的多发伤患者、老年患者及高血压患者应避免控制性复苏。

5. 早期积极补充凝血因子,恰当使用止血药物　一项回顾性研究表明,对那些需大量输血的患者而言,新鲜冰冻血浆与浓缩红细胞按 1∶1 输注与传统的按 1∶8 相比,前者病死率降低 46%。提高血小板与红细胞的比例,达到 1∶1 时有利于提高患者生存率。

6. 损害控制性外科的实施　早期严重创伤的患者难以耐受长时间复杂的手术,在此基础上提出了损害控制性外科,其目的是用最简单的方法来快速止血和减少污染。尽快确定出血部位,对外出血可由暂时性的钳夹、填塞、结扎等来止血,内脏的破裂、穿孔可以行修补术、造瘘等手术。在患者生理恢复正常后再行解剖上的修复和确定性的手术。损害控制性外科有可能增加患者病死率,必须谨慎使用。

7. 适当补充钙剂　低钙血症在重症患者中较常见,增加了病死率。钙是很多凝血因子的辅助因子。很多血制品中利用枸橼酸盐抗凝,枸橼酸盐螯合钙离子,进一步恶化了低钙血症。钙低于 0.7 mmol/L 可以导致凝血功能障碍,因此建议至少维持在 0.9 mmol/L。

8. 警惕后期的血液高凝状态和血栓形成,预防脓毒症的发生　早期的一项研究结果表明,入院时凝血病是创伤患者静脉血栓形成重要的危险因素之一。可能是因为蛋白质 C 的早期激活导致蛋白质 C 的消耗所致,在这段时间内血液呈高凝状态,血栓容易形成。伴有凝血病的患者深静脉血栓形成和肺栓塞的危险性增加,需要采取相应的预防措施。此外在后期,创伤患者容易发生脓毒症,这样增加了多器官功能衰竭的发生,因此应积极预防。

在创伤发生后早期即有 25% 的严重患者可发生凝血病。创伤时大量失血、内皮细胞下基质蛋白暴露引起的血小板和凝血因子消耗、低体温性血小板功能障碍和酶活性降低,酸中毒诱导的凝血酶原复合物活性降低以及纤溶亢进等因素均与凝血病有关。虽然复苏时大量液体输入引起的血液稀释也与凝血病的发生和进展有一定关系,但多数重症创伤患者在晶体液和胶体液复苏前就已存在凝血功能障碍。

创伤失血性休克患者在入院时确定其是否伴凝血病非常重要,开展凝血功能床边快速检验是诊断凝血病的有效手段。推荐使用标准的实验室凝血指标和(或)TEG 制定目标化策略指导复苏。除控制出血外,应尽早检测并采取措施维持凝血功能。对大出血患者,早期处理推荐血浆输注,并根据纤维蛋白原、血红蛋白检验结果判断是否需使用纤维蛋白原及红细胞。

五、创伤后重症感染患者的监护

ICU 内创伤重症患者由于自身抵抗力相对较差、住院时间较长,加之大量应用广谱抗菌药物以及较多的侵入性操作,极易引发医院感染以及细菌耐药,从而给临床治疗带来一定的困难。目前,重症感染特别是并发感染性/脓毒症休克患者病死率可高达 80%。

(一)治疗

1. 个体化抗生素治疗　不同患者不同原发病的治疗至关重要。外科感染手术干预、局部脓肿的引流、支气管镜吸取深部痰液促进肺部感染恢复、及时拔出怀疑导致感染的导管,均是控制感染重要的方面。另外重症感染治疗需要考虑患者具体病情及自身情况。老年患者,应结合老年人自身特点进行抗生素调整,因为这类患者本身器官功能逐渐减退,免疫力差,使用抗菌药物应该根据感染程度、药品不良反应综合进行判断。脑膜炎患者注意药物能否透过血脑屏障,胆系感染患者需要注意药物能否作用到胆道系统。对于重症患者,评估还应包括血流动力学因素、患者免疫力、各脏器功能综合判断,肾功能不全患者需要结合肌酐清除率、药物肾毒性、血液净化对药物的影响综合考虑;肝功能不全患者避免使用肝毒性大的药物;合并 DIC、粒细胞减少症的患者注意选用对血液系统不良反应小的抗菌药物。

2. 预防院内感染,防止耐药菌产生　目前耐药菌受到越来越多的重视。“超级病菌”事件的出现,让医学界更多地关注到耐药菌问题的严重性,在 ICU 中,抗生素滥用问题导致耐药菌问题刻不容缓;多重耐药菌、泛耐药菌、全耐药的不动杆菌屡见不鲜,感染危险性比普通病房高 5～10 倍,而且患者抵抗力差,免疫力低下、侵入性操作多、大剂量广谱抗菌应用导致了耐药菌出现。细菌耐药会增加病死率,降低抗生素疗效,鲍曼不动杆菌可以导致伤口、泌尿系统等部位感染,也可以引发脑膜炎、腹膜炎等危及生命。耐药菌感染目前已经成为抗生素治疗难点。当前,一些新技术,如动脉导管、人工瓣膜、介入治疗等的临床应用,为致病菌提供了侵入通道。有创治疗新技术发展同时,减少细菌耐药成为目前医务工作者面临难题。既要注意保护新药,又要治疗重症感染,避免抗生素滥用是临床医师面临的艰难选择。发现耐药菌要及时隔离,定植菌要注意观察。根据患者病情、病原菌药敏试验结果合理选用药物,有指征预防用药,监测细菌耐药性、注意手卫生等综合措施的实施,才能提高耐药菌感染的防治水平。经验治疗后注意降阶梯治疗对于防止耐药菌产生、避免二重感染、有效分配医疗资源具有重要作用。特别是个体化治疗可以缩短疗程,减少细菌耐药性产生。医疗机构应当避免长时间使用一种抗生素,避免导致耐药菌出现。

3. 针对性抗菌治疗,注意合理应用抗生素　合理应用抗生素可有效减少细菌耐药。抗感染治疗尽早使用,针对病原均予以经验治疗,用药前尽可能留取细菌培养。经验治疗要求临床医师熟悉抗菌药物代谢特点、抗菌活性、基于循证医学基础了解本地流行病资料。对于危重病患者,根据患者年龄、临床表现、现有辅助检查,尽可能选用广谱、强效、杀菌性抗菌药物,以后根据实验室结合临床进行目标性治疗,并不是盲目根据医师的个人以往经验进行治疗。重症感染根据患者不同临床情况决定何时停用抗生素,抗菌药物一般在体温正常后 5～10 d 停药,但是需要根据患者具体情况。如果合并感染性心内膜炎、骨髓炎、侵袭性真菌感染、结核病等,需要较长的疗程方能治愈。起初的经验治疗后,一旦病原菌获得阳性结果,尽快综合分析以进行合理抗生素治疗;如果经验治疗有效,即使细菌培养病原菌耐药,也应当继续目前经验治疗,如果经验治疗无效,应该根据患者病菌种类、构成进行治疗。随着新药不断研制,抗菌药物种类多,抗菌谱各不相同,适应证、不良反应差别很大,应该掌握抗生素抗感染特点,针对细菌种类进行针对用药。特别注意仔细阅读说明书,掌握适应证、禁忌证。注意某些药物对某些病原菌天然耐药,如亚胺培南对嗜麦芽窄食单胞菌,也要注意获得性耐药情况,如耐甲氧西林金黄色葡萄球菌。病原诊断是临床选用抗菌药物基础。严格无菌操作、正确地采集细菌标本是提高病原菌分辨率的重要因素。避免没有指征随意使用抗菌药物,联合用药多用于单一用药不能控制的严重感染,或者病因未明确的严重感染,或者为了增加疗效,减少药物的不良反应。

临床对于凝固酶阴性的葡萄球菌血培养判断有一定困难。应根据患者其他实验室检查、临床表现综合判断;耐甲氧西林金黄色葡萄球菌可以选择万古霉素或者替考拉宁。真菌感染诊断比较复杂,如果怀疑真菌感染、白念珠菌感染首选氟康唑。深部念珠菌病高危患者主要是癌症、ICU 患者、器官移植后、静脉高营养患者,广谱抗生素使用为深部念珠菌感染创造了条件,耐氟康唑念珠菌逐渐增多。临床上抗真菌药物匮乏、昂贵,侵袭性真菌诊断困难导致了目前抗真菌治疗难度加大。影像多样性导致诊断相对困难。曲霉病高危患者包括粒细胞减少症、大剂量的皮质醇治疗,曲霉菌感染可选用伊曲康唑、伏立康唑、卡泊芬净及两性霉素 B;毛霉菌感染可选用两性霉素 B 联合 5-氟胞嘧啶。毛霉菌病通常不常见,但往往是致命的,必须控制基础疾病,可应用两性霉素 B 治疗,特别注意清除坏死组织。

4. 免疫调理在重症感染中的作用　脓毒症患者免疫调理:重度脓毒症患者存在细胞免疫功能障碍,且免疫增强刺激治疗能够改善机体细胞免疫状态,通过改善免疫功能,使感染得到更有效的控制,进而减轻脓毒症症状。抗感染治疗不仅能够减轻组织和器官的炎症损害,也能使免疫功能得到改善。在脓毒症的发生发展过程中,始终存在着同时导致炎症反应亢进和免疫功能抑制的双重因素,过度全身炎症能诱发多种免疫细胞凋亡;大量 B 淋巴细胞、CD4⁺T 淋巴细胞和抗原提呈细胞凋亡势必造成抗体产生减少,免疫细胞不能发生有效的克隆增殖和对病原体产生有效的免疫反应。胸腺肽 α1 通过调节 Treg 活性从而发挥免疫调节作用。目前研究证实:铜绿假单胞菌–甘露糖敏感血凝素(Pseudomonas aeruginosa-mannose sensitive hemagglutinin, PA-MSHA)能够提高重症感染患者体液免疫以及细胞免疫,调节 Toll 样受体-4 (Toll-like receptor 4, TLR4)的活性,对治疗重症感染的脓毒症患者起辅助作用。

5. 中医中药在治疗重症感染中的作用 30 多年来,中医治疗脓毒症在全国范围内取得显著疗效。王今达教授三证三法目前仍是中医治疗脓毒症基本理论。三证即毒热症、血瘀证、急性虚证;三法即清热解毒、活血化瘀、扶正固本。曹书华等发现:血必净可以明显降低脓毒症大鼠脾凋亡相关蛋白 FasL 表达,减少脾细胞凋亡,恢复脓毒症免疫水平。急性阴虚用生脉注射液,急性阳虚用参附注射液,中医结合治疗后患者外周血单核细胞表面 HLA-DR 抗原表达和 T 细胞亚群比例高于单纯西医常规治疗,可以改善MODS 中急性虚证免疫功能。血必净和凉隔散"菌毒炎并治"可以显著降低脓毒症大鼠 48 h 死亡率,通过调控免疫反应、炎症、信号转导和转录调节促使脓毒症大鼠免疫恢复。凉隔散可以降低脓毒症患者白细胞介素-6、肿瘤坏死因子-α、C 反应蛋白水平,减低脓毒症患者血小板膜蛋白水平。连翘提取物可以拮抗内毒素,抑制细菌诱发的炎症因子过度表达。目前,中西医结合治疗重症感染仍然是临床研究热点。

6. 实验室水平、诊断技术有待进一步提高 目前,重症感染患者诊断特异性差,而细菌培养周期相对长,目前仍然没有一种技术以及实验室标准对重症感染做出特异性诊断,并进行针对性用药。现有判断感染严重指标 C 反应蛋白、降钙素原只能进行感染严重判断,无法针对致病菌特异性进行判断。靶向转移载体系统可将基因定向传递到特定的靶细胞中,在重症感染病的治疗中,对于入侵的细菌或病毒可选择合适的靶向转移载体,用正确的基因作用于它们达到相应的疗效,也是临床研究热点。进行针对性特异性致病菌判断,仍然是今后临床研究重点。

对于重症感染,当然其他治疗也非常重要,包括血糖控制、维持内环境稳定、合理营养支持、合理脏器保护;在急性 ARDS 常规氧疗不能缓解需要机械通气治疗,合并急性肾衰竭,或者多脏器功能衰竭需要血液净化治疗。

(二)感染性/脓毒症休克的护理措施

1. 密切观察病情变化,监测生命体征

(1)监测生命体征:脉搏快而弱,血压不稳定,脉压小为休克早期。若血压下降,甚至测不到,脉搏细弱,均为病情恶化的表现。根据病情每 10 ~ 20 min 测 1 次脉搏和血压。每 2 ~ 4 h 测 1 次肛温,体温低于正常者保温,高热者降温。

(2)意识状态:意识和表情反映中枢神经系统血流灌注量,若原来烦躁的患者,突然嗜睡,或已经清醒的患者又突然沉闷,表示病情恶化;反之,由昏睡转为清醒,烦躁转为安稳,表示病情好转。此外,尚应了解不同年龄意识变化的特点,如婴儿中枢缺氧可迅速嗜睡或昏迷;幼儿常先呻吟不安或烦躁,渐至意识丧失,而儿童常呈间歇躁动等。医护人员应了解其特点,密切观察,及早发现变化。

(3)皮肤色泽及肢端温度:面色苍白、甲床青紫、肢端发凉、出冷汗,都是微循环障碍、休克严重的表现。若全身皮肤出现花纹、瘀斑,则提示弥散性血管内凝血。

(4)详细记录尿量:尿量是休克演变及扩容治疗等的重要参考依据。

2. 输液过程的护理 迅速扩容、纠酸是抗休克的关键。

(1)溶液选择及用量:轻型病例输 1/2 张液(2∶3∶1 液),每小时 8 ~ 10 ml/kg,休克纠正后减慢速度,以后用 1/5 ~ 1/3 张维持液,直到病情稳定。重型病例采用 3 批输液:①用 2∶1 等张含钠液 10 ~ 20 ml/kg(总量不超过 300 ml),在 30 ~ 60 min 内静脉滴注。对疑有血液高凝状态者,可用低分子右旋糖酐 10 ~ 15 ml/kg,滴速同上。②继续输液用 1/2 ~ 2/3 张含钠液 30 ~ 50 ml/kg,于 6 ~ 8 h 内输入。③维持输液用 1/5 张含钠液 50 ~ 80 ml/kg,见尿后补钾,氯化钾剂量 0.1 g/kg。

(2)输液过程的护理:应注意输液速度与量,输液过速或过量可造成心力衰竭、肺水肿、脑水肿;输液速度过慢或量少则不能及时补充血容量,故输液过程中要注意调整速度与流量。在判断输入量是否适当方面,主要观察一般情况、外周循环和酸中毒恢复以及尿量是否增加。若输液过程中患者突然出现胸闷、气急、面色苍白、冷汗烦躁不安、有泡沫样血性痰、肺部有啰音等应考虑急性心力衰竭、肺水肿等可能,要立即减慢或停止输液,取半坐卧位吸氧,并通知医师进一步处理。

(3)合理使用抗生素:积极控制感染,按医嘱及时应用抗生素,观察其疗效及不良反应;按时雾化排痰,保持呼吸道通畅;做好皮肤、口腔护理,防止新的感染;有创面的部位按时换药,促进愈合。

(4)心理护理:关心患者,介绍有关本病的知识及诊疗计划,消除恐惧心理,使诊疗工作顺利进行。

六、创伤性心搏骤停及复苏后(含 ECMO)患者的监护

(一)心搏骤停的诊断

凡清醒患者突然意识消失,无呼吸活动,或者手术患者手术区出血特别是动脉性出血停止,创面灰暗,大动脉(颈动脉或股动脉)搏动摸不到,即可诊断为心搏骤停而应立即抢救。另外,心搏骤停还表现为心音、血压消失,瞳孔散大,呼吸呈断续叹息样而后即停止,面色发绀或灰白等;心电图表现为室颤波、心室复合波或呈一条直线。但对心搏骤停的诊断必须果断、迅速,决不可为了所谓的确诊而反复听心音、测血压、做心电图检查等而耽误抢救时机。

(二)心搏骤停的心电图类型

机械分离和心室颤动(简称室颤)根据心搏骤停后的心电图变化,将心搏骤停分为心室停搏、心电-机械分离、心室颤动3种类型。

1.心室停搏　心肌无电活动,心脏完全处于静止状态,心电图示房室均无激动波,呈一条直线。

2.心电-机械分离(又称心室自主节律)　心肌细胞有生物电活动,出现缓慢而无效的收缩;心电图表现为心室复合波,即宽而畸形、振幅较低的 QRS 波群,频率为 20~30 次/min。此时心音、脉搏消失。

3.心室颤动　心室肌发生极不规则的快速而又不协调的颤动。心电图表现为波形、振幅与频率均极不规则,无法识别 QRS 波群(或者 QRS 波群消失),代之以连续的室颤波,频率为 200~400 次/min。

以上 3 种类型以心室颤动最为多见,三者共同的病理生理学基础是心脏均无泵血功能,临床表现均为无脉搏、瞳孔散大、发绀征象而难以鉴别。

(三)复苏后的护理

复苏成功后,患者病情尚未完全稳定,需继续严密监测和护理,及时发现病情变化,并给予妥当处理,否则,心跳、呼吸仍有再度停止的危险。

1.呼吸系统的监护

(1)保持呼吸道通畅:心肺复苏后,应对呼吸系统进行详细检查并拍摄全胸片,以判断有无肋骨骨折、气胸、肺水肿等异常情况。对于自主呼吸未恢复、有通气或氧合功能障碍者,应进行机械通气治疗,并根据血气分析结果调节呼吸机参数。加强呼吸道管理,注意呼吸道的湿化,及时清除呼吸道分泌物。如有气管切开,应注意更换敷料,预防感染;注意观察有无导管堵塞、连接松脱、气管黏膜溃疡、皮下气肿、通气过度或不足等现象。

(2)肺部并发症的监护:因心搏骤停后呼吸停止、肺循环中断、咳嗽反射停止、机体抵抗力低下,再加上各种对呼吸道有侵袭性急救治疗措施等因素的影响,肺部感染是复苏后期患者较常见的并发症。因此,必须严密观察并及早防治,制订周密的护理计划,如定时翻身、拍背、湿化气道、有效排痰等,遵照医嘱应用抗生素。

2.循环系统的监护

(1)心电监护:复苏后患者的心功能尚未完全稳定,应予以心电监护。密切观察心率、血压及心电图的变化。测量脉搏时,要注意其频率、节律和强弱变化。若出现室性期前收缩、室性心动过速等心律失常,血压、脉搏的异常时,及时给予相应的处理。

(2)末梢循环的观察:患者皮肤色泽、温度、湿度,能反映血流的灌注情况。若肢体湿冷,指(趾)甲苍白发绀,末梢血管充盈不佳,即使血压仍正常,也应认为循环血量不足。若肢体温暖、指(趾)甲色泽红

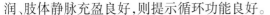

润、肢体静脉充盈良好,则提示循环功能良好。

(3)CVP 的测定:CVP 代表了右心房和(或)胸腔内上、下腔静脉内的压力。测定 CVP 能准确地反映循环血流灌注及心功能,对于临床输液和药物的应用均有重要的指导价值。CVP 正常值为 $5 \sim 10$ cmH$_2$O。CVP 低、血压低,表示血容量不足,应加快补液速度。CVP 正常、血压低,表示血容量不足或者心功能不全,可做补液试验:于 $5 \sim 10$ min 内静脉输入 250 ml 的等渗盐水,若血压升高、CVP 不变,则为血容量不足,而 CVP 升高、血压不变为心功能不全。CVP 高、血压低,表示心功能不全,应减慢补液速度,并给予强心药。CVP>15 cmH$_2$O 表示右心功能不全或外周血管阻力增加;CVP>20 cmH$_2$O,则表示充血性心力衰竭。

3. 肾功能的监护

(1)使用血管活性药物时务必慎重,尽量避免应用使肾血管收缩的药物。

(2)留置导尿管,观察尿液的颜色,监测每小时尿量,记录 24 h 出入量。定时检查尿比重,血尿素氮、肌酐及血、尿电解质浓度等。分析尿量减少的原因,以便及早发现肾功能的改变,并予以正确处理。

4. 脑缺氧的监护 如复苏后脑缺氧仍然存在,是导致复苏失败的根本原因。因此,复苏后应密切观察患者的意识、听觉、瞳孔及肢体活动等情况的变化。同时应:①继续保证低温治疗正确有效。降温时以头部为主,并注意此时降温幅度不宜低于 30 ℃。体温保持在适当水平,避免过高过低,更不宜大幅度波动,否则有导致心室颤动等并发症的可能,使整个复苏失败。②严密监测生命体征及颅内压增高的征象,确保药物脱水疗法准确、按时、无误地执行,并严格监测药物引起的血容量及电解质的变化等不良反应。

5. 酸碱平衡的监护 心搏呼吸骤停后,由于组织严重缺氧,复苏后各组织缺氧状态并不能在很短时间内完全纠正,从而导致代谢性酸中毒;同时二氧化碳在体内大量潴留引起高碳酸血症,形成呼吸性酸中毒。这类混合性酸中毒,必须迅速得到纠正,否则会进一步加重颅内循环障碍,加重对心肌的损害,从而严重影响复苏后心肺脑功能的稳定,是造成复苏失败的又一重要原因。

(1)密切观察病情变化,注意有无呼吸急促、皮肤潮红、烦躁不安、多汗,呼出的气体有无烂苹果气味(酮味),以及有无二氧化碳潴留的表现。定时或根据病情随时监测血电解质变化及血气分析,为临床治疗提供及时准确的信息。

(2)对于代谢性酸中毒,以呼吸支持和给予碱性药物以迅速纠正。通过增加换气功能,加速 CO$_2$ 排出,并可用中等换气法使 PCO$_2$ 降至 $25 \sim 35$ mmHg,以代偿部分代谢性酸中毒。碱性药物应首选碳酸氢钠,按碱性药物的使用原则执行。同时,还可以通过扩容、增加尿量等措施,以保护肾功能,而且可以充分发挥肾的代偿功能。

(3)对于呼吸性酸中毒,主要通过建立有效的机械通气,以增强气体交换。利用过度通气,加速 CO$_2$ 的排出,降低 PCO$_2$,便可纠正呼吸性酸中毒。

6. 并发症的监护 心搏呼吸骤停后,机体的防御功能也同时受到损害。在急救过程中,可能因无菌操作不够严格,加上一些侵袭性的医护措施及激素的应用等,增加了感染的机会。因此,感染是复苏后最常见的并发症,应密切监测及时发现,并采取有效措施进行防治。

(1)密切观察生命体征,有伤口及侵袭性的医护措施(如气管插管、气管切开、动静脉插管等)时,应及时更换敷料,严格执行无菌操作原则。严格掌握拔管指征,及时拔管。

(2)加强消毒隔离措施,注意患者及室内清洁卫生,保持室内空气清新。

(3)对于长期卧床的患者,勤翻身拍背,防止肺部感染、压力性损伤和继发感染。

(4)对于降温疗法的患者,冰袋应注意包裹好和及时更换,避免局部皮肤冻伤。同时注意保持床褥的平整和干燥。

(5)加强口腔护理,防止口腔溃疡及感染。对于角膜暴露者,应遵医嘱使用抗生素溶液滴眼和(或)抗生素眼膏封眼,也可用凡士林纱布覆盖,以防角膜干燥、角膜溃疡及角膜炎的发生。

七、创伤性胸部损伤患者的监护

胸部由胸壁、胸膜及胸内各种脏器组成。胸壁有胸廓和骨骼,由软组织、皮肤、胸椎、胸骨和肋骨构成。胸部损伤可由摔倒、高空坠地、各种利器(刀、子弹及弹片)引起,也可由交通事故、身体周围气体爆炸等造成。老年人剧烈咳嗽、用力排便也可引起肋骨骨折及胸内脏器损伤。

胸部损伤时,根据胸膜腔是否与外界相通,将其分为闭合性损伤和开放性损伤。闭合性损伤多由暴力挤压、冲撞或钝器打击胸部所致,轻者只有胸壁软组织挫伤和(或)单纯肋骨骨折;重者多伴有胸腔内脏器或血管损伤,导致气胸、血胸或多根肋骨多处骨折,甚至还造成心脏损伤而产生心包腔内出血。开放性损伤,平时以各种锐器伤为主,战时以火器伤居多,弹片穿透胸壁导致胸膜腔与外界相通,形成开放性气胸或血胸,影响呼吸和循环功能。闭合性或开放性胸部损伤,不论膈肌是否穿破,都可能伤及腹部脏器,这类损伤称为胸腹联合伤。胸部损伤危险性大,因此应认真、细致观察病情,及时、准确、有效地处理损伤。

(一)肋骨骨折患者的护理

肋骨骨折是最常见胸部损伤,当暴力或钝器撞击胸部,直接施压于肋骨,使该处肋骨向内弯曲而折断;胸部前后受挤压的间接暴力使肋骨向外弯曲而折断。损伤为单根或多根肋骨骨端骨折,亦可为同一肋骨在1处或多处折断,第4~7对肋骨较长且固定,最易折断。骨折断端刺破壁胸膜和肺组织,发生血胸和气胸。儿童的肋骨富有弹性、承受暴力的能力强,不易折断;成人和老年人的肋骨骨质疏松,容易发生骨折。骨折患者的护理目标是通过实施护理,患者疼痛缓解或减轻,呼吸平稳,损伤部位处理得当,无并发症发生。

急救护理如下。

1.制止反常呼吸　多根多处闭合性肋骨骨折,先用厚敷料覆盖胸壁软化区,然后用绷带加压固定,以制止局部的反常呼吸运动。

2.减轻疼痛与不适　闭合性单处肋骨骨折时,局部胸壁用棉垫压迫加胸带包扎制动具有明显镇痛效果。另外,还可在患者呼吸气末,用宽6~8 cm、长度超过患者胸围半周的胶布数条,自后向前、自下而上似叠瓦样将胶布贴于胸壁以达到胶布固定制动作用。对连枷胸患者协助医师采用体外牵引固定或手术内固定。当患者咳嗽或咳痰时,协助或指导患者及家属用双手按压患侧胸壁,减轻疼痛。

3.病情观察　对连枷胸患者,观察生命体征,注意有无气促、发绀、呼吸困难等症状。下胸部损伤的患者除了要注意胸部情况外,还要注意观察腹部情况,疑有联合伤时,立即报告医师。

(二)气胸患者的护理

胸膜腔是脏层胸膜与壁层胸膜之间不含气体的密闭腔隙,当气体进入胸膜腔造成积气状态时,称为气胸。气胸的形成多由肺组织、支气管破裂,空气逸入胸膜腔,或因胸壁伤口穿破胸膜,胸膜腔与外界相通,外界空气进入所致。根据胸膜破口的情况及发生气胸后对胸膜腔内压力的影响,一般分为闭合性、开放性和张力性气胸3类。

1.症状

(1)疼痛:胸痛。

(2)呼吸困难:为气胸的典型症状,呼吸困难的程度与气胸类型、肺萎陷程度,以及气胸发生前的基础肺功能有密切关系。张力性气胸时,胸膜腔内压骤然升高,肺被压缩、纵隔移位,迅速出现严重呼吸循环障碍,患者表情紧张、烦躁不安、发绀、冷汗、脉搏细数、心律失常,甚至意识不清、呼吸衰竭。

(3)刺激性干咳:由气体刺激胸膜产生,多数不严重。

2.体征　取决于气体进入胸膜腔的速度和量,少量气胸的体征不明显,主要表现为气管向健侧移位,患侧胸部饱满,肋间隙增宽,呼吸幅度减低;触诊语颤减弱或消失;叩诊呈过清音或鼓音,心或肝浊音界缩小或消失;听诊呼吸音减弱或消失,并可发现胸部、颈部和上腹部有皮下气肿,扪之有捻发音。张力性气胸患者呈端坐呼吸、发绀;创伤性气胸患者的胸壁可见有伤。

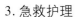

3.急救护理

(1)发现开放性气胸患者,立刻用大块凡士林纱布、加厚纱布垫在患者深呼气末敷盖伤口并包扎固定;张力性气胸的急救在于迅速行胸腔排气解压,用大号针头在伤侧锁骨中线第 2 或第 3 肋间刺入胸膜腔,即刻排气减压。如需转送,可在穿刺针尾端缚橡胶指套,其顶端剪 1 cm 开口,制成活瓣排气针,呼气时能排出胸膜腔内气体,吸气时指套塌陷防止气体进入;或将针头用止血钳固定后,在其尾端接上乳胶管,连接水封瓶;若未备水封瓶,将乳胶管末端置入 100～200 ml 生理盐水的输液瓶内底部,并用胶布固定瓶口以防滑出,做成临时胸腔闭式引流。

(2)给予鼻导管或鼻塞吸氧,必要时面罩吸氧,氧流量控制在 2～5 L/min;迅速建立静脉输液通路,补充血容量,维持水、电解质及酸碱平衡。遵医嘱合理使用抗生素,有开放性伤口者,注射破伤风抗毒素;患者疼痛剧烈时,给予镇痛药。

4.一般护理

(1)体位与活动:保证患者充分休息,协助采取舒适卧位。急性自发性气胸、血气胸患者绝对卧床休息;避免用力、屏气、咳嗽等增加胸膜腔内压的活动;血压平稳者取半坐卧位,有利于呼吸、咳嗽排痰及胸腔引流。卧床期间,协助患者每 2 h 翻身 1 次。如有胸腔引流管,在胸腔引流管下方垫一毛巾,减轻不适,注意翻身时防止引流管滑脱。教会患者床上活动,活动时用手固定好引流管,避免因移动而刺激胸膜引起疼痛。

(2)饮食:解释饮食与营养对康复的重要性,指导患者增加营养,少食刺激性的食物,摄入适量。

(3)保持呼吸道通畅:及时清除口腔、呼吸道的血液、痰液及呕吐物;鼓励和协助患者深呼吸,进行有效咳嗽、排痰以促进肺扩张;痰稠不易排出时,用祛痰药或雾化吸入。

(4)病情观察

1)观察生命体征,注意有无气促、发绀、呼吸困难等症状;观察呼吸频率、节律、幅度及缺氧症状;观察有无气管移位、皮下气肿等。

2)经补充血容量及抗休克处理后,病情无明显好转、出现下列征象者,提示胸膜腔有活动性出血:①脉搏逐渐增快,血压持续下降;②输血补液后血压仍不回升或升高后又迅速下降;③血红蛋白、红细胞计数和血细胞比容持续降低;④胸腔穿刺抽出血液很快凝固或因血凝固抽不出血液;X 射线检查显示胸膜腔阴影继续增大;⑤胸腔闭式引流抽出血量 200 ml/h,并持续 2～3 h 以上。出现以上症状,应及时报告医师迅速查明原因,必要时需迅速做好剖胸止血的术前准备工作。

(三)胸腔闭式引流患者的护理

胸腔闭式引流常用于胸腔手术之后,或用于治疗张力性气胸、创伤性中量以上的血胸和药物治疗无效的脓胸。

1.目的 使液体、血液和空气从胸膜腔排出,并预防其反流;重建胸膜腔正常的负压,使肺复张;平衡两侧胸膜腔压力,预防纵隔移位及肺受压。

2.护理要点

(1)胸腔引流管插入位置:排气者,取患侧锁骨中线第 2 肋间隙;排液者,在腋中线第 6～7 肋间隙。

(2)长管始终没入水中 3～4 cm,始终保持直立。为保持一定负压,排除胸腔内气体与液体,促使肺膨胀,加用负压吸引装置。将水封瓶与负压调节瓶连接。

3.影响引流的因素及护理

(1)引流装置的位置:胸腔闭式引流主要靠重力引流,水封瓶置于患者胸部水平下 60～100 cm,防止被踢倒或抬高。搬运患者时,先用两把止血钳双重夹住胸腔引流管,再把引流瓶置于床上,可放在患者双下肢之间。搬运后先把引流瓶放于低于胸腔的位置,再松止血钳。

(2)体位:术后通常为半卧位,侧卧向插管侧时,注意避免压迫胸腔引流管。

(3)引流管长度与固定引流管的长度:以能将引流管固定在床缘,且能使它垂直降到引流瓶为宜。过长易扭曲,还会增大无效腔,影响通气;过短则因翻身或坐起时易牵拉引流管,导致脱出。固定引流管时,可用别针固定在床单上。

（4）维持引流系统的密闭：为避免空气进入胸膜腔，引流瓶用紧密的橡皮塞，所有接头应连接紧密。引流管周围用油纱包盖严。如果水封瓶被打破，立即夹闭引流管，更换水封瓶；然后松开止血钳，鼓励患者咳嗽和深呼吸，排出胸膜腔内的空气和液体。

（5）维持引流通畅：密切观察引流管是否通畅，防止受压、扭曲、堵塞和滑脱。检查引流管通畅的方法是，观察是否有气体排出和长管内水柱的波动。正常的水柱上下波动 4～6 cm，若波动停止，表明有堵塞或肺已完全膨胀。

（6）带管活动：留置胸腔引流管期间，鼓励患者咳嗽和深呼吸，促使肺扩张和胸膜腔内气体和液体的排出。生命体征平稳时，允许患者在床上或床下活动。早期下床活动时，要妥善携带水封瓶，保持系统密闭，不必夹管。

（7）预防感染：各项操作遵守无菌原则，换瓶时拔出的接头要用无菌纱布包裹，水封瓶内需装无菌生理盐水。

（8）观察与记录引流量：使用水封瓶前，需先倒入无菌生理盐水，并在瓶上贴一长胶布注明液面高度、倒入液体量、日期和开始时间。密切观察引流液的量和性质。引流量多且为血性时，提示出血，立即通知医师；引流量过少，查看引流管是否通畅。

（9）拔管及注意事项：胸腔引流管安置 48 h 后，如体格检查及胸片证实肺已完全复张，24 h 内引流量少于 50 ml，无气体排出，患者无呼吸困难，可拔出胸腔引流管。拔管时，取半卧位或坐于床沿，鼓励患者咳嗽，挤压引流管后夹闭，嘱患者深吸一口气后屏住，在屏气时拔管，拔管后立即用凡士林纱布覆盖伤口。拔管后，观察患者有无呼吸困难、气胸和皮下气肿，检查引流口覆盖情况，是否继续渗液，拔管后第 2 天应更换敷料。

4. 心理护理　患者由于意外创伤的打击和对治疗的担心、对手术的恐惧等产生各种心理反应，加强与患者沟通，对呼吸困难的患者尽量陪伴或多巡视，增加患者的安全感；在做各项检查、操作前做好解释工作，解释疼痛、呼吸困难发生的原因，从而缓解患者对治疗的紧张和担心；教会患者自我放松技巧，如缓慢深呼吸、全身肌肉放松、听音乐、广播或看书看报，以分散注意力，减轻疼痛，积极配合治疗。

5. 健康教育　指导患者深呼吸和有效咳嗽。保持情绪稳定、劳逸结合，在恢复期内不要进行剧烈运动。告知患者胸部损伤恢复期间胸部仍有轻微疼痛，活动不适时疼痛可能会加重，但不影响患侧肩关节锻炼及活动。

八、创伤性腹部损伤患者的监护

（一）概述

1. 病因与分类　腹部损伤是指腹壁和（或）腹腔内脏器损伤，是常见的创伤性疾病。腹部损伤根据腹壁有无伤口分为开放性和闭合性两大类。开放性损伤常由利器或火器所致，腹壁伤口有腹膜破损者为穿透伤；无腹膜破损者为非穿透伤。闭合性损伤多由挤压、冲击、碰撞和爆震等钝性暴力引起。无论是开放性还是闭合性腹部损伤，都可能仅有腹壁损伤或同时兼有腹腔内脏器损伤，单纯腹壁伤一般病情较轻，也无特殊处理。评估腹部损伤的关键是确定有无腹内脏器的损伤。合并腹腔内脏器损伤时有腹腔内出血、急性腹膜炎和休克的表现，病情严重需紧急手术治疗。常见受损内脏在闭合性腹部损伤中依次是脾、肾、小肠、肝、肠系膜等。

2. 临床表现

（1）单纯腹壁损伤：在暴力打击部位的腹壁有局限性肿胀、疼痛和压痛，有时可见皮下瘀斑。上述症状不随时间的推移而加重或扩大。开放性腹壁伤有伤口出血。单纯性腹壁损伤通常不会出现恶心、呕吐、腹膜炎和休克的表现。

（2）腹腔内脏器损伤

1）实质性脏器破裂和血管损伤：肝、脾、肾等实质性脏器和大血管破裂时，主要表现为腹腔内出血，患者精神紧张、面色苍白、出冷汗、脉搏快而细弱、血压下降和尿少等失血性休克表现；腹痛呈持续性，多不

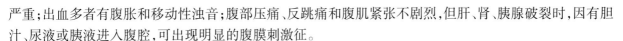

严重;出血多者有腹胀和移动性浊音;腹部压痛、反跳痛和腹肌紧张不剧烈,但肝、肾、胰腺破裂时,因有胆汁、尿液或胰液进入腹腔,可出现明显的腹膜刺激征。

2)空腔脏器破裂:胃肠道、胆囊、膀胱等空腔脏器破裂后,腹膜受化学性胃肠液、胆汁、尿液的强烈刺激发生化学性腹膜炎,随后发生细菌性腹膜炎。临床上以腹膜炎的表现为主,表现为持续性剧烈腹痛和全身中毒症状;重要的体征是明显的腹膜刺激征,腹腔内游离气体致肝浊音界缩小或消失,随之出现肠麻痹而有腹胀,严重者可发生感染性/脓毒症休克。

3)某些闭合性腹部损伤:患者早期症状不明显,如肝、脾包膜下破裂者暂时不发生大出血,间隔一定时间后,当腹腔内压力增高时致紧张的肝、脾包膜破裂,突然出现失血性休克;又如肠道小穿孔被外翻的黏膜所堵塞,而不发生弥漫性腹膜炎,随着时间推移消化液外溢增多,才逐渐出现弥漫性腹膜炎症状。应注意严密观察,尽早明确诊断。

(3)辅助检查

1)实验室检查:实质性脏器破裂出血可有红细胞、血红蛋白、血细胞比容下降,白细胞计数则略见升高;空腔脏器破裂时,白细胞计数可明显上升。血尿是泌尿器官损伤的重要标志。胰腺损伤时多有血/尿淀粉酶值升高。

2)影像学检查:B超对内脏的外形、大小、腹腔内积液、肝脾包膜下出血的检查有一定帮助。立位腹部平片可观察到膈下游离气体,以及某些脏器的大小、形态和位置的改变,但处于休克状态患者,不宜此项检查。有条件的还可以进行CT检查、选择性动脉造影、腹腔镜检查等。

3)诊断性腹腔穿刺及灌洗:诊断性腹腔穿刺对判断腹腔内脏器有无损伤和哪一类脏器损伤有很大帮助,凡怀疑有腹腔内脏损伤患者,一般检查方法尚难明确诊断的情况下,均可进行此项检查。若诊断性腹腔穿刺阴性而又高度怀疑腹腔内脏有严重损伤,可采取诊断性腹腔灌洗术进一步检查。

3. 治疗原则　腹壁损伤的治疗与一般软组织损伤相同。对疑有内脏损伤的患者,应严密观察病情变化,以免延误抢救时机。对确认肝脾破裂致腹腔内进行性大出血者,在抗休克的同时紧急剖腹止血。空腔脏器穿孔者,休克发生较晚,一般应在纠正休克的前提下进行手术。高度怀疑有内脏损伤的患者,应做好紧急手术前准备,进行剖腹探查术,待查明损伤部位或器官后再做针对性处理。

(二)护理措施

1. 急救　应先抢救威胁生命的伤情,如呼吸和心搏骤停、窒息、开放性气胸、明显的外出血等应迅速予以处理。维持呼吸道通畅,应积极预防休克,如保暖、保持患者安静、镇痛(未明确诊断前,禁用吗啡等镇痛药物)和补充液体,以尽快恢复血容量。

2. 对疑有腹腔内脏损伤患者的护理

(1)绝对卧床,尽量取半卧位,如需离床检查,应有专人护送。

(2)做好常规腹部手术前准备,并做到"四禁",即禁食禁饮、禁忌灌肠、禁用泻药、禁用吗啡等镇痛药物。

(3)尽早输液和使用抗生素。

(4)严密观察生命体征,腹痛范围、程度及腹膜刺激征,动态观察红细胞计数、血细胞比容和血红蛋白值。

(5)在观察期间出现以下情况时,应及时进行手术探查:腹痛和腹膜刺激征有进行性加重或范围扩大者;肠鸣音逐渐减弱、消失或出现腹胀明显者;全身情况有恶化趋势,出现口渴、烦躁、脉率增快或体温及白细胞计数上升者;红细胞计数进行性下降者;血压由稳定转为不稳定甚至下降者;胃肠道出血者;经积极抗休克治疗情况不见好转反而继续恶化者。

3. 手术治疗的护理

(1)术前护理:为抢救患者生命,应争取时间尽快进行必要的术前准备,主要措施有严密的病情观察,通知患者禁食禁饮,胃肠减压,建立静脉输液通道,遵医嘱输液输血,及早使用有效的抗生素,协助做好各项检查,备皮备血,进行药敏试验,做好心理护理,严格术前用药,必要时导尿等。

(2)术后护理

1)体位:先按麻醉要求安置体位,待全身麻醉清醒或硬膜外麻醉平卧6 h后,血压平稳者改为半卧位,以利于腹腔引流,减轻腹痛,改善呼吸、循环功能。

2)禁食、胃肠减压:术后禁食 2~3 d,并做好胃肠减压的护理。待肠蠕动恢复、肛门排气后停胃肠减压,若无腹胀不适可拔出胃管,从进少量流质饮食开始,根据病情逐渐恢复半流质饮食。

3)静脉输液与用药:禁食期间静脉补液,维持水、电解质和酸碱平衡。必要时给予完全胃肠外营养,以满足机体高代谢和修复的需要,并提高机体抵抗力。术后继续使用有效的抗生素,控制腹腔内感染。

4)观察病情变化:严密监测生命体征的变化,危重患者加强呼吸、循环和肾功能的监测和维护。注意腹部体征的变化,及早发现腹腔脓肿等并发症。

5)手术切口护理:保持切口敷料干燥、不脱落,如有渗血、渗液时及时更换,观察切口愈合情况,及早发现切口感染的征象。

6)鼓励早期活动:手术后多翻身,及早下床活动,促进肠蠕动恢复,预防肠粘连。

7)腹腔引流护理:腹腔引流是腹腔内放置乳胶引流管或烟卷引流条,将腹腔内的渗血、渗液或消化液引流到体外的一种体外引流方法,达到排出腹腔内的渗血、渗液、坏死组织和脓液,防止感染扩散,促进炎症早日消退的目的。术后应正确连接引流装置,如有多根引流管时应贴上标签,并妥善固定。保持引流通畅,每日更换引流袋,遵守严格的无菌操作,引流管不能高于腹腔引流出口,以免引起逆行感染。观察并记录引流液的性质和量,如发现引流液突然减少,患者有腹胀伴发热,应及时检查管腔有无堵塞或引流管滑脱。

4. 健康教育 多食易消化、营养丰富的食物。保持大便通畅,预防便秘、腹痛、腹胀。注意体温变化及腹痛情况。可适当活动,防止术后肠粘连,对突然发生腹痛者应及时上报。

九、创伤性颅脑损伤患者的监护

重度颅脑损伤主要指颅内血肿、脑干损伤、广泛性脑挫裂伤。患者的特点是原发性脑损伤较重、病情变化快、死亡率高。对这类患者应严密监测神经功能,并采取一切及时有效的措施降低继发性脑损害。

(一)颅骨骨折

1. 概述 颅骨骨折常由钝器损伤或穿通伤所致,线状骨折居多,约占80%,剧烈的撞击可导致粉碎性颅骨骨折,碎骨片可压迫并损伤脑组织。通常简单的无压迫性的颅骨骨折本身无特别的临床意义,但需要警惕有无颅内血肿的风险。而闭合性的压迫性的颅骨骨折需要手术治疗。开放性颅骨骨折可由剧烈打击导致,由于极易导致脑组织受损、脑膜炎风险等,需要尽快进行外科手术。如果存在脑脊液鼻漏或者耳漏,应高度怀疑颅底骨折。眶周瘀斑(熊猫眼征)、乳突部及耳下淤血斑(Battle sign)常出现于颅底骨折,但通常在损伤发生数小时后才可出现。

2. 颅骨骨折主要护理措施

(1)床头高位 30°~60°,借颅内压降低或脑的重力作用压闭破口。

(2)脑脊液漏的处理:脑脊液耳漏或鼻漏患者禁止给予填塞或冲洗,且头偏向漏侧,以免污染的液体逆流入颅内引起感染。

(3)要保持耳、鼻道及周围皮肤的清洁,可用无菌干棉签卷吸漏液,有凝血块应及时夹出,并用酒精棉签擦拭。

(4)尽量使患者避免用力的动作,如咳嗽、擤鼻,以防引起颅内积气及逆行感染。

(5)遵医嘱合理使用抗生素,预防感染。

(6)营养护理:特别是急性期患者有恶心、呕吐等症状,禁食、水期间应加强营养的补给。

(7)合并脑神经损伤患者,及时应用神经营养药。

(8)注意观察病情变化,警惕颅内血肿形成。

(二)脑挫裂伤

护理措施如下。

(1)严密观察病情,重点是意识、瞳孔、心率、血压、呼吸等。警惕脑疝和颅内血肿的发生,如发生上述情况,应及时采取相应措施以及手术治疗。

（2）伤后 2 ~ 3 d 禁食、水。

（3）输液、应用止血药物。为减轻脑水肿程度,在伤后早期,每日补液应限制在 1 500 ~ 2 000 ml,其中生理盐水 500 ml 左右。

（4）应用 20% 甘露醇 250 ml 静脉滴注,2 ~ 3 次/d,以减轻脑水肿,其用量可根据脑脊液压力检查结果进行调整。大剂量应用此药液,可导致急性肾功能损害,应注意监测。

（5）激素治疗:地塞米松可减轻脑水肿,保护脑细胞结构,有利于恢复血脑屏障的结构和功能。根据病情可应用 10 mg 静脉注射,1 ~ 3 次/d。5 ~ 7 d 后逐渐停药。

（6）持续低流量吸氧,提高动脉血氧分压,有利于脑水肿消退。

（7）注意补充钾盐,防止因禁食、呕吐、应用脱水剂、激素引起低血钾。

（8）保持呼吸道通畅,防止因缺氧加重脑水肿。

（9）使用中枢神经代谢药物,如腺苷三磷酸、辅酶 A、细胞色素 c、胞磷胆碱、脑活素等。

（10）有意识障碍者,易发生坠积性肺炎,应加强肺部护理,酌情应用抗生素。昏迷患者,肺部感染明确后,尽早气管切开。手术治疗:严重脑挫裂伤,由于局部水肿、脑液化、病情逐渐恶化或出现脑疝者,可开颅手术,清除糜烂脑组织,并做去骨瓣减压。

（三）脑干损伤

护理措施如下。

（1）严密观察病情变化。

（2）由于昏迷时间较长,应争取早做气管切开,保持呼吸道通畅。若气管切开后仍有通气障碍,不能维持正常血气时,应尽快施行机械通气法,将 $PaCO_2$ 维持在 25 ~ 30 mmHg,$PaO_2 > 70$ mmHg 的水平。

（3）控制体温,最好应用物理降温,将体温控制在 36 ~ 37 ℃。有严重去脑强直样抽搐者也可采用冬眠低温,温度控制在 32 ~ 34 ℃。30 ℃ 以下易发生心室颤动或其他并发症,使用时应掌握好适应证。

（4）控制脑水肿

1）头部抬高 30° ~ 45°,有利于颅内静脉回流。

2）根据颅内压的不同情况,酌情应用脱水药。

3）急性期大剂量使用激素。地塞米松 20 mg,静脉注射 2 ~ 3/d。有消化道出血时应停用。

4）维持正常的血浆渗透压。可根据检验结果酌情输入新鲜血浆、白蛋白或新鲜血液。

5）持续低流量吸氧。

6）控制输液总量,每日液体不超过 1 500 ~ 2 000 ml,其中生理盐水 500 ml,持续 5 ~ 7 d,使患者处于轻度脱水状态。

7）已排除颅内活动性出血或颅内血肿者可行高压氧治疗。

（5）应用抗生素预防感染。

（6）胃肠功能恢复后,尽早应用鼻饲。一方面解决营养问题,另一方面降低胃酸,有预防消化道出血作用。一旦有消化道出血,还可经鼻饲管注入止血药物。

（7）应用西咪替丁、雷尼替丁、法莫替丁等,以减少胃酸分泌。

（8）应用中枢神经代谢药。

（9）注意血气及血电解质变化,发现异常及时调整。

（10）加强护理,定时翻身、拍背、吸痰,防止压力性损伤及肺炎发生。

（四）丘脑下部损伤

1.观察　严密观察病情变化。

2.控制体温　体温不升者,应采用保温措施,而高热者应给予降温,将体温控制在 36 ~ 37 ℃。

3.尿崩症　可应用垂体后叶素 5 ~ 10 U,皮下注射,3 次/d;或口服双氢克尿噻 25 mg,3 次/d。

4.消化道出血　①胃肠减压,冰水洗胃,必要时加入去甲肾上腺素(每 100 ml 冰盐水中加入去甲肾上腺素 6 ~ 8 mg),胃管内亦可注入云南白药、氢氧化铝凝胶、凝血酶止血。②静脉应用多种止血药物。③应用西咪替丁、雷尼替丁等抗酸药物。④停用激素及血管扩张药物。⑤输血补充失血。⑥酌情输入血小板、纤维蛋白原、凝血酶原复合物。⑦出血不止或胃穿孔时,可行手术治疗。⑧定时监测胃液 pH 值,保持在 3.5～4.0。⑨胃管内渗入孟氏液:采用 5%～10% 的孟氏液 30～50 ml 注入胃内,可使出血病变处黏膜表面形成一凝固层而达到止血目的,可每隔 1 h 应用 1 次。

(五)颅内血肿

1. 非手术治疗　对于颅内小血肿,轻度颅内压增高,能被脱水剂控制,症状表现轻且不典型者可施行非手术疗法。主要是应用脱水剂和肾上腺皮质激素。治疗过程中应严密观察病情变化,一旦病情恶化,应尽快做 CT 检查并及时手术治疗。

2. 手术治疗　对于较大的颅内血肿,有显著颅内压增高症状或病情逐渐恶化者,应积极手术治疗。由于血肿类型不同,手术方法有:骨窗开颅、骨瓣开颅血肿清除、钻孔冲洗及引流,根据术前是否发生脑疝,术中所见脑挫裂伤和脑水肿的严重程度,决定是否做去骨瓣减压。

(六)脑疝

1. 小脑幕切迹疝
(1)气管内插管控制呼吸。
(2)20% 甘露醇 250～500 ml,快速静脉输入。
(3)尽快查明病因,确定病变部位及性质,可做 CT、脑血管造影等检查。紧急情况下,可根据病史、致伤机制和体征,如瞳孔变化,判断并立即手术治疗。
(4)尽快手术,去除病因,解除脑疝。
(5)术前准备:①剃头;②查血型、血红蛋白;③保留导尿;④向家属交代病情并履行签字手续。

2. 枕骨大孔疝
(1)控制呼吸,呼吸已停应快速行气管插管、人工呼吸。
(2)行侧脑室额角穿刺,放出脑室液缓解脑疝,并做脑室引流。
(3)20% 甘露醇 250～500 ml 快速静脉输入。
(4)尽快 CT 检查,明确病因。
(5)尽快手术。
(6)术前准备同上。

十、创伤性骨折患者的监护

创伤骨折主要是指患者受到外力、创伤的打击产生病症,如四肢骨折、腰椎的骨折及关节脱位、关节的韧带损伤、半月板损伤及肌肉软组织损伤等。

(一)概述

1. 临床特点　急性、意外性伤害多,易给患者造成心理障碍。易合并其他部位的损伤,如颅脑损伤、面部损伤、腹腔和盆腔脏器损伤、多发性骨折等。

2. 治疗目标　减轻疼痛、促进骨质愈合;择期完善手术;预防或减少并发症;恢复肢体功能、提高生活质量。

3. 专科评估
(1)患肢的评估:包括患肢保持功能位置;注意观察患肢末梢循环情况,有无合并神经损伤,感觉及运动情况。
(2)并发症的评估:包括生命体征的评估;有无脏器损伤;有无严重创伤综合征;有无感染;有无压力性损伤等。
(3)术前专科评估:患者及家属对手术的思想准备状况;患者的既往病史;手术区域内的软组织损伤程度等。
(4)术后专科评估:包括患者麻醉复苏情况;术区引流管通畅情况;指(趾)端血运、感觉、运动情况;患肢是否保持功能位置;术后患肢继续牵引的重量;患肢肿胀程度;患者对疼痛耐受力的评估;有无并发

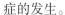

症的发生。

4.功能锻炼　骨折治疗的最终目的是恢复功能,功能恢复的好坏与早期功能锻炼有密切关系。因此,加强对患者康复期功能锻炼的指导,是治疗骨折的一个重要环节。

(1)医护合作,鼓励并正确指导患者进行功能锻炼。

(2)做示范动作,教会患者功能锻炼的方法,并检查患者是否已掌握要领。

(3)四肢骨折早期主要是指导患者主动活动相邻关节进行肌肉的收缩和舒张运动,骨折部位禁止活动和被动强力按摩;中期除上述活动外,活动被固定的关节,活动量和时间逐步增加;后期鼓励患者及时下床活动和负重练习,配合理疗、按摩等。

(4)脊柱骨折患者的功能锻炼要求原则:尽早开始、坚持不懈、先易后难、循序渐进。伤后腰部垫枕过伸复位,第4天开始鼓励督促患者练习主动挺腹,每日3次,每次5~10 min。伤后1周左右可练习5点支撑法。2~3周练习做3点支撑法。开始锻炼时因受伤部位疼痛和不适,每天要练习数次或数十次,以后逐渐增加至200~400次。

(5)在进行功能锻炼时,护士要耐心地做好说服解释工作。在指导功能锻炼的过程中,注意观察患者的适应性和患肢反应。

(二)常见创伤骨折的护理要点

1.骨折合并创伤性休克的护理要点　创伤性休克是严重创伤的常见并发症。抢救必须迅速、准确、果断、有效。对严重创伤性休克患者一律在来诊前第1个15~30 min内输入平衡液2 000 ml,在急救治疗中,护士应选择最佳给药途径,每15 min测血压、脉搏、呼吸1次,以调整输液速度。血压和心率作为生命体征一部分,是常规循环监测指标。经皮氧张力监测、CVP监测、肺动脉导管等血流动力学监测都可准确判断循环,扩大循环监测视野和准确性。注意尿量监测,观察每小时尿量并记录,当每小时尿量低于30 ml时,应继续加强抗休克措施。严重创伤患者则需注意某些外循环因素对尿量的影响。

2.脊髓损伤的护理要点

(1)急性期:将颈髓损伤患者移至旋转治疗床上,立即吸氧和颅骨牵引,为防止颈部转动,在头部两侧放置沙袋。患者在这段时间内要接受集中的治疗护理,以求把损害控制到最低限度。少数高位截瘫、呼吸障碍者必要时行气管切开和机械通气。若发生尿潴留,必须留置导尿管,还要观察瘫痪平面有无变化。对胸腰段压缩性骨折患者应卧于硬板床上,采取反张体位,垫腰枕。垫枕时间在患者第1次排便后进行。压力性损伤是急性期最容易出现的并发症,应及早预防。针对脊髓损伤,要勤翻身,30~60 min翻身1次,以避免缺血、缺氧引起不可逆损伤及缺血再灌注损伤。对膀胱麻痹者应尽早进行膀胱训练以利拔出导尿管后恢复膀胱功能,为防止泌尿系统感染,应鼓励患者多饮水,1 300~1 500 ml/d,维持尿量在1 500 ml/d。脊髓损伤患者容易发生便秘,要指导患者多吃些粗纤维食物,必要时运用药物通便,逐渐养成规律排便习惯。对颈髓损伤患者,鼓励其有效咳嗽及咯痰,训练深呼吸,变换体位,配合叩拍背部、雾化吸入与气道湿化。

(2)亚急性期:将损伤部位用软性或硬性背甲固定,并允许患者变换体位为半卧位。颈髓损伤患者仰卧位时背甲上缘常易勒皮肤而致后头部疼痛,应用软枕衬垫。侧卧时,应选用防止颈部侧屈的软枕,保持患者体位舒适。

3.骨盆骨折的护理要点　一般采用股骨髁上牵引治疗。骨盆骨折多因强大暴力造成,常合并膀胱、尿道损伤,有时合并直肠及髂内动静脉损伤造成大量出血。因此,常有不同程度的休克,有休克者先抗休克治疗,在抗休克的同时做必要的全身检查,以明确有无其他脏器和组织的损伤。骨盆骨折伴有后尿道损伤的发生率为4%~25%。如实施膀胱和尿道手术,必须加强尿道和膀胱引流管的管理,保持通畅。如骨盆前后环都遭破坏,则需进行骨牵引,注意遵医嘱落实牵引角度和重量的正确性。

4.上肢骨折的护理要点

(1)上肢骨折在骨折中占首位,一般采用石膏或小夹板固定。

(2)肱骨髁上骨折易因移位引起肱动脉的损伤,造成损伤性动脉痉挛、血栓形成、缺血性肌挛缩等许多不良后果。儿童多见,需要高度警惕。

（3）发生骨筋膜隔室综合征的患者,注意切开减压术后伤肢应平放,防止手部动脉闭塞。

（4）切开复位内固定患者要观察切口渗血情况,局部有无红、肿、热等。

（5）上肢骨折合并肌腱、神经损伤的患者,要观察手的功能恢复,指导患者做好患肢功能锻炼。

5. 下肢骨折的护理要点

（1）下肢骨折夹板石膏固定的护理要点:管状石膏托或石膏夹板固定是在创伤骨折中通常使用的一种外固定。整复完毕后,将患肢放置在正确的位置,适当抬高患肢,用沙袋固定左右,防止因患肢重力而致骨折移位,石膏干硬后才能搬动患者,保持石膏清洁,并随时观察绷带、扎带的松紧程度,一般在固定后 4 d 内,可能会出现肢体肿胀加剧。石膏、夹板固定的松紧度不妥时会导致血运不畅,应及时报告医师予以调整。

（2）下肢骨折牵引的护理要点:①皮牵引,多用于无移位骨折或儿童。牵引重量为体重的 1/13 ～ 1/12。应注意观察胶布及绷带有无松散或脱落,观察有无胶布过敏。4 岁以下儿童股骨骨折时,双腿悬吊牵引,臀部必须离开床面。②骨牵引,在下肢骨折使用率最高,主要用于骨折的复位和维持复位的稳定。牵引重量约等于人体重量的 1/7,牵引重量不可随意增减,骨折复位后重量要相应减少做维持牵引。牵引重量不够,易导致骨折断端重叠,重量过重造成骨折断端分离、骨不连或骨折延迟愈合。牵引过程中应指导和督促患者功能锻炼,防止肌肉萎缩、关节僵直。

第四节　创伤重症监护病房内患者的特殊护理

一、创伤患者的特殊问题

（一）创伤重症患者的病理生理变化

机体受到严重创伤后会发生一系列病理生理改变,从而影响脏器功能甚至威胁患者的生命。主要病理生理变化有以下几方面。

1. 代谢性酸中毒　严重创伤、大出血破坏了循环系统的稳定,导致组织器官的血流灌注不足,机体的能量供给从有氧代谢转变为无氧代谢,产生大量的乳酸和其他有机酸,使机体发生代谢性酸中毒。组织血流低灌注时间持续越长,代谢性酸中毒的程度越重。

2. 低体温　低体温是严重创伤以及液体复苏后一个不可避免的病理生理结果。受伤现场的热量丢失、复苏措施、受伤的严重程度、患者年龄、手术中体腔的暴露、伤后热量生成障碍与伤后低体温密切相关,而近年来的一系列临床研究结果揭示,低体温与患者病死率以及并发症发生率密切相关。

3. 凝血功能障碍　机体正常的凝血功能取决于血小板数量和功能的正常、足够的凝血因子以及凝血系统激活途径的正常。严重创伤可以使凝血系统的多个环节受到影响,而使患者表现为凝血功能障碍。严重创伤后大量失血及对休克进行复苏时的大量输血输液,可以引起稀释性凝血因子和血小板数量减少。凝血系统的激活实际是一系列对温度敏感的、依赖丝氨酸的酶促反应。严重创伤后机体的低温状态会导致上述反应的速度减慢,还会使血小板的功能受到抑制,最终导致严重的凝血功能障碍。临床表现组织创面的非机械性广泛渗血,使休克程度加重,复苏难度增加。

总之,代谢性酸中毒、低温、凝血功能障碍三者互为因果,形成恶性循环,严重威胁重症患者的生命。及时阻断这个恶性循环,维持重要脏器的生理功能和机体内环境的稳定,是挽救患者生命、降低早期病死率、减少并发症的根本所在。

（二）创伤重症患者临床症状体征的演变

发生创伤后主要症状体征的出现和变化,在很多情况下,可作为诊断创伤的线索。

1. 意识障碍　意识障碍的程度及持续时间可代表颅脑损伤的严重程度,意识障碍演变可反映颅内损伤的类型。

2. 瘫痪　瘫痪是脊髓损伤的最主要症状。脊髓损伤后不论轻重立即出现创伤平面以下肢体弛缓性瘫痪:肌张力低、感觉、运动和括约肌功能丧失,一切深浅反射均消失,这种现象叫作"脊髓休克",脊髓休克时间与脊髓损伤程度成正比,可以是数小时,也可以持续数周以上。脊髓休克是一种暂时性的、可逆性的瘫痪。当脊髓休克期度过后,即显露出与原发脊髓损伤程度相一致的瘫痪。如伤后肢体功能活动,而以后出现瘫痪症状,则表明脊髓受到继发性损伤。

3. 呼吸窘迫　呼吸窘迫常是胸部创伤的首要症状和体征,呼吸困难的患者不愿多说话,不敢平卧。吸气与呼气都感到困难患者,是肺通气量不足,严重者则出现濒死感。如呼吸困难呈进行性加重,则表明血、气胸在进行性发展,有必要紧急穿刺、引流。

4. 腹痛　腹部闭合伤中90%的患者具有腹痛。持续腹痛,表明腹部损伤未得到解决;而腹痛加重,提示腹腔内伤情的恶化。

5. 血尿　血尿是泌尿系统损伤的特有体征。但血尿与损伤的范围和程度不成平行关系,如肾蒂断裂、输尿管血块栓塞,都可以没有肉眼血尿而有"绞痛",尿道断裂和膀胱破裂则根本无尿排出。

二、创伤重症监护病房患者的用药护理

(一)创伤重症患者用药的特点

对创伤重症患者除了临床多系统的连续监护外,还应该特别重视其用药方案的合理制订和及时调整,严格按照要求给药,并严密监护其用药后的疗效和各种反应。具体地说,创伤重症患者的用药具有以下一些特点。

1. 以静脉给药为主的多途径给药　要求药物治疗起效快,一般在急性期,创伤重症患者的用药途径多选择静脉给药,有时也辅以肌内注射等其他给药方式。而急性期过后,一般可选用口服等方式维持给药。

2. 用药常需个体化　创伤重症患者的用药常常需要对给药剂量、给药间隔,甚至给药速度和具体溶媒等进行个体化,必要时进行血药浓度监测(治疗药物监测)。

3. 使用药物品种多,发生药物相互作用的机会大　创伤重症患者常需同时或在短期内接受多种甚至数十种药物的治疗,因此,医务人员必须充分考虑药物之间的相互作用,对一些有益的相互作用加以利用,对可能发生的不良相互作用尽量避免或提前预防。

4. 病情严重,发生药物不良反应的机会增加　创伤重症患者常常伴随多器官功能失调或衰竭,影响药物的体内代谢过程,因而增加发生药物不良反应的机会。另外,由于常在ICU使用与药源性疾病相关的药物(如可能引起肝、肾损害的药物)及一些可能导致滥用的药物(如抗生素、镇痛药),医务人员必须从思想上重视药物不良反应,并及时发现和处理。

5. 用药反应监测困难　有些患者昏迷或意识不清,对药物治疗的反应不能主诉;有些疾病、器官功能改变或合并用药影响某种药物的敏感性或体内过程,因而影响了对某些药物反应的观察;由于医务人员工作量大而不能有足够的时间和精力观察药物治疗的反应。这些都增加了对药不良反应的观察和监测的难度,除了常规监测,必要时应利用一些专用的仪器设备或手段以及药学专业人员的辅助指导。

(二)创伤重症患者的用药原则

1. 合理用药　以当代、系统、综合的医药学和管理学等知识来指导用药,使药物治疗达到安全、有效、经济的基本要求。

2. 创伤重症患者合理用药原则

(1)正确地判断患者的严重程度,抓住主要矛盾和需要解决的首要问题。

(2)严密观察用药后的各种反应,结合各种监护仪器和设备综合评价药物疗效和不良反应,必要时积极利用治疗药物监测等手段。

(3)按照个体化要求,根据患者病理生理特点,制订适合的给药方案,并根据给药后的反应适时地调整方案,保证治疗的安全、有效性。

（4）综合分析所用药物，注意药物之间的相互作用，必要时相应调整用药剂量或给药间隔。

（5）预防和及时发现潜在的药物不良反应，积极观察、判断和处理已经出现的不良反应，减轻其对原有疾病救治的影响。

（6）在保证救治质量的前提下，应注意用药成本的控制，尽量做到药物治疗的经济性。在可能的条件下，注意做好对患者的用药教育，提高其用药的依从性。

（三）创伤重症患者用药监护的要点

除给药过程需严格遵循"三查七对"的原则外，还需对危重症患者用药进行严密监护。

1. 给药前的监护要点

（1）认真阅读病历和医嘱，明确用药目的。了解患者病情和病史，特别应注意患者的用药史和药物过敏史，以及肝、肾等重要脏器功能，判断医嘱是否正确，医嘱的给药途径是否为最佳。

（2）根据自身理论知识，判断医嘱中同时给予的药物之间或其他处理之间是否存在潜在的矛盾或不良相互作用。

（3）如果是注射给药，应判断同时配伍的药物之间是否存在配伍禁忌。一般认为，药物不宜加入血液、血浆、脂肪乳、甘露醇、碳酸氢钠、氨基酸、右旋糖酐等溶液中。

（4）配药时应严格执行查对制度，首先检查药品外观质量、规格、有效期等，并注意按照每种药物或剂型的特点进行准备、配制或储藏。

（5）能引起过敏反应的药物，必须在给药前按要求进行药敏试验；同时在注射前备好过敏反应时的急救药品，并熟练掌握急救方法。

2. 给药时的监护要点

（1）注射给药前，尤其是在胸、腹腔注射或鞘内注射前，应估计患者的精神及体力状态，以判断其对该给药途径的耐受能力。

（2）严格遵守给药时间，时间误差不应超过半小时。

（3）静脉给药应有计划地使用穿刺部位，危重症患者最好选择 22 G 留置针、CVC 置管或 PICC 置管。

（4）静脉给药应按要求控制好给药速度，若采用不同速率给药，则应注意负荷滴注时间。

（5）注射过程中，应密切观察患者病情变化，如有不适，及时告知医师，并协助医师进行必要的处理。

（6）口服或舌下含服、外用片剂、气雾剂等特殊给药方式时应指导和监督患者服药，有些药还应特别指导其正确使用姿势。

（7）患者服用量不足 1 片（粒）时，应与医师商量是否有必要调整用药规格、剂型或更换药物，以确保给药剂量的准确；缓释（长效）制剂、肠溶制剂或其他特殊包衣制剂不可研碎或掰开使用，以免影响疗效，增加不良反应。

3. 给药后的监护要点

（1）临床疗效的监测：通常可根据临床指标和血药浓度来监测疗效。根据临床指标监测疗效，是通过患者一般状况及心电图、呼吸、血压以及各种脏器功能的监测和众多实验诊断指标来监测和判断患者的药物治疗效果及病情发展状况。血药浓度监测，可以帮助我们间接了解患者药物疗效，也可以据此利用药动学和药效学的原理，帮助我们预测药物的疗效或潜在毒性，根据实际情况调整患者的给药方案。

（2）药物不良反应的监测：监测药物不良反应不但可以帮助我们把握用药的安全性，及时进行用药调整，还能帮助我们鉴别和区分一些用药反应与病理反应，及时提醒医师注意。

三、创伤重症监护病房患者的心理护理

（一）ICU 的特殊性

1. **患者的特殊性**　ICU 收治的患者均为"重症"，他们承受着严重的病痛，面临死亡的威胁，同时躯体状况又非常不稳定，因此容易出现负性情绪甚至情绪障碍，也经常出现认知和行为方面的问题。

2. **环境的特殊性**　ICU 病房特有的高度技术化的环境至少在以下几方面对患者的心理和精神状态

有着不容忽视的影响。

（1）连续不断、此起彼伏的各种噪声。

（2）强烈的光线造成睡眠剥夺或者打乱昼夜节律。

（3）患者即使在休息时也随时会被打扰。

（4）患者身边以及身体上连接多种仪器、监测装置或管线。

（5）患者活动受限，丧失自我控制感。

（6）交流困难。

（7）对人、环境、时间和空间的感知被剥夺。

（二）常见的精神和心理问题

1. 焦虑与恐惧　ICU 患者住院接受治疗后，意识到自己处于病危状态，因生命受到威胁感到极度不安；同时病房内陌生的环境和监护仪器设备、限制性的探视制度、同病室危重患者的抢救或死亡，均会对患者心理、生理产生较大的影响，出现不同程度的焦虑和恐惧情绪；与家属的分离，易产生分离性焦虑。

2. 孤独　国内 ICU 大多数为封闭式管理，家属探视时间有限，使得患者与家属交流极少，同时患者还有可能因为治疗措施，如人工气道难以和家属交流，而医务人员多因为工作繁忙较少关注患者的心理需求，忽略与患者的沟通。这些均容易使患者产生孤独、郁闷、无助、没有安全感。

3. 沮丧与忧郁　患者住院后，由于失去工作能力和生活自理能力，容易产生消极意念，加之其自身缺乏对病情的正确认识和治疗的信心，常会导致患者情绪低落。而亲身经历抢救过程或者病友的亡故等，会使患者内心产生恐惧、悲观厌世等消极情绪反应，具体则表现为忧愁、冷漠、情绪低落、对治疗丧失信心。

4. 情绪淡漠　许多患者对突如其来的意外疾病毫无心理准备，得知自己病情的严重性，其心理防御机制濒临崩溃，具体表现为异常的冷漠与平静，寡言少语，对各种治疗措施反应平淡。

5. 暴躁　患者病情危重，加上个人自理能力缺失，事业及生活受到影响，常会导致患者心理极不平衡，情绪变得非常不稳定，容易冲动，甚至产生逆反心理；对治疗缺失信心，不配合检查治疗甚至吵闹不休，与医务人员发生冲突，要求转出 ICU，严重者甚至自行拔出身上的导管。

6. 依赖　由于长期使用呼吸机等辅助设备，患者易产生依赖心理，一旦病情好转准备脱机拔管，就会出现焦虑、恐惧情绪；部分患者如发病突然或者疾病迁延反复发作的患者，常在病情好转要转出 ICU 时，表现得很消极，主要是担心离开后病情会加重，或者担心在非 ICU 得不到很好的照顾而不愿意离开 ICU。

（三）护理措施

1. 降低病房内的噪声污染　首先，向患者解释各种仪器的重要性和必要性，避免因患者自行拆除造成的仪器报警。关闭暂时不使用的仪器设备。夜间适当降低仪器设备的报警音量。其次，加强工作人员对噪声污染影响的认识，降低在工作中交谈的音量。再次，操作过程中小心谨慎，避免物品之间的相互碰撞。

2. 给予患者准确的时间概念　ICU 内安置表盘大的时钟，患者能够清晰地看到时间，让患者有时间观念，尽可能使患者保持白天清醒夜间休息的习惯。认真做好晚间护理，调暗灯光，将隔壁房间窗帘拉下，以利于患者安心睡眠。当患者身体状况允许时，让患者了解时间、地点，说明某些操作可能引起疼痛，要求患者积极配合，鼓励患者表达自己的想法和需求。

3. 避免患者长期隔离，减轻孤独感　患者意识清醒后，第一时间告知患者现所处的地方，以及 ICU 不能有家属陪伴的特点和不能陪伴的原因。对于某些特殊的患者，如高龄或年幼、语言交流困难等，为了减轻患者不安情绪，可定期安排家属做短时间探视。同时应该在工作中更加关心体贴患者，使患者愿意将自己的顾虑、担心和烦恼告诉医务人员。注意开导患者要有积极乐观的态度面对疾病，和患者一起分析病情，讲解治疗措施的重要性，让患者参与治疗护理，主动积极配合治疗。

4. 人性化的沟通及关怀　对恐惧、焦虑患者需要给予体贴关怀和安抚，并针对其心理特点，介绍其他患者成功的经历，使其坚定信心，以乐观的态度主动配合治疗。将人文关怀和人性化沟通融入平时工作中。

（1）各项措施及操作均应争取患者合作：不论患者有无手术，病情轻或重，只要患者是清醒的，在做任何操作或措施均应得到患者的理解与合作，如放置胃管、保护性约束、氧气吸入、输液注射等，必须先对患者说明目的、步骤，取得患者主动配合。

（2）保护患者隐私，维护患者的自尊心：工作中注意方式方法，保护患者的自尊心，在做各种操作时，采取各种保护措施，减少对患者身体的暴露。在突发情况发生时，如伤口大出血、大抢救等，设身处地为患者着想。将以人为本应用于平时工作中，充分体现人文内涵。

（3）掌握不同性别、年龄、职业、文化背景的患者心理状况：文化程度较高、职业稳定、家庭经济条件较好的患者在住进 ICU 时，与文化程度较低、无稳定职业、家庭经济条件稍差的患者的心理状况有所不同。前者常考虑的是住进 ICU 有各种尖端精密仪器监测，有护理人员 24 h 陪护，环境安全、舒适，因此可以放心接受治疗；而后者则常会担心住进 ICU 每天所花的费用，对费用问题有过多的考虑，这可能会影响治疗期间的情绪。所以，应该更加关注后者的心理护理。

5. 用音乐营造平静的病室氛围　音乐具有良好的治疗作用，可使人交感神经系统活动相对减少，副交感神经系统活动相对增加，减少焦虑，缓解疼痛。单间病房内，对于意识清醒、情绪稳定的患者可以适当放一些舒缓的音乐，让其达到身心的平静和放松。

四、创伤重症监护病房患者的特殊护理记录

（一）护理记录书写规范

护理记录适用范围：病重、病危、监护、抢救、大手术后以及病情变化需要记录的患者，应当书写护理记录；其他患者可以不写护理记录。护理记录应当客观、真实、准确、及时、完整、规范，遵循"记我所做的，做我所记的"的原则，同时可根据相应专科特点设计、书写。

1. 护理记录的要求　护理记录书写应当按规定的格式和内容书写，各项目填写齐全，无漏项。使用中文和医学术语，表述准确，语句通畅，标点正确。护理记录内容体现患者病情动态变化，包括病情观察、护理措施、心理护理、健康教育等。体现专科特点，简明扼要，客观准确，避免主观性记录。其病情分析、用药情况及主观性判断可以不用记录。首次记录应描述患者的简要病情，如入院诊断、生命体征等。记录时间应具体到分钟，生命体征值及各项监测值应准确及时记录，表格中若有基础护理项目（如口腔护理、面部清洁、雾化吸入等），应在相应的内容下打钩。手术患者应记录入室时间、术后返回时间、生命体征、麻醉方式、手术名称、麻醉恢复情况、伤口及引流等情况以及术后处置等。转科患者，护理记录单应体现转出或转入记录，并续写页码。护理病历应满页打印，并由相应医务人员手写签名；打印字迹应清楚易认，符合病历保存期限和复印的要求。

2. 危重症患者特护记录的要求　内容包括患者信息、日期和时间、生命体征、意识、瞳孔及根据专科特点需要观察监测的项目、基础护理、出入量、病情观察、护理措施及效果、护士签名等（以上内容均已形成电子系统）。特护患者记录每班进行病情小结。死亡患者小结，应包括患者简要病史、主要护理措施、病情突变的时间、采取的抢救措施（此处简要书写）、死亡的具体时间（精确到分钟，并与医疗记录一致）。特别注意，长期医嘱最后停止时间不应早于患者死亡时间。

3. 抢救记录的要求　应按时间（具体到分钟）顺序详细记录患者病情变化、用药情况（药名、剂量、用法）、抢救措施等；生命体征记录要及时、准确。当班护士应在抢救结束后 6 h 内据实补记。

（二）ICU 患者风险评估

1. 风险评估项目　住院患者风险评估主要包括压力性损伤、导管滑脱、跌倒、坠床、疼痛及自理能力的评估（表 19-11）。

表 19-11　ICU 患者护理风险评估表

病区　　　床号　　　姓名　　　性别　　　年龄　　　ID 号　　　诊断

项目		评分内容及分值				评估日期及分值													
		1 分	2 分	3 分	4 分	/	/	/	/	/	/	/	/	/	/	/	/	/	/
（一）患者压力性损伤风险评估	感觉	完全受限	非常受限	轻度受限	未受损														
	潮湿	持续潮湿	潮湿	有时潮湿	很少潮湿														
	活动力	限制卧床	可以坐椅子	偶尔行走	经常行走														
	移动力	完全无法移动	严重受限	轻度受限	未受限														
	营养	非常差	可能不足够	足够	非常好														
	摩擦力和剪切力	有问题	有潜在问题	无明显问题															
	总分	15 ~ 18 分:有危险。13 ~ 14 分:中度危险。10 ~ 12 分:高度危险。≤9 分:极高度危险																	
	护理措施	①告知、宣教并签名;②24 h 专人陪护;③安全警示;④使用气垫床、软枕等防压力性损伤器具;⑤使用适宜敷料;⑥按时翻身;⑦保持皮肤清洁与干燥;⑧加强营养;⑨班班交接																	
（二）住院患者导管滑脱风险评估	年龄	>70 岁或<10 岁			2 分														
	意识/精神	嗜睡、朦胧/焦虑、恐惧			2 分														
		躁动/烦躁			3 分														
	活动	术后 3 d 内/行动不稳、偏瘫、使用助行器/不能自主活动			3/2/1 分														
	管道与种类	Ⅰ 类	胸腔引流管、T 形管、脑室引流管、经口鼻气管插管、动静脉插管		3 分														
		Ⅱ 类	深静脉置管、三腔两囊管、引流管、造瘘管		2 分														
		Ⅲ 类	导尿管、输液管、胃管、氧气管		1 分														
	疼痛	难以耐受/可耐受			3/1 分														
	沟通	差,不配合/一般,能理解			3/1 分														
	总分	Ⅰ 度评分<8 分,有发生导管滑脱的可能;Ⅱ 度评分 8 ~ 12 分,容易发生导管滑脱;Ⅲ 度评分>12 分,随时会发生导管滑脱																	
	护理措施	①告知、宣教并签名;②24 h 专人陪护;③安全警示;④使用约束带;⑤加强导管固定;⑥遵医嘱使用镇静剂;⑦班班交接																	

续表 19-11

项目	内容	评估日期及详情 / / / / / / / / / / /
（三）疼痛评估	疼痛部位	
	疼痛时间	①持续；②间歇
	疼痛性质	①钝痛；②刺痛；③搏动性；④压迫性；⑤咬噬性；⑥痉挛性；⑦刀割样；⑧烧灼样；⑨电击样；⑩其他
	疼痛强度	①1~3：轻微痛。②4~6：比较痛。③7~9：非常痛；④10：剧痛
	护理措施	①解除刺激源；②保持良好体位姿势；③药物镇痛；④心理护理；⑤情景处理法（自我暗示、呼吸控制、音乐疗法、分散注意力等）；⑥中医镇痛；⑦冷/热疗法；⑧其他

```
0   1   2   3   4   5   6   7   8   9   10
无痛 |---|---|---|---|---|---|---|---|---|---| 剧痛
            疼痛程度数字评估量表
```

```
疼痛表情    0    1  2  3    4  5  6    7  8  9 10
疼痛分值
疼痛程度
等级      无痛   轻度疼痛   中度疼痛    重度疼痛
            面部表情疼痛评分量表
```

项目	内容	评估日期及详情 / / / / / / / / / / /
（四）患者坠床跌倒风险评估（1分/项）	年龄	>70岁或<10岁
	意识状态	烦躁/谵妄/躁动
	走动能力	步态不稳/需使用助行器或轮椅/需他人扶持
	自我照顾程度	失禁/尿频或腹泻/需他人协助如厕、洗漱、洗澡
	既往史	过去1年有跌倒、坠床史
	药物使用	镇静/安眠/降血压/降血糖/利尿/泻药等药物
	环境/设施	地面湿滑/光线暗淡/走道有障碍物/床单位锁定装置出现故障或使用不当
	总分	无风险=0分，有风险≥1分
	护理措施	①告知、宣教并签名；②24 h专人陪护；③安全警示；④使用床档；⑤穿防滑鞋；⑥班班交接
	签名	根据患者个体情况进行动态评估

2. 评估方式　主要依据《住院患者风险防范规范》《导管滑脱风险评估与防范制度》《压疮风险评估与报告制度》，采用电子护理文书系统进行。

3. 风险评估要求

（1）凡入住 ICU 患者当班完成压力性损伤、导管滑脱、跌倒坠床、疼痛及自理能力的首次评估；急诊手术回病房、抢救患者处置完 2 h 内完成评估，监护室特级护理患者入院时需要进行首次自理能力的评估。

（2）转入、病情变化（意识、活动、自理、能力改变）、使用特殊药物，风险项目发生改变时 2 h 内完成评估。

（3）对存在各类风险患者根据评估等级要求每班次评估，并进行持续动态描述。

（4）对存在各类风险患者，床头悬挂警示标识，同时在健康教育单中有所体现。

（5）对各类置管患者按风险程度分高、中、低危风险导管，由置管者或责任护士分别用红色、黄色、绿

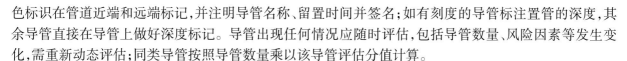

色标识在管道近端和远端标记,并注明导管名称、留置时间并签名;如有刻度的导管标注置管的深度,其余导管直接在导管上做好深度标记。导管出现任何情况应随时评估,包括导管数量、风险因素等发生变化,需重新动态评估;同类导管按照导管数量乘以该导管评估分值计算。

(6)有不良事件发生时,根据不良事件分级及报告程序按时限完成上报。

(三)护理文书书写检查要求

护理记录描述要求客观、真实、准确、完整、及时。责任护士每天检查患者护理记录单,责任组长至少每3d检查本组护理记录单一次,如有问题,告知当班人员48 h内修改完毕。护士长每周检查1次各种护理记录,确保书写质量。护士长不在时由办公护士或责任护士负责管理,各班护理人员均须按管理要求执行。

(郎红娟　蒋　玮)

参考文献

[1]周庆华.护理学导论[M].上海:第二军医大学出版社,2010.

[2]陈香美.血液净化标准操作规程[M].北京:人民军医出版社,2010.

[3]程丽莉.实用基础护理手册[M].上海:第二军医大学出版社,2010.

[4]郭锦洲.改善全球肾脏病预后组织(KDIGO)临床实践指南:急性肾损伤[J].肾脏病与透析肾移植杂志,2013,22(1):57-60.

[5]侯晞,王开贞.药理学[M].北京:人民卫生出版社,2005.

[6]黄一凡.护理学基础[M].南昌:江西科学技术出版社,2008.

[7]李丽萍.临床基础护理技术[M].上海:上海科学技术出版社,2010.

[8]彭艾莉.急危重症护理学[M].西安:第四军医大学出版社,2007.

[9]王鲁云.实用临床护理学[M].天津:天津科学技术出版社,2009.

[10]王志红,周兰姝.危重症护理学[M].北京:人民军医出版社,2008.

[11]吴欣娟,孙红.北京协和医院重症医学科护理工作指南[M].北京:人民卫生出版社,2016.

[12]吴在德.外科学[M].北京:人民卫生出版社,2009.

[13]伍素华.烧伤护理学[M].北京:科学技术文献出版社,2000.

[14]肖佳丽,林云霞,赵升阳.简化护理文书书写基本规范[M].北京:军事医学出版社,2011.

[15]杨宝锋.药理学[M].北京:人民卫生出版社,2005.

[16]张波,桂莉.急危重症护理学[M].北京:人民卫生出版社,2017.

[17]朱春梅.护理管理学[M].上海:第二军医大学出版社,2010.

[18]龙村.体外膜肺氧合循环支持专家共识[J].中国体外循环杂志,2014,12(2):65-67.

[19]张斌,蒋守银,江利冰,等.创伤后大出血与凝血病处理的欧洲指南(第5版)[J].中华急诊医学杂志,2019,29(4):429-430.

[20]中华医学会重症医学分会.低血容量休克复苏指南(2007)[J].中国危重病急救医学,2008,20(3):129-134.

[21]中华医学会重症医学分会.低血容量休克复苏指南(2007)[J].中国实用外科杂志,2007,27(8):581-587.

[22]朱建华,吴相伟.重症创伤的重症监护病房处理[J].现代实用医学,2013,25(12):1326-1334.

第二十章

创伤重症气道护理与管理

　　创伤重症患者气道护理与管理是护士的基本技能,是维持创伤重症患者生命体征的重要手段。为了做好气道管理的相关工作,需要全面了解气道的解剖和基本的生理结构,且熟练掌握,以便应用于临床气道管理的具体操作,避免盲目实施而导致意外或并发症的出现,继而加重患者病情,给患者造成伤害甚至危及生命。

　　气道分为上、下呼吸道两部分,其中上呼吸道包括鼻、咽、喉3部分,下呼吸道包括气管、支气管和终末细支气管。

第一节　气道评估

　　保证气道的通畅是气道管理的主要目的,是进行呼吸支持与治疗的前提,其包含目前最常用的两种建立人工气道的方式:气管插管和气管切开。根据患者病情,无论使用哪一种方式,在进行气道建立前应及早进行气道评估并做好相应准备,有利于提高困难气道患者的插管成功率,降低气道损伤、牙齿损伤、脑损伤等不良后果的发生率。

一、一般气道评估

(一)一般资料的评估

　　了解患者的现病史、既往气道相关处理手术史,有无打鼾或睡眠呼吸暂停综合史、有无基础疾病或其他器官功能障碍,年龄、体型等一般资料。尽早发现可能会影响处理气道的各种因素,比如有严重心脏疾病的患者需考虑药物的使用是否会对循环功能有较大影响;比如氧合功能极差的患者需考虑尽可能缩短气管插管操作的间隙;比如高龄、消瘦的患者考虑是否需要减小插管前诱导药物的使用量等。

(二)气道生理结构的评估

　　1.评估颌面部　有无畸形、损伤,如损伤会破坏解剖结构,影响气道通气功能。

　　2.评估颈部　有无异常,包括颈部长短及颈围粗细,颈椎有无损伤或活动异常。

　　3.评估咽喉部　有无创伤、水肿及炎症肿块,上腭的形状有无异常,气道有无脓肿或肿瘤,牙齿有无异常,比如牙齿的长度是否过长,牙齿有无增大、缺失或义齿等,舌体是否正常,舌体过大会影响舌体进入下颌空间及阻碍视线。

4. 评估下颌部　有无结构异常,比如有无颞下颌关节紊乱综合征、下颌骨骨折等。

5. 评估头颈屈伸度　即下巴能否接触胸骨或寰枢关节能否伸展,寰枢关节伸展度>30°为正常。

6. 评估张口度　即张口最大时上下门齿间的距离,门齿间距>3 cm能为气管插管提供足够的空间。

7. 测量甲颏距　即头在完全伸展位时甲状软骨切迹上缘至下颏尖端的距离,其正常值为6.5 cm。

8. 评估咽部结构分级　即改良Mallampati分级(图20-1),此分级是由Mallampati提出后经Samsoon和Young补充的评估气道的方法,即患者采取坐位,用力张口伸舌至最大限度(不发音),根据所能看到的咽部结构的最佳视野来分级:Ⅰ级可见软腭、咽腭弓、咽腔、悬雍垂(腭垂);Ⅱ级可见软腭、咽腔、悬雍垂;Ⅲ级仅见软腭、悬雍垂基底部;Ⅳ级看不见软腭,其分级越高喉镜显露越困难。

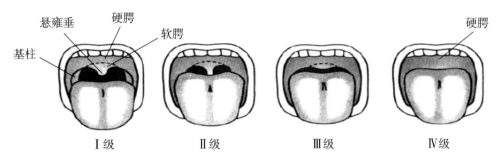

图20-1　改良Mallampati分级

9. 评估喉镜显露分级　此分级(图20-2)是由Cormack和Lehane提出的通过喉镜检查的视野进行评估的接近插管实际的较为常用的另一种方法:Ⅰ级可见大部分声门;Ⅱ级只见声门后缘;Ⅲ级仅见会厌;Ⅳ级不见会厌。Ⅲ级、Ⅳ级提示插管困难。

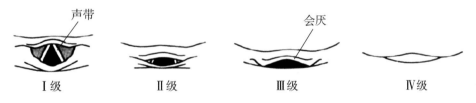

图20-2　喉镜显露分级

10. 鼻腔评估　如果进行鼻腔插管,还应对鼻腔是否通畅、有无鼻息肉及有无鼻中隔偏曲等进行检查。

(三)辅助检查

根据患者病情和气道损伤部位选择相关检查,如超声、X射线、CT等。例如患者颌面部有损伤可选择鼻骨侧位片、鼻咽部侧位片、瓦氏位片、鼻旁窦(华柯位)片、下颌骨后前位片、下颌骨正侧位片等,也可选择鼻旁窦、鼻骨、鼻咽部、颌面部螺旋CT及三维成像等;如颈部有损伤可选择颈椎正侧位片、寰枢椎张口位片、颈部或喉部螺旋CT等;如胸部创伤可选择胸部正侧位片、胸部正位能量减影片、肺部螺旋CT、支气管三维成像等。对初步判定咽喉、气管、支气管有损伤者,可选用纤维喉镜或支气管镜进行损伤定位检查。

二、困难气道评估

关于困难气道,美国麻醉医师协会(American Society of Anesthesiologists,ASA)认为:临床上经过正规训练的麻醉医师在面罩通气时和(或)气管插管时遇到困难的情况。困难面罩通气则定义为在无他人帮助的情况下,有经验的麻醉医师经过多次或超过1 min的努力仍不能获得有效的面罩通气;困难气管插管则被分为困难喉镜显露和困难气管插管,前者定义为直接喉镜经过3次以上努力仍不能看到声带任何部分;后者定义为不论气管是否存在病理改变,气管插管需要 3 次以上努力。国外曾有统计显示:30%的麻醉死亡者是因操作不当使得缺氧严重而导致的,且 90% 以上的困难气道患者可以通过术前评估发现。也有研究表示,即便喉部视野暴露良好,仍有可能出现气管插管失败。由此看来,造成困难气道的原因不仅与患者自身解剖有关,也可能与操作者有关。2013 年 ASA 把目前困难气道的问题更新为患者的配合或知情、面罩通气、声门上气道工具放置、直视喉镜暴露、困难气管插管、手术建立气道入路这 6 个方面。

根据常规评估内容,结合《(2017 版)中国麻醉学指南与专家共识》,提示困难气道的特征有:①颈长较短,颈围过粗;②上腭形状呈高拱形或非常窄,舌体过大;③上门齿长度过长,自然状态下闭口时上下门齿不能对齐;④下颌前伸时下切牙不能伸至上切牙之前,下颌空间僵硬、弹性小或有肿物占位;⑤头颈屈伸度即下巴不能接触胸骨或寰枢关节伸展度<30°;⑥张口度<3 cm 或检查者两横指无法置入喉镜;⑦甲颏距<6 cm 或小于检查者三横指的宽度;⑧改良 Mallampati 分级为Ⅲ~Ⅳ级;⑨喉镜显露分级为Ⅲ~Ⅳ级;⑩其他方面,如年龄>55 岁、有打鼾或睡眠呼吸暂停史、蓄络腮胡、无牙、肥胖(BMI>26 kg/m²)等。

其中⑤⑦⑧⑩项是面罩通气困难的独立危险因素,满足其中两项及以上的内容则提示面罩通气困难的概率较大;⑥⑧项是提示困难喉镜显露的判断指标,⑤⑦⑨项又是提示困难插管的判断指标。除了以上特征外,还有其他提示困难气道的因素,比如孕期、类风湿性关节炎、咽部放疗史、烧伤、Turner 综合征、Down 综合征、Klippel-Feil 综合征、会厌炎等也会对喉镜显露和气管插管有一定的影响。这些预判困难气道的特征和方法都具有一定的局限性,比如临床应用广泛的改良 Mallampati 分级法,国外一项研究表明其结果容易受到患者的张口度、舌的大小和活动度以及上腭等其他口内结构和颅颈关节运动等的影响,需要其他评估方法的联合使用,使得评估流程相对烦琐。另一常用的喉镜显露分级法因其操作耐受性差不能用于急诊患者的常规评估。因此,使用一种方法进行评估并不全面,需要综合应用。

在对气道进行基本预判后,必要时可使用超声、X 射线、MRI 及 CT 等进行辅助检查,但因困难气道的特异性,比如 X 射线、MRI 及 CT 等待结果时间相对较长等,不能用于紧急困难气道的常规评估,仅用于怀疑或确定高危困难气道的辅助评估。对于实时、无创、操作简单的超声,有研究表明超声结合传统方法可提高预测困难气道的准确性,但有关此方面的样本量较小,且气道管理的特殊性不适合使用随机对照试验进行更多的临床验证,仍然推荐用于困难气道的辅助评估。在评估的同时注意患者氧合情况及有无增加患者反流误吸风险的相关因素,比如有胃排空延迟的相关疾病、食管反流病史等。有文献指出在现有的气道管理策略中,误吸风险的评估存在许多不确定因素,气管插管失败本身不会导致患者死亡,而氧合失败或肺误吸则可导致患者死亡。

近年来,我国对于困难气道的评估在参照气道管理指南下也有各种新技术和方法的应用,比如简化气道风险评估和处理流程、计算机辅助技术的应用等,其他国家相关协会如英国困难气道协会、日本麻醉医师协会、法国麻醉和重症监护协会、印度麻醉医师协会、德国麻醉和重症监护医学协会等均制定了各自的气道管理指南,对气道管理有不同的流程,但在尽可能预先实施气道评估的重要性上均达成了共识。因此,做好充分的气道评估,为后续气道相关处理做好准备,赢得更多的抢救时间。

(夏 梅)

第二节 人工气道的建立

在创伤危重患者的急救措施中,人工气道的建立起着举足轻重的作用,快速建立人工气道,短时间内恢复有效通气,为创伤危重患者赢得宝贵抢救时间,提高患者的治愈率。人工气道的建立不单纯是开放气道,也用于辅助机械通气及气道分泌物的引流。保持呼吸道通畅,维持有效的通气和充分的气体交换,是争取救治时间,保障心、脑、肾等重要脏器功能,确保各项治疗顺利实施的首要环节。

一、口咽通气管置入术

口咽通气管置入术(oral-pharyngeal airway insertion)是指通过口咽通气管扩大咽腔,增大通气量的技术。口咽通气管(oral-pharyngeal airway,OPA)又称口咽导气管,是一种由弹性橡胶或塑料制成的"J"形、中空的硬质扁管形管道,其弯曲度相似于舌及软腭(图20-3)。主体包括翼缘、牙垫及咽弯曲度3部分。

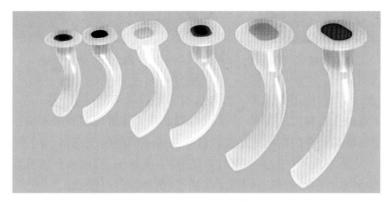

图20-3　口咽通气管

(一)目的及意义

目的及意义:①减轻舌后坠对软腭或软腭对后咽造成的阻塞。②保持呼吸道通畅,改善通气。③协助清理口咽部分泌物。④预防患者舌咬伤。

(二)适应证

适应证:①缺乏自主咳嗽或咽反射、有自主呼吸而舌后坠致呼吸道梗阻或呼吸道分泌物增多时需行吸引的昏迷患者。②癫痫发作或抽搐时用于保护舌、齿免受损伤。③有经口气管插管导管时口咽通气管可代替牙垫的作用。

(三)禁忌证

口咽通气管不可用于清醒或半清醒的患者,因其可能因刺激引起恶心、呕吐,严重导致喉痉挛,或使用口咽通气管移位而导致气道梗阻。此外,有以下情况时应慎重考虑操作:①口腔或上、下颌骨有创伤。②咽部气道有占位性病变。③喉头水肿、气道内异物、哮喘、咽反射亢进患者。④门齿有折断或脱落危险的患者。⑤呕吐频繁者。

(四)操作方法

1. 操作准备

(1)物品准备:合适的口咽通气管,宽度以能接触上颌和下颌的2~3颗牙齿为宜。长度为门齿至耳垂或下颌角的距离(图20-4)。选择原则为,宁长勿短、宁大勿小。口咽通气管太短不能经过舌根,达不到开放气道的目的;太小容易误入气管。必要时备压舌板。

(2)患者准备:放平床头,患者取平卧位,头后仰,开放气道(图20-5),使上呼吸道口、咽、喉三轴线尽量重叠。清除口腔及咽部分泌物,保持呼吸道通畅。评估患者口腔内有无牙齿松动、损伤或活动性义齿及黏膜出血。

2. 置管方法　置管方法分为3种:直接插入法、反向插入法和横向插入法。

(1)直接插入法:可用压舌板协助,将口咽通气管的咽弯曲部分沿舌面顺势送至上咽部,将舌根与口咽后壁分开,借患者吸气时顺势向下推送,使弯曲部分下面压住舌根,弯曲部分上面抵住口咽后壁。

(2)反向插入法:将口咽通气管的咽弯曲部分向腭部插入口腔,当其内口接近口咽后壁时,将其旋转180°,借患者吸气时顺势向下推送,弯曲部分下面压住舌根,弯曲部分上面抵住口咽后壁。

(3)横向插入法:将口咽通气管咽弯曲凹面部分,朝向一侧的脸颊内部插入,在插入过程中朝着咽后壁旋转90°向下翻转口咽通气管,使口咽通气管弯曲部分凹面向下压住舌根进入。

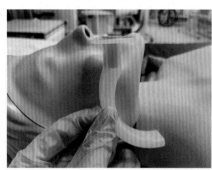
图20-4　口咽管长度

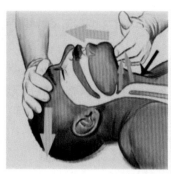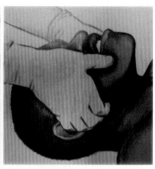
图20-5　开放气道

对于意识不清患者,操作者使用拇指和示指将患者的上唇和下唇分开,另一手将口咽通气管从后白齿处插入,操作时要注意动作要轻柔、准确。合适的口咽通气管位置应使其末端位于患者的上咽部,将舌根与口咽后壁分开,使下咽部到声门的位置通畅。根据患者不同的情况选用不同置管方法。

3. 检测是否通畅　将手掌放于口咽通气管外口,感觉有无气流,或以少许的棉絮放于管道外口,观察棉絮有无随患者的呼吸运动。同时应观察胸壁运动幅度,听诊双肺呼吸音。

4. 妥善固定　传统固定方法用胶布交叉固定于患者面颊两侧。针对一些患者对胶布过敏或胶布潮湿后黏性下降脱落的问题,可将口咽通气管翼缘两侧各打一个小孔,将绷带穿过小孔固定于后颈。

（五）注意事项

1. 保持管道通畅　及时清理呼吸道分泌物,防止误吸,甚至窒息。注意密切观察有无导管脱落而致气道阻塞的现象。

2. 检查患者口腔　防止舌或唇夹置于牙和口咽通气管之间导致损伤。

3. 加强呼吸道湿化　口咽通气管外予一层生理盐水纱布覆盖,既湿化气道又能防止吸入异物和灰尘。

4. 严密观察患者病情变化　做好记录,并准备好各种抢救物品和器械,必要时配合医师行气管内插管术。

（六）口咽通气管置入术并发症及防治

口咽通气管因其简单、有效、经济实用、患者耐受性好的优势,在临床创伤急救及全身麻醉复苏中应用广泛。随着广泛的应用,可能会产生一些并发症,严重时甚至可危及患者的生命。有效控制及预防高危因素,有利于降低其并发症的发生率。

1. 门齿折断

（1）发生原因:操作时用力过猛。

（2）临床表现:门牙外露部分折断一半,或全部折断。

（3）处理措施:①牙齿松动,及时专科会诊,根据牙折断的程度,行根管和修复治疗或拔除。实时观察,防止掉落至咽喉部而导致气道阻塞等严重后果。②注意保护残牙,操作时避开不碰。已脱落的牙齿应找到,并保存于盐水中,术后再植。做好局部压迫止血、消毒处理。

（4）预防措施:①使用塑料牙托对牙齿进行保护,尤其对牙齿已松动者或老年人。②规范化操作规程,患者不配合不得强行粗暴置入通气管,可根据情况适当运用镇静剂。③置管前检查有义齿者和已松动牙齿应去除或摘掉。

2. 咽部出血

（1）发生原因:因置管过猛、过快、过深导致咽部出血。

（2）临床表现:仅伤及黏膜者出血较小,常为痰中带血,局部疼痛致吞咽困难。

（3）处理措施:头偏向一侧,吐出或吸出口腔积血。减少局部刺激,避免咳嗽诱发出血。

（4）预防措施:口咽管涂抹液状石蜡润滑,推送管道时,动作缓慢,避免过深。

3.悬雍垂损伤

（1）发生原因：导管开口朝上时置入过深。

（2）临床表现：咽痛、轻度的吞咽困难，严重者悬雍垂撕裂、水肿明显致气道梗阻，以及坏死。

（3）处理措施：根据损伤程度给予温生理盐水溶液漱口，每天至少3次，0.5%普鲁卡因局部涂抹。注射用甲泼尼龙琥珀酸钠80 mg加入0.9%氯化钠溶液中静脉滴注。

（4）预防措施：操作轻柔，充分润管，动作需缓慢，切忌插入过深。

4.窒息

（1）发生原因：①置管过快、过深，导致管道外露部分完全进入口腔内，致使阻塞呼吸道。②置管过深、过快，刺激咽喉壁引起恶心、呕吐反射，导致胃内容物反流。

（2）临床表现：患者突发意识模糊，全身皮肤、嘴唇、甲床发绀，血压下降，瞳孔散大，昏迷，呼吸困难、氧饱和度急剧下降、心跳停止。

（3）处理措施：快速解除呼吸道梗阻，拔出通气管，开放气道，面罩给氧。吸净反流胃内容物。根据具体情况使用升压药物、注射肾上腺素、心肺复苏等抢救措施。

（4）预防措施：置管不宜过快、过深，切勿刺激咽喉壁。若患者恶心、呕吐，立即致侧卧位头偏向一侧。

5.应激性反应

（1）发生原因：①插管过程粗鲁，强烈刺激引起迷走神经兴奋，导致反射性心律失常。②吸痰不及时可造成通气量下降、窒息，甚至心律失常。

（2）临床表现：心电图改变频发室性期前收缩（室性期前收缩）、室性心动过速，甚至心室颤动。意识丧失，心率增快，血压下降等。

（3）处理措施：①根据病情快速实施抢救措施，如除颤、胸外心脏按压、抗心律失常药物的应用，纠正水及电解质平衡紊乱，必要时行气管插管或切开，接呼吸机控制呼吸等。②在吸痰过程中若出现心律失常、气道痉挛、发绀等情况，立即停止吸痰并给予高浓度氧气。

（4）预防措施：①规范置管操作，动作应缓慢、轻柔，避免因强烈刺激引起迷走神经兴奋。②有心脏疾患的患者，可根据具体病情适当镇静，适当局部麻醉或表面麻醉减轻局部刺激。③患者的呼吸次数会在吸痰后增加，因为吸痰对患者是一个刺激，使其交感神经兴奋，吸痰会造成患者暂时缺氧，使其氧饱和度降低，呼吸次数增加。所以尽量减少吸痰次数，做到按需吸痰。④当患者出现胸部有痰鸣音、烦躁、呼吸困难、血氧饱和度降低或不稳定时应吸痰，不提倡定时吸痰。因为过多的吸痰刺激呼吸道黏膜，反而使分泌物增加。

二、鼻咽通气管置入术

鼻咽通气管置入术（nasopharyngeal airway insertion）是指通过鼻咽通气管扩大咽腔，通过鼻咽后腔后面的转角后，再向前推进增大通气量的技术。鼻咽通气管是类似于气管插管的较细的软管道（图20-6）。

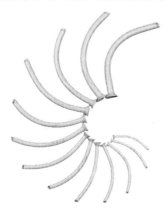

图20-6　鼻咽通气管

（一）目的及意义

目的及意义：①经前鼻空插入至舌根部，以解除鼻咽部呼吸道梗阻，增加咽腔通气。②改善患者通气功能。③协助行上呼吸道分泌物吸引。

（二）适应证

适应证：①下颌或口腔创伤且呼吸困难需经鼻咽通气管进行氧气吸入的患者。②牙关紧闭不能经口腔吸引，防止反复经鼻腔吸引导致鼻腔黏膜损伤的患者。③由各种原因引起的上呼吸道完全或不完全梗阻，且不能经口腔行口咽通气的患者。

（三）禁忌证

禁忌证：①颅底骨折、脑脊液耳鼻漏的患者。②鼻腔占位性病变、创伤或炎症的患者，如鼻腔畸形、鼻息肉、鼻腔炎症等。③有凝血功能异常致鼻腔出血或有出血倾向的患者。

（四）操作方法

1. 操作准备

（1）物品准备：选择大小合适的鼻咽通气管。长度为鼻尖到耳垂的距离。选择原则，比较鼻腔通气管的外径和患者鼻孔的内径，使用尽可能大又有易于通过鼻腔的导管。另准备液状石蜡、纱布等。

（2）患者准备：放平床头，患者取仰卧位，观察意识，评估鼻腔、呼吸和血氧饱和度的情况，选择通畅的一侧鼻腔，并清理鼻腔内分泌物。

2. 操作　选择通畅的一侧鼻孔，清洁并润滑鼻腔，鼻咽通气管外壁予浸润液状石蜡的纱布充分润滑。将鼻咽通气管弯度向下、弧度朝上、内缘口向下，沿垂直鼻面部方向缓缓插入鼻腔，直至通气管的尾部抵住鼻腔外口。插入深度为 13～15 cm。插入时动作应轻柔、缓慢，遇有阻力时不可强行置管，可退回约 1 cm 左右，稍稍旋转鼻咽通气管，直至前行无阻力感再继续操作。

3. 检测是否通畅　检测方法同口咽通气管检测方法。

4. 妥善固定　用胶布或系带妥善固定鼻咽通气管于鼻侧部，以防止导管滑脱。

（五）注意事项

注意事项：①保持管道通畅，及时清理呼吸道分泌物，防止误吸，甚至窒息。②加强气道湿化。③防止鼻黏膜压伤。④防止导管脱出。⑤使用过程中注意评价痰液吸引和氧疗效果。⑥严密观察患者病情变化，做好记录，并准备好各种抢救物品和器械，必要时配合医师行气管内插管术。

（六）鼻咽通气管置入术并发症及防治

鼻咽通气管因其操作简单、刺激性较小、又有附壁痰栓形成少等特点，便于护理。同时因其留置过程中不刺激咽喉三角，无恶心呕吐反射，具有患者耐受性好的优势，得以广泛应用。但由于置管时操作护理不当，也会引发一系列的并发症，给患者带来不良的后果。

1. 呼吸道梗阻

（1）发生原因：①湿化不够，未有效地吸痰，痰液、痰痂集聚在通道内造成阻塞。②置管过快、插入过深，导致整个管道进入上呼吸道，发生梗阻。

（2）临床表现：患者血氧饱和度下降，呼吸动度减弱或无胸廓起伏，发绀明显。

（3）处理措施：①吸痰管前端涂抹滴状石蜡，再插入吸痰管。②根据情况及时调整通气管的位置。③若情况紧急，立即更换通气管，用喉镜扩开气道，积极有效地快速清理呼吸道分泌物，视具体情况是否给予高流量面罩给氧。

（4）预防措施：①每天的早、中、晚要对患者的口腔进行清理，防止痰痂堵塞。②鼻咽通气道口处置一块盐水湿纱布，并随时保证纱布处于湿润的状态。③根据痰液的性质安排雾化吸入的次数，及时有效地翻身叩背吸痰。④置入时深浅适宜，规范操作方法，避免插入过深。

2. 鼻出血

（1）发生原因：置管过程操作粗暴，用力过猛导致黏膜损伤。

（2）临床表现：鼻部黏膜出血少量或大量渗血，自口鼻腔溢出或吸出。

（3）处理措施：①对于少量渗血的患者，为减少局部刺激，吸痰管涂抹液状石蜡，吸痰动作轻柔避免接触破损的黏膜。②渗血较多时，可在破损的黏膜局部涂抹凝血酶粉和明胶海绵止血，或请专科会诊填塞止血。

（4）预防措施：置管前应给予液状石蜡充分润滑，置管过程中动作应缓慢轻柔，避免因置管过猛、过快、过深导致出血。

3.溃疡、感染

（1）发生原因：置管时间过久，持续压迫黏膜导致溃疡，引起感染。

（2）临床表现：鼻部破损的黏膜，伤口溃烂，红、肿、热、痛。

（3）处理措施：①根据感染情况局部彻底清创消毒后，涂抹溃疡贴。②需长期置管的适当更换鼻腔插管。

（4）预防措施：①选择合适的型号，适当的局部麻醉或表面麻醉以减轻局部刺激，切忌暴力，注意手法。②避免置管用力过猛、操作粗暴导致黏膜损伤而引发感染。

三、喉罩置入术

喉罩置入术（laryngeal mask insertion）是指将喉罩经口腔插入，使其勺状套囊口覆盖于喉的入口，进行短时的机械通气的技术。喉罩（laryngeal mask airway，LMA）是介于面罩和气管插管之间的一种新型维持呼吸道通畅的装置，由塑料或硅胶制成。喉罩置入术是一种建立紧急气道的重要辅助手段，是建立气道快速可靠的方法。现临床常用的喉罩类型为双管喉罩（图20-7）。

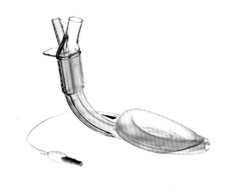

喉罩发展进程：

1981 年 Dr Archie Brain	发明 LMA™
1988 年 LMA Classic™	单管喉罩
1993 年 LMA Flexible™	可弯曲喉罩
1997 年 LMA Fastrach™	插管型喉罩
1998 年 LMA Unique™	一次性单管喉罩
2000 年 LMA ProSeal™	复用双管喉罩
2004 年 LMA CTrach™	可视喉罩
2007 年 LMA Supreme™	双管喉罩

图 20-7　双管喉罩

（一）目的及意义

目的及意义：①迅速建立人工气道，保证有效通气。②减少胃胀气和反流误吸。

（二）适应证

适应证：①紧急情况下人工气道的建立和维持。②困难气道估计难以行气管内插管的患者。③对颈椎不稳定患者施行气管插管需移动头部有较大顾虑时，不宜用喉镜和气管内插管患者，最宜使用喉罩通气。④短时的外科手术、腹腔镜检查等，使用喉罩较少引起呕吐及反流。⑤无呕吐及反流手术，如眼科手术。

（三）禁忌证

禁忌证：①张口度<2.5~3.0 cm。②呼吸道出血患者。③喉部及以下气道梗阻者。④气道阻力增高者。⑤咽部病变，如血管瘤、组织损伤等。⑥通气压力需>25 cmH₂O 的慢性呼吸道疾病患者。⑦小口、大舌或扁桃腺异常肿大的患者。⑧有习惯性呕吐及反流史患者或存在胃内容物反流和呼吸道误吸危险者。

（四）操作方法

1. 操作准备

（1）用物准备：根据患者年龄和体型选择合适的喉罩（表20-1），行漏气检查，在喉罩勺状套囊的背面做适度润滑备用。另备注射器、固定用胶布、吸引装置等。

表20-1　喉罩类型

患者年龄/体型	体重/kg	LMA 型号	套囊容量/ml	气管导管内径/mm
新生儿/婴儿	<5	1.0	≤4	3.5
婴儿	5~10	1.5	≤7	4.0
婴儿/儿童	10~20	2.0	≤10	4.5
儿童	20~30	2.5	≤14	5.0
儿童至少年	≥30	3.0	≤20	6.0
正常体重成年人	50~70	4.0	≤30	6.0
体型较大的成人	≥70	5.0	≤40	7.0

（2）患者准备：操作前患者禁食，取平卧位或侧卧位。评估口腔，清除口腔、气道分泌物，取出义齿，保持气道通畅。

2. 操作　分为两种，直接置入和翻转置入。操作前排尽喉罩充气囊空气（图20-8）。

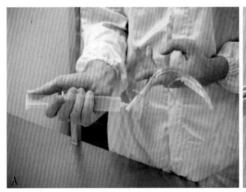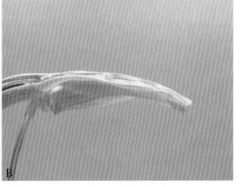

A. 检查气囊完好；B. 排尽喉罩充气囊空气。

图20-8　操作前检查气囊并排尽喉罩充气囊空气

（1）直接置入喉罩：①患者头部伸展，颈部屈曲，处于"嗅物位"，小心将喉部尖端紧贴硬腭。②操作者用示指沿硬腭和软腭向头侧方向压住喉罩。③用示指保持对喉罩头侧的压力，送入喉罩至下咽基底部直至感到有明显阻力。④用另一手固定导管外端，退出食指，充气使喉罩自行密闭，可见导管自行向外退出约1.5 cm。

（2）翻转置入喉罩：患者体位和直接置入法相同，操作者手持喉罩中部，喉罩通气罩口面对硬腭将其置入口腔，顺势推进，送入喉罩至下咽基底部直至感到有明显阻力，旋转180°听到"咔嗒"一声表明喉罩置入基本到位。

3. 位置判断　会厌位于喉罩的勺状凹陷内，罩内的通气口正对声门为喉罩的最佳位置（图20-9）。通过连接简易呼吸器行正压通气进行初步判断，如胸廓起伏良好，听诊咽喉部无明显的漏气，提示喉罩的位置良好。

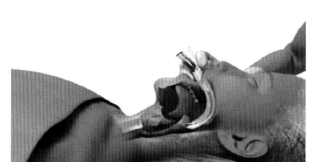

图 20-9　喉罩置入位置

（五）注意事项

注意事项：①进行喉罩置入前禁食。②使用喉罩过程中及时清除呼吸道分泌物。③喉罩不适用于长期机械通气患者。④置入喉罩后注意观察患者的呼吸改善情况，听诊双肺呼吸音。

（六）喉通气管的并发症及防治

喉通气管作为术中通气设备，使用时除了可能发生反流误吸外，它的置入和拔出阶段也都可能产生各种并发症，主要包括口咽腔组织的损伤和通气失败。

1. 食管撕裂伤或破裂

（1）发生原因：①喉罩置入或拔出时的暴力操作以及辅助器具的使用都有可能造成这些组织损伤。②置管动作粗鲁，遇到阻力强行置入。

（2）临床表现：由于含有各种细菌的食物及反流胃内消化液溢入纵隔内，可造成严重纵隔感染。早期可有突发性胸痛或上腹部疼痛，且向肩背部放射，并有发热、气促及呼吸困难等。根据破裂撕裂部位及损伤程度的不同，症状不同。①颈段食管破裂时，表现为颈部疼痛，吞咽困难及声音嘶哑。②胸段食管破裂时，表现为胸骨后或上胸部剧烈疼痛，食管穿孔进入胸膜腔时可造成液气胸，因此可有患侧胸痛、呼吸困难及发绀等症状。③腹段食管破裂时，可出现上腹部腹膜炎症状。

（3）处理措施：如发现导管内有胃内容物，则应立即拔出导管。根据损伤的程度，请外科会诊及早手术、抗感染治疗。

（4）预防措施：①置管前应充分润滑导管外侧。②置管过程中动作应轻柔、缓慢，如遇阻力，切勿强行置入导管。

2. 咽、声带损伤

（1）发生原因：①喉罩置入或拔出时的暴力操作以及辅助器具的使用都有可能造成咽、声带的损伤。②导管前端过硬、过粗。

（2）临床表现：异物感，伴有咳嗽、喉痛、吞咽痛。声音嘶哑或无法发声。

（3）处理措施：减少说话或噤声，用糖皮质激素高频雾化吸入及口含片等对症处理，必要时请专科医师会诊处理。

（4）预防措施：选择合适的导管，喉罩前端充分润管，置入操作动作轻柔。

3. 出血、窒息、呼吸道梗阻

（1）发生原因：①导管位置置入过浅，导致充气后气囊阻塞气道。②通气罩折叠，颌下垂部分遮盖声门，环状软骨后区前移。③通气罩充气过度，温度过高使充气罩内容量增加。④通气罩旋转，通气导管扭折，异物，喉痉挛和声门闭合等。⑤体位改变可引起喉罩移位致通气障碍或呼吸道梗阻。

（2）临床表现：自口鼻处渗血，患者呼吸窘迫，血氧饱和度急剧下降。

（3）处理措施：①调整位置或重新插入，局部使用凝血酶粉或明胶海绵止血。②保持患者头部呈正中位，头部左右摆动幅度10°～30°为宜。③一旦确认喉罩移位，应拔出喉罩重新调整位置，必要时改为气管插管或面罩通气。

（4）预防措施：①合适的麻醉深度，强调转运、翻身过程中，保持喉罩的稳定、不移位极为重要。②正确熟练的操作有利于降低发生率。③气囊避免过度充气，气囊充气压力应维持在 25 ～ 30 cmH$_2$O。④要掌握好拔管时机,过早拔出喉罩易发生呕吐、胃内容物反流、支气管痉挛、喉痉挛引发气道阻塞窒息等并发症。⑤患者若处于深睡状态,不要移动喉罩,以免患者发生喉痉挛或喉罩移位引起气道阻塞。⑥待患者吞咽反射自主呼吸都恢复、通气良好,呼之睁眼,有指令张口动作可以考虑拔管。

4.误吸反流

(1)发生原因:严重并发症之一,发生率虽低,但预后很差,其病死率可高达70%。①饱食后麻醉、麻醉手术扰乱胃肠道功能,使胃张力下降,胃内积存胃液增多。②面罩正压通气、应用肌肉松弛药或降低括约肌张力的药物如抗胆碱药、阿托品、哌替啶等。③严重上呼吸道损伤、昏迷、低氧血症等麻醉手术扰乱胃肠道功能,使胃张力下降,胃内积存胃液增多。④部分患者食管开口,可能处于通气罩内,喉罩在喉部的密闭性未检查。⑤食管下端括约肌的屏障作用在应用喉罩时可能降低,喉罩通气时如压力过高可将大量气体压入胃中,引起胃扩张。

(2)临床表现:气道内吸出胃内容物,患者呛咳,易导致吸入性肺炎的发生。严重者发绀、意识障碍、窒息。

(3)处理措施:①患者发生误吸时,立即采取右侧卧位,头低脚高,叩拍背部,及时清理口腔、气管内的异物使呼吸道畅通。②抽吸胃内容物,防止进一步反流。③短时高流量吸氧,待发绀缓解后调至合适的氧浓度。④备好抢救仪器和物品,配合医师用纤维支气管镜做气道灌洗。⑤误吸导致窒息且不能及时清除气道异物者,应立即准备气管切开用物,配合医师进行气管切开术。⑥密切监测生命体征和血氧饱和度,并做好抢救记录。

(4)预防措施:①针对发病原因进行预防,包括严格掌握使用喉罩通气道的适应证,并遵守喉通气管的使用禁忌。饱食患者严禁使用喉通气管全身麻醉,具有反流误吸危险的患者,如食管裂孔疝的患者、气管受压和气管软化的患者。②术前给予 H_2 受体拮抗药,如西咪替丁以减少胃液分泌,提高胃液 pH 值。③术前安置胃管,术中引流胃液和胃内气体。并认真检查胃管的位置是否正确,密切观察引流情况,及时发现和处理管腔堵塞,确保胃肠减压管通畅。

5.咽喉部疼痛

(1)发生原因:应用喉通气管引起咽痛的发生率国外报道3.9%~12.0%,其原因有以下几方面。①由于喉罩在术中压迫,引起咽部周围组织水肿,术后患者感到疼痛。②气囊充气量过大,使用时间>4 h,致咽喉黏膜组织受压。③术中麻醉过浅,患者吞咽频繁,吸入干燥气体。④喉罩置入技术不熟练或动作粗暴。④腹腔镜手术不恰当的人工气腹压力,或体位改变使腹压增加,胸肌上移易引起胃内容物反流。

(2)临床表现:咽喉部红肿疼痛、吞咽不适。

(3)处理措施:定时监测气囊压力,调节适度。用糖皮质激素雾化吸入,拔出导管后可口含润喉片缓解。

(4)预防措施:①选择合适型号的喉通气管、正确操作使用、良好的肌肉松弛、低通气罩充气压及尽可能降低通气压、压迫环状软骨等。②置入喉罩动作轻柔,在喉通气管气囊边缘、背面涂抹具有润滑和表面麻醉作用的复方利多卡因乳膏。③术中适当维持麻醉深度,避免患者频繁吞咽。④适当控制囊内气压,喉通气管气囊压力适中,长时间使用者应每隔1~2 h放气囊2 min,以改容善局部血液循环等措施,可明显减少咽喉部疼痛。⑤吸入气体加湿。⑥Supreme 喉通气管的胃液引流管插入吸痰管及时吸引胃液和气体,可有效防范反流误吸,更好地保护气道。

6.喉痉挛

(1)发生原因:①在麻醉过浅的情况下置入喉通气管,可诱发严重喉痉挛。②在麻醉尚浅有分泌物、呕吐物、血液等对气道刺激时发生喉痉挛。

(2)临床表现:呼吸急促,血氧饱和度急剧下降,四肢湿冷、发绀明显。

(3)处理措施:尽管发生率较低,如未能及时发现和处理,可导致严重的致命性并发症。①保持呼吸道通畅,清除呼吸道、口腔分泌物。②加压供氧或麻醉机供氧,使用解痉药物等。③热毛巾湿敷咽喉部,局部喷雾舒喘宁解痉治疗。④密切观察生命体征和意识变化,特别是血氧饱和度的变化。

(4)预防措施:①控制麻醉深度,机械通气使用肌肉松弛药可减少喉痉挛的发生。②吸痰动作轻柔,减少刺激,保持呼吸道通畅。

7.脱管、漏气

（1）发生原因：①患者头部位置改变,固定不牢。②通气罩周围漏气多因通气罩型号、位置或充气量不合适所致。

（2）临床表现：导管有异常声音或漏气声,管道自口部脱出,血氧饱和度下降。患者呼吸急促、发绀明显。

（3）处理措施：如能有效进行通气,且通气的指标在正常范围则可不必更换或重插,否则应更换或重新插入。

（4）预防措施：①妥善固定管道,充气时少量多次注入气囊,定时测量气囊压力,确保压力适度。②烦躁患者做好保护性约束、宣教及适当根据病情运用镇静剂。

四、环甲膜穿刺术

环甲膜穿刺术(cricothyroid membrane puncture)是指施救者通过用刀、穿刺针或其他任何锐器,在确切的气道建立之前,从环甲膜处刺入,建立新的呼吸道,迅速提供临时通气路径进行的有效气体交换的一项急救技术。当气管插管不成功或面罩通气不充分时,环甲膜穿刺是急诊非手术方式提供通气支持的最合适的急救措施。

环甲膜定位:用左手示指在环状软骨与甲状软骨之间正中可触及一凹陷,此即环甲膜(图 20-10)。通常为喉结下 1 个或半个手指宽;如解剖结构异常或标志确认困难,可以胸骨上切迹作为另外的标志,将右手小指放置在患者胸骨上切迹处,依次在颈部紧密放置环指、中指和示指,当头部处于正中位时,示指位置通常位于环甲膜上或周围。

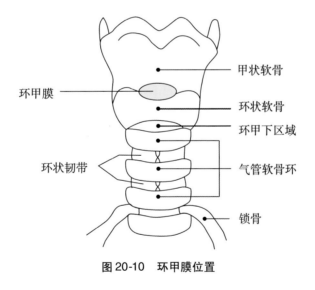

图 20-10　环甲膜位置

（一）目的及意义

通过穿刺迅速建立一个新的呼吸通道,缓解患者呼吸困难或窒息,为抢救生命赢得宝贵时间。

（二）适应证

适应证:①头、面部有严重创患者。②喉源性呼吸困难者,如白喉、喉头严重水肿等。③牙关紧闭经鼻插管失败者。④急性上呼吸道完全或不完全阻塞,尤其是声门区阻塞,严重呼吸困难不能及时行气管切开术建立有效通气者。⑤喉腔注射药物。

（三）禁忌证

禁忌证:①凝血功能异常有出血倾向者。②喉部有肿物者。

（四）操作方法

1. 操作准备

（1）用物准备：环甲膜穿刺针或 16 号抽血粗针头、T 形管、2% 利多卡因、吸氧装置等。

（2）患者准备：取平卧位或斜坡卧位，肩下垫高，助手固定头部，使头颈保持中线位，尽可能使头部后仰，使气管向前突出（图 20-11）。

2. 操作 ①常规消毒环甲膜区的皮肤、铺巾。②一般采用局部麻醉，自甲状软骨下缘至胸骨上窝，用 2% 利多卡因于颈前中线做皮下和筋膜下浸润麻醉。③操作者戴无菌手套，确定穿刺位置，左手示指和拇指固定此处皮肤，右手持针在环甲膜上垂直下刺（图 20-12），通过皮肤、筋膜及环甲膜，有落空感时，挤压双侧胸部，自针头处有气体逸出或用空针抽吸易抽出气体，患者出现咳嗽，固定针头于垂直位。④"T"形管的上臂与针头连接，下臂连接氧气。

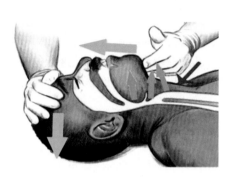 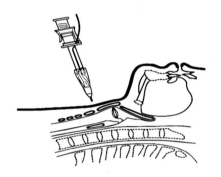

图 20-11　头部后仰　　　　　图 20-12　穿刺针与环甲膜垂直

（五）注意事项

注意事项：①环甲膜穿刺术只作为病情紧急情况下的一种急救措施，穿刺针留置时间不宜超过 24 h。患者呼吸情况改善后，应行气管切开术或做消除病因的处理。②注意掌握进针时的力度，避免进针过深造成气管后壁黏膜的损伤。③环甲膜穿刺针头与"T"形管接口连接时要连接紧密不漏气。④穿刺部位若有明显出血应及时止血，以免血液流入气管内。⑤如遇血凝块或分泌物阻塞穿刺针头，可用注射器注入空气或少许生理盐水冲洗以保证通畅。⑥必须回抽有空气，确定针尖在喉腔内才能注射药物，且速度应快。

（六）环甲膜穿刺术并发症及防治

环甲膜穿刺术是临床上快速解除呼吸道梗阻或窒息的紧急治疗措施，具有简单、快捷、有效的优点。因情况紧急，操作不当可引发一系列的并发症。

1. 出血、窒息

（1）发生原因：有出血倾向或凝血功能异常者穿刺后易发生出血，出血较大压迫气管导致窒息。

（2）临床表现：自穿刺点渗血，出血形成血肿压迫气管，或反流误吸后易引发窒息。患者呼吸困难，发绀明显，四肢湿冷，血氧饱和度下降，血压下降。

（3）处理措施：①如穿刺点皮肤出血，干棉球压迫的时间可适当延长。②个别情况下穿刺部位有较明显的出血时，应注意止血，以免血液反流入气管内。③出血量较大压迫气管，快速行气管切开套管置入，通畅气道，及时吸出血性分泌物。④必要时行外科手术止血，误吸需经纤维支气管镜做气道灌洗。

（4）预防措施：①如有出血倾向或凝血功能异常者应谨慎穿刺。穿刺时进针不要过深，避免损伤喉后壁黏膜。②注射药物时嘱患者勿吞咽及咳嗽，注射速度要快，注射完毕后迅速拔出注射器及针头，以消毒干棉球压迫穿刺点片刻。③必须回抽有空气，确定针尖在喉腔内才能注射药物。④注入药物应以等渗盐水配制，pH 值要适宜，以减少对气管黏膜的刺激，针头拔出以前应防止喉部上下运动，否则容易损伤喉部的黏膜。

2. 食管-气管瘘皮下或纵隔气肿

（1）发生原因：①食管位于气管的后端,若穿刺时用力过大、过猛,或没掌握好进针深度,均可穿破食管,形成食管-气管瘘皮下或纵隔气肿。②避免穿刺针进入过深或倾斜,手术时未行气管插管,未有效缓解或解除气道阻力,空气顺创面进入颈部筋膜组织,吸入深筋膜形成纵隔气肿,进入浅筋膜形成皮下气肿。

（2）临床表现：①食管-气管瘘临床表现,气管内分泌物明显增多并呈唾液性状,提示瘘管的形成。饮水或进食时剧烈咳嗽,可伴有咳痰多或发热,可有胸骨后疼痛或肩部牵涉性疼痛。②皮下气肿临床表现,胸部皮下组织有气体积存时为皮下气肿,以手按压皮下气肿的皮肤,可引起气体在皮下组织内移动,可出现捻发感或握雪感。用听诊器按压皮下气肿部位时,可听到类似捻动头发的声音。③纵隔气肿临床表现,少量纵隔积气可无症状,一般可有胸闷、气短、胸骨后疼痛。如突然发生纵隔中至大量积气并发张力性气胸者胸痛剧烈、呼吸困难、心悸、心率增快,合并感染时高热、寒战、休克。严重纵隔气肿压迫胸内大血管,影响回心血量,导致循环障碍。

（3）处理措施：①对于皮下气肿,应密切观察病情变化,及时发现并立即报告医师。剪除伤口缝线,避免气肿区域扩大。②皮下气肿可与纵隔气胸同时发生,故应细心观察患者呼吸、循环变化,以免延误病情。③纵隔气肿较严重时可切开或穿刺排气,如为张力性气胸,应行胸腔闭式引流。④护理操作应轻柔,吸痰动作不可粗暴,吸痰导管不可过粗,吸引负压不可过大,导管在气管内的停留时间不可过长,否则会引起患者剧烈咳嗽而使肺内压剧增,进一步加重纵隔气肿和气胸的程度。⑤如果出现皮下气肿,每班用记号笔在气肿边缘画标记以观察进展情况。同时重视患者的不适主诉,若诉说颈部压迫感或窒息感,应及时通知医师处理,出现剧烈咳嗽时,给予镇咳处理。

（4）预防措施：避免穿刺时用力过大、过猛,穿刺针进入过深或倾斜。

五、环甲膜切开置管术

环甲膜切开置管术（cricothyroid incision and catheterization）是一种在甲状腺软骨前面下缘和环状软骨前面上缘之间（环状间隙）进行呼吸道造口的方法。经环甲膜做切口,建立进入气道的通路。环甲膜定位见"四、环甲膜穿刺术"。

（一）目的及意义

通过快速建立新通道,提供接近呼吸道的途径。

（二）适应证

适应证：①由颌面创伤、异物、喉痉挛或肿瘤等引起完全或不完全气道梗阻者。②昏迷或颅脑创伤后咳嗽反射消失而导致呼吸道分泌物潴留者。③牙关紧闭经鼻插管反复失败者。④疑有颈椎骨折脱位或老年性颈椎退行性变需做气管切开者。⑤心脏直视手术需做胸骨正中切开,为避免因正规气管切开而引起交叉感染者。

（三）禁忌证

禁忌证：①喉挤压伤、喉肿瘤。②声门下狭窄。③凝血功能障碍。

（四）操作方法

1. 操作准备

（1）用物准备（图20-13）：有条件时,可备气管切开全套用物,无条件时用无菌小刀、止血钳、橡胶管代替。

（2）患者准备：取仰卧位,头后仰,充分暴露喉部,使气管向前突出。病情允许者可根据具体情况将肩部垫高20~30 cm。

2. 操作　①常规予颈部皮肤消毒,予2%利多卡因局部浸润麻醉。②操作者戴无菌手套,铺无菌巾。自喉结向下打准环甲膜凹陷,左手拇指、示指分开绷紧皮肤,固定喉部及气管。右手拇指、示指、中指夹住环甲膜切开器头部浅槽处,以环指和小指作为支点,刀柄托贴紧大鱼际肌,横向刺入环甲膜间隙,进行2 cm 左右的横切口(图20-14)。③有落空感后撑开钳头取出刀柄,将钳头倾斜顺气管长轴向下推进,迅速换成左手固定切开器。④右手持气管导管,在钳头两叶间插入气管内,取出切开器,推进气管导管并固定(图20-15)。

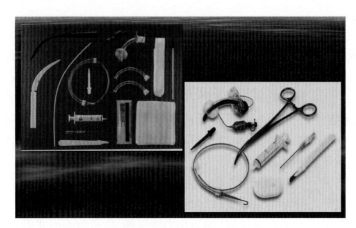

图20-13　常规用物准备

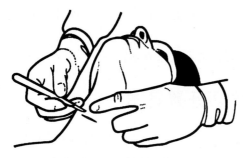

图20-14　环甲膜切口操作

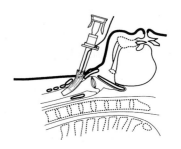

图20-15　推进套管

(五)注意事项

注意事项:①环甲膜切开置管术只是紧急情况下的应急手术,套管置入时间不得超过48 h,以免因发生感染和瘢痕组织形成而后遗喉狭窄。患者呼吸情况改善后,应常规行气管切开术。②进刀时,用力不可过猛,以免损伤气管后壁结构。③切忌损伤环状软骨,以免造成喉狭窄、发音困难等严重并发症。④环甲膜切开切口尽量靠近环状软骨上缘,以免损伤环甲动脉吻合支。⑤部分患者环甲膜切开术后咳出带血的分泌物,通常在1~2 d消失。

(六)环甲膜置管术并发症及防治

环甲膜位置表浅,无重要的血管、神经结构,无骨及软骨结构,也是手术经皮进入呼吸道位置最恒定最安全的部位。环甲膜穿刺置管术操作简便,组织损伤小,出血少。准确性好,成功率高,效果可靠,绝大多数可避免气管切开术,对呼吸循环系统不稳定的患者具有重要意义。规范熟练的操作及护理,能有效避免其并发症的发生,使之成为安全、快速、有效的人工通气道的方法。

1. 感染

(1)发生原因:①病情紧急、消毒措施不严格容易引发术后感染。②未及时清理切口周围分泌物。③没有及时更换切口处敷料。④吸痰时将带菌的痰液溅到切口上而引发感染。⑤环境空气消毒不严格,易使病室内各种细菌、病毒增多,增加感染机会。

(2)临床表现:切口处红肿或有脓性分泌物。

(3)处理措施:严格遵守消毒、隔离制度,吸痰时严格无菌操作,吸痰用具1次一更换。常规每日2次更换切口敷料,用碘伏消毒切口,然后用4层无菌纱布覆盖。痰液较多,切口有渗血、渗液或患者出汗较

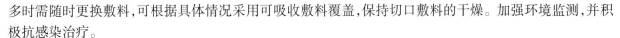

多时需随时更换敷料,可根据具体情况采用可吸收敷料覆盖,保持切口敷料的干燥。加强环境监测,并积极抗感染治疗。

(4)预防措施:护理人员需注意每日更换切口处敷料,发现敷料被分泌物污染,需随时更换。定时变换卧位,翻身叩背,促进分泌物的引流。加强口腔护理,每日4次。严格遵守无菌操作原则及消毒隔离制度,控制探视人员,医护人员进入重症病室要穿好隔离衣、戴好口罩、帽子。

2.出血

(1)发生原因:穿刺过深或不垂直可损伤气管,术中反复穿刺部位和方向,引起局部损伤造成出血。

(2)临床表现:切口处少量出血或渗血。

(3)处理措施:少量出血,减少局部刺激可缓解。如因患者凝血较差,出血量较多,局部用凡士林纱布或明胶海绵(对创面渗血有止血作用,用于创伤止血)填塞止血,根据医嘱运用止血药物。

(4)预防措施:必须熟练掌握环甲膜的解剖部位和穿刺手法,确认穿刺针进入气管的方法是阻力突然消失,注射器轻轻回抽有气体抽出,避免造成穿刺过深或不垂直的情况。避免术中反复更换穿刺部位和方向,切忌引起局部损伤。

3.喉狭窄

(1)发生原因:置管时间过长,超过48 h。

(2)临床表现:声音嘶哑、喉喘鸣、咳嗽、呼吸困难,严重者可发生发绀或窒息。

(3)处理措施:轻度者可于喉镜下行探条扩张法。重度者须先做低位气管切开术,然后行喉裂开术,切除瘢痕,修复喉腔,置入"T"形塑料管或硅橡胶喉腔模,固定于颈部,留置约10个月后取出。若无呼吸困难症状,再观察3~4周,即可拔出套管。虽能改善呼吸,但发音尚不能完全恢复。

(4)预防措施:若急救时喉部伤口中放置气管套管或其他插管,应及早改做低位气管切开术,以免留置过久造成喉狭窄。

六、气管内插管术

气管内插管术(tracheal intubation)是指将一特制的气管内导管通过口腔或鼻腔经咽、喉、声门置入气管内的技术,是急救工作中常用的重要抢救技术。

根据插管时是否用喉镜显露声门,分为明视插管和盲探插管,临床急救中最常用的是经口明视插管术。根据插管途径可分为经口腔插管和经鼻腔插管。

(一)目的及意义

气管内插管术是气道管理中应用最广泛、最有效、最快捷的手段之一,迅速建立人工气道以消除呼吸道窒息和阻塞。对抢救患者生命、降低病死率和提高抢救成功率具有至关重要的作用。①为气道通畅、通气供氧进行有效的人工或机械通气、吸入全身麻醉药等提供最佳条件,是急救工作中气道的建立最常用的方法。②利于气道吸引和防止误吸,清除呼吸道分泌物或异物。③进行机械正压通气,行有效人工呼吸,增加有效肺泡通气量,减少气道阻力及无效腔。④为气道雾化或湿化提供条件。⑤解除呼吸道梗阻。⑥面罩吸氧仍呼吸困难时,为给氧提供条件。

(二)适应证

适应证:①吸入性烧伤、颜面部深度烧伤、胸部创伤及头、颈严重创伤等所致的呼吸困难者。②溺水、触电和颅脑损伤引起的呼吸循环骤停者。③全身麻醉颅内手术、胸腔及心血管手术及呼吸道难以保持通畅的患者手术时等。④呼吸道分泌物积聚过多不能自行排出,导致呼吸通气受损的昏迷患者。⑤呼吸衰竭、呼吸麻痹和呼吸抑制患者,如重症肌无力等。⑥麻醉过程中,呼吸阻塞或骤停。

(三)禁忌证

气管内插管术无绝对禁忌证,但出现下列情况时应谨慎考虑操作:①喉部严重水肿或黏膜下血肿、急性喉炎、插管创伤引起的严重出血等。②颈椎骨折或脱位。③主动脉瘤压迫气管者,插管易造成动脉瘤损伤出血。④面部骨折。⑤会厌炎。⑥咽喉部烧灼伤、肿瘤或异物存留者。⑦有鼻息肉及鼻咽部血管瘤患者禁忌经鼻腔插管。

(四)操作方法

1. 操作准备

(1)插管前用物准备:准备气管插管盘,内有喉镜、柔韧的插管芯、牙垫、注射器、血管钳、开口器、呼吸面罩及呼吸气囊、润滑剂、胶布/胶带/丝线/绷带、听诊器等。吸引器(吸引连接管、吸痰管)。喉镜有成人、儿童、幼儿 3 种规格;镜片有直、弯两种类型,常用为弯形片,因其在暴露声门时不必挑起会厌,可减少对迷走神经的刺激。

气管导管的选择:多采用带气囊的导管,婴幼儿选用无气囊导管。导管内径(ID)标号为 2.5 ~ 11.0 mm,每一号相差 0.5 mm,根据患者的性别、体重、身高等因素决定导管的选择。成人常见型号见表 20-2;小儿推荐尺寸见表 20-3。小儿气管导管的选择,亦可利用公式做出初步估计。

导管内径(mm ID) = 年龄(岁)/4+4.0 或导管内径(mm ID) = (16 ~ 18)+年龄(岁)/4。

小儿插入导管深度 = 年龄/2+12。

表 20-2 成人气管插管型号

插管方式	气管插管/mm	
	男性	女性
经口腔插管	7.5 ~ 8.0	7.0 ~ 7.5
经鼻腔插管	7.0 ~ 7.5	6.5 ~ 7.0

表 20-3 小儿导管型号

年龄	内径/mm	年龄	内径/mm
早产儿	2.5	1.5 ~ 2 岁	4.5
足月儿	3.0	2.5 ~ 3 岁	5.0
1 ~ 4 个月	3.5	4 ~ 6 岁	5.5
4 个月至 1 岁	4.0	7 ~ 9 岁	6.0 ~ 7.0

气管内插管基本器械的准备:保证充足的氧源、合适尺寸的面罩、口咽/鼻咽通气道、处于工作状态的麻醉机或者呼吸机。

(2)患者准备:取仰卧位,头后仰(图 20-16),用枕头或薄垫使患者头部呈"嗅物位",颈部上抬,检查有无松动牙齿,取出义齿。使口、咽、气管基本重叠于一条轴线,此为插管操作的标准头位。如喉头暴露不好,可在肩背部或颈部垫一小枕,使头尽量后仰,此为插管操作的修正体位。对呼吸困难或呼吸停止患者,插管前使用简易呼吸器给予患者100%的纯氧进行充分通气,以免因插管费时而加重患者缺氧。

2. 操作 主要介绍经口腔明视插管术的操作方法、经鼻腔明视插管术的操作方法、经鼻盲探插管术的操作方法及困难气道的插管方法。

(1)经口腔明视插管术操作方法:①检查用物,插管前检查所需物品齐全、性能良好,如喉镜光源、导管气囊密闭性、吸引装置等。②选择导管、置入管芯,确保管芯位于离气管导管前端开口 1 cm 处。③置入喉镜(图 20-17),操作者左手持咽喉镜,从右嘴角斜置入。镜片抵咽喉部后转至正中位,将舌体推向左侧,此时可见到悬雍垂(此为声门暴露的第一个标志);然后顺舌背将喉镜片稍作深入至舌根,稍稍上提喉镜,即可看到会厌的边缘(此为声门暴露的第二个标志),看到会厌边缘后,如用弯形喉镜片,可继续稍作深入,使喉镜片前端置于会厌与舌根交界处,然后上提喉镜即可看到声门(注意以左手腕为支撑点,而不能以上门齿作为支撑点)。④暴露视野,充分吸引视野处分泌物。⑤置入导管,右手持气管导管,对准声门,在吸气末(声门大开时),轻柔地插入导管过声门1 cm 左右,迅速拔出管芯,导管继续旋转深入气管。导管置管的深度,自门齿起计算,男性22 ~ 24 cm,女性20 ~ 22 cm。⑥听诊双肺呼吸音是否对称,确认导管在气管内,放置牙垫,退出喉镜。⑦气囊充气,采用最小闭合容积法或最小漏气技术对气囊进行充气,直至通气时气囊周围无漏气,或使用气囊压力表测量气囊压力在 $25 \sim 30\ cmH_2O$,以封闭导管和气管壁之间的空隙。轻压胸廓导管口感觉有气流,连接简易呼吸器压入气体,观察胸廓有无起伏,再次听诊双肺呼吸音是否对称。有条件可将气管导管与 CO_2 探测器或呼气末 CO_2 监测仪相连,出现正常的呼气末二氧化碳分压(partial pressure of end-tidal carbon dioxide,$PetCO_2$)波形是气管导管位于气管内的可靠指标。⑧用长条胶布妥善固定导管和牙垫后,用胶布将导管固定于双侧面颊,气囊充气后连接处于工作状态的呼吸机或者麻醉机。⑨术后处理整理用物,垃圾分类放置,并做详细记录。

(2)经鼻腔明视插管术操作方法:经鼻腔插管术用于有自主呼吸、下颌活动受限、张口困难或经口腔插管妨碍手术进行、不能将头部后仰的患者。

操作方法:①插管前先评估鼻腔,选择通畅的一侧鼻孔,最好是右侧。②挑选合适的导管,充分润滑导管外壁。③将导管与面部呈垂直方向插入鼻孔,沿下鼻道经鼻底部,出鼻后孔,至咽喉腔。插入导管深度相当于鼻翼至耳垂长度时,使用咽喉镜暴露声门,右手继续将导管深入,使其进入声门。如有困难,可使用插管钳夹持导管前端并挑起,然后由助手将导管送入声门。④确认导管位于气管内后用胶布固定导管于双侧面颊,连接呼吸机进行呼吸支持。确认导管是否在气管内方法有听诊双肺呼吸音对称;压胸部时,导管有气流;人工呼吸时,可见双侧胸廓对称起伏,并可听到清晰的肺泡呼吸音;用透明导管时,吸气时管壁清亮,呼气时可见明显的"白雾"样变化;有条件能监测呼气末二氧化碳浓度(fractional concentration of end-tidal carbon dioxide,$FetCO_2$),则更容易判断,$PetCO_2$ 图形有显示则可确认无误。

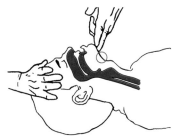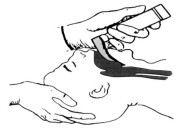

图 20-16　气管内插管体位　　　　　　图 20-17　置入喉镜

(3)经鼻盲探插管术操作方法:经鼻盲插适用于张口困难、颈部活动受限的肥胖患者。气管导管通过鼻腔的方法同经鼻明视插管,在无喉镜暴露声门的情况下操作者可一边倾听通过导管的气流,一边用左手调整头颈方向角度,当感到气流最强烈时,迅速在吸气相时推进导管。如果推进导管时呼吸气流中断,提示导管误入食管或进入舌根会厌间隙,应稍稍退出,重试。插入后务必确认导管在气管内。确认导管方法同经鼻腔明视插管术。

(4)困难气道的插管方法:困难气道插管是指先天畸形或后天创伤引起的气道解剖位置变异致使上述几种方法插管 3 次以上或插管时间超过 10 min。插管困难处理措施多为以下几种,根据具体情况进行选择。

1)压喉法:麻醉诱导后声门暴露不满意时常用方法,即将甲状软骨、舌骨和环状软骨向后上、向右压向颈椎。

2)特制喉镜的应用:McCoy 喉镜镜柄上的弹簧杆调节喉镜片前端角度,使会厌挑起更容易。Bullard 喉镜(Bullard laryngoscope,BL)张口度要求不高,不需要口、咽、喉三轴线重叠,通过目镜可视下引导气管导管进入气管。

3)逆行插管法(图 20-18):通过环甲膜穿刺向头端置导引管,使导引管由口或鼻引出后,引导气管导管插管。

4)光索导引管顺行引导插管:光索结构是一根可弯曲的导管,前端有灯泡,将气管导管套在光索上,通过导管弯曲度调整连续观察环甲膜,看到光索亮点时送入。

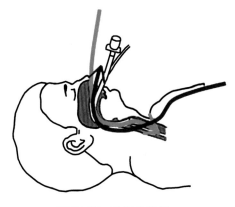

图 20-18　逆行性插管

5)纤维光导内镜和纤维光导可塑性喉镜:经口或鼻插入纤维光导内镜,可视调节插入气管导管,损伤小,如熟练操作成功率高。

6)喉罩通气或喉罩引导插管:具体操作方法见喉罩置入术。

7)食管气管联合气管导管:适用于插管困难紧急状态的患者,无论是插入食管还是气道,均可实施通气。

8)气管切开术:上述方法插管均失败,则做气管切开或环甲膜穿刺进行高频通气或机械通气。

9)手术干预:如口周、面部、颈部瘢痕挛缩,可以先行局部麻醉下扩大口裂,再行插管。

(五)注意事项

注意事项:①插管前检查导管气囊是否漏气。②操作时注意严格无菌技术,插管动作轻柔、熟练、敏捷、操作准确迅速,以免缺氧时间过长而发生损伤软组织,避免因心血管刺激而引起心搏骤停及呼吸骤停。③每次插管操作时间<45 s,如果45 s内插管未成功,应先面罩给氧,进行氧储备,满意后再试。插管不成功不能反复插管,易导致气道损伤引起喉头水肿。④导管插入深度合适,太浅易脱出,太深易插入右总支气管,造成仅单侧肺通气,影响通气效果。应妥善固定导管,每班记录导管置入长度。⑤评估患者是否存在非计划拔管的危险因素,并及时制订预防措施。⑥在插管过程中及插管后严密观察患者病情,及时吸出痰液。⑦导管留置期间要进行气囊的管理,不可充气过度或少。⑧导管留置时间以不超过72 h为宜,留置时间过久导致气管黏膜壁的损伤。

(六)气管内插管术并发症及防治

气管插管是急救、重症监护领域最常用的维持呼吸道通畅的方法。既是保证气道开放、防止气道不通畅或被阻塞的主要措施,也是连接患者和呼吸机的重要途径。近年来随着插管技术的熟练以及适当地使用麻醉药和肌肉松弛药,气管内插管并发症的发生率有所减少。毫无疑问,规范的操作及护理,使插管的有利方面远远超过了插管可能带来的不利影响。因此,需强调以临床经验为主要基础,对置管并发症的高危因素进行预测,从而提升护理的针对性,给予积极有效的处理措施,能有效地减少并发症的发生。

1. 牙齿和软组织损伤

(1)发生原因:是使用喉镜插管时相关的损伤,从唇到声门的任何部位均可发生,其中以牙齿的损伤尤为常见而严重。喉镜片的压力作用于门齿上,插管未充分镇静和肌肉松弛,操作粗暴。

(2)临床表现:口腔内黏膜破损出血、牙齿松动或脱落。

(3)处理措施:①一旦发生牙齿损伤,应立刻请口腔科医师会诊,并且在病历上详细记录损伤的部位及经过。一定要完整地找到脱落的牙齿,如果找不到或找不全,应立即拍胸、腹部X射线片,以判定牙齿的位置。②脱落的牙齿应泡在生理盐水中,如有可能应施行牙齿再植术。③破损黏膜少量出血视情况消毒处理,可持续观察,口腔擦洗或冲洗时避免接触破损位置。

(4)预防措施:①插管技术的熟练动作轻柔,以及适当地使用麻醉药和肌肉松弛药,切勿将喉镜片的压力作用于门齿上,以减少牙齿损伤的危险。②牙齿保护装置,可以保护上颌门齿和一些修复过的断碎齿,免受喉镜片的损坏。

2. 高血压、心动过速

(1)发生原因:①应用喉镜和气管镜插管时,由于血液循环中儿茶酚胺的浓度升高,无论使用弯喉镜或直喉镜均可发生类似的循环系统改变。②过分强调插管时应用深麻醉,局部麻醉药、镇静药或血管扩张药等措施抑制循环系统反应,其危害性可能比反应更大。③静脉注射镇静、肌肉松弛药物时未遵守先镇静后肌肉松弛的原则,导致患者在没有充分镇静的情况下用了肌肉松弛药,患者会因突发呼吸无力全身无法动弹,出现恐慌等刺激引发高血压和心动过速。

(2)临床表现:高血压和心动过速等循环系统的改变。插管时可引起短时的循环系统反应,在挑起会厌时,可发生迷走神经反射。对于循环系统正常的患者来说可以无害,原有高血压的患者,循环系统的反应可能更剧烈,在此情况下引起的严重高血压,其危害性不言而喻。此外,合并冠心病、心脏瓣膜病的患者,其反应可直接危害心脏功能。颅脑占位性病变的患者会导致颅内压增加。

(3)处理措施:根据具体反应的程度对症处理,如一过性发生待刺激结束后可恢复正常。或在咽喉

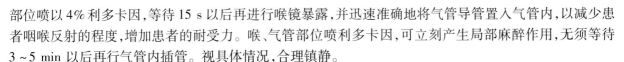

部位喷以 4% 利多卡因,等待 15 s 以后再进行喉镜暴露,并迅速准确地将气管导管置入气管内,以减少患者咽喉反射的程度,增加患者的耐受力。喉、气管部位喷利多卡因,可立刻产生局部麻醉作用,无须等待 3 ~ 5 min 以后再行气管内插管。视具体情况,合理镇静。

(4)预防措施:①凡原有高血压、冠心病、心脏瓣膜疾病、颅内占位性病变患者要充分做好准备,不应仓促完成插管。②插管前适当运用镇静及肌肉松弛药物,且必须先镇静后肌肉松弛,强调待镇静剂起效后再行肌肉松弛。③可在咽喉部位喷以 4% 利多卡因减少咽喉反射的程度,增加患者的耐受力。

3. 心律失常

(1)发生原因:插管前未充分给氧,低氧情况下插管,清理呼吸道、吸痰、喉镜等刺激易出现心律失常。

(2)临床表现:①在浅麻醉下施行气管内插管可有 5% ~ 15% 发生窦性心动过速或窦性心动过缓、一度房室传导阻滞等。对血流动力学影响甚小,故无明显的临床表现,这些心律失常,在充分给氧时往往是一过性的,很少出现严重的问题。②较严重的心律失常,如快速心房颤动、阵发性室上性心动过速、持续性室性心动过速等,可引起心悸、胸闷、头晕、低血压、出汗,严重者可出现晕厥、阿-斯综合征,甚至猝死。

(3)处理措施:①适当加深麻醉,插管前行喉头和气管内表面麻醉,应用麻醉性镇痛药或短效抗高血压药等。②根据发生心律失常的程度及类型,进行对症处理。一过性心律失常,通常刺激解除后,会自行恢复。③插管困难时尽量使用可视喉镜引导插入,原本有心脏疾患反复插管容易引发心律失常。

(4)预防措施:①使用喉镜前 1 min 用氧施行肺通气,成年人在呼吸停止的 2 ~ 3 min 内氧分压能保持于清醒的水平。②插管前适当给予镇静、肌肉松弛药,必须是先镇静后肌肉松弛。

4. 气管导管梗阻

(1)发生原因:①气管内导管可因分泌物、血液或异物堵塞造成梗阻。②也可因导管扭曲、弯折造成梗阻。③套囊充气压力过高造成管腔塌陷、套囊破裂后囊膜堵塞导管口或不对称的套囊充气将导管压向气管壁形成梗阻。

(2)临床表现:肺听诊无呼吸音或极弱,呼吸困难,三凹征,严重时发绀。呼吸机报警气道压力过高,患者胸廓无起伏,呼吸机未送气,氧饱和度下降,吸痰管无法插入气管插管。

(3)处理措施:①用纤维支气管镜可视下查看,能否清除气管插管内分泌物、血液或者异物。若不能清除,情况紧急,立即更换气管插管或气管切开。②检查气管插管及呼吸机管道,及时解除扭曲打折,妥善固定气管插管及呼吸机管道。③部分气管插管因患者烦躁咬扁,导致管道打折无法恢复,气囊破损,只能采取换管。

(4)预防措施:①正确妥善固定好气管插管及呼吸机管道,防止扭曲及打折。②正确评估患者痰液的性质,根据痰液性质做好充分湿化,及时吸痰,防止因湿化不够、吸痰不及时导致的痰液阻塞。③有胃内容物反流者,及时行纤维支气管镜气道灌洗,彻底清理呼吸道,保持呼吸道通畅,防止异物阻塞。④气道出血的患者,根据情况及时对症处理。吸痰动作轻柔,吸痰管充分涂抹液状石蜡,防止损伤气道造成出血、血痂堵塞。⑤气囊压力需适度,若使用弹簧管机械指针式压力表,每 4 h 监测 1 次。电子气囊压力表将可自动将气囊压力保持在适宜的范围(20 ~ 30 cmH$_2$O),能有效避免反流误吸,异物堵塞造成梗阻和套囊充气压力过高造成管腔塌陷、套囊破裂后囊膜堵塞导管口。

5. 导管插入支气管、食管

(1)发生原因:①头过度弯曲、向一侧或向下移动时均可改变气管导管的位置,尤其在头处于自然位时,导管位置接近于气管隆突,更易变成支气管内插管。②由于右侧主支气管较陡直,插管太深造成的支气管内插管,插管者技术操作不熟练临床经验不足。

(2)临床表现:①插管后患者的缺氧状态没有得到改善反而进行性加剧,出现鼻翼扇动、口唇发绀、血压升高、心率加快。②听诊双肺通气不均匀,一侧肺呼吸音减弱或听不清,双侧胸廓动度不等或左侧胸廓不随呼吸起伏,检查导管插入深度有改变。③插管时,在声门张开时将导管迅速推进,如导管推进后呼出气流消失,为插入食管的表现。④导管插入食管,通气时有气体进入胃内的气泡声,胃部听诊也可闻及正压通气的声音。⑤插管后呼吸球囊加压给氧出现腹部明显膨胀。

(3)处理措施:①一旦发现导管插入食管,应立即断开与麻醉机的连接,以防胃进一步膨胀。如果有反流的可能,导管应暂留在食管并充胀气囊,随即另行气管插管,待胃内减压后,将食管内导管拔出。②发现插入支气管,立即调整插管的深度,将导管外拔,边拔边听患者的呼吸音,直至听到双侧呼吸音对称,再重新固定导管。③也可视具体情况如调整失败立即拔出导管,充分给氧后重新插入。

(4)预防措施:①要注意插入深度,一般经口插管长度为22 cm±2 cm,经鼻插管长度为27 cm±2 cm。听诊双肺是否有均匀通气,观察两侧胸廓运动是否相等和胸部 X 射线检查等均有助于判定导管的位置。②置管后常规肺部监听,用呼吸球囊加压,在肺部和剑突处对比听,不难判断是否误入食管。当快速充胀气囊时,在身体外胸骨上切迹部位可触及膨胀的气囊或胸部视诊,均能辅助诊断。③测量并记录插管外露距离,导管远端理想的位置是在声门和气管隆突之间,胸骨上切迹即相当于声门和气管隆突之间,给予妥善固定,防止因患者烦躁导致管道异位。④对于喉头水肿或者各种情况的困难气道,有条件时尽量使用可视喉镜插入。

6.气管导管意外脱落

(1)发生原因:①因气囊充气不足、气管导管气囊破裂。②口腔分泌物过多未及时清理,气管插管及管道未妥善固定而松动。③保护性约束及镇痛与镇静不到位、巡视观察不及时。④患者烦躁不安,头部频繁摆动管道张力高,牵拉过度引起胶布松动。⑤患者自行拔出。⑥未及时倾倒呼吸机管道冷凝水,管道过重。⑦患者呛咳,翻身时牵拉管道。

(2)临床表现:气管插管导管自口鼻腔部分及全部脱出,呼吸机报警。患者血氧饱和度下降,呼吸急促,心率加快等。

(3)处理措施:①切忌不可将部分脱出的管子,直接强行推进气道。气囊卡在气道,强行插入有可能损伤气道。②发现患者气管导管意外脱出时,护理人员立即报告医师。③在医师到来之前,护理人员根据患者血氧饱和度及双肺呼吸音、导管移位的程度等情况评估导管的位置,如导管还在气管内,采用吸氧管供氧或简易呼吸囊对患者进行辅助呼吸。④如导管已脱出气管外,应拔出气管导管,立即采用面罩高流量给氧或用面罩接简易呼吸囊对患者进行辅助呼吸,同时密切观察患者的病情变化。⑤如患者出现生命危险,启动抢救工作程序。备好气管插管用物,做好配合医师重新进行插管的准备。

(4)预防措施:①每班交接好气管插管的外露距离,并妥善固定气管插管。对气管插管者,除胶布交叉固定外,应用寸带绕过插管、颈部做第2次固定,松紧以容一手指为宜。②翻身时,应两位护士合作,一人固定插管,另一人翻身,及时清理口鼻腔分泌物,强化对导管的观察,防止出现牵扯或者扭曲等现象,从而保证导管的通畅性。③每班4~6 h 检查一次气囊充气情况,发现气囊过松,及时通过气囊检测器注气。④妥善放置呼吸机管道位置,切勿将管道放于离手较近的位置。⑤及时倾倒管道积水,勿使用过重的呼吸机管道。⑥观察巡视,及时处理,包括镇静状态、保护性约束、管道的张力、胶布固定情况、分泌物清除、气囊充盈情况等。

7.气管插管致喉头水肿

(1)发生原因:①插管困难而反复多次插管,插管时间长,刺激咽喉部致水肿。气管插管患者均有不同程度喉头水肿的情况。②机械损伤,如插管损伤、导管过大或使用未消毒的导管引起感染以及上呼吸道感染等。

(2)临床表现:14.4%~65.0%的患者术后会出现不同程度咽喉部不适,如咽痛和声音嘶哑等,临床上可观察到患者咽喉部充血和水肿等体征,甚至呼吸困难。

(3)处理措施:在气管插管后,也就是咽喉部黏膜急性炎症初期,雾化吸入糖皮质激素药物,通过增强血管的紧张性,减轻充血,降低毛细血管的通透性,从而减轻咽喉部黏膜炎症渗出和水肿。同时此类药品还通过抑制白细胞浸润及吞噬反应减少局部组织释放各种炎症介质,从而缓解红、肿、热、痛等症状。插管拔管后要严密观察,加强呼吸道湿化。

(4)预防措施:①为防治这种情况,一般口腔插管不宜超过3 d,呼吸衰竭在短期内不能纠正者宜及早行气管切开。②操作轻柔、规范,尽可能充分镇静和肌肉松弛,合理选择插管方法及辅助用具。③红橡胶导管较聚氯乙烯和硅胶导管对黏膜有更大的刺激性,要选择适宜的导管。

8.气管插管致无名动脉破裂出血

(1)发生原因:气管插管放置时间过长,吸痰操作不当,以及气囊充气过度,超过了毛细血管灌注压

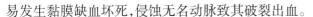

易发生黏膜缺血坏死,侵蚀无名动脉致其破裂出血。

(2)临床表现:吸痰时发现吸出鲜红色血性痰液,或从口鼻腔溢出血性液体。

(3)处理措施:如出现气道出血,向气道内滴入凝血酶等止血药物,对于凝血酶原激酶局部用药需慎重,避免生成结晶加重堵塞,严重出血时用止血剂,并做好气道阻塞的抢救工作。

(4)预防措施:气囊应每4 h监测一次,或使用自动充气气囊检测泵,将气囊压力控制适度,吸痰动作轻柔。若长时间无法拔出气管插管或不能脱机,需及早进行气管切开。

9. 喉痉挛

(1)发生原因:喉头肌肉收缩反射性引起开放的声门关闭,完全阻断了肺部气体与外界的交换,而发生喉痉挛。一是拔管时麻醉深度不足,喉痉挛很少发生于完全清醒或外科麻醉期的患者;二是分泌物或呕吐物激惹喉头引起喉痉挛。

(2)临床表现:喉痉挛前可能有、也可能没有喘鸣。喘鸣的特点是吸气时有鸟鸣音。喉痉挛时也可能没有呼吸音,因为此时已无气流通过上呼吸道。吸气时患者出现腹部隆起并有喉头明显内陷,这是上呼吸道梗阻的现象,即可诊断为喉痉挛。

(3)处理措施:喉痉挛初期可通过麻醉面罩进行正压加压给氧,把患者的下颌向前置于标准位置,麻醉者用另一手的中指托起患者的下颌关节。这样的操作优点在于使患者的舌头向前移位,舌根离开咽后壁,纠正了因此而引起的上呼吸道梗阻。托起下颌,可以有效地通过面罩供氧,上述处理不能缓解痉挛,雾化吸入或静脉注射解痉药物,若患者情况严重,血氧饱和度急剧下降,呼吸困难,视情况镇静和肌肉松弛后行气管插管或气管切开。

(4)预防措施:合理判断麻醉深度,及时有效地清除分泌物、呕吐物。

10. 喉炎

(1)发生原因:气管内插管难免引起喉炎,其发生率约为5.7%,导管套囊接触区导致喉痛的发生,套囊与气管接触区为20 mm时,喉痛发生率为12%,而套囊与气管接触范围为37 mm时,喉痛的发生率可高达26%。女性喉痛的发生率明显高于男性,这可能因为女性声带后面所覆盖的黏膜较薄之故。

(2)临床表现:拔管后患者主诉喉部轻微疼痛,尤其是吞咽时,喉痛仅是一个较轻的并发症。30%喉炎病例会发生声音嘶哑,同时有喉头发紧的感觉。不经任何治疗通常也可自行恢复。

(3)处理措施:无论发生喉痛的机制如何,未经任何治疗,几乎均可在48~72 h内自愈。某些病例用含有局部麻醉药的溶液漱口,嘱其禁音或减少说话,口服含片,可以缓解症状。

(4)预防措施:实施每日评估制度,符合拔管指征尽早拔管,拔管时动作轻柔。

11. 喉头溃疡

(1)发生原因:①接触性溃疡是由于导管在薄弱的声带隆起部位的黏膜软骨膜上运动,摩擦所造成的。②过度的头部运动或所用麻醉药不足以充分抑制喉反射时,均可使导管反复摩擦杓状软骨,加重黏膜损伤。③术前伴有呼吸系统感染,可因细菌侵蚀溃疡致使喉部病灶恶化,肉芽组织包裹溃疡,形成无蒂肉芽肿,继而溃疡面由于纤维化而狭窄,形成带蒂肉芽肿。④插管后形成喉头肉芽肿极罕见,而且仅见于成年人。肉芽肿的发生率与插管时间的长短无明显的关系,而与导管材料(红橡胶多于聚氯乙烯)以及人的自身因素关系密切。肉芽肿多发生于女性患者。

(2)临床表现:①有或无肉芽组织生成的喉头溃疡,典型的是发生在声带的后部,溃疡包绕质地脆弱而突出的杓状软骨,犹如声带隆起。②喉头溃疡最多见的症状是持续的声音嘶哑,有的还伴有咽喉痛,气管部位疼痛和发胀或不明原因的上呼吸道梗阻。

(3)处理措施:①如有临床表现,可用直接喉镜检查。一旦发现喉部溃疡,声带要绝对休息而不至形成肉芽肿。②若长期有嘶哑、咽痛和异物感,为肉芽肿形成,请专科处理,在直接喉镜下施行手术切除带蒂的肉芽肿,术后仍需声带绝对休息,可痊愈。

(4)预防措施:导管留置的时间以及导管插入的途径,影响喉头损伤的类型及发生率。插管时间平均6~7 d者,拔管后的喉头损伤(声带溃疡或壁龛溃疡)较多。经口插管喉损伤的发病率高于经鼻插管,可能与经鼻插管的导管较细、固定牢固稳定、头部活动时导管不随之变动等有关。所以选择合适的插管途径,每日评估及早拔管减少留置时间,合理的镇静,有效地控制感染可避免并发症的发生。

12.杓状软骨脱位

(1)发生原因:杓状软骨脱位是一个少见的并发症,多由喉镜片伸入过深的部位,上提镜片所引起。

(2)临床表现:长时间气管插管的患者,拔管后声音微弱。

(3)处理措施:施行脱位的杓状软骨复位或环状软骨固定术。

(4)预防措施:正确的插管方法、规范化的操作能有效避免并发症的发生。

七、气管切开术

气管切开术(tracheotomy)是一种抢救急危重症患者的应急性手术,是指切开气管上端前壁,置入气管套管,建立新通道解除呼吸困难的一种技术。气管切开术分常规气管切开术和经皮气管切开术。气管切开术是比较复杂、费时的外科操作,在紧急状况下不宜使用。

(一)目的及意义

目的及意义:①解除喉源性呼吸困难、呼吸功能失常或清除下呼吸道分泌物潴留,以维持气道通畅。②减少气道阻力,有利于减少呼吸道解剖无效腔,保证有效通气量。

(二)适应证

适应证:①颅脑或颌面部创伤伴有上呼吸道梗阻的昏迷患者。②严重颅脑创伤、呼吸道烧伤、破伤风及严重胸腹部伤等所致的下呼吸道分泌物潴留者及胸部创伤多发肋骨骨折合并血胸、气胸。③颈椎骨折脱位合并高位截瘫患者不能自主咳出呼吸道分泌物。④取气管异物,下呼吸道异物经内镜下钳取不成功,可经气管切开途径取出异物。⑤颈部创伤伴有咽喉或气管、颈段食管损伤,对于损伤后出现呼吸困难者,应及时行气管切开术;无明显呼吸困难应严密观察,仔细检查,一旦需要,立即行气管切开。⑥口腔、颌面及咽部手术操作时。⑦因呼吸衰竭需长期行机械通气治疗患者。

(三)禁忌证

禁忌证:①凝血机制障碍,严重出血性疾病。②下呼吸道占位而致的呼吸困难。③颈部恶性肿瘤。④Ⅰ度和Ⅱ度呼吸困难者。

(四)操作方法

1.常规气管切开术

(1)物品准备:气管切开手术包,根据不同的年龄等具体情况选择不同型号的气管套管(表20-4),其他,如吸引器、吸痰管、吸氧装置以及必备的抢救药品等。

表20-4 不同型号气管套管的内径、长度及适用年龄

项目	型号							
	00	0	1	2	3	4	5	6
内径/mm	4.0	4.5	5	6	7	8	9	10
长度/mm	40	45	55	60	65	70	75	80
适用年龄	15个月	6~12个月	2岁	3~5岁	6~12岁	13~18岁	女性成人	男性成人

(2)患者准备:患者一般取仰卧位,肩部垫高,头后仰并固定于正中位,使下颌、喉结、胸骨切迹在同一直线上,气管向前突出,使气管上提并与皮肤接近,使手术时充分暴露气管。

(3)操作:①物品检查,检查气管切开包内器械及气管套管气囊是否漏气。消毒、铺巾,颌骨下缘至上胸部皮肤常规消毒,操作者戴无菌手套,铺无菌巾。②局部麻醉,以1%~2%利多卡因做切口处局部浸润麻醉。③暴露气管,操作者用左手拇指和示指固定喉部,自甲状软骨下缘至胸骨上窝处,沿颈前正中线切开皮肤和皮下组织(切口长4~5 cm),用止血钳自白线处分离两侧胸骨舌骨肌及胸骨甲状肌,并用拉

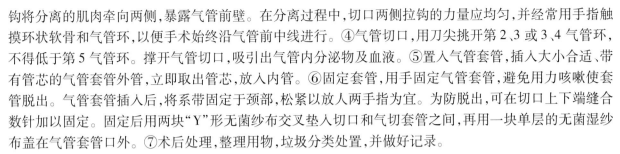

钩将分离的肌肉牵向两侧,暴露气管前壁。在分离过程中,切口两侧拉钩的力量应均匀,并经常用手指触摸环状软骨和气管环,以便手术始终沿气管前中线进行。④气管切口,用刀尖挑开第2、3或3、4气管环,不得低于第5气管环。撑开气管切口,吸引出气管内分泌物及血液。⑤置入气管套管,插入大小合适、带有管芯的气管套管外管,立即取出管芯,放入内管。⑥固定套管,用手固定气管套管,避免用力咳嗽使套管脱出。气管套管插入后,将系带固定于颈部,松紧以放人两手指为宜。为防脱出,可在切口上下端缝合数针加以固定。固定后用两块"Y"形无菌纱布交叉垫入切口和气切套管之间,再用一块单层的无菌湿纱布盖在气管套管口外。⑦术后处理,整理用物,垃圾分类处置,并做好记录。

2. 经皮气管切开术

(1)用物准备:一次性经皮气管切开成套器械盒,包含手术刀片、穿刺套管针、注射器、导丝、扩张器、特制的尖端带孔的气管扩张钳及气管套管。

(2)患者准备:患者体位及麻醉同传统气管切开术。

(3)操作:①定位,在第2、3气管环之间或第3、4气管环之间的正前方。②插管前先吸纯氧并严密监护生命体征,尤其是血氧饱和度。如有气管插管先将导管气囊放气,将气管导管撤至喉入口处,并重新充气封闭气道。③皮肤常规消毒、铺巾。④在选择插管部位的皮肤上行一长约1.5 cm的横行或纵向直切口,皮下组织可用小指或气管扩张钳钝性分离。⑤注射器接穿刺套管针并抽吸生理盐水或2%利多卡因5 ml,沿中线穿刺回抽见气泡,确认进入气管内。拔出针芯,送入穿刺套管。沿穿刺套管送入导丝,导丝进入约10 cm,抽出穿刺套管。此时多有反射性咳嗽。⑥气管前壁扩张,先用扩张器沿导丝扩开气管前组织及气管前壁,再用气管扩张钳顺导丝分别扩张气管前组织及气管前壁,拔出扩张钳。气管前壁扩张后气体可从皮肤切口溢出。⑦置入气管套管,沿导丝将气管套管送入气管,拔出管芯和导丝吸引管,插入气管套管,判断气道通畅后,将套管气囊充气,充气方法同气管内插管气囊充气方法。⑧固定气管套管,固定后用两块"Y"形无菌纱布交叉垫入切口和气切套管之间,再用一块单层的无菌湿纱布盖在气管套管口外。处理用物,垃圾分类放置,并做好记录。

(五)注意事项

注意事项:①始终保持切口在正中位,操作过程中必须保证拉钩均匀用力,皮肤切口不得高于第2气管环或低于第5气管环,防止损伤颈部两侧大血管及甲状腺,以免引起大出血。②切开气管时应及时吸引出气管内分泌物。③气管套管要固定牢靠,太松套管易脱出,太紧影响血液循环。④术后要防止脱管窒息,套管一旦脱出,应立即将患者置于气管切开术的体位,用事先备妥的止血钳等器械在良好照明下分开气管切口,将套管重新置入。⑤保持气管套管通畅,手术初观察切口出血情况。⑥用1~2层生理盐水纱布覆盖套管口,湿化防尘。⑦术后要防止意外拔管,患者经气管切开术后不能发声,可采用书面交谈或动作表示,预防意外拔管,必要时行保护性约束。⑧拔管,如患者原发病已愈、炎症消退、呼吸道分泌物不多且有呛咳能力将呼吸道分泌物咳嗽出,便可考虑拔管。拔管时间一般在术后1周以上。拔管前根据患者情况先试堵管1~3 d,从半堵到全堵管口,如无呼吸困难即可拔管。拔管后,用蝶形胶布拉紧伤口两侧皮肤,使其封闭,切口内可不填塞引流物。外敷纱布,每日或隔日换药1次,1周左右即可痊愈。如不愈合,可考虑缝合。⑨拔管后床边仍需备气管切开包,以便病情反复时急救。

(六)气管切开术的并发症及防治

目前气管切开术是临床上最常用的急救方法之一,尽管气管切开术日趋成熟,但从最初发展至今,气管切开作为一种创伤性的手术,在术中及术后仍存在一些并发症,发生率在27.1%~70.0%。因此针对其高危因素,做出相应的临床对策及预防,能有效地控制并发症的发生,从而使这一抢救性技术能更好地运用于临床,使更多的患者从中受益。

1. 气管切开致皮下气肿

(1)发生原因:①多与气管周围软组织分离过多所致,剧烈咳嗽。②切口过大,皮肤切口缝合严密,部分呼出的气体侵入皮下疏松组织,形成皮下气肿。

(2)临床表现:空气经气管切口窜入颈部软组织,沿肌肉、筋膜和血管、神经间隙扩散而达皮下,多位于颈部及上胸部。气管切口过大,部分呼出的气体侵入皮下疏松组织,形成皮下气肿。范围大小不等,达到颈胸部,甚至更大范围。触及皮肤,能听到捻发音。

(3)处理措施:处理时,将套管气囊充气,阻断通向皮下的气流,拆除邻近套管的一根皮肤缝线,引导皮下气体排出体外,一般24 h停止发展,3~5 d逐渐吸收消失。

(4)预防措施:把握手术时机,完善术前准备,术中仔细确认颈部解剖标志,熟练的技巧,严密的配合,术后加强观察及护理,尤其是注意气管切口不要过大,皮肤切口缝合适宜,可有效避免并发症的发生。

2.气管切开致纵隔气肿

(1)发生原因:空气由气管切口沿气管前筋膜进入纵隔,多与术中分离气管前筋膜过多有关。

(2)临床表现:纵隔气肿严重者,压迫心、肺和腔静脉等,引起循环障碍和呼吸困难。

(3)处理措施:可于胸骨上方沿气管前壁向下分离,排除纵隔积气。

(4)预防措施:气管切口不宜过大,周围组织和气管前筋膜分离要适度,以防呼吸时气体进入皮下或纵隔间隙,而形成压迫气管的气肿。

3.气管切开后出血

(1)发生原因:气管切开术后出血发生率为0.2%~8.6%。①术中止血不彻底,或误伤颈前静脉、甲状腺及伤后漏扎、结扎过紧或过松引起。②术后气管套管移位对气管壁的压迫造成气管壁溃疡、出血。③对于无名动脉出血原因考虑为气管切开位置过低,套管固定不牢与气管黏膜反复摩擦,血管位置变化被套管外口割伤。④吸痰操作不当损伤气管黏膜或置管时间过长,加之感染,向前侵蚀无名动脉致其破裂出血。更危险而常见的是抽吸气管内分泌物吸力过大、过频、过久,或插入气道时便持续吸引。

(2)临床表现:放置气管套管时间过长,致黏膜糜烂出血。无名动脉破裂出血后果严重,常危及生命。

(3)处理措施:①切口渗血,可以用凡士林纱条填塞止血,如吸痰时发现吸出鲜红色液体,应在确保气道通畅的同时严密监测生命体征,做好手术止血准备。②气管切开处出血量大或严重的出血可能提示无名动脉的损伤,此前可能出现气管套管的搏动,因为导管位于动脉之上。给气囊过度通气以试图压迫出血,并立即呼叫医师。安抚患者并在必要时吸痰,根据情况需要立即进行手术结扎止出血动脉。③危重患者伴有凝血功能障碍需气管切开,非危急情况下应先停用阿司匹林及华法林等抗凝药物2周,凝血功能严重障碍者先补充相关凝血因子。④术中术后控制血压及抗感染治疗,避免患者剧烈咳嗽。

(4)预防措施:①预防出血就要求常规操作,避免气管切口低于第5气管软骨环,而损伤颈前静脉丛。②减少手术创伤,手术切口要准确,切口不能偏离中线,避免伤及气管旁的肌肉。③手术操作规范熟练,切开皮肤、皮下组织颈前肌肉组织,可能遇到甲状腺峡部下缘达到气管表面筋膜。切勿损伤甲状腺、甲状腺下动静脉。④术中严谨止血对防止术后出血非常重要。少量渗血,可更换敷料,稍加压迫可以止血。⑤手术后切口持续性出血,应该果断分开切口,直视下止血,手术中护士应紧密配合,摆好患者体位,备好照明灯光和止血器具。⑥选择适合患者的套管,气管套管外径与气管内径相匹配,留有间隙,减少套管与气管机械性摩擦。严格按颈前中线方向、气管的生理曲度,顺势置入套管,避免用力过大造成意外损伤。⑦选择质地相对柔软的吸痰管,吸痰时动作轻柔,负压吸引压力不宜过大,切忌上下反复提插吸痰管。⑧若发现出血,分析原因并及时处理,防止由此而引起的窒息。

4.气管切开后套管松脱扭转

(1)发生原因:发生率为0.7%~3.4%。①多因固定不牢,外力牵拉。②手术切口不当,气管切开过低,在第7~8环。③套管选择不当。④手术结束时系带过松。⑤颈部肿胀消退而系带未能随时收紧。⑥套管下纱布过厚。⑦患者意识模糊自行拔管。⑧医护人员操作不当致外套管拔出。

(2)临床表现:出现呼吸困难,血氧饱和度持续下降,患者剧烈恶心、呕吐或呼吸道烧伤患者回吸收期颈部水肿消退,气管套管固定带变松。

(3)处理措施:①立即重新插入及时调整好松紧度,以防松脱堵塞气管。②气管切开过低,在第7~8环,取出气管套管,重新自第3~4环切开气管,插入气管套管并固定,间断缝合先前的气管切开环。③在患者床旁备有消毒好的同型套管、管芯,1把无菌弯止血钳。一旦套管脱出,应迅速用消毒弯止血钳插入切口撑开气管,然后再请医师将消毒好的套管重新安放。④对于小儿或意识不清的患者,应约束四肢以避免自行拔管。⑤肥胖患者,颈部水肿或气肿消退致气管套管固定太松,应及时调整固定带的松紧度,加强巡视,定时检查套管固定的松紧度、布带固定端。⑥特别是金属气管套管,最好每日或隔日换布带。一旦发现气管套管移位,应立即轻柔地顺着气管方向调整后插入。⑦一旦气管套管滑脱造成气道梗阻,应尽快重新插入防窒息,立即拔出气管导管,解除呼吸道梗阻,可以用导丝探入气管或用弯血管钳伸入气管以迅速打开气道,吸出气道分泌物,及时放入气管套管。

(4)预防措施:①预防气管切开脱管的关键是术中规范操作,术中注意切开气管环不能过低。②选择合适的气管套管,及时调整系带松紧度。去除垫后再妥善固定气管套管,松紧合适,部分患者颈部肿胀减轻后束带会变松,必要时再次系紧束带。③日常加强巡视,随时以体位调节呼吸机管道支架,妥善固定呼吸机管道,使气管套管承受最小的牵拉,防止牵拉过度至脱出。④使用的覆盖纱布应薄厚合适,不宜太厚,套管系带必须打死结,松紧度以能容纳一指为宜。⑤在更换内套管时要固定好外套管,防止连同外管一并拔出造成脱落。

5. 气管切开导管内痰痂堵管

(1)发生原因:①气管切开的建立,使吸入气体失去了上呼吸道的加温湿化作用,呼吸道水分丢失可增加至 800 ml/d,气道内分泌物或坏死组织易形成活瓣状干结块,使气道狭窄或呛咳后窒息。②吸痰不及时、不彻底,气道湿化不够、咳嗽反射消失、带管时间长、合并肺部感染、误吸、无有效气道湿化、气道出血、湿化不够痰液黏稠都是人工气道内痰痂堵管发生的原因。③反复多次吸痰时,气管支气管黏膜容易损伤,气管切开时容易导致血管损伤,形成血痂,扩展为血痰痂,因而阻塞气管。④塑料套管内无内套管,不能取出清洁且内壁易黏附痰液。

(2)临床表现:皮肤颜色苍白或发绀,脉搏和呼吸频率增加,皮肤湿冷。呼吸困难伴"三凹征"或用力呼吸,使用呼吸机患者仍出现呼吸困难加重,呼吸不同步,气道压力高,气切套管中没有或只有少量呼出气体,吸痰管不宜放入或根本无法插入,胸廓无起伏,血氧饱和度急剧下降,呼吸机潮气量低,气体送不进。

(3)处理措施:①有内套管的气管切开,可立即将内套管取出,每日早、中、晚 3 次清理套管内的痰痂,分泌物多时,应随时清洗。②加强雾化吸入、气道湿化或机械通气有效排痰,或采用纤维支气管镜进行彻底吸痰,若情况紧急,血氧饱和度急剧下降,必要时更换气管导管。

(4)预防措施:①为减低分泌物的黏稠性,室内应维持适宜温度和较高的湿度,注意空气流通。②行呼吸机雾化吸入使分泌物稀释,使用机械排痰法,使分泌物易被吸出或咳出,并于套管上覆盖一层湿纱布或使用人工鼻(一次性使用吸湿冷凝加湿器。临床多用于重症及麻醉患者机械呼吸或者气管切开患者自主呼吸的气体湿化),可增加吸入空气的湿度并防止外物进入。③禁用吗啡、阿托品等抑制呼吸和腺体分泌的药物。④无须连接呼吸机患者,且暂时无法拔管,可考虑使用有内导管的气管切开套管,每日至少2 次取出内套管清除痰痂。

6. 气管切口感染

(1)发生原因:①手术消毒不严、术后切口污染及患者抵抗力低下,细菌入侵切口引起感染。术后患者的免疫功能和生理功能会有所减弱,同时会对脏器功能造成影响,加之留置气管套管使气管与外界处于直接相通状态,且存在痰液污染现象,因此极易出现肺部感染和伤口感染。②广谱抗生素的使用导致菌群失调,无菌观念不强,气道干燥,伤口周围皮肤细菌污染,未及时清理切口分泌物。

(2)临床表现:气管切口处皮肤红、肿,切口有脓性分泌物,局部皮肤温度较高。

(3)处理措施:切口处进行彻底消毒,换药。分泌物多,及时清除。可使用可吸收敷料,严格无菌操作技术,勤观察,发现敷料被分泌物污染,及时消毒更换,遵医嘱使用抗生素。

(4)预防措施:①行气管切口时需严格无菌技术操作,气管切口后护理需注意每日更换切口处敷料,发现敷料被分泌物污染,需随时更换。②常规使用声门下气管切开导管,经声门上的接口及时将声门上的分泌物吸净,分泌物较多的患者可选择可吸收敷料的气管垫。③严格遵守各项无菌技术操作规则和消毒隔离制度。④保持室内空气新鲜并维持适当的温度(18~22 ℃)和湿度(50%~60%),病室空气保持流通,每日用紫外线灯照射 1~2 次,用消毒液喷洒地板 2~3 次。做好口腔护理,有效吸痰。⑤每日常规更换伤口敷料,合理应用抗生素。⑥每 4~6 h 清洁消毒内套管 1 次,分泌物多时随时更换,做好体位引流,定时给患者翻身、拍背。⑦做好基础工作是预防感染的重要环节。晨间护理采用一次性床刷扫床,更换床单被套时,动作要轻,避免大力抖动。地面湿扫,避免尘埃飞扬。⑧控制探视人员,医护人员进入重症病室要穿隔离衣、戴口罩。

7.气管、食管瘘

(1)发生原因:①多发生于邻近套管或气囊部位,摩擦和压迫气管内壁导致坏死。气管套管置入后损伤气管后壁,或是气囊长时间压迫气管后壁所致。②气管切开时刀尖过深,损伤气管后壁。③选择了不适当的气管套管,造成对气管壁的压迫、摩擦,致使气管壁周围血管和食管损伤。

(2)临床表现:胃内容物从套管口溢出,可以通过食管内镜直视确诊。

(3)处理措施:①使用碘伏纱条给予局部压迫,定时更换药物,以促进机体的自我愈合。②合理选择体位,一般需要将头部处于略高或水平位,避免因与气管套管的尖端接触而对气管造成压迫,同时应注意在翻身操作中固定颈部,避免因左右摆动造成损伤。③选择合适的胃管,质地应相对柔软,放置操作应缓慢进行,一边实施操作一边观察患者反应,以及时处理不适。④一旦确诊有瘘管,及时行外科手术处理。

(4)预防措施:①术中气管切开时不可切得过深,以免损伤气管后壁。②选择合适的套管型号、套管固定方法。③加强术后护理,定时放气减轻气囊对气管壁的压迫,减少对气管的机械性刺激。④防治肺部感染,加强营养支持治疗等。

八、人工气道技术的优缺点

人工气道技术的优缺点见表20-5。

表20-5　人工气道技术的优缺点

类别	优点	缺点
口咽通气管	1.口咽通气管置入操作简单、有效,为院外急救人员节省体力。特别是在院前急救中保证了患者气道的开放,减少了气管插管的机会,争取了抢救的最佳时机,提高了抢救质量和速度。减少了医疗纠纷 2.能有效预防癫痫患者发作时咬伤舌头 3.口咽通气管体积小巧,价格低廉,减轻了患者的负担,降低了医疗成本	1.刺激咽后壁,容易引起恶心、呕吐 2.易引起喉痉挛 3.容易移位、滑脱 4.有吸入性危险 5.易引起牙齿和舌头损伤
鼻咽通气管	1.对咽喉部的刺激性较口咽通气管小,留置过程中不刺激咽喉三角,清醒、半清醒或浅麻醉患者可以耐受,附壁痰栓形成少 2.容易放置,可塑性和耐受性好 3.易固定	1.易引起鼻黏膜压伤 2.易滑进食管引起胃胀气及换气不足
喉罩	1.插入简单、迅速,医护人员容易掌握 2.减少刺激性,如术后恶心、呕吐、疼痛、咳嗽、呛咳、缺氧和喉痉挛 3.当其他方法失败时,喉罩能快速可靠地置入 4.双管喉罩临床急救复苏,具有气道密闭性优越、双通道、有效隔离食管和气管、对血流动力学的影响相对较小等优点。独立的胃液引流通道,引流液体和气体;保护气道的安全性	1.当胃过饱时喉罩不能防止胃内容物的误吸 2.口腔分泌物增加、唾液腺分泌不足 3.清醒患者或者躁动患者可能无法耐受
环甲膜穿刺	1.急救时简便、快捷、有效 2.在上呼吸道阻塞,尚有自主呼吸而又无法及时行气管插管通气的情况下,可紧急行环甲膜穿刺或切开通气,为气管切开术赢得宝贵时间	只能作为急救措施
环甲膜切开	急救时创伤小、安全、简单、快速、可靠	只能作为急救措施

续表20-4

类别	优点	缺点
经口气管插管	1.操作简易方便、费时少,增加安全性。保持气道通畅,充分给氧,减少气道阻力,呼吸平稳。在临床麻醉和重症复苏中增加了安全性且可避免鼻腔的损伤 2.使用有保障的肌肉松弛药能方便地进行辅助和控制呼吸,肌肉松弛药的使用使呼吸管理有了保障 3.方便手术操作控制呼吸,便于心血管及开胸手术的操作顺利进行 4.方便行气道分泌物或异物的清除 5.减少气道无效腔,增加有效通气量。防止患者缺氧和二氧化碳潴留 6.便于使用吸入麻醉药,使吸入麻醉容易进行,成为有效的气管内麻醉	1.导管不易固定,常因吸引分泌物及护理工作而使原来的位置改变,甚至脱管 2.清醒的患者则难以忍受,并影响咀嚼和吞咽 3.并发症较多
经鼻气管插管	1.患者头部保持正中位且无须全身麻醉和肌肉松弛的情况下即可进行盲插 2.经鼻气管插管相对经口气管插管较好固定且容易行口腔护理 3.清醒的患者感觉鼻插管较舒适,吞咽动作也较好 4.不影响下颌手术或口咽部修补术 5.经口插管困难的患者可选择经鼻腔插管	1.经鼻插管,导管长、内径小,造成的无效腔就大,管腔易被分泌物阻塞 2.经鼻插管难度较大,操作费时,紧急情况下不宜使用 3.插管过程中,导管在鼻咽部可能变软打折,使气道阻力增加
气管切开术	1.利于吸痰,防止肺炎的发生 2.利于口腔护理,改善口腔卫生 3.患者较气管插管舒适 4.减少喉功能障碍的危险	1.造口部位可能发生气管狭窄 2.侵蚀周围血管组织可能引起出血 3.气管切开处瘢痕及肉芽组织的形成

（谢先会）

第三节　人工气道的护理与管理

　　急性缺氧是创伤后死亡的最常见原因之一,急性缺氧的原因有:呼吸道原发损伤、颈部血肿压迫气道造成呼吸道堵塞,涉及颅脑创伤或胸部创伤的其他系统损伤引起通气不足造成缺氧,另外创伤导致休克患者意识障碍时的误吸也会引起急性缺氧。创伤患者气道有效管理的重点就是提供有效的通气、足够的组织氧合和防止胃内容物、组织碎片或血液等异物误吸入创伤患者的呼吸道。所有院前创伤生命支持和院内创伤高级生命支持(ATLS)中都特别强调呼吸道有效管理具有第一重要性。人工气道建立后,使部分上呼吸道的正常生理功能丧失,气管插管或气管切开均可产生一系列并发症,有些可直接威胁患者生命,所以人工气道的护理质量直接影响着机械通气的疗效。

一、管路的管理

（一）人工气道的固定
　　人工气道固定常用的方法有胶布固定法、绳带固定法、支架固定法、弹力固定带法。

1. 经口气管插管的固定　这里介绍两种常用的方法,一是使用固定器的方法(图20-19),另一种是胶带固定法。固定器固定法在气管插管成功后,先将导管放入固定器中心的孔内,将咬合板放在患者上下门齿之间,在确定气管导管深度后,从侧面拧紧螺帽,固定带环绕颈部一周,最后扣紧尼龙搭扣。

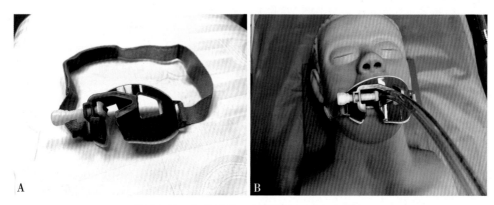

图20-19　气管导管固定器(A)与固定法(B)

胶带的固定方法较多,有"十"字形、"8"字形、"Y"形、"H"形等固定法,这里介绍"Y"形和"H"形固定法。

"Y"形固定法(图20-20):剪一条16~18 cm高强度外科胶带,撕成两等分,末端保留3 cm不要撕开,将胶带的分叉粘贴于口角1 cm处,撕开的上侧固定在上嘴唇,撕开的另一侧由下而上固定导管;再撕起另一条同规格胶带,从对侧将撕开的上侧固定在上嘴唇,撕开的另一侧由下而上固定导管。

"H"形固定法(图20-21):剪一条16~18 cm高强度外科胶带,两端分别撕成两等分,中间保留2~3 cm不要撕开,先将上侧胶带固定在上嘴唇,用另一侧的胶带两头分别从两个方向自上而下环绕固定;再撕起另一条同规格胶带,先将下侧胶带固定在下嘴唇,用另一侧的胶带两头分别从两个方向自上而下环绕固定。

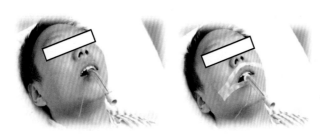 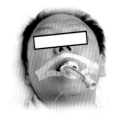

图20-20　"Y"形固定法　　　　　　　　图20-21　"H"形固定法

2. 经鼻气管插管的固定　这里介绍两种胶带固定方法:一是"Y"形法,剪一条16~18 cm高强度外科胶带,撕成两等分,末端保留3 cm不要撕开,将末端固定在患者的鼻部,撕开的两侧分别自对侧缠绕在气管导管上2~3周后,将末端交叉贴于鼻尖或鼻翼。二是"工"字形法:将一条5 cm宽的胶带剪成"工"字形,上一条8~10 cm,下一条16~18 cm,先将"工"字形的上一条胶带固定于鼻翼位置,再将另一条胶带固定在气管导管上。

3. 气管切开的固定　将两根寸带,一长一短,分别系于套管两侧,将长的一段绕过颈后,在颈部左侧或右侧打一死结或打手术结,以防脱出;松紧要适度,以一指的空隙为宜。

(二)气管插管后非计划性拔管的处理

1. 气管插管非计划性拔出　气管插管非计划性拔管(unplanned extubation, UEX)是指气管插管滑出或未经医护人员同意,患者自行将插管拔出。UEX可延长患者机械通气时间以及住院天数;UEX的发生还可能导致循环、呼吸衰竭和内分泌系统紊乱,甚至危及生命。国外文献报道UEX发生率为3%~14%,中国国内报道发生率为5.4%~15.5%,UEX后需要重新置管的患者病死率达25%。

2. 气管插管 UEX 的处理 气管插管发生移位时,如果插管明显脱出,出现血氧饱和度持续下降、呼吸机持续低压报警、气囊充气下有呛咳反射或有声音发出时确定脱管,应立即通知医师,并准备好简易呼吸器辅助呼吸,准备抢救用物,若脱出的导管<6 cm 时,插回气管导管,若脱出导管长度>6 cm 时,放气,拔出导管评估后重新插管。

3. 气管切开 UEX 的处理 若出现意外脱管的情况,应立即通知医师。气管切开伤口未形成窦道时(即术后48 h),给予简易呼吸器辅助呼吸,立即请耳鼻喉科医师会诊,密切观察病情变化,同时做好再切开用物准备,配合做气管切开;若窦道已形成,给予充分吸痰,放气囊,回纳气管切开管,并重新固定,行床旁胸片,确定气管切开位置。

气管插管患者应6~8 h 做口腔护理一次,经口气管插管患者每24 h 更换牙垫,并将气管导管位置从口腔的一侧移至另一侧,以免长期压迫引起口角溃疡、糜烂。若口腔内分泌物浸潮固定胶布,随时更换重新固定,固定后应时常检查气管内导管上的标记,一般情况下,经口插管 22 cm±2 cm,经鼻插管 27 cm±2 cm;对于所有插管的患者,还应注意听诊双肺呼吸音是否一致,或用 X 射线片以确定导管的位置,为防止导管移位,每次更换体位时用手固定导管。

(三)呼吸机管路的护理

呼吸机管路一般分为一次性和重复使用,一次性呼吸机管路应一次性使用,美国呼吸治疗学会(American Association for Respiratory Care,AARC)推荐每一个患者使用一套新管路,管路污染时及时更换,我国《重症监护病房感染预防与控制规范》WS/T 509—2016 中要求呼吸机外部管路及配件应一人一用一消毒或灭菌,长期使用时应每周更换。对于可重复使用的呼吸机管路,应进行高水平的消毒或灭菌。

二、气囊的管理

对于绝大多数患者而言,建立人工气道的主要目的是进行机械通气,因此气囊最基本的作用是保持声门以下气道封闭,从而保证正压通气的有效完成;气囊还可以防止误吸。患者只要存在防止漏气和(或)误吸的需求,气囊就应完全充气。

(一)气囊的种类

气囊常见的种类有低容量高压气囊、高容量低压气囊和等压气囊(自充式泡沫套囊),其中以高容量低压气囊最常见。低容量高压气囊注气后呈球形,与气管黏膜接触面积少,需达到较高压力才能使气道密闭;高容量低压气囊充气后呈椭圆形,与气管壁的接触面积较大,可以有效降低气管壁压力;等压气囊囊内压力等于大气压,当气囊口打开后,它能随外界大气压力而自动充盈。

(二)气囊的充气

临床上气囊充气的方法有指触法(touch jude method,TJM)、气囊测压表(cuff pressure measurement,CPM)、最小漏气技术(minimum leakage technique,MLT)、最小闭合容量技术(minimal occlusive volume,MOV)和自动充气泵。

气囊若充气量过大,气囊压力过高将影响气道黏膜供血,研究发现当气囊压力超过 30 cmH_2O 时,黏膜毛细血管血流开始减少,当气囊压力超过 50 cmH_2O 时,血流完全被阻断。压迫超过一定的时间,将导致气管黏膜缺血性损伤甚至坏死,严重时可发生气管食管瘘。国内外的调查均表明大多数医师仍然凭借指触经验来判断气囊充气是否足够,这往往导致充气过度的发生。因此,在2014 年中华医学会呼吸病分会人工气囊管理专家共识中推荐不能采用根据经验判定充气的指触法充气。相反,气囊如果充气不足,则导致漏气、误吸。

1. 气囊测压表(测压注射器)充气 目前多项呼吸机相关性肺炎(ventilator-associated pneumonia,VAP)预防指南均要求气囊充气压力维持在 25~30 cmH_2O,可采用气囊测压表进行监测并充气,但连接气囊指示球阀时会出现漏气,研究发现每一次测量前后气囊压力下降约 2 cmH_2O,并且随时间的延长,气囊出现微漏气,压力出现下降,因此可以在每次手动测压时增加 2 cmH_2O,使气囊压力始终维持在理想的范围内。中华医学会重症医学分会机械通气指南(2006 年)建议,每天检测套囊压力 3 次,将人工气道套囊内压力保持在 25 ~ 30 cmH$_2$O,可采用自动充气泵维持气囊压。

2. 最小闭合容量技术　最小闭合容量技术(minimal occluding volume technique,MOV)是根据气囊充气防止漏气的原理,连接呼吸机辅助通气后,在气囊充气不足以封闭气道时,气囊漏气并于患者喉部可闻及漏气声,此时将听诊器放于该处,边向气囊内缓慢注气边听漏气声,直至听不到漏气声为止,然后抽出0.5 ml 气体,可闻及漏气声,再向气囊内注气直到吸气时听不到漏气声。此方法可在一定程度上减小气囊对气管壁的损伤,不易发生误吸,不影响潮气量。中华医学会呼吸病学分会推荐不宜常规采用最小闭合技术给予气囊充气,在无法测量气囊压的情况下,可临时采用最小闭合技术进行充气。

3. 最小漏气技术　最小漏气技术(minimal leakage technology,MLT)将听诊器置于患者气管处,听取漏气声。向气囊内缓慢注气直到听不到漏气声为止。然后从 0.1 ml 开始抽出气体,直到吸气时能听到少量漏气声为止。该方法可预防气囊对气管壁的损伤,但由于有少量漏气,口鼻腔内的分泌物可通过气囊流入肺内,进食时易发生误吸,增加肺内感染机会,对潮气量有一定影响。

(三)影响气囊密闭性的因素

气囊充气后的横截面积比患者气道横截面积大时,容易形成皱褶缝隙,造成漏气和误吸。而当导管型号较小时,气囊难以完全封闭气道,造成泄露;另外,传统的气囊充气后呈圆柱状,近年来改良的气囊为圆锥状,能保证气囊至少有一部分与气道黏膜贴合紧密,减少气囊上滞留物沿着气囊缝隙下流的风险,因其充气量较圆柱状气囊充气量减少,俗称低容低压气囊。体外研究结果显示,聚氨酯气囊可有效阻止气囊上有色制剂下流,但应用呼气末正压通气(positive end expiratory pressure,PEEP)为 0 时,仍有一定程度的泄漏,而天然乳胶制成气囊的导管则始终未出现泄漏。

针对以上影响气囊密闭性的因素,2014 年中华医学会呼吸病分会人工气囊管理专家共识中推荐应为患者选择合适型号的人工气道,建立后需仔细判断气囊所在位置。当气囊压足够仍存在漏气时,应考虑改变人工气道位置或更换其他型号的人工气道;宜采用聚氨酯制成的圆锥形气囊导管防止 VAP,尤其是长期机械通气患者。

(四)气囊上滞留物的清除

目前已有多项研究结果证实气囊上滞留物与早发 VAP 的相关性,使用带声门下分泌物引流(subglottic secretions drainage,SSD)的导管,无论是持续还是间断吸引,与不引流气囊上滞留物对比,均可降低 VAP 发生率。但值得注意的是,这些研究中纳入患者的机械通气时间都超过 72 h。SSD 导管在使用过程中仍存在一定的局限性:①使用不当可造成气道黏膜损伤,特别是持续 SSD,目前倾向于使用间断SSD;②引流导管较细,容易发生阻塞,使引流效果不佳,此时不宜用盐水等冲洗引流导管,易导致气囊上滞留物冲洗至下呼吸道,造成感染,建议推注空气排除阻塞;③SSD 导管较普通导管昂贵。2014 年中华医学会呼吸病分会人工气囊管理专家共识中推荐为预防 VAP 发生,应定期清除气囊上滞留物,尤其是气囊放气前清除气囊上滞留物,可采用带声门下吸引的人工气道,宜进行间断吸引。

(五)气囊的放气

传统要求每 6 ~ 8 h 放气囊 1 次,每次 5 ~ 10 min,目的是重建被气囊压迫部位气道的血流,但存在争议,有观点认为气囊放气后,1 h 内气囊压迫区的黏膜毛细血管血流也难以恢复,放气 5 ~ 10 min 不可能恢复局部血流,常规的定时放气、充气往往使医务人员忽视充气容积或压力的调整,易出现充气过多或过高的情况,机械通气条件较差的危重患者,气囊放气易导致肺泡通气不足,引起循环波动,往往不能耐受气囊放气。现代呼吸治疗提倡应用 MLT 充气,正压通气者,气囊不行常规性的气囊放气。

1. 气囊放气的指征　尽管气囊不行常规性的放气,但非常规性的放气或调整气囊压力十分重要,指征有重新调整气囊压力时、评价气囊的漏气情况、清除气囊上分泌物、允许患者发声(气管切开)。

2. 气囊放气的注意事项　气囊放气时,充分吸引道和口腔分泌物,中华医学会重症医学分会机械通气临床应用指南(2006 年)建议,有条件的情况下,建立人工气道的患者应进行持续声门下吸引,气囊放气时,应降低床头,并备好简易呼吸器。

三、气道的湿化

建立人工气道后,呼吸道的加温、加湿功能丧失,纤毛运动功能减弱,造成分泌物排出不畅。因此,气道的湿化是护理的关键之一。2012 年 ARRC 对气道湿化的建议是有创通气患者均应进行气道湿化,主动湿化可以增加无创通气患者的依从性和舒适度。有创通气患者进行主动湿化时,湿度目标为绝对湿度 33～44 mgH_2O/L,相对湿度 100%;温度目标,"Y"形管处 34～41 ℃,当温度超过 41 ℃,有增加气道灼伤的风险,ISO 推荐 43 ℃ 为气道极限温度。有创通气患者进行被动湿化时,建议热湿交换器提供的吸入气湿度至少达到 30 mgH_2O/L。不主张无创患者进行被动湿化。对于小潮气量患者,例如应用肺保护性策略时,不推荐使用热湿交换器进行气道湿化,因为这样会导致额外无效腔的产生,增加通气需求及 $PaCO_2$。不建议应用热湿交换器,以预防呼吸机相关性肺炎。

(一)人工气道湿化的方法

1. 保证充足的液体入量　呼吸道的湿化必须以全身不失水为前提,液体入量一般为每天 2 500～3 000 ml。

2. 蒸汽加温加湿　将无菌水加热,产生水蒸气,与吸入气体进行混合,从而达到对吸入气体进行加温、加湿的目的。现代呼吸机上多装有电热恒温蒸汽发生器,其湿化效率受到吸入气的量、气水接触面积和接触时间、水温等因素的影响。ISO 组织认为:传送的气体温度持续在 41 ℃ 以上会对患者带来潜在的热损伤,并把 43 ℃ 作为热损伤的高温报警临界点。如果吸入气体温度高于 37 ℃,相对湿度 100%,将会形成冷凝水,使得黏液黏度降低并增加细胞周围的液体流动。过低的黏液黏度以及过多的细胞周围液体会导致纤毛与黏液无法进行充分接触,进而会造成黏液过多,无法经过纤毛的正常运动将其顺利排出。因此,黏膜纤毛的转运速度将会降低。过多的冷凝水需要被黏膜细胞清除掉,同时过多的热量也会引起细胞的凋亡。如果湿度水平低于 25 mgH_2O/L 达 1 h 或者低于 30 mgH_2O/L 达 24 h 或更久,将导致气道黏膜的功能障碍。因此,我们主张建立人工气道的患者应至少保持 33 mgH_2O/L 的湿度。

3. 气道内持续滴注湿化液　此方法适合脱机患者。目前临床气道湿化最普遍的是应用 0.45% 盐水。方法是用输液器接静脉头皮针,以每分钟 0.2 ml 的速度持续滴注。有时为协助控制肺部感染,可在湿化液中加适量的抗生素。另外,5% 碳酸氢钠液气管内滴入也可作为预防和控制肺部真菌感染的一项措施。

4. 气道冲洗　患者于吸痰前吸气时给予 2% 碳酸氢钠或 0.45% 盐水 2 ml 注入气道;注入后应吸痰、拍背,以利于痰液吸出;注入量根据痰液的黏稠度而定。对于行呼吸机治疗的患者在操作前先吸纯氧 2 min,以免因脱机注液而造成低氧血症。

5. 雾化吸入加湿　利用射流原理将水滴撞击成微小颗粒,悬浮在吸入气流中一起进入气道而达湿化气道的目的。与加热蒸汽湿化相比,雾化产生的雾滴不同于蒸汽,水蒸气受到温度的限制,而雾滴则与温度无关,颗粒越多,密度越大。气体中的含水量越多,湿化效率越高。

雾化加湿可用于稀释分泌物、刺激痰液咳出及治疗某些肺部疾病。雾化液一般选择蒸馏水或生理盐水,根据病情可以加入化痰和抗菌药物。经人工气道口进行雾化吸入时可能会出现因雾化气体使氧浓度下降及药物刺激导致气管痉挛,分泌物湿化后膨胀使气道管腔变窄等导致患者出现憋气、咳嗽、呼吸困难、发绀、烦躁等现象,因此在雾化前应及时吸出气道分泌物,对氧分压低的患者雾化同时予以吸氧。

(二)人工气道湿化的标准

1. 湿化满意　分泌物稀薄,能顺利通过吸痰管,气管导管内没有痰痂,患者安静,呼吸道通畅。

2. 湿化不足　分泌物黏稠(有痰痂或黏液块咳出或吸出),吸引困难,可有突然的呼吸困难,发绀加重。湿化不足的患者,应加强湿化,如适当增加湿化液的量或增加滴入次数。

3. 湿化过度　分泌物过分稀薄,咳嗽频繁,需要不断吸引,听诊肺部和气管内痰鸣音多,患者烦躁不安,发绀加重。对于湿化过度的患者,滴入湿化液的量和次数应适当减少,以免因呼吸道水分过多而影响患者的呼吸功能。

每日湿化液总量需根据病情和痰液黏度调整,一般 250～400 ml/d,以分泌物稀薄、痰液易吸出为目标。

四、吸痰护理

2010 美国呼吸治疗协会吸痰临床实践指南建议吸痰仅在患者有痰时进行,而不是常规性的。原因是常规吸痰可导致肺不张、缺氧或低氧血症、气管或支气管黏膜组织损伤、支气管收缩或支气管痉挛,增加了微生物在下呼吸道的定植。还可导致脑血流量改变及颅内压增加、高血压、低血压、心律失常,因此吸痰是按需吸痰,而不是按时吸痰。

(一)吸痰的指征

根据吸痰是按需的,当有以下指征时应吸痰:①血氧饱和度或动脉血气值恶化;②气道内可见的分泌物;③患者不能进行有效的自主咳嗽;④肺部听诊呼吸音变粗;⑤容量控制的吸气峰压增高或压力控制的潮气量降低;⑥呼吸机显示屏上呼吸气流量曲线呈锯齿状。

(二)美国呼吸治疗学会关于吸痰的几点建议

(1)建议吸痰时不要断开呼吸机:如果有急性肺损伤的患者发生吸痰导致的肺(泡)重新塌陷,建议避免将患者与呼吸机断开和采用(吸痰后的)肺复张,建议对使用高浓度的氧或 PEEP,或具有肺泡重新塌陷风险的成人和婴儿采用封闭式吸痰。理由是虽然使用封闭式吸痰不能降低呼吸机相关性肺炎的发生率,但能有效降低吸痰过程中患者肺容量的损失,维持患者吸痰过程中较好的氧合和相对稳定的血流动力学,简化吸痰过程,节省时间和人力,减少污染途径,可以防止血氧饱和度降低的高危患者开放式吸痰导致的肺塌陷。需要高的吸氧浓度和 PEEP 的患者应考虑使用此技术。

(2)建议不要在气管内吸痰前常规地使用生理盐水滴注:理由是大量文献表明生理盐水滴入可能是有害的。可能与下列不良反应有关,过度咳嗽、支气管痉挛、疼痛、焦虑、呼吸困难、心动过速、颅内压增高、定植于气管插管的细菌生物膜移位到下呼吸道。

(3)基于对婴儿和儿童所做的研究证据,建议使用浅吸痰而不是深吸痰:主要是避免深吸痰有可能造成的气管黏膜的损伤,理由是浅吸痰可以防止损伤气道黏膜,而且没有证据表明深吸痰优于浅吸痰,并且深吸痰可能导致更多的不良事件。

(4)气管内吸痰仅仅是在患者有痰的时候,而不是常规性的:也就是说患者有需要吸痰的指征时才吸痰。

(5)建议吸痰前提高吸氧浓度:如果患者在吸痰时,临床上有明显的血氧饱和度下降的问题,建议吸痰前提高吸氧浓度,建议在吸痰前的 30～60 s,向儿童和成人提供 100% 的氧;向婴儿增加基础氧浓度的 10%。

(6)建议对婴儿采取封闭式的气管内吸痰。

(7)建议成人和儿童使用的吸痰管(直径)要小于他们使用的气管插管的直径的 50%,婴儿则要小于 70%。

(8)建议每次吸痰的时间不要超过 15 s。

(三)吸痰的方法和监测

(1)吸痰前评估吸痰指征和病情,充分准备用物。

(2)在吸痰前后给予 100% 氧吸入 1～2 min。

(3)严密观察患者呼吸、SpO_2、HR、BP、口唇颜色和痰液的性质、颜色和量,评估有无缺氧和气道损伤,判断痰液黏度。

(4)吸痰时动作要轻、稳、准、快,每次吸痰的时间不要超过 15 s;吸引压力应尽可能地低些,并能有效地清除分泌物。实验数据表明缺少合适的最大吸引水平。建议新生儿使用 80～100 mmHg 的负压,成人<150 mmHg。

(5)颅脑损伤患者吸痰时间间隔 10 min 以上,可避免气道抽吸引起平均颅内压、平均动脉压和脑灌注压累积性升高。

(四)吸痰有效的指征

吸痰有效的指征：①呼吸音改善；②气道峰压降低；③潮气量增加；④PaO_2、SaO_2改善。

五、气道内给药

气道内给药是将所需的药品送入呼吸道以达到治疗目的一种手段，和其他途径给药相比具有直接作用于治疗部位、起效快、用药剂量低、全身不良反应少的优势。给药的方式有气道内滴入和雾化吸入。对于机械通气的患者一般选择雾化吸入，而不是气道内直接滴入。近年来，雾化吸入技术的不断创新和改进，利于药物靶向吸入质量的提高，并减少副作用。

(一)常用的雾化吸入装置

目前临床上常用的装置包括小容量雾化器、定量吸入器(metered dose inhaler, MDI)、储雾罐(spacer)、射流雾化器(jet nebulizer)、干粉吸入器(dry powder inhaler, DPI)、超声雾化器、震动雾化器。

(二)临床上常用雾化吸入的药物

支气管舒张剂、糖皮质激素、抗生素、黏液溶解剂、前列腺环素、肺泡表面活性物质等。

(三)雾化装置的选择

不同的雾化装置产生的雾化颗粒的机制不同，且各有优缺点，大部分雾化装置产生的雾化颗粒仅有1%~50%沉积于肺部，且需要患者正确地使用，因此选择雾化装置应考虑以下几个方面的因素。

1. 雾化颗粒的大小　通常0.8~2 μm的雾化颗粒可以到达肺泡并沉积，但不是所有到达肺的气溶胶都能沉降，1%~5%的小部分颗粒会被呼出。>3 μm的气溶胶沉积于传导性气道，>6 μm的气溶胶沉积于口咽部，而<1 μm的气溶胶几乎全部会被呼气带出。通常当药物的颗粒在1~5 μm时雾化疗效最佳。

2. 与患者相关的因素　患者的呼吸系统生理病理改变，可以影响雾化效果，当患者气道狭窄、分泌物或痉挛导致气道阻力增加，狭窄部位药物浓度增加，阻塞部位远端的药物沉积减少，因而影响雾化的效果。当患者出现痰液阻塞气道、肺不张时会降低药物的肺内沉积。因此雾化吸入前应充分进行吸痰，以排除痰液阻塞和肺不张的因素，从而提高肺内药物的沉积。

3. 机械通气时的影响因素　气管导管内径对雾化效果的影响，对于成人导管，不同内径的导管输送气溶胶的有效性无明显差异，而儿童的导管内径越小，下呼吸道的沉积率越低。药物的沉积还受吸气的流速、气流的形式、呼吸频率、吸气容积、吸呼比、气道湿化程度影响。吸气流速恒定时，随潮气量的增加，吸气时间延长，单分散雾化颗粒沉积指数增加。当气道进行湿化时，可使气溶胶在下呼吸道的沉积率显著降低约40%，AARC指南推荐保留湿化器，增加雾化药量。

(四)机械通气时雾化的方法

此方法是在充分吸痰后，将连续雾化器安置于呼吸机吸气回路距气管导管30 cm处，加入药液4~6 ml，根据需要调整触发灵敏度、容量控制或压力控制等呼吸机参数设置。

六、俯卧位通气的护理

急性呼吸窘迫综合征(acute respiratory distress syndrome, ARDS)是肺内或肺外非心源性因素导致的肺泡膜通透性增加，肺间质和肺泡水肿，小气道陷闭和肺泡萎陷。主要病理生理改变为肺容积减小、呼吸系统顺应性下降及通气血流比例失衡。临床表现为顽固性的低氧血症及进行性的呼吸窘迫。机械通气是ARDS重要治疗手段之一，目前得到一致认可的机械通气手段包括肺保护性通气(小潮气量、高呼气末正压)、肺复张及俯卧位通气。

(一)俯卧位通气治疗ARDS的病理生理机制

1. 促进塌陷肺泡复张　ARDS主要病理改变为重力依赖区域的小气道陷闭和肺泡萎陷不张，非重力依赖区域肺泡过度通气。俯卧位通气时,胸腔内负压由背侧向腹侧逐渐减小,背侧胸腔内负压增大,跨肺压增大,促进背侧肺泡重新开放。腹侧胸腔内负压减小,跨肺压减少,腹侧通气量减少,但仍能维持腹侧肺泡开放。同时,俯卧位后,解剖位置上位于心脏下方受心脏压迫的肺叶体积缩小,部分被心脏压迫的萎陷肺泡复张。

2.改善通气血流比例 俯卧位时肺内血流重新分布,腹侧区域血流增加而背侧区域血流减少,同时腹侧区域通气减少而背侧区域通气增加,通气血流比例明显改善。

3.改善呼吸系统顺应性 俯卧位时,背侧肺通气区域由重力依赖区转变为非重力依赖区,顺应性增加。腹侧通气区域由非重力依赖区转变为重力依赖区,顺应性下降,但背侧通气区域肺顺应性增加较腹侧通气区域肺顺应性下降明显,肺泡通气更"均一",总的肺顺应性增加。肺顺应性增加较胸壁顺应性下降明显,故呼吸系统总顺应性增加。

4.利于痰液引流 俯卧位使气管内分泌物由于重力作用得到良好的引流,心脏和纵隔对下垂肺区的压迫减少,从而增加通气量,改善患者的氧合状态。

5.增加心输出量 俯卧位通气促进肺泡复张、改善氧合,从而降低肺血管阻力,降低右心室后负荷。另外,俯卧位时腹腔压力升高,回心血量增加,心脏前负荷及左心室后负荷增加。通过上述机制,俯卧位通气可增加有心脏前负荷储备功能患者的心输出量。

(二)俯卧位通气的适应证

1.符合ARDS诊断标准(柏林标准) 重度ARDS诊断PaO$_2$/FiO$_2$≤100 mmHg(PEEP≥5 cmH$_2$O,FiO$_2$>0.6)。

2.ARDS诊断 早期≤48 h。

(三)俯卧位通气的禁忌证

1.绝对禁忌证 ①尚未稳定的脊髓损伤或骨折(椎体骨折、骨盆骨折、多发骨折、连枷胸等);②未缓解的颅内压升高;③严重的烧伤。

2.相对禁忌证 ①腹部手术后;②腹腔内高压;④孕妇;④头面部损伤;⑤血流动力学不稳定;⑥气管切开。

(四)俯卧位通气患者的护理

1.操作前准备工作 评估患者俯卧位可能,核对有无禁忌证,停止胃肠营养并保证胃肠排空,充分镇静,确定气管导管、输液通道及其他导管固定良好,准备好负压吸引装置,充分清除气道分泌物,夹闭引流管,停止不重要的静脉输液。

2.翻转的方法 首先使患者保持平卧位,然后头侧者负责抬患者头部及确保气管导管未移位、折叠,身体两侧者负责抬患者肩部、腰部、臀部及腿,确保动脉导管、静脉导管、留置胃管、留置导尿管等未脱出。变换体位时,可以先把患者移动到远离呼吸机侧床的边缘,将患者平移至翻身方向对侧,沿身体纵轴翻转90°成侧卧位,继续翻转患者90°成俯卧位。

3.翻转频率 关于俯卧位保持时间的研究比较多,但研究结论不完全一致,最短的翻转时间是俯卧位保持6 h后即进行翻转,最长可以持续22 h,比较一致的结论是俯卧位保持的时间长,对氧合的改善是有效的。俯卧位通气复张肺泡具有时间依赖性,因此建议长时间俯卧位通气,建议重度ARDS早期患者俯卧位通气时间每天16~20 h。ARDS的指南中有C级推荐意见,俯卧位超过18 h,能够有效改善气体交换。

4.护理

(1)严密监测生命体征(心率、心律、血压、呼吸、指脉氧):俯卧位30 min、4 h及恢复仰卧位前复查血气分析。生命体征不平稳及动脉血气恶化立即恢复仰卧位。

(2)气管导管管理:在行俯卧位通气前,除使用普通胶布固定导管外,可增加绳带固定,避免受唾液或分泌物的影响。翻转体位前首先检查确定插管固定是否有效,翻转过程中避免牵拉气管导管。翻转体位后,头部处于较低的位置,痰液及分泌物易于流出,需增加清理气道分泌物次数,避免导管堵塞;加强口鼻腔分泌物清理,保持局部清洁。根据患者体位翻转间隔时间调整基础护理时间,口腔护理、会阴护理、

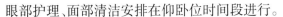

眼部护理、面部清洁安排在仰卧位时间段进行。

（3）预防压力性损伤：俯卧位通气时，面部处于较低的位置，晶体液输注过多时，可导致面部水肿和气道水肿，面部容易发生压力性损伤。俯卧位通气时压力性损伤常见的好发部位为胸部、乳房、生殖器、骨隆突处，如颧骨、下颌、髂峰、膝部和脚趾等，需要格外注意，尤其是较长时间处于俯卧位的患者更容易出现。双臂可置于头两侧或躯体两侧，每 2 h 替换 1 次；面部偏向左侧或右侧，每 2 h 更换 1 次，防止压力性损伤。

（4）预防神经损伤：俯卧位通气可能发生的神经损伤包括眶上神经、面神经、腭神经，发生率非常低。虽然充分关注预防上述部位神经损伤，但仍有损伤，原因不清楚，可能与牵拉、挤压所致的缺血有关。有文献报道，在俯卧位通气后发生臂丛神经损伤，表现为肩胛区疼痛、上臂活动受限等。

（5）眼部保护：俯卧位阶段适当变动头部位置，预防眼、鼻部受压，护理不当可能出现角膜擦伤、眼眶水肿，也有视力丧失的报道，非常罕见，但发生的原因不清楚，需要引起医护人员的重视。

（6）镇静：为缓解氧气供需矛盾及保证翻转过程中的安全，翻转前镇静程度应加深，必要时可在翻转前使用肌肉松弛药。翻转后根据治疗需要调整镇静深度。俯卧位期间需要反复评估患者镇静深度，根据需要调整镇静药剂量，镇静程度较浅阶段需要密切观察病情变化，防止意外发生，慎重使用间断唤醒。

（五）俯卧位通气的并发症及处理

常见并发症：①一过性氧合下降和血压下降；②气管导管堵塞或脱出；③压力性损伤；④呕吐；⑤肾血管收缩。

最常见并发症为气管导管堵塞或脱出。气管导管堵塞或脱出、导管脱出和压力性损伤的发生与操作过程及护理有关，可通过熟练的操作及精细的护理避免。因此，行俯卧位通气应该是一个熟练的团队共同协作，尽量避免并发症的发生。

七、呼吸机相关性肺炎预防与护理

（一）呼吸机相关性肺炎的定义

呼吸机相关性肺炎（ventilator-associated pneumonia，VAP）是指气管插管或气管切开患者，接受机械通气 48 h 后发生的肺炎及机械通气撤机、拔管后 48 h 内出现的肺炎。诊断标准见《中国成人医院获得性肺炎与呼吸机相关性肺炎诊断和治疗指南（2018 版）》，胸部 X 射线或 CT 显示新出现或进展性的浸润、实变、磨玻璃影。有下列 3 个临床症状中 2 个或以上，可建立临床诊断：①发热，体温>38 ℃；②脓性气道分泌物；③外周血白细胞计数>10×10^9/L 或<4×10^9/L。诊断仍以临床表现、影像学检查为依据，经过训练的技术娴熟的医师操作肺超声有助于肺炎的诊断和鉴别诊断。此病发生率高，危险性高，有报道称其发病率可达到 40%，病死率可达到 50% 以上。

（二）呼吸机相关性肺炎发生的相关因素

1. 宿主因素　包括高龄、误吸、基础疾病（慢性肺部疾病、糖尿病、恶性肿瘤、心功能不全等）、免疫功能受损、意识障碍、精神失常、严重创伤或头部损伤、电解质平衡紊乱、贫血、营养不良或低蛋白血症、长期卧床、肥胖、吸烟、酗酒等。

2. 非宿主因素　包括 ICU 停留时间、机械通气时间，有创性操作，特别是呼吸道有创性操作，应用提高胃液 pH 值药物（H_2 受体阻断剂、质子泵抑制剂），应用镇静剂、麻醉药物，头颈部、胸部或上腹部手术，留置鼻胃管、平卧位等。

内源性是误吸，外源性是吸入，少见途径是血行播散、邻近组织直接播散、污染器械操作直接感染。

（三）呼吸机相关性肺炎的预防措施

总体策略是尽可能减少和控制各种患病危险因素。VAP 的预防是预防误吸，减少定植，减少使用有创通气，集束预防（组合干预措施）。《重症监护病房医院感染预防与控制规范》（WS/T 509—2016）中的预防控制措施有：①应每天评估呼吸机及气管插管的必要性，尽早脱机或拔管；②若无禁忌证，应将患者头部提高30°~45°,并应协助患者翻身拍被及震动排痰;③应使用有消毒作用的口腔含漱液进行口腔护理,每6~8 h一次;④在进行气道相关的操作时应严格遵守无菌操作规程;⑤宜选择经口气管插管;⑥应保持气管切开部位的清洁、干燥;⑦宜使用气囊上方带侧孔的气管插管,及时清除声门下分泌物;⑧气囊放气或拔出气管插管前应确认气囊上方的分泌物已被清除;⑨呼吸机管路湿化液应使用无菌水;⑩呼吸机外壳及面板应每天清洁消毒1~2次;呼吸机外部管路及配件应一人一用一消毒或灭菌,长期使用者应每周更换;呼吸机内部管路的消毒按照厂家说明书进行;⑪应每天评估镇静药物使用的必要性,尽早停用。

(涂绍萍)

参考文献

[1]康焰,邓一荟,王波.临床重症医学教程[M].北京:人民卫生出版社,2016.

[2]刘淑媛,陈永强.危重症护理专业规范化培训教程[M].北京:人民军医出版社,2008.

[3]孙红,吴欣娟.北京协和医院重症医学科护理工作指南[M].北京:人民卫生出版社,2016.

[4]王辰,席修明,黎毅敏.危重症医学[M].2版.北京:人民卫生出版社,2017.

[5]王辰.呼吸与危重症医学[M].北京:人民卫生出版社,2013.

[6]王志红,周兰姝.危重护理学[M].北京:人民军医出版社,2007.

[7]赵毅,陈冬梅.急诊科护士规范操作指南[M].北京:中国医药科技出版社,2016.

[8]中华医学会麻醉学分会.2017版中国麻醉学指南与专家共识[M].北京:人民卫生出版社,2017.

[9]包巴根那,杨琴.喉罩在院前和院内急救中的应用[J].中华危重病急救医学,2015,27(7):621-622.

[10]陈鹭,张传汉.喉罩通气的并发症及其影响因素[J].临床麻醉学杂志,2010,26(6):547-548.

[11]陈宣伶,李民,郭向阳.超声在预测困难气道方面的研究进展[J].中国微创外科杂志,2017,17(4):360-363.

[12]陈志,张雁,张进军.创伤院前急救的气道管理[J].创伤外科杂志,2012,14(4):382-384.

[13]邓群,谢璇.口咽通气管在院前急救中的应用与护理[J].医学前沿,2013,9(36):292.

[14]方慧,姬绍先,欧阳九鸿.气管切开手术后并发症防治与护理[J].护理实践与研究,2013,10(5):79-80.

[15]冯肖肖,陈文栋,马莉.计算机辅助技术应用于困难气道评估的研究进展[J].医学综述,2016,22(14):2814-2817.

[16]郭凌翔,史甜,窦英茹.气管插管非计划拔管的原因分析及对策[J].实用临床医药杂志,2013,22(17):216-217.

[17]江学成,袁丽丽,徐德朋.急诊急救插管时气道风险评估和IABC对策流程[J].中国全科医学,2016,19(5):592-594.

[18]蒋芝英,陈向芬,莫莉.气管插管人工气道管理的研究进展[J].微创医学,2012,7(2):173-175.

[19]李佳星,任之珺,张紫君.缩减约束方案对预防ICU气管插管非计划性拔管的效果研究[J].中华护理杂志,2017,52(5):549-553.

[20]李晓曦,郭向阳,徐懋.医学影像学在困难气道评估中的应用[J].中国微创外科杂志,2014,14(3):276-279.

[21]刘东岩,孙铁英.集束化护理措施在呼吸机相关性肺炎患者中应用效果[J].护理研究,2013,10(1):147-149.

[22]刘鲲鹏,宋洁,刘前进.ASA 2013年困难气道管理指南[J].临床麻醉学杂志,2013,29(9):932-934.

[23]史忠.创伤气道的急诊处理[J].重庆医学,2010,39(15):1937-1938.

[24]王晓萍,田丽,李茵预.防呼吸机相关性肺炎集束化干预策略的研究现状[J].中华护理杂志,2015,

50(9):1113-1116.

[25]王晓阳,王常松,李恩有.困难气道评估方法的研究进展[J].国际麻醉学与复苏杂志,2014,35(6):543-545.

[26]温玉媚.探究留置口咽通气管预防并发症发生的新方法[J].中国保健营养,2013,9:848.

[27]吴颖.早期气道状况评估对急诊科危重症患者救治的影响[J].中国医师进修杂志,2014,37(1):27-29.

[28]徐桂红,刘美,费丹.人文关怀在食管癌患者护理中的应用效果评价[J].中国医药指南,2014,12(24):342.

[29]薛富善,刘亚洋,李慧娴.困难气道管理流程的选择和分析[J].国际麻醉学与复苏杂志,2017,38(11):961-966.

[30]叶纪录,濮雪华,陈小枫.无创通气联合鼻咽通气管在脑卒中患者中的应用研究[J].中华急诊医学杂志,2017,26(4):451-454.

[31]于布为,吴新民,左明章.困难气道管理指南[J].临床麻醉学杂志,2013,29(1):93-98.

[32]于艳萍,韩颖霞.预见性护理对ICU患者气管插管期间并发症的影响[J].重庆医学,2017,46(2):439-440.

[33]张晓春.俯卧位通气患者护理新进展[J].护理研究,2014,28(4):1281-1282.

[34]薛富善,刘亚洋,李慧娴.困难气道管理策略:目前的问题和将来的方向[J].临床麻醉学杂志,2018,34(1):89-91.

[35]LUNDSTRØM L H,VESTER-ANDERSEN M,MØLLER A M,et al. Poor prognostic value of the modified Mallampati score:a meta-analysis involving 177088 patients[J]. Br J Anaesth,2011,107(5):659-667.

[36]APFELBAUM J L,HAGBERG C A,CAPLAN R A,et al. Practice guidelines for management of the difficult airway:an updated report by the American Society of Anesthesiologists Task Force on Management of the Difficult Airway[J]. Anesthesiology,2013,118(2):251-270.

[37]FRERK C,MITCHELL V S,MCNARRY A F,et al. Difficult Airway Society 2015 guidelines for management of unanticipated difficult intubation in adults[J]. Br J Anaesth,2015,115(6):827-848.

[38]JAPANESE SOCIETY OF ANESTHESIOLOGISTS. JSA airway management guideline 2014:to improve the safety of induction of anesthesia[J]. J Anesth,2014,28(4):482-493.

[39]LANGERON O,BOURGAIN J L,FRANCON D,et al. Difficult intubation and extubation in adult anaesthesia[J]. Anaesth Crit Care Pain Med,2018,37(6):639-651.

[40]MYATRA S N,SHAH A,KDRAUN P,et al. All India Difficult Airway Association 2016 guidelines for the management of unanticipated difficult tracheal intubation in adults[J]. Indian J Anaesth,2016,60(12):885-898.

[41]STRON C,BARNING S,KRISTENSEN M S,et al. Tracheal intubation in patients with anticipated difficult airway using Boedeker intubation forceps and McGrath Video laryngoscope[J]. Acta Anaesthesiol Scand,2015,59(9):1154-1160.

第二十一章

创伤重症体温护理与管理

第一节 正常体温及其波动的范围

一、体温的概念

生理学在研究人体的体温时把人体分为核心与表层两个部分。机体核心部分的温度主要是指心、肺、脑和腹腔脏器等处的温度,通常称为核心温度(core temperature);机体表层部分的温度称为表层温度(shell temperature)。临床上所说的体温(body temperature)是指机体深部的平均温度,即心、肺、脑和腹腔脏器等处的平均温度。鸟类、哺乳动物和人的体温是相对恒定的,故称为恒温动物(homeotherm)。而低等动物,如爬虫类、两栖类的体温则随环境温度的变化而变化,因而称为变温动物(poikilotherm)。恒温动物保持正常的体温是机体进行新陈代谢和生命活动的必要条件。

二、体温相对稳定的意义

机体肌肉运动、食物吸收以及其他维持基本代谢率的生命活动都会产生热量,因此人和动物的机体都具有一定的温度,这就是体温。地球表面的温度一年四季都在不断地变化,各个地区的气温也大不相同(最高和最低气温之间可相差150 ℃,就是在温带许多地区,冬、夏气温之差也往往在60 ℃以上)。人类由于具有完善的体温调节机制,并能采取防寒保暖措施,故能够在极端严酷的气候条件下生活和工作,并维持较恒定的体温,即37 ℃左右。

恒温动物维持体温恒定的功能是在进化过程中产生的。低等动物(无脊椎动物及低等脊椎动物、爬行、两栖和鱼类)没有完善的体温调节机制,它们的体温随着环境温度的变化或接受太阳辐射热的多寡而发生改变,称为变温动物。变温动物只有在其适宜温度范围内才能生长、繁殖和进行正常活动。而当环境温度过高或过低时,它们将隐蔽起来或进入休眠。鸟类、哺乳类,尤其是人类的体温调节机制进化完善,在不同环境温度下都能保持体温相对稳定,为恒温动物。恒定的体温使机体各器官系统的功能活动持续稳定地保持在较高的水平上,这样就增强了机体适应环境的能力。

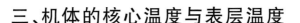

三、机体的核心温度与表层温度

正常情况下,机体内产生的热量主要通过体表散失到周围环境中。根据物理学原理,接近机体表面部分的温度比机体中心部位的温度低。接近体表部分的温度称为体壳温度或表层温度或体表温度,是指人体的外周组织,即皮肤、皮下组织和肌肉等处的温度。其中最外层皮肤表面的温度为皮肤温度(skin temperature)。体壳温度不稳定,形成从里至外的温度下降,并且由于机体几何形状不规则而形成不同部位之间复杂的温度差;体壳温度也易受环境温度等因素的影响而变动,特别是皮肤和四肢末端的温度波动更大。体核温度较体壳温度高,而且比较稳定,各部位之间的差异也小。

机体核心部分与表层部分的比例并不是固定不变的,随着环境温度的变化,其比例也发生改变。在寒冷的环境中,核心温度分布区域缩小,主要集中在头部与胸腹内脏,表层温度分布区域相应扩大,表层部分与核心部分之间存在着温度梯度。相反,在炎热环境中,核心温度分布区域扩大,可扩展到四肢,而表层温度分布区域明显缩小。

(一)核心温度

核心温度是相对稳定的,各部位之间的温度差异很小。其中肝在全身器官中温度最高,为38 ℃左右;脑产热量较多,也接近38 ℃;肾、胰腺及十二指肠等器官温度略低;直肠的温度则更低,约37.5 ℃。尽管活细胞及组织可耐受的温度范围从冰点到45 ℃左右,远比体温调节的限度要宽得多,但是通常人体的深部温度控制在37 ℃左右这样一个比较窄的范围内。体核温度相对恒定在37 ℃左右时,机体的功能最为完善,这是机体健康的指标之一。若显著地偏离这个温度,就会出现疾病,甚至死亡。在冰水中浸泡的人,当体温下降到25 ℃左右时,尽管组织并无损伤,但因脑干或心脏的电活动受到严重影响,呼吸与循环功能发生障碍就会导致死亡。体核温度高于体表温度,比较稳定,但由于各器官组织的代谢水平不同,其温度略有差异。可以认为在任何器官和组织中的温度有赖于:①这一部位的代谢活动;②通过这一部位的血流和血液温度;③周围组织温度梯度的坡度。由于机体深部各个器官通过循环的血液交换热量而使温度趋于一致,因此机体深部血液的温度,特别是右心血液的温度可以代表内脏器官温度的平均值。由于机体深部温度特别是血液温度不易测量,所以临床上通常用直肠、口腔和腋窝等部位的温度来代表体温。

(二)表层温度

1.表层温度的特点　人体各部位皮下脂肪厚度、肌肉厚度、血管密度和几何形状不同,表层温度分布也呈现较大差异。机体表层的温度低于核心温度,而且由表层向深部存在着比较明显的温度梯度。表层温度易受环境温度的影响,各部位之间的温度差异较大。当环境温度为23 ℃时,足部皮肤温度约27 ℃,手部约30 ℃,躯干部约32 ℃,前额为33～34 ℃。即四肢末梢皮肤温度最低,越接近躯干、头部,皮肤温度越高。当气温达32 ℃以上时,皮肤温度的部位差别将变小。在寒冷环境中,随着气温下降,手、足部皮肤温度降低最为显著,而头部皮肤温度的变动相对较小。

2.正常皮肤舒适的温度范围　人体皮肤的舒适温度波动在32～34 ℃的狭小范围。有报道认为,根据皮肤温度的差值来决定舒适温度,把身体各部位的皮肤温度与平均值比较,差值不超过1.5～3.0 ℃的皮肤温度范围,作为舒适温度。反之,如果平均皮肤温度升至34.5 ℃以上,或者与平均皮肤温度之差超过4.5 ℃时,感觉不舒适。虽然身体表面的皮肤温度有很大的变动性,但平均皮肤温度和皮肤温度的分布对健康很重要。例如手热和脚冷,给人不舒适的感觉;面部红热往往是疾病的表现。

3.环境温度变化对皮肤的影响　人类的皮肤对它自身的温度表现特别敏感,当平均皮肤温度发生0.01 ℃那样小的改变,就能感觉到。不过如果这种变化不大,温度感觉会很快地适应。如果皮肤温度很高,超过37 ℃时则温热感觉并不由于适应而消除。皮肤温度对冷刺激的反应最灵敏,人体冷暴露时,首先是手足末梢部位皮肤降温,而后逐渐波及四肢和躯干。皮肤温度随环境温度和衣着的不同可有相当大的变化,环境温度越低、冷暴露时间越长,皮肤温度下降幅度越大。皮肤温度降低使人体体表与环境间的温差减小,经体表散失的热量大为减少,有利于保持体内温度相对稳定,具有重要的体温调节作用。但是,手足皮肤温度降至20~23℃时会感觉寒冷,降至10~16℃时感觉疼痛,低于12℃时触觉敏感性及操作的灵活性均明显降低。任何部位皮肤温度降至2℃均为寒冷耐受的临界值,此时剧痛难忍,日常寒冷环境中常见指、趾皮肤温度达此临界温度。皮肤血管收缩、血流量减少是皮肤温度下降的主要原因。若以常温下皮肤血流量为100%,在环境温度18℃暴露2 h后,皮肤血流量平均减少16%,在环境温度15℃、12℃、10℃和7℃时血流量分别平均减少58%、64%、65%和66%。持续的皮肤温度下降将导致皮下组织和肌肉温度降低,最终引起体温降低。

四、体温的测量部位

(一)临床常用测温部位

1. 直肠温度　直肠封闭良好,热容量大,不易受外界环境因素的影响,测量体温时应优先选择测量直肠温度(rectal temperature)。直肠温度的正常值为36.9~37.9℃,这种波动除了受它邻近的静脉和动脉中的血液温度和血流量的影响,也取决于温度计放置的部位。最低的直肠温度是在最靠近臀部和腿部静脉血流的直肠壁部位。如果腿部比较冷,位于盆腔壁动脉血流的温度就较低,已经证明当身体某一部分冷却时,动脉血流靠近从冷却部位回流的静脉血时,动脉血的温度也降低了。测量时温度计应插入直肠6 cm以上,才能比较接近深部温度。

直肠温度接近体核温度,能准确反映体温的实际变化。新生儿的体温,常采用直肠测温法。测量时,取屈膝仰卧位,充分暴露臀部,注意臀部不得离开床面,用鞣酸软膏润滑消毒后备用的肛表水银端,轻轻插入肛门2~3 cm,3 min后取出。应该注意:新生儿直肠较短,肛表插入的深度不易掌握,加上新生儿的直肠壁较薄,易造成直肠穿孔;肛表水银端所涂的润滑剂形成一层保护膜,可降低储汞槽的受热敏感性,影响测量结果的准确性;测量结果也受排便次数和是否排便的影响;可引起肠道致病菌或耐药菌群的传播。

2. 口腔温度　口腔温度(oral temperature)的正常值为36.7~37.7℃,测量比较方便,因而口腔是临床上常用的测温部位。但是,口腔内也存在温度梯度,故测量时口表水银端放于舌下热窝,舌下热窝位于舌系带两侧,是口腔中温度最高的部位,测量时间为5 min。但需注意口腔温度受经口呼吸及进食冷、热食物等因素的影响;测量口腔温度对体温表的消毒有严格要求。此外,对于不能配合测量的一些患者,如哭闹的小儿和精神病患者,则不宜测口腔温度。

3. 腋窝温度　腋窝温度(axillary temperature)的正常值为36.0~37.4℃。测量时需注意腋窝处是皮肤表面的一部分,其表层温度并不能代表核心部的体温,只有让被测者将上臂紧贴胸廓,使腋窝紧闭而形成人工体腔,机体内部的热量才能逐渐传至腋窝,使腋窝的温度逐渐升高至接近于机体深部温度的水平,此时所测得的温度才能反映深部温度。因此,测量腋窝温度的时间一般需要持续5~10 min,还应保持腋窝处干燥。

4. 颌下温度　通常多用于新生儿和婴儿。新生儿和婴儿棕色脂肪组织(brown adipose tissue,BAT)在产热中发挥着重要的作用。人类在婴儿期BAT分布在肩部和颈部周围,胸骨背面和沿脊柱棘突深部血管的两侧,形成中心保暖系统。根据解剖特点,可用颌下温度代替腋下温度监测新生儿体温。通常取平卧头侧位或侧卧位,将体温计水银端放于颌下与颈部皮肤之间夹紧10 min;或者将新生儿侧卧于婴儿床上,头部垫一小枕,使新生儿下颌紧贴胸部,将体温计水银端置于颌下颈部皮肤皱褶处10 min。测温前30 min停止喂奶、喂水,注意保持患儿安静。选择颌下测量体温的优点是测量部位暴露于体表,任何季节都方便测量。

(二)其他测温部位

1. 食管温度　在研究工作中,可用弯曲的测量探头测量食管中段的温度。食管温度比直肠温度约低0.3℃。食管中段温度与右心温度基本相同,其温度变化过程也与体温调节反应的过程基本一致。

2. 鼓膜温度　鼓膜温度的变化与下丘脑温度变化一致,实验中可选用鼓膜温度作为脑组织温度的指标。由于鼓膜周围均有丰富的动脉血的供应,提示鼓膜是测量体核温度精确的部位。随着鼓膜温度计的

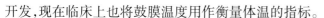

开发,现在临床上也将鼓膜温度用作衡量体温的指标。

3. **皮肤温度** 由于把温度计的温敏传感器置于机体不同部位的皮肤,测得的皮肤温度差异很大,故实验中常以某些固定点(额、胸、上臂、大腿、小腿肚、腹和背部)的温度计算平均值,代表皮肤温度。

4. **腹腔温度** 能较精确地反映机体核心温度。科学研究要求不干扰动物的正常生活,取得准确的体温变化数据,一般采用体内植入无线遥测探头进行遥控测量体温。通常在实验前1周将较小的无线遥测温度探头植入动物的腹腔,动物完全恢复后连续测量动物在清醒和自由状态下的体温变化,无线遥测技术既能测量到给药前的体温,又能连续地观察给药后动物昼夜体温的细微变化,使体温调节和其他生理学学科的研究产生了巨大的变化。

五、体温的生理波动

虽然体温是相对恒定的,但有许多因素可引起体温的生理性波动,以下是影响体温的主要因素。

1. **体温的昼夜变化** 正常人的体温在一昼夜之间有周期性的波动,在清晨2:00～6:00体温最低,13:00～18:00时最高,但这种波动幅度一般不超过1℃。机体功能活动的周期节律性变化的特性,称为生物节律。人体体温的这种昼夜周期性变化,称为体温的昼夜节律(circadian rhythm)或日节律。新生儿体温无昼夜节律,在体温调节功能完善时才出现昼夜节律;在消除所有外周传入信息后,仍保持体温的日节律,只是时间不再是24 h。研究结果表明,体温的日节律是由一种内在的生物节律所决定的,与机体的精神或肌肉活动状态等没有因果关系。比如,让受试者处于特定的环境中,将一切标志时间的外在因素,如昼夜明暗周期、环境温度的规律性变化、定时的进餐等都去除,此时受试者的体温仍表现出昼夜节律性波动的特性,但这种节律的周期要比地球的自转周期(24 h)略长,故称为自由运转周期(free-running period)。人在日常生活中,由于上述各种外在因素的作用,自由运转周期就和24 h运转周期同步化了。因此,体温的昼夜节律与地球自转周期是相吻合的。目前认为,生物节律现象主要受下丘脑视交叉上核的控制。

2. **性别的影响** 在相同状态下,男性和女性体温略有差别,成年女性代谢率比同年龄同体表面积的男性略低5%～10%,由于女性出汗较少,体脂较多,散热能力比男子差,耐热能力也比男子差,成年女性的体温平均高于男性0.3℃。此外,女性的基础体温随月经周期而变动。基础体温是人体在较长时间的睡眠后醒来,尚未进行任何活动所测量到的体温,即在基础状态下的体温,通常在早晨起床前测定。具有正常卵巢功能的育龄妇女基础体温呈特征性变化,在月经期及其后1周体温偏低,排卵前达到最低,排卵后升高0.3～0.6℃,维持在整个黄体期。排卵后的体温升高,一般认为是由于黄体分泌黄体酮的生热效应,但也有人认为是下丘脑体温调节中枢的调定点(set point)发生重调定(resetting)的结果。因此,通过每天测定基础体温有助于了解有无排卵和排卵的日期。将每天测量的基础体温连接成线,如果连线呈双相则提示有排卵;若无排卵则基础体温连线无上升改变,而呈单相曲线。

3. **年龄的影响** 正常人体温的变化与年龄有关,一般来说,儿童和青少年的体温较高,老年人的体温较低。随着年龄的增长,其体温有逐渐降低的倾向,大约每增加一个年龄段(10岁),体温平均降低0.05℃。出现这些情况的部分原因可能与新陈代谢变化有关。正常人一日之间最高体温与最低体温的相差幅度,依年龄而渐增,1个月时约0.25℃,6个月时约0.5℃,3岁以后约1℃。

新生儿,尤其是早产儿,由于皮下脂肪薄、肌肉不发达、运动力弱,其体温调节机构的发育还不完善,调节体温的能力差,因此体温容易受环境因素的影响而波动。如果不注意保温,洗澡时婴儿的体温可降低2～4℃,因此,对婴幼儿应加强保温护理。老年人因基础代谢率低,体温也偏低,因而也应注意保温。

儿童由于新陈代谢率较高,体温可较成年人略高。小儿时期中枢神经系统调节功能发育不完善,体表面积相对大,皮肤汗腺发育不全,产热和散热容易发生不平衡,所以体温容易波动。在某些因素的影响下,例如运动、进食、哭闹等原因,常常会使体温暂时升高;突然进入高温环境或衣被过厚,也会使体温暂时升高。相反,运动减少、睡眠、饥饿、体弱等,体温会降低。小儿年龄越小,中枢神经系统调节功能越差,体表面积相对较大,皮肤汗腺发育不全,所以体温调节也越差。

老年人的体温低于年轻人主要是由于:①体温调节功能下降,对外界温度变化代偿的能力较差;②代谢率降低,致使机体代谢产热量减少;③皮肤老化,对外界气温和冷热变化的感知能力减退,皮下血管硬化使收缩力变差,热量散发多从而导致体温较年轻人低。

一般认为,老年人适应低温和高温环境的能力也降低,因而维持体温能力较差。60 岁以上高温中暑病死率明显增高,70 ~ 79 岁组为 8/10 万,而 90 ~ 100 岁组则升至 80/10 万。

4. 运动的影响 肌肉活动时由于代谢增强,总的产热量最多可比安静时高出 10 ~ 15 倍,骨骼肌成为主要的产热器官,可导致体温升高。人体进行剧烈的运动时,骨骼肌的产热量要占总产热量的 90% 以上。由于运动时肌肉的物质代谢急剧增强,产热量大增,虽然经过神经系统的调节加强了散热过程,但仍然落后于产热过程,因此体温升高。运动时体温升高的程度,同运动强度、持续时间和运动的环境气象条件(水温、气温、风速和空气湿度)以及运动员的训练程度等有关。一般情况下,中等距离赛跑后腋下温度可升到 37.5 ℃,长跑后上升到 38.5 ℃,剧烈运动时直肠温度甚至超过 41 ℃,肌肉温度可达 42 ~ 43 ℃。运动中体温升高的同时,由于中枢神经系统的调节,散热过程也加强了。这时血流加快,皮肤血管舒张,分配至皮肤的血量增加,并大量分泌汗液,直至运动停止后仍持续一段时间。要特别注意在某些特殊气候条件下(气温高、无风、湿度大)进行长时间剧烈运动,往往会因为体热散发受阻,致使体内温度过高,造成中暑。滑雪、滑冰或游泳时,气温或水温可能比皮肤温度低得多,但由于人体运动时产热过程明显加强,运动后体温仍然会升高。例如,在气温为 5 ~ 7 ℃ 的条件下进行 10 km 滑雪,腋下温度可由 36.3 ℃ 上升到 36.8 ℃,直肠温度可由 37.02 ℃ 上升到 38.36 ℃。训练有素的运动员在运动前就可发生条件反射性的体温上升,如游泳运动员入水前口腔温度可由 36.9 ℃ 上升到 37.16 ℃。经常在低温或高温环境条件下运动,能改善人的体温调节能力。低温条件下,运动员可以很快加强产热过程,减少散热,而在炎热环境条件下,运动员则能很快加强散热过程。经常在户外进行运动或坚持冷水浴、冬泳的人不易患伤风感冒,这是由于体温与环境温度之间常存在着较大的差距,使得体温调节功能得到锻炼,提高了对高温和低温环境的适应能力。

情绪激动、精神紧张、进食及甲状腺激素(thyroid hormone,TH)增多等因素都可使体温升高。对许多危重症患者用药可抑制体温调节中枢或影响其神经传入途径的活动,特别是此类药物能扩张皮肤血管,增加体热散失,所以体温往往会下降。

5. 环境温度和季节的影响 虽然正常动物在体温调节中枢的调控下,能在一定的环境温度范围内维持体核温度处于恒定状态,但是如果环境温度过低或者过高都会引起体温降低或升高。

一般夏季的体温较冬季体温高。在冬季老年人容易发生低温反应。引起低温的原因,其一是老年人对寒冷的反应不明显,一般人感到冷了会战栗,皮肤紧缩,以减少体内热量的散失,而老年人因为反应不明显,甚至没有反应,体内的热量就不断地散失,体温也就越来越低;其二是某些药物的作用,如吩噻嗪类药物、氯丙嗪、地西泮、甲基多巴等,这些药物可抑制下丘脑后部体温调节中枢,促进周围血管扩张,抑制血管收缩,干扰糖代谢,还可通过降低患者对环境的反应,干扰老年人对寒冷的反应,致使体温降低。由于低体温的测试比较困难,又不易察觉,因此在寒冷的冬天,老年人应少用或不用这些药物,同时老年人要特别注意保暖。

人体最适宜的环境温度为 27 ~ 29 ℃,此时机体的代谢最稳定。上临界温度和下临界温度分别为 24 ℃ 和 31 ℃。环境温度降低时机体散热增多,并通过中枢神经系统的调节作用增加产热以维持体热含量及体温的恒定。产热增加包括基础代谢率增高和安静状态下代谢率增高。但一般所讲的临界温度是指具有重要生理学意义的下临界温度。机体对环境温度适应后下临界温度会发生变化,即使生存环境相同,不同个体的下临界温度也不尽相同。人体对冷环境适应后的下临界温度一般为 10 ℃。极地动物的下临界温度很低,都具有隔热型的耐寒能力。人类作为热带动物在进化过程中隔热组织退化,在寒冷条件下主要通过增加产热保持体温,具有一定的产热型耐寒能力。

6. 药物的影响 体温除了可受发热性疾病等因素的影响外,还会受药物的影响。如解热镇痛药能使发热患者的体温趋向正常,但不能降低正常人的体温。此类药物的解热作用,主要是通过增加散热过程实现的。表现为皮肤血管扩张和出汗增多,因而增加热的散失,最后使升高的体温下降。解热镇痛药对产热过程没有什么作用。还有人通过动物实验,证明解热镇痛药物的解热作用,除了对下丘脑的体温调节中枢直接作用外,还可能抑制了白细胞释放内源性致热原,或是阻断了致热物质进入脑组织,因而减少了致热物质对丘脑下部体温调节中枢的病理性刺激,通过这种对体温调节中枢的间接作用方式,发挥降热作用。临床上我们也常发现肾上腺皮质激素有迅速退热作用。其机制可能为抑制致热原的释放,并且直接作用于丘脑下部的体温调节中枢,使热度下降或防止体温升高。但因感染性发热是由致病微生物引起的,如大叶性肺炎、细菌性痢疾、肠伤寒、败血症等,不应滥用皮质激素类药物,以免掩盖症状,延误疾病的诊断治疗。

第二节　体温的监测方法

人和动物机体的温度称为体温,其与心率、血压、呼吸一样,是人体的一项重要的生命体征。人体在环境温度发生变化的情况下,机体深部的温度仍能够维持相对恒定的状态,而这一特性是保证机体新陈代谢和生命活动正常进行的必要条件。

人体各部位的温度是不完全相同的,且由表层向深部存在着比较明显的温度梯度。机体表层温度较低,包括皮肤、皮下组织、肌肉等部位的温度,各部位之间的温度差异较大,且易受环境温度的影响而发生较明显的变化;而核心温度较高,主要包括心、脑、肺、腹腔脏器的温度,较稳定,受环境温度影响小。

机体表层的最外层即皮肤的温度称为皮肤温度。当环境温度为 23 ℃时,足部皮肤温度约 27 ℃,手部约 30 ℃,躯干部约 32 ℃,额部为 33 ~ 34 ℃。四肢末梢皮肤温度最低,越近躯干、头部,皮肤温度越高。当气温达 32 ℃以上时,皮肤温度的部位差别将变小。在寒冷环境中,随着气温下降,手、足部皮肤温度降低最为显著,而头部皮肤温度的变动相对较小。

皮肤温度与局部血流量、环境温度及衣着情况均有密切的关系。凡能影响皮肤血管舒缩的因素,如环境温度变化或精神紧张等都能改变皮肤温度。例如,人在情绪激动时,交感神经兴奋,皮肤血管紧张性增高,皮肤温度,特别是手的皮肤温度显著降低,可从 30 ℃骤降至 24 ℃。由于皮肤温度的变化在一定程度上可以反映血管的功能状态,因此,临床上常用皮肤温度作为诊断外周血管疾病的指标。

一、水银体温计

水银体温计是临床上最常用的一种体温表,在一根玻璃管的储囊内罐满水银,插入口腔或肛门后,利用其受热膨胀原理,得出温度变化,由于管理不便在危重症患者中不宜应用。

第一个体温计是伽利略在 16 世纪时发明的。但直到 300 年后才设计出使用方便、性能可靠的体温计。水银储存在末端的水银球内。当水银被加热时,它会发生膨胀,沿着非常狭窄的玻璃管上升。所以,体温的小小变化就会导致玻璃管内水银的大幅度上升。量完体温后,用力甩动体温计,使水银回到水银球内。

1714 年,加布里埃尔·华伦海特研制了在水的冰点和人的体温范围内设定刻度的水银体温计。一位荷兰医师用它来给发热患者量体温,但体温计仍然太大了,大多数医师未能很快使用它。

1868 年,文德利希这位德国教授出版了《疾病与体温》一书,书中记载了 2.5 万例患者的体温变化,而他所使用的体温计的大小是奥尔伯特体温计的两倍,每次要花 20 min 的时间来记录体温。后来,奥尔伯特在 1867 年设计了一个能快速而准确测量体温,长度只有约 15 cm 的体温计。遗憾的是奥尔伯特的体温计问世太晚,未能给文德利希提供帮助。

1980 年前后,人们发明了会说话的体温计。膜状液晶体温计在体温正常时呈现绿色,低热时呈现黄色,高热时呈现红色。1988 年,出现了电子呼吸脉搏体温计,它可以进行遥测。

二、电子体温计

有热敏电阻和热敏电偶两种,前者利用温度计中的电阻随温度改变而改变的原理制成,后者利用两种金属构成的电流与其接受的温差有关的原理制成,电子体温计准确度较高,可以进行耳温与额温测量,耳温和额温测量的切换,可由取下或盖上头盖的方式进行自动转换。电子体温计用法之耳温测量:移除头盖,按扫描键启动,将测量探头置入耳道,按压扫描一次,听到"哔"的声音,测量完成。电子体温计用法之额温测量:盖上头盖,按扫描键启动,将测量探头平贴于一端太阳穴,按住扫描键不放,沿额头移到另一端太阳穴。听到"哔"声后,测量完成。冯伟等人的研究结果显示,使用电子体温检测探头对重症患者具有实时、动态、安全等特点,减少由于仪器、护理人员、患者原因导致的测量误差,能够准确及时地监测患者的生命体征。但需注意的是电子体温监测探头使用时要调零,同时读取体温数值时探头不能离开体表,测温部位皮肤保持干燥,使用后用75%酒精擦拭,探头导线应避免用力弯折,且轻拿轻放。

三、红外线体温计

主要用于鼓膜温度的测定,由于其反应速度快,与中心温度有较好的相关性,目前在临床上引起重视,不足的是探头为一次性使用,位置安放不当将影响测定结果,并且只能间断测定,不能连续观察。红外测温仪由光学系统、光电探测器、信号放大器及信号处理、显示输出等部分组成。光学系统汇聚其视场内的目标红外辐射能量,视场的大小由测温仪的光学零件及其位置确定。红外能量聚焦在光电探测器上并转变为相应的电信号。该信号经过放大器和信号处理电路,并按照仪器内疗的算法和目标发射率校正后转变为被测目标的温度值。

(一)耳温计

耳温计是一种用于测量鼓膜温度的红外辐射温度计,通过测量鼓膜发出的红外辐射能间接获取大脑组织的温度。由于鼓膜靠近下丘脑体温调节中枢,因此,耳温计可直接体现机体的深部温度,其显示数可作为医学确认。

监测注意事项:①为避免因外在过冷或过热的环境而影响耳温枪的准确度,因此在使用前必须将耳温计放在室温16～35℃的环境下至少30 min,以避免不正确的测量结果;②受测者应该在室温内最少20 min,让身体温度平衡;③使用前避免耳朵潮湿,并保持耳朵干净,耳内无阻塞物及过多耳垢堆积才能测得准确温度;④在剧烈运动后,应该休息至少30 min后再进行测量;⑤不要在刚睡醒时测量耳温,因为被压住那一侧的耳朵温度会比正常体温高;⑥通常左耳与右耳所测得的温度会稍微不同,建议以同一只耳朵来测量体温;⑦当连续重复测量时,在每次测量之间将探测头移开,并至少间断休息5 s之后再进行下一次测量,如此可获得最正确的测量结果;⑧正常测量读值35.5～37.8℃,使用者平时应多测量体温,以便了解自己的健康温度,如有异常应注意身体变化或询问您的医师;⑨每次测量后需用酒精清洁干净红外线耳温计探测头,避免耳垢堵塞影响测量结果,以确保下次测量时的准确性。

(二)额温计

额温计所测部位为额头,使用方便,但额头温度易受外界影响,与机体深部组织的温度有一定差异。用额温计测得的温度仅供临床参考,不能作为医疗判断的依据。主要用于大量人员进出的场所如车站、机场等人群的体温初筛。

(三)热像仪

医用热像仪利用热成像技术,摄取人体红外辐射强弱分布的热图像。局部温度升高,红外辐射强,相应位置的信号就强。能检测出人体细微的热状态变化,准确反映机体组织温度变化情况,测试效果直观,灵敏度高。

四、液晶温度计

不同配方制成的液晶,其相变温度不同,当其相变时,其光学性质也会改变,使液晶看起来变了色。如果将不同相变温度的液晶涂在一张纸上,则由液晶颜色的变化,便可知道温度为多少。形状似胶带贴于患者额部,体温的改变可在胶带上显示,由于测定的是皮肤温度,与中心温度有一定误差,此温度计之

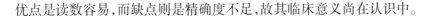

优点是读数容易,而缺点则是精确度不足,故其临床意义尚在认识中。

五、植入式无线体温监测系统

与常用的接触式和非接触式体温测量方法不同,该系统采用了一种将经过生物"修饰"的测温装置植入被测对象皮下的方式,通过无线发射把体温信息传送给监测中心。这种方法对于在传染风险的环境中进行体温监测,特别是动物实验中,具有很大的实用意义,同时为实现多生理参数监测提供了基础平台,目前在动物实验中有所应用,但由于其属于有创监测,故其与无创监测相比,其有效性及安全性仍需大量临床研究进一步证实。

第三节　体温恒定的维持

恒温动物之所以能维持相对稳定的体温,就是因为在体温调节机构的控制下,产热(heat production)和散热(heat loss)两个生理过程取得动态平衡。

一、产热及其机制

(一)产热与散热的平衡

机体产热和散热之间保持相对的平衡状态,称为体热平衡(body heat equipoise)。机体内营养物质代谢释放出来的化学能,其中50%以上以热能的形式用于维持体温,其余不足50%的化学能转化为ATP,经过能量转化与利用,最终也变成热能,与维持体温的热量一起,由血液循环传导到机体表层散发于体外。因此,机体在体温调节机制的调控下,产热过程和散热过程处于平衡,维持正常体温。如果机体的产热量大于散热量,体温就会升高;散热量大于产热量,体温就会下降;直到产热量与散热量重新取得平衡,才会使体温稳定在新的水平。

(二)体热的储存

在正常静息状态下,身体热量的改变主要发生在周围组织。当身体暴露于冷环境中时,选择性的血管收缩减少了皮肤和周围组织的血液供应,使血液流向内脏器官。在中度冷暴露情况下,虽然直肠温度可能升高或保持于37℃左右,但平均体温将下降。不过,寒冷引起相对缺血的周围组织给重要的内脏器官提供了良好的隔热保护。当受冷的个体暴露于温暖环境中时,收缩的血管可以快速舒张,从体核来的温暖的血液将灌注到冷的组织,而使冷的血液回流到心脏,于是体内的温度可以明显下降(取决于原先受冷的程度),而引起恶心、心律失常,甚至虚脱。只要体温调节功能正常,人体暴露于热环境中所引起平均体温的变化就相对较小。即使在38~40℃的环境中,因体热储存升高的体温小于0.5℃。当36℃和37℃的等温线(isotherm)移到肢体,血液迅速地灌注到皮肤和周围组织,因而代谢产生的热量能有效地转移到正在发汗的皮肤。

(三)产热过程及其机制

1. 主要产热器官　体内的热量是由三大营养物质在组织细胞中进行分解代谢时产生的,其中对体温影响较大的主要产热器官是肝和骨骼肌。机体在安静时主要由内脏产热,其中肝的代谢最旺盛,产热量最高,肝的血液温度比主动脉血液温度高0.4~0.8℃。当机体进行体育运动或劳动时,肌肉则成为主要的产热器官。由于骨骼肌的总重量约占体重的40%,因而具有巨大的产热潜力,骨骼肌的紧张度稍有增强,其产热量即可发生明显改变。当剧烈运动时,其产热量约可增加40倍,占机体总产热量的90%左右。

2. 产热的形式

(1)基础代谢产热:一切细胞都经生化反应产热。机体处于基础状态下,产热量也相当大。有70%

以上的基础代谢产热量来自于内脏和脑等深部组织器官,它们是基础状态下主要的产热器官。肝和脑的代谢水平高、产热多、温度也较高,接近 38 ℃。

(2)骨骼肌运动产热:肌肉活动对能量代谢的影响最明显。有人曾经观察到每隔几秒举手到前额或每 20 s 使两腿交叉一次,可使耗氧量从 200 ml/min 分别增加到 210 ml/min 和 220 ml/min。步行时骨骼肌的产热量比安静时增加 3 倍,剧烈运动时可增加 10 ~ 20 倍。由此可见,只要轻微的肌肉活动即可增加机体的耗氧量,影响能量代谢;运动强度越大,耗氧量增加越多,产热量越多。剧烈运动时直肠温度甚至超过 41 ℃,肌肉温度可达 42 ~ 43 ℃。因此,骨骼肌是肌肉运动时主要的产热器官。另外,人在剧烈运动时,通过呼吸、循环功能活动的加强仍不能满足当时机体对氧的需要时,会造成骨骼肌的相对缺氧状态,即产生氧债(oxygen debt)。肌肉运动停止后一定时间内,为偿还氧债,机体的耗氧量仍维持在较高水平。因此,体温需要持续一段时间才能恢复到基础水平。

(3)食物的特殊动力效应产热:很早就有人发现,进食会产生一种"额外"的产热效应。在全蛋白质进餐后,静息时产热所增加的产热量相当于进食蛋白质热值的 25% ~ 30%,糖类和脂肪也具有类似的影响,只是产热量的升高不如蛋白质显著,为 4% ~ 6%,混合性食物约为 10%。这种由食物引起机体产生"额外"能量消耗的现象,称为食物特殊动力效应(food specific dynamic effect)。蛋白质的食物特殊动力效应在进食后 1 ~ 2 h 开始,持续时间可达 8 h 左右,糖类仅持续 2 ~ 3 h。由于食物具有的特殊动力效应,进食量必须满足基础代谢和机体各种生理活动的需要量以及食物特殊动力效应的需要量,才能达到机体能量的收支平衡。实验证明,产生食物特殊动力效应的机制不是消化道的运动引起的,因为服用泻剂不引起这种效应;口服氨基酸与静脉注射氨基酸可产生几乎相同的代谢增强效应,切除肝后,此效应消失。目前认为,食物的特殊动力效应主要与肝处理吸收的营养物质有关,特别是与氨基酸在肝内进行的氧化脱氨基作用有关。

(4)寒战和非寒战产热等:通常,机体产的热量大部分来自全身各组织器官的基础代谢,其中内脏器官和脑组织的产热量约占基础代谢产热量的 70%。机体安静时在寒冷环境中主要依靠寒战产热(shivering thermogenesis)和非寒战产热(non-shivering thermogenesis)两种形式增加产热量。

1)寒战产热:寒战是指在寒冷环境中骨骼肌发生不随意的节律性收缩,其节律为每分钟 9 ~ 11 次。寒战的特点是屈肌和伸肌同时收缩,许多肌纤维同步化放电,此时肌肉收缩不做外功,能量全部转化为热量。当发生寒战时,机体的代谢率可增加 4 ~ 5 倍,有利于维持机体在寒冷环境中的体热平衡。战栗是骨骼肌节律性的振荡或震颤,其主要运动中枢在下丘脑后部的背内侧。在正常情况下,该区受下丘脑视前区温敏信号的抑制,寒冷使抑制性信号降低。战栗的主要运动中枢发出冲动经脑干脊髓外侧束,下达脊髓前角运动神经元。这些冲动自身并无节律,仅仅增加肌紧张。肌紧张增加,本身在一定程度上就提高了代谢率,肌紧张一旦超过临界水平,引起肌纤维收缩,就出现具有明显战栗特征的节律性震颤。震颤速率可达 10 ~ 20 次/s,其效率可在数秒至数分钟内使产热提高许多倍。战栗的出现常呈暴发状,伸肌和屈肌呈同步的收缩,最大产热可达基础代谢的 5 倍。战栗是一种需氧代谢,但不引起血液中乳酸集聚。战栗产热与呼吸和循环有密切的关系,但不改变血压、血 pH 值和血氧。战栗产热的神经通路可受来自大脑皮质的信号抑制,随意的肌肉运动和注意都可抑制战栗。在寒冷中,肢体是体壳的一部分,躯干肌和颈肌优先地增补战栗,称作战栗的中枢化,可帮助体核产热。人们很熟悉的体验,牙齿的咯咯作响,就是战栗的最早信号之一。与散热反应一样,战栗的控制取决于体核和体表温度,是神经系统主导的过程。此外,情绪紧张也可以引起战栗。

但在寒冷刺激下,老年人代谢率升高较少,出现这种现象可能与肌肉总量的减少有关。在衰老过程中,肌肉总量减少,这使得从 30 到 70 岁,机体基础代谢率下降 20%,这些变化也导致战栗产热量减少。肌肉组织代谢特点的改变,对此现象也有影响。有研究显示,老年女性对冷应激的反应却伴随着代谢率升高的现象,这种反应与自由脂肪酸循环的较高水平有关,它可增强战栗所产热量。

2)非寒战产热:非寒战产热又称代谢产热,是一种通过提高组织代谢率来增加产热的形式。非寒战产热作用最强的组织是分布在肩胛下区、颈部大血管周围、腹股沟等处的棕色脂肪组织,在棕色脂肪组织细胞的线粒体内膜上存在解偶联蛋白(uncoupling protein,UCP),UCP 的作用是使线粒体呼吸链中的氧化磷酸化和 ATP 合成之间的偶联被解除,从而使氧化还原反应过程中释放的能量不能被用来合成 ATP,而是转化为热量散发出来。棕色脂肪组织的代谢产热量约占非寒战产热总量的70%。在人类,棕色脂肪组织只存在于新生儿体内。由于新生儿体温调节功能尚不完善,不能发生寒战,所以非寒战产热对新生儿的意义尤为重要。

3)战栗与非战栗产热的相互关系:豚鼠的幼仔在严寒中,首先增加儿茶酚胺介导的非战栗产热,只有在更寒冷时才发生战栗,但在冷暴露前先注射肾上腺素阻断剂,则在较高的环境温度时就出现战栗。在大鼠中也是如此,即注射致热原引起发热,如用普萘洛尔阻断非战栗产热,则战栗增加。说明在维持正常体温中,不同的产热反应之间存在代偿,皮肤和下丘脑的温度感受器不是专为某一种产热进行整合的。

3. 产热活动的调节

(1)体液调节:甲状腺激素是调节产热活动最重要的体液因素。如果机体暴露于寒冷环境中数周,甲状腺的活动明显增强,甲状腺激素大量分泌,使机体代谢率可增加20%~30%。甲状腺激素调节代谢的特点是作用缓慢,但持续时间长。肾上腺素、去甲肾上腺素以及生长激素等也可刺激产热,其特点是起效较快,但维持时间较短。

(2)神经调节:寒冷刺激可使位于下丘脑后部的寒战中枢兴奋,经传出通路到达脊髓前角运动神经元,引起寒战。还可使交感神经系统兴奋,进而引起肾上腺髓质活动增强,导致肾上腺素和去甲肾上腺素等激素释放增多,使代谢产热增加。前述寒冷促使甲状腺激素释放的机制也是通过神经系统完成的,即寒冷刺激可通过某种递质引起下丘脑释放促甲状腺激素释放激素(TRH),后者再刺激腺垂体释放促甲状腺激素(TSH),从而加强甲状腺的活动。

二、散热及其机制

机体在维持正常体温的平衡过程中,如果没有良好的散热机制,代谢产生的热能以及从外环境中摄取的热量将使体温不断升高。生命活动中,人体代谢产生热量的散失通路包括体内传热和体表散热两个环节。体内的热量通过热传导和血液循环两条途径到达皮肤,再从皮肤散发到外环境中。传到体表的热量按不同的方式散热,包括辐射、传导、对流以及蒸发散热等。

(一)机体内热量到达皮肤的途径

在一般环境温度下,人体内的热量约有1.5%随排出的粪便和尿液从机体散失,约有14%在呼吸过程中从呼吸道散失,这两部分的散热量较少,约为总散热量的15%,而且不受体温调节机制的调控。机体的大部分热量(约85%)是通过皮肤散发的。因此,皮肤是人体的主要散热部位,而且皮肤散热受机体体温调节机制的调控。

1. 热传导　机体深部的热量可以通过热传导(heat conduction)的方式到达机体表面的皮肤。机体多数组织的导热性与水的导热性相同,脂肪的导热性只有肌肉或骨骼的1/2。因此,热传导的效率不高,尤其是女性或肥胖的男性,皮下脂肪较多,近似于在皮下形成一个隔热层,使体内的热量不易传导到皮肤。

2. 皮肤血液循环　机体深部的热量主要通过到达皮肤的血液循环带到皮肤。单位时间内,由血液循环传递到皮肤的热量等于血液的比热、流过皮肤的血量以及流到皮肤的动脉血与从皮肤流回的静脉血的温度差三者的乘积。血液的比热较大,与水的比热基本相同。

皮肤温度为皮肤血流量所控制。皮肤血液循环的特点是:分布到皮肤的动脉穿过皮下脂肪等隔热组织,在乳头下层形成动脉网,皮下毛细血管异常弯曲,进而形成丰富的静脉丛;皮下还有大量的动-静脉吻合支。这些结构特点决定了皮肤的血流量可以在很大范围内变动。机体通过交感神经系统控制皮肤血管的直径,调节皮肤血流量以改变皮肤温度,从而使散热量符合体热平衡需要。在炎热的环境中,交感神经紧张性降低,皮肤血管舒张,动-静脉吻合支开放,皮肤血流量增多,据测算全部皮肤血流量最多可达到心输出量的12%。

(二)散热的方式及其机制

从机体内转移到体表的热量,通过辐射(radiation)、传导(conduction)、对流(convection)和蒸发(evaporation)4种方式散失到外环境中。

1. 辐射散热　辐射散热(thermal radiation)是指人体以热射线的形式将体热传给外界较冷物质的一种散热方式。辐射散热不需要导热介质,能量可以通过真空从热的物体辐射到冷的物体。辐射散热量的多少主要取决于皮肤与周围环境之间的温度差、有效散热面积、物体的颜色等因素。当皮肤温度高于环境温度时,温度差越大,散热量就越多。反之,若环境温度高于皮肤温度,则机体不仅不能散热,反将吸收周围环境中的热量。有效散热面积越大,散热量就越多。由于四肢的表面积较大,因而在辐射散热中起重要作用。当把手掌置于面部前很近距离时,面部会产生热的感觉,这是辐射散热减少所致。辐射能被吸收后转变为热能。当环境温度高于体表温度时,机体将从辐射物体获得热量。在与环境进行辐射散热的交换中,有些体表区域的皮肤表面与另一些体表区域的皮肤交换热量。例如两腿之间、手指之间,从一侧辐射出的热被对侧皮肤表面吸收,实际上热量没有散失到环境中。人站立时,两臂放在身体两侧的情况下,人体有效辐射面积约为总辐射面积的75%;当两臂和两腿伸展时,有效辐射面积可达总面积的85%;身体蜷曲时,有效面积可减少至体表总面积的50%。人体在 21 ℃的环境中,裸体情况下,约有60%的热量是通过辐射方式散发的。

2. 传导散热　传导散热(thermal conduction)是指机体的热量直接传给与之接触的温度较低物体的一种散热方式。这种方式是指相互接触的物质分子层的传热现象,不伴有物质分子的流动,即在两个物体之间没有物质的转移,热流方向取决于温度。机体是按热量离开或进入皮肤来识别冷或热的物体。当机体与冷的物体接触时,热量直接流向较冷的物体而发生散热。传导散热量的多少取决于皮肤温度与接触物体之间的温度差、接触面积,以及与皮肤接触的物体的导热性能等。金属的热导率一般都比较高,而空气的热导率则很低,在空气中通过直接传导散热量极小。棉、毛织物也是热的不良导体,所以体热因传导而散失的热量并不多。另外,人体脂肪的导热效能也较小,因而肥胖的人身体深部的热量不易传向表层,在炎热的天气里就容易出汗。由于水的比热较大,导热性能较好,衣服被浸湿后,传导散热大大增加,可增加 20 倍或更多。在临床治疗中常利用水的热传导作用进行局部加温处理或利用冰帽、冰袋等给高热患者降温。

3. 对流散热　对流散热(thermal convection)是指通过气体流动进行热量交换的一种散热方式。接触机体表面的空气通过热传导获得的热量,随空气流动而散失,冷空气又流至体表,这样通过冷、热空气的对流使机体散热,称为机体的对流散热。通过对流散失热量的多少,除取决于皮肤与周围环境之间的温度差和机体的有效散热面积外,受风速的影响较大。风速越大,散热量就越多;相反,风速越小,散热量也越少。衣服覆盖皮肤表面,加之棉毛纤维间的空气不易流动,这些因素都可使对流难以实现而有利于保温。

4. 蒸发散热　蒸发(evaporation)是水分从体表汽化时吸收热量而散发体热的一种方式。在正常体温条件下,蒸发 1 g 水可使机体散发2.43 kJ 的热量。当环境温度为 21 ℃时,大部分的体热(70%)靠辐射、传导和对流的方式散热,少部分的体热(29%)则由蒸发散热;当环境温度升高时,皮肤和环境之间的温度差变小,辐射、传导和对流的散热量减小,而蒸发的散热作用则增强;当环境温度等于或高于皮肤温度时,辐射、传导和对流的散热方式就不起作用,此时蒸发就成为机体唯一的散热方式。因此,体表水分的蒸发是一种十分有效的散热形式。患有无汗症的人,在冷环境中的反应与正常人无异,但在热环境中,由于不能借助于汗液蒸发散热,因而容易发生中暑。蒸发散热有不感蒸发和发汗两种形式。

(1)不感蒸发:不感蒸发(insensible perspiration)是指体液的水分从皮肤和黏膜(主要是呼吸道黏膜)表面不断渗出而被汽化的形式。这种蒸发形式不被人们所察觉,且与汗腺活动无关。皮肤表面水分被动扩散引起的蒸发称为不显汗,是指机体中的水分直接渗透到体表汽化蒸发的现象。即这种水分蒸发不为人们所觉察,并与汗腺的活动无关。虽然不显汗也是参与体热平衡的因素之一,但是不受人体生理性体温调节机制的控制。在环境温度低于 30 ℃时,人体通过不感蒸发所丢失的水分相对恒定,为12 ~ 15 g/(h·m^2)。人体24 h 的不感蒸发量一般约 1 000 ml,其中从皮肤表面蒸发的水分为 600 ~ 800 ml,通过呼吸道黏膜蒸发的水分为 200 ~ 400 ml。在肌肉活动或发热状态下,不显汗可增加。婴幼儿不感蒸发的速率比成人大,因此,在缺水的情况下,婴幼儿更易发生严重脱水。临床上给患者补液时,应注意勿忘补充由不感蒸发丢失的这部分体液。在有些不能分泌汗液的动物,不感蒸发是一种有效的散热途径,如犬,虽有汗腺结构,但在高温环境下也不能分泌汗液,此时,它必须通过热喘呼吸(panting)由呼吸道来增强蒸发散热。

（2）发汗：发汗（sweating）是指汗腺主动分泌汗液的过程。通过汗液蒸发可有效带走大量体热。发汗可被意识到，故又称可感蒸发（sensible perspiration）。

当环境温度较高，靠显汗和不显汗交换不足以维持人体热平衡时，皮肤主动排汗增加水分蒸发。汗腺分泌汗液是人们可以感觉到的，因此汗液的蒸发称为显汗或发汗。值得注意的是，汗液必须在皮肤表面汽化，才能吸收机体的热量，达到散热的效果，显汗是人体在热环境下重要的散热途径。

蒸发散热受环境温度、风速、空气湿度等因素的影响。因为一个湿的物体表面的湿度总是大于周围空气的湿度，因此蒸发散热在人类生活的任何温度下都能进行，尤其是在环境温度等于或高于皮肤温度的情况下，辐射、传导和对流已不能再进行散热时，蒸发散热将成为机体唯一的散热方式。

人体是一个开放的系统，与外界环境存在着各种复杂的关系。其中人体与外界环境的热交换，即人体散热的稳定与否是关系到人体活动能否正常进行的关键条件。人体不断地进行新陈代谢，同时不断地产生热量，在进行人体自身生理调节的同时，必须改善外界环境温度，保证人体产生的热量及时散发到外界环境，以维持正常的生命活动。

人体皮肤上分布有大汗腺和小汗腺。大汗腺局限于腋窝和阴部等处，开口于毛根附近。它们从青春期开始活动，所以可能和性功能有关。小汗腺可见于全身皮肤，其分布密度因部位而异，手掌和足跖最多，额部和手背次之，四肢和躯干最少。然而，汗腺的分泌能力却以躯干和四肢为最强。

人在安静状态下，当环境温度达30 ℃左右时便开始发汗。如果空气湿度大，而且着衣较多，气温达25 ℃时便可引起人体发汗。人进行劳动或运动时，气温虽在20 ℃以下，也可出现发汗，而且汗量往往较多。汗液中水分约占99%，固体成分约占1%。在固体成分中，大部分为氯化钠，也有乳酸及少量氯化钾和尿素等。汗液中葡萄糖的浓度几乎是零；蛋白质的浓度为零。实验测得，在汗腺分泌时分泌管腔内的压力可高达250 mmHg以上，表明汗液不是简单的血浆滤出物，而是汗腺细胞的主动分泌物。刚从汗腺分泌出来的汗液是与血浆等渗的，但在流经汗腺管腔时，在醛固酮的作用下，汗液中的钠离子和氯离子被重吸收，最后排出的汗液是低渗的。因此，当机体大量发汗时会导致血浆晶体渗透压升高，造成高渗性脱水。但当发汗速度快时，由于汗腺管不能充分吸收氯化钠，汗液中的氯化钠浓度高，机体丢失大量水分的同时，也丢失大量氯化钠，因此应注意在补充水的同时补充食盐，以免引起水和电解质平衡紊乱，甚至由于神经系统和骨骼肌组织的兴奋性改变而发生热痉挛。

发汗是一种反射性活动，最主要的发汗中枢位于下丘脑。人体的汗腺主要接受交感胆碱能纤维的支配，故乙酰胆碱有促进汗腺分泌的作用。发汗中枢分布在从脊髓到大脑皮质的中枢神经系统中。在正常情况下，起主要作用的是下丘脑的发汗中枢，它很可能位于体温调节中枢之中或其附近。由温热性刺激引起的发汗称为温热性发汗（thermal sweating），见于全身各处，主要参与体温调节。启动温热性发汗的主要因素有：①温热环境刺激皮肤中的温觉感受器，冲动传入至发汗中枢，反射性引起发汗。②温热环境使皮肤血液被加温，被加温的血液流至下丘脑发汗中枢的热敏神经元，可引起发汗。温热性发汗的生理意义在于散热。若每小时蒸发1.7 L汗液，就可使体热散发约4 200 kJ的热量。但是，如果汗水从身上滚落或被擦掉而未被蒸发，则无蒸发散热作用。

汗腺的活动除受神经调节和体液因素调节外，发汗量和发汗速度还受环境温度、湿度及机体活动的影响。正常人在安静状态下，当环境温度达到30 ℃左右时便开始发汗；如果空气湿度较高，且衣着较多，气温在25 ℃时便可引起发汗，加之湿度高时汗液不易被蒸发，体热就不易散失，可反射性地引起大量出汗；在进行劳动或体育运动时，气温虽在20 ℃以下，也可产生发汗，而且发汗量往往较多；相反，若在高温环境中停留时间过久，发汗速度可因汗腺疲劳而明显减慢。此外，风速大时，汗液易蒸发，汗液蒸发快，容易散热而使发汗速度变小。劳动强度也影响发汗速度。劳动强度越大，产热量越多，发汗量越多。

在手掌、足跖和前额等处，有些汗腺受肾上腺素神经纤维支配，精神紧张时可引起这些部位发汗，称为精神性发汗（mental sweating）。精神性发汗与体温调节的关系不大，其中枢可能在大脑皮质运动区。通常这两种形式的发汗并非截然分开，常同时出现。

（三）循环系统在散热中的作用

分布到皮肤的动脉穿透隔热层（如脂肪组织等），在真皮的乳头下形成微动脉网，再经迂回曲折的毛细血管网延续为丰富的静脉丛。此外,皮下还有大量动-静脉吻合支。皮肤血液循环的这些结构特点决定了皮肤血流量可在很大范围内发生变动。如前所述,通过辐射、传导和对流等散热方式散失热量的多少,取决于皮肤和环境之间的温度差,而皮肤温度的高低与皮肤的血流量有关。因此,机体可以通过改变皮肤血管的舒缩状态来调节体热的散失量。机体的体温调节机构通过交感神经控制皮肤血管的直径,调节皮肤的血流量,使散热量符合当时条件下体热平衡的要求。例如,在炎热环境中,交感神经紧张性活动降低,皮肤小动脉舒张,动-静脉吻合支开放,皮肤血流量因而大大增加。据推算,全身皮肤的血流量最多可达到心输出量的12%。皮肤血流量增多时,有较多的体热可从机体深部被带到表层,使皮肤温度升高,故散热量增加。此时汗腺的活动也加强,皮肤血流量增加也给汗腺分泌提供必要的水分。在寒冷环境中,交感神经紧张性活动增强,皮肤血管收缩,皮肤血流量减少,散热量也因此大大减少,此时身体表层宛如一个隔热器,可起防止体热散失的作用。当环境温度在20~30℃时,机体的产热量没有大幅度变化,机体既不发汗,也无寒战,仅仅通过调节皮肤血管的直径,改变皮肤温度,即可控制机体的散热量以维持体热的平衡。另外,由于四肢深部的静脉和动脉相伴行,这样的结构相当于一个热量的逆流交换系统,即从四肢远端回流的静脉血温度较低,可从与其伴行的动脉摄取热量,而动脉血在流向四肢远端的过程中温度逐渐降低。逆流交换的结果使机体热量的散失减少。

(四)人体的散热稳定度的影响因素

人体要维持体温的相对恒定,必须及时地将代谢产热散发到周围环境。人体代谢产热或周围环境的变化会破坏正常的体热平衡,人体将产生一系列的生理反应及行为措施来对抗这种干扰和调节散热速率,以维持人体热平衡。人体体温调节机制包括生理性调节(如排汗、战栗、血管舒缩等)和行为性调节(如环境温湿度的控制、增减衣服等)。其中生理调节是基本的调节方式,但其能力有限,行为性调节可作为生理性调节的补充和保证。

当环境温度较高时,人体以对流辐射方式向环境散热逐渐减少甚至停止,此时,人体需通过大量排汗的方式以增加蒸发散热,来抵消其热量的传入和人体的产热,以达到新的热平衡。但这样会导致机体脱水、脱盐,同时身体要承受一定的热负荷。此时如果环境湿度增大,便很难维持相对的热平衡,导致人体体核温度上升,产生热积,这种状态是不稳定的。通常认为人体的生理耐受体核温度最高为39.5℃,因此一般将采用降低气温、增加风速等措施来增加传导-对流-辐射热交换率,以形成新的平衡,这种状态称为相对稳定状态,可以在较长时间内抑制体温升高,保持一定的工作效率。

当环境温度降低时,人体通过血管收缩等生理性调节可以维持核心温度不变;当环境温度继续降低,可以通过人体自发的活动或战栗来增加产热量;如果体温继续下降,就会产生热债。人体生理耐受体核温度最低为35℃。

总之,环境温度是人体散热稳定度最重要的影响因素,适宜的环境温度可以调整不同散热方式的概率分布,从而提高人体散热稳定度。随着科学技术的迅猛发展,行为性调节对人体散热稳定度起着越来越重要的作用。但生理性调节是人体最基本的调节方式,任何行为性调节都应遵循生理性调节规律,二者的有机结合会对人体散热稳定度的提高产生更好的效果。

第四节 体温的调节

一、体温调节形式

(一)自主性体温调节

自主性体温调节(autonomic thermoregulation)是指机体在体温调节中枢的控制下,通过增减皮肤的血流量、发汗或寒战等生理调节反应,维持产热和散热过程的动态平衡,使体温保持相对稳定的水平。自主

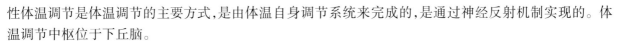

性体温调节是体温调节的主要方式,是由体温自身调节系统来完成的,是通过神经反射机制实现的。体温调节中枢位于下丘脑。

机体的体温通过自主性体温调节使体温维持相对稳定是依靠负反馈控制系统实现的。下丘脑的体温调节中枢是控制部分,它发出的传出信息控制受控系统的活动,如肝和骨骼肌等产热器官的活动改变,还有皮肤血管、汗腺等散热器官的活动改变,从而使体温维持在相对稳定的水平。而体温总是因内、外环境因素的变化而受到干扰,这些干扰通过温度检测装置,即皮肤及机体深部的温度感受器,将干扰信息反馈至体温调节中枢。经过中枢的整合,再调整受控系统的活动,建立起当时条件下的体热平衡,使体温保持相对稳定。

自主性体温反应的大小与体内的热量变化有关,当机体在安静状态时,热量主要从机体深部产生,体热经血液循环到达体表,通过辐射、传导、对流和蒸发等方式将体热发散到体外。当热量改变不大或环境温度适宜时,机体可通过调节皮肤血流量来发散热量。但是,这种调节范围比较有限。当机体内产热量有较大改变或外界环境温度有急剧变化时,只靠调节皮肤血流量已不足以保持体温的稳定。此时,必须依靠增加汗液分泌来加速发散体热以防止体温升高;或是使肌肉发生战栗以增加体内产热,以防体温下降。

通常体温的自主性调节是通过神经体液的调节作用而实现的。分布在机体表层的温觉和冷觉感受器以及机体深部的温觉感受器接受了机体内外环境温度变化的刺激而发出信息,作用于体温调节中枢。这些信息经体温调节中枢整合后,引起骨骼肌、内分泌腺、皮肤血管等活动的变化,改变机体的产热和散热能力,使体温维持于相对稳定状态。

在生活中许多机电控制系统,如水箱、温箱以及空调系统,都只有两个反应,即开和关。例如在蒸汽的供暖系统中,当室内温度降低到调定水平以下时,控温器启动热源,超过调定水平时就关闭燃具。大多数的生理控制系统都不像上述仅有两相的控制,而是根据调节的变量中干扰的大小,做出有等级的反应。在许多情况下,是按某些阈值与调节前的变数差成正比改变,这样的控制系统叫作呈比例的调节系统。

散热反应的控制就是正比控制的一例。出汗和皮肤血流量既取决于体核温度,也取决于平均皮肤温度。每种调节反应有各自的体核温度阈值(即开始启动增加反应的温度),在任何给定的皮肤温度下,调节反应的变化总是与体核温度阈值呈比例。另外,阈值还与平均皮肤温度有关。提高皮肤温度可降低引起散热反应的体核温度阈值水平,并使在给定的体核温度下的散热反应增加。

(二)行为性体温调节

行为性体温调节(behavioral thermoregulation)是指有意识地调节体热平衡的活动,即通过在不同环境中采取的姿势和发生的行为来调节体热的平衡。例如:人可增减衣着,动物则在寒冷环境中具有日光趋向性、在炎热时躲在树荫下或钻进洞穴中。与进食和饮水一样,行为性体温调节是动物的基本生理行为之一。行为性体温调节是有意识的,是对自主性体温调节的补充。动物进化程度越高,行为性体温调节越显得重要。

行为性体温调节中的行为包括简单和复杂行为,大致分成 3 类:①与代谢活动有直接关系的,例如,与体表面积改变有关的姿势、体位的变化和群集在一起等;②身体与外环境隔离的活动,例如,衣服的选择,动物向体表涂水、唾液(大鼠、蝙蝠)等,水浴(河马)、泥浴(野牛、猪)等;③向温热刺激小的地方移动,如炎热时移动到阴凉场所。

从种系发生上看,行为性体温调节是一个古老的系统,从鱼类到哺乳类所有脊椎动物均可观察到。大部分变温动物,控制体温是靠把它们的身体迁居到更适宜的温暖环境。例如蜥蜴,它们没有明显的生理性体温调节,是通过行为性体温调节,选择自身最适温度的环境,将体温保持在相对狭窄的范围内,以适于生理活动的需要。当气温低于最适温度时,蜥蜴头朝太阳照射的方位,把身体以恰当的角度面向太阳,最大限度地暴露身体,吸收热量;当气温高于最适温度,即体温达到蜥蜴所能耐受的最高限度时,它们就背对太阳,并尽可能少地暴露身体或者转向一些较凉的地方,如草丛;当地面温度很高时,则爬到草上或钻入洞内。在实验中,强迫这种动物在热的或冷的环境(45 ℃或 15 ℃)之间做选择,蜥蜴在冷和热环境之间来回移动而保持其体温在 28~38 ℃。

行为性体温调节并非变温动物所独有,它也是恒温动物防御系统的首选机制。当有可选择的余地时,大多数动物都选择对自己最适合的温度环境。它们会针对太阳的方位,或改变姿势和在日光和阴影之间转移,或在空气平静和流动的区域之间搬家。更为复杂的体温调节行为,是筑巢穴拥挤在一堆等社会行为。除上述动物界十分普遍的行为性体温调节外,对衣着的选择、住房的建筑及室内空调的使用等都是人类适应环境温度的行为反应。

综上所述,恒定的温度范围体现了动物体温调节机制的完善、精确程度。体温调节是一个复杂的过程,机体常常动用多种功能系统参与体温调节,因为恒定的体温是内环境稳定的基础条件。而体温总是因内、外环境因素的变化而受到干扰,这些干扰通过温度检测装置,即皮肤及机体深部的温度感受器,将干扰信息反馈至体温调节中枢。经过中枢的整合,再调整受控系统的活动,建立起当时条件下的体热平衡,使体温保持相对稳定。

二、温度感受器与温度觉

温度感受器(temperature receptor)是感受机体各个部位温度变化的特殊结构。皮肤上存在有触点、痛点、热点和冷点。刺激这些点分别引起触觉、痛觉、热觉和冷觉。从这些点的分布来说,痛点最多,触点次之,冷点再次之,热点最少。以手部皮肤为例,冷点的密度为 $1 \sim 5$ 个$/cm^2$,而热点只有 0.4 个$/cm^2$,热点和冷点分别相当于热感受器和冷感受器所属的感受野。

温度感受器按其感受的刺激可分为冷感受器(cold receptor)和热感受器(warm receptor)两种。热感受器只选择性地对热刺激发生反应,当皮肤温度升高到 $32 \sim 45$ ℃,能激活这类热感受器,开始放电。冷感受器只选择性地对冷刺激发生反应,引起这类冷感受器放电的皮肤温度范围较广,在 $10 \sim 40$ ℃之间。温度感受器按其分布的部位又可分为外周温度感受器(peripheral thermoreceptor)和中枢温度感受器(central thermoreceptor)。

1. 外周温度感受器 外周温度感受器是存在于皮肤、黏膜和内脏中的对温度变化敏感的游离神经末梢。体表和皮肤的冷、热感受器都是游离神经末梢,分布在面部、舌、阴囊、四肢和躯干多毛和无毛部位。当局部温度升高时,热感受器兴奋;反之,温度降低时,冷感受器兴奋。温度感受器在皮肤呈点状分布,冷感受器较多,是热感受器的 $5 \sim 11$ 倍。从记录温度感受器发放冲动可看到,冷觉感受器在 28 ℃时发放冲动频率最高,而温觉感受器则在 43 ℃时发放冲动频率最高。当皮肤温度偏离这两个温度时,两种感受器发放冲动的频率都逐渐下降。此外,温度感受器对皮肤温度变化速率更敏感。皮肤温度感受器感受皮肤温度的变化,并引起温度觉。皮肤温度在 30 ℃时使人产生冷觉,皮肤温度在 35 ℃左右则引起温觉。皮肤的冷感受器数量较多,为热感受器数量的 $4 \sim 10$ 倍,这提示皮肤温度感受器在体温调节中主要是感受外界环境的冷刺激,防止体温下降。不同皮肤区域的温度信息输入在体温调节中的作用可以是不同的。

2. 中枢温度感受器 中枢温度感受器是指存在于中枢神经系统内的对温度变化敏感的神经元。主要分布于脊髓、脑干网状结构以及下丘脑等。对非危重症患者或危重症患者的兔、猫或犬等的下丘脑前部进行加温或冷却,发现在视前区-下丘脑前部(preoptic anterior hypothalamus,PO/AH)加温,可引起动物出现喘息和出汗等散热反应,而局部冷却则引起产热量增加,说明 PO/AH 本身就可调节散热和产热这两种相反的过程。用电生理方法记录 PO/AH 中存在着热敏神经元(warm-sensitive neuron)和冷敏神经元(cold-sensitive neuron)。前者的放电频率随局部温度的升高而增加,而后者的放电频率则随着脑组织的降温而增加。实验证明,局部脑组织温度变动 0.1 ℃,这两种温度敏感神经元的放电频率就会反映出来,而且不出现适应现象。

参与体温调节反应的体核温度感受器分布是不均衡的,主要集中在下丘脑。已知在动物体核的任何部位都有温度感受器,包括心、肺、血管及脊髓,但对中枢神经系统以外的体核温度感受器的体温调节作用则研究得不多。

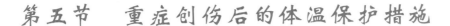

第五节 重症创伤后的体温保护措施

一、低体温及对机体的影响

正常的体温是机体进行新陈代谢和正常生命活动的必要条件,人体通过自主性和行为性体温调节功能维持体温的恒定。整个身体的温度是由温度调节系统来调节的,它协调热和冷的防御机制,这些有效反应通常保持机体中心体温在正常值上下波动0.2℃,在人类该正常值约为37℃。

体温是由中枢结构(主要是下丘脑)来调节,它首先整合来自皮肤表面、神经轴和深部组织等温度传入信号,再与阈值温度进行比较,以进行每次温度调节反应。当体内温度明显偏离正常水平,常会损害代谢功能,甚至可能导致死亡。机体如何确定绝对阈值温度尚不清楚,但是这种机制可能由去甲肾上腺素、多巴胺、5-羟色胺、乙酰胆碱、前列腺素 E_1 以及神经肽所介导。

人类两性的温度阈值每天都在变化(生理节律),女性体温每日约波动0.5℃。运动、进餐、感染、甲状腺功能减退、甲状腺功能亢进、创伤后用药和其他药物(包括酒精、镇静剂、尼古丁)以及对寒冷与温暖的适应性变化都可使温度阈值发生改变。体温降低会对人体的内环境、正常的生理功能和药物的代谢速率造成影响,从而影响机体正常的生理活动。

低体温是指体温低于36℃。通常情况下医护人员只注意创伤后患者体温升高,对体温36℃以下未加重视。创伤后低体温不仅使患者感觉不舒服,面色苍白,四肢湿冷,而且低体温使机体免疫功能降低,增加伤口感染率。同时,低体温是一种不良刺激,机体会做出一系列应激反应:血液黏稠度增加,血液回流缓慢,凝血功能紊乱;药物代谢速度降低,苏醒延迟,部分患者出现寒战、躁动。躁动能使机体耗氧量增加,心率增快,血压升高,生命体征不同程度地偏离正常轨道。据近年来大多数研究结果显示,低体温(降低1~2℃)可使心脏不良事件的发生率和创伤后伤口感染率增加3倍,延长住院时间20%,且明显增加创伤后出血量和异体血输血需要量。因此,保持体温恒定,对人体正常代谢及各种生理功能的稳定具有重要意义。

低体温以每降低1℃约以减少8%的速率降低全身代谢率,至28℃时约降至正常代谢率的一半。全身需氧量减少,组织氧耗降低,尤其是高代谢率的组织如脑最为显著。低温使氧供不足期间无氧代谢得以继续,组织维持低代谢率;毒性废物的产生与代谢率呈比例下降。虽然代谢率降低肯定有利于保护组织缺血,但低体温的其他特殊作用(包括"膜稳定作用"和降低毒性代谢产物与兴奋性氨基酸的释放)可能也起到重要作用。低体温期间,因为脑血流阻力自动调节增强,脑血流量也随着脑代谢率的下降呈比例减少,因此动脉与静脉血氧分压差保持不变,静脉血乳酸浓度并不升高。脑功能在中心温度33℃以上时可维持良好,但当温度低于28℃时,意识丧失。一些原始反射,如张口、瞳孔缩小和单突触脊髓反射,约在25℃以上仍保持完好,约在26℃时神经传导减慢,但外周肌张力增强,出现肌肉强直和肌阵挛。体感与听觉诱发电位呈温度依赖性降低,但当中心温度在33℃或以上时并无明显变化。

低体温对心脏的影响包括心率减慢、心肌收缩力增加、心输出量和血压均降低。温度低于28℃时,窦房结起搏变得不稳定,心室兴奋性增加。在25~30℃一般可发生心室颤动,且在该温度范围电除颤通常无效。因为冠状动脉血流量随心脏做功呈比例下降,所以低体温本身并不会导致心肌缺血。然而,即使轻度低体温也能减少实验性心肌缺血所致的组织损伤。

低体温可通过增加肾血管阻力降低肾血流量,可抑制肾小管吸收,维持正常尿量。随着温度下降,钠和钾重吸收被逐渐抑制,结果产生抗利尿激素介导的"冷利尿作用"。尽管这些离子排出增加,血浆电解质浓度一般仍维持正常。当患者复温后,肾功能即恢复到正常。当中心温度低于33℃时,呼吸肌力减弱,但通气性二氧化碳反应几乎不受影响。肝血流量和肝功能也下降,因而也抑制某些药物代谢。

低体温可损害凝血功能。最重要的因素是寒冷导致的血小板功能损害。有趣的是,这种血小板功能损害与局部温度有关,而与中心温度无关。然而,伤口温度主要由中心温度所决定,并且患者伤口温度明显增高。低体温可能直接损害了凝血级联反应的酶活性。常规凝血筛查是在37 ℃下进行,因此不易发现这种损害;但如在低温下进行这些检查,就会发现凝血功能明显损害。

低体温引起的伤口感染是创伤后最常见的严重并发症,其发病率可能高于所有其他创伤后并发症发病率之和。低体温引起伤口感染是由于其直接损害免疫功能或引发温度调节性血管收缩,后者进而降低伤口氧供所致。同样,仅在创伤后期间维持轻度低体温可损害豚鼠随后抵抗大肠埃希杆菌与金黄色葡萄球菌表皮感染的能力。基于这些离体研究和动物研究结果,有人进行了一项前瞻性临床随机对照试验,结果表明创伤后轻度低体温可使结肠创伤后患者伤口感染率增加3倍。而且,即便在无感染的情况下,低体温也可使伤口愈合延迟,使住院时间延长20%。与伤口愈合不良一致的是,创伤后低体温患者尿氮排泄增高持续数天。

因此,创伤后过程均能使体温调节能力丧失,但单纯依赖体温调节中枢调控机体的产热和散热不足以维持体温的恒定。所有创伤均影响体温调节,再加上病区内低温环境、开放体腔、静脉输液和输血,导致大多数外科患者出现低体温。虽然创伤引起的体温下降已被人们所认识,但它给患者带来的影响并未受到足够的重视。希望通过对创伤后影响体温的因素及低体温对机体的影响的介绍,使广大医务工作者对创伤后低体温现象引起足够的重视,并在工作过程中有针对性地完善防止创伤后低体温的措施,从而使患者体温维持在相对恒定的正常范围内,防止以上对机体不利因素的发生。

二、预 先 加 温

住院的创伤患者体温较低很常见,患者进入病区时的中心与外周温度差很大,减少温差的办法是在创伤后手术麻醉诱导前为患者主动加温。有研究显示,预先加温1~2 h可以减少全身麻醉引起的再分布性低体温。26 ℃以上的室温将大大降低低体温的发生率,但将增加医务人员的不适,而且有增加感染的可能性,病区应具备良好的温度调节设备,使室温维持在24~25 ℃,相对湿度在50%~60%,特别在冬季,应预先调节室温在适当范围;对于新生儿及早产儿,室温维持在27~29 ℃。创伤后的最初1 h内,皮肤体表加温一般并不能防止再分布性低体温的发生。虽然不能有效治疗这种低体温,但是能够预防。

创伤后低体温发生率高,对人体生理功能影响较大,严重低体温可危及生命。因此,对创伤后患者积极预先保温,维持患者体温平衡,对减少低温引起的并发症有着重要意义。近年来,防治创伤后低体温的研究日趋增多,人们也在努力探求有效的保温措施。具体的预先保温措施如下。

(一)患者保暖

任何时候都不要暴露患者,尽可能避免通过寒冷的过道。患者在转运过程中(包括患者从病房至病区,从病区至复苏室,从复苏室回病房的各个阶段)及创伤后复苏时应给予足够的包裹,增加盖被并将患者手脚、肩部用棉被包裹住,使之与周围的冷空气隔离。转运车和病床上的被子每次接送患者前最好预先加温,病床上的垫子要厚实、柔软,以便有效防止低体温。

(二)调整病区温度

近年来,随着无菌技术的发展,越来越多的病区采用净化空气层流设备,通常情况下病区的温度一般控制在22~25 ℃。Morris证实,若病区的室温低于21 ℃,患者往往出现体温过低。由此可见,层流病区的常规温度和室内空气快速对流的两个因素,会增加患者机体的散热,更容易导致患者体温下降。创伤病房室温的低下,使患者的体温通过空气对流散热下降,层流病区的病床正处于送风口的下方,在保证空气洁净的同时,也降低了局部的温度。同时消毒皮肤所用的冷消毒液蒸发,带走部分热量,也可使患者体温降低。保持适宜的环境温度和湿度很重要,创伤病房环境温度过低会加速患者机体热量散失,因此维持适宜的室内温度是预防低体温的有效方法。一般认为术前30 min,提前将室温控制在25 ℃左右,湿度40%~60%为宜。寒冷季节适当提高环境温度,最好使病区恒温在25 ℃以上的范围内,对保持患者体温有利。

病区温度是影响患者机体热量丢失的最重要因素,因其决定了代谢热量通过辐射和对流从皮肤丢失以及通过创伤后伤口蒸发的速率。因此,增高室温是最大程度减少患者机体热量丢失的一种方法。室温一般需要超过23℃以维持各类创伤后患者的正常体温。婴儿创伤后可能需要周围温度超过26℃,以维持正常体温。但如果室内温度太高,足以削弱病区工作人员的工作质量,并使其警觉性降低。

(三)病床的准备

通常病床的温度与患者的体温温差超过10℃,患者平躺于病床上,由于传导散热患者体温会快速下降,尤其是小儿和老年人,由于小儿体表面积相对于体重较大,且体温调节不完善,而老年人创伤后体温调节也易受环境影响,所以患儿和老年人体温下降更明显。因此,使用循环水毯,术前将循环水毯铺在病床上,并提前预热,患者睡在水毯上,通过调节水毯的温度,调节患者体温。水毯温度可在30~41℃范围调节。也可使用电热毯,可根据需要随时调节温度,但要在电热毯上面铺一次性中单,以避免患者烫伤,并防止漏电。

(四)预热消毒剂

皮肤散热是患者热量丢失的重要原因,皮肤向周围环境通过辐射和对流进行散热的面积增大,而使体温迅速下降。皮肤消毒时,消毒液温度低,同时消毒液挥发后才达消毒目的,消毒液的挥发带走大量的热量,使体温下降。使用恒温水箱(设定温度为37~38℃)将皮肤消毒剂预先加热至人体适宜温度,这样消毒皮肤和冲洗体腔时可以减少对患者的冷刺激。根据文献报道,首先络合碘加热不超过40℃不会影响其消毒效果。其次,在创伤后清创或手术前消毒过程中不采用挥发性的消毒液,可用聚维酮碘等消毒液代替挥发性的消毒液,这样可减少因消毒液蒸发带走的热量。

(五)液体、库存血加温输入

正常情况下约90%的代谢产热经皮肤表面丢失;创伤后治疗期间,创伤后伤口和静脉输注冷液体可丢失另外的热量。加温后输入液体或库存血是保持中心体温的有效措施,尤其是大量输液、输血时此方法更合适。实验表明,创伤后若静脉输注大量温度低的液体,可诱发寒战。而输注预热(37~38℃)的液体可有效地预防体温降低、热量丢失。输入冷藏库存血,可促使患者的中心体温下降,如果短时间内输入大量4℃的库存血,不但可造成低体温,还可引起心律失常,甚至心搏骤停。因此,进行输液、输血前用加温器将液体、库存血进行加温,是最简单、最有效的预防体温下降的方法。恒温箱加热静脉输液是方便快捷、行之有效的方法,但在使用过程中要确保恒温箱性能稳定,温度适中,勿使液体加热过高,不能超过39℃,否则注射后容易引起溶血反应。恒温箱内液体应按入箱时间先后使用,一次放入箱内液体不要太多,以免在高温下存放时间太长,最好勿超过6h。

三、体 表 加 温

皮肤是热量散失的主要部位。皮肤散热也是患者热量丢失的重要原因,皮肤向周围环境通过辐射和对流进行散热的面积增大,而使体温迅速下降。创伤后的部位用保暖性能好的被服或专用铺巾遮盖,可减少皮肤散热。使用保温毯给患者保温,是目前较新的一种方法,它具有使用方便、安全、有效等特点,是目前创伤后患者围术期升温、保温的较理想方法。但有研究认为,胸部、腹部创伤患者体腔暴露后易发生体温下降,即使病室室温在22℃。故对创伤患者应使用温盐水浸泡的纱布和温液体冲洗,以及注意保护术野等以减少体热散失。创伤患者如需等待快速冷冻切片或透视与摄片时,需应用温盐水巾或皮肤保护膜覆盖创面,以减少热量和水分的丧失。

在非创伤部位应用被褥或专用铺巾遮盖保暖,可减少经皮肤的辐射和对流作用导致的散热。一般选用不同规格的小棉被和毛毯等遮盖以保持患者的正常体温,可使用保暖肩垫,供非颈部和上腹部的创伤后及老年患者使用,既可以保暖又不影响各种操作。使用电热毯及充气加温毯,患者入室前将电热毯铺于病床上,在电热毯上加铺橡皮布及一次性中单,防止漏电,置于低档,患者睡在电热毯上,根据需要随时调节适宜的温度,身体覆盖充气式加温毯,将温度设置于38℃。在手术切口消毒、铺剖腹单后贴神经外科专用3 L粘贴手术巾于两侧肋缘下,系紧尾口,可利于收集切口渗血、渗液、腹水、冲洗液等,防止床单及无菌巾浸湿。对于切口周围裸露的部位,用手术粘贴巾粘贴,保护皮肤,减少皮肤散热,减少潮湿的无菌巾对皮肤的冷刺激。

（一）被动隔热

减少皮肤热丢失的最简单方法是使皮肤被动性隔热。大多数创伤病室都备有棉毯、创伤用包布、塑料被单、中空被等隔热物。上述单层隔热物可减少30%的热量损失，临床上不同种类隔热物热量损失的程度无明显差异，即使是最好的隔热物，也很少能将热损失减少到50%。所有常用的被动性隔热物减少热量损失的程度相近，增加隔热物的层数只能轻度增加隔热效果，因为大多数隔热作用是隔热物下保留的静止空气所致。例如，一层棉毯可减少热量损失约30%，但是三层棉毯也只能减少热量损失50%。而且，加温棉毯几乎没有效果，且作用时间短暂。

皮肤热量损失大致与体表面积成正比（普遍错误地认为成人是从头部丢失了大部分代谢热量）。小婴儿头部丢失的热量明显，但这是因为其头部占体表面积的比例大。因此，所覆盖的皮肤总面积要比哪个部位皮肤表面被覆盖都显得更为重要。例如，人们往往不明智地覆盖患者头部，暴露其双上肢；但是双上肢体表面积大于头部，丢失的热量更多。

隔热保温的能力与覆盖的体表面积直接相关，单纯被动隔热并不足以维持创伤后患者的正常体温；这些患者需要主动加温。因为约有90%的代谢产热从皮肤表面丢失，所以只有皮肤加温才能传递足够热量防止低体温。大多数红外线系统的加热效果几乎与被动性隔热相当。因此，使用循环水加温和强力空气加温是值得考虑的两种主要系统。

（二）主动加温

主动加温比被动隔热能更好地维持正常体温，其效力与皮肤面积呈线性关系。在消毒和铺巾时动作应迅速，提高室温至27～28℃，待铺好铺巾后再恢复至正常室温。在主动加温实施前或实施时尽量减少非创伤部位的暴露，通过覆盖皮肤也可以减少热量的丢失。四肢保温极为重要，可用棉裤腿套，用特制的小棉袄盖好双上肢及肩部。使用控温毯，患者入室前即将控温毯铺在病床上，根据情况随时调节体温（水毯温度可调节在30～41℃），防止低体温的发生。

1.加强温度监测　中心温度是体温监测中最为重要的指标，因此评价温度监测设备主要是基于其反映中心温度的能力，测温部位则是判断准确性的关键因素。通过肺动脉导管上的传感器测得的血液温度被认为是中心温度测量的金标准，经常用作其他测量方法的参考。鼻咽部温度与大脑温度及中心温度很接近，被广泛应用于全身麻醉及创伤后患者。腋温更接近中心温度，当不能测量中心温度时，可以代替之。

体表各部位温度相差很大，核心温度则比较均衡。核心温度可在肺动脉、鼓膜、食管远端、鼻咽部、口腔、直肠等处测出。口温测量适用于清醒合作患者；鼻咽部温度测量在人为降温时反映体温的变化较为迅速；而直肠温度不易受外界因素影响，是比较理想的测量部位。创伤后患者应常规监测体核温度，做到早发现、早处理，防止低体温并发症发生。

2.充气保温疗法　充气加温是较稳定、有效的方法，是目前认为最有效且可行的方法。优点包括采用高对流加温装置，接触面积上半身可达35%，下半身可达36%，升温效果好。充气式保温毯操作方便，重量轻，复温快。可分为4个不同温度档，可根据不同程度的体温，给予创伤后低体温患者最佳的保暖措施。充气式保温毯因设定合理，能持续维持所设定的温度，不会造成烫伤或温度不够影响效果等不良反应。

四、内部加温

使用输液加温装置可以减少热量损失。输入冷藏库存血时，可使患者的中心温度下降，如果短时间内输入大量4℃的库存血，不但会造成低体温，还可引起心律失常，甚至心搏骤停。有研究显示，输注加温液体可以有效地预防创伤后体温降低和热量丢失，减少创伤后寒战的发生。但输入的液体高于体温太多也不安全，所以其保温作用是有限的，并不能替代皮肤隔热加温，单独应用不能维持患者体温正常。

创伤后患者输注大量温度较低的液体，特别是输入大量库存血，可明显降低机体体温。这是由于在给患者输入大量低于体温的液体后,通过传导的方式(被冷稀释血液随血液循环运行到全身),使体温下降,以致交感神经兴奋,毛细血管收缩,甚至出现寒战。有报道称:大量持续膀胱冲洗,经过水的传导、对流,带走身体的大量热量,增加了机体额外热能消耗,可使患者的体温降低。对于创伤后时间长、胃肠管等腹腔脏器长时间暴露者,可使用温热盐水纱布覆盖肠管。需行胸腹腔冲洗者,宜使用38~40℃温盐水液体冲洗体腔,注意保护术野。如需等待快速冷冻切片或摄片与透视时,应使用温盐水垫或皮肤保护膜覆盖创面,以减少热量和水分的丧失。

研究表明,液体和血液制品加温至36~37℃是安全、舒适的,且对药液成分无影响。给创伤后患者输入预热的液体可有效地预防体温降低和热量丢失。有研究报道,当人体滴入加温的液体时,机体以吸热的正效应方式活动,减少或避免"冷稀释"作用,以保持热的平衡,保证机体体温维持在发生寒战的阈值之上。预热的液体可有效地预防体温降低和热量丢失,但要严格控制输血温度,不能超过37℃,以免破坏血液成分。

目前普遍应用的是加温输液器、恒温箱等,能准确设置温度。冲洗时应避免切口周围敷料、病床的潮湿,此举也能有效预防低体温的发生。

运用呼吸道加温,由于使用干燥、寒冷的空气进行通气时,经呼吸道可带走10%左右的代谢热量。因此,热化气体,利用呼吸蒸发器加热给患者吸入42~46℃湿润的氧气,减少呼吸道散热,可防止深部温度继续下降。插管使用机械通气的患者应吸入热化气体,使用保温保湿过滤器,是安全、有效的防止创伤后低体温的方法,不仅可减少呼吸道散热,还可防止深部温度继续下降。对于高龄及创伤后时间较长的患者可使用湿热交换器(人工鼻),能保持呼吸道内恒定的湿度和温度,因为人工鼻具有适度湿化、有效加温和滤过功能,且可以将大量的水分和热量保留在呼吸系统中。由于经呼吸道散热仅占不到10%,因此吸入气体加温维持中心温度的作用可以忽略(小儿除外)。有创加温装置包括腹膜透析和动静脉分流加温,其中最强有力的是体外循环(cardiopulmonary bypass,CPB)。但无法用来预防和处理围术期轻度低体温。

在全身麻醉状态下,氨基酸的产热作用是平常的5倍,因此给创伤后患者静脉输注氨基酸可预防低体温的发生。输注氨基酸可引起代谢产热升高,还可以缩短住院时间,这可能是伤口愈合和肠道功能改善的结果。

五、烫伤风险

充气式保温毯是创伤后婴幼儿及老年患者取暖的理想用品,但有报道因使用不当而引起患儿烫伤。经有关技术人员对所使用的温毯机(Warm Touch Model 5800)进行细致的测试,认为烫伤原因是创伤后患者使用的温毯机一直处于中档位(低档30~34℃,中档36~40℃,高档42~46℃),创伤后患者用4层铺巾覆盖致无法散热,体温探头包上指套,指套上又沾满粪便,使其显示温度不准确,加上患儿皮肤娇嫩,皮肤直接贴在保温毯的吹气小孔上容易造成烫伤。

加强温毯机性能检测,避免皮肤直接贴在保温毯上,使用保温毯之前应仔细检查温毯机的插头、开关及制热的性能,使用时可在保温毯上放置一块小巾,避免患者皮肤直接贴在保温毯的吹气小孔上,以防烫伤。认真做好体温监测,尽量使用一次性体温探头,这样就不需在探头上包上指套,影响体温显示的准确度,将体温探头放置肛门处,铺巾后也容易脱出,难以管理,同时,若体温探头插入粪便中则难以显示患者温度变化。所以对创伤后患者最好是监测食管温度,将体温探头放置食管处便于管理,体温显示会更准确。及时调整保温毯温度,尤其是婴幼儿体温中枢发育尚未健全,其调节能力差,易受外界温度影响。使用保温毯时,术前可以将温毯机调至高档位,要根据创伤后患者的体温将温毯机调至中档位或低档位,使保温毯处于温热状态,这样既可以保暖又不至于烫伤。在给创伤后患者使用保温毯时,巡回护士一定要加强巡视,注意观察患者生命体征的同时常用自己的手去检测一下保温毯的温度,不要完全依赖于电子监护仪,要及时观察,及时发现,及时处理,防患于未然。

第六节 危重症创伤急救时降温和复温的护理与管理

一、降 温

(一)降温要求与用药

降温时要做到以下3点：①避免御寒反应；②肌肉完全松弛；③末梢血管扩张良好。因此降温必须在患者处于全身危重状态下进行。

用药可使用常用剂量的苯二氮䓬类或巴比妥类、吩噻嗪类、阿片类药物，抗胆碱药宜用阿托品0.01 mg/kg，术前半小时肌内注射。危重症患者诱导可采用常用剂量的芬太尼、依托咪酯或异丙酚等，辅以肌肉松弛药如琥珀胆碱、维库溴铵或泮库溴铵等，静脉快速诱导气管内插管。危重症患者维持低体温时可采用全凭静脉用药，如芬太尼、咪达唑仑、异丙酚等，但低温时药物酶活性下降使药物降解过程延长，应注意酌减剂量。也可采用静脉和吸入复合用药，包括前述药物加吸入药如恩氟醚、异氟醚、七氟醚等。全身危重症患者维持期间辅助适量的肌肉松弛药。降温前宜适当使用小剂量氯丙嗪（0.25 ~ 0.5 mg/kg），以防止寒战及血管痉挛，其末梢血管扩张作用，有利于体温下降。

(二)降温方法

1.体表降温

(1)冰水浴或冰屑降温法：在全身麻醉后，当危重症患者达适当深度，给适量的吩噻嗪类药物和肌肉松弛药后，将事先垫放在患者身体下的橡胶布四周提起，倒入有冰屑的冰水，维持水温0 ~ 4 ℃（儿童2 ~ 4 ℃），使身体的大部分浸泡在冰水中进行降温。身体深部的温度需待通过体表降温后的血液灌注才能下降，体温开始下降缓慢，约10 min后下降速度加快，待食管温度降至33 ~ 34 ℃时，可撤去冰水，将患者体表用毛巾擦干。停止降温后体温仍继续下降，续降少者仅2 ~ 3 ℃，多者可达5 ~ 6 ℃，续降程度与体型、室温、冰浴时间、药物有关。肥胖者降温时下降慢，停浴后续降多。体瘦者开始降温时下降快，而停浴后续降少。如果续降温度不够，可再用冰袋辅助降温至所需的温度。降温时注意心前区及耳郭、指（趾）、会阴等末梢部位勿与冰块直接接触。体表降温优点在于降温效果较好，操作简单，不需体外循环设备，主要适用于浅低温及中度低温的实施，临床常用于一些大血管创伤后或颅脑创伤后。

(2)冰袋、冰帽降温法：全身麻醉后或在吩噻嗪类药物作用下，将冰袋放置于大血管浅在部位，如颈部、腋窝、腹股沟、腘窝等处，或将头部置于冰槽或戴以冰帽，以达到选择性头部重点降温，或将二者联合应用。冰袋、冰帽降温，降温速度缓慢，很少出现寒战反应，一般也不能使体温下降至30 ℃以下；停止降温后，体温续降少，一般仅1 ~ 2 ℃，本方法操作简单，并可边治疗边降温，适用于婴幼儿。用于成人降温效果差，特别是体胖者，主要作为降温的一种辅助手段，如体表降温不够，或需要维持低体温者。临床常将此法用于治疗中，在脑复苏、创伤高热、严重感染等情况下，可采用头部重点低温加冰袋的方法。

(3)变温毯降温法：患者仰卧于置有变温毯的床上，变温毯内有充满冰水的管道，管道与床旁的冷热水交换机相连接，通过动力使管道内的水不断流动、循环，有助于体温下降，主要适用于浅低温或低温的维持。

(4)冷空气法：将患者置于塑料箱内，将空气降温或升温后吹入。该法降温慢且设备要求及实施繁复，临床很少使用。

2.体腔降温

胸、腹腔创伤后，可用0 ~ 4 ℃无菌生理盐水灌洗胸腔、腹腔，通过体腔内的大血管进行冷热交换。当水温升至10 ℃时予以更换，直至达到预计温度，一般需1 ~ 2 h，该方法需要大量的无菌生理盐水，操作时需暂停手术。胸腔降温时冰水与心脏接触，可致心律失常，应严密监测。主要作为在体腔创伤后采用低温的一种辅助手段和补救方法，一般不单独应用。

3.体外循环血液降温法　在体外循环创伤手术中,采用人工心肺机及热交换器(变温器)进行血流降温。该法是将血流引向体外,经热交换机冷却后,用泵将血回输体内的降温方法。该方法降温、复温快,可控性好,数分钟内可降至 30 ℃,10 ~ 20 min 即可降至 20 ℃以下,停止降温后可续降 2 ~ 4 ℃,对血流丰富的主要脏器如心、脑、肝、肾的温度下降快,起保护作用,但皮下组织、肌肉温度下降缓慢,由于温度下降不均匀,温差较大,可致代谢性酸中毒。注意降温和复温时,变温器和血流温差不宜超过 8 ℃,以免溶解于血液中的气体释出,形成气栓。最高水温不宜超过 42 ℃,以免红细胞破坏。

4.体外循环与体表降温相结合的方法　先将患者行体表降温至 32 ℃左右,再改用体外循环血液降温。在危重症患者诱导后,通过使用冰袋和降温垫进行降温,此时创伤后手术可同时进行,开胸后即可连接体外循环机进行降温。这种方法主要用于深低温停循环的创伤后手术患者,近年来,由过去的体表低温加体外循环的方法,发展至现在的以体外循环血液降温为主、体表降温为辅的方法。但应注意,无论是体表深降温停循环或体外循环深降温停循环,死亡率和脑功能障碍的发生率均较高。因此,都应严格地掌握其适应证和停循环的时限,只有在不能采取常规体外循环法施行创伤后手术时才可选用深降温停循环法。

5.静脉输入冷液体(4 ~ 6 ℃)降温　一般在特殊情况下应用,如创伤高热或严重的手创伤。创伤输血、输液也可降低体温、降低机体代谢而起到保护作用,但因受到输液量的限制,降温程度受限。本法也可作为体表降温的辅助措施,但应注意冷液体输注过快可引起心律失常,应注意监测。

6.体外降温

(1)动脉-静脉降温法:将血液由动脉引出,流经降温装置,回输入静脉。该法增加右心负担,影响血流动力。

(2)静脉-静脉降温法:将静脉血(一般为上腔静脉)引出,流经降温装置,利用压力泵将降温后的血液回输入另一静脉(一般为大隐静脉)。该法降温迅速且易于控制温度。

二、复　温

(一)复温方法

当在危重症创伤急救措施或手术基本完成,患者病情平稳后,可开始复温。因复温开始时手术尚未完毕,体表能进行热交换的面积很少,故体表复温较降温困难,所需时间较长。常用的复温方法有:①体表复温,复温时水温不宜超过 45 ℃,常用热水袋、电热毯、变温毯等;②胸腔或腹腔用 40 ~ 45 ℃盐水复温;③体外循环下血液复温,水温与血温的温差不宜超过 8 ℃。体温升至 32 ℃以上,可停止复温。只要注意保温,经 2 ~ 4 h 体温可自然回升,复温过高可致反应性高热。对体温已达到 32 ℃者一般不必复温。

(二)复温注意事项

注意事项:①复温过速时机体耗氧迅速增加,各器官功能未恢复正常,因此形成全身代谢障碍。②临床表现为低血压、周围循环迟滞、心率增快、心输出量锐减、呼吸困难,血气分析可见明显的代谢性酸中毒。③治疗首先应减缓复温速率,其他同一般抗休克治疗。

三、监　测

在进行低温期间,应加强各方面的监测。

(一)体温监测

在降温过程中,身体各部分温度下降的程度不一致,应同时监测几个部位的温度。

1.鼻咽温度　送入长度为鼻翼至同侧耳垂距离,操作要轻柔,在肝素化之前放入。温度探头位于鼻咽部,相当于颅骨底的筛板处与大脑血管 Willies 环相近,一般反映大脑血液流经组织的温度。

2.食管温度　温度探头放在食管下 1/3 处,成人放在甲状软骨下 15 ~ 20 cm 处,或放于食管听诊心音最强处,能较好反映心脏温度。

3.直肠温度　温度探头应置于肛门5 cm以上,即直肠齿状线以上,可反映腹腔脏器温度,但易受粪便影响,监测直肠温度前应灌肠。

4.膀胱温度　将温度探头置入导尿管内插入膀胱,能较好反映腹腔脏器温度,但当尿量少于270 ml/h时,反应速度较慢。

5.鼓膜温度　用鼓膜探头监测鼓膜和外耳道的温度,比鼻咽部温度更接近脑部温度,深低温停循环时有更大的应用价值,用红外线鼓膜温度计间断监测耳鼓膜温度似乎更为理想。

6.血液温度　肺动脉导管尖端带有测量血温的装置,可持续监测血温变化,此为有创监测。体外循环机带有监测血温的装置,动脉温度是动脉血进入机体前的温度,反映氧合器变温能力,通过变温器调节使温度控制在适当范围。静脉温度主要反映脑、心、肝、肾等血流丰富器官的温度,还可用于判断机体氧耗状况。

7.周围皮肤温度　将皮肤温度探头置于足趾或足背皮肤,是反映外周循环状态的指标,通过观察其与中心温度的差异,可间接反映复温的均衡程度及外周组织的血流灌注情况。

(二)循环监测

低温对循环系统带来一系列影响,因此对创伤患者应加强监测。常规监测心电图、血压,因寒冷反应致血管收缩,故常需动脉直接测压,必要时测中心静脉压。降温早期如出现御寒反应,则表现为心率增快,血压升高。随着体温的降低,心率减慢,血压降低,心电图也出现一系列变化,如P-R间期延长,心律失常,甚至心室颤动。

(三)其他

尿量、电解质的监测和血气监测。血液流变学及血清动力学监测也有一定的临床意义。

第七节　重症创伤后的体温护理与管理

一、保　温

(一)提高室温

热量丢失主要取决于皮肤的辐射和传导及创伤后创面的水分蒸发。创面蒸发是热量散失的重要原因,但皮肤是热量散失的主要部位,保持适当的室温可以有效减少皮肤散热,因此病区室温应以24～25 ℃为宜。理论上讲室温24～25 ℃最为合适,但由于外科医师要求较低的室温以求舒适,于是很多医院仍将病区温度控制在21 ℃左右,此室温下应采取其他的保温措施,防止患者寒战的发生。

(二)人体保温用具

1.覆盖物(被子)　人体主要散热部位是体表皮肤,而四肢皮肤占全身皮肤总面积的64%(成人)。即使中心低温时,保持皮肤温度也可有效预防寒战,此外保持皮肤表面温度可防止低温再分布,增加机体总的热量。有研究证实,仅覆盖1条棉被即可减少近30%的热量丢失,使皮肤温度平均增加1～2 ℃,多层棉被可减少约50%的热量丢失。

2.各类升温毯　包括电热毯、变温水毯、充气式保温毯。婴幼儿、孕妇、出血性疾病患者、呼吸道疾病患者及有皮肤过敏体质者慎用电热毯。选用供电电压小于36 V的多功能低压保健型电热毯。在患者进入创伤病室前,电热毯用高温档预热,用低温档保暖。为避免直接接触皮肤引起烫伤,电热毯上下各铺1层床单;注意防潮,故床单上面要再铺1张橡胶单。给患者使用时,应经常查看电热毯的温度和湿度,水浸湿的电热毯应晾干后再用。变温水毯是通过水箱内循环水的温度和与患者体表接触的水毯相互传导热量,达到降温和复温的目的。充气式保温毯通过向被毯内充入热空气达到保温目的,是目前较新的一种保温用具,它具有使用方便、安全、有效等特点,是目前创伤后患者升温、保温的较理想的用具。

3.热水袋　对于躯干体温正常而四肢末梢循环不佳者,可在患者腘窝、腹股沟、腋下等处使用热水袋热敷。我国成人应用热水袋的水温一般为40~50℃,热疗水温为60~70℃为宜,过高可引起烫伤,过低又达不到局部加热的目的。建议选用表面带条纹的热水袋,因其导热性能较差,敷后不易使皮肤受损,定时查看皮肤温度、颜色,并用毛巾包裹,以避免直接接触皮肤而发生烫伤。

4.热能灯　辐射热能灯为效能最低的加热装置,对儿童效果较好,对成人仅能增加其体表较小面积温度,皮肤必须暴露于灯光下才有效。此设备可使患者在中心温度较低时停止寒战及减少一些低温不适感觉。

5.其他　如使用塑料袋、塑料薄膜等。头皮血供丰富,人体很大一部分热量是通过头皮散失的,在患者头部覆盖塑料袋也是创伤常用的方法,可有效抑制热量丢失。在术野覆盖1层塑料薄膜可避免体液、冲洗液及创伤所用湿血垫浸湿布类敷料,从而有效减少蒸发散热。此外,创伤患者使用的保护脏器的血垫用热水润湿,既可减少传导散热,又可帮助止血。

二、使用液体或气体加温

(一)输入加热的液体或血液

静脉输液、输血,尤其大量、快速输入时常引起对流热量丢失。成人在创伤后每输入1 000 ml室温的液体,其体温可下降0.25℃,将液体加温至37℃,可预防体温降低,液体加温对大量输血或有大量不显性液体丢失的患者尤为重要。液体加温技术包括干热、水浴或电子输液加温仪加热等。

(二)冲洗液加热

常用方法有干热、水浴等,显微外科在(如胆道镜)手术创伤后需持续冲洗时,也可用电子液体加温仪。此方法适用于创伤治疗需要大量冲洗的患者。

(三)吸入气体加热

长时间使用开放危重症患者装置或机械呼吸并吸入干、冷气体也可使体热丢失。因此,护士应提醒医师尽量采用密闭式危重症患者装置,应给危重症患者主动或被动吸入的气体加热、加湿,以减少气道散热。

三、药 物 治 疗

很多种药物都可用于预防和治疗寒战,如生物胺类物质、拟胆碱类药、内生肽类等。这些药物原本的药理作用并不是用于抗寒战的,但它们却都有很强的抗寒战作用,可能都可以调节机体的中枢体温调控系统。

(一)生物胺

药物作用:奈福泮(平痛新)是一种具有很强抗寒战作用的镇痛药物,可强烈抑制突触体对5-羟色胺(5-hydroxytryptamine,5-HT)、去甲肾上腺素(norepinephrine,NE)和多巴胺(dopamine,DA)的摄取,并可轻度降低机体体温。曲马多是一种具有类似作用机制的抗寒战药物,其抑制5-HT、NE和DA的再摄取,并促进5-HT的释放,使脊髓水平突触小体中的NE和5-HT浓度增高,从而起到抗寒战的作用。目前认为曲马多主要是通过脑内α_2肾上腺素受体来发挥创伤后抗寒战作用的,静脉注射曲马多1~2 mg/kg在5 min内即可终止寒战。可乐定及右旋美托嘧啶都是α_2肾上腺素受体激动剂,但由于目前国内不生产这两种药物,故在临床很少应用。

酮色林作为一种抗高血压药物,也具有治疗危重症患者寒战的作用,但疗效相对较弱。作为一种与5-HT$_2$受体及α_1肾上腺素受体具有高亲和力的拮抗剂,酮色林通过激活低位脑干中枢突触前α_1肾上腺素受体而发挥间接的抗寒战作用。

昂丹司琼常用作止吐药,其作为特异性 5-HT$_3$ 受体拮抗剂,抑制 5-HT 的重吸收,继而抑制了体温调节中枢对低体温的反应。危重症患者静脉注射昂丹司琼 8 mg,可预防危重症患者寒战的发生。多拉司琼也是通过此种机制发挥作用的。

(二)拟胆碱药

药物作用:毒扁豆碱是经典的可逆性胆碱酯酶抑制剂,通过减少胆碱酯酶分解而降低体内乙酰胆碱的含量,继而减弱机体对低体温的反应。毒扁豆碱也可促进肾上腺素和去甲肾上腺素的释放,从而作用于下丘脑,间接参与了体温调节作用。静脉注射毒扁豆碱 0.04 mg/kg,可有效地预防和控制寒战。

(三)肽类药

药物作用:单纯阿片受体激动剂,包括吗啡(2.5 mg)、芬太尼(25 μg)及阿芬太尼(250 μg)都对危重症患者寒战有治疗作用,这些药物呈剂量依赖性地降低寒战反应的阈值。

哌替啶使寒战阈值降低的程度达到血管收缩阈值降低的两倍,这明显区别于其他镇痛药和镇静药。哌替啶独特而有效的抗寒战作用,除了作用于 μ 阿片受体以外,还可通过激动 κ 阿片受体而发挥抗寒战作用。此外,哌替啶还具有抑制生物胺的重吸收、拮抗 N-甲基-D-天冬氨酸(N-methyl-D-aspartic acid,NMDA)受体及刺激 α$_2$ 肾上腺素受体的作用,这些都可能参与对寒战反应的抑制。说明哌替啶的抗寒战作用缺乏专一性,是各种药理作用共同作用的结果。成年人用量 25~30 mg 即可有效而迅速地控制寒战。

四、注意事项

1. 施行低温时,要避免御寒反应　发生御寒反应时患者寒战,血压升高,心率增快,立毛肌收缩,皮肤血管收缩,皮肤呈灰白和棘皮现象,代谢增高,耗氧量增加,还增加体表和中心体温的温差,影响降温的效果。

2. 体表复温时,复温用具内水温不宜超过 45 ℃　目的是避免烫伤。复温后可出现反应性高热,可使用小剂量氯丙嗪和体表大血管处置冰袋以控制体温。而导致部分脏器缺氧和代谢性酸中毒,因此降温期间应防止血管收缩和降温过快。

3. 保证均衡降温　应避免降温时身体各部位之间温差过大,而导致部分脏器缺氧和代谢性酸中毒,因此降温期间应防止血管收缩和降温过快。保证均衡降温,使患者的鼻咽温、直肠温之差小于 5 ℃,当温差大于 5 ℃ 时,可给予危重症患者吸入药物或用间断降温的方法。

4. 避免温差大　整个低温过程中,为预防由温差大形成气栓或复温不均,水温与体温差应小于 10 ℃;复温时间不低于 30 min。复温速度过快,氧债急剧上升,会引起组织缺氧、酸中毒。

5. 体表、体腔降温　最应注意的是防止心室颤动和脑损害。对需要深低温或阻断循环时间较长的心脏创伤后救治的患者,不宜采用体表、体腔降温,应选择体外循环血液降温,并严格掌握低温条件下阻断循环时间。

第八节　重症创伤后的体温调控设备及其调节方式

适宜的温度是机体维持正常生理功能的必备条件之一。人体的中心体温一般维持在一个极其狭窄的范围内(<0.4 ℃),但在危重症患者因诸多因素改变了寒冷及受热反应的阈值,使得阈值的范围变宽。体温的过度变化多发生在创伤后病情发展过程中,患者在创伤后易发生体温变化的现象容易被医务人员所忽视,而创伤后体温的管理恰当与否直接影响患者的预后,利用适当的温度控制技术(尤其是低温)可以产生对机体有益的影响。对重症创伤患者适度的低温可以在低血流状态下对脑组织提供保护,但更深度的低温会抑制生命器官的功能与药物代谢,使得发生低血压,心律失常,心肌缺血与呼吸性酸中毒等并

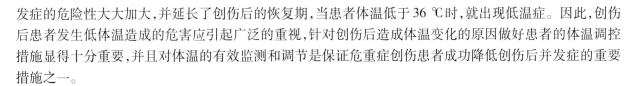

发症的危险性大大加大,并延长了创伤后的恢复期,当患者体温低于 36 ℃时,就出现低温症。因此,创伤后患者发生低体温造成的危害应引起广泛的重视,针对创伤后造成体温变化的原因做好患者的体温调控措施显得十分重要,并且对体温的有效监测和调节是保证危重症创伤患者成功降低创伤后并发症的重要措施之一。

一、环境温度调节

病区温度太高,会增加细菌繁殖,造成创伤后创口污染,在创伤后患者进入病室前 30 min,应将病室温度调节在 22 ~ 24 ℃,湿度保持在 40% ~ 60% 。可根据年龄不同进行调整,如果是婴儿、小儿和老年人病室,可适当调高室温,保证患者体温的正常,减少患者因为冷空气发生低体温,避免因低体温造成伤口疼痛、感染和寒战的发生。

二、体表温度调节

(一)自然复温

常用的方法是在非创伤区域的四肢和躯干用暖棉被、肩垫、手臂保暖棉垫等覆盖以减少散热。

1. 优点　由于约 90% 的代谢产热量是通过皮肤表面丧失,故保证皮肤温度可有效地防止体温过低,可使体热丢失减少 30%;在皮肤表面放置隔热物品是减少皮肤热量散失最简易的方法。

2. 缺点　复温缓慢,每小时升高 0.1 ~ 0.3 ℃,故而危重症患者不适用此种方法。

(二)热水袋

1. 优点　这种方法简单、方便。

2. 缺点　效率低而又危险。效率低是因为作用面积太小,危险的是,如果组织不能将热量充分地播散到身体其余部分,则意味着热量将在局部蓄积引起组织损伤。因此,创伤后患者应该禁用热水袋。

(三)红外辐射加温仪

红外辐射加温仪的加热头是无创性外部热源,是产生红外辐射的部件。

1. 优点　加温器与患者没有接触,其他所有体表加温装置必须接近皮肤表面,因此它比较适合儿科创伤后患者。

2. 原理与方法　红外辐射加温是通过增加皮肤以及下丘脑温度调节中枢的热量输入来消除患者寒战,预防低温症。红外辐射加温仪由辐射加热灯头、体温检测和显示以及报警装置组成。医用红外辐射加温仪加热头产生的红外辐射的波长集中在 2 ~ 3 μm,这段波长的红外辐射不会对人体造成危害。大部分的红外辐射能量能穿透表层皮肤组织而被浅表血管中的血液所吸收,被辐射部位的血液吸收了辐射能量后,经微循环和体循环将能量输送至全身各处。

应用婴儿辐射保温台对手创伤新生儿进行保温措施控温保温容易,有较好的效果,同时并用被单等其他保护措施,能更有效地保证手创伤患儿体温的维持,是创伤后治疗成功的保证。优势在于温度设置可调、辐射保温部位均衡、稳定,使用简单、安全、可靠,减少因热水袋、热水瓶使用不当引起的烫伤和使用电热毯温度难以控制,如电热毯潮湿、漏电造成危险。

在剖宫产手创伤,采用辐射保温台,利用其 APGAR 评分计时功能及新生儿的保温功能,可有效地避免低温环境造成的新生儿皮肤青紫,从而提高新生儿评分结果。

(四)水循环温控装置(床垫/毯)

水循环式保温毯是经典的用于创伤患者的主动加温装置(德国主要致力于水循环式保温毯的研究)。水循环式保温毯是由进水连接管、出水连接管和水循环毯构成。通过控制水温的变化,在与患者的接触部位及周围一定空间范围内形成传导、对流及辐射等。但因约 90% 的代谢产热是通过身体前表面丧失的,所以其效率有限。另外,背部的毛细血管受患者自身的压迫限制了血流,所以这种方法还可能导致"压力-热损伤"。此外,水循环式保温毯的费用比较昂贵,考虑到性价比的关系,这也是临床上采用较少的原因之一。目前也主要应用于有条件的医院外科及ICU。

原理与方法:有一垫体,垫体内设有循环水管道,管道一端设为进水口,另一端设为出水口;出水口连通一出水管道,出水管道上设有加热装置,加热装置上有一温度控制器,该温度控制器上的传感器伸入垫体内的循环水管道内;出水管道另一端与热循环储水箱的上部连通,该热循环储水箱下部连通一热循环水管,热循环水管的另一端与垫体内循环水管道的进水口相连。

(五)充气式控温装置(床垫/毯)

充气式控温装置(床垫/毯)是目前临床上使用较多的一种保温设备。美国主要致力于充气式保温毯的研制,其技术研发处于前沿地位,在前端人体温度的检测速度和精度、气孔结构以及快速、实时智能控制等方面进行了重点研发。充气式保温毯通过对体表施加一定温度的高对流气体,加上四肢用保温毯缠绕,一方面能提高外周皮肤温度,减少体内热量向外周转移;另一方面隔离体表热量向周围环境扩散。有效预防了创伤后低体温的发生,是目前最有效的保暖措施。其中对四肢加温比对躯干加温更有效。

1. 优点　充气式保温毯操作方便,重量轻,复温效率快。分为4个不同温度档,可根据不同程度的体温,给予低体温创伤后患者最佳的保暖措施。充气式保温毯的设定合理,能持续维持所设定的温度,不会造成烫伤或温度不够影响效果等不良反应。

2. 原理与方法　由电热充气装置和温毯组成。通过两种机制加温:屏蔽辐射和对流。充气加温可以通过皮肤表面传导30~50 W热量,同时被动隔热将皮肤散热从100 W降到约70 W。因此远比单纯被动隔热和水循环床垫有效。加热器加热空气,由鼓风机将加热后的热空气吹入保温毯,保温毯为中空的医用薄膜,与患者皮肤接触的一面有大量均匀分布的微孔,吹入保温薄膜的热空气从微孔中流出并围绕在患者身体的周围,温暖而流动的热空气增加了热传导的效率,从而有效地保持患者的体温。

3. 意义　在正常生理情况下,体内的热量并非平均分布,通过温度调节性血管收缩、维持机体基础温度和外周温度梯度在一定范围。患者在手创伤使用充气式保温毯,一方面能提高外周皮肤温度,减少体内热量向外周的转移;另一方面隔除体表热量向周围环境的扩散,从而保持手创伤患者体温恒定、减少并发症、提高创伤后康复的成功率。鉴于目前充气式保温毯的结构特点和工作方式存在的不足,可以进一步研究人体温度场和保温毯温度场的关系,实现温度实时调节和控制方法:通过优化其结构,进一步减小保温毯的气体热量损失、提高保温毯的保温效果,提高手创伤人体表面温度的调节精度和稳定性,从而增加保温毯的自动调节与控制功能,扩大充气式保温毯的应用。

4. 气孔结构　充气保温毯采用了可以提供渐进空气量的低速鼓风机,空气是经过过滤后的暖空气。气囊中充入过滤后的暖空气可以降低患者和医师被空气中病菌感染的可能性。其通过独有的非纺织材料的毯面为患者提供有效的医疗效果。过滤式充气保温毯不具有过孔结构,因而在手创伤可以避免有害微粒所带来的潜在危险。气孔结构不同,气流流通的效果就不同。当使用透过式气孔结构,效果差异主要取决于孔的大小、分布及稀疏密度。空气中的微粒可以通过透气孔与患者进行接触,透气孔越大,则可透过的微粒就越大。通过可透气孔吹出气流的平稳度也同样受到孔的大小和分布的影响。当使用非透过式气孔结构,虽然气孔清晰可见,但气孔并未完全透过,即不允许污染微粒透过,所以这就造成了其与透过气孔吹出的气流平稳度和舒适度不同。目前使用的主要是具有可视孔但未完全透过的气孔结构形式。这种结构可以通过气体,但不会透过微粒,抗空气污染效果更好。

5. 人体温度检测和控制

(1)温度检测:研究表明,人体皮肤温度为体表温度,计作ts。体表温度不稳定,且在人体各部位之间差异大。如上肢皮肤温度为28~32 ℃,下肢为31~35 ℃,正常腋下体表温度为36~37.4 ℃。代表人体真实温度的是心脏和脑部的血液温度,叫基础温度或核心温度(core temperature),记作tc。正常温度在36.6~37.7 ℃,这个温度无法临床测量。最接近基础温度的是人体内的肺动脉处、膀胱内、食管内和鼓膜处的温度。可近似认为与基础温度相等,这叫局域温度。

在治疗手创伤时,要及时、准确地检测患者温度,并采取积极有效地保温措施来预防创伤后低体温的发生。目前使用最广泛的人体温度检测仪是基于红外线的温度快速检测仪,其测量的是额头表面的温

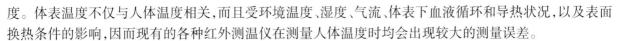

度。体表温度不仅与人体温度相关,而且受环境温度、湿度、气流、体表下血液循环和导热状况,以及表面换热条件的影响,因而现有的各种红外测温仪在测量人体温度时均会出现较大的测量误差。

此外,使用红外检测仪在病区中会产生热能。对医务人员的工作产生一定的影响。采用接触型快速皮肤温度计,可以在温度传感器与皮肤接触 $0.5 \sim 1$ s 后测出人体皮肤的温度,还可以快速测量出人体皮肤温度的空间分布和时间变化,为保温毯的设计提供科学、可靠的温度检测方式。

(2)传热模型:测量探头温度与实测温度的关系常采用传热模型。此种模型中,只有时间足够长时,探头温度才比较接近被测温度。因此只用进行微分变换后,被测温度才可直接表示出来。T0,探头初始温度。T,探头即时温度。Tl,被测实际温度。RM,人体表面到探头的传热阻抗。CM,探头的热容。t,感温时间。

6.输气量控制　医用保温毯中的气体输送主要是用鼓风机来实现的。根据增压值大小,鼓风机又可分为 3 种。①低压鼓风机:增压值 <1 000 Pa(约 100 mmH$_2$O)。②中压鼓风机:增压值 = 1 000 ~ 3 000 Pa(100 ~ 300 mmH$_2$O)。③高压鼓风机:增压值 >3 000 Pa(约 300 mmH$_2$O)。低、中压鼓风机大多用于通风换气、排尘系统和空气调节系统。医用保温毯多采用离心式鼓风机,增压范围一般在 1 000 mmH$_2$O以下。

充气式保温毯输气量的控制可通过调节鼓风机的电机转速来实现。目前,控制电机的方法主要有变频技术和脉冲宽度调制(pulse width modulation,PWM)控制技术。采用变频调速系统直接控制鼓风机电机的转速,应用单片机与温度检测器构成气囊出气口温度的闭环自动控制系统,可以使电机根据负荷的变化合理地变速运行,从而自动调节进气量,进而调节气囊出气口温度。PWM 控制是指保持开关周期不变,调节开关导通时间来对脉冲的宽度进行调制的技术。PWM 控制技术构成的无级调速系统,在电机起停时对直流系统无冲击,具有启动功耗小、运行稳定的特点。

三、体腔温度调节

(一)热量-水分换滤器(人工鼻/雾化器大流量呼吸机)

在创伤危重症患者中应用湿热交换器(人工鼻)能保持呼吸道内恒定温度和湿度。

原理与方法:热化气体,利用呼吸蒸发器加热吸入氧气,预防呼吸道散热,可减少深部温度继续下降(多与呼吸机配合使用)。

(二)有创加温装置(体外循环控温/血管内控温)

有创加温装置包括腹膜透析和动静脉分流加温,其中最强有力的是体外循环,但这种方法不仅需要昂贵的设备和专门的技术训练,而且操作本身也有一定的危险性。因此仅适应于 ICU 内危重患者低体温下顽固心室颤动、心搏骤停的患者,无法用来预防和处理创伤后轻度低体温。

原理与方法:血液流向体外→热交换器冷却→用泵将血回输体内。由热交换控制器、血管内温度控制导管系统及启动套件 3 部分组成。导管系统通过一次性使用的启动套件于热交换控制器相连接,控制器在闭路循环中将温控盐水输入导管系统,使之通过导管系统的球囊表面与患者血液进行热交换,从而达到为中枢系统高危患者或低体温患者进行体核温度调节的目的。

四、输入液体温度调节

创伤后若给患者静脉输注大量低温液体可诱发寒战。若短时间内输入大量 4 ℃ 的库存血,可造成低温、心律失常,严重者甚至可发生心搏骤停。有研究表明,静脉输注的液体复温至 37 ℃ 可以预防低体温的发生。因此,进行输液、输血前用加温器将液体或库存血进行复温是最简单、最有效的预防体温下降的方法。

原理与方法:目前临床上常使用输液加温器对液体进行加热或通过病区输液加温箱集中对液体进行加热。

既往的输液加温器多是采用干热法加热液体,液体在两块加热板之间的特制塑料袋的夹层中流过,经加热器加热后可直接输入体内。该加温器凭借一个恒温平衡开关来调节电子控制线路使加热温度始终保持在37 ℃。一个温度传感器安装在加热器的正面,不断地监测血液温度变化,并为因流速变化造成的血温变化提供补偿调整数据。当血液流速为150 ml/min 时,血液温度控制在36～37 ℃;当流速为250 ml/min 时,则血液温度高于33 ℃。该加温器加热血液升温迅速,只需几分钟即可完成,并可长期保温以待使用。如果需要尚可调节血液流速。为安全起见该加温器还安装有视听报警器和自动切断安全电路,当加热温度上升至39 ℃以上时就会发出视听警报信号。当上升到45 ℃以上时则安全电路自动切断电源。

Hotline 的原理与方式:使用了0.3%过氧化氢溶液循环水浴加热的方式。独特的专利三腔管路技术使得管路全程加热,液体温度保持稳定,管路末端的温度也始终不低于37 ℃。

五、复合温度调节

临床实践表明单一的保温方法并不一定能起到保温作用,对创伤患者采用复合保温护理方法(创伤及非创伤区域的四肢和躯干用棉被覆盖合并使用加热毯、输血输液加温、冲洗术野液体加温等)可有效地维持其正常体温。另有研究表明,采取复合保温护理措施,其低体温的发生率为20%,且未出现体温低于35 ℃的情况。

六、体外循环变温水箱

(一)概述

热交换的基本方式分为传导、对流、辐射,它们无时无刻不发生在我们周围,而且常常交替存在。

热传导是在两个物体或一个物体的两部分之间提高直接接触发生的能量交换。这种交换式分子运动是在直接交流过程中能量流动的形式,或是在金属物质中自由电子漂移的一种方式。传导的一个显著特点就是它发生在物体的边缘或通过物体边缘传递给与之直接接触的另外一个物体,而不存在物体成分的显著移动。

热对流是发生在液体中一种热交换方式,通过液体的混合,热量将从液体的某一部分向另一部分移动这种能量转换伴随着液体物质的大量移动。在分子水平而言液体间这种快速能量转移仍然可以属于热传导的一类,在液体分子接触时热量通过传导进行交换,当能量发生转移时热量通过传导进行交换,当能量发生转移时液体本身也发生了位移。如果液体流动是由外界的机械动力完成(泵)则这种能量交换称之为"被动对流";而将那种依靠液体内不同温度引起的密度差异导致的液体流动所伴随的能力交换称为"自然对流"。

第3种热交换的方式是辐射,它用来描述物体表面由热能激发而释放的电磁辐射。这种电磁辐射向各个方向发散,当它遇到另外的物体时,发散将被反射、传导或吸收。

体外循环期间热量交换主要是通过与氧合器融合的变温器完成的,为了防止血液内溶解的气体在温度升高时溢出,体外循环(cardiopulmonary bypass,CPB)过程中需要对血液先变温后氧合或变温、氧合同时进行。由于人们在临床工作中更注重氧合器的热交换性能,而忽略了变温水箱的重要性。CPB 对创伤后患者温度控制得好坏,关系到创伤后患者康复的效果,为了精确有效控温,性能完善、功能良好的变温设备就显得非常重要,其中变温水箱是不容忽视的一个环节。

变温水箱使在体外转流的血液降温,将低温与人工心肺机合并使用。变温水箱构造是一个封闭的金属腔内安置两层套筒,盘卷成波纹状或多根细管并联。内外金属腔完全隔离,血液从内层金属腔通过,变温的冷、热水从外层金属腔反方向流过,变温水通过金属管壁的热交换达到对血液升温和降温的目的。有效的变温水箱可以使成人体温以每分钟升高0.7～1.5 ℃的速度由37 ℃降至30 ℃。升温较降温慢,一般为每分钟0.2～0.5 ℃。升温时水温不能超过40 ℃,过高会使血浆蛋白变性。水温与血温的差别不

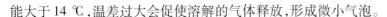

能大于 14 ℃,温差过大会促使溶解的气体释放,形成微小气泡。

(二)常用水箱

1. Sarns 水箱　开放性加冰水箱到自动制冷精确控温的多通路数字化水箱经历了不到 20 年的发展,目前新型 Sarns 8000 水箱尽管体积较大、灵活性较差,但它采用多水槽、多通路设计,使变温更加迅速有效。该水箱除常规氧合器、变温毯接口外,还设计有专门的心脏停搏液变温装置并可完全独立控制。但是该水箱无内部的自循环装置,需要在接口外连接带有控制阀的短路装置,临床操作烦琐。

2. Stockert Shiley 冰箱　该类水箱Ⅲ型为电子控温,操作简单,一目了然,而且变温效果确实,具有自动回吸功能,是目前普遍使用的变温水箱。Stockert 3T 变温水箱是一个独立的(独立水供应)3 路热交换系统。3 路彼此分开的水循环分别用于以下方面。

(1)两路循环用于患者(连接变温毯,氧合器)控制温度范围为 2 ~ 41 ℃,水容量为 6 L。

(2)可互换的心脏停搏液变温循环控制温度范围为 2 ~ 10 ℃(制冷),15 ~ 41 ℃(加热),水容量为 3 L。如果需要,用于患者的一个循环和用于心脏停搏液的循环可被分别关掉。用来提高主变温循环的变温效率。

3. Jostra HL-20 型水箱　与 STANDARD 体外循环机属同时代产品,提供两套输出管路,手动控制不同循环水路的开放,温度调节需双手操作,特别设计了专门的循环按钮,只有在循环按钮指示灯亮时,整个系统才处于循环状态,设定温度后必须使水循环才能进行制冷和加热。其内部设计采用大、小水箱,小水箱作为迅速制冷和加热使用,大水箱做储备用,故该水箱变温速度快,对液体温度变化敏感;采用双动力,出水口泵水,入水口吸水,动力强劲,常导致变温水毯出水口负压,液体超温报警;由于吸力强大,循环管路中常有大量气体存留而影响水流速度和变温效果。

4. HCU-30 型水箱　该型水箱做了大量改进,使变温控制真正从理想变成了现实,它是一个现代化的双循环变温系统。HCU-30 型水箱使主循环(血液变温器、变温毯)和心脏保护液变温循环完全独立并增加了各自的时效性。外观设计别致,PUR 材料的外壳表面光滑,易于清洗,并具有吸收噪声和防止静电的作用。JOSTRA 公司首次采用合理图标将图标显示应用于热交换系统,HCU-30 型水箱面板显示清晰的图标和数字,使操作者一目了然,温度范围在 1 ~ 41 ℃,控制简单、快速、精确。该水箱具有独特而强有力的制冷系统,水箱中强劲的压缩机允许 3.5 h 不间断制冷,当水箱内冰块过少时,压缩机会自动启动,为了保证最大的制冷效果,通常推荐机器始终处于运行状态,无须断开电源,即使关闭电源,在外科准备期间的 1 ~ 2 h 也可以制备足够的冰块供创伤后患者使用。这种冰块所聚集的制冷效果是普通压缩机制冷效果的 3 倍,所以制冷迅速是该装置又一个优点。

HCU-30 型水箱复温同样迅速有效,设计中经加热器加热的水直接由泵泵出水箱,而无须经过大水箱。另外,该水箱还具有注水速度快、自动消除空气的作用,可以回吸外部设施中的水防止污水溢出,还配有压力和流量控制使变温更加科学合理、操作得心应手。HCU-30 型水箱具有最有效的清洗技术:水箱内的水可以加热到 90 ℃,自循环 2 ~ 3 h 后,液体可以被有效净化,防止各种菌类滋生,同时也避免了化学清洁剂的使用。而且可以与计算机连接进行远距离遥控,为适应未来数字化世界打下了基础。

七、未来变温系统的发展方向

新一代的变温系统已经开始注重性价比和血液保护问题。随着科技的不断进步,膜式氧合器和热交换器将趋于小型化低预充;变温水箱则会向更精确、电脑化、易操作、多输出的方向发展。降温可以通过血液直接制冷而无须冷水的参与,复温也可以通过对血液直接接触的物质加热来完成。那时笨重的水管热交换器可能被计算机控制的变温系统所替代,使用更加安全、可靠、有效。

(程　彬　燕朋波)

参考文献

[1]李小寒,尚少梅.基础护理学[M].5版.北京:人民卫生出版社,2014.

[2]陈水红,王飒,王萍,等.创伤性低体温患者复温的循证实践[J].中华护理杂志,2018,53(5):577-579.

[3]国家麻醉专业质量控制中心,中华医学会麻醉学分会.围手术期患者低体温防治专家共识(2017)[J].2017,8(6):52-58.

[4]冷富萍,王安静,李明祥.临床体温测量技术的研究进展[J].中华现代护理杂志,2010,16(32):3957-3960.

[5]李博萍,杨永录,熊资.机体产热作用的中枢调控及其影响因素的研究进展[J].医学研究杂志,2014,43(2):5-8.

[6]刘力行,聂时南,刘云,等.急诊创伤后自发性低体温发生情况及其影响因素的调查研究[J].中华护理杂志,2017,52(2):182-186.

[7]王飒,陈水红,金静芬,等.创伤性低体温患者不同复温措施效果的网状Meta分析[J].中华护理杂志,2017,52(7):840-844.

[8]谢娟玉,李乐之.危症监护患者体温监测方式的综合评价[J].全科护理,2017,15(1):20-22.

[9]徐菲菲.创伤后低体温复温护理的研究进展[J].当代护士,2015(2):5-7.

[10]杨永录.行为性体温调节的研究现状[J].医学研究杂志,2014,43(10):1-4.

[11]赵倩.急诊创伤后自发性低体温发生因素分析与干预措施[J].护理实践与研究,2018,15(21):15-16.

[12]仲悦萍.危重症病人体温监测方法的研究进展[J].护理研究,2014,28(7B):2443-2444.

[13]HAMMOND N E,SAXENA M K,TAYLOR C. Temperature management of non-elective intensive care patients without neurological abnormalities:a point prevalence study of practice in Australia and New Zealand[J]. Crit Care Resusc,2013,15(3):228-233.

[14]MASON T M,REICH R R,CARROLL M E,et al. Equivalence of temperature measurement methods on the adult hematology/oncology popolution[J]. Clinical Joural of Oncology Nursing,2015,19(2):36-39.

[15]RING E F J,MCEVOY H,JUNG A E,et al. New standards for devices used for measurement of human body temperature[J]. Journal of Medical Engineering & Technology,2010,34(4):249-253.

[16]ULEBERG O,EIDSTUNE S C,VANBERG G. Temperature measurements in trauma patients:is the ear the key to the core? [J]. Resuscitation and Emergency Medicine,2015(23):101-109.

第二十二章

创伤重症镇痛及镇静和谵妄护理与管理

第一节　概　述

一、基 本 概 念

(一)疼痛

疼痛(pain)是组织损伤或潜在损伤所导致的不愉快感觉和情感体验。疼痛给患者带来痛苦,引发一系列躯体症状,给患者的心血管系统、消化系统、骨骼肌肉系统、泌尿系统、免疫系统及心理行为带来不同程度的改变,如机体应激反应增高、呼吸浅快、交感神经兴奋、血小板黏附功能增强、胃肠道的蠕动和排空减缓、抑制炎症和免疫反应等,出现疲劳和定向力障碍,并且还可能留下精神创伤。疼痛的护理与管理是对患者疼痛进行评估和诊断,使用药物和非药物方法预防、减轻和消除疼痛的全方位的治疗与护理过程。

(二)镇静

镇静(sedation)指应用药物、精神和心理的照护与抚慰等措施,减轻焦虑、躁动和谵妄,使危重症患者处于安静状态,催眠并诱导顺行性遗忘的治疗方法。镇静护理与管理包括以下几个原则:①去除焦虑躁动原因,并首先使用非药物方法进行安抚;②实施有效的镇痛后再考虑镇静;③持续监测镇静程度,做到"无监测,勿镇静";④根据患者情况,实施每日间断镇静或轻度镇静等策略。

(三)谵妄

谵妄(delirium)是一组以急性、广泛性认知障碍,尤以意识障碍为主要特征的综合征。主要表现为起病急,病情进展迅速,短时间内(通常数小时或数天内)出现意识状态的改变,通常表现为注意力不集中,伴认知和感知功能的障碍,是一种高级神经系统功能活动失调。谵妄分为兴奋型、抑郁型和混合型 3 种类型。兴奋型谵妄表现为躁动不安、易激惹、语言杂乱、幻觉和妄想、过度活动、对刺激敏感。抑郁型谵妄以老年患者多见,表现为情绪低沉、嗜睡、精神运动迟钝等。混合型谵妄是危重症患者最常见的谵妄类型,同时具备以上 2 种类型的表现,或在以上 2 种状态中波动。谵妄是重症患者常发生的症状,诱因有严重的躯体疾病、低氧血症、水及电解质平衡紊乱、疼痛、某些药物如阿片类的使用等,不适当地应用镇静镇痛药物可能会加重谵妄症状,部分谵妄患者在接受镇静剂治疗后会变得迟钝或思维混乱,导致躁动。谵妄会增加患者的病死率,延长其住院时间,损害患者的认知功能,给危重症患者近期的疾病预后和远期的康复都造成非常大的损害。

二、创伤重症镇痛及镇静简介

(一)创伤重症患者需要镇痛及镇静的原因

重症医学的发生与发展旨为多器官功能障碍的非终末期重症患者提供全面而有效的生命支持,以挽救患者生命,并最大限度地恢复和保持患者的生活质量。创伤重症患者在ICU中常处于强烈的应激环境之中,应激原包括:①自身疾病及医源性因素,创伤导致的疼痛不适、各种有创诊治操作、气管插管或其他插管、长时间卧床等;②环境因素,各种噪声(机器声、报警声、呼喊声等)、被约束、昼夜不分、睡眠剥夺、邻床患者的抢救或去世等;③焦虑及担忧,对疾病的担心,对死亡的恐惧,对家人的思念与担心等。强烈而持续的刺激使患者感到极度的"无助"和"恐惧",增加患者的痛苦,甚至使患者因此躁动挣扎,危及患者的生命安全。因此创伤重症患者在抢救生命、治疗护理疾病的过程中,还必须关注患者的痛苦与恐惧感,使患者不感知或者遗忘其在ICU的多种痛苦,并且避免使这些痛苦加重患者的病情或影响其接受治疗。

镇痛及镇静治疗是特指应用药物手段消除患者疼痛,减轻患者焦虑和躁动,催眠并诱导顺行性遗忘的治疗。对危重症患者进行镇痛及镇静护理与管理能将患者维持在一个相对舒适和安全的状态,并通过调节患者的代谢和以交感神经兴奋为主的神经内分泌活动,使其适应患病时期的循环血流灌注和氧合状态,减轻器官功能负担,促进器官功能恢复,尽可能减轻患者的精神创伤,对于重症颅脑创伤患者,镇痛及镇静还能起到脑保护作用。因此,镇痛及镇静应该作为创伤重症患者的常规治疗和护理的内容。

(二)创伤重症患者镇痛及镇静的目的和意义

创伤重症患者镇痛及镇静的目的和意义在于:①确保患者安全,消除或减轻患者的疼痛及躯体不适感,减少不良刺激及交感神经的过度兴奋。②提高人机协调性,让患者耐受有创操作。③减轻或消除患者的焦虑、躁动甚至谵妄,防止患者无意识行为(如挣扎)干扰治疗护理。④帮助和改善患者的睡眠,诱导遗忘,减少或消除患者对其在ICU治疗期间病痛的记忆。⑤降低患者的代谢速率,减少其氧耗氧需,使得机体组织氧耗的需求变化尽可能适应受到损害的氧输送状态,减轻各器官的代谢负担。

(三)镇痛及镇静治疗在创伤重症患者综合治疗中的地位

ICU中救治创伤重症患者的目的在于保护支持多器官功能,恢复机体内环境稳定,为原发病或致病因素的治疗提供准备和支持。机体器官功能的维护有赖于组织血流灌注和通气氧合功能的正常,当创伤重症患者的损伤来势迅猛时,损伤难以立即去除,若强行代偿则可能增加氧耗做功,进一步损害器官功能。因此,通过镇痛及镇静治疗使患者处于"休眠"状态,降低代谢和氧需氧耗,以适应受到损害的血流灌注与氧供水平,从而减轻强烈病理因素所造成的损伤,为恢复器官功能赢得时间,也为进一步治疗和处理原发病做好准备。创伤重症患者在ICU中的治疗是一个整体,任何一个环节的缺陷都可能影响整体疗效。镇痛及镇静治疗与其他各种治疗手段和药物一样重要,不可或缺。

(四)创伤重症患者镇痛及镇静的指征

创伤重症患者镇痛及镇静的指征主要包括以下几个方面。

1. 疼痛　创伤重症患者由于创伤、各种监测治疗手段等会产生疼痛,疼痛导致机体应激、睡眠不足和代谢改变,进而出现疲劳和定向力障碍,导致心动过速、组织耗氧增加、凝血过程异常、免疫抑制和分解代谢增加等。疼痛还可刺激疼痛区周围肌肉的保护性,全身肌肉僵直或痉挛等限制胸壁和膈肌运动进而造成呼吸功能障碍。镇痛可减轻或消除机体对痛觉刺激的应激及病理生理损伤。

2. 焦虑　创伤重症患者由于自身病情、病房环境嘈杂(如仪器报警、人声呼喊和设备运行噪声)、高强度的医源性刺激(如治疗和护理)、与家属隔离等,会产生强烈的忧虑、不确定或恐惧感。镇痛及镇静可减轻患者焦虑,保持患者舒适。

3. 躁动　创伤重症患者由于疼痛、焦虑、经鼻或经口的各种插管、失去支配自身能力的恐惧感等都会引起躁动,躁动可导致患者与呼吸机对抗,耗氧量增加,意外拔出身上的各种装置和导管,甚至危及生命。镇痛及镇静可减轻或防止患者躁动,保障患者的治疗安全。

4.谵妄 创伤重症患者因创伤、焦虑、麻醉、缺氧、循环不稳定或神经系统改变等原因,可能出现谵妄症状,而长时间置身于 ICU 环境会加重谵妄症状。当躁动型谵妄存在危及安全的风险时,应当给予适当镇静。

5.睡眠障碍 由于疾病原因、高强度的医源性刺激、持续的噪声等原因,创伤重症患者失眠或睡眠被打断极为常见,睡眠障碍和质量下降可能会延缓组织修复、降低细胞的免疫功能,且使患者感觉到更为焦虑、恐惧,甚至躁动,延缓疾病的恢复。在采用各种非药物措施后,若仍然有睡眠障碍,则需要结合镇痛和镇静治疗以改善睡眠。

第二节 镇痛及镇静和谵妄的评估

创伤重症患者的镇静及镇痛治疗强调"适度"概念。恰当的镇痛及镇静方案可有效减轻疼痛的不良影响,降低应激,缓解精神症状并可达到有益的遗忘,但过度的镇痛及镇静因药物的不良反应也可能会抵消给患者带来的益处,甚至增加患者死亡的风险,镇痛及镇静的"过度"与"不足"都可能给患者带来损害,因此需要对创伤重症的疼痛与意识状态及镇痛镇静治疗的疗效进行准确的评价。疼痛及镇静评估是一个动态过程,对疼痛程度和意识状态的评估是进行镇痛及镇静治疗的基础,也是合理、恰当的镇痛及镇静治疗的保证。

一、疼 痛 评 估

疼痛是一种主观感受,具有很大的个体差异性。创伤危重症患者的疼痛多源自于躯体疾病或病损。因此,首先应对患者的健康史及病情进行评估,分析疼痛的原因。其次,使用疼痛评估工具判断患者是否存在疼痛并确定疼痛程度。由于疼痛是一种主观感受,最可靠有效的评估指标是患者的自我描述,因此需要与患者直接进行沟通,根据患者主观感受来评估,常用的评估方法包括语言分级评分法、数字评分法、视觉模拟评分法和面部表情评分法。当患者在病情危重、较深镇静、麻醉或接受肌肉松弛药情况下,常常不能主观表达疼痛的程度,此时患者的疼痛相关行为(运动、面部表情和姿势)与生理指标(心率、血压和呼吸频率)的变化也可反映疼痛的程度,但这些非特异性指标容易被曲解或受观察者的主观影响。创伤危重症患者通常无法对疼痛进行主动的表达和描述,生命体征虽在一定程度上能反映其疼痛情况,但不能单独使用生命体征对其进行疼痛评估,最常使用量表判断疼痛和评估治疗效果,常用量表包括危重监护疼痛观察工具(critical-care pain observation tool,CPOT)和疼痛行为量表(behavioral pain scale,BPS)。以下是常用的疼痛评分方法。

(一)语言分级评分法

语言分级评分法(verbal rating scale,VRS;也称语言评价量表)依次按照疼痛从最轻到最重的顺序,用词语分为"无痛""轻微痛""中度痛""重度痛"和"极重度痛"。

(二)视觉模拟评分法

视觉模拟评分法(visual analogue scale,VAS)采用一条长 100 mm 的水平直线,两端分别定为不痛和疼痛难以忍受。由患者在最接近自己疼痛程度的地方画垂直标记,以此来量化疼痛的程度(图 22-1)。或将疼痛的程度用 0 ~ 10 共 11 个数字表示,0 分表示无痛,10 分代表最痛,患者根据自身疼痛程度在这 11 个数字中挑选 1 个数字代表疼痛程度。0 分,无疼痛;3 分以下,有轻微的疼痛,患者能忍受;4 ~ 6 分,患者疼痛并影响睡眠,尚能忍受,应给予临床处置;7 ~ 10 分,患者有渐强烈的疼痛,疼痛剧烈或难忍(图 22-2)。

0 不痛   100（mm）疼痛难忍

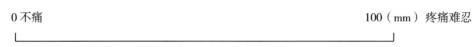

图 22-1　视觉模拟评分法（1）

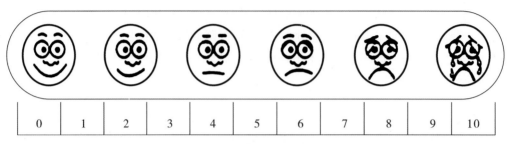

图 22-2　视觉模拟评分法（2）

（三）数字评分法

数字评分法（numeric rating scale, NRS）采用一条从 0 ~ 10 的点状刻度的标尺，0 代表不痛，10 代表疼痛难忍，由患者从上面选一个数字描述疼痛程度（图 22-3）。

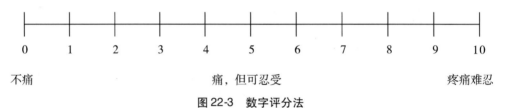

图 22-3　数字评分法

（四）面部表情评分法

面部表情评分法（face pain scale, FPS）由 6 种面部表情及 0 ~ 5 分构成，程度从不痛到疼痛难忍。由患者选择图像或数字来反映最接近疼痛的程度（图 22-4）。

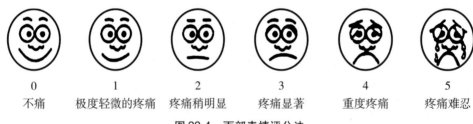

图 22-4　面部表情评分法

（五）术后疼痛评分法

术后疼痛评分法（Prince-Henry 评分法）主要用于胸腹部手术后疼痛的测量。从 0 ~ 4 分共分为 5 个级（表 22-1）。对于术后气管插管或气管切开不能说话的患者，可在术前约定好用 5 个手指来表示疼痛程度。

表 22-1　术后疼痛评分法（Prince-Henry 评分法）

分值	描述
0	咳嗽时无疼痛
1	咳嗽时有疼痛
2	安静时无疼痛,深呼吸时有疼痛
3	安静状态下有轻微疼痛,可以忍受
4	安静状态下有激烈疼痛,难以忍受

（六）危重监护疼痛观察工具和疼痛行为量表

对于接受机械通气或有意识障碍的患者,可根据其与疼痛相关的行为和生理指标来评价患者的疼痛程度,但应尽量避免不同观察者的主观影响。危重监护疼痛观察工具（critical-care pain observation tool,CPOT）评分总分为 0 ~ 10 分,0 分为无痛,分值越高疼痛越重,10 分为最痛。疼痛行为量表（behavioral pain scale,BPS）评分总分为 3 ~ 12 分,分值越高疼痛越重,12 分为最痛（表 22-2 和表 22-3）。

表 22-2　危重监护疼痛观察工具

项目	描述	分值
面部表情	放松、自然	0
	绷紧	1
	表情痛苦	2
运动	无运动	0
	保护动作	1
	不能停歇	2
肌肉紧张	放松	0
	紧张、僵硬	1
	非常紧张、僵硬	2
呼吸机顺应性（插管患者）	耐受呼吸机	0
	呛咳但能耐受	1
	人机对抗	2
发音（不插管患者）	正常语调讲话或无声	0
	叹气、抱怨	1
	大哭或啜泣	2

表 22-3　疼痛行为量表

项目	描述	分值
面部表情	放松	1
	部分绷紧(如眉毛下垂)	2
	完全绷紧(眼睑紧闭)	3
	痛苦面容	4

续表 22-3

项目	描述	分值
上肢运动	无运动	1
	部分屈曲	2
	完全屈曲并手指攥紧	3
	持续内收	4
通气顺应性	耐受	1
	呛咳但多数时间可耐受	2
	呼吸机对抗	3
	无法控制通气	4

二、镇 静 评 估

创伤危重患者理想的镇静水平是既能够保证患者安静入睡又容易被唤醒,在镇静治疗开始时就明确所需的镇静水平,定时、系统地进行评估和记录,并随时调整镇静用药以达到并维持所需的镇静水平。目前临床常用的镇静评分系统分为两类,一类是主观评价方法,包括 Richmond 躁动镇静评分(Richmond agitation sedation scale,RASS)、Riker 镇静躁动评分(sedation agitation scale,SAS)、Ramsay 评分、肌肉活动评分法(motor activity assessment scale,MAAS);另一类为客观评价方法,如脑电双频指数(bispectral index,BIS)、听觉诱发电位(auditory evoked potentials,AEP)、患者状态指数(patient state index,PSI)等方法。SAS 和 RASS 是目前较为推荐的评分系统,应用神经肌肉阻滞剂的患者不宜使用镇静的主观评价方法,需使用客观评价方法。以下是常用的镇静评分方法。

(一)Riker 镇静躁动评分

Riker 镇静躁动评分(SAS)是根据患者 7 项不同的行为对其意识和躁动程度进行评分。对于机械通气需镇静的患者,将 SAS 评分维持在 3~4 分是较为适宜的,超过 4 分提示躁动,而低于 3 分提示过度镇静(表 22-4)。

表 22-4　Riker 镇静躁动评分

分值	定义	描述
7	危险躁动	拉拽气管内导管,试图拔出各种导管,翻越窗栏,攻击医护人员,在床上辗转挣扎
6	非常躁动	需要保护性约束,并反复语言提示劝阻,咬气管导管
5	躁动	焦虑或身体躁动,经语言提示劝阻可安静
4	安静合作	安静,容易唤醒,服从指令
3	镇静	嗜睡,语言刺激或轻轻摇动可唤醒并服从指令,但又迅速入睡
2	非常镇静	对躯体刺激有反应,不能交流及服从命令,有自主运动
1	不能唤醒	对恶性刺激*无或仅有轻微反应,不能交流及服从命令

注:*恶性刺激指吸痰或用力压眼眶、胸骨或甲床 5 s。

(二)Richmond 躁动镇静评分

Richmond 躁动镇静评分(RASS)通过语言及身体刺激来评估患者镇静水平,通常将患者的镇静水平维持在 –2~0 分是较为合适的,超过 0 分则提示躁动的风险增加,而低于 –2 分则提示镇静过深(表 22-5)。

表 22-5　Richmond 躁动镇静评分

分数	程度	描述
+4	有攻击性	有明显的攻击和暴力倾向,甚至对医务人员造成伤害
+3	非常躁动	试图拔出身上的管道或对医务人员很粗鲁
+2	躁动	频繁无目的地移动身体,人机配合不良
+1	不安	焦虑或忧虑,但体动不剧烈
0	清醒平静	清醒的自然状态
−1	昏昏欲睡	未完全清醒,呼之可睁眼,可以保持清醒超过 10 s
−2	轻度镇静	呼之可睁眼,但保持清醒的时间少于 10 s
−3	中度镇静	对声音刺激有反应,但不能睁眼
−4	深度镇静	对声音刺激无反应,对身体的刺激有反应
−5	昏迷	对声音和身体刺激均无反应

(三)Ramsay 评分

Ramsay 评分目前仍然是临床上使用最为广泛的镇静评分标准。分为 1～6 分,分别反映 3 个层次的清醒状态和睡眠状态。Ramsay 评分是简单易用,但缺乏特征性的指标区分不同的镇静水平(表 22-6)。

表 22-6　Ramsay 评分

分数	描述
1	患者焦虑、躁动不安
2	患者配合,有定向力,安静
3	患者对指令有反应
4	嗜睡,对大声呼喊听觉刺激反应敏捷
5	嗜睡,对大声呼喊听觉刺激反应迟钝
6	嗜睡,无任何反应

(四)肌肉运动评分法

肌肉运动评分法(MAAS)自 SAS 演化而来,通过 7 项指标来描述患者对刺激的行为反应,对危重症患者镇静评估也有很好的可靠性和安全性(表 22-7)。

表 22-7　肌肉运动评分法

分值	定义	描述
6	危险躁动	无外界刺激就有活动,不配合,拉扯气管插管及各种导管,在床上翻来覆去,攻击医务人员,试图翻越床栏,不能按要求安静下来
5	躁动	无外界刺激就有活动,试图坐起或将肢体伸出床沿。不能始终服从指令(如按要求躺下,但很快又坐起来或将肢体伸出床沿)
4	烦躁但能配合	无外界刺激就有活动,摆弄床单或插管,不能盖好被子,能服从指令
3	安静能配合	无外界刺激就有活动,有目的地整理床单或衣服,能服从指令
2	触摸、叫姓名有反应	可睁眼、抬眉,向刺激方向转头,触摸或大声叫名字时有肢体运动
1	仅对恶性刺激有反应	可睁眼、抬眉,向刺激方向转头,恶性刺激时有肢体运动
0	无反应	恶性刺激时无运动

（五）脑电双频指数

脑电双频指数（BIS）是一种可以定量评估意识状态的客观监测手段，其通过测定和分析脑电信号的频率、波幅、频率与波幅之间的相位关系等指标，将代表不同镇静水平的各种脑电信号化为一个量化指标。BIS 值是一个无单位数值，范围为 0～100，85～100 表示正常状态，65～84 表示镇静状态，40～64 为麻醉状态，小于 40 表示大脑皮质处于抑制状态，0 表示完全无脑电活动。

三、谵妄评估

创伤危重症患者首先要评估是否存在谵妄的易患因素和诱发因素，对高危患者应提高警惕，积极采取措施预防谵妄的发生。其次通过临床观察与使用评估工具，尽早识别谵妄的发生，并严密监测谵妄的严重程度。谵妄的易患因素与诱发因素包括高龄（尤其是>70 岁）、既往罹患痴呆、高血压、酗酒史、麻醉、昏迷、代谢异常、缺氧、感染、循环不稳定、电解质平衡紊乱、中枢神经系统病变（颅脑创伤、脑血管病、颅内感染等）或睡眠障碍等。谵妄的评估分两步，首先确定患者的意识水平，通常使用评估量表如 Ramsay 镇静评分、SAS 和 RASS 等，重症患者评估谵妄的最有效工具包括 ICU 意识模糊评估法（confusion assessment method for the ICU，CAM-ICU）（表 22-8）和重症谵妄筛查量表（intensive care delirium screening checklist，ICDSC）（表 22-9）。CAM-ICU 是供非精神科医师最常使用的临床谵妄评估工具，对有气管插管等不能用语言表达的患者也可以完成评估。以 RASS 评分为例，创伤危重症患者在评分为-5～-4 分时为深昏迷状态，不能进行谵妄评估，其他得分时都可以进行谵妄评估。在确定为非深昏迷状态后，再使用 CAM-ICU 来评估是否存在谵妄。

表 22-8　ICU 意识模糊评估法

临床特征	评价指标	结果
特征 1：意识状态的急性改变或波动	1A：与基线状况相比，患者的意识状态是否发生急性改变？ 1B：在过去的 24 h 内，患者的意识状态是否有任何波动？如镇静量表（如 RASS）、格拉斯哥昏迷评分或既往谵妄评估得分的波动	1A 或 1B 回答"是"为阳性
特征 2：注意障碍	2A：数字法，跟患者沟通，"我给你读 10 个数字，任何时候当你听到数字 8 时，捏一下我的手表示"。然后用正常的语调朗读下列数字 6、8、5、9、8、3、8、8、4、7，读后进行评分，如果读到数字 8，患者没有捏，或读到其他数字时患者做出捏的动作均为错误 2B：图片法，如果患者无法完成数字法，则改用图片法，先给患者看5 张图片，每 3 s 1 张，然后再给患者看 10 张，让患者指出哪张看过，哪张没有看过	2A 或 2B 中出现>2 个错误，为阳性
特征 3：当前 RASS 水平	查看患者当前的 RAAS 评分是否为 0 分	RASS 评分不为 0，为阳性
特征 4：思维混乱	4A：是非题，回答是或不是，总共 4 题，每答对 1 题得 1 分 （1）石头能否浮在水面上？ （2）海里是否有鱼？ （3）1 斤是否比 2 斤重？ （4）你是否能用榔头钉钉子？ 4B：执行指令题（患者成功完成全部指令得 1 分，不能则得 0 分） 要求患者跟着指令做：伸出这几个手指（检查者在患者面前伸出 2 根手指），现在伸出另一只手的同样手指（这次检查者不做示范）。如果患者的两只手不能都动，第 2 个指令改为要求患者"再增加 1 根手指"	4A 和 4B 中出现>1 个错误，为阳性

注：当同时具备特征 1 和特征 2 为阳性后，特征 3 和特征 4 中任一项为阳性，则患者为谵妄状态。

22-9　重症谵妄筛查量表

项目		评分
(1)意识变化水平(如果为A或B,暂时停止评价)	A. 无反应	0分
	B. 对于加强的或重复的刺激有反应	0分
	C. 对轻度或中毒的刺激有反应	1分
	D. 正常清醒	0分
	E. 对正常刺激产生夸大的反应	1分
(2)注意力不集中	—	"是"为1分,"否"为0分
(3)定向力障碍	—	"是"为1分,"否"为0分
(4)幻觉	—	"是"为1分,"否"为0分
(5)精神运动型躁动	—	"是"为1分,"否"为0分
(6)不正常的语言或情绪	—	"是"为1分,"否"为0分
(7)睡眠-觉醒周期失调	—	"是"为1分,"否"为0分
(8)症状波动	—	"是"为1分,"否"为0分

注:总分在4分及以上则可诊断谵妄,1~3分可考虑为亚临床谵妄。

第三节　镇痛及镇静和谵妄的治疗

创伤重症的镇痛及镇静应"以患者为中心",强调早期、舒适、以镇痛为基础、最小剂量使用镇静药物并给予充分的人文关怀(early comfort using analgesic, minimal sedatives and maximal humane care),即"eCASH"理念。在镇痛和镇静治疗前,应尽量明确患者产生疼痛及焦虑躁动等的原因,尽可能采用非药物手段(包括环境、心理、物理疗法)减轻或去除可能的影响因素。镇痛与镇静治疗并不等同,对于同时存在疼痛因素的患者,应首先实施充分有效的镇痛,镇静治疗则应该是在去除疼痛因素的基础上所采取的帮助患者克服焦虑、诱导睡眠和遗忘的进一步治疗。

一、镇痛治疗

(一)非药物治疗

疼痛的产生既有生理因素,又有心理因素。在实施药物治疗前,首先考虑非药物手段,设法去除疼痛诱因,尽可能去除或减轻可能导致患者疼痛或躁动的原因,如环境因素、体位因素等。积极采用心理治疗、物理治疗、改善环境等非药物治疗措施来减轻患者疼痛。非药物能降低患者疼痛的评分及其所需镇痛药的剂量。

(二)药物镇痛

1. 常用镇痛药物

(1)阿片类药物:阿片类镇痛药包括吗啡、芬太尼、瑞芬太尼及舒芬太尼等。所有阿片类药物作用机制类似,都是通过与阿片受体结合来抑制中枢的疼痛反应,但不同药物在组织释放、用药后峰值效应时间、作用持续时间等存在较大差异。阿片类药物多通过肝代谢、经肾清除,在用于老年或合并肝肾功能不全患者时要注意其不良反应。主要不良反应包括呼吸抑制、血压下降、胃肠蠕动减弱和意识错乱等。阿片类药物间断肌内注射是一种传统的术后镇痛方法,临床上需反复注射给药,血流动力学不稳定的患者不推荐使用肌内注射,持续静脉用药常比肌内用药量少,对血流动力学影响较小。

1)吗啡:强效镇痛药,适用于严重创伤、烧伤、晚期癌症等所致的疼痛。对ICU中的患者常推荐静脉给药,药物作用时间较长。吗啡有呼吸抑制、增加平滑肌张力、颅内压升高等不良反应,对呼吸功能受损、颅内压增高、支气管哮喘及肠梗阻等患者应慎用或禁用。

2)芬太尼:强效镇痛药,镇痛效价是吗啡的100～180倍,静脉注射后起效快,作用时间短,对循环的抑制较吗啡轻,但重复用药可导致明显的蓄积和延时效应。快速静脉注射芬太尼可引起胸壁、腹壁肌肉僵硬而影响通气。对无人工气道、支气管哮喘、高敏和重症肌无力患者应慎用或禁用。

3)瑞芬太尼:强效镇痛药,由于其代谢基本不受肝肾功能影响,在ICU常用于短时间镇痛的患者,多采用持续输注。可出现恶心、呕吐、呼吸抑制等不良反应,但停药后几分钟内即可消失,另外停药后可能出现疼痛过敏现象。

4)舒芬太尼:强效镇痛药,镇痛作用为芬太尼的5～10倍,作用持续时间为芬太尼的2倍。舒芬太尼在持续输注过程中随时间剂量减少,但唤醒时间较瑞芬太尼延长。

5)哌替啶:镇痛强度约为吗啡的1/10,大剂量使用时,可导致神经兴奋症状(如欣快、谵妄、震颤、抽搐),肾功能障碍者发生率高,可能与其代谢产物去甲哌替啶大量蓄积有关。呼吸抑制作用较弱,但成瘾性较强,所以在ICU中不推荐重复使用哌替啶,一般用于床旁短小手术、清创换药等。

(2)非阿片类中枢性镇痛药:主要为曲马多。其镇痛强度约为吗啡的1/10。治疗剂量不抑制呼吸,大剂量则可使呼吸频率减慢,但程度较吗啡轻,对心血管系统基本无影响。适用于术后轻度和中度的急性疼痛和老年人镇痛。

(3)非甾体抗炎镇痛药:又称非甾体抗炎药(nonsteroidal anti-inflammatory drug,NSAID),包括对乙酰胺基酚等。可用于治疗轻度至中度疼痛,与阿片类药物有协同作用,可减少阿片类药物的用量。主要不良反应包括胃肠道出血、肝肾功能不全。在ICU镇痛中较少使用,主要用于缓解长期卧床患者的轻度疼痛和不适。

2.镇痛药物的使用　创伤重症患者推荐静脉输注阿片类药物作为治疗非神经性疼痛的选择,当根据相似的疼痛强度目标调整药物剂量时,现有的所有可经静脉输入的阿片类药物疗效相同。在使用阿片类药物镇痛时,可考虑使用非阿片类药物镇痛,以减少阿片类药物的用量及药物的相关不良反应。如果患者有神经性疼痛,在阿片类药物镇痛的基础上,可经肠道给予加巴喷丁或卡马西平。

二、镇静治疗

(一)常用镇静药物

1.苯二氮䓬类　ICU常用包括咪达唑仑和劳拉西泮等,是较理想的镇静、催眠药物。其本身无镇痛作用,但与阿片类镇痛药有协同作用,可明显减少阿片类药物的用量。苯二氮䓬类代谢存在较大的个体差异,高龄、肝肾功能受损者药物清除率减慢,故用药上须按个体化原则进行调整。苯二氮䓬类负荷剂量可引起血压下降,尤其是血流动力学不稳定的患者。反复或长时间使用苯二氮䓬类可致使药物蓄积或诱导耐药的产生,该药可能引起反常的精神作用。用药过程应经常评估患者的镇静水平以防镇静延长。氟马西尼是苯二氮䓬类药物特异性拮抗剂,但要慎重使用。

2.丙泊酚　使用广泛的静脉镇静药物,高度脂溶性、起效快(1～2 min)、作用时间短(10～15 min),撤药后迅速清醒,且镇静深度呈剂量依赖性,镇静深度容易控制,临床上多采用注射泵持续缓慢静脉输注的方式。其具有减少脑血流、降低颅内压、降低脑代谢率的作用。对于重症颅脑创伤的患者可减轻颅内压的升高,并因其半衰期短,停药后快速清醒,有利于神经系统评估。另外丙泊酚具有顺行性遗忘和抗惊厥作用。

3.右美托咪定　兼具镇静、镇痛功能,其可产生类似自然睡眠状态的镇静效果,易唤醒,谵妄发生率低,且无呼吸抑制作用,呼吸机撤机前不需要停药。主要不良反应为心动过缓和低血压,小剂量输注和避免负荷量过大可减少不良反应。

(二)镇静药物的使用

创伤重症患者镇静的理想目标是使患者处于"安全与舒适"的状态,镇静治疗既要让患者处于恰当的镇静水平,满足患者舒适、临床监测与治疗要求,又要尽可能减少药物不良反应。对创伤重症患者,要根据患者的个体情况预先设定镇静目标,并且整个医疗护理团队需共同根据此目标及时调整镇静药物剂量,避免镇静不足或镇静过度。镇静的深浅程度应该根据病情变化和器官储备功能程度进行调节,对于器官功能相对稳定、恢复期的患者,应给予浅镇静以减少机械通气时间和ICU住院时间;而对于应激急性期、器官功能不稳定的患者,宜给予较深镇静以保护器官功能,如严重颅脑损伤有颅高压、机械通气严重人机不协调者。短期(≤3 d)镇静,宜选择丙泊酚与咪达唑仑,二者产生的临床镇静效果相似。长期(>3 d)镇静,丙泊酚比咪达唑仑苏醒更快,拔管更早。对创伤重症机械通气患者,应用非苯二氮䓬类药物(右美托咪啶或丙泊酚)较苯二氮䓬类药物(咪达唑仑和劳拉西泮)的镇静策略更为可取。苯二氮䓬类药物为基础的镇静策略延长机械通气时间和ICU住院时间,并且增加谵妄的发生率,故建议在临床镇静实践中尽量避免使用苯二氮䓬类镇静剂。镇静过程中要定时评估镇静状态,对深度镇静患者可在镇静过程中实施每日唤醒计划,即每日定时中断镇静药物输注(宜在白天进行),以评估患者的精神与神经系统功能状态。恰当的"每日唤醒"可减少用药量,缩短机械通气时间和ICU停留时间,但在唤醒时一定要严密监测,以防止患者自行拔出气管插管或其他装置。一旦唤醒即应重新镇静至镇静目标,以避免镇静状态波动导致患者躁动加剧、氧耗增加等。镇静药物的给予方式应以持续静脉输注为主,首先应给予负荷剂量以尽快到达镇静目标,然后给予维持量持续泵入。间断静脉注射一般用于负荷剂量的给予,以及短时间镇静且无须频繁用药的患者。肌内注射和经消化道给药则多用于辅助镇静效果。持续使用镇静药物治疗超过1周,可产生药物依赖性和戒断症状,因此在镇静药物停药时应该系统性地逐渐减少以防戒断症状。

三、谵 妄 治 疗

谵妄的预防重于治疗,镇静和镇痛药物使用不当可能会加重谵妄症状。为预防谵妄,需避免过度镇静、促进患者早期活动、促进患者认知功能的恢复、减少噪声和改善睡眠等。目前对于谵妄的治疗尚无具有确切疗效的药物,氟哌啶醇曾经是治疗谵妄的一线药物,但目前尚无证据显示其可减少谵妄的持续时间,且有比较明显的锥体外系症状等不良反应,还可以引起剂量相关的Q-T间期延长,增加室性心律失常的危险,因此在使用过程中需监测ECG。临床上使用氟哌啶醇采用间断静脉注射的方式,氟哌啶醇半衰期长,对急性发作谵妄的患者须给予负荷剂量,以快速起效。因此对谵妄而言,早期识别并积极寻找引起谵妄的原因,针对病因进行治疗更为重要,而不应盲目地给予镇静药物。如若患者的谵妄与苯二氮䓬类药物的停药或戒断无关,建议采用持续静脉输入右美托咪定而非苯二氮䓬类进行镇静治疗,以缩短谵妄的持续时间。

第四节　镇痛及镇静和谵妄的护理与管理

一、镇痛护理与管理

创伤重症患者的创伤性疼痛是在短时间内作用于机体组织的伤害性刺激所引起的,因此大多数属于急性疼痛且疼痛强烈,因此药物镇痛是用于危重症患者疼痛管理的最主要方法,也常配合非药物手段如环境管理、心理护理和物理疗法等来进行患者的疼痛管理。创伤重症患者使用非药物的镇痛手段配合药物镇痛,能降低镇痛药物的使用量,减少并发症的发生。

(一)非药物镇痛的护理

1.经皮电刺激神经疗法 将特定的低频脉冲电流通过皮肤输入人体以治疗疼痛。

2. 注意力分散法　通过使用音乐、对话、家属安抚等方法,转移患者对疼痛的关注程度以达到镇痛效果。

3. 想象法　引导患者通过想象一些美好的情境而达到镇痛的效果。

4. 深呼吸和放松法　引导患者先进行深呼吸,随后配合肌肉放松练习,放松法能使患者耗氧量下降、舒缓呼吸,降低心率、血压和肌肉的张力。

5. 抚触按摩法　抚触按摩可给患者带来舒适感,降低不愉快的感觉,亦可分散患者对疼痛的注意力而减轻疼痛感。

(二)药物镇痛的护理

1. 熟悉镇痛药物的药理作用,遵医嘱正确用药　护士应熟悉常用镇痛药物的药理作用,如阿片类镇痛药的组胺释放作用可能使敏感患者发生支气管痉挛,故有支气管哮喘的患者宜避免使用。护士应严格根据医嘱正确给药,严格把握给药的时间间隔。

2. 选择合适的给药方式　创伤重症患者的生理病理状态特殊,应根据患者病情选择恰当的给药方式。若使用口服途径,需考虑危重症患者的胃肠道功能是否减弱而影响药物吸收。若使用肌内注射途径,因危重症患者多有心输出量和组织血流灌注的改变,可影响药物的吸收。将镇痛药以微量注射泵为动力持续输注到患者体内,可带来长效而稳定的镇痛效果。

3. 器官功能的监测　阿片类药物容易引起呼吸抑制,因此需密切观察患者的呼吸频率、幅度、节律、呼吸周期比和呼吸形式,对机械通气患者定期监测自主呼吸潮气量、每分通气量等;阿片类药物在血流动力学不稳定、低血容量患者更容易发生低血压,芬太尼对循环的抑制较吗啡轻,血流动力学不稳定、低血容量患者宜选择芬太尼镇痛;阿片类药物可抑制肠道蠕动导致便秘,并引起恶心、呕吐、肠绞痛及奥迪括约肌(Oddi sphincter)痉挛;大剂量吗啡可兴奋交感神经中枢,促进儿茶酚胺释放,肝糖原分解增加,使血糖升高;阿片类药物可引起尿潴留;另外阿片类药物还可以加强镇静药物的作用,干扰对重症患者病情的观察,并在一些患者中引起幻觉并加重烦躁。芬太尼快速注射可引起胸、腹壁肌肉强直;哌替啶大量应用时,可导致神经兴奋症状(如欣快、谵妄、震颤、抽搐)。大量使用非甾体抗炎药时会造成胃肠道黏膜损伤和消化道溃疡,严重者可致穿孔和(或)出血。非甾体抗炎药还具有可逆性肝损害作用,特别是肝功能衰竭或营养不良造成的谷胱甘肽储备枯竭的患者易产生肝毒性。因此在使用镇痛药物的过程中,要注意监测与使用药物密切相关的如呼吸、循环、胃肠道等器官系统的功能,及时监测到其不良反应并通知医师及时处理。

4. 密切观察药物效果　使用药物后,护士应观察药物的起效时间,可根据患者情况使用疼痛评估量表来评估镇痛效果。如果镇痛效果不理想,应及时报告医师,对药物进行调整。

二、镇静护理与管理

1. 镇静前准备　在镇静前应尽量减少对患者的刺激,集中安排护理操作,需对患者进行约束时,应保持其肢体处于功能位并适时松解;对清醒患者,加强心理护理,安抚、鼓励患者,保持患者处于平稳的精神状态;尽量营造安静的环境,改善患者睡眠质量。对于有疼痛的患者,一定要先尽量采取措施解除疼痛原因并进行疼痛管理,创伤重症患者疼痛剧烈,且一般的非药物镇痛常常难以奏效,因此要进行充分的镇痛。

2. 熟悉常用镇静药物的药理作用　遵医嘱正确用药苯二氮䓬类可产生剂量依赖性呼吸抑制作用,通常表现为潮气量降低、呼吸频率增加,低剂量的苯二氮䓬类即可掩盖机体对缺氧所产生的通气反应,低氧血症未得到纠正,特别是未建立人工气道的患者须慎用。丙泊酚以脂肪乳剂为载体,长时间或大剂量使用应监测三酰甘油水平,并根据丙泊酚用量相应减少营养支持中脂肪乳剂供给量,脂肪代谢紊乱及必须应用脂肪乳剂的患者应慎用。

3. 选择合适的给药方式和途径　镇静药物的给药途径以持续静脉输注为主,此外还包括经肠道(口服、肠道造瘘或直肠给药)、肌内注射等。咪达唑仑采用微量泵注射时,尽可能单独一个通路,不可与甘露

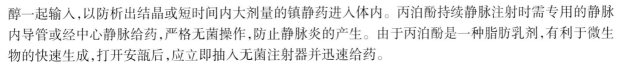

醇一起输入,以防析出结晶或短时间内大剂量的镇静药进入体内。丙泊酚持续静脉注射时需专用的静脉内导管或经中心静脉给药,严格无菌操作,防止静脉炎的产生。由于丙泊酚是一种脂肪乳剂,有利于微生物的快速生成,打开安瓿后,应立即抽入无菌注射器并迅速给药。

4. 器官功能的监测 苯二氮䓬类负荷剂量可引起血压下降,尤其是对于血流动力学不稳定的患者;老年患者、肝肾功能受损者药物清除减慢,肝酶抑制药也会影响其代谢。反复或长时间使用可致药物蓄积或诱导耐药的产生。丙泊酚单次注射时可出现暂时性呼吸抑制和血压下降、心动过缓;丙泊酚的溶剂为乳化脂肪,长期或大量使用应监测血脂。右美托咪定由肝代谢、经肾排出,故肝肾功能障碍的患者应减少使用量。因此在使用镇静药物的过程中,要注意监测与使用药物密切相关的如呼吸、循环、胃肠道等器官系统的功能,及时监测到其不良反应并通知医师及时处理。

5. 密切观察药物效果 使用药物后护士应观察药物的起效时间,持续评估患者的镇静程度。如果镇痛效果不理想,应及时报告医师,对药物进行调整。严格控制输液速度,尽可能使用最小剂量持续泵入,在患者躁动加强时可先快速推进 2~4 ml,然后维持量镇静。镇静不足患者会出现焦虑、躁动、与呼吸机对抗等。镇静过度会造成患者呼吸抑制、血压下降、肠麻痹等,因此,护士应配合医师实施恰当的镇静策略。间断镇静每日唤醒策略是指每日停用一定时间的镇静药物,唤醒患者。每日唤醒策略能打断镇静剂造成的神经-肌肉阻滞,避免呼吸机依赖、肌肉失用等情况的发生,而且为医师提供了评估患者病情、并发症和治疗效果的机会。在执行每日唤醒策略期间,护士应密切观察患者停用镇静药后的苏醒状况,一旦发生躁动等情况,应采取保护、约束等措施以确保患者安全。另外,对于重症颅脑创伤的患者,实施每日唤醒的有效性和安全性尚有待进一步研究证实,目前不宜广泛开展,停用镇痛及镇静药物时,应加强监测和评估。

6. 撤药护理 当病情恢复、大剂量或较长时间使用镇静药而可能产生生理性依赖时,需撤除镇静药。护士应严格根据医嘱,有计划地递减镇静药剂量。撤药过程中应密切观察患者的反应,警惕出现戒断症状,保证安全。

7. 健康教育 重视相关知识的宣教,告知患者或其家属使用镇静药能减少患者在机械通气时对呼吸机的对抗,增加舒适感,且苏醒迅速、完全,短期正确剂量使用对呼吸、循环系统无明显影响,对术后切口的愈合也无影响。

8. 加强基础护理 ①确保安全:镇静时患者自我防护能力减弱甚至消失,护士应谨慎操作,确保患者安全。②做好呼吸道管理:深度镇静可导致患者咳嗽和排痰能力减弱,影响呼吸功能恢复和气道分泌物的清除,增加肺部感染机会。应定时评估呼吸道分泌物和肺部呼吸音情况。③预防压力性损伤:患者自动调整体位的能力减弱或消失,应为患者定时翻身,预防压力性损伤。④预防深静脉血栓:长时间制动、长时间神经肌肉阻滞治疗使患者关节和肌肉活动减少,并增加深静脉血栓形成的危险,应给予积极的物理治疗,预防并保护关节和肌肉运动功能。

三、谵妄护理与管理

1. 密切观察与积极处置 密切观察患者是否出现谵妄症状或突然发生意识状态的改变等,患者在镇痛及镇静过程中,若镇痛镇静不当可能会发生谵妄。另外有些药物(如苯二氮䓬类)本身可以使患者出现躁动等精神症状,对于肝肾功能低下的患者,应该尤其注意。若患者发生谵妄,需早期评估谵妄发生的因素并加以解决,如积极配合治疗原发疾病,控制感染,维持水及电解质平衡,补充营养等,只有在采取措施去除可能诱因、治疗谵妄发生原因无效并采取非药物干预措施无效时,才考虑使用药物控制谵妄。

2. 集束化管理策略 谵妄的集束化管理策略:"ABCDEF 集束策略"被临床证明是谵妄最佳的非药物管理方案。A(assess,prevent,and manage pain)指疼痛评估、预防以及管理,疼痛、躁动以及谵妄三者之间存在明确相关性,对创伤重症患者需进行定时有效的疼痛评估并据此调节镇痛药使用种类及剂量,以预防躁动、谵妄的发生。B[both spontaneous awakening trials(SAT)and spontaneous breathing trials(SBT)]指觉醒试验(SAT)和自主呼吸试验(SBT),提倡根据患者生物节律,每日清晨对患者实施唤醒,在保证觉醒试验安全性的前提下,进一步执行自主呼吸试验。C(choice of analgesia and sedation)指镇痛及镇静选择,重症创伤患者镇静深度最好为浅镇静,即 RASS 评分控制在-2~0 分,在工作中镇静深度也需要考虑到患者的实际情况而定,如当患者处于急性期器官功能不稳定时,宜给予较深镇静保护器官功能。苯二氮䓬类药物会增加谵妄发生率,对于存在谵妄风险的患者应避免使用,而右美托咪定可能会对预防谵妄的发生有意义,谵妄的治疗也有一定效果,因此创伤重症患者镇静时应首选非苯二氮䓬类药物。D(delirium: assess,prevent,and manage)指评估、预防及处理谵妄,对创伤重症患者每日进行谵妄评估,在 RASS 评分出现波动时进行谵妄的随时监测。E(early mobility and exercise)指早期活动,早期活动可缩短患者住院时间。F(family engagement and empowerment)指家庭成员参与,来自家庭的支持可帮助患者有效应对 ICU 中陌生的环境,促进患者定向力的恢复,可适当增加家属陪伴时间。

3. 减少应激原　给患者营造一个安静、舒适、整洁的休息环境;最大限度地降低各种监护仪的报警声音;尽量避免患者看到同病室危重患者被抢救的场面;各种仪器设备摆放整齐,暂时不用的仪器尽量避开视线等,减少对患者的刺激。

4. 加强心理支持　ICU 患者常常因为病情危重、环境陌生、与亲人隔离、接受大手术等而感到焦虑和恐惧。护士应有良好的沟通技巧,加强患者心理护理,与患者建立起相互信任的护患关系,减轻患者的焦虑和恐惧。在病情和条件允许的情况下,尽量多安排家属进行陪伴,使患者感受到家人的关怀与爱护,减少和缓解谵妄的发生。

5. 促进睡眠　ICU 患者存在着严重的睡眠剥夺问题,主要是噪声、灯光和频繁的医疗护理操作等引起,因此需采取措施尽量保证患者的睡眠,比如有计划地关上病房门,减少外界噪声;在 23:00 至次日 5:00 之间尽量协调和限制各种护理操作;在夜间小声说话,开夜灯,避免灯光直接照射患者;夜间遵医嘱给患者服用或静脉输入可以帮助和改善睡眠的药物。

6. 预防并发症　对活跃型谵妄的患者,要注意患者的安全,防止患者跌倒坠床,自行拔出气管插管、中心静脉导管、引流管等情况。需加用床档,采取适当的约束。对于抑制型谵妄的患者,要加强基础护理,协助患者适量活动,预防压力性损伤、深静脉血栓形成等并发症的发生。

(田永明)

参考文献

[1] 冯正直,魏力. 战创伤护理与心理[M]. 郑州:郑州大学出版社,2016.
[2] 康焰,邓一芸,邓丽静,等. 临床重症医学教程[M]. 北京:人民卫生出版社,2015.
[3] 王辰,席修明. 危重症医学[M]. 北京:人民卫生出版社,2012.
[4] 田永明,廖燕. ICU 护理手册[M]. 2 版. 北京:科学出版社,2015.
[5] 姜文彬. 谵妄非药物预防策略研究进展[J]. 齐鲁护理杂志,2019,25(7):11-13.
[6] 蒋国平,田昕. 中国成人 ICU 镇痛和镇静治疗 2018 指南解读[J]. 浙江医学,2018,40(16):1769-1774.
[7] 蒋良艳,汤展宏. ICU 镇痛镇静药物的合理使用[J]. 中华重症医学电子杂志(网络版),2017,3(4):262-265.
[8] 马朋林. 2013 ICU 成年患者疼痛、躁动和谵妄临床治疗指南中的问题与答案[J]. 临床外科杂志,2014,22(6):383-385.
[9] 汤铂,王小亭,陈文劲,等. 重症患者谵妄管理专家共识[J]. 中华内科杂志,2019,58(2):108-118.
[10] 赵先美,叶曼,李知音,等. eCASH 理念运用于 ICU 机械通气患者镇静镇痛管理的效果评价[J]. 中国护理管理,2018,18(4):533-537.
[11] 中国医师协会神经外科医师分会神经重症专家委员会. 重症脑损伤患者镇痛镇静治疗专家共识[J]. 中国脑血管病杂志,2014,11(1):48-55.
[12] 中华医学会重症医学分会. 中国成人 ICU 镇痛和镇静治疗指南[J]. 中华重症医学电子杂志(网络版),2018,4(2):90-113.

［13］GESSNER D M，HORN J L，LOWENBERG D W. Pain management in the orthopaedic trauma patient：non-opioid solutions［J］. Injury，2019，51（Suppl 2）：S28-S36.

［14］GEORGIOU E，HSDJIBALASSI M，LAMBRINOU E，et al. The impact of pain assessment on critically ill patients′ outcomes：a systematic review［J］. Biomed Res Int，2015（2）：503830.

［15］MCKERNAN L C，JOHNSON B N，CROFFORD L J，et al. Posttraumatic stress symptoms mediate the effects of trauma exposure on clinical indicators of central sensitization in patients with chronic pain［J］. Clin J Pain，2019，35（5）：385-393.

［16］ROBINSON B R，MUELLER E W，HENSON K，et al. An analgesia-delirium-sedation protocol for critically ill trauma patients reduces ventilator days and hospital length of stay［J］. J Trauma，2008，65（3）：517-526.

［17］VANDELL W，FRY M，ELLIOTT D. A systematic review of observational pain assessment instruments for use with nonverbal intubated critically ill adult patients in the emergency department：an assessment of their suitability and psychometric properties［J］. J Clin Nurs，2017，26（1/2）：7-32.

［18］VINCENT J L，SHEHABI Y，WALSH T S，et al. Comfort and patient-centred care without excessive sedation：the eCASH concept［J］. Intensive Care Med，2016，42（6）：962-971.

第二十三章

创伤重症术后管道护理与管理

第一节 概 述

一、临床管道分类

管道是临床上用于诊断和治疗疾病的重要手段和不可或缺的重要工具。它可以是一种主要的治疗方法,也可以是治疗方法中所必需的辅助措施。它涉及临床各个学科和人体的各个部位,所以在临床上其应用的领域十分广泛,应用的类型也非常繁多,其分类如下。

(一)根据用途分类

可分为供给性管道、排出性管道、监测性管道、综合性管道。

1.供给性管道 供给性管道是指通过管道将氧气、能量、水分或药液源源不断地补充到体内,在抢救危重患者时,被称为"生命管"的管道,如氧气管道、输血管道、输液管道、气管插管等。例如:创伤性失血性休克的患者,血容量明显不足,心、脑、肾等重要脏器缺血、缺氧,通过通畅的管道及时补充液体进行扩充血容量和供给氧气,达到抢救患者生命的目的。

2.排出性管道 排出性管道是指通过专用性管道引流出气体、液体等,常作为治疗及判断预后的有效指标,如各种引流管、胃肠减压管、留置导尿管等。例如:留置导尿管,它不仅可以排出尿液、消除代谢的产物,而且能通过尿量测定,计算液体平衡,指导输液,同时还可以借助尿量来评估抗休克的效果。

3.监测性管道 监测性管道是指放置在体内的"观察哨"和"监护站",许多供给性或排出性管道也兼有此作用,如中心静脉测压管、上腔静脉导管、胃管等。例如:中心静脉测压管,既可快速大量补液,也可测中心静脉压,反映右心前负荷,对补液有指导意义。

4.综合性管道 具有供给性、排出性、监测性的功能,在特定情况下发挥特定的功能,如胃管等。例如,胃管有三重作用:在胃肠大手术后,肠胀气、胃液滞留可通过胃管减压,减轻腹部压力和不适;在昏迷或下颌骨折时,可通过胃管进食;当消化道出血时,胃管可监测出血速度和量,了解治疗的效果。

(二)根据留置时间分类

根据留置时间分类可分为临时性管道和长期性管道。

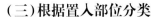

(三)根据置入部位分类

1. 留置皮下的导管 如皮下置管引流、潘式引流等。
2. 留置体腔的导管 如胸腹腔引流管、关节腔引流管等。
3. 留置器官内的导管 如胃管、尿管、置入脑室的引流管、胰肠吻合支架管、胆囊造瘘管等。
4. 留置血管腔内的导管 如输液管道、中心静脉管道等。

二、临床常见管道护理的一般原则

随着管道技术在临床的广泛运用,管道护理已成为临床护士最常用的护理技术之一。管道护理质量的高低,影响患者疾病的转归。不同的管道有不同的护理要求,但也遵循以下共同原则。

(一)无菌操作原则

在置管、管道维护、更换引流瓶等各个操作环节,严格无菌操作,防止发生感染。

(二)妥善固定原则

引流管应根据管道的类型,管道置入部位,合理选择固定方法、固定装置或固定材料,妥善固定外露部分的引流管,以免患者因为躁动、床上活动、置管后的不适或护士操作等原因造成对管道的牵拉,致其脱落。

(三)保持通畅原则

无论何种管道均应保持位置正确,引流通畅,以发挥其治疗、诊断或观察疾病的作用。

1. 防止扭曲 随时检查管道有无折叠或扭曲,尤其在翻身、搬动或进行各项护理操作前后均应仔细检查,如发现折叠应及时纠正。

2. 防止阻塞 管道被血凝块或沉淀物阻塞时,应予以及时挤捏或冲洗。专科特殊管道按专业要求处理,如脑室引流管堵塞应在严格消毒后,用无菌注射器轻轻向外抽吸,不可注入生理盐水冲洗,以免将管内堵塞物冲至脑室系统狭窄处,引起脑脊液循环通路受阻。

(四)预防感染原则

大多数管道的置入都是有创操作,因此预防感染在管道护理中显得尤为重要。在置管、管道维护、更换引流瓶等各个操作环节,均应严格遵守无菌操作原则;严格手卫生,引流过程中防止逆流。

(五)严密观察原则

护理人员应根据管道置入目的、可能发生的并发症、管道是否有效发挥作用等问题,密切观察管道置入过程中和置入后或拔管后患者的反应,并观察记录引流液的量、颜色、性状,如有异常及时报告医师,进行相应处理。

(六)使用镇痛、镇静药物原则

大多数管道置入会对患者造成不适甚至产生痛苦感,因此置管前应向清醒患者解释放置管道目的、作用及自行拔管的危害性,对于躁动、不配合患者,在排除病情变化后可根据医嘱合理使用镇痛、镇静药物。不适宜用镇痛、镇静药物的躁动患者,适当进行约束,约束前需签署约束同意书。

(七)及时评估,尽早拔管原则

根据患者治疗进展,正确及时评估拔管指征,尽早拔管。一方面可减轻因留置管道引起的不舒适感,另一方面可减少因管道留置过久引起的感染。

第二节　创伤性颅脑损伤术后管道护理与管理

一、脑室外引流管护理与管理

(一)适用范围
急性脑积水、急性颅内压增高、脑室内出血、开颅术中减压、脑疝需留置脑室外引流管的患者。

(二)护理观察
1. 置管期间密切观察　观察患者的意识、瞳孔大小及对光反射变化、肢体活动、生命体征,有无剧烈头痛、频繁呕吐,以判断颅内压情况。

2. 引流装置高度　引流装置抬高距外耳郭平面10～15 cm(仰卧:以耳屏为基线,距侧脑室前角水平约15 cm,以弯管下端为准,以确保维持正常颅内压。侧卧位:以正中矢面为基线,高出15～18 cm)。若过高,可能引起引流不畅,无法达到降低颅内压作用;若过低,可能引起过度引流,造成颅内压降低,导致脑室内出血或小脑幕孔上疝。

3. 保持正确体位　置管后要求患者绝对卧床,床头抬高15°～30°。如摇高或降低床头时,及时调整引流管高度。

4. 保持引流通畅　保持引流管无扭曲、折叠、脱出,患者头部活动应适当受限。正常情况下引流管液面随患者呼吸上下波动,波动幅度为10 mm左右。若波动幅度减小,可能为部分畅通;若波动停止,则完全不通,可能为血块阻塞、脉络丛包裹、引流管折叠、引流瓶(袋)固定过高等。

5. 观察引流液量、性质、颜色　①正常脑脊液每日分泌400～500 ml,脑脊液无色、透明、无沉淀。②根据需要更换引流装置,观察并记录24 h引流量,以每日不超过500 ml为宜。③若引流液混浊呈毛玻璃状或有絮状物,伴体温升高,应考虑颅内感染;若引流液颜色突然转红或血块阻塞增多,术后脑脊液中大量鲜血或血性脑脊液颜色逐渐加深,并出现血压波动,则提示有脑室出血,应立即报告医师。

6. 观察伤口情况　保持伤口敷料清洁、干燥。若发现伤口局部有肿胀、分泌物,敷料有渗液、渗血时应立即报告医师。

(三)拔管指征
脑室外引流管常规放置48～72 h,最多不超过7 d。脑脊液性状好转,患者病情有所改善;成人脑脊液压力<200 mmH$_2$O可考虑拔管。拔管前应抬高引流管高度或夹闭引流管24 h,夹管期间,观察患者有无头痛、恶心、呕吐等颅内压增高症状,局部伤口有无脑脊液外渗等,若无上述情况发生,复查头颅CT无异常可予拔管。

(四)拔管后观察
观察患者意识、瞳孔及生命体征,有无头痛、呕吐等颅内压增高症状;拔管后切口有无脑脊液漏。

(五)注意事项
1. 术前评估　术前应充分评估患者病情、意识状态、生命体征,有无操作适应证。
2. 知情同意　患者及家属应了解穿刺引流目的、意义及操作中可能出现的意外,愿意配合操作,并签署同意书。
3. 体位　脑室外引流患者,手术后应卧床休息,适当限制头部活动,避免引流瓶大幅度升降,以防引起颅内压较大波动。摇高或降低床头时,应及时调整引流管高度。
4. 防止管道脱落　翻身或搬动患者时,应先夹闭引流管,防止颅内压急剧变动。同时避免牵拉引流管,防止引流管与引流装置接口脱落,一旦脱落,切不可将其插回脑室内,应立即用无菌敷料覆盖伤口并协助医师处理。对烦躁患者或不合作的患者,应遵医嘱合理应用镇痛、镇静药物或适当予以约束,以免意外拔管。

二、硬脑膜外引流管护理与管理

(一)适用范围

硬脑膜外血肿、凝血功能较差的颅脑手术后、去骨瓣减压术后需要留置硬脑膜外引流管的患者。

(二)护理观察

1. 保持正确体位 全身麻醉未清醒或昏迷状态时,取侧卧位或仰卧位头偏向一侧;麻醉清醒后取半卧位或抬高床头 15°~30°,以利于脑血管血液回流,预防脑水肿。

2. 引流装置高度 予以低位引流。引流袋低于切口悬吊于床头下,以利于引流液的顺利排出。若高于伤口平面,不利于创面渗出液的引流,压迫周围组织,诱发板障静脉破裂,导致硬脑膜外血肿或继发性再出血。

3. 保持引流通畅 保持引流管通畅,妥善固定,引流管长度适宜,防止引流管受压、扭曲、打折、脱出。

4. 观察并记录引流液的量、性质和颜色 引流量要根据医嘱而定,但要注意引流速度不要太快。引流过快,血肿深面的脑血管扩张,不仅引起剧烈头痛,还可能并发再出血;引流初期引流液为暗红色的血性液,逐渐变淡,直至逐渐变清,若引流液突然呈鲜红色,且短时间内流量增加,提示有再出血的可能。

5. 观察伤口情况 保持伤口敷料整洁干燥、无渗血、渗液,局部无肿胀、发红。若伤口敷料有渗液,及时更换,预防感染。

6. 严密观察 观察患者意识、瞳孔、肢体活动及生命体征变化。

(三)拔管指征

常规放置 24~48 h,最多不超过 7 d。复查头颅 CT,提示颅内血肿清除达到理想标准,引流液逐渐减少,无新鲜再出血即可拔管。拔管前进行引流管夹闭管试验,观察患者有无明显颅内压增高表现,以免拔管后出现再出血或迟发性出血。

(四)拔管后观察

观察有无颅内压增高症状,如头痛、呕吐等;拔管后切口有无脑脊液漏,若发现伤口敷料有渗血、渗液,应及时报告医师。

(五)注意事项

1. 防止管道扭曲、折叠 注意保持引流袋的位置,防止管道受压、扭曲、引流不畅。

2. 避免意外拔管 对烦躁患者或不合作的患者,应遵医嘱合理应用镇痛、镇静药物或适当予以约束,翻身或搬动患者时,避免牵拉引流管,防止意外拔管,一旦脱落,应立即协助医师进行处理。

3. 避免逆行感染 翻身或搬动患者时,应先夹闭引流管,避免逆行感染。

4. 定期复查 定期复查头部 CT,了解颅内血肿清除情况。

三、硬脑膜下引流管护理与管理

(一)适用范围

颅脑手术后硬脑膜下渗血较多、急慢性硬脑膜下血肿需留置硬脑膜下引流管的患者。

(二)护理观察

1. 保持正确体位 平卧位或头低脚高位、卧向患侧,以利于脑组织复位和血肿腔闭合。

2. 引流装置高度 予以低位引流,引流袋应低于创腔 10~30 cm。位置过高造成引流不畅,引起颅内压持续增高,诱发脑疝;位置过低则引流速度过快而引起血肿深面的脑血管扩张,引起头痛,甚至可能引起脑出血。

3.观察并记录引流液的量、性质和颜色　一般不限量,但要注意引流速度不宜过快,避免因引流过快而并发脑出血;引流液通常为浅红色,若为暗红色提示陈旧性血肿;引流液突然呈鲜红色,且短时间内流量增加,提示有再出血可能;引流液颜色过浅或无色时提示为脑脊液;引流液中有黄色黏液,提示脑脓肿;颅内积气者,引流管内有气泡引出。

4.保持引流通畅　妥善固定,保持引流管通畅,防止受压、扭曲、成角、折叠、堵塞、脱管,达到有效引流;当搬动患者或置管期间需下床时应夹闭引流管,以防止过度引流或引流液逆流。

5.观察伤口情况　保持伤口敷料整洁干燥、无渗血及渗液,观察局部伤口有无肿胀、发红。

6.严密观察　观察患者意识、瞳孔、肢体活动及生命体征变化。

(三)拔管指征

常规留置24~48 h,最多不超过7 d,多数患者于手术后24~48 h拔管。复查头颅CT,提示颅内血肿清除达到理想标准,引流液逐渐减少,无新鲜再出血即可拔管;拔管前做夹闭管试验,观察患者有无明显颅内压增高表现,以免拔管后出现再出血或迟发性出血。

(四)拔管后观察

拔管后观察同"二、硬膜脑外引流管护理"。

(五)注意事项

注意事项同"二、硬膜脑外引流管护理"。

四、腰椎穿刺引流管护理与管理

(一)适用范围

用于中枢神经炎症、肿瘤、创伤、脑血管疾病的诊断与治疗。

(二)护理观察

1.保持正确体位　绝对卧床,置管后去枕平卧6 h,防止颅内低压性头痛。6 h后患者血压稳定,无不适,可抬高床头15°~30°。

2.引流装置高度　管口高于腋中线上10 cm左右,若>20 cm可引起引流不畅,达不到降低颅内压作用,若<10 cm可能引起引流过度,造成颅内压降低,容易继发枕骨大孔疝、颅内出血、低颅压及气颅等;引流袋置于低于穿刺部位15~20 cm处。

3.保持引流通畅　保持引流管通畅,避免扭曲、成角、折叠、脱出,正常情况下引流管液面水柱随患者呼吸上下波动,波动幅度为10 mm左右,若波动幅度减小,可能为部分畅通;若波动停止,则完全不通,可能为血块阻塞、脉络丛包裹、引流管打折、引流袋固定过高等。

4.观察并记录引流液的量、性质和颜色　①正常脑脊液无色、透明、无沉淀,引流量为200~300 ml/d。引流速度过慢可能出现血凝块堵塞导管,引流量过多或突然太快可形成气颅。颅内压低可造成脑脊液分泌增多,吸收减少,诱发脑积水,甚至发生颅内血肿或脑疝。②引流液颜色混浊呈毛玻璃状或有絮状物,伴体温升高,应考虑颅内感染;若引流液颜色突然转红或血块阻塞增多,术后脑脊液中大量鲜血或血性脑脊液颜色逐渐加深,并出现血压波动,则提示有脑室出血,应立即报告医师。

5.预防逆行感染　严格无菌操作,保持环境洁净,减少探视。避免常规进行脑脊液取样,仅在临床确有需要时进行。搬动患者时先夹闭管道再搬动,防止引流液逆行感染。

(三)拔管指征

常规留置7~10 d,脑脊液转清亮,实验室常规检查红细胞、白细胞、蛋白质基本正常,可考虑拔管。拔管前夹闭引流管24~48 h,观察患者有无颅内压增高症状,如头痛、呕吐等,意识及生命体征是否平稳。

(四)拔管后观察

拔管后观察同"二、硬脑膜外引流管护理"。

（五）注意事项

注意事项同"二、硬脑膜外引流管护理"。

五、脑室腹腔分流管护理与管理

（一）适用范围

梗阻性及交通性脑积水需要留置脑室腹腔分流管的患者。

（二）护理观察

1. 保持正确体位　麻醉清醒后抬高床头15°～30°，以利于脑脊液引流至腹腔。

2. 病情观察　密切观察患者意识、瞳孔、生命体征的变化，注意颅内压增高症状是否得到缓解，判断分流效果。若出现剧烈头痛、呕吐，及时汇报并记录。

3. 保持引流通畅　每日按压手术切口的下方皮下分流泵1～2次，以利于引流。若患者出现意识改变或高颅压症状，应考虑引流不畅，应及时通知医师。

4. 保持伤口敷料清洁干燥　若出现渗液应及时更换。

5. 严密观察病情变化　严密观察患者术后体温、血常规变化，若体温及白细胞进行性升高，应警惕感染发生的可能。注意有无腹痛、腹胀等症状，发现后应通知医师及时处理。

（三）拔管指征

结合临床指标显示分流管完全堵塞已失去留置作用或已确诊分流管导致的感染，应予拔管。

（四）拔管后观察

拔管后观察同"二、硬脑膜外引流管护理"。

（五）注意事项

1. 术后体位　术后24 h内应避免头部剧烈活动和颈部过伸过屈，以免脑脊液引流过度造成低颅压。待患者意识恢复、生命体征平稳后，抬高床头15°～30°，以利于脑脊液引流至腹腔。

2. 病情观察　术后应密切观察颅内压的改变，及时调整体位。定时按压分流泵，保持分流管通畅，预防分流管堵塞，可减少并发症，提高手术成功率。

六、非计划拔管应急预案

（一）应急处理措施

1. 引流管脱出　立即报告值班医师或经管医师并立即处理。引流管自连接处脱落：立即关闭引流管上端，在无菌操作下予以重新更换引流装置；引流管自切口处脱落，立即用无菌敷料覆盖伤口并协助医师处理。

2. 严密观察病情　观察患者意识、瞳孔、生命体征变化，局部有无相关并发症的发生，必要时配合重新置管。

3. 观察伤口敷料　观察伤口敷料有无渗血、渗液，局部有无红、肿、热、痛等炎症反应。

4. 安抚患者及家属　避免过度紧张或出现惊恐，同时做好非计划拔管相关知识的健康宣教。

5. 填写医疗文书　做好详细护理记录及交接班。填写不良事件上报表，按要求上报护理部。

（二）应急处理流程

非计划性拔管应急处理流程见图23-1。

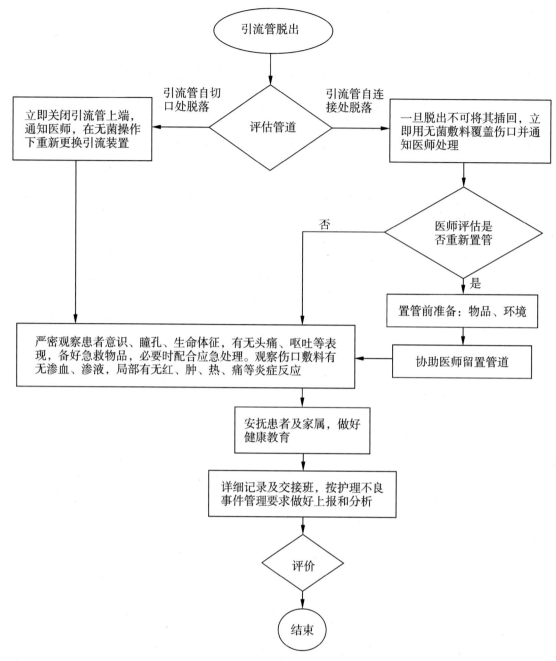

图 23-1　非计划性拔管应急处理流程

第三节　创伤性胸部损伤术后管道护理与管理

一、胸腔闭式引流管的护理与管理

(一)适用范围

血胸、气胸、胸腔穿刺术治疗下肺无法复张者;剖胸手术后引流液体。

(二)护理观察

1. **体位** 取半坐卧位或1/4侧卧位;若患者清醒、生命体征平稳、主诉无不适即可按引流管放置的目的进行体位变动,鼓励患者进行咳嗽、深呼吸运动,利于排出积液,恢复胸膜腔负压,使肺充分扩张。

2. **保持管道的密闭** ①随时检查引流装置是否密闭及引流管有无脱落,若引流管从胸腔滑脱应立即用手捏闭伤口处皮肤,消毒处理后,用凡士林纱布封闭伤口,并协助医师进一步处理;若引流瓶损坏或引流管连接处脱落,立即用双钳夹闭胸壁引流管,并更换引流装置。②水封瓶玻璃管没入水中3~4 cm,并始终保持直立。③引流管周围用油纱布包盖严密。④当变动体位、更换引流瓶或搬动患者时先用止血钳双向夹闭引流管,防止空气进入,放松止血钳时,先将引流瓶安置低于胸壁引流口平面的位置。

3. **严格无菌操作,防止逆行感染** ①引流装置保持无菌。②保持胸壁引流口敷料清洁干燥。③引流瓶应低于胸壁引流口平面60~100 cm,以防瓶内液体逆流进入胸膜腔。④按规定时间更换引流瓶,更换时严格遵守无菌操作。

4. **保持引流管通畅** 一般情况下,引流管水柱随患者呼吸上下波动,波动幅度为4~6 cm。

(1)若水柱波动幅度过大,提示可能肺不张,波动减小,则可能为部分通畅;若停止波动,可能为血块阻塞、引流管打折、肺膨胀良好等。

(2)若患者出现胸闷气促、气管向健侧偏移等肺受压的状况,应疑为引流管被血块堵塞,需设法捏挤或使用负压间断抽吸引流管的短管,促使其通畅,并立即通知医师处理。

(3)挤压方法:双手握住引流管,从距插管处10~15 cm开始,两手前后相接,后面的手用力反折引流管,用前面手的示指、中指、环指、小指指腹用力,离心性地快速挤压引流管,反复操作至引流管通畅。

5. **观察引流量、颜色、性质,并准确记录** ①若引流量>100 ml/h并持续2 h,或引流量突然增加,性状异常,应立即报告医师,查找原因,协助处理。②术后正常的胸液由暗红的血性液体逐渐转为淡红色或淡黄色液体,若引流液持续鲜红、黏稠、易凝、温热或有明显血凝块,应考虑有胸腔活动性出血;若引流液变混浊并肉眼可见食物残渣、痰液样的分泌物,应考虑食管或支气管吻合口瘘;若引流液变为米白色或乳白色,量比较大,应考虑乳糜胸,应立即报告医师予以相应处理。

6. **其他** 保持敷料整洁干燥,观察局部有无肿胀、潮红等炎症反应,引流管周围皮肤有无皮下气肿。

(三)拔管指征

拔管指征:①一般引流48~72 h后,临床观察水封瓶中无气体溢出,或引流液明显减少且颜色变浅,引流量<50 ml/24 h或脓液<10 ml/24 h,X射线胸片示肺膨胀良好无漏气,患者无呼吸困难。②心脏手术后48 h听诊,术侧肺呼吸音清晰,24~48 h引流量<50 ml,胸液呈血清样,引流管水柱波动小,胸片示术侧膨胀良好,无明显积液。③全肺切除后,如胸腔引流不多,呈血清样,24~48 h即可拔管。④术中污染严重者,胸腔引流时间可适当延长,直至肺膨胀良好,胸液量少而清澈,无发热等感染征象。⑤胸腔内虽有积液、积气,但引流管已阻塞,失去引流作用者可拔管,拔管后可采用胸腔穿刺抽液、抽气等方法使肺膨胀。⑥气胸患者引流侧胸腔肺完全膨胀,呼吸音清晰,夹管24 h以上无气急者。

(四)拔管后观察

拔管后观察:①患者有无胸闷、呼吸困难、切口漏气、渗液、出血、皮下血肿等,如发现异常及时报告医师处理。②拔管后患者不能立即下床活动,避免空气从胸壁引流管切口处进入胸腔引起气胸。

(五)注意事项

1. **严格无菌操作**(略)。

2. **密切观察** 置管期间密切观察引流液量、速度及颜色,引流管是否通畅,发现异常及时汇报。

3. **防止逆流** 搬动或进行操作时,先夹闭引流管,防止引流液逆流。

4. **术前指导** 术前指导患者进行有效呼吸功能锻炼,是防止肺部感染、促进肺复张的重要措施之一。方法如下:指导患者缓慢吸气直到扩张,再缓慢呼气,重复10次/min,3~5次/d,每次以患者能耐受为宜。

5. **防止意外拔管** 体位变动或搬动患者时避免牵拉管道,烦躁患者适当予以约束或镇静,避免管道脱出。

二、心包引流管的护理与管理

（一）适用范围

心包引流管适用范围：①心脏压塞时，引流积液以减轻症状。②判断积液的性质，协助查找病因。③发生化脓性心包炎时，排出脓液并局部注药。

（二）护理观察

1. 体位　生命体征平稳一般采用半卧位，活动或呼吸不受限。

2. 观察并记录引流液的量、性质和颜色　①抽液量第一次不宜超过 100 ml，以后再抽逐渐增加到 300~500 ml，抽液速度要慢，最多不超过 1 L。②若连续 4~6 h 或突然引流出 100 ml 以上，提示有活动性出血的可能；引流或抽液过快、过多，可引起急性右心室扩张、右心衰竭。③临床上可见黄色、血性、脓性心包积液，开始即抽出红色污秽的液体，3~5 min 不凝则为血性心包积液；若引流液颜色鲜红且抽出后即凝，则可能是血管损伤。④若第一次抽液时抽取出新鲜血，则考虑心脏压塞，立即停止抽吸，报告医师，一旦确诊心脏压塞，立即建立 2 条以上有效的静脉通道，输液扩容、输血和用药，并立即做好急诊手术的准备。

3. 妥善固定，保持管道通畅　加强巡视，保持引流管位置正确。搬动或进行各项操作后应仔细检查引流管有无受压、扭曲，必要时予以暂时夹闭，如发现折叠应及时纠正；定时挤压管路，防止血块或纤维蛋白堵塞管道，如若堵塞，必要时可用无菌生理盐水冲管，但不可强行冲管。

4. 其他　观察切口敷料是否整洁干燥，有无渗血、渗液，穿刺部位有无红、肿、热、痛等表现，发现异常及时报告医师，予对症处理。

（三）拔管指征

24 h 内引流量少，引流液颜色正常或无明显变化可考虑拔管。拔管前夹闭引流管 24 h，无不适症状，复查 B 超结果显示心包积液引流完毕，可进行拔管。

（四）拔管后观察

拔管后观察：①观察患者有无气促、呼吸困难等症状，检查患者生命体征的变化，若出现气促、呼吸困难、脉压增大的变化，严重者出现意识障碍甚至呼吸心搏骤停，应立即报告医师处理，加强病情观察。②观察术区敷料是否整洁，有无渗血、渗液，如有渗出，立即报告医师予局部换药或清创缝合，并继续观察切口是否有渗出现象。③重视患者主诉，加强巡视，加强心理指导，发现病情变化，立即汇报，并遵医嘱及时处理。

（五）注意事项

同"一、胸腔闭式引流管的护理"。

三、非计划拔管应急预案

（一）应急处理措施

1. 引流管脱出　立即报告值班医师或经管医师并立即处理。

2. 引流管自连接处脱落　立即用两把卵圆钳呈垂直方向或平行方向夹闭，在无菌操作下更换引流装置。

3. 引流管自切口处脱落　立即用手顺皮肤纹理方向捏紧引流管口周围皮肤，注意不要直接接触伤口，消毒后用凡士林纱布封闭伤口，外贴医用胶布，并协助医师做进一步处理。

4. 严密观察病情　观察患者有无胸闷、呼吸困难、气促、发绀等表现，必要时配合重新置管。观察伤口敷料有无渗血、渗液，穿刺部位有无红、肿、热、痛等炎症反应。

5. 安抚患者及家属　避免过度紧张或惊恐，同时做好非计划拔管相关知识的健康宣教。

6. 填报医疗文书 做好护理记录及交接班。填写不良事件上报表,按要求上报护理部。

(二)应急处理流程

非计划性拔管应急处理流程见图 23-2。

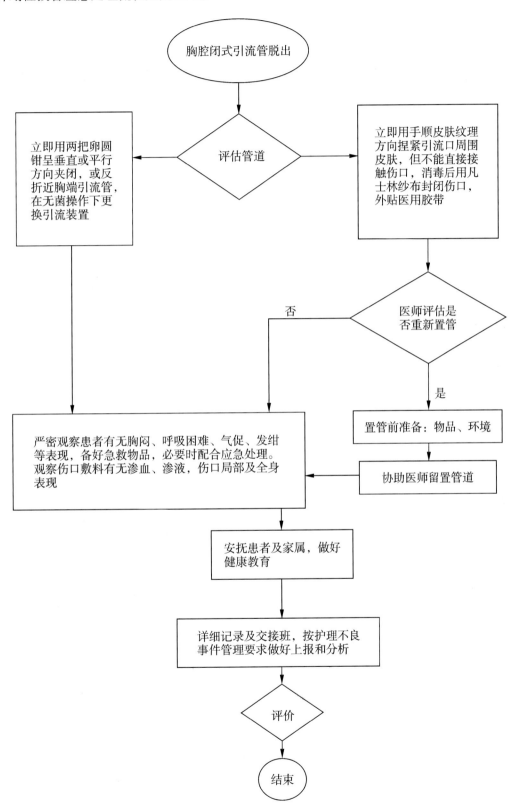

图 23-2 非计划性拔管应急处理流程

第四节　腹部创伤管道护理与管理

一、胃肠减压管的护理与管理

(一)适用范围

胃肠减压管适用范围:①急性胃扩张,机械性或麻痹性肠梗阻。将集聚于胃肠内的气体和液体吸出,降低胃肠道内压力。②空腔脏器穿孔,防止胃肠内容物经破口漏入腹腔。③胃肠及腹部较大手术者,降低胃肠道内压力,减轻腹胀,减少缝线张力和伤口疼痛,改善胃肠壁血液循环,促进胃肠功能恢复。

(二)护理观察

1.体位　病情允许尽量予以半卧位,床头抬高30°,引流装置低于胃水平部位,利于引流。

2.妥善固定　①用75%的酒精清洁鼻尖、双侧鼻翼和同侧脸颊,自然待干后,将长6~7 cm、宽2.0~2.5 cm的胶带剪成"人"字形,未剪开的一端贴于鼻梁上,剪开的一端分别螺旋形缠绕在管道上;或者剪成"工"字形,上端横贴于鼻梁上,下端贴于胃管上,顺着导管环绕包裹胃管;最后用高举平台法固定延长管于同侧脸颊上。②防止扭曲、打折、受压,以免影响减压效果,注意观察导管有无压迫鼻腔黏膜或软骨。③随时检查,尤其在翻身或进行各项护理操作后均应仔细检查。④鼻系带可显著降低鼻导管移位发生风险,但可能增加皮肤并发症发生风险。建议导管移位高风险患者加用鼻系带固定导管。⑤胃管插入深度代表胃管所在的部位,成人40~45 cm表示已达贲门,50~60 cm表示已达胃内,60~65 cm表示已达幽门。

3.保持胃肠减压管通畅并处于负压状态　负压一般不超过50 mmHg。胃管若有血凝块或胃内容物阻塞,处理方法有:①一手在离胃管出口位置4~5 cm处将管子反折,用另一手的四指与大鱼际肌将引流管按离心方向挤捏,直至引流通畅。②遵医嘱可用少量生理盐水低压冲洗并及时回抽,避免胃扩张,增加吻合口张力而并发吻合口瘘。③对于胃肠、胰肠吻合手术后的患者,严禁护士自行冲洗胃管和调整长度。

4.观察引流液颜色、性状、量　出现异常及时报告医师。①正常胃液呈黄色或黄绿色,少量红色血丝常因胃管擦伤咽部黏膜所致。②咖啡样残渣提示有陈旧性出血,胃内新鲜出血胃液呈鲜红色。③胃部手术后24 h内引流液为暗红色或深咖啡色,24 h后逐渐变为褐色。④肠梗阻或肠道手术后24 h引流液为褐色或墨绿色。⑤24 h引流液一般为50~200 ml,肠梗阻者引流量较多,24 h可达500~1 000 ml。⑥若术后1~2 h引流液量超过150 ml,或引流量突然增加、有大量液体渗出,大于150 ml或由暗红色转为鲜红色,应立即报告医师,查找原因,密切观察患者生命体征、意识、瞳孔,根据医嘱做好止血、补充血容量等工作,继续严密观察引流液的颜色、性状与量。

5.用药与饮食　在减压过程中,禁止服用药物、食物以及水。若确需从胃管注入药物,应在注药后用温开水冲洗并夹管1 h,以免药物被吸出,每次注药前均应检查胃管是否在预期位置。

6.并发症观察及处理

(1)呼吸道感染:放置胃管后,会干扰通气,影响咳嗽,容易引起痰液积聚及肺部感染等,应常规予以翻身拍背协助排痰,遵医嘱予以雾化吸入。

(2)鼻孔溃疡及坏死:若胃管长期放置于一侧鼻孔,会压迫该侧鼻腔黏膜或软骨,从而引起鼻孔溃疡及坏死。每天用生理盐水棉签清理并检查鼻腔是否有压迫症状,有无红肿、脓性分泌物等情况,并经鼻孔滴入液状石蜡,以保护鼻咽部黏膜。长期置管时,应每隔4~6周更换导管至另一侧鼻腔。

(3)口腔感染:留置胃管的患者,因禁食、水,口腔分泌唾液减少,易导致口腔干渴、咽喉疼痛,甚至口腔感染。清醒合作的患者可以采取咀嚼口香糖、漱口液含漱、刷牙等方式来保持口腔清洁舒适,行动不便、生活完全不能自理的患者应做好口腔护理,每日4次。

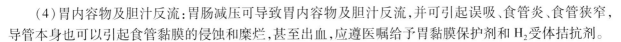

（4）胃内容物及胆汁反流：胃肠减压可导致胃内容物及胆汁反流，并可引起误吸、食管炎、食管狭窄，导管本身也可以引起食管黏膜的侵蚀和糜烂，甚至出血，应遵医嘱给予胃黏膜保护剂和 H_2 受体拮抗剂。

（三）拔管指征与方法

1. 拔管指征　①胃肠恢复蠕动、肠鸣音恢复即肛门排气后拔管。②胃肠手术后，夹管 24 h 患者无恶心、呕吐、腹痛、腹胀等不适主诉。③胆肠、胰肠吻合术后的患者，根据吻合口愈合的情况确定拔管时机。④胃液小于 400 ml/d，颜色清亮无胆汁反流时拔管。

2. 拔管方法　拔管时先将减压装置与胃管分离，反折胃管末端，嘱患者屏气，先缓慢向外拉，估计胃管接近咽喉部时迅速拔出，然后清洁鼻孔，清除面颊部胶布痕迹。拔管不顺利时，不要强行拔出，先寻找原因，根据情况适当给予液状石蜡口服，再尝试拔管。

（四）拔管后观察

拔管后观察：①有无恶心、呕吐、腹痛、腹胀等现象。②有无口腔感染、鼻黏膜出血、吻合口瘘等发生。③有无因胃肠液引流造成水、电解质及酸碱平衡紊乱的表现。

（五）注意事项

1. 做好健康教育　告知患者及家属留置胃管的目的、位置及作用，需要注意的事项，引流期间需要配合的事项，发现异常情况及时告知医护人员，不能自行处理。

2. 胃管选择　宜选用质量好、刺激小、型号适宜的胃管，插管开始前指导患者半坐卧位或者平卧位，下颌铺治疗巾，检查并清洁患者鼻腔，润滑胃管，润滑长度为插入长度。

3. 操作规范　在胃管的插入过程中，当胃管通过鼻咽部时，嘱患者口含温开水做吞咽动作，帮助胃管顺利进入胃内。若患者有恶心感，暂停操作，嘱患者深呼吸，恶心感消退后，再继续插管。当患者呛咳时，应立即拔出胃管，防止胃管误入气管。

4. 确认胃管位置　须在置管后、更换胃管后每 24 h 和在给药前对胃管位置进行确认。方法如下。

（1）置管后或更换胃管后 X 射线检查确定胃管末端位置是最可靠的金标准，推荐使用带显影条纹的胃管。

（2）对于机械通气的成年患者，推荐使用二氧化碳分析仪或比色式二氧化碳测定仪来确定胃管的置管位置。对于非机械通气的患者，可采用弹簧压力测量仪判断胃管是否误入气道。

（3）超声波检查可判断带有不锈钢头端的鼻胃管的置管位置。

（4）肉眼观察抽取液性状和听诊气过水声是不可靠的指标，不可依赖此方法来判断置管位置。在输注液体前，通过注气法或 pH 值测量来了解导管位置虽然并不是特别可靠但却更容易操作，床旁监测建议采用两种以上传统方法了解胃管位置。

5. 其他　在胃肠减压过程中，应对患者进行定时翻身、腹部按摩以帮助改善患者胃肠功能。

二、鼻空肠营养管的护理与管理

（一）适用范围

鼻空肠营养管适用范围：①胃肠功能正常，但营养摄入不足或不能摄入者，如昏迷、烧伤、大手术后危重患者等。②胃肠道部分功能不良者，如消化道瘘、短肠综合征等。③胃肠功能基本正常但合并其他脏器功能不良如糖尿病或肝、肾功能衰竭者。

（二）护理观察

1. 置入长度　一般超过屈氏韧带远端 30 cm，长 110～120 cm，置入后必须经 X 射线或内镜确认管道位置，保证在空肠中远端。在喂养期间应明确标记置管长度，并妥善固定，观察置管深度的变化，防止空肠管随肠蠕动继续下移或在外力的作用下自行脱出。

2. 体位　管饲时抬高床头 30°～45° 或协助患者取半坐卧位，管饲后 30 min 内保持管饲时体位，以防反流误吸。

3.妥善固定导管　①用75%的酒精清洁鼻尖、双侧鼻翼和同侧脸颊,自然待干后,将长6~7 cm、宽2.0~2.5 cm的胶带剪成"人"字形,未剪开的一端贴在鼻梁上,剪开的一端分别螺旋形缠绕在管道上;或者剪成"工"字形,上端横贴于鼻梁上,下端贴于管道上,顺着导管环绕包裹管道;最后用高举平台法固定延长管于同侧脸颊上。②防止扭曲、折叠、受压,注意观察导管有无压迫鼻腔黏膜或软骨。③随时检查,尤其在翻身或进行各项护理操作前均应仔细检查。④鼻系带可显著降低导管移位发生风险,但可能增加皮肤并发症发生风险。建议导管移位高风险患者加用鼻系带固定导管。

4.防止阻塞　①每日管饲前应首先确认导管位置,然后用温开水30~50 ml脉冲式冲洗管道。②连续输注营养液时,应每4 h用温水脉冲式冲管一次,注意观察滴注情况,如发现滴入压力增高,应增加冲管次数。③管饲结束后用20~30 ml温开水脉冲式冲洗鼻空肠管后封管,以防食物积滞管腔腐败变质并堵塞管腔,完毕后关上锁扣,用纱布包好固定在患者肩部衣服上。④建议为特殊患者如免疫功能低下患者准备无菌水冲洗肠内营养管。⑤禁止经营养管输入有渣溶液或药物,如确需加注药物时应碾碎随液体注入,注药后使用生理盐水冲洗。⑥如果管道堵塞,用注射器尝试以负压抽取内容物,或在用温水冲洗时施加合适的压力和吸力;若无效,可尝试使用胰蛋白酶溶液注入管道保留30 min,待沉淀物溶解后,再用温开水反复低压冲洗管道,禁止使用酸化剂如苏打水等以防管腔内发生凝结或沉淀。⑦当传统的方法无法疏通时,可在X射线透视下观察导管有无扭曲、折叠,适当调整位置观察能否改善;若无扭曲、折叠,可用鼻空肠营养管的导丝进行疏通。疏通过程中观察患者面色、生命体征,有无腹痛、恶心、呕吐等情况。⑧当导管发生阻塞而无法解决时,应重新置管。

5.并发症的观察及处理

(1)恶心、呕吐:①予以腹部理疗。②使用专用的营养泵输注营养液,遵循浓度由低到高、速度由慢到快的原则,初始速度为20~50 ml/h,观察患者对输入营养液的反应,适应后再调节滴速至60~80 ml/h,部分耐受性好的患者可递增到100~180 ml/h,最高不能超过200 ml/h。③营养液温度以37~40 ℃为宜,输注的营养液室温下使用不超过6 h,存放在冰箱中的余液一般不超过24 h。④若发生反流误吸,暂停管饲,头偏向一侧,立即吸出口鼻腔及呼吸道的误吸物,尤其是老年体弱者、伴有呼吸系统疾病患者吞咽反应差,皆需密切监护。

(2)腹泻、腹胀:①观察患者腹泻的频率及大便颜色、性状、量,可尝试暂停输注或减慢输注速度,降低输注浓度,调节温度来处理。②腹胀时可行腹部微波理疗。③督促患者多下床活动,以促进胃肠蠕动。④做好肛周皮肤护理,便后及时清洗肛周皮肤,保持衣裤、床单位清洁、干燥,防止肛周皮肤破溃,必要时遵医嘱给予止泻解痉药物。⑤注意水及电解质平衡紊乱的纠正,防止低钠血症。⑥每日更换输注导管及营养液容器,合理使用抗生素,防止菌群失调。

(3)代谢紊乱:准确记录24 h出入量,尤其是尿量与胃肠道丢失量,维持水及电解质平衡,同时注意观察血糖变化。

(4)鼻孔溃疡及坏死:若管道长期放置于一侧鼻孔,会压迫该侧鼻腔黏膜或软骨,从而引起鼻孔溃疡及坏死。每天生理盐水棉签清理并检查鼻腔是否有压迫症状,有无红肿、脓性分泌物等情况,并经鼻孔滴入液状石蜡,以保护鼻咽部黏膜。长期置管时,应每隔4~6周更换导管至另一侧鼻腔。

(5)口腔感染:留置鼻空肠管的患者,因禁食、水,口腔分泌唾液减少,易导致口腔干渴、咽喉疼痛,甚至口腔感染。清醒合作的患者可以采取咀嚼口香糖、漱口液含漱、刷牙等方式来保持口腔清洁舒适,行动不便、生活完全不能自理的患者应做好口腔护理每日4次。

(三)拔管指征

能经口进食,无须经鼻空肠营养管行肠内营养支持。

(四)拔管后观察

拔管后患者无不适主诉,能经口进食。

(五)注意事项

1.做好健康教育　告知患者及家属放留置鼻空肠管目的、位置及作用,需要注意的事项,置管期间需要配合注意的事项,营养液输注过程中的正确体位,发现异常情况及时告知医护人员。

2. 严格执行无菌操作 每日更换输注管道,营养液开瓶后应立即使用,不宜悬挂过久,一般不超过6 h,防止输液过程中细菌污染。

3. 定时换管 长期置管时,应每隔 4~6 周更换导管至另一侧鼻腔。当患者置管时间超过 4 周时,应考虑实施经皮内镜胃造瘘术。

4. 下床活动 根据患者病情,输注营养液期间鼓励患者多下床活动,促进肠蠕动,增加肠道血流量,有利于营养液的吸收和能量的转换、储存,促进肠道功能的恢复。

三、胰肠(胰管)引流管的护理与管理

(一)适用范围

胰十二指肠切除术、保留十二指肠的胰头切除术、胰腺炎或胰腺创伤手术等术后引流。

(二)护理观察

1. 体位 患者病情允许应尽早采取半卧位,改变体位或活动时引流袋的高度低于引流管口(胰管出腹壁处),以免引流液反流。引流袋距离地面不少于 10 cm。

2. 妥善固定,保持引流通畅 ①胰肠引流管外径一般较细,容易滑脱,在护理过程中要特别注意观察引流管固定和连接的情况,可在胰肠引流管与皮肤连接的地方,以记号笔在引流管上做一个明显的标记,并测量标记处与引流袋连接处的长度,每天注意观察标记的位置是否有变动。②胰管引流管较细,可自上向下经常挤压引流管,防止堵塞。③经常检查引流管,特别是翻身及各项护理操作后均应仔细检查,防止折叠、受压或脱管。④对于清醒患者,做好宣教,取得配合;对于有意识障碍者,可以适当约束;管道的加强固定可使用蝶形胶布、思乐扣或引流管固定装置。⑤术后对患者进行腹带加压包扎时,注意避免压迫引流管,并经常观察引流管的情况,防止受压、弯曲、折叠,确保引流通畅。

3. 仔细观察并准确记录 24 h 引流液的颜色、性状和量 ①正常时术后 48 h 内可为淡红色血性液,以后逐渐呈透明清亮无色状或米白色液体。②胰十二指肠切除术后 24 h 胰液引流量基本在 40~120 ml/d,禁食期间引流量在 100~600 ml,进食后引流量可达 300~800 ml。③若术后早期引流液为血性,引流量大于 100 ml/h,且颜色鲜红,提示有活动性出血,应立即通知医师,术后 48 h 仍有大量鲜红色血性液引出,应考虑吻合口瘘导致出血的可能,应遵医嘱应用止血药物、持续生长抑制剂泵入并做好手术准备。④术后引流液由无色透明清亮液体或米白色液体转为黄褐色,提示引流管脱出至肠袢。⑤如果引流量突然减少,必须及时告知经管医师,查明原因并立即处理以确保引流通畅;术后发现 24 h 内胰液引流液的总量少于 10 ml,甚至无胰液引出,应考虑堵塞的可能,可适度挤压引流管,或让医师用无菌注射器抽取 5 ml 生理盐水轻轻冲洗,冲洗过程中动作轻柔,严格无菌操作。

4. 严密观察病情 观察患者体温,腹部体征(有无腹痛、腹胀,腹腔引流液性状),尤其术后第 1 天常规进行血液学肾功能指标、腹腔引流液淀粉酶指标的检测。如胰管无胰液流出,腹腔引流管引出胰液,且出现突发性上腹部剧痛,继而发热、黄疸加重,检测腹腔引流液淀粉酶大于血清淀粉酶测定值上限 3 倍,提示发生胰瘘。一旦发生,被胆汁和肠液激活的胰液漏入腹腔会腐蚀和消化腹腔内组织,造成大出血和感染、肠瘘等,是导致患者术后死亡、延长住院时间及增加住院费用的主要原因之一。护士应早期发现异常,及时报告医师处理。

5. 定期更换引流袋 更换时严格无菌操作,注意动作轻柔,严格禁止用力拉、拽引流管,以防止引流管腹腔端脱离原位置而引流不畅。保持引流管清洁无血迹、污迹。

6. 保持切口敷料清洁干燥及引流管周围皮肤的清洁 有渗出应及时更换敷料。严密观察引流管周围皮肤的情况,有无渗出液腐蚀皮肤。术后早期引流管周围少量的渗出液及管周的红肿是由引流管的刺激引起,无须特殊处理。渗出量较大时会引起引流口周围皮肤红肿、疼痛或皮疹等皮炎症状,可适当应用皮肤保护剂。

(三)拔管指征

拔管指征:①拔管宜在术后 2 周,最早不少于 1 周。②引流管引出胰液逐日减少,小于 30 ml/d。

③腹腔引流管引流液淀粉酶浓度正常。④夹管后,患者无腹痛、腹胀、发热、黄疸加重等现象。

(四)拔管后观察

拔管后观察:①拔管处敷料整洁、固定,无渗血、渗液。②3~5 d后拔管处伤口愈合良好,无红、肿、热、痛等炎症反应。③无腹痛、腹胀、发热及黄疸等不适。

(五)注意事项

1. 做好健康教育　因胰肠引流管通常需放置较长时间,在护理过程中需要向患者及家属耐心、细致地解释,充分讲解留置引流管的目的、作用和重要性,并指导患者及家属协助管理和保护引流管及引流袋。同时教会患者下床活动时引流袋的处理方法,避免发生意外而导致引流管脱出。

2. 引流管应做好标识,妥善固定,防止脱出　除手术中的缝扎固定外,建议使用导管固定器将导管固定于腹壁,远端保留足够的长度,使患者在翻身或移动时减少导管牵拉作用。一旦发生引流管脱出,切忌将引流管插回,应立即报告医师并协助医师处理。

3. 及时倾倒引流袋中的引流液　保证引流袋中引流液的存储量不超过200 ml,引流袋过重可能导致胰管外引流管滑脱和移位。

4. 每天定时更换引流袋　操作时确保严格遵循无菌原则,防止感染。

5. 保护皮肤　一旦发生胰瘘,应特别注意对引流管周围的皮肤保护。

四、腹腔引流管的护理与管理

(一)适用范围

腹腔引流管适用范围:①腹部手术后有继续渗血、渗液可能者,如胃、肠、肝、胆、胰、脾术后。②腹腔或腹腔内脏器积脓、积液切开后,置引流物,不断排出继续形成的脓液和分泌物,使脓腔或积脓逐渐缩小而愈合。③腹部伤口清创处理后,仍不能控制感染或有坏死组织未能彻底清除者。

(二)护理观察

1. 体位　患者病情允许应尽早采取半卧位,引流装置高度低于引流管出口垂直距离10~15 cm,利于引流。

2. 妥善固定,保持引流通畅　①采用缝合和敷料双重固定的方式,卧床时应用别针及胶布将引流管固定于床单上,引流袋悬挂床边,低于床档,高度不超过腋中线,下地行走时,引流瓶或引流袋应固定在低于引流管出口的位置。②清醒患者做好解释与指导,取得配合;意识障碍者予以适当约束。③随时检查,保持引流管位置正确,尤其在翻身或进行各项护理操作后均应仔细检查,如发现扭曲应及时处理。④定时挤压腹腔引流管,以防被组织包裹或血凝块堵塞,挤压时一手反折远离腹腔出口处引流管,另一手示指、中指、环指、小指指腹及大鱼际肌肉用力挤压靠近腹腔段引流管;然后两手同时松开,如此反复操作。⑤引流管被血凝块或沉淀物阻塞,双手先离心方向挤捏或用注射器回抽,若无效可用生理盐水20 ml缓慢冲洗,也可采用注入空气或转动引流管管头的方向等方法。

3. 仔细观察并准确记录引流液的颜色、性状和量　①术后1~2 d引流液为暗红色或淡红色血性液,术后3 d引流液为血浆样液体,可能有少许红细胞。②正常情况下引流量小于100 ml/h或小于300 ml/24 h。③引流液呈鲜红色血性液提示腹腔内出血,若1 h引流量大于150 ml或2 h大于200 ml,提示可能有活动性出血。手术当日短时间内有鲜红色血性液300~500 ml流出,且伴有脉速、血压下降、面色苍白,应考虑出血倾向。立即报告医师,密切观察患者意识、瞳孔、肢体活动及生命体征变化,迅速建立双静脉通道,遵医嘱给予止血、补液等对症处理,做好再次手术的准备工作。④引流液混浊或有沉淀、脓栓形成,提示感染,应及时报告医师,遵医嘱给予抗炎、腹腔冲洗等对症治疗。⑤引流液中出现胃肠内容物、胆汁样液体、胰液、粪便样臭味或渗出物,并伴有腹痛、腹膜刺激症状提示消化道外瘘。

4. 定期更换引流袋　更换时严格无菌操作,注意动作轻柔,保持引流管清洁无血迹、污迹。

5. 观察引流管戳口　敷料外观是否整洁、干燥,有无渗血、渗液。

（三）拔管指征

拔管指征：①预防性应用的引流管常规放置 48 ~ 72 h，如为防止吻合口破裂消化液漏入腹腔，则留置时间不超过 4 ~ 6 d，如引流腹膜炎的脓液则视具体情况而定。②引流液颜色变清或逐渐减少，引流量小于 20 ml/d。③双套管引流，冲洗颜色清亮，无坏死组织液流出。④患者无发热，无腹胀、腹痛，白细胞计数恢复正常，全身及腹部情况较好。

（四）拔管后观察

拔管后观察：①拔管处敷料外观整洁、干燥，无渗血、渗液。②拔管处伤口愈合良好，无红、肿、热、痛等炎症反应。③无腹痛、腹胀、发热等不适。

（五）注意事项

1. 做好健康教育　告知管道的重要性，翻身时尽量不要牵拉引流管。半卧位或行走时，切勿拉扯，避免引流管脱出。

2. 做好引流管理　应用双套管做冲洗和低负压吸引要确保引流管通畅，遵循低流量持续冲洗原则，调节负压为 0.02 ~ 0.03 MPa（150 ~ 200 mmHg）。滴入冲洗液速度依据引流液的颜色进行调节。引流液较混浊时可加快冲洗速度，引流液较清时调慢冲洗速度。

3. 严格无菌操作　如需用引流管注入抗生素等药物或进行管腔冲洗，应严格执行无菌操作原则。

五、盆腔引流管护理与管理

（一）适用范围

适用于腹腔、盆腔（妇科）术后需进行盆腔引流的患者。

（二）护理观察

1. 体位　患者病情允许应尽早采取半卧位，利于引流。

2. 妥善固定，保持引流通畅　①采用缝合和敷料双重固定的方式，卧床时应用别针及胶布将引流管固定于床单上，引流袋悬挂床边，低于床档，高度不超过腋中线，下地行走时，引流瓶或引流袋应固定在低于引流管出口的位置。②清醒患者做好解释与指导，取得配合；意识障碍者予以适当约束。③随时检查，保持引流管位置正确，尤其在翻身或进行各项护理操作后均应仔细检查，如发现扭曲应及时处理。④定时挤压，以防被组织包裹或血凝块堵塞，挤压时一手反折远离盆腔出口处引流管，另一手示指、中指、环指、小指指腹及大鱼际肌肉用力挤压靠近盆腔段引流管；然后两手同时松开，如此反复操作。⑤引流管被血凝块或沉淀物阻塞，双手先离心方向挤捏或用注射器回抽，若无效可用生理盐水溶液 20 ml 缓慢冲洗，也可采用注入空气或转动引流管管头的方向等方法。

3. 仔细观察并准确记录引流液的颜色、性状和量　①24 h 内引流液为暗红色或淡红色液体，24 h 后逐渐变为少许淡黄色液体。②一般引流量术后第 1 天 100 ~ 200 ml，第 2 天 50 ~ 100 ml，第 3 天少许浆液性液体或坏死组织。③如果每小时引流量为 100 ml 以上，引流管温热、鲜红色，患者血压下降、脉细速，考虑有出血。应即报告医师，密切观察患者意识、瞳孔及生命体征变化，继续观察引流液的颜色、性状和准确记录引流量，遵医嘱给予静脉止血的药物、补液或输血等处理，如血压稳定或回升，引流量减少，说明止血有效，否则就立即行手术止血。④若无液体引流出，考虑管道堵塞、扭曲等炎症局限感染。⑤若出现大量乳白色或淡黄色混浊液体，应怀疑有感染，根据细菌培养结果，遵医嘱合理使用抗生素治疗。

4. 定期更换引流袋　更换时严格无菌操作，注意动作轻柔，保持引流管清洁无血迹、污迹。

5. 观察切口敷料外观　是否整洁、干燥，无渗血、渗液。

（三）拔管指征

拔管指征：①一般术后第 4、5 天引流 24 h 不超过 50 ml。②白细胞计数正常。③无腹胀、腹痛、发热。④拔管前夹闭引流管 24 h，了解引流液循环是否通畅。

（四）拔管后观察

拔管后观察：①拔管处敷料外观整洁、干燥，无渗血、渗液。②拔管处伤口愈合良好，无红、肿、热、痛等炎症反应。③无腹痛、腹胀等不适，无感染、出血、吻合口瘘、疼痛等发生。④生命体征正常，无因引流造成水、电解质及酸碱平衡紊乱的表现。

（五）注意事项

1. 做好健康教育　告知患者及家属留置引流管的目的，放置的位置、作用，需要注意的事项，需停留时间及引流期间需要配合的注意事项，发现异常情况及时告知医护人员。

2. 做好引流管理　应用双套管做冲洗和低负压吸引要确保引流管通畅，遵循低流量持续冲洗原则，调节负压为 0.02 ~ 0.03 MPa（150 ~ 200 mmHg）。滴入冲洗液速度依据引流液的颜色进行调节。引流液较混浊时可加快冲洗速度，引流液较清时调慢冲洗速度。冲洗液一般选用生理盐水、替硝唑，有药敏试验结果后遵医嘱添加敏感抗生素。

六、空肠造瘘管的护理与管理

（一）适用范围

空肠造瘘管适用范围：①胰腺损伤、严重创伤导致上消化道的完整性受损、腹部大手术尤其是消化道大手术后。②幽门梗阻、十二指肠瘘、胃肠吻合口瘘。③食管狭窄，不能进食。④其他术后短期内不能进食者。

（二）护理观察

1. 体位　注入营养液时抬高床头 30° ~ 45° 或半坐卧位、端坐卧位，注入完后 30 min 内保持半坐位或端坐卧位。

2. 妥善固定导管　①经常检查造瘘管并在进入腹壁处做标记，以识别是否移位，造瘘口穿皮肤处缝线 3 ~ 4 针固定。②输注营养液或药物后应用无菌纱布加盖，减少摩擦和污染。③指导患者休息、治疗、沐浴时，把造瘘管固定在胸腹壁，避免造瘘管过度晃动。④防止扭曲：随时检查，保持造瘘管位置正确，尤其在翻身或进行各项护理操作后均应仔细检查，如发现扭曲及时纠正。

3. 防止阻塞　①每次输注营养液前后均应用生理盐水 30 ~ 50 ml 脉冲式冲洗造瘘管，连续输注营养液时，应每 4 h 用温水脉冲式冲管 1 次，注意观察滴注情况，发现滴入压力增高，应增加冲管次数。②输注结束后用 20 ~ 30 ml 温开水脉冲式冲洗后封管，以防食物积滞管腔腐败变质并堵塞管腔，用纱布包好固定在患者衣服上。③建议为特殊患者如免疫功能低下患者准备无菌水冲洗营养管。④禁止经营养管输入有渣溶液或药物，如确需加注药物，应碾碎随液体注入，注药后应使用生理盐水冲洗。⑤如果管道堵塞，用注射器尝试以负压抽取内容物，或在用温水冲洗时施加合适的压力和吸力，若无效，可尝试使用胰蛋白酶溶液注入管道保留 30 min，待沉淀物溶解后，再用温开水反复低压冲洗管道，禁止使用酸化剂如苏打水等以防管腔内发生凝结或沉淀。

4. 并发症的观察及处理

(1) 恶心、呕吐：①予以腹部理疗。②使用专用的营养泵滴注营养液，遵循浓度由低到高、速度由慢到快，初始速度为 20 ~ 50 ml/h，观察患者对输入营养液的反应，适应后再调节滴速至 60 ~ 80 ml/h，部分耐受性好的患者可递增到 100 ~ 180 ml/h，最高不能超过 200 ml/h。③营养液温度以 37 ~ 40 ℃ 为宜，输注的营养液室温下使用不超过 6 h，存放在冰箱中的余液一般不超过 24 h。④若发生反流误吸，头偏向一侧，立即吸出口鼻腔及呼吸道的误吸物，尤其是对老年体弱者、伴有呼吸系统疾病患者，吞咽反应差皆需密切监护。

(2) 腹泻、腹胀：①观察患者腹泻的频率、大便颜色及性状、量，可尝试暂停输注或减慢输注速度，降低输注浓度，调节温度来处理。②腹胀时可行腹部微波理疗。③督促患者多下床活动，以促进胃肠蠕动。④做好肛周皮肤护理，便后及时清洗肛周皮肤，保持衣裤、床单位清洁、干燥，防止肛周皮肤破溃，必要时遵医嘱给予止泻解痉药物。⑤注意水、电解质平衡紊乱的纠正,防止低钠血症。⑥每日更换输注导管及营养液容器,合理使用抗生素,防止菌群失调。

(3)代谢紊乱:准确记录24 h出入量,尤其是尿量与胃肠道丢失量,维持水及电解质平衡,同时注意观察血糖变化。

(4)口腔感染:①指导协助患者行口腔护理,对可在床上坐起、有部分生活自理能力的患者可指导其漱口、刷牙,以保持口气清新,清除细菌,增加患者的舒适感。②给行动不便、生活完全不能自理的患者做口腔护理,每天4次,保持口腔清洁,防止口腔感染。

5.造瘘口周围情况　敷料是否清洁干燥。局部有无肿胀、发红。

(三)拔管指征

拔管指征:①营养支持停止,恢复正常饮食。②胃肠功能恢复,确认无肠瘘发生。③改其他途径进食。

(四)拔管后观察

拔管后观察:①造瘘口周围皮肤及伤口生长良好,敷料整洁、固定,无渗血、渗液。②无感染、出血、吻合口瘘等发生。

(五)注意事项

1.做好健康教育　告知患者营养液输注过程中的正确体位、注意事项,发现异常情况及时告知医护人员。

2.做好造瘘管理　根据病情,鼓励患者多下床活动,促进肠蠕动,增加肠道血流量,有利于营养液的吸收和能量的转换及储存,促进肠道功能的恢复。

七、胃造瘘管的护理与管理

(一)适用范围

胃造瘘管适用范围:①各种非机械性原因引起的吞咽困难、不能进食者而消化道功能健全的患者。②长期昏迷、不能自行进食的患者。③各种原因需要长期(2周以上)留置胃管行胃肠内营养(TEN)支持者。④需要长期胃肠减压者,如肠梗阻、严重胰腺创伤、十二指肠破裂。

(二)护理观察

1.体位　对于没有床头抬高禁忌证的患者,管饲时抬高床头30°~45°或半坐卧位,借助重力作用加速胃排空,防止胃潴留、呕吐、反流的发生,管饲完后30 min内保持半坐位或端坐卧位。

2.妥善固定造瘘管　①经常检查造瘘管并在进入腹壁处做标记,以识别是否移位,造瘘口穿皮肤处缝线3~4针固定,"Y"形纱布覆盖,用胶布固定。②经皮内镜引导下胃造瘘术后,管道的内固定器和外固定器应松紧适宜,避免内外固定器间组织受压。如果内外固定器之间的组织受压,可造成压迫性坏死、内固定器植入综合征或胃造瘘通道破裂。清醒患者可根据患者的自身感觉来调整松紧度,烦躁及不合作患者适当约束,在管道出皮肤处远端2横指处做管道标识,每班观察管道刻度及管道标识是否在原位,落实防拔管措施。③随时检查,保持造瘘管位置正确,尤其在翻身或进行各项护理操作后均应仔细检查,如发现扭曲,及时纠正。

3.防止阻塞　①每次管饲前后均应用生理盐水30~50 ml脉冲式冲洗造瘘管,连续输注营养液时,应每4 h用温水脉冲式冲管1次,注意观察滴注情况,如发现滴入压力增高,应增加冲管次数。②管饲结束后用20~30 ml温开水脉冲式冲洗后封管,以防食物积滞管腔腐败变质并堵塞管腔,胃造瘘管末端反折,将造瘘管口盖好,用纱布包好固定在患者衣服上。③建议为特殊患者如免疫功能低下患者准备无菌水冲洗造瘘管。④禁止经造瘘管注入有渣溶液或药物,如确需加注药物时应碾碎随液体注入,注药后应使用生理盐水冲洗。⑤如果管道堵塞,用注射器尝试以负压抽取内容物,或在用温水冲洗时施加合适的压力和吸力,若无效,可尝试使用胰蛋白酶溶液注入管道保留30 min,待沉淀物溶解后,再用温水反复低压冲洗管道。⑥如果该方法失败,可以使用内镜细胞刷或专门设计的胃造瘘管刷清洁胃造瘘管。

4.并发症观察

(1)恶心、呕吐:①予以腹部理疗。②常规监测胃残余量,当有胃潴留发生时,遵医嘱加用促进胃肠动力的药物。③使用专用的营养泵滴注营养液,遵循浓度由低到高,速度由慢到快,初始速度 20 ~ 50 ml/h,观察患者对输入营养液的反应,适应后再调节滴速至 60 ~ 80 ml/h,部分耐受性好的患者可递增到 100 ~ 180 ml/h,最高不能超过 200 ml/h。④营养液温度以 37 ~ 40 ℃为宜,输注的营养液室温下使用不超过 6 h,存放在冰箱中的余液一般不超过 24 h。⑤若发生反流误吸,暂停管饲,头偏向一侧,立即吸出口鼻腔及呼吸道的误吸物,尤其是对老年体弱者、伴有呼吸系统疾病患者,吞咽反应差,皆需密切监护。

(2)腹泻、腹胀:①观察患者腹泻的频率、大便颜色及性状、量,可尝试暂停输注或减慢输注速度,降低输注浓度,调节温度来处理。②腹胀时可行腹部微波理疗。③督促患者多下床活动,以促进胃肠蠕动。④做好肛周皮肤护理,便后及时清洗肛周皮肤,保持衣裤、床单位清洁、干燥,防止肛周皮肤破溃,必要时遵医嘱给予止泻解痉药物。⑤注意水及电解质平衡紊乱的纠正,防止低钠血症。⑥每日更换输注导管及营养液容器,合理使用抗生素,防止菌群失调。

(3)代谢紊乱:准确记录 24 h 出入量,尤其是尿量与胃肠道丢失量,维持水及电解质平衡,同时注意观察血糖变化。

(4)口腔感染:①指导协助患者行口腔护理,对可在床上坐起、有部分生活自理能力的患者可指导其漱口、刷牙,以保持口气清新,清除细菌,增加患者的舒适感。②给行动不便、生活完全不能自理的患者做口腔护理,每天 4 次,保持口腔清洁,防止口腔感染。

5.造瘘口周围情况　敷料是否清洁干燥。局部有无肿胀、发红。

(三)拔管指征

拔管指征:①营养支持停止,恢复正常饮食。②胃肠功能恢复,确认无肠瘘发生。③改其他途径进食。

(四)拔管后观察

拔管后观察:①造瘘口周围皮肤及伤口生长良好,敷料整洁、固定,无渗血、渗液。②无感染、出血、吻合口瘘等发生。

(五)注意事项

1.做好健康教育　告知患者营养液输注过程中的正确体位、注意事项,发现异常情况及时告知医护人员。

2.做好造瘘管理　根据病情,鼓励患者多下床活动,促进肠蠕动,增加肠道血流量,有利于营养液的吸收和能量的转换及储存,促进肠道功能的恢复。

八、多功能冲洗引流管的护理与管理

(一)适用范围

腹腔、盆腔、伤口需要有效冲洗和持续低负压吸引的患者,如有消化道瘘、腹水等情况需要将漏出的肠液、粪便及腹腔内的积血、积液、积脓、坏死组织等物质引流出体外。

(二)护理观察

1.体位　病情允许时取半卧位 30° ~ 45°或半坐卧位,每 1 ~ 2 h 变换体位,以利于漏出的肠液或者粪便有效引流。

2.妥善固定,保持通畅　①妥善固定引流管,保持各处连接紧密,引流管位置正确。引流装置低于伤口引流部位,随时检查引流装置是否完善,尤其在翻身或进行各项护理操作后均应仔细检查,如发现扭曲、受压脱落时及时处理。②做好清醒患者解释与指导,取得配合,意识障碍者予以适当约束。③查看引流管穿出腹壁处缝合固定松紧是否适宜,过紧会影响引流,过松则易脱出。④引流管一旦脱出不可将其

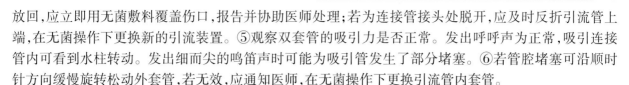

放回,应立即用无菌敷料覆盖伤口,报告并协助医师处理;若为连接管接头处脱开,应及时反折引流管上端,在无菌操作下更换新的引流装置。⑤观察双套管的吸引力是否正常。发出呼呼声为正常,吸引连接管内可看到水柱转动。发出细而尖的鸣笛声时可能为吸引管发生了部分堵塞。⑥若管腔堵塞可沿顺时针方向缓慢旋转松动外套管,若无效,应通知医师,在无菌操作下更换引流管内套管。

3. 保持有效的负压吸引 推荐使用中心负压装置进行。根据引流液量、引流物的黏度进行负压调节,负压一般为 0.02 ~ 0.04 MPa(150 ~ 300 mmHg),负压偏大应及时调整负压,防止引流管吸瘪现象出现。

4. 及时倾倒引流液 当负压引流瓶中引流液达 1/2 ~ 2/3 时,应及时倾倒,严防引流液被吸入负压吸引表内。

5. 冲洗速度的调整 根据引流液量、引流物的性状进行冲洗速度的调整,一般每 24 h 的冲洗液总量为 3 000 ~ 5 000 ml(30 ~ 40 滴/min),不可过快或过慢。

6. 严格统计 24 h 冲洗量和引流量 ①冲洗早期当冲洗液的量大于引流液的量时,提示负压引流效果不佳或者冲入液体潴留。②冲洗后期当冲洗液的量大于引流液的量时,提示负压引流效果不佳或者引流液已减少。③当冲洗液的量小于引流液的量时,提示引流液量仍较大。

7. 严密观察引流液颜色性状 ①引流液颜色逐渐变清,无混浊或血性液引流出,引流液无粪臭味,且冲洗量与吸引量平衡说明冲洗有效。②引流液突然转红,提示活动性出血,应立即停止冲洗,急查血常规、凝血功能等,必要时手术止血。③引流液呈黄褐色胆汁,提示有胆瘘发生,必须保持引流通畅,加强冲洗,预防胆汁性腹膜炎。④如引流液呈无色带少量泡沫应考虑胰瘘,遵医嘱急查淀粉酶,使用生长抑素抑制胰液分泌。⑤如引流液为黄白色混浊物样或絮状物,提示有感染。肠瘘患者冲洗引流液呈黄绿色或粪水样,提示肠液中大量细菌污染腹腔。肠瘘患者冲洗液的速度应稍快,并注意计算肠液量(肠液量 = 24 h 吸出液的量-24 h 冲洗水的量),以便及时了解肠液丢失量,为计算补液量做参考。

8. 密切观察 观察腹部体征的变化,有无腹胀、腹痛现象。密切观察伤口局部有无肿胀、发红等现象,及时清洗漏出的肠液,保护周围皮肤,必要时给予皮肤保护剂。观察引流部位敷料的情况,并统计渗液量。

(三)拔管指征

拔管指征:①体温及血常规恢复正常,腹膜刺激征消失,引流液变清,冲入量与引出量差值小于 100 ml/d 时,经冲洗管注入造影剂进行瘘管造影,若残腔明显缩小可停止冲洗、负压吸引,改接引流袋。②当引流液小于 10 ml/d,恢复肠内营养后无腹痛、腹胀症状时即可拔出引流管。

(四)拔管后观察

拔管后观察:①严密观察生命体征,有无发热等现象。②观察腹部体征,有无腹痛、腹胀等现象。③观察引流管管口周围有无渗血、渗液。

(五)注意事项

1. 做好健康教育 告知患者及家属使用冲洗引流管的目的、放置的位置及需要注意的事项。

2. 做好管理 冲洗液和管道标识清晰、醒目,单独放置,防止与静脉用液体和管道混淆。

九、导尿管的护理与管理

(一)适用范围

导尿管适用范围:①各种原因引起的排尿困难。②危重、休克、大手术;盆腔内器官手术、泌尿系统损伤或手术;截瘫、昏迷、会阴部损伤、尿道损伤。③准确记录单位时间尿量。

(二)护理观察

1. 妥善固定,保持通畅 妥善固定导尿管避免牵拉,导尿管应低于膀胱高度。保持导尿管通畅,注意导尿管是否弯曲受压,有无堵塞。若导尿管堵塞,可用手由上至下挤捏导尿管,仍不通者可分离尿管和尿袋连接处,用注射器抽取无菌生理盐水 50 ml 反复冲洗导尿管,冲洗量不得大于 200 ml。反复冲洗无效,遵医嘱拔出导尿管重新置管。按无菌操作原则每日一次更换尿袋,若为抗反流尿袋,可根据产品说明书要求时间进行更换。

2. 观察尿液　观察尿液的颜色、性状及尿量,出现异常及时报告医师。

(1)颜色、性状观察:正常尿液为淡黄或无色、清亮、无杂质。

1)血尿:根据血液含量的多少可分为镜下血尿和肉眼血尿。①肉眼血尿,1 000 ml 尿液含 1 ml 血液即成肉眼血尿。肉眼见尿呈酱油样棕褐色或暗黑色、洗肉水样或血样甚至有凝块。②镜下血尿,借助显微镜可见尿液中含红细胞。正常人尿液每高倍镜视野可见 0~2 个红细胞,若新鲜尿离心后,尿沉渣每高倍镜视野红细胞超过 3 个即有病理意义。

2)乳糜尿:尿中含有乳糜或淋巴液,呈乳白色。

3)深黄色尿:尿液浓缩或某些药物影响。

(2)尿量观察:正常成人 24 h 尿量在 1 500~2 000 ml,平均在 1 500 ml 左右。24 h 大于 2 500 ml 称为多尿,24 h 小于 400 ml 或尿量少于 17 ml/h 称为少尿,24 h 小于 100 ml 或 12 h 内无尿液者称为无尿。

3. 保持尿道口周围清洁　用生理盐水、灭菌注射用水或温开水清洗尿道口、会阴区、导管表面,不建议常规使用抗菌溶液、乳霜或软膏清洁尿道口、会阴区、导管表面。观察尿道口有无红、肿、热、痛等炎症反应,有无渗血、漏尿、皮肤破溃。

4. 无菌操作　更换导尿装置时严格遵守无菌操作原则,更换前应先用无齿止血钳夹闭尿管近端,消毒尿管口后再连接导尿装置,换好后松开止血钳。

5. 并发症处理

(1)尿路感染:①评估病情,病情允许应尽早拔出导尿管。②若不能拔出,应当及时更换导尿管,并留取尿液进行微生物病原学检测。

(2)引流不畅:①变换患者的体位,以利引流。②仔细检查导尿管有无折叠、扭曲。③用注射器抽生理盐水 30~50 ml,从导尿管的引流尿液腔注入,注入时边推边回抽,可以反复冲洗 2~3 遍,如果还是不通,则可以更换尿管。④可以遵医嘱口服碳酸氢钠片碱化尿液,减少尿垢;必要时重新置管。

(3)渗尿:①选择型号大小、粗细适宜的导尿管,能预防尿液渗漏的发生,女性患者可采用大一号的导尿管。②仔细检查导尿管有无折叠、扭曲,有堵塞时用生理盐水冲洗,做好相应的护理,保持引流通畅。③做好会阴部皮肤护理。

(4)尿道出血:①选择合适的尿管,充分润滑尿管,减少尿道损伤;插入长度合适,动作轻柔,水囊能完全进入膀胱内。②妥善固定,给患者翻身时,注意避免牵拉导尿管,避免损伤尿道。③烦躁、意识不清的患者,要做好看护,必要时用约束带固定双上肢,防止自行拔管,损伤尿道。

(5)尿管拔出困难:①回抽不出气囊内空气或注水时可在 B 超引导下刺穿水囊,顺利拔出导尿管。②拔管前向膀胱注入液状石蜡,缓慢旋转而将导尿管顺利拔出。

(三)拔管指征

拔管指征:①患者病情稳定或评估无须长期留置导尿管。②留置导尿管 72 h 以上者拔管前应间歇性夹管,以训练膀胱的排尿、储尿功能。③术后短期留置导尿管拔管前无须间歇性夹管。

(四)拔管后观察

观察患者尿液的颜色、性状及尿量,有无排尿困难。如出现尿痛、血尿等症状,嘱患者多饮水冲洗尿道至排尿正常。如症状不缓解,须报告医师并对症处理。如发生尿潴留,应重新置管。

(五)注意事项

1. 留置导尿管注意事项

(1)留置导尿管前,应向患者及家属说明目的及其注意事项,以取得配合。

(2)指导患者多饮水,以起到冲洗膀胱的作用,避免膀胱内感染和小结石形成。

(3)对急性尿潴留、膀胱高度膨胀的患者首次引流尿液不超过 1 000 ml,避免快速引流造成膀胱黏膜急剧充血出现血尿。

（4）长期留置导尿管应定时开放。定时开放既避免膀胱过度膨胀，又能有效地维持膀胱正常张力，应每2～3 h放尿1次，以保护膀胱反射功能。

（5）嘱患者离床活动时，应将导尿管远端固定到大腿上，以防导尿管脱出。集尿袋不得高于膀胱高度并避免挤压，防止尿液反流导致感染。

2. 膀胱冲洗注意事项

（1）常规留置导尿管无须膀胱冲洗。

（2）冲洗的目的：①清洁膀胱，清除膀胱内的血凝块、黏液、细菌等异物，预防感染。②治疗某些膀胱疾病，如膀胱炎、膀胱肿瘤。

（3）常用冲洗溶液有生理盐水、0.02%呋喃西林溶液、3%硼酸溶液及0.1%新霉素溶液。灌入溶液的温度为38～40 ℃。若为前列腺肥大摘除术后患者，用4 ℃左右的0.9%氯化钠溶液灌洗。

（4）严格执行无菌技术操作。

（5）避免用力回抽造成黏膜损伤。若引流的液体少于灌入的液体量，应考虑是否有血块或脓液阻塞，可增加冲洗次数或更换导尿管。

（6）冲洗时嘱患者深呼吸，尽量放松，以减少疼痛。若患者出现腹痛、腹胀、膀胱剧烈收缩等情形，应暂停冲洗。冲洗后如出血较多或血压下降，应立即报告医师给予处理，并注意准确记录冲洗液量及性状。

十、膀胱造瘘管的护理与管理

（一）适用范围

1. 暂时性膀胱造瘘术

（1）梗阻性膀胱排空障碍所致的尿潴留，如前列腺增生症、尿道狭窄、尿道结石等，且导尿管不能插入者。

（2）阴茎和尿道损伤，泌尿道手术后确保尿路愈合，如尿道整形、吻合手术和膀胱手术后。

（3）化脓性前列腺炎、尿道炎、尿道周围脓肿等。

2. 永久性膀胱造瘘术

（1）神经源性膀胱功能障碍，不能长期留置导尿管，或留置尿管后反复出现睾丸炎或附睾炎者。

（2）下尿路梗阻伴尿潴留，因年老体弱及重要脏器有严重病变不能耐受手术者。

（3）尿道肿瘤行全尿路切除术后。

（二）护理观察

1. 妥善固定　避免牵拉引流管，敷料用胶布牢靠固定，保持干燥整洁，保持管道的密闭状态。若引流管脱出，切不可将其插回膀胱内，应立即用无菌敷料覆盖伤口并协助医师处理。若连接管接头处脱开，应及时夹闭引流管近端，在无菌操作下迅速更换引流管。

2. 引流装置高度　应低于造瘘口10～15 cm，避免引流受阻或回流。

3. 观察引流速度，引流液颜色、性状及量

（1）正常引流速度为60～80 ml/h。

（2）引流量为1 500～2 000 ml/24 h（根据输液量和饮水量适当增减）。若患者24 h尿量小于400 ml，或尿量小于17 ml/h，考虑肾功能不全等，应立即报告医师，遵医嘱处理，准确记录出入量及观察肌酐变化。

（3）正常膀胱造瘘引流液为淡黄或无色、清亮、无杂质。①若引流液突然转红，血块阻塞或增多，引流液呈鲜红色，提示膀胱出血。少量出血不需特别处理；出血量多时予以膀胱冲洗。根据冲洗液颜色调节冲洗速度，遵医嘱适当运用止血药，注意观察尿液颜色、性状、量、生命体征变化及血常规、电解质等指标。②若引流液为脓性分泌物或絮状物，应立即报告医师，遵医嘱进行抗炎等处理，注意观察尿常规、电解质等指标。

4. 观察造瘘口情况　造瘘口敷料应清洁干燥，无局部红肿、渗血、渗液。①敷料渗血、渗液、脱落，应立即报告医师,局部予以伤口换药及对症处理。②局部有肿胀、分泌物多时,应及时给予每日 2 次碘伏棉球造瘘口消毒,以造瘘口为中心,自内向外约 15 cm 为消毒范围,同时消毒距造瘘口 10 cm 内的造瘘管。③造瘘口周围皮肤如有红、肿、热、痛现象,及时用莫匹罗星软膏(百多邦)局部涂抹。如造瘘口皮肤出现湿疹样改变,可用氧化锌软膏每日 2 次涂抹患处。

5. 保持引流管通畅 避免血块堵塞、引流管打折等引起造瘘管阻塞。若因血块、分泌物等造成造瘘管阻塞时,可挤压造瘘管或遵医嘱进行膀胱冲洗。鼓励患者多饮水,必要时更换造瘘管。

6. 严格无菌操作 每日更换 1 次无菌引流袋,更换时严格遵守无菌操作原则,更换前应先用无齿止血钳夹闭引流管近端,消毒引流管道口后再连接引流袋,换好后松开止血钳。

(三)拔管指征

暂时性膀胱造瘘管一般留置 10 d 左右,待排尿情况改善后即可拔管,拔管前进行夹管试验,小便能自然通畅排出后 1~2 d,未发生膀胱肌无力即可拔管,拔管后用油纱堵塞并覆盖造瘘口。永久性造瘘者首次更换造瘘管为术后 3 周,以后每月更换 1 次。

(四)拔管后观察

拔管后观察:①观察患者是否能正常自主排尿,尿液的颜色、性状及量是否正常。②排尿时有无尿痛、血尿等异常情况。③嘱患者多饮水(2 000~3 000 ml/d)或膀胱冲洗,预防膀胱结石形成。④若出现尿频、尿急、尿痛;腰部不适,肾区叩击痛;膀胱压痛或痉挛痛,尿道有分泌物等,应立即报告医生,遵医嘱给予抗菌药,以及清热镇痛、碱化尿液等对症处理,嘱患者勤饮水、勤排尿。

(五)注意事项

1. 做好健康教育 行膀胱造瘘术前,向患者及家属说明目的及其注意事项,以取得配合。指导患者每日饮水 2 000 ml/d,可起到冲洗膀胱作用,避免膀胱内感染和结石形成。

2. 做好膀胱造瘘管管理

(1)膀胱造瘘管不宜持续放尿,以免膀胱逼尿肌失用性萎缩,最终引起膀胱挛缩,一般 2~3 h 放尿 1 次,以维持膀胱的自律功能。

(2)急性尿潴留的患者需缓慢放出膀胱内尿液,避免快速引流造成膀胱黏膜急剧充血。伴随心功能不全者迅速排空膀胱,有可能导致休克。

3. 膀胱冲洗注意事项

(1)常用冲洗溶液有生理盐水、0.02% 呋喃西林溶液、3% 硼酸溶液及 0.1% 新霉素溶液。灌入溶液为常温即可。

(2)严格执行无菌技术操作。

(3)避免用力回抽造成黏膜损伤。若引流的液体少于灌入的液体量,应考虑是否有血块或脓液阻塞,可增加冲洗次数或更换造瘘管。

(4)冲洗时嘱患者深呼吸,尽量放松,以减少疼痛。若患者出现腹痛、腹胀、膀胱剧烈收缩等情形,应暂停冲洗。冲洗后如出血较多或血压下降,应立即报告医师给予处理,并注意准确记录冲洗液量及性状。

十一、经会阴尿道支架管的护理与管理

(一)适用范围

尿道成形术后留置支架管,通过低位引流清除尿道分泌物并对新尿道起支撑作用。

(二)护理观察

1. 体位 患者取平卧位,阴茎呈背伸位,与下腹壁呈 85°~90°。

2. 妥善固定支架管 防止扭曲、受压、脱出。使用专用支被架支撑被褥,充分暴露会阴部并遮挡,既可保护隐私又能起到保暖作用,同时避免被褥摩擦阴茎导致疼痛及支架管移位。

3. 观察支架管腔是否通畅 抽吸 5~10 ml 生理盐水,将针头插入"U"形支架管上端行低压冲洗

管腔。

（1）冲洗液呈线状从"U"形支架管下端排出，则提示通畅。

（2）冲洗时，排出液从"U"形支架管上端溢出或从下端呈滴状排出，则提示堵塞。应取 5 F 型号长 15 cm 输尿管导管一条，一端连接 9 号注射针头，另一端从"U"形支架管上端缓慢插入支架管管腔内，边插边冲洗，反复多次，直至排出液呈线状。注意一次冲洗量不超过 20 ml，冲洗压力适度，以免液体溢入皮下造成淤滞，同时避免用力过大或过度摇摆阴茎，造成患者疼痛或损伤新尿道。

4. 观察插管处情况　龟头应颜色红润、无肿胀，患者未诉疼痛。

（1）若阴茎龟头青紫或苍白水肿，应立即报告医师，必要时松解阴茎伤口敷料，重新包扎。轻度水肿可以不用处理，中、重度水肿遵医嘱予以硫酸镁湿敷。

（2）切口出血量较多：可用无菌纱布按压伤口压迫止血。同时，注意观察支架管外固定线是否松脱，及时报告医师调整。

（3）阴茎处缝合皮缘有血痂：可采用局部湿敷，软化或减少痂皮形成，以免痂下感染导致瘘口形成。根据医嘱预防性使用金霉素软膏涂抹龟头，防止切口感染。使用表皮生长因子喷患处，促进切口愈合。

（4）若渗液多，应及时更换。术后 5 d 左右打开阴茎上的敷料后每天用酒精清洗消毒 2 次伤口，可促进切口处血液循环，促进伤口愈合，减少漏尿的发生。

5. 无菌操作　更换引流装置时严格遵守无菌操作原则，更换前应先用无齿止血钳夹闭引流管近端，消毒引流管道口后再连接引流装置，换好后松开止血钳。

（三）拔管指征

术后 10~14 d 伤口愈合即可考虑拔管。①如出现伤口感染（表现为皮肤部分坏死、伤口裂开、出血）、愈合不良甚至裂开，局部应予伤口换药，伤口感染合并血痂时用金霉素软膏软化，再用盐水清洗，并用 0.5% 碘伏涂于伤口周围及缝线处。推迟拔管时间，待创面愈合。②避免摆弄及碰撞阴茎，以免加重伤口裂开；适当运用雌激素，防止阴茎勃起。保持会阴部清洁干燥，预防感染。

（四）拔管后观察

拔管后观察：①患者排尿无痛感，尿线粗，有一定射程。若患者尿液不畅，尿线明显小于正常尿线且伴有尿急、尿痛等症状，怀疑有尿道狭窄的情况，应报告医师，先行尿道扩张，狭窄严重者需二期手术。②观察有无漏尿情况。若出现尿道皮肤瘘，及时报告医师，考虑 3~6 个月后行尿瘘修补。

（五）注意事项

1. 做好相关健康宣教　使患者及家属配合治疗，不配合的患者予以约束带约束。

2. 做好管道管理　告知患者及家属留置引流管的目的、放置位置、注意事项、需停留的时间及引流期间需要配合的事项，发现异常情况及时告知医护人员，不能自行处理。

十二、肾造瘘管的护理与管理

（一）适用范围

肾造瘘管适用范围：①输尿管因某种原因梗阻（如损伤或结核等），全身情况不允许用其他方法解除梗阻者。②严重肾积水或肾积脓、肾功能严重受损，不能耐受肾切除术，或有其他原因必须保存病肾者。③不可恢复性输尿管阻塞（晚期肿瘤、结核）需终身带管者。④未能施行根治性手术者。

（二）护理观察

1. 妥善固定，防止牵拉或脱落　一旦引流管脱出切不可将其插回，应立即用无菌敷料覆盖伤口并协助医师处理。

2. 保持造瘘口周围皮肤清洁干燥　若伤口局部有肿胀、发红等异常情况，及时报告医师，观察患者腰部有无肿胀感，局部予以伤口换药。

3. 引流装置位置　引流装置应低于造瘘口 10~15 cm，防止引流受阻或回流。嘱患者变换体位时注

意引流装置高度;活动或下床时将引流装置用别针或胶布固定于衣服上,高度低于引流口10~15 cm。

4.观察引流液的颜色、性状并准确记录引流量

(1)正常引流液为淡黄色、清亮、无血块。①引流液混浊,有絮状物:给予血常规、细菌培养检查及药敏试验,根据检验结果遵医嘱对症治疗。严格无菌操作,每日更换引流袋,加强观察,注意患者的体温变化;由于异物反应造瘘管内或造瘘管周围会有少量分泌物,尿中会出现白细胞增多等表现,无症状的感染不需处理;严重感染时常继发造瘘管梗阻,需及时解除梗阻,保证引流管通畅;指导患者多饮水,饮水量为2 000~3 000 ml/d,起到冲洗尿路、减少感染的作用。②引流液突然转红或血块阻塞增多,呈鲜红色,则提示有肾出血,应立即行B超检查,根据检查结果,给予非手术治疗或必要时行手术治疗。出血量较多时需绝对卧床休息,遵医嘱给予止血药、抗生素等处理,严重者可能需要夹闭造瘘管1~3 h,使肾盂内压力增高,达到压迫止血的目的,待出血停止后再重新开放。

(2)24 h肾造瘘引流量为1 500~2 000 ml。若患者24 h尿量<400 ml,考虑肾功能不全,应立即检查造瘘管有无堵塞,报告医师,并协助处理。

5.保持引流管通畅 避免肾造瘘管受压或扭曲,保持引流管通畅,确保有效引流。

(1)引流管被血凝块或沉淀物阻塞造成造瘘管堵塞可由上而下挤压造瘘管,原则上不冲洗。如有梗阻或血块堵塞需冲洗时,则在无菌条件下及医师指导下用无菌生理盐水冲洗,每次注入量以5~10 ml为宜,反复冲洗时冲力不可过大。

(2)尿外渗:肾造瘘后一般都会有少量尿外渗,患者一般无症状;外渗较多时患者可能出现腰部和腹部胀痛及腹胀、发热等症状。预防和治疗尿外渗的主要方法是保持造瘘管通畅。外渗严重者适当应用抗生素以预防和控制感染,仅在脓肿形成等特殊情况下才需切开或穿刺引流。

6.无菌操作 更换引流装置时严格遵守无菌操作原则,更换前应先用无齿止血钳夹闭引流管近端,消毒引流管口后再连接引流装置,换好后松开止血钳。

(三)拔管指征

拔管指征:①常规放置2~3周。②终身带管的患者,肾造瘘管在7 d之内不能更换,术后每个月更换1次。③拔管前做夹管试验,先夹闭24~48 h,观察患者排尿情况。若无腰痛、漏尿、发热等不良反应,或经肾造瘘管注入造影剂,证明肾盂至膀胱排出通畅,可拔出肾造瘘管。患侧有腰胀感,切口有渗液,应对症处理后延迟拔管。

(四)拔管后观察

拔管后观察:①引流管口周围皮肤及生长是否良好,敷料是否整洁、固定,有无渗血、渗液,如有异常,及时报告医师。②观察患者有无腰痛、感染、出血等症状。③拔管后3~4 d内,应督促患者每2~4 h排尿1次,以免膀胱过度充盈。

(五)注意事项

1.做好健康教育 告知患者及家属留置引流管的目的、放置位置、注意事项、需停留的时间及引流期间需要配合的事项,发现异常情况及时告知医护人员,不能自行处理。

2.做好引流管管理

(1)肾造瘘术后嘱患者卧床2~3 d,尿液变清后方可下床活动。若肾造瘘管内尿液颜色突然加深,可将其夹闭1~2 h并绝对卧床。

(2)嘱患者多饮水,日饮水量应达2 000 ml以上,以减轻血尿。多进食新鲜富含纤维素的蔬菜、水果,防止便秘。

(3)指导患者术后以仰卧位为主,辅以健侧卧位,尽量减少患侧卧位。术后2 d内卧床休息,避免下床、用力等活动。翻身时,术后早期应借助外力,勿自行用力,避免其躯干扭曲。置健侧卧位后,在患者背侧垫一厚枕,供患者向后依托,减少用力。在变化体位时,避免患侧肾造瘘管受压、扭曲或脱出。肾造瘘管留出足够长度,保证患者翻身时处于正常位置,活动或下床时将引流袋用别针或胶布固定于衣服上,位置低于肾。避免弯腰、剧烈咳嗽等增加腹压的运动,及时悬挂防脱管标识。

十三、双 J 管的护理与管理

(一)适用范围

双 J 管("猪尾巴"导管)适用范围:①输尿管镜操作后,尤其是输尿管结石碎石术后、预防狭窄等,有些情况需要定期更换。②复杂性肾结石和较大肾结石的体外震波碎石治疗前放置双 J 管,预防输尿管石街形成,改善肾功能。③姑息治疗的输尿管狭窄,如腹膜后纤维化,肿瘤晚期压迫输尿管,结核治疗中的输尿管狭窄,输尿管狭窄段过长等。④急性肾后性无尿;肾结石行肾盂、肾实质切开取石时放置双 J 管,如肾盂切口不整齐、肾内出血、结石残留等情况。⑤输尿管结石行输尿管切开取石,术中发现切口不整齐,有黏膜息肉形成、管腔较狭窄时。⑥输尿管梗阻术后、巨输尿管症术后、输尿管镜后预防性引流。⑦任何原因引起的输尿管梗阻,均可用双 J 管作为支架引流。

(二)护理观察

1.防尿液反流

(1)由于放置双 J 管,输尿管蠕动明显减弱,平卧时易有膀胱内尿液反流,引起逆行肾内感染,故患者术后清醒,无头痛、恶心、呕吐、血压平稳后取半卧位,以 45°为宜,始终保持膀胱低于肾盂。

(2)应避免剧烈活动,尤其是大幅度、猛烈的弯腰动作及四肢的伸展活动,以免双 J 管移位和损伤输尿管黏膜。

(3)使用双 J 管后,膀胱输尿管抗反流机制消失,膀胱内尿液随着膀胱与输尿管的压力差而反流,若有留置导尿管者持续开放引流,忌膀胱功能锻炼,拔出尿管后或未留置尿管者,不要憋尿,一有尿意即刻排尿或定时排尿,避免尿潴留,使膀胱处于空虚的低压状态,减少膀胱尿液反流的机会,指导患者取立位排尿姿势,避免加压排尿,以防术后早期感染、漏尿。

(4)避免腹压增高,多吃蔬菜、水果以保持大便通畅,排便时使用座厕。

(5)应妥善固定尿管。

2.并发症的观察与护理

(1)出现肉眼血尿,且多喝水不缓解,与双 J 管置管损伤输尿管黏膜、留置时间过长且上下端盘曲刺激肾盂和膀胱黏膜有关。应避免重体力劳动及剧烈活动,多饮水,减少上下盘曲端对肾盂和膀胱黏膜的刺激。严重者视情况拔出双 J 管。

(2)出现肾区胀痛、下腹部不适及尿频、尿急、尿痛等尿路刺激征,与双 J 管刺激肾盂、膀胱三角区,黏膜充血、水肿及活动有关。应耐心向患者解释,解除心理负担,消除顾虑,通过听音乐、深呼吸等分散注意力,使患者精神放松,减轻心理负担。症状明显者给予抗感染、解痉、自行调整体位等措施处理,无效时考虑在内镜下调整双 J 管位置或取出双 J 管,可以口服 M 受体阻滞剂(如索利那新、托特罗定等)抑制膀胱过度活动。

(3)双 J 管移位:既可上移也可下移,由于肾盂空间有限,下移常见,表现为原有症状加重。上移原因可能为置管后输尿管蠕动减弱或消失、膀胱受双 J 管刺激而频繁收缩、上推双 J 管导致位置上移、手术直视下置管位置过高、患者剧烈活动等。应交代患者带管期间不可剧烈活动,不要做腰部及四肢同时伸展动作,以及突然下蹲活动,防止双 J 管异位而引起出血及膀胱刺激征,甚至管道脱出,拔出尿管时应轻柔缓慢,以避免拔尿管时带出双 J 管。

(4)尿液反流:表现为腰痛、发热等症状,可以给予留置尿管 7~10 d,持续开放引流尿液,保持引流通畅,防止扭曲、堵塞;避免膀胱功能锻炼。减少平卧位,多取半卧位,以 45°卧位为宜,尽量保持膀胱低于肾盂。拔出尿管前多饮水,拔出后嘱立位排尿,及时排空膀胱,勿憋尿,以免膀胱过度充盈;积极治疗慢性咳嗽、便秘等减少腹压。

(5)双 J 管尿盐沉积:应大量饮水,合理搭配膳食结构,限制肉类、钠盐及草酸食物的摄入,多食粗纤维食物,不酗酒,不喝大量浓茶,少饮含糖饮料。

(6)尿外渗:患者出现腹膜后血肿、腹痛等症状,与插管操作不当致输尿管穿孔或双 J 管异位有关。

一旦出现,立即报告医师,视情况行B超检查,必要时行腹或腰部穿刺,以明确诊断。若发现双J管异位,应尽早拔出。

3.预防尿路感染

(1)保持尿管通畅,避免膀胱尿液潴留,否则尿液沿双J管反流至肾盂,诱发上尿路感染。

(2)患者翻身时,防止尿管扭曲打折;下床活动时,尿袋应置于膀胱平面以下,如有血块堵塞尿管,应及时用注射器冲洗,必要时更换尿管。

(3)每日饮水应在2 000 ml以上,增加排尿量,达到"内冲洗"的目的。

(4)用生理盐水清洗尿道外口,酌情使用黏膜消毒剂外喷,勤换内衣裤,保持会阴部清洁,按医嘱拔管(一般为术后1个月)。

(三)拔管指征

拔管指征:①输尿管结石行体外震波碎石、输尿管镜下钬激光碎石、膀胱镜下气压弹道碎石术后,复查结石已排干净(1个月左右)。②解除术后输尿管炎症、水肿造成的暂时性梗阻者,在置管后2周拔出。③肾盂输尿管狭窄成形术及输尿管吻合术者,在置管2~3个月后拔出。④对多发肾结石、肾铸型结石、孤立肾结石者,当大部分结石已排出且残留结石均在0.3 cm以下时可拔出(1个月左右)。⑤晚期恶性肿瘤多次手术后,为提高生活质量,需定期更换双J管,放置时间不超过6个月。

(四)拔管后观察

观察患者的排尿情况,是否有排尿疼痛、腰痛等症状。

(五)注意事项

1.做好健康教育 告知患者及家属留置双J引流管的目的、放置位置、注意事项、需停留的时间及引流期间需要配合的事项,发现异常情况及时告知医护人员,不能自行处理。

2.做好双J管管理

(1)置双J管引流,尿液中晶体易吸附于导尿管壁表面形成尿盐沉积,阻塞管腔致尿液引流不畅,术后应多饮水,酸化尿液。

(2)选用质量可靠、管壁光滑的双J管。

(3)鼓励患者早期下床活动,但应避免不当活动(如剧烈活动、过度弯腰、突然下蹲等)。

(4)常规留置输尿管双J管的时间为4周,根据病情,不宜超过3个月,进口双J管不宜超过6个月。

十四、腹膜后引流管的护理与管理

(一)适用范围

腹膜后引流管是放置于腹膜后的引流管,其目的是将手术中的脓、血、体液引至体外,防止术后感染影响伤口愈合。多用于输尿管切开术后及后腹腔镜手术(肾切除、肾囊肿)。

(二)护理观察

1.腹膜后引流管的固定 妥善固定引流管,保持引流袋位置低于引流部位,防止牵拉或脱出。

2.注意观察引流管周围皮肤 有无红肿、破损,保持周围皮肤清洁干燥。若伤口敷料渗湿,应告知医师及时更换。

3.观察引流装置

(1)保持引流管通畅,定时挤压,避免引流管折叠、扭曲。

(2)观察引流液的量、性状、颜色变化与病情是否相符,每日记录,发现异常及时与医师联系。一般引流有少量血性液体,若引流大量鲜红色血性液体,提示可能有出血的发生,应及时报告医师,做出相应处理。若引流出大量淡黄色或淡红色液体,患者血红蛋白正常,提示有漏尿的可能,应及时报告医师。

(3)每日更换1次无菌引流袋,更换时严格遵守无菌操作原则,更换前应先用无齿止血钳夹闭引流管近端,消毒引流管口后再连接引流袋,换好后松开止血钳。

4.后腹腔镜行肾囊肿去顶术时应警惕腹腔内出血和内脏损伤　观察引流管和腹部体征及伤口敷料渗血情况,由于手术是用钛夹止血,如患者频繁呕吐、剧烈咳嗽,可导致钛夹脱落,造成出血;若术中有邻近脏器如肝、脾、肠管及胰腺尾的误伤,则有肠瘘出血的可能,故应密切观察腹部情况,保持引流管通畅,记录引流液的量和性质,术后第2天拔出导尿管。

5.鼓励早期活动　由于手术创伤、疼痛及担心手术失败,患者术后不敢活动,护士应向患者解释活动的重要性,以促进肠蠕动,预防腹腔粘连及肺部并发症的发生。手术当日帮助患者翻身,在床上活动四肢,术后24 h可协助患者在病区内走动,第3天恢复正常生活。

(三)拔管指征

拔管指征:引流袋内无引流液后方能拔管。

拔管方法:先拆线,待引流管完全拔出后,用无菌敷料覆盖。

(四)拔管后观察

拔管后观察伤口敷料,保持敷料干燥。

(五)注意事项

1.做好健康教育　告知患者及家属留置腹膜后引流管的目的、放置位置、注意事项、需停留的时间及引流期间需要配合的事项,发现异常情况及时告知医护人员,不能自行处理。

2.做好引流管管理

(1)妥善固定引流管,防止患者大意牵拉引流管,使引流管脱出体外。

(2)肾切除、输尿管切开取石的患者,嘱其卧床休息3 d,若病情稳定可适当活动,下床时要注意引流管的位置。

(3)告诉患者初次起床动作应缓慢,以防出现体位性低血压,如出汗、心搏过速、头晕等反应。

十五、泌尿外科造口内(左右输尿管支架管)引流管的护理与管理

(一)适用范围

泌尿外科造口内(左右输尿管支架管)引流管适用范围:①将尿液引流出体外。②观察术后是否有出血和吻合口瘘。③保持局部干燥,促进吻合口愈合。

(二)护理观察

1.引流管与引流袋　引流管装置应低于造口位置。应选择抗反流引流袋,防止尿液反流而造成逆行感染。

2.观察引流液的颜色、性状及量

(1)正常引流液术后2~3 d呈淡红色,之后转为正常浅黄色。若引流液突然转红或血块阻塞,应严密观察引流液的颜色、性状并准确记录引流量。密切观察生命体征变化。若颜色持续转红,量持续增多应做好再次手术的准备。

(2)造口是一段带肠系膜的回肠,此段肠管的正常功能为分泌黏液。若黏液分泌物持续增多,应及时清理造口内黏液分泌物,及时倾倒造口袋内尿液;若黏液黏稠堵塞造口,应报告医师遵医嘱使用生理盐水冲管,严格无菌操作,动作轻柔,少量冲洗,以免引起吻合口瘘。

(3)正常引流量为1 500~2 000 ml/d,若出现引流量减少或增多,血压下降、脉搏细速等症状,应严密观察患者病情,严格监测中心静脉压及血压变化,及时报告医师。术后早期禁食、水期间保证液体入量,以保持出入量平衡。患者可进食、水后嘱其多饮水,起到生理性冲洗引流管作用,防止黏液分泌物堵塞输尿管支架管。

3.保持引流通畅　保持引流管直接置于造口袋内,引流通畅,避免扭曲、折叠、滑脱。输尿管支架管一般缝合固定于造口周围皮肤上,记录留置长度,分别标识左、右输尿管支架。定期检查缝线是否固定好,出现滑脱及时报告医师。

4. 造口观察　正常造口颜色为粉红色、淡红或牛肉色。造口高度一般为 1～2 cm,保持造口周围皮肤清洁干燥。造口术后初期有轻微水肿,水肿一般会于术后 6 周内逐渐消退,应做好造口日常护理指导及特殊并发症防治知识宣教。若造口颜色为紫红色或黑色,水肿明显且持续时间超过 6 周,造口黏膜与皮肤缝合处松脱、出血等异常情况,及时报告医师。

5. 无菌操作　更换引流装置时严格遵守无菌操作原则,更换前应先用无齿止血钳夹闭引流管近端,消毒引流管口后再连接引流装置,换好后松开止血钳。

(三)拔管指征

拔管指征:①术后 10～14 d。②引流液颜色、性状及量正常。

(四)拔管后观察

拔管后观察:①观察尿液颜色、性状、量是否正常。若出现尿液减少、混浊、异味明显,嘱患者多饮水和果汁,饮水量应在 1 500 ml 以上。指导患者进食含维生素 C 丰富的新鲜蔬菜和水果,预防尿路感染。②观察患者有无不适症状。若出现发热或腰部酸胀等症状,应及时报告医师,密切观察患者全身情况,必要时给予药物治疗。

(五)注意事项

1. 做好健康教育　告知患者及家属留置引流管的目的、放置位置、注意事项、需停留的时间及引流期间需要配合的事项,发现异常情况及时告知医护人员,不能自行处理。

2. 做好体位管理　协助患者采取合适体位,促进引流、减少腹部张力、利于切口愈合。

十六、原位新膀胱术后盆腔伤口引流管的护理与管理

(一)适用范围

原位新膀胱术后盆腔伤口引流管适用范围:①引流渗血、渗液,避免渗液、血液集聚而继发感染。②观察术后是否有出血和吻合口瘘。

(二)护理观察

1. 体位　术后 6 h 后取半坐卧位,可以促进引流,减少腹部张力,利于切口愈合。

2. 引流装置位置　引流装置应低于切口位置,促进引流,防止逆行感染。

3. 观察引流液颜色、性质及量

(1)正常引流液为暗红色,伴或不伴血块,或先是暗红色不凝液,后为淡红色或淡黄色不易凝液。①若引流液突然转红,性质黏稠,易凝,有血块阻塞,应考虑出血。严密观察引流液的颜色、性状并准确记录引流量。密切观察生命体征变化,若颜色持续转红、量持续增多,应报告医师,做好再次手术的准备。②若引流液出现肠黏液,提示新膀胱愈合不良、新膀胱吻合口瘘,及时报告医师;增强营养;每日冲洗新膀胱造瘘管及尿管,保持尿管及新膀胱造瘘管固定通畅以减轻新膀胱压力,促进愈合。③若引流液性状为粪渣,考虑肠瘘的可能,报告医师,并遵嘱给予患者禁食、水,配合医师行相关检查以明确是否为肠瘘。

(2)术后早期引流液小于 200 ml/d,引流量逐渐减少。若引流液大于 200 ml/d,应立即查找原因,若为新膀胱漏尿,及时报告医师并协助相关护理措施。严密观察引流液的颜色、性状,并准确记录引流量。密切观察患者意识、瞳孔、肢体活动及生命体征变化。

4. 观察伤口　保持伤口敷料整洁干燥,观察局部有无红、肿、热、痛等炎症反应。若敷料有渗血、渗液,应立即报告医师,局部予以伤口换药。若局部有感染症状者,保持引流通畅,必要时医师给予清创缝合等处理措施。

5. 无菌操作　更换引流装置时严格遵守无菌操作原则,更换前应先用无齿止血钳夹闭引流管近端,消毒引流管口后再连接引流装置,换好后松开止血钳。

(三)拔管指征

拔管指征:①每日引流量<50 ml,连续 3 d,可考虑拔管。②拔管时间一般为术后 7～9 d。若术后

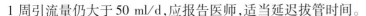

1周引流量仍大于50 ml/d,应报告医师,适当延迟拔管时间。

(四)拔管后观察

拔管后观察:①观察引流管口有无渗液、渗血。若渗血、渗液较多,应记录敷料渗血、渗液量并及时更换敷料。②观察患者下腹部、引流管口有无胀痛。若患者出现疼痛,应评估疼痛强度,并报告医师。

(五)注意事项

1. 做好健康教育　告知患者及家属留置引流管的目的、放置位置、注意事项、需停留的时间及引流期间需要配合的事项,发现异常情况及时告知医护人员,不能自行处理。

2. 做好管理　协助患者采取合适体位,促进引流、减少腹部张力、利于切口愈合。

十七、非计划拔管应急预案与管理

非计划拔管是指未经医护人员同意,患者自行将导管拔出或其他原因(包括医护人员操作不当)造成的导管脱落,又称意外拔管。包括患者自行拔出、各种原因堵塞等情况而造成的提前拔管。

(一)原因

原因:①患者舒适的改变;②未进行有效的约束和镇静;③未有效固定导管。

(二)应急措施

应急措施:①发生非计划拔管后,根据管道的性质立即采取应急措施,如按压伤口等,同时报告值班医师、护理组长或护士长,评估事件造成的影响,积极采取挽救或抢救措施。②立即协助医师做相应处理,如伤口换药、重新置管或改变引流方式。③及时观察伤口周围情况,并拍照以便日后对照。④严密观察患者生命体征变化,有无因引流不畅导致吻合口瘘以及相关并发症的发生。⑤密切观察伤口敷料有无渗血、渗液,有无红、肿、热、痛等炎症反应。⑥安抚患者及家属,避免过度紧张或出现惊恐,同时做好非计划拔管相关知识的健康宣教,目前所实施的补救措施,以及可能出现的状况。⑦做好详细护理记录及交接班。⑧填写不良事件上报表,按流程上报护理部。

(三)预防措施

预防措施:①熟悉患者的病情以及所置管道的名称、性质、作用、部位及数量并做好标识。②维持良好的固定。检查固定方法是否妥当,需胶布固定的管道应选用黏性好的胶布,最好选用专用管道敷贴固定。如为缝针固定或水囊、气囊固定者,应定期检查缝合处是否牢固,水囊、气囊是否有泄漏。③患者翻身、排便、下床时应防止引流管脱出;患者搬移,因卧位改变,应注意保护各管道,防止滑脱、折断或受污染。④引流液应及时倾倒,防止引流液过多因重力作用将管道拔出。⑤管道过长的导管应注意观察是否有无扭曲缠绕现象,应妥善固定于衣服或床单上,穿衣或翻身时先松开,调整好管道位置后再固定妥当。⑥对于烦躁不安、不合作的患者,在征得患者或家属知情同意下可使用保护性约束,放松约束期间有专人守护,防止患者自行拔管。⑦做好健康宣教,反复向患者和家属或陪护强调管道的重要性及保护方法,防止发生非计划拔管。

(四)应急处理流程

非计划拔管应急处理流程见图23-3。

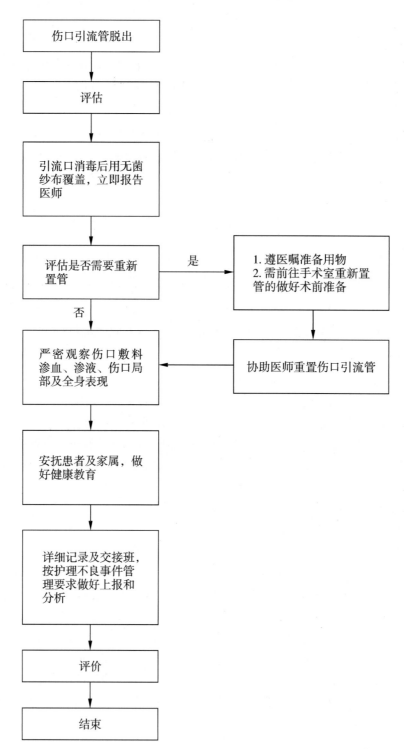

图 23-3　非计划拔管应急处理流程

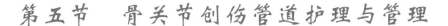

第五节　骨关节创伤管道护理与管理

一、脊椎术后引流管的护理与管理

(一)适用范围

脊椎术后引流管适用范围:①脊柱先天性疾病、退行性病变、肿瘤、结核等内固定手术后引流液体。②各种创伤引起的脊柱骨折、脱位等,经过严格非手术治疗无效需要进行脊柱手术,术后留置引流管引流渗液。

(二)护理观察

1.**体位**　术后4~6 h内去枕平卧,颈椎术后颈部两侧用沙袋制动。4~6 h后可协助翻身,颈椎术后应平卧或45°半卧位,翻身后保持颈部处于中立位或仰伸位,两侧放置沙袋;腰椎术后以平卧和侧卧为主。每2 h交替轴向翻身一次,保持颈、胸、腰、骶为一直线。体位变动时防止引流管脱落,引流袋低于床缘,防止引流液逆流。翻身时注意观察患者有无不适。

2.**引流装置观察**　引流装置高度应低于伤口引流部位。定时检查引流装置的密封性,出现问题及时更换。结核术后根据伤口引流情况更换为一次性负压引流球,注意观察负压情况,维持有效负压。

3.**无菌操作**　更换引流装置时严格遵守无菌操作原则,更换前应先用无齿止血钳夹闭引流管近端,消毒引流管道口后再连接引流装置,换好后松开止血钳。

4.**观察引流液的颜色、性质及量**

(1)正常引流液为暗红色不凝血。①若引流液由暗红变为鲜红色且逐渐增多,应考虑伤口有活动性出血,须立即报告医师,遵医嘱给予止血处理;严密监测生命体征的变化,警惕出血过多引起出血性休克。②若引流液呈淡红色血清样液体且每日量较多,应考虑脑脊液漏,须立即报告医师。取去枕平卧位或头低足高位,引流装置放于床沿平齐,并观察患者有无头晕、头痛、恶心、呕心等颅内低压表现。医师根据患者情况考虑是否尽早拔出引流管等。取俯卧位或头低足高位,伤口沙袋压迫,必要时补充生理盐水,增加脑脊液生成。脑脊液漏停止后继续保持治疗体位,48 h后恢复正常体位,防止因硬脊膜承受的压力增大再次出现脑脊液漏。做好相关解释工作,平复患者心情,并告诉患者伤口愈合前卧床休息。避免咳嗽及用力屏气等加大腹压的活动。注意软化大便,进食粗纤维、高蛋白、高热量饮食;防止便秘,减少排便时用力导致腹压增加,进而增加颅内压,影响漏口闭合。③若引流管内出现絮状物或混浊液体,考虑是否有感染。注意观察体温和关注白细胞的变化,遵医嘱合理使用抗生素,现配现用,合理调整补液顺序。适当补充白蛋白或少量血浆、电解质,防止电解质平衡紊乱和颅内压过低。

(2)24 h引流量一般为<100 ml,具体引流量与进行手术的椎体数量有关。①术后每小时引流量大于100 ml,或引流量突然增大,伤口敷料渗血多,应立即报告医师,查明是否有活动性出血,遵医嘱补充血容量或使用止血药。②引流量突然减少,应观察引流管是否通畅,同时应观察双下肢运动感觉情况,防止引流不畅引起血肿压迫脊髓神经和神经根造成肢体活动感觉障碍。

5.**妥善固定引流管**　标识清楚,保持引流管通畅,防止扭曲阻塞。若引流管不通,排除扭曲后可适当退管,调整引流管位置或更换新的引流袋。

6.**保持伤口敷料干燥整洁**　严密观察患者伤口敷料有无渗血、渗液,如伤口出现红、肿、热、痛等变化情况,及时报告医师。

7.**评估**　评估患者四肢感觉运动功能、大小便功能变化,严密观察血肿有无进行性变大,时刻观察患者呼吸、血氧等生命体征变化。前入路手术患者,特别注意倾听患者主诉,观察患者呼吸情况,若出现吞咽困难、声音嘶哑、面色发绀、呼吸不畅时,警惕气管受压,需立即报告医师及时处理。

（三）拔管指征

拔管指征：①24 h 伤口引流液量<50 ml，特殊情况可酌情延长。②拔管前伤口无血肿，患者无不适症状。

（四）拔管后观察

拔管后观察：①严密观察生命体征。②观察伤口有无红、肿、热、痛等炎症反应。③观察敷料的渗血、渗液情况，如有异常及时报告医师。④观察患者四肢感觉运动功能、大小便功能变化，如有异常及时报告医师。

（五）注意事项

1. 做好健康教育　告知患者及家属留置引流管的目的、放置位置、注意事项、需停留的时间及引流期间需要配合的事项。发现异常情况及时告知医护人员，不能自行处理，不得自行翻身。

2. 做好管理　体位变动时至少 2 人协助，一人扶头、颈、肩，另一人扶躯干、四肢，翻动时同步进行，保持头、颈、肩、躯干呈一条直线。侧卧位时垫高枕头，保持颈部充实不悬空，并与脊柱保持同一水平，同时在肩、背、臀、双下肢垫枕，使患者舒适。体位变动时，先用无齿止血钳或引流管本身所带的调节夹夹闭引流管，引流装置的高度始终低于伤口引流部位，体位变动完毕松开无齿止血钳或调节夹，理顺并固定引流管及其装置。

二、四肢关节术后引流管的护理与管理

（一）适用范围

四肢关节术后引流管适用范围：①关节置换，关节肿瘤假体置换术后放置引流管引流渗液。②膝关节半月板、韧带术后放置引流管引流渗液。

（二）护理观察

1. 负压引流的观察　四肢关节术后引流装置常规为一次性负压引流瓶。四肢关节术后引流管常规夹闭，关节镜术后一般 6 h 开放引流管，关节置换术和开放手术后一般 12 h 开放引流管。

2. 妥善固定引流装置　保持引流装置固定在离伤口最近的床沿，低于手术伤口部位 30 ~ 60 cm。

3. 观察引流液的颜色、性质及量　①正常引流液为暗红色，若引流液呈鲜红色，及时报告医师予以处理。②引流量每小时应小于 100 ml。若引流量大于 100 ml 并持续 2 h，或引流量突然增加，有大量鲜红色液体引流出，应立即报告医师，密切观察患者意识、瞳孔、肢体活动及生命体征变化，建立静脉通路。

4. 保持引流管通畅防止扭曲、阻塞　为防止引流管被血凝块或沉淀物阻塞，应每 1 ~ 2 h 挤压 1 次。方法：双手握住引流管，距手术部位平面 10 ~ 15 cm，两手前后相接，后面的手用力捏住引流管，使引流管闭塞，用前面手的示指、中指、环指、小指指腹用力，快速挤压引流管并反复操作。发现引流不畅或伤口敷料渗液较多时，应首先检查引流管是否通畅，若不畅，先行挤压，上述方法处理无效时通知医师进行处理。

5. 保持伤口敷料干燥整洁　无渗血、渗液，观察伤口周围有无发红、肿胀，若有异常，立即报告医师，局部予以伤口换药或清创缝合术。

6. 注意观察引流瓶　是否在负压状态，若负压消失，应立即处理。

7. 无菌操作　如需更换引流瓶，严格遵守无菌操作。用止血钳夹闭引流管，挤压引流装置使其呈负压状态，换好后松开止血钳。

（三）拔管指征

一般术后 3 d 拔管，24 h 引流液小于 50 ml 且颜色正常方可拔管。

（四）拔管后观察

观察局部切口有无渗血、渗液现象。注意伤口有无红、肿、热、痛等炎症反应；敷料渗液有无异味，并观察其颜色、性状及量。若有异常，及时报告医师予以伤口换药或清创缝合处理。

（五）注意事项

1. **做好健康教育**　告知患者及家属留置引流管的目的、放置位置、注意事项、需停留的时间及引流期间需要配合的事项,发现异常情况及时告知医护人员,不能自行处理。

2. **做好管理**

（1）膝关节术后用软枕抬高术肢,枕头垫至小腿 2/3 处或大腿上 1/3 处,防止患者膝关节僵直或胫骨平台前移。如有弹力绷带加压包扎,抬高床尾 30°～60°,促进血液循环,避免静脉血栓。

（2）髋关节术后患者平卧,采取“中立外展位”,小腿处以软枕垫,患者着“防外旋鞋”,做好健康宣教,患者家属应时刻注意患肢体位,内收、外旋不能超过 30°。

三、截肢术后引流管的护理与管理

（一）适用范围

截肢术后引流管适用范围:①因恶性肿瘤转移,行早期高位截肢术。②严重创伤及感染造成肢体坏死。③肢体严重畸形影响美观及功能等原因造成的截肢术后。

（二）护理观察

1. **体位**　术后 24～48 h 保持患肢伸直并抬高患肢,预防肿胀。术后一般予床头抬高 20°～30°,半卧位或 1/4 侧卧位。

2. **引流装置**　一般为一次性负压引流球,球体高度应低于伤口 30～60 cm,任何情况下引流装置不能高于患者伤口引流部位,避免引流液逆流造成伤口感染。

3. **观察引流液的颜色、性质及量**　①正常伤口引流液先是暗红色、血性不凝液,后为淡红色或淡黄色不易凝血。若引流液突然转红,性质黏稠,易凝,温度稍高或血块阻塞,应立即报告医师予以处理;若引流液混浊,立即报告医师,怀疑有感染者,根据实验室检查结果遵医嘱给予抗生素治疗。②正常引流量为 400～500 ml/d 或术后前 2 h 引流量≤200 ml。若引流量>500 ml/d 或术后前 2 h 引流量>200 ml,或引流量突然增加,有鲜红色液体引流出,应立即报告医师,查找原因,密切观察患者意识、瞳孔、肢体活动及生命体征变化,观察引流液的颜色、性状并准确记录引流量。

4. **妥善固定引流管,保持引流管通畅**　随时检查,保持引流管位置正确,尤其在翻身或进行各项护理操作前后均应仔细检查,如发现折叠应及时纠正。为防止引流管被血凝块或沉淀物阻塞,应每 1～2 h 挤压 1 次。方法:双手握住引流管,距截肢术部平面 10～15 cm,两手前后相接,后面的手用力捏住引流管,使引流管闭塞,用前面手的示指、中指、环指、小指指腹用力,快速挤压引流管反复操作至引流管通畅。发现引流不畅或伤口敷料渗液较多时,应首先检查引流管是否通畅,若不畅,先行挤压,上述方法处理无效时通知医师进行处理。

5. **保持敷料干燥整洁**　无渗血、渗液,局部无肿胀、发红。若敷料渗血、渗液且持续增多,或局部出现红、肿、热、痛等炎症反应,立即报告医师,局部予以伤口换药或清创缝合处理。

6. **随时检查引流装置是否密闭引流管有无脱落**　若引流球负压消失,应检查原因,及时处理,维持有效负压。若引流球损坏或引流管连接处脱落,立即用无齿止血钳双向夹闭伤口引流管,更换引流球,并报告医师。

7. **无菌操作**　更换引流装置时严格遵守无菌操作原则,更换前应先用无齿止血钳夹闭引流管近端,消毒引流管口后再连接引流装置,换好后松开止血钳。

（三）拔管指征

一般术后 48～72 h 观察引流液颜色变浅,24 h 引流量<50 ml,伤口敷料无渗血、渗液。

（四）拔管后观察

拔管后观察:①观察引流管口皮肤及伤口是否生长良好,生命体征、血常规等指标是否正常。②继续观察局部切口有无渗血、渗液现象。注意伤口有无红、肿、热、痛等炎症反应,敷料渗液的颜色、性状及量,有无异味、异常液体渗出。如有异常应立即报告医师,局部予以伤口换药或清创缝合处理。

(五)注意事项

1. **做好健康教育** 告知患者及家属留置引流管的目的、放置位置、注意事项、需停留的时间及引流期间需要配合的事项,发现异常情况及时告知医护人员,不能自行处理。

2. **做好管理**

(1)根据具体情况选择合适体位,利于引流。

(2)有血压下降、脉搏细速、面色苍白等休克表现时,立即调整患者体位,检查引流管的位置和高度,定时挤压引流管,保持管道通畅。做好相关知识宣教,说明体位对引流效果的意义。

(3)严密观察患者生命体征、引流管位置及引流液情况,体位变化时注意引流瓶的高度,发现异常,立即予以调整并及时报告医师。

(4)更换引流瓶或搬动患者时先用无齿止血钳双向夹闭引流管,防止引流液倒流;放松止血钳时,先将引流瓶安置低于术部伤口引流平面的位置,更换引流管时采用无菌操作技术。

四、负压封闭引流管的护理与管理

负压封闭引流(vacuum sealing drainage,VSD)技术是应用生物半透性薄膜粘贴密封整个创面使之封闭,阻止外来感染,通过负压引流出大量的炎症介质、坏死组织,使创面内渗液"零积聚",利于新鲜肉芽组织生成,促进创面早日愈合。

(一)适用范围

1. **骨科** 大面积皮肤缺失,撕脱伤,脱套伤;开放性骨折合并肌腱外露或骨外露;骨筋膜隔室综合征;关节腔感染需切开引流者;急、慢性骨髓炎需开窗引流者;手术后切口感染;植皮术后的植皮区。

2. **普外科** 腹腔内感染,部分消化道瘘,急性重症胰腺炎,各种腹腔内预防性引流,乳腺癌根治术后创面引流,直肠癌根治术后引流,会阴部创面的引流。

3. **烧伤科** 新鲜及陈旧性烧伤创面。

4. **其他** 糖尿病性溃疡、压力性损伤。

(二)护理观察

1. **负压范围与体位** 负压范围在-150 ~ -40 mmHg。患肢给予软枕抬高20°~30°,高于心脏水平利于血液回流,减轻患肢肿胀;可小范围活动肢体,避免动作过大牵拉或压迫引流管。

2. **观察引流液的颜色、性质及量** ①引流初期血性液体量较多,颜色较鲜红,以后逐渐减少、变淡。若出血量大于100 ml,或引流液突然转红,吸引出大量鲜红色液体,应立即关掉负压源,仔细检查创面内是否有活动性出血,遵医嘱给予加压包扎、使用止血药等,根据情况遵医嘱做好再次手术的准备工作。术后创面少量出血的患者,要观察有无合并贫血、低蛋白血症等,关注患者的生命体征和辅助检查结果,对患者进行饮食指导,提高营养增强机体抵抗力。如引流时间较长,将引流液送检,检查有无厌氧菌感染,及时记录引流量。②引流速度及量与伤口大小、类型有关,一般小于100 ml/h。若出血量大于100 ml/h,应报告医师,减小引流压力,继续观察,必要时关掉负压。

3. **保持引流通畅** 避免引流管无受压、扭曲、折叠,保持引流通畅,确保管道紧密连接并妥善固定引流管。引流管长度以90 ~ 120 cm为宜,并保持引流管出口处于低位。VSD材料塌陷与创面紧贴,可见管型。

(1)若引流管内有大量坏死组织或大量黏稠物,可用抽有生理盐水的注射器反复抽吸或用大量生理盐水进行冲洗,或更换VSD引流管。做好创面保护,确保引流管的位置,防止脱出和折叠。护理人员需密切观察患者创面皮肤的颜色和负压引流的情况,如引流液的总量、性状、颜色,及时记录,发现异常随时通知医师进行处理。

(2)若VSD材料无塌陷或无管型,甚至鼓起,应检查负压源是否关闭或漏气,根据情况对应处理。

4. **及时倾倒引流液** 负压引流瓶每天浸泡消毒更换后,倒入0.05%含氯消毒液250 ml,避免吸引出

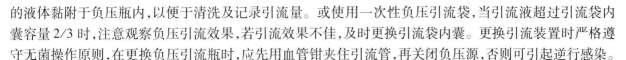

的液体黏附于负压瓶内,以便于清洗及记录引流量。或使用一次性负压引流袋,当引流液超过引流袋内囊容量2/3时,注意观察负压引流效果,若引流效果不佳,及时更换引流袋内囊。更换引流装置时严格遵守无菌操作原则,在更换负压引流瓶时,应先用血管钳夹住引流管,再关闭负压源,否则可引起逆行感染。

5.创面护理　正常创面外观干燥,周围皮肤颜色正常,无脓性分泌物。患者肿胀程度无加重,皮肤色泽、温度、感觉及毛细血管充盈程度正常。

(1)若患肢局部肿胀、疼痛,颜色发生变化,注意观察疼痛的性质和程度,必要时可应用镇痛泵,缓解患者的疼痛。对患者进行适当的心理安慰,并配合镇静、镇痛药物处理,促进患者休息和提高睡眠质量。注意患者的生命体征变化,避免因药物过量引起呼吸抑制甚至循环抑制。对于疼痛剧烈的患者,通过以上处理无明显好转,可以暂时减小负压吸引压力,提高患者耐受性,随后逐渐增加负压值以达到治疗目的。观察患肢肿胀程度和远端的末梢血供,通过皮肤色泽、温度、感觉及毛细血管充盈度等判断血供情况。如出现静脉回流受阻的现象,及时通知医师。

(2)当伤口创面短时间内有大量新鲜血液吸出,表面有温热感,提示创面内血管破损,有活动性出血,应立刻夹闭管路,关闭负压,并通知医师进行处理。每次换药、重新更换VSD引流装置、更换负压引流瓶等处置时需在备注处记录,以便观察护理。

(3)在患者进行VSD治疗期间,观察患者的体温、血常规、C反应蛋白、红细胞沉降率(血沉)的变化,若指标持续升高,提示伤口创面引流无效或感染进一步加重的可能,根据综合判断分析,配合医师给予妥善处理。出现感染等迹象时遵医嘱留取标本,协助医师进行伤口处理。

6.饮食的护理　鼓励患者进食高热量、高维生素、易消化饮食,以促进创面内肉芽组织的生长,防止并发症的发生。

7.功能锻炼　指导患者行局部的肌肉收缩运动,并进行远端关节的功能锻炼,可有效地防止关节僵硬等并发症的发生。

(三)拔管指征

引流管一般在应用负压引流5~7 d后,揭除薄膜和敷料,检查创面,如果肉芽组织新鲜,生长良好,干燥无渗液、无感染,可以停止VSD负压吸引,进行二期创面修复植皮治疗,否则需重新填入敷料继续引流,直至创面新鲜再行植皮手术,修复创面。

(四)拔管后观察

拔管后观察:①观察局部伤口有无渗血、渗液现象,肉芽组织生长是否正常。注意伤口有无红、肿、热、痛等炎症反应。②敷料渗液的颜色、性状及量,观察有无异味。若有异常,及时报告医师予以处理。

(五)注意事项

1.做好健康教育　详细向患者介绍负压封闭引流治疗的优点,消除患者的紧张心理,安慰鼓励患者配合治疗、护理。

2.做好管理

(1)指导患者及家属翻身时不能牵扯、压迫、折叠引流管,保持负压引流通畅。

(2)告知患者保持创面持续有效的负压,避免私自调节、关闭负压装置,以免影响治疗效果。

(3)每24 h更换1次负压引流瓶,或使用一次性负压引流袋。当患者外出检查时,需将VSD引流管反折夹闭,引流管口用无菌纱布包裹,避免污染。

五、慢性伤口引流管的护理与管理

(一)适用范围

适用范围:①化脓性关节炎、骨髓炎。②已污染的开放性骨折。③骨折内固定或假体置换术后感染。

(二)护理观察

1.体位　引流装置不得高于切口平面,一般低于切口平面50~70 cm。灌洗冲洗袋距切口70~

100 cm,压力差有利于进行冲洗。体位变化时注意引流装置的高度。

2. 观察引流液的颜色、性质及量

(1)正常引流液先是暗红色血性液体,含有少量血块,后为淡红色→淡黄色→澄清液体。若引流液突然转鲜红色或血块阻塞增多,应立即报告医师,密切观察引流液的颜色、性状并准确记录引流量;若引流液变混浊呈毛玻璃状或有絮状物,应报告医师,根据实验室检查结果遵医嘱使用抗生素。

(2)术后一般需冲洗2～4周,每日灌洗量2 000～3 000 ml,灌洗量过少会导致引流管口堵塞或伤口渗液。术后1～2 h需快速冲洗,防止凝血块等阻塞。若引流量突然增加,有大量鲜红色液体引流出,应立即报告医师查找原因。密切观察患者的意识、瞳孔、肢体活动及生命体征变化;观察引流液的颜色、性状并准确记录引流量。

(3)冲洗时应严格交接班,保持出入量的平衡。若入多出少,数量差异大,通知医师查找原因及时处理。

(4)在冲洗过程中,应及时更换冲洗液,倾倒引流液,并严格遵守无菌操作原则,避免逆行感染发生。

3. 妥善固定引流管,保持引流管通畅　随时检查,保持引流管位置正确,尤其在翻身或进行各项护理操作前后均应仔细检查,如发现折叠应及时纠正。为防止引流管被血凝块或沉淀物阻塞,应每1～2 h挤压1次。方法:双手握住引流管距手术部位平面10～15 cm处,两手前后相接,后面的手用力捏住引流管,使引流管闭塞,用前面手的示指、中指、环指、小指指腹用力,快速挤压引流管,反复操作至引流管通畅。发现引流不畅、伤口敷料有渗液,应首先检查引流管是否通畅,若不畅,先行挤压引流管并直线水柱冲洗,如无效可用肝素盐水注射器加压冲洗,或用无菌注射器抽吸生理盐水加压冲洗,上述方法处理无效通知医师进行处理。

4. 保持敷料干燥整洁　无渗血、渗液,局部无肿胀发红。若敷料渗血、渗液且持续增多,或局部出现红、肿、热、痛等炎症反应,立即报告医师,局部予以伤口换药或清创缝合处理。

5. 无菌操作　更换引流装置时严格遵守无菌操作原则,更换前应先用无齿止血钳夹闭引流管近端,消毒引流管口后再连接引流装置,换好后松开止血钳。

(三)拔管指征

拔管指征:①体温正常,伤口局部无红、肿、热、痛等炎症反应。②引流液清澈透亮,涂片无脓细胞及大量炎症细胞或引流液连续3次行细菌培养为阴性。③一般先停止灌洗,夹管观察1～2 d后无引流液流出,伤口无渗出液。

(四)拔管后观察

拔管后观察:①观察引流管口皮肤及伤口是否生长良好,生命体征、血常规等指标是否正常。②继续观察局部切口有无渗血、渗液等现象。注意伤口有无红、肿、热、痛等炎症反应,敷料渗液的颜色、性状及量,有无异味、异常液体渗出。如有异常应立即报告医师,局部予以伤口换药或清创缝合处理。

(五)注意事项

1. 做好健康教育　告知患者及家属留置引流管的目的、放置位置、注意事项、需停留的时间及引流期间需要配合的事项,发现异常情况及时告知医护人员,不能自行处理。

2. 做好管理

(1)根据具体情况帮助患者采取合适体位,患肢用软枕垫高,利于引流。

(2)调整引流瓶高度,使引流瓶低于伤口50 cm,并做好相关知识宣教。

(3)变换体位或搬动患者时,先用手握住引流管连接处,防止引流管松脱;若引流管从伤口滑脱,立即报告医师,并协助医师进行处理;若引流瓶损坏或引流管连接处脱落,立即夹闭引流管,并更换引流装置。

(4)体位变动时应防止灌洗管、引流管脱落,给予的体位应有利于引流液流出,防止并发症。

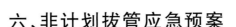

六、非计划拔管应急预案

非计划拔管是指未经医护人员同意,患者自行将导管拔出或其他原因(包括医护人员操作不当)造成的导管脱落,又称意外拔管。包括患者自行拔管、各种原因堵塞等情况而造成的提前拔管。

(一)原因

原因:①患者舒适的改变。②未进行有效的约束和镇静。③未有效固定导管。

(二)应急措施

应急措施:①发生非计划拔管后,根据管道的性质立即采取应急措施,如按压伤口等,同时报告值班医师、护理组长或护士长,评估事件发生后的影响,积极采取挽救或抢救措施。②立即协助医师做相应处理,如伤口换药、重新置管或改变引流方式。③及时观察伤口周围情况,并拍照以便日后对照。④严密观察患者生命体征变化,有无因引流不畅导致吻合口瘘,以及相关并发症的发生。⑤密切观察伤口敷料有无渗血、渗液,有无红、肿、热、痛等炎症反应。⑥安抚患者及家属,避免过度紧张或出现惊恐,同时做好非计划拔管相关知识的健康宣教。告知患者及家属目前所实施的补救措施,以及可能出现的状况。⑦做好详细护理记录及交接班。⑧填写不良事件上报表,按流程上报护理部。

(三)预防措施

预防措施:①熟悉患者的病情以及所置管道的名称、性质、作用、部位及数量并做好标识。②维持良好的固定。检查固定方法是否妥当,需胶布固定的管道应选用黏性好的胶布,如为缝针固定或水囊、气囊固定者,应定期检查缝合处是否牢固,水囊、气囊是否有泄漏。③患者翻身、排便、下床时应防止引流管脱出;患者搬移,因卧位改变,应注意保护各管道,防止滑脱、折断或污染。④引流液应及时倾倒,防止引流液过多因重力作用将管道拔出。⑤管道过长的导管应注意观察有无扭曲缠绕现象,应妥善固定于衣服或床单上,穿衣或翻身时先松开,调整好管道位置后再固定妥当。⑥对于烦躁不安、不合作的患者,在征得患者或家属知情同意下可使用保护性约束,放松约束期间有专人守护,防止患者自行拔管。⑦做好健康宣教,反复向患者和家属或陪护强调管道的重要性及保护方法,防止发生非计划拔管。

(四)应急处理流程

非计划性拔管应急处理流程参见图23-3。

(吴 英 鲜继淑 邱 琰)

参考文献

[1]郭爱敏,周兰姝.成人护理学[M].北京:人民卫生出版社,2016.

[2]郭锦丽,程宏,李冰.临床骨科护理教学查房[M].北京:科学技术文献出版社,2013.

[3]胡华琼,吴瑞勤,周梅荣,等.临床管道护理作业指导[M].武汉:华中科技大学出版社,2014.

[4]李小寒,尚少梅.基础护理学[M].北京:人民卫生出版社,2013.

[5]谢红珍,邓小玲,谢玉茹.临床管道护理观察[M].北京:科学出版社,2017.

[6]陈文秀,仇海燕.空肠营养管堵管原因与护理对策新进展[J].护理研究,2015,29(29):3597-3599.

[7]甘华.鼻空肠管早期肠内营养治疗急性重症胰腺炎的护理进展[J].齐齐哈尔医学院学报,2012,33(7):929-930.

[8]高珞珞,王洁.膝关节镜下交叉韧带重建术的围术期护理体会[J].护士进修杂志,2016,31(20):1866-1868.

[9]高彦,马社君,邢保娥.150例肾多发结石经皮肾镜超声碎石术后肾造瘘管的护理[J].中华护理杂志,2013,48(6):496-498.

［10］顾淑芳,孙娜,王雪萌,等.预防留置尿管相关性尿路感染的护理研究进展［J］.护士进修杂志,2017,32(10):889-891.

［11］孔丹,高远,张里程,等.一次性负压封闭引流管在皮肤撕脱伤患者预防感染的效果研究［J］.中华医院感染学杂志,2016,26(6):1351-1353.

［12］李琴,陈贵华.危重症病人肠内营养并发症及其预防护理的研究进展［J］.全科护理,2016,14(7):661-664.

［13］李玉洁,陈佩仪,梁秋金,等.夹管训练对预防术后留置尿管患者拔管后尿潴留效果的系统评价［J］.护士进修杂志,2016,31(9):775-779.

［14］蒙小琴,彭晓晖,邓琴,等.优质护理服务在泌尿外科术后置入双J管中的应用效果［J］.中国临床研究,2016,29(7):974-976.

［15］孙海微,于志梅,王晓春.综合护理干预在胰十二指肠切除术后胰管外引流管中的应用［J］.护士进修杂志,2016,31(5):470-472.

［16］孙蒋萍,嵇玲娟.留置尿管存在的并发症原因分析及护理对策［J］.临床医药文献电子杂志,2017,4(67):13164-13165.

［17］谢亚娣,左晓艳,刘星,等.10例严重胰腺损伤行胰胃吻合并胰管外引流术的护理［J］.中华护理杂志,2013,48(7):590-592.

［18］杨红梅,吴海珍,顾丽华.循证护理在经皮内镜引导下胃空肠造瘘管道护理中的应用［J］.循证护理,2017,3(2):188-190.

［19］杨敏,张离.经皮肾碎石取石术后输尿管双J管留置时间及拔管方法的临床分析［J］.实用临床护理学电子杂志,2017,2(38):182-183.

［20］叶玉娥,杨凤娇.重症患者肠内营养并发症护理对策［J］.现代医药卫生,2018,34(4):600-601.

［21］张志红,孙静,李小改,等.膀胱造瘘患者术后预防尿路感染研究［J］.中华医院感染学杂志,2015,25(6):1375-1377.

［22］郑亮葵.留置尿管预防尿路感染的护理方法［J］.首都食品与医药,2017,24(2):56-57.

［23］周厚勇,邓建平,张恒,等.经皮肾碎石取石术后输尿管双J管留置时间和拔管方法的探讨［J］.第三军医大学学报,2012,34(6):564-566.

［24］周建大,刘进言,胡媛,等.负压引流与创面修复［J］.中国全科医学,2009,12(10):913-915.

［25］周婧英.胰十二指肠吻合术后引流护理［J］.内蒙古医学杂志,2014,46(8):1016-1018.

［26］中华医学会神经外科学分会,中国神经外科重症管理协作组.神经外科脑脊液外引流中国专家共识:2018版［J］.中华医学杂志,2018,98(21):1646-1649.

［27］CHAU J P C,THOMPSON D R,FERNANDEZ R,et al. Methods for determining the correct nasogastric tube placement after insertion:a meta-analysis［J］. JBI Library of Systematic Reviews,2009,7(16):679-787.

［28］FRIED H I,NATHAN B R,ROWE A S,et al. The insertion and management of external ventricular drains:an evidence-based consensus statement (A Statement for Healthcare Professionals from the Neurocritical Care Society)［J］. Neurocrit Care,2016,24(1):61-81.

第二十四章

创伤重症深静脉血栓防治护理与管理

第一节　创伤重症患者深静脉血栓的治疗及护理与管理

创伤重症患者因创伤、卧床时间长等因素，下肢容易出现静脉血流淤滞、血液高凝状态以及静脉内膜损伤，属于下肢深静脉血栓形成（deep venous thrombosis，DVT）的高发人群。并且其形成较为隐匿，不易被发现，易导致肺血栓栓塞症（pulmonary thromboembolism，PTE），被称为隐形的杀手。

下肢深静脉血栓形成的治疗技术发展至今日，虽然已拥有很多种治疗方法，如药物抗凝/溶栓治疗、介入置管溶栓治疗、手术取栓治疗等，但目前任何一种治疗方法均无法达到或接近治疗下肢深静脉血栓形成的理想目标：防止血栓延伸、消除血栓脱落的危险、降低肺动脉栓塞症发生率和病死率、恢复静脉血流、维持静脉瓣功能、降低血栓复发与血栓形成后综合征（post-thrombotic syndrome，PTS）的发生率。因此，只能够根据患者的发病时间、病变的程度、患者的年龄、身体状况甚至以后的生活要求等各种情况，联合应用多种治疗方法，坚持个体化的治疗护理原则，以争取获得满意的治疗效果。

一、非手术治疗

对于急性期（发病后 14 d 以内）和亚急性期（发病后 15~30 d）的 DVT 早期患者，虽然早期静脉切开取栓或插管直接溶栓等有创性的治疗可有效减轻症状和体征，但是，现在普遍接受的早期 DVT 治疗为系统性抗凝、溶栓治疗以及联合祛聚治疗或体位治疗等。大多数临床报道都提示保守治疗对于大多数早期 DVT 患者具有良好疗效。对于发病>30 d 的慢性 DVT 患者，主要则是长期应用抗凝药物，防止血栓蔓延和（或）血栓复发。

（一）抗凝治疗

抗凝是 DVT 的基本治疗，抗凝疗法并不能溶解已形成的血栓，但能通过延长凝血时间来抑制血栓蔓延和再发，也有利于血栓的自溶和管腔再通，从而减轻症状、降低肺栓塞发生率和病死率。

1.适应证　①DVT 早期治疗阶段，有利于控制病情进展，预防其他部位再发血栓形成，即使病情迁延也适用；②溶栓和手术取栓后的辅助疗法，防止血栓再发；③为预防肺栓塞放置腔静脉滤器后的辅助疗法；④肌内小静脉丛血栓形成，范围小，不影响主干静脉血液回流，可用抗凝疗法促使病灶稳定和自体消融，预防复发和并发肺栓塞的可能。

2.禁忌证　①颅脑术后；②活动性溃疡、高血压、脑出血；③出血性疾病或有出血倾向；④心、肝、肾功能不全;⑤活动性肺结核,尤其合并空洞者。

3. 常用药物

(1)普通肝素(unfractionated heparin,UH):治疗剂量个体差异较大,使用时必须监测凝血功能,一般采用静脉持续给药。起始剂量为 80 ~ 100 U/kg 静脉注射,之后以 10 ~ 20 U/(kg·h)静脉泵入,以后每 4 ~ 6 h 根据活化部分凝血活酶时间(activated partial thromboplastin time,APTT)作调整,使 APTT 的国际标准化比值(international normalized ratio,INR)保持在 1.5 ~ 2.5。普通肝素可引起血小板减少症(heparin-induced thrombocytopenia,HIT),在使用的第 3 ~ 6 天应复查血小板计数;HIT 诊断成立,则停用普通肝素。

(2)低分子肝素(low molecular weight heparin,LMWH):出血性不良反应少,HIT 发生率低于普通肝素,使用时大多数患者无须监测凝血功能。临床按体重给药,每次 100 U/kg,每 12 h 1 次,皮下注射,肾功能不全者慎用。

(3)直接Ⅱa因子抑制剂:如阿加曲班,分子量小,能进入血栓内部,对血栓中凝血酶的抑制能力强于普通肝素。HIT 及存在 HIT 风险的患者更加适合使用。

(4)间接Xa因子抑制剂(如磺达肝癸钠,fondaparinux):治疗剂量个体差异小,每天 1 次,不需要监测凝血功能。对肾功能的影响小于低分子肝素。

(5)维生素 K 拮抗剂(vitamin K antagonist,VKA):如华法林,是长期抗凝治疗的主要口服药物,效果评估需监测凝血功能的 INR。治疗剂量范围窄,个体差异大,药效易受多种食物和药物影响。治疗首日常与 LMWH 或 UH 联合使用,建议剂量 2.5 ~ 6.0 mg/d,2 ~ 3 d 后开始测定 INR,当 INR 稳定在 2.0 ~ 3.0 并持续 24 h 后停 LMWH 或 UH,继续华法林治疗。

(6)直接Xa因子抑制剂:如利伐沙班,治疗剂量个体差异小,无须监测凝血功能。单药治疗急性 DVT 与标准治疗(LMWH 与华法林合用)疗效相当。

推荐:对于急性 DVT 患者,推荐肠外抗凝剂和利伐沙班作为初始抗凝治疗,其中肠外抗凝剂建议使用 LMWH 或磺达肝癸钠,效果优于静脉或皮下注射 UH 治疗。也可以应用 VKA(如华法林)联合 LMWH 或 UH 治疗,在 INR 达标且稳定 24 h 后,停用 LMWH 或 UH。高度怀疑 DVT 者,如无抗凝治疗禁忌证,在等待检查结果期间可行抗凝治疗,根据确诊结果决定是否继续抗凝。有严重肾功能不全的患者建议使用 UH。

(二)溶栓治疗

溶栓药物是指作用于血栓形成过程中的某些环节,使血栓溶解,达到开通血管作用的药物。目前,溶栓在 DVT 的治疗中占据重要的地位,它不仅可以溶解血栓,还可防止血栓蔓延。在临床上,溶栓治疗的效果是肯定的,溶栓治疗越早,溶栓效果越好,血栓部位的溶栓药物浓度高,溶栓效果好。但也存在可致颅内出血等严重并发症的风险。因此,国际上一些血栓治疗指南并不常规推荐系统性溶栓治疗。尽管如此,历经多年的研究和探索,对于广泛的髂股静脉血栓形成者或病程<72 h 的患者,或者某些广泛的急性近端 DVT 患者(症状<14 d)也考虑使用溶栓治疗,同时溶栓治疗也适用于大块肺栓塞和股青肿的患者。无论使用何种溶栓方法,下列情况是溶栓疗法的禁忌证,需要高度重视:①近期手术史(<1 个月);②严重创伤;③出血性疾病;④脑血管疾病;⑤妊娠;⑥出血倾向;⑦难以控制的高血压(收缩压>160 mmHg)。

1. 溶栓药物 溶栓药物按研究进展先后可划分为三代产品,应根据患者具体情况,选择有效而安全的溶栓剂量。

(1)第一代溶栓药物:以链激酶(streptokinase,SK)、尿激酶(urokinase,UK)为代表。

1)链激酶(SK):从溶血性链球菌的培养液中提取,SK 可渗透到血栓内部激活纤溶酶原,这样起内部溶解作用比表面溶解作用强,但效果较 UK 差,同时 SK 具有抗原性,容易导致某些患者出现发热、寒战、头痛、出汗、腰痛和四肢疼痛等。因其出血及过敏反应发生率较高等缺点,临床已较少应用。

2)尿激酶(UK):为我国目前最常用、最主要的溶栓药物。从人尿中提取,无抗原性,不良反应少,它可直接激活纤溶酶原,使之转变为纤溶酶,进而水解纤维蛋白、纤维蛋白原、凝血因子等。对急性期血栓起效快,溶栓效果好,过敏反应少,常见的不良反应是出血。尿激酶的治疗剂量无统一标准。在溶栓过程中需检测血浆纤维蛋白原(fibrinogen,Fbg)和凝血酶时间(thrombin time,TT),Fbg<1.0 g/L 应停药,TT 的

INR 应控制在 2.0~3.0。

（2）第二代溶栓药物：以组织型纤溶酶原激活物（tissue-type plasminogen activator，t-PA）为代表，包括重组人组织型纤溶酶原激活物（recombinant human tissue-type plasmin activator，rt-PA）、阿尼普酶（anistreplase，AP-SAC）、葡激酶（staphylokinase，SAK）、重组葡激酶（recombinant staphylokinase，r-SAK）、重组链激酶（recombinant streptokinase，r-SK）、尿激酶原（prourokinase，pro-UK）、吸血蝙蝠唾液纤溶酶原激活剂（vampire bat saliva plasminogen activator，Bat-PA）、蚯蚓纤溶酶原激活剂（earthworm plasminogen activator，e-PA）、蛇毒溶栓酶原激活剂（plasminogen activator of trimeresurus stejnegeri venom，TSV-PA）等。此类药物常与抗凝药物联合使用，具有一定的溶栓特异性，不良反应较少。

（3）第三代溶栓药物：随着基因和蛋白质工程技术的发展，针对第一、二代溶栓药的弊端，在其特异性、溶栓效率等方面进行改造和提高，研制出了第三代溶栓药物。主要药物有瑞替普酶（reteplase，r-PA）、替奈普酶（tenecteplase，TNK-tPA；是重组人组织型纤溶酶原激活物）、兰替普酶（lanoteplase，NPA）、孟替普酶（monteplase）、靶向溶栓剂、嵌合体溶栓剂等。此类溶栓药在临床上表现为快速溶解血栓、开通阻塞的血管、治愈率高、单次给药有效、使用方便、无须调整剂量、半衰期长等特点。

2. 溶栓方法　包括系统溶栓和导管接触性溶栓（catheter-directed thrombolysis，CDT；也称导管直接溶栓）。前者是经外周静脉全身应用溶栓药物，血栓溶解率较导管接触性溶栓低，但对早期 DVT 有一定效果，在部分患者能保留深静脉瓣膜功能，减少 PTS 发生；后者是将溶栓导管置入静脉血栓内，为有创性治疗方法，但具有一定优势，能提高血栓溶解率，降低静脉血栓后遗症的发生率，治疗时间短，并发症少。下面介绍几种常用的溶栓途径。

（1）全身用药途径：通过上肢浅静脉途径给药，溶栓药物随血液流遍全身，溶解血栓。尿激酶在体内半衰期只有 15~20 min，所以常规采用全身浅静脉滴入尿激酶后，尿激酶至深静脉血栓部位的有效浓度明显降低，很难达到好的治疗效果。

（2）深静脉用药途径：即采用足背浅静脉穿刺，在患肢踝上或小腿中上段扎一根橡皮管止血带，溶栓药物通过交通静脉进入深静脉内直接与血栓接触。其价值在于，经远端浅静脉给药，辅以近端浅静脉压迫，可以使溶栓药物进入深静脉病变部位。一方面缩短了溶栓药物到达作用部位的时间，另一方面提高了病变部位溶栓药物的浓度，使高浓度药物在最短的时间内达到血栓部位，发挥最佳的溶栓效果，降低出血等并发症的发生率。如果溶栓时机选择恰当，溶栓效率还是很高的，同时可以降低 PTS 的发生率。此方法操作简便易行，节省介入治疗的费用。但在临床使用时，在深静脉主干完全阻塞时，大量的药物常常经过侧支回流，溶栓效果并不十分理想。

（3）导管接触性溶栓：导管接触性溶栓是在数字减影血管造影（digital subtraction angiography，DSA）透视下或超声引导下将溶栓导管经深静脉直接插入血栓，从而加速血栓溶解的一种接触性溶栓方法，在减少出血风险的前提下进一步提高血栓清除率。溶栓导管有两种，一种是由端孔灌注的溶栓导管和溶栓导丝组成的 4F 同轴灌注系统，另一种是多侧孔的溶栓导管。其原理是通过溶栓导管把高浓度的溶栓药物直接注射到血栓形成的部位，并使药物与血栓充分接触以取得最大的溶栓效果。与系统溶栓相比，导管接触性溶栓在快速溶解急性深静脉血栓的同时，可以减少药物的灌注时间、减少溶栓药物的总量，以降低出现全身纤溶状态、出血等并发症发生率，由于快速开放受阻的静脉从而避免或减少了静脉性肢体坏疽等严重的并发症，所以溶栓效率显著提高。正因为具备了上述以往溶栓方法所无法比拟的优势，近年来导管接触性溶栓得到了迅速发展。

1）CDT 治疗的适应证：中华医学会放射学分会介入学组于 2011 年制订了《下肢深静脉血栓形成介入治疗规范的专家共识》，把适应证列为 3 类。①急性期 DVT；②亚急性期 DVT；③DVT 慢性期或后遗症期急性发作。对于急性髂股静脉血栓，无溶栓禁忌而且能够成功置管者均为 CDT 治疗的适应证。中华医学会外科分会血管外科学组于 2012 年 7 月发布了我国第 2 版《静脉血栓诊治指南》，就 DVT 的临床分期做了修订，其中急性期 DVT 是指病史<14 d；亚急性期是指病史 15~30 d；慢性期是指病史>30 d。对于急性期中央型或混合型 DVT，全身情况较好、出血风险低、预期寿命 1 年以上的患者首选 CDT 治疗。

2）CDT 治疗的禁忌证：公认的观点有下列几种情况。①用抗凝、溶栓药物和造影剂有禁忌或过敏者；②3 个月内有颅脑、胃肠等活动性内出血史；③2 个月内有严重创伤史；④1 个月内接受过大手术者；

⑤妊娠;⑥严重高血压(收缩压>160 mmHg);⑦细菌性心内膜炎;⑧有心内膜赘生物或血栓附着者。

3)溶栓导管的入路:有顺行和逆行两种,前者为常规入路,包括经大隐静脉、小隐静脉、腘静脉入路。如不成功或无法选择上述几种入路,可以采用逆行入路的方法。

4)CDT 的并发症与处理:①出血,可发生在穿刺局部或远处组织和器官。穿刺点周围出血,可表现为渗血或血肿。文献报告,CDT术后出血发生率为5%~11%。其中颅内出血<1%,腹膜后出血为1%,肌肉骨骼系统、泌尿系统及胃肠道约3%。因严重出血需输血的患者为0%~25%,其与溶栓药物的剂量及用药时间长短有关,也与同时抗凝的程度和个体差异有关。②导管周围血栓形成,导管周围血栓形成的原因为导管置入后致静脉回流受阻和(或)抗凝治疗不充分。注意选择适合尺寸的溶栓导管,避免导管过粗而干扰大、小隐静脉的回流;也可以从外鞘管内滴注肝素。③导管继发的感染,多表现为导管置入途径的浅静脉炎症状,可伴有发热。处理时可先应用硫酸镁湿热敷患处,同时给予青霉素抗感染治疗,如3 d后症状仍不能改善时拔出导管,终止溶栓。如患者有菌血症症状,还需行血培养加药敏试验,选用敏感抗生素治疗。

(三)祛聚治疗

祛聚治疗药物包括抗血小板药物(如阿司匹林、双嘧达莫等)、降低血液黏度药物(如右旋糖酐、丹参等)和静脉血管活性药物(如黄酮类、七叶皂苷类等)等。在处理静脉血栓形成中,常作为辅助疗法,而不作为单独疗法。低分子或中分子右旋糖酐具有抑制血小板聚集、补充血容量、稀释血液、降低血液黏度、保护血管内皮细胞等作用。丹参具有抗凝、降低血黏度及促进纤溶等作用。黄酮类可以促进静脉血液回流,减轻患肢肿胀和疼痛,从而改善症状。七叶皂苷类具有抗炎、减少渗出、增加静脉血管张力、改善血液循环、保护血管壁等作用。抗血小板治疗是祛聚疗法的主要部分,阿司匹林、双嘧达莫、氯吡格雷、盐酸沙格雷酯、盐酸替罗非班和前列环素等药物联合使用有助于治疗静脉血栓栓塞症(venous thromboembolism,VTE)。对于慢性期DVT患者,建议服用静脉血管活性药物维持治疗。

(四)物理治疗

物理治疗包括加压弹力袜和间歇性充气加压治疗。两者均可以促进静脉血液回流、减轻淤血和水肿,是预防DVT发生和复发的重要治疗手段,尤其建议慢性期患者长期使用医用弹力袜,有条件者可使用气压式血液循环驱动泵装置辅助治疗。弹力袜使用时间,应根据血栓形成的部位和肿胀的程度而定:①对血栓性浅静脉炎或下肢肌内小静脉丛血栓形成,并不会影响静脉血流,可以不用或者使用1~2周。②下肢主干静脉,特别是髂股静脉血栓形成,将会严重影响静脉血液回流而产生不同程度的肿胀,至少应用3个月,最好能长期使用,用于压迫浅静脉和交通支或弹性挤压促使深静脉血液回流,减轻下肢静脉淤血。弹力袜或弹力绷带对防止下肢深静脉血栓形成后遗症的出现及减轻下肢粗肿、胀痛均有较好的效果。

(五)一般治疗及护理与管理

1. 对症治疗 在DVT的急性期,往往伴有疼痛、血管痉挛等症状。对于难以忍受疼痛的患者,可给予镇静药或镇痛药缓解疼痛,可选择巴比妥类药物、水杨酸盐、可待因等药物。对于血管痉挛患者,为促进肢体的血液循环,建立侧支循环,缓解血管痉挛,可以给予交感神经阻滞药物,如应用普鲁卡因的区域交感神经阻滞术,或者给予妥拉唑林(日服3次,每次25 mg或肌内注射50~70 mg)、双氯麦角胺(肌内注射0.3 mg)等。每天用药,直至急性期过去才停药。

2. 病情观察 每日定时、定位测量肢体周径,严密观察肢体有无股青肿、股白肿出现,一旦发生,及时报告医师并行术前准备。观察患者有无牙龈出血、鼻出血、皮肤紫斑及血尿、血便等情况,如果出血是抗凝剂过量所致,应暂停或减量使用药物,必要时给予鱼精蛋白拮抗。每周定时监测凝血功能,如凝血酶原时间、部分激活凝血酶时间及INR等。一般将INR值控制在2.0~3.0。输液完毕,穿刺点按压时间延长至10 min以上。注意警惕肺栓塞的发生,患者如果出现胸痛、心悸、呼吸困难及咯血等症状,立即给予平卧,避免做深呼吸、咳嗽、剧烈翻身活动。及时报告医师,并给予持续心电监护,高浓度氧气吸入,密切观察生命体征及血氧饱和度的变化,积极配合抢救。

3. 体位护理 静脉血栓形成后,一般主张卧床休息,抬高患肢,肢体的位置宜高于心脏平面20~30 cm,膝关节处于5°~10°屈曲位。急性期完全卧床休息(包括在床上大小便)的时间一般为10~14 d。

当全身症状和局部压痛消失后,即可开始进行轻度活动。长期卧床不仅不能预防肺栓塞的发生、降低慢性静脉功能不全的发病率,反而可减慢静脉血流,导致其他静脉内形成血栓,并增加肢体残疾的程度。

4.健康教育　告知患者治疗期间注意事项,急性期应绝对卧床,避免下肢按摩、冷热敷;对于使用抗凝、溶栓药物的患者,应告知患者注意观察有无牙龈出血、鼻出血、血尿、血便等情况;注射穿刺等操作后,应延长按压时间防止出血。恢复期行足背伸屈运动,每日数十次,每次 3~5 min,以促进静脉回流和侧支循环建立。饮食上应多食新鲜蔬菜、水果及适量的蛋、肉类,以低脂肪、低热量为宜;清淡并减少食盐摄入,多食富含纤维素及黑木耳等降低血液黏度的食物。应严格禁烟,烟中尼古丁可使末梢血管收缩、血流减少、血管内膜变化,引起胆固醇沉着和静脉血栓复发。

5.心理支持　大多 DVT 患者会表现出不同程度的精神紧张或者焦虑、恐惧,要帮助其消除思想压力和焦虑情绪,主动关心患者患肢疼痛、肿胀消退情况,帮助取舒适体位,耐心讲解 DVT 是可防可治的疾病,积极配合治疗,树立战胜疾病的信心。

6.抗凝、溶栓药物治疗的护理与管理

(1)用药护理:用药前了解患者有无活动性出血性疾病,如活动性消化性溃疡、咯血等病史,此类患者不适宜进行溶栓抗凝治疗。用药过程中,按医嘱准确给药,现用现配,避免药效降低。用药后,观察有无出血等并发症。

(2)监测各项实验室凝血指标:监测凝血指标是调节抗凝药物剂量的重要措施。通过血液监控,维持血中稳定有效的浓度,避免因剂量小而抗凝不足或剂量大而导致出血等并发症。目前,活化部分凝血活酶时间(APTT)是世界范围内应用最广泛的检测指标,用肝素后以延长 1.5~2.5 倍为宜。PT 不应超过对照的 1.3~1.5 倍,相当于 INR 值在 2.0~3.0。监测频率一般要求每周监测 1 次,并以此为调整剂量标准,稳定后 1~2 周检查 1 次。

(3)并发症的观察及预防:出血或血肿是抗凝剂或溶栓药物的主要并发症,特别是大、中剂量肝素治疗时发生率比较高,多数发生在开始治疗的前 5 d。轻者出现牙龈出血、鼻出血、痰中带血、伤口渗血或血肿以及泌尿道或消化道出血(肉眼血尿、血便或隐血阳性),也可发生在腹膜后或重要脏器(如脑或肾上腺),特别注意有无头痛、呕吐、意识障碍、肢体瘫痪麻木等颅内出血迹象。伤口出血较常见,腹膜后出血常被疏忽,严重者可发生大出血。一旦出血严重,应立即停药。

7.出院指导　出院后仍应进食清淡、高纤维、高热量饮食;穿弹力袜 6~12 个月或更长时间。做好弹力袜保养,必要时更换以维持循序渐进式压力。卧床时抬高患肢;坚持适量活动,不可长时间保持同一姿势,以防复发;禁烟;定期门诊复查,随诊,如有不适及时就诊。做好出院后药物服用指导及注意事项的宣教,告知患者持续应用抗凝药对预防血栓形成的重要意义,但过量可增加皮下出血、脑出血等危险,嘱患者严格按医嘱剂量按时服药,定期复查凝血酶原时间。

二、手 术 治 疗

手术治疗适用于急性期 DVT 患者,尤其是股青肿和股白肿的 DVT 患者,在发病 3 d 内取栓最好。随着介入放射学的发展和操作技术成熟,以及不断完善的介入材料,如下腔静脉滤器、取栓管、支架以及扩张球囊等在血管外科的应用,下肢深静脉取栓术创伤范围越来越小,已向微创技术领域发展。

(一)股静脉切开取栓术

1.适应证　①混合型(或全肢型)和中心型(即髂股静脉血栓形成)。②病程小于 7 d。③预期寿命大于 1 年。

2.禁忌证　①下肢深静脉血栓形成病程超过 7 d。②此前同侧肢体有下肢深静脉血栓形成病史未完全再通。③周围型下肢深静脉血栓形成。④妊娠期的下肢深静脉血栓形成。⑤盆腔肿瘤压迫引起的下肢深静脉血栓形成。⑥严重骨折患肢制动期间的下肢深静脉血栓形成。⑦脑血管意外因表失肢体活动而导致的下肢深静脉血栓形成。⑧有凝血功能障碍者。

3.注意事项和并发症的防治

(1)取栓术中,球囊与静脉间的阻力不可过大,以免加重静脉内膜损伤导致血栓再形成。

(2)尽量减少取栓次数,以免加重静脉内膜的损伤导致DVT复发。

(3)取栓术后,观察患肢周径的变化以了解治疗效果。

(4)尽量采用局部肝素化治疗,以减少全身肝素化引起的出血。可经患肢浅静脉或经大隐静脉分支内的导管输注肝素和溶栓药物,其他药物可经健侧或上肢浅静脉穿刺输入。

(5)在使用溶栓抗凝剂治疗期间需观察药物的过敏反应、出血倾向等不良反应,对胃黏膜有刺激性的药物予以饭后服。

(6)术后处理是预防血栓复发的主要措施,应加强术后处理:①术后抬高患肢并用弹力绷带包扎。②如有条件可用四肢循环促进器(或循环助搏器)进行患肢机械按摩治疗。

(7)在病情允许的情况下,尽早下床活动,以预防复发。

(二)股静脉切开顺行取栓术

1.适应证　①手术超过7 d而小于10 d者。②股静脉切开取栓术时,下肢深静脉的血栓难以驱除或仅部分驱除。③股静脉切开取栓术时,血栓取出后发现股静脉切口出血不满意。

2.禁忌证　①下肢深静脉血栓形成史超过10 d。②其他禁忌证与股静脉切开取栓术相同。

3.注意事项和并发症的防治　顺行取栓只需进行一次,取出部分血栓,并使血栓与血管壁松动即可,以减少反复取栓导致静脉内膜过度损伤。血栓松动后,靠顺行冲洗来实现清除全部血栓的目的。术后处理是预防血栓复发的主要措施,应加强术后处理(同股静脉切开取栓术)。

(三)腔静脉滤器植入术

目前认为,下腔静脉滤器本身对DVT的治疗无任何作用,其意义在于预防DVT或手术中血栓脱落导致致命性肺栓塞的发生。国内外临床应用的腔静脉滤器有3类:永久性腔静脉滤器;选择性腔静脉滤器(包括可取出型及可转换型);临时性腔静脉滤器。另外,采用导管接触性溶栓(catheter-directed thrombolysis,CDT)和经皮腔内机械性消栓术(percutaneous mechanical thrombetomy,PMT)之前,也可根据血栓位置和特点植入腔静脉滤器预防血栓脱落致肺栓塞。值得高度重视的是,下腔静脉滤器在预防肺栓塞发生的作用虽已得到充分肯定,但就随访情况来看,不论何种滤器均不能完全杜绝肺栓塞发生。

1.适应证　①对深静脉血栓形成或肺栓塞抗凝治疗有禁忌者。②尽管施以足量抗凝药物仍然出现肺栓塞再发者。③深静脉血栓形成或肺栓塞抗凝治疗过程中因出血并发症需终止者。④其他的下腔静脉阻断手术失败导致肺栓塞再发者。⑤髂股静脉血栓形成并伴有5 cm以上漂浮血栓者。

2.方法　将患者置于数字减影血管造影(DSA)室,行静脉造影以确定血栓形成的诊断。根据血栓累及的范围选择适当的腔静脉滤器置入部位。最常用的滤器置入途径是健侧股静脉。以股静脉途径为例,术前应常规行下腔静脉造影和选择性肾静脉造影,采用Seldinger技术行股静脉穿刺置管,所有滤器均适合下腔静脉管径<28 mm者,若管径>28 mm,应选择特殊类型的下腔静脉滤器。下腔静脉滤器置入的部位,应于肾静脉与髂总静脉分叉的下腔静脉段水平,为第2、3腰椎。

(四)Fogarty 导管取栓术

1.适应证　①血栓部位原发于髂骨静脉,病程不超过48 h者(溶栓治疗无效或禁忌,合并股青肿、股白肿,可出现患肢缺血或坏疽者)。②介入手术或静脉感染导致的脓毒性深静脉血栓患者。

2.方法

(1)血栓形成始发于髂股静脉,延及其远侧者,可用Fogarty导管经股总静脉向近侧取尽血栓,排尽其远侧深静脉主干中的新鲜血凝块,恢复回流通畅并保持正常的瓣膜功能。若髂总静脉回流仍有阻碍时,可做血管成形术。若髂内静脉有血栓,则插入一根球囊导管阻断髂总静脉。另一根负压吸引导管插入髂内静脉分叉平面,取尽髂内静脉的残余血栓。

(2)若髂股静脉血栓是由其远侧(多数为腓肠肌静脉丛血栓形成)蔓延而来,且股浅静脉血栓不能取尽,应显露股深静脉并以小号Fogarty导管取栓。

(3)如果下腔静脉亦被累及,则需先检查肺部是否有栓塞病灶,然后扩大手术范围,直接解剖并控制下腔静脉,以取尽下腔髂股静脉中的血栓。

(五)经皮腔内机械性消栓术

经皮腔内机械性消栓术(PMT)是近十年来新发展的微创去除血栓的技术,能显著缩短溶栓时间和溶栓药物的用量,可单独作为急性DVT的治疗方法,但目前多推荐与导管接触性溶栓(CDT)结合使用,以减少残留血栓。在国内,因腔内治疗采用专用导管费用较高,采用CDT辅助PMT治疗需要考虑患者的经济承受能力。

PMT装置根据原理不同,分为旋转型、流变型和超声增强型。PMT使用同时要考虑内皮细胞损伤导致的血栓复发、溶栓导致的可能并发症,以及各类装置溶栓时间的差异。可根据血栓特点单独选用某一类型装置或组合使用。使用指征主要有:大量血栓或股青肿;髂股静脉血栓;虽经过抗凝治疗但仍有明显症状;血栓发生时间小于14 d;以往没有DVT病史;年龄小于70岁,全身并发症少;没有溶栓治疗禁忌证。

(六)围手术期护理与管理

1.术前护理

(1)评估:①健康史,包括患者有无创伤、手术、妊娠分娩感染史,有无长期卧床、输液史等,有无出血性疾病。②身体状况,局部情况,包括下肢发生胀痛的时间、部位;下肢肿胀和浅静脉扩张的程度;足背动脉搏动有无减弱或消失;小腿皮肤温度和色泽有无改变。全身情况,包括非手术治疗期间有无出血倾向及治疗效果。③辅助检查,用于了解深静脉血栓形成的部位、范围和形态等。④心理和社会支持状况,包括突发的下肢剧烈疼痛和肿胀有无引起患者的焦虑与恐惧、患者及家属对预防本病发生的有关知识的了解程度。

(2)护理

1)护理:讲解疾病的相关知识,消除患者的恐惧与焦虑情绪。

2)体位:急性发病后10~14 d内绝对卧床休息,包括在床上大小便,患肢禁止热敷、按摩,以免血栓脱落。抬高患肢,高于心脏水平20~30 cm,膝关节微屈,下垫宽大软枕。14 d后可下床活动。行足背伸屈运动,每日数十次,每次3~5 min,以促进静脉回流。

3)病情观察:观察患者有无胸痛、心悸、呼吸困难及咯血等症状,警惕肺栓塞的发生。定时定位测量肢体周径,严密观察肢体有无股青肿、股白肿出现,一旦发生及时报告医师并行术前准备。

4)药物护理:治疗期间,观察患者有无牙龈出血、鼻出血、皮肤紫斑及血尿、血便等情况,如果出血是抗凝剂过量所致,应暂停或减量使用药物,必要时给予鱼精蛋白拮抗。每周定时监测凝血功能,如PT、APTT及INR等。一般将INR值控制在2.0~3.0。

5)疼痛护理:急性期嘱患者绝对卧床休息,抬高患肢使之高于心脏水平20~30 cm,促进静脉血液回流。遵医嘱使用利尿剂和激素,以减轻疼痛。疼痛时禁止热敷、按摩患肢,给予心理护理,必要时给予镇痛药物。

6)饮食护理:进食粗纤维、低脂饮食,保持大便通畅,避免腹腔内压力增高,以免影响下肢静脉回流。

7)术前准备:为患者讲解手术注意事项,备皮、备血。

2.术后护理

(1)评估:手术情况和麻醉方式;患肢血液循环以及患肢远端皮肤的温度、色泽、感觉、动脉搏动情况;局部伤口有无红肿、压痛等感染征象。

(2)护理

1)执行全身麻醉或硬膜外麻醉术后护理常规。

2)体位:患肢抬高,高于心脏平面20~30 cm,膝关节微屈,行足背伸屈运动,鼓励恢复期患者逐渐增加行走距离和下肢肌肉的活动量,以促进下肢深静脉再通和侧支循环的建立。

3)病情观察:心电监护,监测生命体征变化。观察伤口敷料有无出血、渗血。观察患肢远端皮肤的温度、色泽、感觉和脉搏强度,以判断术后血管通畅程度、肿胀消退情况等。记录髌骨上缘15 cm、髌骨下缘10 cm最大周径,并与术前记录的健侧周径相比较,以判断治疗效果。

4)康复护理:行气压式血液循环驱动泵治疗,促进静脉血液回流,防止新的深静脉血栓形成。选择适当的压力和模式,持续或间断进行。治疗过程中,加强巡视,若患者感到肢体疼痛或难以耐受等不适时,可适当降低压力或延长治疗间隔时间。

5)药物护理:继续应用抗凝、溶栓、祛聚、抗感染等药物对症治疗。药物治疗期间避免碰撞及摔跌,用软毛刷刷牙,观察有无出血倾向。

6)饮食护理:术后6 h进食,多食用含粗纤维的食物,保持大便通畅,避免用力排便,使腹压增高,影响下肢静脉回流。

7)并发症的观察及护理:注意观察有无出血、血栓再形成,警惕肺栓塞等。

3. 并发症预防与护理

(1)腔静脉滤器置入位置错误、移位:当置入滤器时,滤器可通过异常通路进入生殖静脉、肾静脉等。当滤器大小与腔静脉直径不一致时可发生移位,移位可在术后即刻发生,也可在置入后数月甚至数年发生。

(2)腔静脉滤器张开不全:下腔静脉滤器置入过程中,可能发生滤器的基底部或者是固定于静脉壁的滤器支撑脚张开不全。滤器张开不全的直接后果是捕捉血栓的功能降低,滤器移位的概率大大增加。一旦发生这类现象,应使用血管介入技术使之完全张开或在近侧另置入腔静脉滤器。

(3)腔静脉滤器置入后再发DVT:再发DVT多见于滤器置入的肢体,多是手术中反复穿刺、血管壁损伤、术后长时间的压迫、抗凝力度不足等所导致。正常情况下,滤器可拦截直径≥3 mm的栓子,而直径<3 mm的栓子仍然可通过滤器进入肺动脉引起肺栓塞。如果患者心、肺功能较差且栓子数量较多,可引起临床肺栓塞(pulmonary embolism,PE)症状。此外,滤器开放不良、倾斜、移位等均可影响滤器过滤栓子的功能。

预防措施:①充分了解滤器的性能和特点;②行入路血管及腔静脉造影;③滤器放置时严格把握指征,规范操作流程。

(4)导管取栓或腔内消栓术后血栓脱落:一般来说,左下肢DVT取栓术导致血栓脱落的概率小于右侧,因左髂总静脉几乎呈直角汇入下腔静脉且夹在右髂总动脉及腰椎之间,局部管腔较右侧略狭窄。但术中亦要求操作轻柔,必要时自对侧肢体置入球囊起暂时阻挡作用,但仍有血栓脱落导致肺栓塞的风险。如患者经济条件允许,可先行腔静脉滤器置放,而后行去栓术。

(5)导管取栓或腔内消栓术后出血:由于术中或术后使用抗凝剂或溶栓剂,导致机体处于低凝状态容易引起出血,术后出血多以渗血为主。发现伤口渗血或大面积皮下淤血,伤口迅速肿胀时,应立即报告医师处理。少量伤口渗血时,在排除抗凝剂或溶栓剂使用过量后,可给予伤口加压包扎;大量出血时,应立即给予手术止血。出血控制后,可继续使用抗凝、溶栓剂治疗。

(6)导管取栓或腔内消栓术后血栓复发

1)原因:①血液本身存在高凝状态,如术后抗凝不足,加之术后卧床,容易导致血栓形成;②血管内膜损伤,包括血栓本身对内膜的损伤和手术取栓对内膜的损伤;③左侧髂总静脉存在狭窄或闭塞,流出道梗阻,因此取栓术中应对此处行造影检查,明确狭窄程度,积极处理。

2)预防措施:①正规、足量抗凝治疗,术中肝素化,术后抗凝药物应调整至INR值在2.0～3.0,抗凝治疗不少于3个月;②取栓术后患肢支持治疗,如弹力绷带加压包扎或穿弹力梯度袜,促进下肢静脉回流,同时鼓励患者主动行踝、膝关节屈曲运动,发挥"肌肉泵"作用;③对存在流出道狭窄或术中未处理原发灶者,可行局部溶栓治疗或附加行动静脉造瘘手术,加速局部血流速度,预防血栓形成。

第二节　创伤重症患者深静脉血栓的预防及护理与管理

一、深静脉血栓风险评估工具及指南建议

(一)深静脉血栓风险评估工具

早在 19 世纪,德国病理学家 Virchow 最先提出了深静脉血栓形成(DVT)发病的三大因素:静脉淤血(stasis)、血管内膜损伤(endothelial injury)和血液高凝状态(hypercoagulabale state,HCS)。随后 Homans(1930 年)指出手术、卧床和脱水是 DVT 的高危因素。根据文献汇总,DVT 的危险因素可分为原发性(或先天性)因素和继发性(或获得性)因素两大类(表 24-1)。

表 24-1　深静脉血栓形成的危险因素

危险因素	内容
原发性因素	抗凝血酶缺乏,先天性异常纤维蛋白原症,高同型半胱氨酸血症,抗心磷脂抗体阳性,纤溶酶原激活物抑制物过多,凝血酶原 20210A 基因变异,蛋白-C 缺乏,V 因子 Leiden 突变(活化蛋白-C 抵抗),纤溶酶原缺乏,异常纤溶酶原血症,蛋白-S 缺乏,Ⅻ因子缺乏
继发性因素	髂静脉压迫综合征,损伤、骨折,脑卒中、瘫痪或长期卧床,高龄,中心静脉插管,下肢静脉功能不全,吸烟,妊娠、产后,克罗恩病,肾病综合征,血小板异常,手术与制动,长期使用雌激素,恶性肿瘤,肥胖,心、肺功能不全,长时间乘坐交通工具,口服避孕,狼疮抗凝物,人工血管或血管腔内移植物静脉血栓栓塞病史,血液高凝(红细胞增多症、巨球蛋白血症、骨髓增生异常综合征),重症感染

现国际上将深静脉血栓形成(DVT)与肺血栓栓塞症(PTE)合称为静脉血栓栓塞症(venous thromboembolism,VTE),实质上是同一种疾病过程在不同部位、不同阶段的表现。VTE 的早期风险评估已经成为医务人员关注的焦点。目前,国内外已建立了多种 VTE 风险评估工具(risk assessment model,RAM)来早期识别患者的 VTE 风险,并进行针对性预防,不同风险评估工具的比较如下。

1. 工具特征　VTE 的风险评估工具在 20 世纪 90 年代开始研发,以欧美国家居多,部分评估工具经过多次修正,逐渐得到认可和广泛使用。在 6 种评估工具中,只有 Autar 量表是由护理人员研发,并较早用于护理评估。部分风险评估模型被国内外指南推荐,作为 VTE 风险评估的工具。综合文献结果,比较 6 种模型的适用人群发现 Wells 量表更适用于门诊患者,不适用于院内创伤患者;Autar 量表更适用于骨科患者;Caprini 量表更适用于肿瘤、非骨科的手术患者;Padua 量表更适用于内科住院患者;RAPT 量表更适用于骨科创伤后患者;而修正 Geneva 量表更适用于肺栓塞风险的评估,尤其是急诊疑似肺栓塞患者,详见表 24-2。由于目前高质量的证据多来源于国外,因此各评估工具在国内的适用情况还需国内学者不断探索。

2. 对深静脉血栓形成的风险评估效果比较　Wells DVT、Caprini 和 Padua 是目前常用的 DVT 风险的评估工具,国内外学者对其在不同人群中的预测效果进行了比较。Liu 等的一项对内科住院患者的回顾性研究发现 Caprini 识别 VTE 的灵敏度更高,而 Padua 识别 VTE 的特异度更好。国内学者研究发现 Wells DVT、Geneva 和 Caprini 这 3 种工具在预测住院患者 DVT 方面均可取、可信,但 Caprini 在神经内科、神经外科和内科住院患者中有更高的预测价值,Wells DVT 则在外科住院患者中有更高的预测价值。尤其对骨科大手术患者下肢 DVT 的风险预测能力最高,适合临床医师对 DVT 的诊断和鉴别诊断,而其余两

种更适宜临床护理人员筛查用。

3. 对肺栓塞的风险评估效果比较 Geneva 和 Wells PE 作为比较公认的预测肺栓塞(pulmonary embolism,PE)的风险评估工具也有较多比较的研究,主要集中在对急诊、门诊和内科患者肺栓塞的预测效果的比较。Chagnon 等学者发现两个风险评估工具对于预测急诊的 PE 患者有相似的准确性,但 Geneva 在结合临床判断后的准确性高于 Wells PE。但并不比经验评估方法优越,比较适用于训练低年资医师。Ollenberger 等则发现两种方法的预测效果均是门诊患者显著优于住院患者,住院手术患者最差。刘志英等将 Padua 量表也加入比较,发现三者在一定程度上都可以预测 2 型糖尿病内科住院患者急性肺血栓栓塞症的发生风险。Padua 预测价值高于 Geneva,与 Wells PE 无差异。

综上所述,VTE 的风险评估工具的研发和更新是国外学者研究的热点,近年来逐渐引起国内学者和临床医师的重视。Wells DVT、Wells PE、Autar、Caprini、Padua、RAPT 和 Geneva 是国内目前比较常用的评估 VTE 风险的工具。其评估效果也得到大部分研究者的证实,并开始引入指南来指导临床实践。由于这些工具的评估效果缺乏前瞻性的研究,随访时间还比较短,准确性还不能满足临床的需求,有的工具还有进一步简化的空间。我们也发现国内学者近年来也在继续探索新的风险评估工具,但效果还有待验证。此外,在危重症、儿科、产科、骨科、肿瘤、导管相关血栓等特殊领域的个体 VTE 的风险评估工具还有待进一步探索(表 24-2)。

表 24-2 不同 VTE 风险评估工具特征比较

工具名称	开发年份	开发者	危险因素数量	分层方法	优选适用范围	指南推荐
Wells DVT	1995 年	Wells(加拿大)	10	≤0 分为低危,1~2 分为中危,≥3 分为高危	门诊患者	《深静脉血栓形成的诊断和治疗指南》
Wells PE	1998 年	Wells(加拿大)	7	<2 分为低危,2~6 分为中危,>6 分为高危	肺栓塞患者	《疑似急性肺栓塞患者评估:美国医师协会临床指南委员会最佳实践建议》《急性肺栓塞诊断与治疗中国专家共识》
Autar(奥塔尔)	1996 年	Autar(奥塔尔)(英国)	7	≤10 分为低危,11~14 分为中危,≥15 分为高危	骨科患者	无
Caprini(卡普里尼)	1991 年	Caprini(卡普里尼)(美国)	38	0~1 分为低危,2 分为中危,3~4 分为高危	非骨科的手术患者、肿瘤患者	《美国胸科医师协会非骨科手术患者抗栓治疗与血栓预防临床实践指南(第9版)》《肿瘤相关静脉血栓栓塞症的预防与治疗中国专家指南(2015版)》
Padua(帕多瓦)	2010	Barbar(芭芭拉)(意大利)	11	≤4 分为低危,>4 分为高危	内科住院患者	《美国胸科医师协会非手术患者抗栓治疗与血栓预防临床实践指南(第9版)》《内科住院患者静脉血栓栓塞症预防中国专家建议(2015)》
RAPT	1997	Greenfield(格林菲尔德)(美国)	16	<5 分为低危,5~14 分为中危,>14 分为高危	创伤患者	《创伤骨科患者深静脉血栓形成筛查与治疗的专家共识》

续表24-2

工具名称	开发年份	开发者	危险因素数量	分层方法	优选适用范围	指南推荐
修正Geneva	2006	Le Gal（勒加尔）（法国）	8	0～3分为低危，4～10分为中危，≥11分为高危	肺栓塞患者	《疑似急性肺栓塞患者评估：美国医师协会临床指南委员会最佳实践建议》《急性肺栓塞诊断与治疗中国专家共识》

（二）指南建议

2012年美国胸科医师协会抗栓治疗和预防血栓形成指南第9版（American College of Chest Physicians Evidence-Based Clinical Practice Guidelines 9ed，ACCP-9ed）是目前具国际性、有多国参与、权威的循证医学重要参考指南（2016年出版了第10版，对第9版做了进一步更新）。ACCP-9ed依据不同手术方式及评分模型（Caprini评分模型）将VTE的危险度分为极低、低、中与高危4级，并建议按不同级别采用相应的预防措施（表24-3），更为精确的是将危险因子计分（表24-4）中患者分值总和按1～2、3～4、≥5套入上述4级之中，再按不同的级别制订预防方案与用药剂量。

对于有发生VTE倾向的中危和高危患者，同时这些患者伴有大出血风险或出血后果极其严重，优先使用机械抗栓预防（倾向于使用间歇充气加压装置），而不做其他药物预防；当出血风险较低时，才考虑药物抗栓预防。同时，对于VTE发生风险较高且将行腹部或盆部肿瘤手术的患者，推荐延长术后低分子肝素抗栓预防时间（至术后4周）。

对于大型的骨科手术（包括全髋关节置换术、全膝关节置换术和髋部骨折手术），虽然深静脉血栓形成的发生率在下降，但由于其特殊性，容易发生严重并发症。为此ACCP-9ed特意制定了侧重于骨科手术后并发肺栓塞和深静脉血栓形成的最优预防策略，主要包括药物治疗和机械方法。其中对于将行骨科大手术的患者，推荐使用的抗栓药物包括：低分子肝素（low molecular wight heparin，LMWH）、横达肝癸钠（fondaparinux）、达比加群（dabigatran）、阿哌沙班（apixaban）、利伐沙班（rivaroxaban）（用于全髋关节置换术或全膝关节置换术，但不包括髋部骨折手术）、低剂量肝素（low dose unfractionnted heparin，LDUH）、调整剂量维生素K拮抗剂（VKA）或阿司匹林（aspirin），或至少使用10～14 d的间歇充气加压装置（intermittent pneumatic compression device，IPCD）。对于所推荐的预防性抗栓药物，低分子肝素预防效果优于其他药物。而对于出血风险较高的患者，建议使用间歇充气加压装置预防或不做预防。对于单纯性下肢创伤而需要下肢固定的患者，或将行膝关节镜手术且没有VTE病史的患者，建议不予血栓预防治疗。

ACCP-9ed不仅规范了手术患者预防VTE的方案，也为非手术患者如内科住院患者、门诊癌症患者、长期活动受限者、长途旅行者以及无症状血栓形成者的深静脉血栓形成的预防提供了治疗推荐。其中内科住院患者依据危险因素分级可分为高危组和低危组（表24-5）。其中对于血栓形成风险较高的急性住院患者，推荐使用低分子肝素（LMWH）、低剂量普通肝素（LDUH，每天2～3次）或磺达肝癸钠等抗凝药进行血栓预防，不建议在患者活动受限期过后或出院后继续使用抗凝药进行血栓预防。而对于血栓形成风险较低的急性住院患者，则不推荐使用药物或机械预防深静脉血栓形成。

另外，对于伴有出血或有大出血可能的血栓形成高危组的急性住院患者，可以使用分级加压袜（graded compression stockings，GCS）或间歇充气加压装置进行机械血栓预防，不考虑使用药物预防。对于重症患者，则建议使用LMWH或LDUH进行血栓预防。但是，对于伴有出血或有大出血可能的重症患者，建议使用分级加压袜和（或）间歇充气加压装置进行机械血栓预防，直至出血风险降为最低。对于无其他VTE危险因素的门诊肿瘤患者以及留置中心静脉导管的肿瘤患者，不建议使用LMWH或LDUH进行血栓预防，也不推荐预防性使用VKA。但是，如果肿瘤患者有如下危险因素如静脉血栓形成病史、长期制动、激素替代治疗、服用血管生成抑制药物、沙利度胺或来那度胺，则建议使用LMWH或LDUH预防血栓。对于长期活动受限者、长途旅行者、已经无症状的血栓形成者,一般不推荐应用药物进行预防血栓,而是采取自身肢体活动或机械抗栓预防。对于已有广泛浅静脉血栓形成者,建议使用预防剂量的磺达肝癸钠或 LMWH。

表 24-3 手术患者 VTE 危险度分层及预防措施

分层	普通外科手术包括胃肠、泌尿系统、血管、乳腺、甲状腺等手术患者		整形手术患者		其他手术	总体估计 VTE 发病率下限	预防措施
	Caprini 评分/分	VTE 发病率/%	Caprini 评分/分	VTE 发病率/%			
极低危	0	0	0.2	NA	大部分门诊小手术	<0.5	早期下床活动
低危	1~2	0.7	3~4	0.6	脊柱良性疾病手术	1.5	建议机械抗栓预防(倾向于间歇充气加压装置)
中危	3~4	1.0	5~6	1.3	妇科良性疾病手术、心脏手术、大部分胸部手术、脊柱恶性疾病手术	3.0	低分子肝素、低剂量肝素或间歇充气加压装置
高危	≥5	1.9	7~8	2.7	减肥手术、妇科恶性疾病手术、肺切除术、颅脑手术、颅脑创伤、脊髓创伤等	6.0	低分子肝素或低剂量普通肝素、联用机械抗栓预防,如弹力袜或间歇充气加压装置

表 24-4 Caprini 危险评分模型

1分	2分	3分	5分
年龄在 41~60 岁	年龄在 61~74 岁	年龄≥75 岁	脑卒中(<1 个月)
小手术	关节镜手术	VTE 病史	择期关节置换术
BMI>25 kg/m^2	大手术(开放>45 min)	VTE 家族史	髋关节、骨盆或腿部骨折
小腿肿胀	腹腔镜手术(>45 min)	V 因子 Leiden 突变	急性脊髓损伤(<1 个月)
静脉曲张	恶性肿瘤	凝血酶原 20210A 基因变异	—
妊娠或产后	卧床(>72 h)	狼疮抗凝物	—
反复自然流产史	石膏固定	抗心磷脂抗体阳性	—
口服避孕药或激素治疗	中心静脉置管	高同型半胱氨酸血症	—
败血症(<1 个月)	—	肝素诱导血小板减少症	—
严重肺疾病包括肺炎(<1 个月)	—	其他先天或后天血栓形成倾向	—
呼吸功能异常	—	—	—

续表24-4

1分	2分	3分	5分
急性心肌梗死	—	—	—
充血性心力衰竭（<1个月）	—	—	—
炎症性肠病	—	—	—
内科卧床患者	—	—	—

表24-5 内科住院患者发生VTE的危险因素评分

危险因素	分值	危险因素	分值
癌症[a]	3	心脏和（或）呼吸衰竭	1
VTE病史（除浅静脉血栓形成外）	3	急性心肌梗死或缺血性脑卒中	1
活动减少[b]	3	急性感染或风湿性疾病	1
明确诊断具有血栓形成倾向[c]	3	肥胖（BMI≥30 kg/m²）	1
近期（≤1个月）创伤或手术	2	激素治疗	1
年龄（≥70岁）	1		

注：高危组患者为总分≥4分，低危组患者为总分0~3分；a局部或远处转移的肿瘤患者和（或）近6个月内进行过化疗或者放疗的患者；b因自身活动受限或医嘱限制其活动的卧床至少3 d的患者；c抗凝血酶缺乏、蛋白-C或蛋白-S缺乏、V因子Leiden突变、凝血酶原20210A基因变异或抗心磷脂综合征。

二、深静脉血栓的预防及护理与管理

有如所有的疾病，治疗与预防都是临床的重点话题，DVT尤为突出的是防、治的结合极为密切。包括具有危险因子的人群中的一级预防，DVT患者的二级预防（DVT复发、并发PTE与PTS等），DVT者的急救措施与长期治疗等。其预防、治疗的方案常是各种抗栓方法的组合、构成由轻至重的不同层次。具体的预防措施包括基础预防、机械预防和药物预防三大类。

（一）基础预防

1.一般性预防 具有血栓形成危险因素的患者，需依据相应的危险因素尤其是继发因素进行关于血栓形成的有效预防，如及时有效控制感染、纠正机体水及电解质平衡紊乱等。在病情允许的情况下，尽早下地活动。

2.体位 对于长期卧床或活动受限的患者，应定时改变体位，被动或主动活动下肢，这对减轻局部血液淤滞、改善下肢血流十分有利。对于无禁忌证者，可以抬高下肢20°~25°，为增加舒适度可在患者膝下垫一个长软枕，但应避免垫枕过高使髋部过度屈曲，以免压迫髂静脉，影响血液回流。同时避免长时间半坐卧位，以防髋关节和髂-股静脉处于屈曲状态而影响下肢静脉血液回流。

3.加强功能锻炼 指导患者多做踝泵运动，尤其是卧床患者。足踝的屈伸、内外翻及环转运动能增加股静脉血流速度（其中以主动运动对股静脉血流的促进作用最强），使腓肠肌能发挥有效的肌肉泵作用，预防下肢深静脉血栓形成。医护人员需建立各动作的要求标准，每日评估患者功能锻炼的效果，以保证达到疗效。另外，研究表明，深呼吸及有效咳嗽能够使心脏跳动和血液循环加快，促进血液回流。因此，对意识清楚能够主动配合的患者，护士在指导肢体活动的同时，还应指导其进行呼吸肌的训练，锻炼肺功能，减少肺部并发症的同时，对于减少血液淤滞也有一定的作用。

4.加强知识宣教 告知患者DVT高危因素、如何降低风险，以及DVT的常见症状，如有不适及时就诊。建立良好的生活方式，超重者减肥，严格禁烟，遵医嘱服药，并注意观察药物的不良反应。

5.保护血管 对于涉及四肢及其他静脉的一切治疗性操作，都应该保护周围组织，尽可能做到细致和动作轻巧,避免静脉内膜遭受损伤。输注抗生素、高渗液体以及在同一静脉反复注射,均可损伤静脉内膜,启动外源性凝血途径,引起血管收缩,使内皮细胞损伤形成血栓。因此,要避免下肢血管穿刺,引发血栓形成。使用上肢血管时,要避免反复穿刺同一个血管,做好血管的保护。

6.饮食护理 指导患者避免进食生硬食物,宜进食高蛋白、高纤维素、低脂、易消化饮食,适量饮水以降低血液黏度,增加血流速度,禁烟忌酒,禁饮碳酸饮料,术后 6 h 进流质饮食,增体液,防脱水。

7.环境 温度对下肢静脉血栓的高危患者也很重要,应注重下肢的保暖,以利于血液循环。

(二)机械预防

大量研究证明,机械预防联合药物预防可以提高单独使用药物预防 VTE 的效率,虽然机械预防血栓有其局限性,但是对于预防血栓适应证明确的患者,它相当于第一道防线,没有理由拒绝使用,因为机械预防不会引起出血,并且价格适宜。

1.机械预防的适用对象与预防关键点 美国胸科医师协会明确列出了机械预防的适用对象,其中包括有出血倾向的患者、有血栓形成的高危患者、髋膝关节置换术在内的多种外科大手术后的患者,或者长途旅行人群等。英国国家卫生医疗质量标准署发表的关于预防 VTE 的指南中,推荐外科手术患者从入院开始,如果具有 VTE 高危因子,首先使用机械预防。由此可见,所有患者均应在入院时接受医护人员关于高危血栓危险因素的评估,并根据患者病情及医师治疗方案选择机械预防的种类。住院期间根据病情变化,动态评估 VTE 风险和出血风险,及时调整 VTE 预防方式,督查机械预防的使用情况,给予患者个体化的预防血栓知识的强化训练。在患者出院前,再次进行预防血栓措施的效果评价,培训患者及家属在院外的延续治疗护理措施,告知须随诊的症状。具体机械预防关键点见表24-6。

表 24-6　VTE 患者机械预防关键点

预防对象	预防时间	预防内容
择期手术患者	入院前	1)建议女性患者在术前 4 周停止服用含有雌激素的避孕药或者激素替代疗法 2)手术前 1 周评估停止血小板治疗的风险和收益 3)使用麻醉
所有患者	入院时	1)评估 VTE 风险 2)评估出血风险 3)提供患者口头和书面的 VTE 信息 4)如果需要,使用 VTE 预防
所有患者	住院期间	1)再次评估 VTE 和出血的风险 2)查看 VTE 的预防方式 3)监督物理预防的使用 4)保证患者饮水充足,并鼓励他们尽早活动
所有患者	出院前	1)告知 DVT 和 PE 的临床症状和征兆的信息 2)说明患者寻求医疗帮助的重要性,并告知如果出现 DVT、PE 或者其他负效应时,求助联络人的信息
出院时已使用机械预防的 VTE 患者	出院前	1)告知在家如何正确使用 VTE 预防和求助联络人的信息 2)确保患者回家可以使用 VTE 预防或有人可以帮助他们 3)告知 VTE 患者机械预防可能引起的不良反应的症状和征兆及寻求帮助的信息

2.机械预防的作用原理及种类

(1)机械预防的主要原理:促使下肢静脉血流加速,阻止深静脉扩张,保护静脉内膜不致损伤,并防止足、股部静脉血流迟缓,增加静脉血液回流速度,从而减少静脉淤滞,降低术后 DVT 的发生率。

(2)机械预防的种类:有 3 种,梯度加压袜或抗血栓分级加压袜(GCS)、间歇充气加压装置(IPCD)或间歇式压力系统、足底加压装置(足底静脉泵,venous foot pump,VFP)。应用时根据临床情况、手术类型和患者的高危水平遵医嘱选择其中一种或采用两种联合运用方案。对于高危患者也可采用多种机械预防措施或机械性和药物性联合预防措施。

【附1】抗血栓压力袜应用技术

抗血栓压力袜(分级加压袜,GCS)是用特殊编织法织成的弹力袜,具有压力梯度。其作用原理为在脚踝部建立最高压力支撑,顺着大腿方向压力逐渐递减(图24-1),这种递减变化可有效缓解下肢静脉和静脉瓣膜的压力,并通过收缩小腿肌肉对血管腔加压,促使静脉回流,阻止下肢静脉扩张,减少血流淤滞,减轻肢体肿胀,并降低血管内皮受损风险。经临床试验证实可以预防下肢深静脉血栓形成。GCS分为膝长型、腿长型和连腰型3种。腿长型见图24-1。

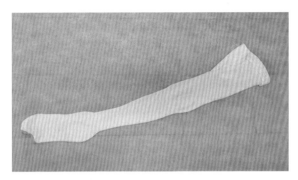

图24-1　腿长型抗血栓压力袜

1.适应证　适用于有轻度血栓形成倾向的患者或者长途旅行、长期处于站立状态的人群等,或配合其他预防措施,以提高预防的有效性。

2.禁忌证

(1)在腿部有下列疾患者:①皮炎;②静脉结扎(刚刚进行手术以后);③坏疽;④近期进行皮肤移植;⑤下肢大面积软组织损伤。

(2)下肢有缺血性疾病和已形成急性深静脉血栓者。

(3)由充血性心力衰竭引发的下肢大面积水肿或肺水肿者。

(4)下肢严重畸形者。

(5)体型无法选择到适合尺寸的GCS者。

3.评估　①评估患者发生深静脉血栓的风险程度;②评估患肢伤口有无渗血渗液、肿胀情况、末梢血运等;③测量患肢的腿围及长度,选择合适型号的弹力袜;④评估患者活动能力、健康教育知识掌握情况。

4.使用流程

(1)护士准备:着装整洁,洗手。

(2)用物准备:合适型号的弹力袜一双,手消毒液一瓶。

(3)患者准备:排空大小便,着病号服,取平卧位。

(4)操作过程

1)核对医嘱,查对患者姓名及腕带,向患者解释操作目的,协助患者摆好体位。

2)检查弹力袜有无破损、弹性是否良好(图24-2)。

3)反面提拉式穿着法(图24-2):①一手伸进袜筒,捏住袜跟的部位,另一手把袜筒翻至袜跟;②把绝大部分袜筒翻过来、展顺,以便脚能轻松地伸进袜头;③两手拇指撑在袜内侧,四指抓住袜身,把脚伸入袜内,两手拇指向外撑紧袜子,四指与拇指协调把袜子拉向踝部,并把袜跟置于正确的位置;④把袜子腿部循序往回翻并向上拉,穿好后将袜子贴身抚平。

4)脱弹力袜方法:和穿弹力袜步骤相反。手指协调抓住弹力袜的内外侧,将弹力袜外翻,顺腿脱下,不可用力拉扯,动作应轻柔。

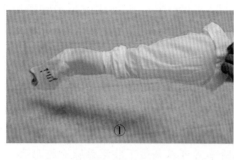
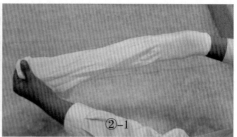
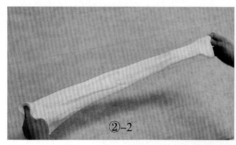
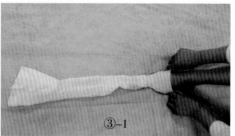
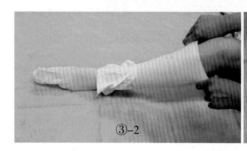
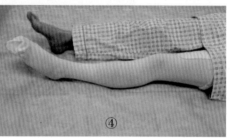

图24-2　抗血栓压力袜穿着方法

5. 健康教育

(1) 告知患者穿着弹力袜的作用,取得积极配合。

(2) 教会患者及家属正确穿脱弹力袜的方法。

(3) 教会患者及家属保养弹力袜的方法及注意事项。

(4) 告知患者弹力袜穿着时间,一般髋膝置换术后常规穿着3个月。

6. 注意事项

(1) 测量周径,选择合适的压力袜(股骨最粗处),使用前检查患肢伤口、血运情况。

(2) 足踝处要定位准确,穿着要平整无皱褶,皱褶会增加压力,影响血液回流;提拉时用力要均匀,发现异常及时纠正。

(3) 每日定时观察皮肤情况,如有腿部瘙痒或皮疹应立即脱掉,报告医师及时处理。

(4) 更换时,脱去弹力袜的时间不要超过30 min。穿着期限按医嘱要求。

(5) 弹力袜脏时可以清洗(一般1~2次/周),清洗时用温凉水、沾肥皂轻柔手洗,不要拧绞、不可晾晒,阴干即可。

(6) 勤剪指甲、预防脚后跟皮肤皲裂,避免刮伤弹力袜。另外,特别注意在穿或脱弹力袜时,不要让首饰刮伤弹力袜。

(7) 需要长期穿着弹力袜的患者(如截瘫患者),为保持弹力袜的有效压力,建议半年左右更换一次,也可同时两双交替使用,延长弹力袜的使用寿命。

【附2】间歇充气压力系统应用技术

间歇充气压力系统是一种提供间歇性的、气动压力的系统,由充气压力带和驱动泵两部分组成。它可在无创情况下使肢体血液流速比基准提高250%,以促进肢体静脉血液循环,有助于预防深静脉血栓形成。充气压力带有下肢、上肢两种类型,目前较多使用的是下肢气压式血液循环驱动泵(图24-3)。作用原理:通过充气压力带由远心端至近心端依次充气挤压肌肉的过程,使淤滞的血液回流到心脏,从而加速静脉血液的流动。在完成一次压迫过程之后,自动检测对静脉血管再次充满血液的时间,从而在经过相应时间段的等待之后,重新启动下一次充气压迫过程。

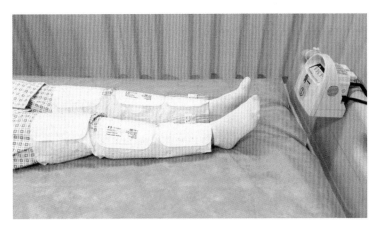

图24-3 下肢气压式血液循环驱动泵

1. 适应证

(1)ICU、骨科、普外科、妇科、整形外科、神经外科、泌尿外科等患者。

(2)卧床或制动时间超过72 h患者。

(3)年龄>60岁患者。

(4)多发性创伤特别是盆腔、髋部或下肢骨折,脊髓损伤导致截瘫、偏瘫患者。

(5)大中型术中及术后患者。

(6)静脉血管损伤,如静脉曲张、静脉炎患者。

(7)血液黏度增高者,如严重感染、脱水患者。

(8)血液高凝状态患者。

(9)既往有深静脉血栓或肺栓塞病史者。

(10)合并心力衰竭、呼吸衰竭、脑卒中或恶性肿瘤等各种高危因素的患者。

2. 禁忌证

(1)患者局部皮肤情况不适,如皮炎、静脉结扎术后、坏疽或刚做完皮肤移植手术。

(2)严重的动脉硬化症或其他缺血性血管病者。

(3)腿部大范围水肿或由充血性心力衰竭而引发的肺水肿者。

(4)腿部严重畸形者。

(5)疑似已出现深静脉血栓者。

3. 评估

(1)根据患者一般情况、专科情况(伤口、手术部位、肢体肿胀情况等)以及基础疾病情况,评估发生静脉血栓的风险等级。

(2)测量患者大腿围长(大腿最粗部位的周长),选择合适型号的腿套。

(3)评估有无使用禁忌证。

4. 使用流程

(1)护士准备:着装整洁,洗手。

(2)用物准备:气压式血液循环驱动泵一台,见图24-4(组成:主机、两条连接管路、一副充气压迫带/腿套)。手消毒液一瓶。

(3)患者准备:排空大小便,着病号服,取平卧位。

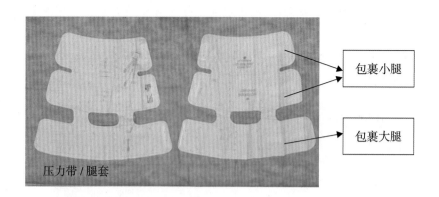

包裹小腿

包裹大腿

压力带/腿套

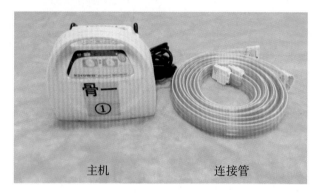

主机　　　　　　　连接管

图24-4　气压式血液循环驱动泵组成

（4）操作步骤

1）核对医嘱，查对患者姓名及腕带，向患者解释操作目的，协助患者摆好体位。

2）检查用物：充气压力带、连接管有无破损、是否通畅，接口是否完好，连接是否紧密，电源线是否完好。

3）将连接管两端接头处分别连接于腿套和主机的接口处。

4）使用固定床钩，将主机悬挂于患者床尾，确保位于主机两端的排气孔有足够的空气流量。

5）抬起一侧下肢，选择与之相匹配的腿套，平铺于床上，再将下肢放于腿套中央。由上至下依次粘好搭扣，松紧程度为刚好在腿和腿套之间可以伸进2个手指为宜。连接管勿置于肢体下，膝盖部位暴露于腿套之外。按上述方法将另一侧穿好（图24-5）。

6）连接电源，打开开关。观察相应充气压力带的端口指示灯状态是否正常。

7）将呼叫器放于患者伸手可及之处，告知患者如有不适及时通知护士。

8）30～60 min后，将气压式血液循环驱动器取下。由上至下依次解开搭扣，抬起下肢，取出腿套。按上述方法取下另一侧腿套。给予患者安置舒适体位，并整理床单。

5.健康教育

（1）告知患者术后预防深静脉血栓的重要性。

（2）告知患者使用气压式血液循环驱动泵的益处。

（3）告知患者使用气压式血液循环驱动泵的时间及频次，使用过程中如有不适及时告知。

6.注意事项

（1）未拔引流管的患者妥善固定引流管，以防脱落。

（2）对于患有糖尿病或血管病的患者，必须经常进行皮肤检查。

（3）膝盖部位应暴露于腿套之外。

（4）使用的过程中，经常检查皮肤有无红肿及任何可以导致组织坏死的早期迹象，必要时终止治疗。

（5）腿套避免与皮肤直接接触，以免引起皮肤不适。

（6）收纳时，注意腿套与连接管接头处勿压折，防止破损漏气。

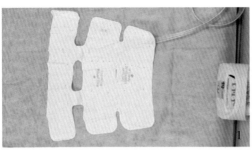
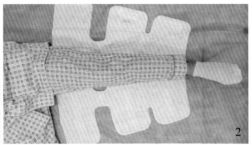
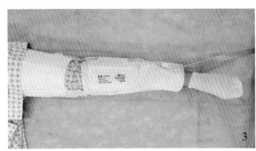
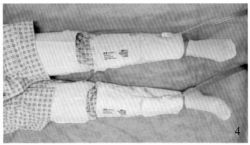

图24-5　使用步骤

【附3】足底静脉泵应用技术

足底静脉泵(venous foot pump,VFP)是一种模仿"生理性足泵"且能有效预防DVT等疾病的空气脉冲物理治疗仪。由一个可以膨胀的足底缓冲器和一个专用的脚套组成,通过软管与压力泵相连。其原理为通过脉冲气体在极短时间内快速冲击足底的方式,使肢体的静脉血获得类似行走状态下的一种脉冲性加速,从而大幅度提高血流速度,达到预防DVT及因静脉血栓脱落而导致的肺栓塞或者因深静脉血栓衍生的后遗症。

1.适应证

(1)手术或者创伤所致急性肢体水肿患者。

(2)创伤、手术或者放疗所致淋巴水肿患者。

(3)肿胀导致的张力性疼痛患者。

(4)因动脉供血不足所导致的麻木、跛行、疼痛、溃疡等症状的患者。

(5)静脉回流功能不足所致慢性水肿患者。

(6)用于预防DVT及PE的患者。

2.禁忌证

(1)严重心力衰竭患者。

(2)四肢严重感染患者。

(3)临床证据已经证实DVT或PE患者。

(4)有深静脉血栓或血栓性静脉炎病史的患者。

3.评估

(1)评估患者疾病程度、足部血液循环是否良好、肢体敏感性、耐受程度。

(2)根据患者鞋码选择大小合适的充气垫。

(3)评估有无使用禁忌证。

4.使用流程

(1)护士准备:着装整洁,洗手。

(2)用物准备:足底静脉泵一台,手消毒液一瓶。

(3)患者准备:排空大小便,着病号服,取平卧位。

（4）操作步骤

1）核对医嘱，查对患者姓名及腕带，向患者解释操作目的，协助患者摆好体位。

2）检查用物：充气垫、连接管有无破损，接口是否完好、连接是否紧密等。

3）将充气垫置于双足部。

4）在中心控制器设定适当的脉冲压力、脉冲持续时间、脉冲间隔时间。

5）启动静脉泵。

5. 健康教育

（1）告知患者术后预防深静脉血栓的重要性。

（2）告知患者使用足底静脉泵的益处。

（3）告知患者使用足底静脉泵的时间及频次，使用过程中如有不适及时告知。

6. 注意事项

（1）使用前需要检查放置足底缓冲器的位置是否正确，压力是否合适，同时检查足底皮肤有无异常。

（2）定期检查患者足底能否直接感受到脉冲。

（3）保证足套松紧适度，确保患者舒适。

（4）如患者肢体循环不良、感觉迟钝、皮肤破损等，应添加垫料，降低脉冲压力。

（5）使用过程中经常检查皮肤颜色、伤口有无出血、肢体疼痛程度等，加强病情观察。

（6）仪器在使用后要及时清洁、整理线路，使仪器处于备用状态。

7. 使用机械预防措施的禁忌证

（1）GCS和IPCD在以下情况下不建议使用：①患者局部存在影响袜套使用的病变，如坏疽、最近行皮肤移植、皮瓣移植术、皮炎等；②严重外周动脉阻塞性疾病患者；③下肢大面积水肿或充血性心力衰竭所致肺水肿患者；④下肢远端畸形患者；⑤GCS全长袜套不能用于大腿周径过大患者；⑥IPCD禁用于疑似急性DVT患者。

（2）VFP不建议用于以下情况：①对于心脏回流增加的患者；②充血性心力衰竭患者；③原先存在深静脉血栓、血栓性静脉炎或肺栓塞患者；④对于有感染或肢体感觉丧失的患者。

8. 告知与宣教VTE预防的相关内容　在对患者进行VTE预防之前，需告知患者机械预防VTE的信息：①VTE的风险和可能后果；②预防VTE的重要性和可能的不良反应；③了解正确使用机械预防的方式及前提条件；④如何减少VTE风险。

9. 决定采取最佳类型机械预防措施的因素　主要是根据已发表的权威的血栓预防指南和医院治疗方案及医师个人意见而定。做出决定的同时必须考虑患者的具体情况，如患者个体预防措施的禁忌证和患者个体危险性水平。机械预防措施的效果评价和影响决定采取何种措施的患者因素，详见表24-7和表24-8。

表24-7　机械预防措施的效果评价

效果评价	GCS	IPCD	VFP
加快血液流速	√	√	√
减少静脉血流淤滞	√	√	√
防止静脉瓣/静脉窦后血液残留，确保清除		√	
抑制静脉扩张	√		
预防血管壁损伤，降低静脉扩张所致的管壁细微破裂危险性	√		
增强纤溶活性		√	
刺激ERDF释放，抑制血小板聚集			√
加快血液循环，减轻手术后下肢疼痛和水肿			√
加快下肢动脉血液流速			√

表24-8 影响机械预防的患者因素

患者因素	GCS	IPCD	VFP
当充气压迫或脉冲压迫停用时提供DVT基础预防措施	√		
提供出院后预防措施,降低DVT危险性	√		
保持整个下肢或膝关节以下的灵活性	√	√	
为腿部创伤、骨折或外固定患者提供机械件预防措施			√
可与Jones绷带、夹板或石膏固定联合使用			√
患者可从缓解下肢创伤或手术所致疼痛和肿胀中受益			√
患者可从加快动脉血液流速中受益			√

10. 三种类型机械预防措施的护理要点

(1)做好使用物品与患者因素的双重评估。尽可能保证袜套/套袖/足套适用于患者。

(2)根据具体情况,定时拆除袜套/套袖/足套以检查皮肤情况,在拆除后30 min内重新安装(注:糖尿病或血管性疾病患者需要频繁检查)。

(3)无特殊情况下,保证袜套或装置在一次性安装后内30 min不拆除。注意询问患者是否感觉舒适。

(4)具体操作时注意:使用IPCD时,保证套袖和患者腿之间只能容纳两根手指;为达到VFP装置使用的最佳效果,确保患者足部低于心脏水平且充气垫直接置于足弓下,告知患者不要带足套活动。

11. 使用机械预防的注意事项

(1)无突发特殊禁忌证情况下,机械预防措施应连续使用至患者能够下床进行活动为止。

(2)3种类型机械预防措施在正确使用情况下无任何明确不良反应或并发症。

(3)对已使用过抗血小板或者抗凝治疗的其他疾病的患者,若患者具有VTE危险因素:①如果VTE的风险大于出血的风险,根据入院的病因,遵医嘱考虑提供VTE药物预防,但机械预防须贯穿住院期间始终;②如果出血风险大于VTE风险,主要提供VTE物理预防。

(4)如果患者正在使用维生素K拮抗剂或者正在接受充分抗凝治疗(如磺达肝癸钠、LMWH或者UFH治疗),不用再额外使用VTE药物或者物理预防。

(5)为高危患者实施相应的机械性护理干预措施的过程中,应及时评价护理干预的有效性,建立患者下肢末梢血供观察制度。每日观察内容应包括下肢周径、腓肠肌压痛情况、末梢动脉搏动情况、皮肤温度、皮色、感觉、运动、浅静脉充盈程度及双下肢对称性等,并及时调整机械预防方案。

(三)药物预防

静脉血栓栓塞症(VTE)药物预防是目前发展最快、推广普及程度最高的一类预防措施。预防的药物主要以抗凝药物为主,包括口服抗凝药和肠外抗凝剂。其中口服抗凝药主要包括生素K拮抗剂(如华法林)、凝血酶原直接抑制剂达比加群以及凝血Xa因子直接抑制剂利伐沙班;肠外抗凝剂包括间接抗凝剂(如普通肝素、低分子肝素、磺达肝癸钠和达那肝素)以及凝血酶直接抑制剂(如水蛭素、比伐卢定和阿加曲班)。

1. 常用药物介绍

(1)普通肝素:普通肝素(UH)预防VTE最初以低剂量为主,即LDUH 5 000 U,每天2次或3次,虽然剂量不高,但仍需同步进行APTT监测。同时,在预防性治疗的过程中应注意肝素引起的血小板减少症(HIT)。

(2)低分子肝素:低分子肝素(LMWH)预防VTE的作用已得到大量研究的证实,已逐渐取代UH。已有的临床对比研究发现LMWH的疗效及出血不良反应与UH相似,但LMWH诱发血小板减少的作用却较UH明显弱,而且其不需要监测调整药物浓度,因而受到临床医师欢迎。另外,LMWH用于预防VTE的最大可取之处是可以用于孕妇。妊娠妇女VTE发病率高于同龄女性6～10倍,且如果孕妇伴有各类危险因素时，VTE 的发病率更高。由于华法林孕期前 3 个月使用可致胎儿畸形，UH 容易导致 HIT 与骨质疏松且临产前忌用，因此只有 LMWH 最为合适。早期依诺肝素钠 40 mg/d 或达肝素钠 5 000 U/d，中、晚期剂量逐渐增加，最后达到上述剂量的 1 倍。预防用药后可使 VTE 发生率明显下降。

（3）磺达肝癸钠：磺达肝癸钠（fondaparinux）为戊聚糖钠制剂，与抗凝血酶结合后能高度选择性抑制 Xa 因子的活性。磺达肝癸钠皮下注射后 25 min 即达血浆平均峰浓度值的 50%，发挥效应及时；半衰期为 17 h，每天用药 1 次，药效可持续 24 h。药效动力学研究表明其变异性小，治疗剂量药物不会任意与其他血浆蛋白相结合，从而不论年龄、性别、体重、手术类型与持续时间如何，每天只要 2.5 mg 一次皮下注射即可，且不需要监测。但因其用于妊娠妇女的研究非常少，因而还不能判断其是否可用于妊娠期妇女。

（4）重组水蛭素：重组水蛭素（recombinant hirudin，r-HIP）与凝血酶以高亲和力共价键形成 1∶1 复合物，从而抑制凝血过程。其优点是不依赖抗凝血酶起作用，对血小板无影响，皮下注射后生物利用度高。但因为其发生出血后无解毒剂，肾功能衰竭患者不宜使用且治疗时间窗较窄等缺点，用药期间必须每天测定 APTT 一次，使其为正常对照值的 1.5~2.5 倍。r-HIR 已被用于治疗肝素诱导血小板减少的患者，首剂为 0.07 mg/(kg·h)，继之 0.05 mg/(kg·h) 维持。当用于预防髋关节置换术后血栓形成时，建议使用剂量为 15 mg/次，每天 2 次，此时可暂时不需检测。

（5）华法林：口服华法林（warfarin）单独预防 VTE 的效果不及 UH，但一般是将华法林作为后续代替 UH 长疗程使用。UH 先用 1~5 d，两者重叠 3~5 d，以后停用 UH，只用华法林。华法林不需要负荷剂量，但须依据监测结果调整服用剂量，理想状态是将 INR 控制为 2.0~3.0。华法林的弊端在于它的易变性，其剂量与效应之间的关系受基因、药物和环境因素的影响，致使用药剂量的调整困难。

（6）达比加群：达比加群（dabigatran）是选择性的凝血酶直接抑制剂，在胃肠吸收良好，可以口服，类似的药物有希美加群（ximelagatran）。三期临床试验已经报道了其在择期膝关节或髋关节置换术中具有明显预防 VTE 发生的作用。其预防剂量为髋关节置换术后 150 mg 每天 1 次，手术结束后当天首剂减半；膝关节置换术后 220 mg 每天 1 次，同样是手术结束后当天首剂减半。

（7）利伐沙班：利伐沙班（rivamxaban）是 Xa 因子的直接抑制剂，对于全髋关节置换或膝关节置换术后预防 VTE 发生具有明显效果，三期临床试验证实利伐沙班在髋关节或膝关节置换术后预防 VTE 发生的效果明显高予低分于肝素钠（依诺肝素钠），通常对于骨科大手术患者给予利伐沙班 10 mg 每天 1 次预防 VTE。而对于长期的第二级预防 VTE 则把剂量调整到 20 mg 每天 1 次。在预防治疗的同时不需检测 PT 或者 APTT。

另外，药物预防还有干扰血小板功能的药物，如右旋糖酐类、阿司匹林和双嘧达莫等。其中右旋糖酐发挥预防作用的机制主要在于：①削弱血小板的活力，降低黏着性；②改变纤维凝块结构；③提高血栓的易溶性；④有扩容作用，改善血液循环。常用的右旋糖酐 70（分子量为 70 000~80 000）或右旋糖酐 40（分子量为 20 000~40 000）可在术前或术中使用，也可在麻醉开始时给予静脉滴注 500 ml，术后再用 500 ml，然后隔天用 1 次，共 3 次。阿司匹林和双嘧达莫等均可改变血小板的凝聚作用而产生预防效果，但不如前述药物肯定，只能作为辅助用药或在具有诱因的患者中作为一般性预防药物。

2. 用药护理 虽然药物预防措施运用广泛，可选方案多，但是也是禁忌证最为复杂、并发症最多的一类预防措施。因此，在开始药物预防 VTE 之前，医师必须严格筛查禁忌证，护士也需要熟悉常用药物的禁忌证，同时在用药过程中也要严密监测相应的体征和实验室指标（详见第一节相关内容），以免造成严重的后果。在制订药物预防方案时，应注意避免交叉、混合、联合用药，对于肝肾功能异常的患者应严格遵循药品使用说明书。

（1）药物预防禁忌证

1）绝对禁忌证：①近期有活动性出血及凝血功能障碍的患者；②骨筋膜隔室综合征的患者；③严重颅脑创伤或急性脊髓损伤患者；④血小板低于 $20×10^9/L$ 的患者；⑤肝素诱发血小板减少症（HIT）患者，禁用普通肝素和低分子肝素；⑥孕妇禁用华法林。

2）相对禁忌证：①既往有颅内出血的患者；②既往有胃肠道出血的患者；③有急性颅内损害或肿物的患者；④血小板减少至 $(20~100)×10^9/L$ 的患者；⑤类风湿视网膜病患者。

（2）药物预防注意事项

1）由于作用机制、分子量、单位、剂量以及抗Xa和抗IIa因子活性等存在差异,因此药物预防过程中只能使用一种药物,不能换用。每种药物都有各自的使用说明、注意事项及不良反应。

2）对存在肾功能、肝功能损害的患者,应注意药物剂量的调节。低分子肝素、磺达肝癸钠不适用于严重肾损害患者。

3）虽椎管内血肿少见,但后果严重。因此,在行椎管内操作(如手术、穿刺等)前、后的短时间内,应避免使用抗凝药物。

4）对使用区域阻滞麻醉或镇痛(腰丛等)者,应注意用药、停药及拔管时间。神经阻滞前7 d停用氯吡格雷;术前5 d停用阿司匹林;若使用低分子肝素,应于末次给药18 h后拔管;若使用肝素,应于末次给药8~12 h后拔管,拔管2~4 h后才能再次给药;如使用华法林,不建议采用硬膜外麻醉,或必须于末次给药48 h后拔管;磺达肝癸钠半衰期较长,不建议在硬膜外麻醉或镇痛前使用。

（3）低分子肝素皮下注射技巧及注意事项:①排气方面,预充式的低分子肝素注射液内含0.1 ml空气,注射前针头朝下,无须排气,把空气弹至药液上方,注射完毕预留的空气正好推至针尖部位,使药液无残留。②注射部位,选择脐周5 cm范围外的腹外侧壁,两侧交替注射。优点是注射范围广,不易皮下出血或深部血肿,痛感轻。③注射手法,注射前左手拇指和示指捏提起5~6 cm范围的腹壁皮肤和皮下组织形成褶皱,注意不要多个手指提捏,容易捏起肌肉层,并保持30 s,这样既减少针尖刺伤血管的机会,也阻断了皮肤末梢神经的传导,减轻疼痛感;注射时握笔式持针,在皮褶处顶层垂直进针;注射完毕后停留5~10 s再拔针,可以避免药液反流滴入皮下致皮肤瘀斑,并保持手持续提捏皮肤并按压2~3 min,其目的是使刺伤的血管血液尽快凝固。按压的力度不宜过大(腹壁的毛细血管丰富,力度过大,增加药物对局部的刺激和挤压,易引起局部毛细血管的破裂,形成出血瘀斑),皮肤下陷1~2 cm即可,不要搓揉。

三、医院内静脉血栓栓塞症预防及管理建议

静脉血栓栓塞症(venous thromboembolism,VTE)是住院患者常见的疾病,常并发于其他疾病,是医院内非预期死亡的重要原因,已经成为医院管理者和临床医务人员面临的严峻问题。医院内VTE发生的风险与患者住院的病情、手术等治疗措施以及患者并存的其他危险因素(如高龄、肥胖或其他合并疾病)有关。早期识别高危患者,及时进行预防,可明显减少医院内VTE的发生。为规范VTE的临床管理,有效开展医院内VTE预防,降低VTE发生率,减少医疗费用,中国健康促进基金会血栓与血管专项基金专家委员会再次组织国内相关学科专家对《医院内静脉血栓栓塞症预防与管理建议》进行修订,建议如下。

（一）建立医院内VTE综合预防体系

1. 预防管理组 医院组成多学科专家参与的医院内VTE预防管理组。

2. 预防与处理方案 根据各医院情况,制订综合有效的医院内VTE预防与处理方案并推进实施。

3. 定期督导 医院应定期或根据需要对VTE预防与管理方案的实施进行督导,评估实施效果并做出改进。

4. 知识培训 定期对医院内各科、各级医务人员举办VTE知识培训,提高全院医务人员对VTE的防治意识与能力。

（二）医院内患者VTE风险和出血风险评估

1. 入院患者发生VTE的危险因素评估

（1）患者因素:卧床≥3 d、既往有VTE病史、年龄>40岁、脱水、肥胖即体重指数(body mass index,BMI)>30 kg/m^2、遗传性或获得性易栓症、妊娠及分娩等。

（2）外科因素:手术、创伤、烧伤及各种有创操作等。

（3）内科因素:恶性肿瘤、危重疾病、脑卒中、肾病综合征、骨髓异常增生综合征、阵发性睡眠性血红蛋白尿、静脉曲张、炎性肠病等。

（4）治疗相关因素:肿瘤化疗或放疗、中心静脉置管、介入治疗、雌激素或孕激素替代治疗、促红细胞

生成素治疗、机械通气等。

2.入院患者出血风险因素评估

(1)患者因素:年龄≥75岁;凝血功能障碍;血小板计数<50×10^9/L等。

(2)基础疾病:活动性出血,如未控制的消化性溃疡、出血性疾病等;既往颅内出血史或其他大出血史;未控制的高血压,收缩压>180 mmHg和(或)舒张压>110 mmHg;可能导致严重出血的颅内疾病,如急性脑卒中、严重颅脑或急性脊髓损伤;糖尿病;恶性肿瘤;严重的肾功能衰竭或肝功能衰竭等。

(3)合并用药:正在使用抗凝药物、抗血小板药物或溶栓药物等。

(4)侵入性操作:接受手术、腰椎穿刺和硬膜外麻醉之前的4 h和之后的12 h。

(三)医院内患者VTE预防的路径及策略

根据患者发生VTE风险和出血的风险情况制订适当的预防措施,并评估VTE预防效果及不良反应。当患者发生VTE和出血的风险情况变化时应及时修正预防方案。

1.VTE预防之前的全面评估和风险控制

(1)在进行VTE预防之前,要对患者凝血功能、血常规、肝功能、肾功能等情况进行全面评估,需要特别关注肥胖、低体重、高龄、肝功能不全、肾功能不全的患者,以及创伤、烧烫伤及长期卧床的患者。

(2)控制患者的基础疾病,包括控制活动性出血(如消化性溃疡)、出血性疾病或出血素质等;有颅内出血史或其他大出血史的患者需要稳定1个月;控制高血压,收缩压<130 mmHg或舒张压<90 mmHg;关注可能导致严重出血的颅内疾病,如急性脑卒中等;关注严重颅脑或急性脊髓损伤等。

(3)明确患者合并用药情况。对于同时使用抗凝药物、抗血小板药物、溶栓药物等可能增加出血风险的患者,应酌情减量,或尽早启动桥接治疗。

(4)关注需要接受侵入性操作的患者。对于需要接受手术、腰椎穿刺、硬膜外麻醉的患者,应注意在操作前及时停用抗凝药物。

2.医院内实行药物和物理预防的告知书　鉴于VTE严重性以及预防本身可能带来的风险,应对患者和家属进行相关知识宣教与病情告知,包括:住院患者常存在发生DVT和PE甚至死亡的风险,也可能由此引起血栓形成后综合征、慢性血栓栓塞性肺动脉高压或复发性VTE而致残。进行有效预防可以明显减少上述风险,对大多数高危患者是安全的。VTE预防措施也存在一些不可预期的风险,包括:皮下出血和淤血;手术部位和切口出血;肝素诱导的血小板减少;脑出血和消化道出血,甚至导致死亡;即使在有效的药物和物理预防情况下,仍不能完全杜绝VTE的发生。

(四)医院内VTE预防措施

1.一般预防措施　下肢主动或被动活动;尽早下床活动;避免脱水;手术者操作精细、微创。

2.药物预防　对出血风险低的VTE高危患者,可根据患者VTE风险分级、病因、体重、肾功能选择药物和疗程,确定药物剂量、药物预防开始和持续时间。一般患者推荐药物预防7~10 d,对于血栓风险极高危的患者,如骨科大手术或活动期恶性肿瘤,可延长预防至28~35 d。对长期药物预防的患者,应评估预防的疗效和潜在的出血风险,并征求患者和家属的意见。

3.物理预防　对出血或有大出血高风险及一旦出血后果特别严重的VTE高危患者,可给予物理预防,如抗血栓压力袜、间歇充气加压装置等。早期开始大腿和小腿及距小腿关节活动对于预防VTE具有重要意义。当出血或出血风险降低,而发生VTE风险仍持续存在时,可以进行抗凝药物预防或药物预防联合物理预防。

4.腔静脉滤器　不建议将常规置入下腔静脉滤器作为VTE医院内预防措施。对存在抗凝禁忌证、抗凝治疗并发症的高危VTE风险患者,或髂静脉、下腔静脉血栓存在发生高危PE风险的患者,可考虑置入可回收下腔静脉滤器。

5.特殊问题　对因其他疾病(如急性冠状动脉综合征、心房颤动或其他血栓栓塞性疾病等)已充分抗凝治疗的患者,应结合患者合并疾病的治疗情况进行权衡,尽量避免抗栓药物联合应用,以免增加出血风险;择期手术的女性患者应在术前4周停用含雌激素类药物;采取各种预防措施前应参考药物及医疗器械生产商提供的产品说明书。

（五）医院内 VTE 预防结果评估及相关不良事件的处理

VTE 预防结果或效果的评估至关重要。预防依从性评估包括预防实施的时机、方案、方法、剂量、疗程等。预防安全性监测包括预防过程中的出血、过敏反应、肝功能、肾功能、血红蛋白、血小板、肢体变化等。预防效果评估包括症状性 VTE 的发生率、致死性 PTE 的发生率等。一旦出现预防相关（或不相关）的不良事件,应进行全面评价和相应处理。

1. 出血并发症早期识别及处理

(1)出现下列一种或几种情况为主要出血事件:血红蛋白下降至少 20 g/L;为纠正失血需要输血至少 2 U(红细胞悬液或全血);腹膜后、颅内、椎管内、心包内或眼底出血;导致严重或致命临床后果(如脏器衰竭、休克或死亡);需内科抢救或外科止血。

(2)有关出血并发症的处理:明确出血原因与部位以及患者出/凝血状态;延迟抗凝药物的给药时间或中止药物治疗;应用相应的拮抗药物,如鱼精蛋白等;给予一般止血药物;输注新鲜血浆、凝血酶原浓缩物或进行血浆置换;局部加压包扎或外科干预。

2. 评估 VTE 事件及处理　在患者住院的全过程中,需动态评估 VTE 发生的可能性,争取早预警、早识别、早发现、早报告、早诊断。一旦发生 VTE 事件,应尽快请专科会诊,尽早进行危险分层并给予规范治疗,进行个性化和精细化管理。

3. 其他不良事件的处理　除了出血之外,还应观察药物预防和物理预防过程中出现的不良情况。如药物使用过程中可能出现过敏反应、肝功能不全、血小板减少等;物理预防过程中可能会出现肢体的颜色、温度、供血等情况变化。都应进行关注和评价并做出相应的处理。

（六）VTE 的临床处理

根据患者有无 VTE 的危险因素、临床表现进行临床评估。

1. 急性 DVT 的处理原则　对 DVT 临床低度或中度可疑者,可进行血浆 D-二聚体检验、下肢静脉加压超声检查;如果下肢静脉加压超声等 DVT 检查阳性,则 DVT 诊断成立,立刻进行 DVT 治疗。

2. 急性 PTE 的处理原则　如果患者出现 PTE 相关的临床表现,可进行血浆 D-二聚体、胸片、心电图和血气分析等检查,对可疑者进行 PTE 的确诊检查,如 CT 肺动脉造影(computed tomography pulmonary angiography,CTPA)或核素肺通气血流比例(ventilation perfusion ratio,$\dot{V}/\dot{Q}$)显像等检查,以尽快明确诊断,并做出 PTE 危险程度评估。对于循环不稳定(伴有休克或低血压)的疑诊高危患者,随时可能有生命危险。此时应尽快开放静脉通路、严格卧床制动、准备心肺复苏、积极请相关科室会诊,进入 PTE 规范诊治程序。对临床情况高度不稳定的患者,最有效的初始检查方法是床旁超声心动图。患者在支持治疗后一旦病情稳定,应尽快行 CT 肺动脉造影或核素肺通气血流比例显像进行确定诊断。

（曾登芬　程凌燕）

参考文献

[1]凯特·伍德海德,莱斯利·富奇.围手术期护理手册[M].北京:世界图书出版公司,2017.

[2]李家增,贺石林,王鸿利.临床血栓病学[M].上海:上海交通大学出版社,2014.

[3]卢根娣,乔安花.静脉血栓栓塞症的临床护理指南[M].上海:第二军医大学出版社,2015.

[4]宁宁,朱红,刘晓艳.骨科护理手册[M].北京:科学出版社,2015.

[5]王克勤,金中奎.血管外科诊疗与风险防范[M].北京:人民军医出版社,2011.

[6]杨牟,张居文.下肢静脉疾病诊断与治疗[M].北京:人民卫生出版社,2015.

[7]张福先,王深明.静脉血栓栓塞症诊断与治疗[M].北京:人民卫生出版社,2013.

[8]张福先,张玮,陈忠.血管外科手术并发症预防与处理[M].北京:人民卫生出版社,2016.

[9]DAVID X C,HENRY L L.多发伤救治与康复[M].毕胜,译.北京:人民军医出版社,2015.

［10］丁炎明,李晶,刘飞.常用静脉血栓栓塞症风险评估工具在临床中的应用［J］.中国护理管理,2017,17(11):1451-1458.

［11］房洪军,张渺,王平.基于管理思维的院内静脉血栓栓塞症防治体系构建［J］.中国医院管理,2016,36(4):37-39.

［12］顾航宇,杨明辉.老年髋部骨折静脉血栓栓塞症的防治［J］.中国骨与关节杂志,2018,7(3):194-200.

［13］洪跃玲.静脉血栓栓塞症风险评估模型的临床应用研究进展［J］.重庆医学,2014,43(35):4829-4831.

［14］李想,高薇,苏玉成,等.静脉血栓栓塞症智能评估与自动预警系统的开发与应用［J］.医疗卫生装备,2017,38(10):48-51.

［15］李园园,许娟,宋丹.内科住院患者静脉血栓栓塞症风险评估工具的研究进展［J］.世界最新医学信息文摘,2018,18(16):139-142.

［16］马玉芬,邓海波,陆欣欣,等.住院患者静脉血栓栓塞症风险管理体系的建立与临床实践［J］.中国护理管理,2017,17(11):1441-1444.

［17］任爽,李大江,胡果.医院规范化静脉血栓栓塞症防治与管理体系的建立［J］.华西医学,2017,32(2):258-261.

［18］徐园,王晓杰,陈亚萍,等.建立住院患者静脉血栓栓塞症上报系统内容的研究［J］.中华护理杂志,2018,51(8):956-959.

［19］杨倩,刘丽萍.静脉血栓栓塞症防控体系的研究进展［J］.中国护理管理,2017,17(11):1555-1558.

［20］虞正红,张琦,徐建鸣,等.医护合作静脉血栓栓塞管理信息化平台的设计与应用［J］.中国护理管理,2018,18(3):387-390.

［21］张敏,王勇,王莉,等.构建全面防治静脉血栓栓塞症的精细化管理体系［J］.中国医院,2015,19(6):46-48.

［22］中国健康促进基金会血栓与血管专项基金专家委员会.医院内静脉血栓栓塞症预防与管理建议［J］.中华医学杂志,2018,98(18):1383-1388.

［23］中华医学会血栓栓塞性疾病防治委员会.医院内静脉血栓栓塞症预防与管理建议［J］.中华医学杂志,2012,92(40):2816-2819.

［24］FALCK-YTTER Y,FRANCIS C W,JOHANSON N A,et al. Prevention of VTE in orthopedic surgery patients:antithrombotic therapy and prevention of thrombosis,9th ed:American college of chest physicians evidence-based clinical practice guidelines［J］.Chest,2012,141(2 Suppl):e278S-e325S.

［25］KAHN S R,LIM W,DUNN A S,et al. Prevention of VTE in nonsurgical patients:antithrombotic therapy and prevention ofthrombosis,9th ed:American college of chest physicians evidence-based clinical practice guidelines［J］.Chest,2012,141(2 Suppl):e195S-e226S.

［26］KEARON C,AKL E A,COMEROTA A J,et al. Antithrombotic therapy for VTE disease:antithrombotic therapy and prevention of thrombosis,9th ed:American college of chest physicians evidence-based clinical-practice guidelines［J］.Chest,2012,141(2 Suppl):e419S-e496S.

［27］KEARON C,AKL E A,ORNELAS J,et al. Antithrombotic therapy for VTE disease:CHEST guideline and expert panel report［J］.Chest,2016,149(2):315-352.

［28］KONSTANTIANIDES S V,TORBICKI A,AGNELLI G,et al. 2014 ESC guidelines on the diagnosis and management of acute pulmonary embolism［J］.Eur Heart J,2014,35(43):3033-3069,3069a-3069k.

［29］GOULD M K,GARCIA D A,WREN S M,et al. Prevention of VTE in nonorthopedic surgical patients:antit-brombotic therapy and prevention of thrombosis,9th ed:American college of chest physicians evidence-based clinical practice guidelines［J］.Chest,2012,141(2 Suppl):e227S-e277S.

第二十五章

创伤重症伤口护理与管理

随着现代社会的进步与发展,严重创伤日益多见,如车祸伤、机械损伤及电击伤等,此类损伤除软组织缺损外还常累及肌腱、骨、关节、神经、血管等,广泛严重的创伤易发生多器官功能障碍综合征(MODS),此类患者伤口(wound,也称创面)的修复是一个复杂的过程。本章将就伤口愈合基础理论、伤口护理临床实践技能及创伤重症患者易并发伤口感染、压力性损伤等特点做详细而全面的阐述。

第一节 概 述

一、机体对损伤的反应

组织对损伤(damage,injury)的反应是生物有机体保持组织完整性的本能反应。从最广泛的意义上讲,它包括许多不同的机制,范围从受到损伤威胁时瞬间的应激反应到损伤已经完全愈合(healing)的最后阶段。

对损伤的最佳反应是受损细胞的全部更新以及组织功能恢复到受损前的状态。婴儿的软组织损伤是通过组织再生而愈合的,与之相对的是,成人通过瘢痕形成达到软组织愈合,提示细胞、组织和器官为适应特殊功能的需要而发生进行性的分化,使其在很大程度上失去了再生能力。蜥蜴尾巴的自生和完全更新,横断蚯蚓的完全复原,在人类是不存在的。取而代之的是过程相对简单、价值不高的损伤修复反应。

损伤的修复(repair)是一个为了恢复局部内环境稳定而发生的包括细胞学、病理学和生物化学的高度动力化的统一过程。目的是快速实现纤维的合成(瘢痕形成)。因此,损伤组织修复的主要过程就是瘢痕形成的过程。在机体的大部分区域,纤维蛋白的合成超过了细胞再生(regeneration)。这一现象对外周神经组织的修复是特别有害的。纤维化的过程,如肝硬化、肺纤维化、食管狭窄以及心瓣膜狭窄畸形,是受损组织再生能力进化性消退的一些反面例子。

参与创伤愈合的细胞是一些分化程度较低的间质细胞,其中一些具有细胞特化功能,可转化为肌纤维细胞、成软骨细胞和成骨细胞。这些细胞可产生分布在细胞外基质(extracellular matrix,ECM)的纤维蛋白(fibrin)、胶原蛋白(collagen,又称胶原)、纤连蛋白(fibronectin,FN)及弹性蛋白(elastin)。其中,胶原蛋白是最重要的,因为胶原蛋白与蛋白聚糖结合是提供人类结缔组织力量与弹性功能的唯一蛋白。

二、损伤的代谢反应

软组织损伤会使组织的正常化学环境发生极度紊乱,因此,机体对损伤反应的目的在于使细胞处于最适宜的微环境中。按照关于内环境稳定的基本概念,内环境在生理条件下会保持稳定。很明确,遭受损伤的患者均会发生内环境紊乱。一个健康的机体遭受到轻微损伤时,与内环境稳定有关的生理机制足以保持机体内环境稳定;然而,较大程度的损伤,则可能超过机体的代偿能力,产生病理过程。除了下面讨论的局部因素外,全身因素如疼痛、低血容量性休克和代谢反应也可对神经内分泌系统产生强大的刺激作用。

通过对皮质醇分泌的研究可以发现,传入神经的刺激在介质损伤反应中起到主要作用。疼痛的感觉通过传入神经,导致神经内分泌的反应,即促肾上腺皮质激素(adrenocorticotropic hormone,ACTH)的释放,随后分泌皮质醇,释放交感神经介质。低血容量性休克是神经内分泌系统的另一强大刺激源。对大多数损伤来说,血管内容量的降低既是由出血造成的,也是局部和全身体液重新分布的结果。

对损伤的代谢反应,主要是负氮平衡和损伤发生后数日内出现的高代谢状态。这种损伤后出现的分解代谢既直接为受损组织提供能量,也用来保持内环境的稳定性。故损伤不仅是修复过程的焦点,也是损伤反应的起点。

(雷　英)

第二节　伤口愈合分期

伤口(wound)是正常皮肤(组织)在外界致伤因子(如外科手术、外力、热、电流、化学物质、低温)以及机体内在因素(如局部血液供应障碍等)作用下所导致的损害,常伴有皮肤完整性的破坏以及一定量正常组织的丢失,同时,皮肤的正常功能受损,也称为创面(wound surface)。

伤口愈合(wound healing)有不同的类型。伤口愈合的先决条件是要有充足的氧、有活力的细胞结构、营养与辅助因子(如维生素)、正常的血液流动以及一个无细菌污染的清洁的伤口。在这些条件下,产生仅留有少量瘢痕(scar)的伤口一期愈合(primary healing)。含有坏死组织的污染伤口,容易发生感染,进而破坏伤口。开放、引流的伤口先由肉芽组织慢慢地填充,然后伤口收缩,上皮形成关闭伤口。形成较大的瘢痕。这种二期愈合(secondary healing)的伤口,其预后不佳。如果伤口开始时开放,数日后关闭,则二期愈合(即伤口收缩与上皮形成)已经发生。然而,通过外科手术来延迟关闭伤口,可以避免形成较大缺损。伤口最终由瘢痕组织填充,成为延迟的一期愈合,也可以形成较轻微的瘢痕化。创伤愈合可以分为3个典型阶段,这3个过程的出现并不是严格序贯发生,而是有部分重叠的。这3个阶段(图25-1)是:炎症反应阶段(凝血以及炎症反应,即炎症期),增生纤维化阶段(细胞迁徙增生、蛋白合成,即增生期),重塑成熟阶段(伤口收缩,即重塑期)。

以上有序的生理反应即是成纤维细胞介导的瘢痕组织的修复过程。创伤愈合有各种不同的分类,其中一种是分成一期愈合和二期愈合。一期愈合发生在外科手术切开后的几小时内,这种伤口没有明显的软组织缺损,两侧可以准确对合。伤口闭合通常靠缝线、订皮机或黏合剂,外科手术伤口伤及有限的细胞组织,其瘢痕将是最小的。相反,二期愈合的特征是肉芽组织形成,最终导致瘢痕愈合。伤口可深及皮下、皮内或是全层损伤。其较一期愈合更有特点,并且肉芽组织在伤口生长并封闭伤口,这将会导致伤口显著瘢痕挛缩。

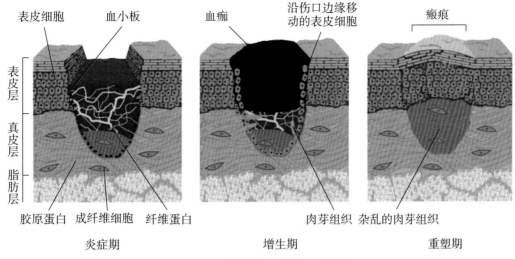

图25-1　增生期伤口愈合3个阶段

一、炎　症　期

炎症期（inflammatory phase），即机械外力作用于皮肤，破坏了组织的正常屏障，损伤了血管，使血液从伤口流出。机体最初的反应是通过两个机制来使血液的流失降低至最少，即血管收缩（vasoconstriction）和止血（hemostasis，stop bleeding）。首先造成血管收缩的是直接的血管破裂和血栓素A2（thromboxane A2，TXA2）所引起的血管平滑肌的收缩，其后是损伤区疼痛所引起的神经内分泌反应，使儿茶酚胺水平增高。止血是通过血小板血栓（platelet thrombus）与交叉联结的纤维形成血凝块而实现的。

内皮下暴露的胶原纤维可以刺激血小板，使之黏附到组织损伤处。受损的内皮细胞释放出大量的介质，如血栓素A2、花生四烯酸的代谢物、强效血管收缩素和血小板聚集因子。聚集的血小板自细胞内颗粒释放出物质，如腺苷二磷酸（adenosine diphosphate，ADP），ADP为强有力的血小板聚集因子，并刺激其他血小板聚集至最初的血小板栓子上。

损伤的组织可以释放磷脂蛋白（组织凝血活酶），从而启动凝血过程。在损伤后数秒，凝血的外在途径启动。数分钟内，暴露的内皮下胶原也可激活Ⅻ因子，启动内源性凝血过程。两条途径的最后通路是将循环中可溶性的血浆纤维蛋白原在损伤处转化为不溶性的纤维蛋白。

纤维蛋白化是一个正常的生理过程，它可以防止大面积凝血块的形成以及未损伤的血管内过度的血栓形成。受损的组织也释放纤溶酶原激活物，导致纤溶酶的产生。由于纤溶酶可以降低纤维凝块，导致纤维蛋白的碎块产生，所以也可在过度纤溶的循环血液中检测到。新的数据显示，血管内皮生长因子（一种多功能的细胞活素）可能参与调节凝血蛋白的水平及纤维化途径。

凝血系统不仅通过所产生的介质参与启动损伤的部分代谢反应，而且还通过与其他介质系统的相互作用而发挥作用。肥大细胞暴露于缓激肽后可以脱颗粒并释放出多种介质。血管舒缓素-肽系统和补体级联系统均在释放趋化性物质，组织蛋白酶，如 α_1-抗胰蛋白酶和 α_2-巨球蛋白也有催化作用。

用于调节间质组织微循环的大量不同的化学介质被激活时，血小板可以释放出成纤维细胞和内皮细胞产生有丝分裂的因子。

"实验医学之父"英国外科学家约翰·亨特（John Hunter，1728—1793年）第一次将炎症的症状总结为"红、肿、热、痛"。炎症的重要功能之一就是募集炎症细胞到受伤部位，从而修复损伤组织。血管通透性增加使得白细胞和巨噬细胞可以迁徙到血管外，开始吞噬、破坏细菌并消灭碎片，启动修复过程。

更准确地说，受伤10～15 min后，紧接血管收缩之后就是血管舒张。同时伤口周边毛细血管中线性排列的内皮细胞形成细胞间隙。炎症阶段由大量释放的细胞因子启动和调节血小板源性生长因子（platelet-derived growth factor，PDGF）、血小板因子Ⅳ以及转化生长因子-β（transforming growth factor-β，

TGF-β）。同时，血小板中的致密体还释放如组胺、5-羟色胺等血管活性胺类物质。血小板源性生长因子作为成纤维细胞的趋化因子和转化生长因子-β都是成纤维细胞有丝分裂的强效调节因子，引导后期胶原蛋白原的纤维合成。胶原蛋白原转化为纤维蛋白，形成凝血过程的最后框架。纤维蛋白为炎症中的细胞成分提供结构支持。这一过程在损伤后立即启动，并且会持续数天。

在开始的 6~8 h，伴随着伤口中多形核中性粒细胞增多，下一阶段增生期开始了。转化生长因子-β协助来自周围的多形核中性粒细胞迁移到血管外。在组织受损 24~48 h 后，多形核中性粒细胞达到最高浓度。这些细胞开始活跃意味着进入了炎症的终结期。如果多形核白细胞与细菌之间的力量不平衡就可引发急性感染，一般在 72 h 后出现临床症状。

二、增生期或成纤维细胞期

增生期（proliferative phase）或成纤维细胞期（细胞增殖期），即在炎症期还没结束（受伤后的 2~3 d），纤维组织就已经开始长入伤口，增生期一般持续 14 d。血管再生与纤维组织增殖是同时开始的，内皮细胞迁移到伤口部位提供氧气和其他营养物质。大量新生血管使得血管再生的部位呈现典型的红色。高浓度的乳酸、酸性 pH 值，尤为重要的是低的氧分压是血管再生的关键。血管再生起始于内皮细胞的芽生（endothelial buds or sprouts）或伤口周围及表面原本存在的完好的毛细血管增生。这些芽生血管或新生分支通过细胞的迁移增殖而生长，并和附近其他毛细血管来源的芽生血管或分支相互连接，形成新的具有功能的毛细血管网，运输红细胞、白细胞等细胞物质。对血管再生作用最大的两种细胞因子是成纤维细胞生长因子-2（fibroblast growth factor-2，FGF-2）和血管内皮生长因子（vascular endothelial growth factor，VEGF）。

炎症中所形成的二期伤口愈合特有的肉芽组织，构建了创伤组织愈合的基础。它和炎症过程出现得一样早，从受伤后的 2~5 d，持续生长到伤口床（又称创面床）被覆盖。除了成纤维细胞、炎症细胞和成肌纤维细胞，肉芽组织还包括一种新的、暂时性的血管外基质以及新形成的血管。肉芽组织中大概含有 30% 的Ⅲ型胶原蛋白。

最后伤口的表皮再生对于皮肤的屏障功能至关重要。只有很小的上皮伤口会在 24~48 h 内完成表皮再建。基底细胞出现在伤口边缘，并开始迁移到裸露的伤口表面。如果未伤及皮肤的附属结构，如发囊、皮脂腺、汗腺，上述结构也会为愈合过程提供迁徙性内皮细胞。该迁徙过程一直持续到内皮细胞与迁徙自其他方向的内皮细胞相遇为止，当内皮细胞相遇后，"接触抑制"效应会阻滞其过度生长。

三、重塑期或成熟期

在重塑期（remodeling phase）或成熟期阶段，基质沉积的数量和质量对瘢痕的强度有着重要的影响。瘢痕组织中超过 50% 的蛋白为胶原蛋白，它的产生对愈合至关重要。成纤维细胞负责胶原蛋白和其他蛋白质在修复过程中的合成。转化生长因子-β、血小板源性生长因子和内皮细胞生长因子促进了胶原蛋白的合成。胶原蛋白合成有赖于伤口和患者的全身情况，包括年龄、伤口的张力、压力。胶原蛋白以最大速度合成 2~4 周，随后开始减慢。有问题的慢性伤口不愈合通常是胶原蛋白沉积出现异常的结果，如糖尿病患者或吸烟者。相反，胶原蛋白过度合成则导致肥厚性瘢痕或瘢痕结节。

一开始，伤口基质主要由纤维连接蛋白组成，以后逐渐由胶原蛋白和其他蛋白如蛋白多糖替代，是成熟基质的重要组成部分。在成熟的伤口基质中同样发现有额外的蛋白如凝血酶致敏蛋白 I、富含半胱氨酸的酸性分泌蛋白（secreted protein acidic and rich in cysteine，SPARC）的合成，后者起到支持细胞募集并刺激伤口重塑的作用。胶原蛋白各种亚型的含量在不同的组织中是不一样的，Ⅰ型胶原蛋白在完整真皮的胶原蛋白中占主要地位，达到 80%~90%，剩余 10%~20% 由Ⅲ型胶原蛋白组成。

受伤 3 周后瘢痕重塑开始在伤口愈合中占主导地位，并可持续至伤后 2 年。胶原蛋白合成的速度在第 3 周达到高峰，然后开始减慢，最终和胶原蛋白分解速度一致，达到平衡。胶原蛋白合成速度的下调由 γ 干扰素（interferon-γ，IFN-γ）、肿瘤坏死因子-α（tumor necrosis factor-α，TNF-α）和胶原基质自身介导。伤

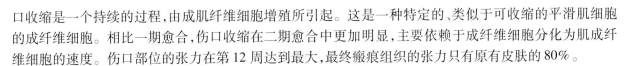

口收缩是一个持续的过程,由成肌纤维细胞增殖所引起。这是一种特定的、类似于可收缩的平滑肌细胞的成纤维细胞。相比一期愈合,伤口收缩在二期愈合中更加明显,主要依赖于成纤维细胞分化为肌成纤维细胞的速度。伤口部位的张力在第 12 周达到最大,最终瘢痕组织的张力只有原有皮肤的 80%。

四、肌肉和肌腱的愈合

(一)肌肉的愈合

造成骨折的外力总是能引起其周围组织不同程度的损伤,这些损伤可以从轻微的局部到整个运动单元缺损等严重情况。愈合过程分为 3 个阶段,这些阶段同时发生,又各自交叉重叠。损伤后的肌肉立即进入炎症反应阶段,蛋白酶开始降解坏死的肌肉,炎症细胞从撕裂的血管进入损伤的区域,这些细胞包括巨噬细胞、多形核中性粒细胞和淋巴细胞,后者能释放炎症趋化因子并加强炎症反应。有趣的是,受损的区域被限制在肌肉收缩带内,这一收缩带会限制区域的修复过程。这种现象增强了损伤区域的炎症反应,但保护了周围正常组织免受炎症级联反应的影响。

增殖阶段最早开始于伤后的 7~10 d,炎症细胞产生的细胞因子激活了基底膜上的星形细胞(satellite cell)。这些肌肉祖细胞被激活,参与促进肌肉的修复与再建,重新形成肌肉单元。再生过程在伤后 2 周达到高峰,再经 2 周后结束。

瘢痕组织的形成是修复重建最后阶段的标志。在血肿释放的纤连蛋白(fibronectin,FN)和纤维蛋白的影响下,肉芽组织在修复过程中出现很早。成纤维细胞迁徙进入损伤区域,释放纤连蛋白,增加了受损区域修复组织的张力和弹性。增生阶段结束后,成纤维细胞开始产生 Ⅰ 型胶原。TGF-β 和其他生长因子可促进上述反应,Ⅰ 型胶原能加强纤维瘢痕的强度。一旦纤维瘢痕成熟,修复过程即完成。但是肌肉不能恢复到受伤前的状态,因为它们之间会有纤维组织的桥接。伤后短时间固定患肢有利于肌肉修复。固定有助于减少肌肉边缘收缩,减少血肿的生成,从而减少纤维瘢痕的生成。缺损过多的肌肉必定会损害特定肌肉的功能。如果有其他肌肉维持功能,那么受损的肌肉可能不会影响整体的功能。但是,肌肉缺损会导致关节活动不平衡,使拮抗肌变得相对过强。

(二)肌腱的愈合

尽管肌腱主要是非血管结构,但也遵循皮肤、肌肉等有血管组织的愈合模式。肌腱损伤后,炎症阶段是以炎症细胞迁入受损区域为起始的。腱鞘细胞被激活,在纤连蛋白的影响下分化成为腱鞘母细胞,腱周组织和周围的结缔组织成了初始细胞反应的主力,巨噬细胞迁入腱鞘的边缘,并参与愈合过程。

下一阶段是增殖阶段。在此阶段中,损伤区液体的渗出量、蛋白多糖、透明质酸盐、硫酸软骨素以及硫酸皮肤素都会相应增加,受伤肌腱的空隙被胶原和成纤维细胞填充。在此阶段,最早在损伤后 3 d 可以发现胶原质的形成。起初的胶原纤维相当紊乱,但在伤后 4 周内会趋向于纵向排列。

在组织塑形和成熟阶段,瘢痕开始成熟。随着组织修复的进展,受损区域细胞的活动减少,而组织的分布趋于有规律,Ⅲ 型胶原向 Ⅰ 型胶原转变。一旦 Ⅰ 型胶原和蛋白质在该肌腱中形成最后的瘢痕,肌腱重塑过程即结束,腱细胞的活性也恢复到伤前的水平。

被覆腱周组织的肌腱和被覆腱鞘的肌腱在愈合方式上有不同。虽然还不清楚参与被覆腱鞘肌腱修复的初始细胞,但是其内在和外在的愈合机制已经明确。肉芽组织的形成是外在愈合机制的重要标志,腱鞘细胞参与形成肉芽组织,而腱细胞却不参与修复过程。内在愈合机制是一种新的理论,认为腱鞘细胞以及肌腱本身提供了肌腱修复所需的细胞。两种机制都参与修复过程,外在机制在一开始就起主要作用,而内在机制在后续阶段占主导地位。

在腱鞘内肌腱的顺利滑行对于其功能来说至关重要。如果肌腱修复后形成大量组织,导致肌腱太粗或者在腱鞘中受到束缚,会使肌肉-肌腱单元丧失功能。肌腱在修复之初需要固定,随后在保护下进行早期活动以减少粘连的形成。在肌腱修复过程中必须避免受力过大,否则会有断裂的危险;肌腱粘连可能会引起疼痛和肿胀,也会因为肌腱滑动度的减少而限制关节活动。大约在肌腱损伤 20 周后,肌腱在组织形态上和正常的肌腱才非常相似,但是就生物化学和生理特征来说,修复的肌腱比受伤前的肌腱要差。

尽管肌腱不能恢复到损伤前的状态,但最终还是能履行其正常的生理功能。

肌腱愈合在很多方面不同于肌肉愈合。在肌腱愈合初期,Ⅲ型胶原所起的作用以及最后Ⅲ型胶原转化成Ⅰ型胶原是肌腱修复过程中所特有的。愈合均会有瘢痕形成,但不同于肌肉;如果有肥厚性瘢痕形成,肌腱就无法恢复正常的功能。

(雷　英)

第三节　影响伤口愈合因素

如果创伤愈合过程按照正常的顺序发生就会出现满意的创伤愈合。然而,创面在愈合过程中可能会受到一系列因素影响。性别、年龄、全身疾病、免疫反应、医源性因素、药物、营养状况、吸烟、局部因素和力学因素等,都可能影响愈合过程中的任何时期(表25-1)。明确这些机制对于避免急慢性创伤的不良愈合是必要的。

表25-1　影响创面愈合的因素

全身因素	局部因素
性别	受伤机制
年龄	辐射
血管性疾病(动脉硬化、脉管类、糖尿病)、免疫反应异常	陈旧性瘢痕
药物(激素、细胞抑制剂、非甾体抗炎药)	血肿
营养	感染、伤口污染
吸烟	坏死组织、外科术后组织、异物

一、全身因素

在处理创面前需要先对一些常见疾病(如患者先前接受动脉硬化治疗、脉管炎、肾功能衰竭导致尿毒症、肝功能损伤导致低蛋白血症、维生素缺乏、激素水平不稳定、神经病变合并感觉障碍、糖尿病)进行单独处理。当然,新鲜创面与慢性创面的处理有所不同,主要体现在以下两方面。

其一,根据创伤范围和重要结构的暴露程度,早期确定正确的治疗决策。

其二,创伤处理,如冲洗和清创以减少周围组织的进一步损伤。若处理不当可能破坏更多组织以致创面愈合困难。在治疗慢性创面时,对于愈合不良的原因处理比处理伤口本身更重要。

(一)性别

雄激素和雌激素可影响急性创伤的正常愈合。睾酮及其代谢产物5α-脱氢睾酮会影响创伤的愈合和修复。而诸如TGF-β激动的翻译因子Smad3等一些因子被认为是雄激素的抑制剂。然而,促进炎症反应的多效细胞因子巨噬细胞移动抑制因子(macrophage migration inhibition factor,MIF)会抑制卵巢切除母鼠模型的创伤愈合。有趣的是,相比雌性个体,雄性个体可能由于其对缺血性损伤的耐受性更好,因此其组织坏死的情况更少,并且,创伤愈合的能力也更强。

(二)年龄

年龄对于创伤愈合的影响,主要由经验性观察得到,因为不能去除年龄因素之外的其他因素的混合影响。年龄确实与皮肤结构与功能的改变相关,但部分也可能是由太阳射线及其对于皮肤的影响导致的。伤口的张力、影响愈合的各种因子的聚集和创伤闭合的等级都已证明与年龄有关,然而其在急性创伤愈合中的临床影响很小。相对于年龄而言,慢性创面愈合不良往往与并发症有更大的关系。多数慢性创面发生于老年患者,基于组织对微血管的缺血再灌注损伤敏感的认识,研究表明年龄对创面愈合的影响有影响组织存活、降低胶原纤维的生成、削弱衰老组织的愈合潜能。主要原因是组织对微血管的缺血再灌注损伤更加敏感。

(三)药物

大量药物被研究证明会削弱组织的愈合能力,但这也与患者的体质有关。除了抗凝药和免疫抑制剂以外,细胞生长抑制剂、类固醇和非类固醇抗炎药也具有重要影响。通常情况下,诸如细胞生长抑制剂和抗凝剂等很多药物是不能停药的,但可以通过合理使用维生素 A 和维生素 K 来抵消香豆素衍生物和类固醇的不良反应。类固醇对伤口抗张力的影响呈剂量和时间依赖性。低剂量、短时间使用类固醇不会影响伤口愈合,也不会增加肌肉、皮肤萎缩或出血等并发症发生。若长时间使用类固醇药物,即使在停药后1 年内,都会影响伤口的愈合。

一般情况下,伤口仅限于皮肤部位的外科手术,无须停用阿司匹林或是其他非甾体抗炎药。为了确定香豆素衍生物在患者体内的作用,必须监控该患者的国际标准化比值(INR)。对于较大的创伤手术,如皮瓣(背阔肌皮瓣、股薄肌皮瓣等)预期术后可能有大量的渗出,形成血肿或血清肿的风险较高,从而影响伤口愈合。对于这类患者,停用任何影响凝血功能的药物对患者都是有益的。

(四)营养状况

营养不良可阻碍伤口的愈合。除了伤口本身情况,受伤初期对患者营养状态的评估也很重要,将影响患者后续治疗方案。营养状态评估的内容主要来自以下途径。

1. 病史询问　包括体重减轻、食欲下降、呕吐腹泻、饮食习惯以及目前治疗方案等情况。

2. 体格检查　包括检查有无肌肉萎缩,皮下脂肪丢失情况,或者有无低蛋白血症导致的水肿。

3. 基本的实验室检查　包括蛋白质和白蛋白水平。氨基酸(尤其是精氨酸和蛋氨酸)通过形成胶原蛋白,从而在伤口愈合中发挥重要作用。氨基酸缺乏可由氨基酸丢失过多(如肾病综合征)、过度消耗(如创伤、烧伤、脓毒症或是慢性伤口)、合成减少(如肝疾病)或摄入不足(如营养不良)引起。对伤口愈合而言,氨基酸缺乏会导致新生血管和成纤维细胞增殖减少,从而导致胶原的合成、积累以及重塑减少。

4. 维生素和矿物质等微量元素　对伤口愈合和免疫功能尤为重要。许多微量元素如锌、镁、铜、铁等都是胶原合成的辅助因子,其缺乏可导致胶原生成障碍。

(五)吸烟

长期以来,吸烟已被证实不利于伤口愈合,但其机制尚不清楚。绝大部分实验是基于动物模型以研究烟草的具体成分对身体的影响,如尼古丁、二氧化碳和氰化氢。尼古丁有强烈的缩血管作用,该作用可持续到吸烟后 50 min。尼古丁也被证明会增强血小板黏附,从而增加小血管中血栓形成的风险,影响微循环。同时,尼古丁也会抑制红细胞、巨噬细胞、成纤维细胞的增殖,从而使胶原合成减少,影响伤口愈合。

长期吸烟的患者血清中 CO_2 含量增高,CO 和 O_2 竞争与血红蛋白结合,组织氧合减少,从而影响组织的携氧能力。同时,氰化氢(烟草吸食的常见副产物)也会在吸烟者体内出现,氰根离子能抑制组织细胞内 42 种酶的活性,其中,细胞色素氧化酶对氰化物最为敏感,会在细胞水平选择性抑制携氧代谢过程,从而影响细胞的呼吸作用。常规告诫患者在术前 2~3 周严格禁烟,目前有研究报道至少要停止吸烟 4 周,才能把与吸烟相关的并发症降低到与非吸烟人群同等水平。

二、局 部 因 素

（一）损伤机制

不论有无骨损伤，所有创伤都会累及被覆盖的软组织。小的皮肤损伤可能会掩盖骨骼系统的复杂损伤；若没有明显的皮肤损伤或骨折，广泛的脱套伤可能被漏诊。全面了解受伤机制和伤口形成的原因，对创面治疗极为重要。

（二）伤口的情况

影响伤口愈合的局部因素有异物、瘢痕增生、组织血运情况、血肿、感染和组织坏死等。异物，如缝线、订皮钉和植入材料等的使用将增高感染及组织坏死的发生率。原始瘢痕或者术后辐射可能影响局部血运。严重的血肿和血清肿将增加皮肤的张力并影响组织的微循环和氧合程度。缺氧虽是血管再生最好的刺激，但它也会影响伤口愈合的几个阶段。异物可以是伤口愈合的物理屏障，也是感染的源头。打结过紧、伤口边缘张力过大或缝合过多都将引起局部缺血、炎症或感染，影响伤口愈合。异物会延长创伤愈合的炎症阶段，延迟伤口收缩和上皮形成。在原始瘢痕附近做平行切口或在瘢痕附近做锐角切口，引起局部皮肤坏死。坏死组织会抑制愈合，坏死组织必须进行清除。辐射会对皮肤产生急、慢性影响。急性影响包括在适当剂量下皮肤出现红肿、干性脱落，高剂量下出现湿性脱落。慢性影响包括皮肤色素沉着过多或过少、皮肤或皮下组织增厚纤维化、毛细血管扩张以及皮脂腺、汗腺功能改变等。

（雷　英）

第四节　伤 口 评 估

可信、一致、准确的伤口描述和文件记录是伤口评估的重要组成部分，它不仅为确认伤口愈合提供了客观依据，而且能警示临床医务人员及时发现伤口变化，并促进医护人员、患者及不同护理机构之间的交流。在实施合理的伤口干预措施之前必须明确伤口的病因和受伤原因。伤口的病因包括外科手术、创伤、神经病变、血管病变或压力等因素。不同病因的伤口有着不同的处理方案。例如，被动物、昆虫、蜘蛛或人咬伤的伤口和烧伤伤口的护理计划是完全不同的。创伤重症伤口需要特别检查是否伤害到神经、肌腱、韧带甚至骨骼。本节内容就伤口评估要素及伤口记录做详细阐述。

一、首 次 评 估

每一个新入院患者都应全面收集病史并对其进行完整的体格检查。收集患者的病史可以明确患者的疾病进展情况、并发症与合并症、用药史、手术史、家族史等，这些资料都可能提示伤口的病因。通过病史的采集还可以明确伤口愈合缓慢、感染发生的原因，并且为制订护理计划提供指导。既往接受治疗的情况也是健康状态评估的重要组成部分，例如伤口区域的放射治疗是影响伤口愈合和延迟伤口有效管理的重要因素。

二、体 格 检 查

必须从头到脚实施体格检查，皮肤评估包括检查任何部位的皮肤皱褶、受压部位、陈旧性瘢痕或损伤、血管外观、神经病变或压力性损伤并应做好记录。此外，还应评估皮肤、指甲、四肢毛发的外观。皮肤颜色、温度、毛细血管再充盈时间、脉搏和水肿情况也都是全身体格检查重要的内容。

不同类型的伤口其评估重点也有所不同。手术伤口的裂开可能因感染、潜在疾病、现用药物（如类固醇）或营养不良等导致。例如动脉性溃疡的典型表现通常为毛发脱落，脉搏减弱或缺失，皮肤菲薄、紧绷发亮。神经性溃疡需要着重评估患者神经病变的程度。糖尿病患者即使局部使用减压装置也容易形成胼胝和局部受压点（图 25-2）。这两者都很容易在体格检查中发现。

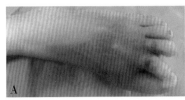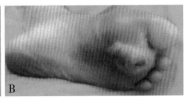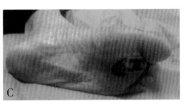

A. 足趾第 2 足趾；B. 足掌典型胼胝形成；C. 削除 B 图中胼胝后的深部溃疡。

图 25-2　糖尿病足胼胝和局部受压点

三、创伤伤口评估与记录

（一）评估的基本原则

对于创伤患者，伤口、软组织缺损及伴发损伤的检查，必须详细地将病史与临床体格检查、实验室和影像学检查密切结合，才能快速准确地评估。无论程度如何，创伤患者的评估必须包括病史和以下要素：①影响患者全身情况的因素（如年龄、性别、血管疾病、糖尿病、服药史、吸烟史、酗酒史、破伤风抗毒素注射史和乙型肝炎病毒、丙型肝炎病毒、人类免疫缺陷病毒感染史等）。②损伤的机制和能量。③导致损伤的器物。④损伤的时间。⑤伤口的部位、大小、范围和特征（如挤压伤、擦伤、缺损、脱套伤）。⑥伤口污染或异物。⑥周围组织结构情况（包括神经、血管、肌肉、肌腱、骨、软骨或任何这些的组合）。

（二）创伤史的评估

了解损伤机制和能量有助于判断损害的严重性，并将影响治疗方法和随后的各种决定。这些信息可以粗略地显示损伤的范围、伤口愈合的可能性和可能污染程度；另外，也可以估计并发症和功能损害的风险。表皮擦伤、简单的切割伤和低能量损伤可以通过二期愈合或简单的一期关闭伤口而治愈，这些情况的分级和治疗方法与高能量挤压伤、深部多发软组织缺损、广泛脱套伤和严重污染伤口、农业损伤等完全不同。

另外，非常重要的是，评估还应包括患者的年龄和伴随疾病、糖尿病、吸烟史、血管问题、神经病变、营养不良等可阻碍伤口愈合的因素，这些也影响多发伤患者的生存率。应积极治疗感染性伤口合并肌腱、肌肉、血管、神经或骨损伤的软组织缺损。对于局部软组织损伤的明确评估，有时只能在急诊清洗和清创，甚至是重复清创后才能得出结论。

（三）损伤和组织活性的临床评估

临床检查应去除患者的衣物，在无菌条件下进行，损伤部位消毒铺巾，检查者戴消毒手套、帽子、口罩，并具备充足的光线和适宜的温度。适度的室温有利于对软组织损伤的准确评估，可以减少温度导致的皮肤血流灌注变化，从而避免对评估产生影响。损伤的部位、类型（清洁、沾染、污染、感染）、程度及是否累及邻近组织结构等情况都必须记录、存档、拍照，创伤组织应该与邻近健康组织做比较。

严重软组织损伤包括皮肤、皮下组织、肌肉、肌腱、神经、血管和（或）骨骼（图 25-3）。临床上软组织评估应从皮肤开始，从浅表到深层。皮肤的检查需要一定的临床经验，通过检查皮肤颜色、毛细血管再充盈、肿胀和皮肤温度来对皮肤血流灌注情况做出良好评价。建议与同一相关部位对侧做比较。手掌可以感受到小于 1 ℃的皮肤温度差别。通过肤色对血流灌注的评估必须在充足的光照下进行，避免灯光强弱不等对皮肤颜色评估的影响，同时考虑到创伤或皮下出血所致的皮肤淤青情况。肤色变蓝提示皮肤存在损伤，但可以存活；而肤色变灰则提示损伤已经超过皮肤所能承受的缺血程度。毛细血管再充盈的检查方法是,用手指或器械轻压皮肤,然后快速放开,观察毛细血管再充盈的时间。有时可用锐利的针或锋利的手术刀在皮肤上划过,以帮助观察毛细血管的出血情况。毛细血管出血的速度和颜色(鲜红或暗红)有助于判断是否有足够的血流灌注。毛细血管出血减少提示组织失活。临床上可以通过皮色、毛细血管再充盈、肿胀、皮肤温度表现来评估正常皮肤或皮瓣的血流灌注(表25-2)。肌肉血供可以通过"4C"来评估:肌肉的颜色(color)、在机械性或电刺激下的收缩能力(contractility)、连续性(consistency)、肌肉出血能力(capacity of bleed)。动脉搏动消失提示近端动脉的严重损伤,较远端的动脉搏动存在并不能证明血管的完整性,侧支血管对于损伤血管的逆向血流灌注可以保持可触及的搏动。因此,临床检查必须触诊各条血管搏动,并通过手指阻断可能损伤血管的近端血流。

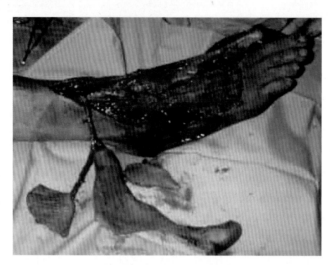

图 25-3　严重皮肤缺损,包括皮肤、皮下组织、肌肉和骨骼

表 25-2　皮肤血流灌注的临床表现

临床表现	损伤类别			
	擦伤	炎症/感染	动脉受阻	静脉受阻
皮色	紫色	红色	苍白	暗红或紫色
毛细血管再充盈	正常	加快	慢到消失	加快
肿胀	增加	增加	减少	增加
皮肤温度	正常	升高	减低	正常到升高

如果伤口在肌腱表面,体格检查应包括肌腱主动、被动功能的检查。如有可疑,应在手术室内探查伤口,并且做好修复肌腱的准备。患者新鲜创伤的肌腱活性无法判断,然而,暴露了一段时间的坏死肌腱将失去张力并变绿色。

当出现以下临床表现时则提示严重的神经损伤,须立即进行评估:①肢体急性肿胀引起的剧痛和感觉迟钝都是神经受压表现(如骨筋膜隔室综合征)。②神经广泛挫伤或断裂,导致麻木;肢体、足或手功能丧失。例如足下垂(腓深神经)、垂腕(桡神经)、爪形手(尺神经)、猿手(正中神经)或创伤性臂丛瘫痪。③两点辨别力丧失(两点辨别力即用两个尖锐的物体在近距离触碰皮肤,可以感受到是两个点的能力)。④对强烈的疼痛刺激缺乏反应,缺乏周围神经反射。

(四)伤口评估与测量

伤口评估、文字记录、伤口现状和进展的照片是一个连续性的观察、资料收集和评价过程,是伤口护理的重要内容。伤口评估内容包括初始评估、伤口及周围组织的持续性变化以及伤口干预措施。初始评估是基线评估,可与后续定期的评估结果以及伤口出现明显变化时的评估结果相比较。

伤口评估的频率通常是由个人或机构指南、治疗方式、监管指南和伤口特征所决定,其中伤口特征是决定评估频率的重要因素。伤口评估的内容应包括患者全面的整体评估、伤口的原因、伤口的特征(伤口类型、部位、大小、深度、渗液和组织类型、外观以及伤口周围皮肤情况)。

伤口测量是伤口评估的重要内容之一,为判断伤口进展情况以及制订有效的临床干预方案提供有价值的信息,也为评价临床效果提供重要支撑材料。保持伤口测量的一致性和精确性,对观察伤口随着时间进展而变化及比较不同治疗方式的有效性极为重要。每次测量时患者的体位保持一致也同样重要(图25-4)。

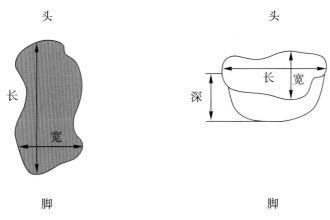

图25-4 伤口测量

(五)窦道、潜行和瘘管的评估

组织坏死后形成的只开口于皮肤黏膜表面的深在性盲管称为窦道,可能会导致无效腔(死腔)或潜在脓肿的形成,并使伤口愈合过程进一步复杂化。窦道常见于裂开的外科手术切口,也可见于神经病变伤口和压力性损伤。窦道评估的文字记录是伤口评估中非常重要的要素。窦道局部处理一般使用适当的敷料松松地填充无效腔,以刺激肉芽组织生成或收缩。更换敷料时观察窦道内情况并记录。首要护理目标是闭合窦道,在治疗过程中允许伤口外部保持开放状态直到伤口完全愈合。

测量窦道可用无菌棉签、钝性探针或戴无菌手套深入伤口深处或窦道底部做好标记,然后用测量尺测量窦道具体深度(图25-5)。

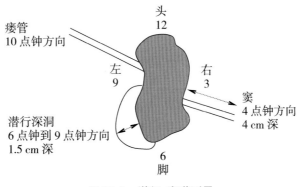

图25-5 潜行、窦道测量

潜行是围绕伤口周边完整皮肤下方所发生的组织结构破坏。在这些伤口中,边缘与伤口基底是分离的。伴有剪切力的压力性损伤常常会在剪切力最大的区域出现潜行;当伤口的开口小于皮下受损组织的范围或当伤口床干燥时,也可能会出现潜行(图25-6)。

潜行位置和数量记录很重要,潜行深度和窦道测量方法一致。医护人员可以使用"时钟法"进行记录,指向患者头部的方向为12点钟方向(例如"6点钟到9点钟方向潜行深1.5 cm")。潜行治疗措施包

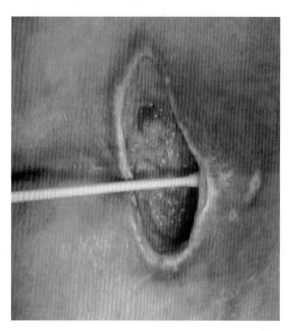

图 25-6　潜行、干燥的伤口床

括适度包扎或扩开所有潜行部位,防止形成碎片和坏死组织,合理应用敷料如水凝胶、纱布或藻酸盐敷料。潜行的深度和窦道的测量方法一致。

瘘管是指两个空腔器官之间(例如直肠阴道瘘)或空腔器官与皮肤之间(例如肠瘘)的通道。常用发生器官和出口部位来命名。瘘管患者的护理比较复杂,需要医务人员具有评判性思维和专业技能。瘘管的愈合通常需要数周或数月。有粪便出现的瘘管区域更需要医务人员高度关注。此外,瘘管患者往往营养不良,需要持续数周高强度的营养支持来改善身体状况。

(六)伤口渗液的评估

伤口渗液是伤口渗出的液体分泌物,主要成分是水、电解质、营养物质、蛋白质、炎症介质、蛋白酶、生长因子、代谢废物等,还有各种不同的细胞(如中性粒细胞、巨噬细胞、血小板等)。正常渗液呈透明淡黄色,黏度低,没有气味。伤口渗液在伤口愈合中起着重要作用,当渗液不足或渗液过多,或渗液产生有害成分时,会影响伤口愈合。渗液量与伤口愈合的病理生理过程密切相关,生理性愈合的炎症期与增生期渗液量增加,组织塑形期明显减少;病理性愈合伤口则表现为持续的大量渗液产生。伤口渗液的评估包括颜色、渗液量(少量、中量、大量)、黏度和气味。

伤口渗出物可通过类型或量进行分类。

1.渗液颜色　根据渗液的颜色大致分为:①浆液性或清亮的液体;②血性液体;③脓性液体。正常渗液颜色呈透明淡黄色,当渗液颜色为混浊灰白色则提示有感染可能;当渗液颜色为红色或微红色则提示毛细血管破裂或有凝血紊乱可能;当渗液颜色为黄褐色则提示伤口内有腐肉或坏死组织可能,需进一步检查伤口是否有瘘管或窦道形成;当渗液颜色为绿色则多有铜绿假单胞菌感染可能;其他颜色如灰色或蓝色,还应考虑某些药物或敷料的影响,如银离子敷料等。

2.渗液量

(1)渗液量的临床意义:渗液量与伤口愈合的病理生理过程密切相关,生理性愈合的炎症期与增生期渗液量增加,组织塑形期明显减少;病理性愈合伤口则表现为持续的大量渗液产生。其他原因引起的渗液的出现,可提示引起损伤的原因并没有得到解决。如静脉功能不全导致的水肿;存在充血性心力衰竭出现双侧膝盖以上是否有水肿;营养不良、肾病或肝病引起的低蛋白水肿等。

(2)渗液的量评估:根据 Mulder 提出的渗出量及更换纱布的情况或根据敷料被渗液浸湿的面积将伤口渗出量的多少分为无渗出、少量渗出、中量渗出和大量渗出。①无渗出,是指 24 h 更换的纱布干燥或敷料无渗液浸湿。②少量渗出,是指渗出量<5 ml/24 h,每天更换 1 块纱布或当去除敷料时能够检测到敷

料被渗液浸湿的面积少于 33%(1/3)。③中量渗出是指渗出量在 5~10 ml/24 h,每天至少需要 1 块纱布但不超过 3 块或渗液覆盖敷料面积的 67% 以下(敷料的 2/3 以下)。④大量渗出:渗出是指渗出量>10 ml/24 h,每天需要 3 块纱布或更多或渗液覆盖敷料面积的 67%(敷料的 2/3 以上)。同时,伤口渗液量的评估同时需要考虑不同敷料吸水性的影响。

3. 渗液气味　正常渗液没有气味,特定微生物如铜绿假单胞菌感染时可散发出特殊的气味。评估气味之前要清洁伤口。不是所有的异味都表明伤口感染;有时伤口渗出液与某些敷料相互作用会散发一种独特的气味(如藻酸盐敷料),但该异味在清洗伤口后消失。异味的出现也可能提示需要增加更换敷料的频率。

(七)周围皮肤/伤口周围评估

通过评估伤口周围皮肤也可获得有价值的信息。发红、发热可能提示炎症、蜂窝织炎或感染的存在。皮肤完整性受损(如剥落、侵蚀、丘疹或脓疱)。伤口渗液过多可能会导致周围皮肤浸渍而发生潮湿相关性皮肤损伤。此外,伤口周围皮肤应该用手触诊,硬结或波动感提示局部有异常的液体积聚,表明有潜在组织损伤或脓肿形成。

创面上皮化是指表皮穿过伤口表面的再生。在上皮细胞从伤口边缘向中心移形的过程中,上皮覆盖区域呈现粉红色(图 25-7)。新生上皮薄且较脆弱,易受损。伤口边缘的上皮可能会黏附于伤口床、与伤口床分离或向内翻卷(图 25-8)。伤口边缘评估是伤口全面评估中的一个重要组成部分。

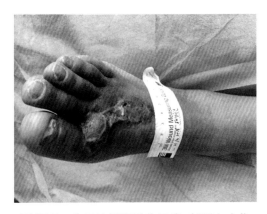

图 25-7　伤口边缘紧贴伤口床,创面上皮化
(呈粉红色)

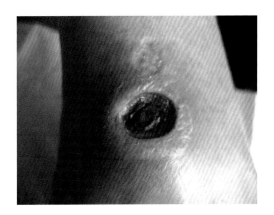

图 25-8　伤口边缘内卷

伤口边缘检查可以为伤口病因提供线索。例如伤口边缘炎症伴有青紫色潜行可能表明有坏疽性脓皮病。伤口边缘内卷可能由于水分的缺乏,伤口边缘为寻求更多的水分会延伸至伤口床,这种现象常见于坏死组织覆盖、干燥或缺氧的伤口。

(八)坏死组织和伤口床组织

坏死组织是死亡的、无活性的、无血管的组织,这些组织为细菌繁殖提供了理想的环境并且可抑制伤口的愈合。众所周知,从伤口床中取出坏死组织有利于伤口愈合。坏死组织可能呈现为黄色、灰色、棕色或黑色。当它变得越来越干燥,会转变为厚的、坚硬的黑痂。黄色疏松的坏死组织被认为是腐肉。伤口评估过程中要记录伤口床中坏死组织的类型和百分比。例如,伤口床可能由 100% 坏死组织或由 25% 肉芽组织和 75% 坏死组织构成。

观察伤口床组织颜色、湿润程度和上皮化状况,能够揭示伤口愈合的阶段和进展。湿润的伤口床促进成纤维细胞和巨噬细胞从伤口床一侧向另一侧移行,加强胶原酶以及其他化学物质在伤口床的活动,从而促进伤口愈合。伤口床组织可能是浅粉色、粉色、红色、黄色或黑色的。清洁、颗粒状结实肉芽生长的伤口常呈现为红色,失活组织常呈现为黄色。棕色和黑色的伤口通常被坏死组织或焦痂、干燥的组织覆盖,这些伤口需要彻底清创,因为坏死组织会减缓伤口的愈合。伤口床湿度评估为选择正确的敷料以创建一个良好的愈合环境提供指导。

(九)伤口记录的必要性

伤口记录是伤口评估的一个重要组成部分。伤口评估应全面、准确、清晰地记录,随后签署评估者的全名以及评估日期和时间。在患者入院时、每周、每次更换敷料时和伤口发生明显的变化时,以及出院时都要评估并记录伤口情况。

照片可以提供伤口的视觉记录。当拍摄方法正确时,照片可以协助临床人员做出临床护理决策和为诉讼案件提供文件支持。将拍摄伤口照片的时间和方法进行标准化是至关重要的。伤口护理组织如美国国家压疮咨询委员会(National Pressure Ulcer Advisory Committee, NPUAP)、伤口造口失禁护理协会、美国伤口护理专业协会的网站都有关于伤口摄影的立场声明。伤口拍照时,应当在照片上留下拍摄日期、时间以及患者的识别信息。照片上有显示衡量伤口大小的工具如测量尺。拍摄同一患者、同一伤口时采用同一体位、同一拍摄视野、放大倍数、角度、患者卧床角度等,使照片具有可比性。拍照时确保机身与拍摄对象平行,才能展现出真实的物体比例,准确评估伤口大小和范围。

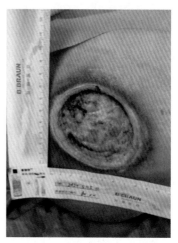

图25-9 伤口病例照片拍摄标准

伤口病例照片拍摄要求:①清晰;②过程完整;③取景距离、角度一致;④患者体位一致;⑤有拍摄时间;⑥有测量尺或参照物;⑦颜色亮度一致。

如果设备恰当、使用准确,伤口照片能够快速、准确地展现伤口外观(图25-9)。临床人员需要接受适当的培训而且必须始终遵循伤口摄影的原则。相机从不同的角度拍摄会让同样的伤口出现不同的摄影效果,使用错误的拍摄角度会导致拍摄出的伤口照片和它的实际外观表现不一致,故伤口摄影并不能完全替代床旁的伤口评估。不能仅凭伤口照片作为诊断、治疗和病历资料保存的依据,使用时必须结合伤口本身和患者病史,采用书面描述进行伤口评估、制订治疗方案和记录治疗进展。

伤口评估是患者临床症状、体征、实验室检查和病史的综合分析,是伤口管理不可或缺的一部分。评估已成为重要的专科护理内容,要求良好的观察技能和丰富的知识。使用专业术语对准确评估和有效沟通至关重要。伤口照片(wound picture)助记法(表25-3)可以帮助医护人员快速、实时、准确地评估患者伤口。采用评估(assessment)的英文字母,将伤口评估内容进行归纳为ASSESSMENT,即 A = anatomic location and age of wound,解剖位置及伤口时间;S = size,shape and stage,大小、形状、阶段;S = sinus tracts and undermining,窦道和隧道;E = exudates,渗出液;S = sepsis, septic wound,败血症或感染伤口;S = surrounding skin,周围皮肤;M = maceration,浸渍;E = edges and epithelialization,边缘及上皮组织;N = necrotic tissue,坏死组织;T = tissue bed,伤口基底组织;S = status,伤口状态。ASSESSMENT 伤口评估记录表(表25-4)可方便、快捷记录伤口评估状况。技术学的发展有助于临床人员做好文字伤口记录。伤口摄影要遵循标准化的技术和规定,否则会阻碍而不是帮助我们制订治疗方案。

表25-3 伤口照片助记法

评估患者伤口时,使用伤口照片助记法来进行快速和准确的评估。	
W—伤口或者溃疡的位置 O—更换敷料前和期间气味的评估 U—溃疡类别、分期(如压力性损伤)或分类(如糖尿病足溃疡)和深度(部分皮层和全皮层损伤) N—坏死组织 D—伤口的维度(形状、长度、宽度、深度)、渗液颜色、黏度和量(少量、中量、大量)	P—疼痛(发生时间、缓解方法、患者主诉、0~10的评分) I—硬化(周围组织质硬或软) C—伤口床的颜色(红、黄、黑色或混合色) T—窦道(记录深度和方向,针对患者的左、右、头、脚) U—潜行(记录长度和方向,使用时钟法描述) R—周围皮肤发红或出现其他颜色 E—伤口周围皮肤边缘松、紧、平滑、向内翻卷)

注:源自 Wound Care Made Lncredibly Easy,2nd ed. Philadelphia:Lippincott,Williams & Wilkins,2006.

表 25-4　ASSESSMENT 伤口评估表

患者姓名:	年龄:
评估日期:	重新评估日期:
伤口病因	颜色
□手术　□静脉　□动脉　□压力性损伤	□血清性　□血浆性　□血性
□神经性/糖尿病溃疡　□创伤	性状　□清　□化脓性
□皮肤撕裂伤　□其他	气味　□有
A:伤口部位	S:脓毒症
□上/下胸部　□腹部	□局部　□全身　□两者均有　□无
□后背　□头部	S:周围皮肤
□耳部　□右　□左	□完整的　□红斑　□硬结　□红肿
□骶骨　□尾部　□坐骨　□右　□左	□温暖　□凉　□变色
□大转子　□右　□左	□干燥　□其他
□肘部　□右　□左　□臂　□右　□左	M:浸渍
□腿　□右　□左　□足　□右　□左	□无　□有　cm　□部位
□足跟　□右　□左	E:边缘,上皮化
□外踝　□右　□左	□达到边缘　□未达边缘
□内踝　□右　□左	□边缘翻卷
伤口持续时间	□接近手术切口
□急性起病日期	□手术开放性伤口
□慢性起病日期	□完整的缝合线/缝合钉
S:大小	□上皮化出现　cm
长　cm 宽　cm 深　cm	□无上皮化
形状	N:坏死组织
□圆形　□椭圆形　□不规则形	□有　□无
□其他	组织类型
分期	□黄色腐肉　%　□黑色　%
压力性损伤分期	□软　□硬　□黏性的
□1 期　□2 期　□3 期　□4 期	伤口百分比(检查最近的百分比)
□难以分期　□SDTI	□100%　□<75%　□>75%
Wagner 分级	□<50%　□>50%　□<25%　□>25%
□0　□1　□2　□3	□其他:　%
□4　□5	伤口床组织
S:窦道,隧道,潜行,瘘管	□未出现肉芽　□有肉芽　%
□窦道　□隧道　□潜行　□瘘管　□无	硬结或疼痛
部位方向　点 深　cm	(0 为无痛,10 为非常疼痛)
E:渗液	疼痛分值
量	0　1　2　3　4　5　6　7　8　9　10
□很少　□中等　□大量　□无	(圈上合适的数字)
疼痛表现	□加压治疗　□减压
□接触时　□任何时候	□压力重新分配设备
□仅在伤口护理时	□其他
□更换敷料时　□其他(详述)	□患者生活质量观点
疼痛处理(详述方法)	□个案管理/社会服务需求
□不起效　□起效	□需要营养咨询
S:状态	□PT/OT
伤口状态:　开始评估日期:	□推荐给其他部门
□改善:　日期:	初始评估
□无改变:　日期:	日期:
□愈合:　日期:	重新评估
□恶化:　日期:	日期:
＊通知医师	
□支持疗法	

（雷　英）

第五节　伤口感染和抗微生物治疗

伤口感染是一个严重的问题,延迟患者出院,引起脓毒症、截肢等不良并发症,甚至导致死亡。伤口感染的定义是微生物入侵伤口组织并繁殖而导致的病理生理作用或组织损伤。这个定义中特别关键的因素是伤口组织中有微生物的侵入和繁殖。因此,可以根据伤口污染和定植的不同,对伤口感染进行不同的分类。

一、伤口中菌群调节

(一)伤口污染、细菌定植、严重定植、感染

伤口污染是指伤口表面有细菌存在,但没有繁殖。伤口定植以微生物在伤口表面复制但不侵入伤口组织和不引起宿主免疫反应为特点。这些定植的细菌有些可能有益于宿主避免黏附更致命的微生物进入伤口床,如棒状杆菌、凝固酶阴性葡萄球菌、链球菌和草绿色链球菌等。

当宿主抵抗力不足以控制微生物生长时,就会导致局部伤口感染。局部感染失控,可引起深部更严重的感染,如严重的蜂窝织炎、骨髓炎、菌血症以及败血症。在不知不觉的作用中,局部感染损害了伤口愈合和成为伤口慢性改变的重要原因之一。伤口的这种更为敏感的生物负载水平通常被称为"严重定植"。

仅仅在伤口表面存在微生物或微生物繁殖并不一定构成伤口感染。伤口微生物的污染和定植在所有二期缝合的伤口中非常常见,事实上,它们可能还是肉芽组织形成的先决条件。相反,伤口感染是微生物侵入并在伤口表面下的组织中繁殖。因此,微生物必须在有活力的组织中出现才能造成感染。

伤口脓液、坏死组织或腐肉中出现微生物并非组织入侵的证据。众所周知,这些无活力组织有助于细菌生长;清除这些组织是预防感染的重要措施。

(二)创伤诊室清创和冲洗

伤口的彻底清创和冲洗通常是在手术室里,在充分麻醉和无菌条件下进行的,在创伤诊室只能给予急救处理。对有严重污染的开放伤,在伤口无菌包扎前,对伤口行初步检查时,可以对伤口初步冲洗和消毒,小心去除异物和明显失活或污染的组织。由于只去除失活的组织,因此并不会引起过多的疼痛。对于严重出血的开放伤,明显的出血点如破裂的小动脉可以进行电凝或结扎,而大血管可临时填塞或使用小血管夹夹闭,以此来稳定患者全身情况。一般来说,只有在特殊情况下才在创伤诊室进行伤口彻底冲洗和清创。彻底的冲洗和清创需要无菌环境、良好的麻醉、灯光和手术器械,而创伤诊室很少具备。

(三)伤口培养技术

伤口培养分两步。第一步是从伤口处采集标本。第二步包括用于培养、识别和量化微生物的实验室程序。临床医师只负责第一部分,但必须了解第二步中包含的实验室流程,以提供恰当的伤口标本,并将其及时、有效地送达实验室。

3种最常见的伤口标本类型:①组织切片;②体液抽吸培养;③棉签擦拭(拭子培养)。

组织活检方法是伤口培养的金标准。用于鉴定伤口感染的伤口组织标本必须从活体组织而不是从坏死组织上获取。例如开放性骨折并发骨髓炎的伤口,应采集伤口上的骨骼组织来培养,作为诊断及治疗的依据。当然由于其是侵入性的,技术要求高(无论临床还是实验室角度),因此在实践中并不常用,多用于创面微生物研究。

体液抽吸培养是利用针头吸取伤口内的液体 1 ml 做分析,其优点是样本采自组织中,其准确率高;而潜在的危险性则为感染可能会沿着针头路径散布形成瘘管,或是损伤伤口下的组织。因此,体液抽吸培养较少操作,常在因感染而造成化脓的状况下才使用。

获取伤口样本最可行并被广泛使用的方法是拭子培养法。但这种方法的有效性有较大争议,因为此方法只获取了伤口表面组织的样本(而非生物体组织内的标本),很多人认为这对于检测感染无效。

文献报道中,拭子技术最常用于(或最提倡用于)对伤口渗出液的检测:在整个伤口床上进行"Z"形擦拭(图25-10)或采用Levine技术(图25-11)获取标本。在进行"Z"形擦拭或采用Levine技术获取标本前,应进行伤口清洗,使培养的伤口组织微生物与伤口渗出物、局部治疗或失活组织相关微生物区别。湿润棉签拭子提供的数据比干拭子更精确。用"Z"形方法进行擦拭时,需要旋转手指之间的棉签拭子,以10点法"Z"形形成锯齿状的方式从伤口一边到另一边进行擦拭。因为要对大部分伤口表面进行取样,收集的标本可能反映的是组织表面的微生物污染,而非组织的生物负荷。

Levine技术要求在1 cm区域内用足够的压力转动棉签拭子,从伤口组织挤出液体。这种技术被认为比渗出物擦拭或"Z"形擦拭更能反映"组织"的生物负荷。理论上,Levine技术是最适合获得伤口拭子标本的方法。前提是伤口清洁,取样位于有活性的组织上,而不是坏死组织或焦痂。

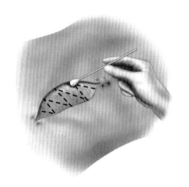

图25-10 伤口表面"Z"形拭子法获取标本

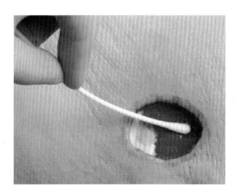

图25-11 Levine技术

伤口感染的诊断是一项临床技能,涉及对患者的整体评估与临床症状观察,而不仅仅是依赖阳性的微生物学报告。因此,医护人员需要对感染的临床表现有充分认识和理解,以便能够做出准备评估。实验室检查如"拭子培养",可以辅助诊断和帮助指导恰当的抗生素治疗和伤口管理策略。

二、创伤伤口感染

(一)伤口污染

为便于实际操作,所有开放性骨折和有皮肤失活的闭合性损伤均认为已被污染。严重的伤口破裂、广泛污染、相关血管损伤、患者高龄和一些发病前的身体病理情况(如糖尿病),所有这些都易造成感染率增加。经过长期观察发现,在受伤和清创之间耽搁时间会增加感染率。根据Friedrich于1898年的实验研究,6 h是损伤与清创之间允许的最长时间。对于这个神圣时间间隔的正确性很少有异议。

在急诊室所做的开放性骨折细菌培养,其阳性率为60%~70%。多数培养出的是腐物寄生菌。一项研究表明,40%~73%在清创前培养出致病微生物的骨折最终会出现由一种微生物所致的感染。另一项研究发现,清创前培养致病微生物为阴性的病例中有7%发生感染。在所有感染患者中,清创前培养出的感染生物体只占同时期感染的22%。在预测感染方面,清创后培养更准确。然而,在发生感染的病例中,感染生物体的出现只占同时期的22%。基于这些争论和不相一致的数据,同时考虑到实际费用,在急诊这一时期行清创前和清创后细菌培养似乎没有多大价值。

占优势的生物体种类随时间和损伤程度的不同而变化。Gustilo和其同事发现,在20年的一个期限内,感染骨折中革兰氏阴性细菌比例从24%上升至77%。Dellinger和其同事注意到,在Ⅰ型、Ⅱ型和ⅢA型骨折中,有43%的金黄色葡萄球菌阳性和14%需氧和兼性革兰氏阴性杆菌阳性患者发生感染。大多数开放性损伤为混合菌群感染;而复发感染的细菌中,金黄色葡萄球菌只占7%,而需氧或兼性革兰氏阴性杆菌占67%。

(二)梭状芽孢杆菌感染

1. **破伤风** 破伤风(tetanus)比较罕见,它是由破伤风梭状芽孢杆菌引起的高致命性疾病。破伤风梭状芽孢杆菌是一种厌氧革兰氏阳性杆菌,产生一种神经毒素。在自然界中破伤风芽孢广泛存在,特别是在泥土、尘土、动物粪便和人类皮肤处。这种细菌适合在厌氧和坏死组织存在的条件下生长。致死率为20%～40%。

破伤风痉挛外毒素在不同受体位点上的效应是导致疾病所有临床表现的原因。破伤风痉挛毒素沿运动神经传播,黏附在骨骼肌、脊髓和脑部的神经节细胞。破伤风发作有局部形式和全身形式。全身发作破伤风比较常见,早期症状为伤口周围肌肉痉挛、反射亢进、颈项强直、面部表情发生变化。后期出现全身肌肉痉挛,导致角弓反张和急性呼吸功能衰竭。局部型破伤风特点为损伤处周围肌肉强直,角弓反张很少发生,通常不会有不良后果。

用破伤风类毒素行主动免疫是防止这类疾病发生的最好和最有效的方法。对于7岁以下儿童,破伤风类毒素可如下应用:7～8絮凝限度(Lf)单位白喉,5～12 Lf单位破伤风,少于16混浊单位的百日咳(百日咳、白喉、破伤风联合疫苗,diphtheria,fetanus and pertussis combined vaccine,DTP)或不含百日咳的破伤风和白喉疫苗。对于成年人和大龄儿童,破伤风疫苗包含少于2 Lf单位的白喉疫苗和2～10 Lf单位的破伤风疫苗。为了获得长久保护水平的抗毒素,在2个月、4个月和6个月龄时给予3次破伤风类毒素注射,然后在12～18个月龄和在5岁时再追加激活剂1次。在初期治疗后,以后生活中每10年追加1次激活剂。对于那些在受伤前没有完成系统类毒素免疫或在5年里没有接受一个剂量激活剂注射的患者,应接受破伤风类毒素,如果伤口易被破伤风杆菌感染,可用人破伤风免疫球蛋白(human tetanus immunoglobulin,HTIG)行被动免疫。任何有伤口的患者,如果离最后一次追加激活剂超过10年,应该接受HTIG和破伤风和白喉疫苗。通常肌内注射250～500 U的HTIG,同时可注射类毒素,但要在不同部位注射。HTIG的保护作用可持续3周。

对于怀疑有免疫缺陷病和在过去5年没有接受足量免疫易患破伤风的患者,除接受主动免疫外,还要接受HTIG(20～500 U)的被动免疫。易于得破伤风的伤口:刺伤,包括不干净注射所致的伤口;飞弹伤;烧伤;冻疮;撕脱伤和压榨伤。

2. **气性坏疽** 气性坏疽(gas gangrene)是一种长期令人恐怖的疾病,多发生于开放性严重损伤,农场或有泥土处发生的损伤,伤口被肠内容物污染和糖尿病患者的开放伤口行初期关闭后。梭状芽孢杆菌的芽孢可以在泥土和人及动物的肠道内存在。在人类疾病中,以产气荚膜梭状芽孢杆菌和败血梭状芽孢杆菌为多见。梭状芽孢杆菌是一种革兰氏阳性厌氧细菌,能产生几种外毒素,它们可致人死亡或起扩散因子的作用。这些毒素可致局部组织水肿,肌肉、脂肪和筋膜坏死,以及局部血管的血栓形成。它们也可产生硫化氢和二氧化碳气体。因为这些气体很容易沿周围组织扩散,使组织水肿、坏死和血管的血栓形成过程持续发生,同时导致感染暴发播散。可发生以血红蛋白明显降低为标志的溶血,并可继发肾小管坏死、肾功能衰竭。初期的体温经常低于正常体温。在局部的伤口处可有难闻的血清样液体流出。水肿出现较早,多在远离受伤部位注意到。接着,通过捻发音或放射检查,在筋膜层内可见透光裂隙,发现组织内有气体形成。多数患者出现过度紧张。

当患者怀疑或确认为气性坏疽时,应接受青霉素静脉输注治疗,一天输注(20～30)×10^6万 U,分几次输注。如果患者对青霉素过敏,可静脉输克林霉素1.8～2.7 g/d或甲硝唑2～4 g/d。加用头孢菌素和氨基糖苷类抗生素来消灭其他细菌。然而,挽救生命和肢体的关键是广泛筋膜切开和在短时间内重复彻底清创。将患者转移至大的创伤中心,特别是具备高压氧舱的医院,这一点是值得注意的。尽管严重的梭状芽孢杆菌感染十分可怕,但在现代医疗技术治疗下,只有8%～10%的患者不能挽救生命。

三、抗微生物治疗

(一)全身性抗生素治疗

对于开放创伤患者在最初 3～5 d 内常规采用静脉方式应用抗生素治疗已是现行惯例。抗生素的合理选用依据软组织的损伤程度、污染源种类和院内菌群而定。现在第一代头孢菌素已用于Ⅰ型和Ⅱ型开放性骨折和有软组织损伤的闭合骨折。这些抗生素对大多数革兰氏阳性菌和许多革兰氏阴性菌都有效(除了假单胞菌属)。例如,成人一般负荷头孢唑啉的剂量为 2 g,以后每 8 h 静脉应用 1～2 g。对于Ⅲ型开放性骨折可加用氨基糖苷类抗生素。一般按 5.1 mg/kg 且 1 d 内 1 次给药。

通过试验发现,分次给药与肾毒性的高发生率有关,因为这可造成药物最低浓度过高;相反,一次性给药所形成的比较高的峰值浓度更易杀灭埃希菌属(Escherichia)和假单胞菌属细菌。对发生在农场环境中的骨折,若伴有血管损伤或广泛软组织挤压伤,可每 4 h 加用(2～4)×10⁶ U 水性青霉素 G。

尽管通常认为,应在伤后 1～5 d 初期应用抗生素,但现在有明确证据表明,对于污染不严重的简单开放性骨折,第一代头孢菌素应用 24 h 与用 5 d 的效果一样。复杂的开放性骨折,抗生素可应用至伤口闭合后 48 h。

(二)局部防腐剂和抗生素应用

已经证明许多防腐剂有细胞毒性作用,但这些破坏作用只限于表层细胞,这些防腐剂的应用还处于争论状态。许多外科医师用等渗盐水、具有广谱杀菌和杀芽孢的含碘溶液,或一些局部抗生素,如新霉素、杆菌肽和多黏菌素来浸泡伤口敷料。但验证这些方法是有益还是有害的临床资料比较少。

局部抗生素治疗常用在污染坏死区域,为最终行植骨、带血管骨移植、肌肉覆盖或皮瓣覆盖做准备。抗生素珠链常用聚亚甲基-甲基丙烯酸树脂(polymethylmethacrylate,PMMA)与适当抗生素混合制成,将其填入开放或坏死的区域后(图 25-12),可闭合或以半透膜覆盖伤口,这就是所谓的珠袋(bead-pouch)技术(也称串珠-药袋技术)(图 25-13)。多数药物于第一个 24 h 释放,然而一些研究表明缓慢的释放过程可达 90 d。抗生素的释放时间与抗生素间隔的表面积有关。在临床操作中,抗生素珠链的形状及大小取决于许多因素。但如果其他条件相同,将抗生素的释放速度作为主要考虑因素时,推荐使用体积较小的抗生素珠链。

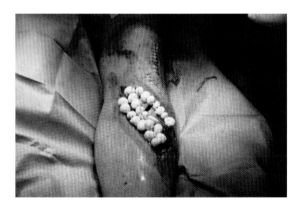

图 25-12　将小型抗生素珠链放置于伤口上

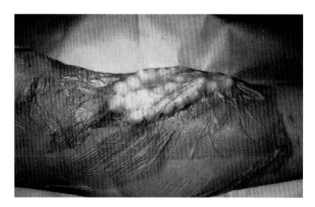

图 25-13　以密闭敷料覆盖

局部抗生素的使用方法多种多样,目前在欧洲一些地方已有带抗生素涂层的内植物,如髓内钉。在有严重污染的骨缺损区域,常应用抗生素珠链技术来提供局部高浓度抗生素。另外,部分外科医师倾向于使用覆有抗生素的骨水泥团块为局部提供高浓度的抗生素,并且也有利于在骨水泥团块周围形成活性膜。此外骨水泥作为间隔可使随后的骨和(或)软组织重建,如带或不带血管的骨移植和(或)筋膜皮瓣、肌瓣或肌皮瓣移植更加容易。

各种各样抗生素被加入珠链中,从氨基糖苷类到万古霉素再到第三代喹诺酮类抗生素。用于珠链中的抗生素需符合以下要求:水溶性;广谱;较好的耐受性;低浓度杀菌;有粉状剂型。

最常用的抗生素为妥布霉素和万古霉素。应选择面团期稳定性好的骨水泥以便于珠链制作。如果伤口内包含多种微生物或须使用广谱抗生素时,可联合使用2.4 g妥布霉素及1.0 g万古霉素,加入一包聚甲基丙烯酸甲酯中。无论使用何种方法制作抗生素小珠,都需将小珠以坚固的不可吸收线串成串。在美国以外的其他地区,已有商用配方的抗生素珠链。手工制作抗生素小珠难以保证混合方向精确和大小一致,导致抗生素小珠的表面积不同,从而出现药物释放的差异。需要注意的是,我们很少检测患者体内的抗生素浓度。因此,此项技术对于抗生素过敏或有严重肾功能损害的患者应慎用。

所有动物实验证据表明抗生素珠链在污染创面以及慢性骨髓炎中有效。然而,临床试验的证据尚不足,主要是由于大多数研究均为回顾性研究和(或)小样本研究。目前仍缺乏相关的前瞻性随机临床研究来证明甲基丙烯酸甲酯链珠的有效性。尽管存在诸多不足之处,结合可靠的动物实验数据以及一些临床研究数据仍然使得抗生素珠链及珠袋技术在临床上广泛使用。

近年来,可吸收的抗生素球丸和其他可吸收抗生素载药系统已成为众多研究的焦点。运用于生物降解系统中的物质包括冻干人纤维蛋白、聚羟基乙酸、聚乳酸、聚己酸内酯、硫酸钙颗粒。硫酸钙颗粒是迄今为止运用最广泛的生物降解材料。兔、犬科动物和山羊模型的动物实验结果显示,硫酸钙作为抗生素的生物降解载体是有效的。也有一些关于硫酸钙颗粒在人体应用的研究资料,初期的经验令人鼓舞,但可惜数据非常有限。硫酸钙颗粒使用中的一个问题是可能会出现无菌性窦道。对于硫酸钙颗粒和抗生素聚乳酸微球还需要更多的研究,但未来局部药载抗生素将以生物可降解载体为主。

(三)抗微生物敷料

微生物制剂包括杀菌剂或抑菌剂,可与纱布或水凝胶敷料结合,或作为乳膏应用于其他类型敷料的下方,也用于治疗开放性感染伤口。然而,必须注意这些制剂可能对组织有害,并降低人体的自然防御能力。银离子敷料作为广谱抗微生物局部制剂在临床上已经应用了数十年。对一些制剂的洗脱特性研究表明,其有效性可保持数天至数周。银离子对多种常见病原体有着良好的生物活性,包括大肠埃希菌、金黄色葡萄球菌、链球菌、铜绿假单胞菌、白念珠菌、粪肠球菌以及各种耐药菌,如耐甲氧西林金黄色葡萄球菌(methicillin resistant Staphylococcus aureus, MRSA)和耐万古霉素肠球菌(vancomycin resistant Enterococcus, VRE)。有趣的是,鲍曼不动杆菌似乎对银离子敷料天然耐药。由于银离子作用于多个细菌靶点,敏感菌一般不会对银离子产生耐药,故可以长期应用(一般不超过2周)。但是银离子对生物膜的细菌作用不强。研究证实银离子敷料与全身性抗生素联合应用可以增加疗效,在一些情况下甚至可以起到协同作用。然而,体外实验及动物研究均表明,银离子对成纤维细胞和角质细胞有毒性作用,并且能抑制细胞增殖和白细胞的活性。低浓度银离子在哺乳动物细胞中只有轻微的毒性。有关银离子敷料中银离子被身体吸收的研究不多。纳米银会影响小鼠细胞系成纤维细胞和干细胞的DNA合成。

许多类型的敷料和局部使用的乳膏含有银离子,每一种敷料中银离子释放入组织的方式及数量各不相同。磺胺嘧啶银广泛用于烧伤患者,但抗革兰氏阴性菌的作用不强,因此人们将硝酸铈加入磺胺嘧啶银以增强其在烧伤患者中的疗效。长期局部应用含银制剂的缺点在于银离子会永久沉积在皮肤真皮层内,导致类似于文身的皮肤变色。近年来,银离子被以纳米晶体的形式应用于具有有效吸收功能的敷料(如含银藻酸盐)中,这种敷料可用于分期闭合的伤口。在做MRI检查前这些敷料需要移除,并且不能与凡士林纱布一起使用。根据产品的特性,这些敷料可以保留3~7 d。

聚维酮碘敷料过去一般用于战伤和烧伤,对大部分细菌、真菌及病毒病原体均有优良的效果。许多文献报道涉及聚维酮碘组织毒性和对伤口愈合的影响,尽管最近的使用方法可能已经降低了这种关注。聚维酮碘对滑膜和软骨具有毒性,因而应仔细操作,甚至避免用于复杂的骨与关节损伤。在急性创伤处理中,大部分外科医师认为它可以有效清洁手术区,但考虑到它可能的组织毒性,而且有其他低毒性的药液可代替,因此不将其用于伤口包扎。

另外,过氧化氢因其强氧化性长期以来被成功地用作防腐抗菌剂。尽管近年来其他常见处方产品的流行使其用量下降,但仍有许多医院及医师在使用。

(雷 英)

第六节　伤口清创

一、伤口清创定义

伤口清创术(wound debridement)是指对新鲜开放性污染伤口早期进行清洗去污、清除血块和异物、控制出血、切除失去生机的组织、缝合伤口,使之尽量减少污染,甚至变成清洁伤口,为伤口的早期愈合创造良好的局部条件,有利受伤部位的形态和功能的恢复。清创术是针对污染伤口而言,对清洁伤口的处理不在此范畴。清创术是伤口床准备[又称创面床准备(wound bed preparation,WBP)]的必要步骤,对伤口愈合、损伤部位组织形态和功能恢复起着关键作用。传统的清创术是指将污染的伤口,经过清洗、消毒,然后清除异物,切除坏死和失活组织,使之变为或接近清洁伤口,当即缝合或延期缝合,争取达到一期愈合。新的清创术概念强调根据 TIME 原则,即坏死组织、感染和炎症、伤口湿度、边缘生长(tissue nonviable,infection/inflammation,moisture,edge,TIME)清除失去活力的组织,抑制炎症或感染,去除多余水分,保持创面处于密闭、湿润的易于愈合的环境,刺激新生上皮爬行。

二、伤口清创目的

伤口清创目的:①全面、系统检查,判断损伤组织的种类、程度、范围。②清除伤口内的污物及异物,去除失活组织,使污染伤口变为清洁伤口,以预防感染。③确定组织修复的内容及方法,并按计划完成手术,促进伤口愈合及组织形态和功能恢复。

三、伤口清创时限

伤口污染程度是影响清创的重要因素,伤后越早清创效果越好,通常认为清创时限不超过伤后 8 h。而临床操作中应根据具体情况而定,污染严重应争取在 3~4 h 内清创,污染较轻可放宽到 12 h,而冬季可延长到 24 h,头面部因血液循环丰富、局部抵抗力较强,超过 12 h 或更长时间仍可进行清创。

四、伤口清创方法

(一)机械性清创

机械性清创(mechanical debridement)又称物理清创,常用于各种伤口。

1.高压性冲洗法　对潜行性腔穴较有效,但是使用此方法容易将细菌冲入组织内,故必须在冲洗前确认腔穴是否通向机体深部组织,如腹腔、胸腔,避免逆行感染的可能,且应注意冲洗的压力,避免伤害到健康细胞。进行高压冲洗时,可以使用大号针筒(50 ml 注射器)或冲洗器;在有感染的广泛深部伤口,不主张使用抗生素进行连续性伤口冲洗,以免破坏伤口床(又称创面床)内环境造成局部菌群失调,产生细菌耐药性。

2.机械性清洗　每次换药时用棉球或纱布擦拭伤口,可清洗掉伤口表面的坏死组织。采用湿性或者干性纱布清洗伤口内或窦道时,容易造成患者疼痛。将湿纱布放在伤口内面或上面,一段时间后,坏死组织会附于纱布上换药时一并除去。机械性清洗可以清除少量坏死组织,但容易伤害健康的肉芽组织,并常引起患者的疼痛,故操作时动作应轻柔,尽量避免对健康肉芽的损伤,降低操作带来的疼痛。

(二)外科清创

外科清创(surgical debridement)可以使开放的污染伤口通过外科手术转变为接近无菌的伤口(尽量

清除细菌生存、繁殖的条件),从而为组织修复和骨折治疗创造条件,如果条件具备,可同时对各种组织和器官进行修复,通常由外科医师或者由伤口治疗专科护士与外科医师共同协作完成清创,在清创过程中应注意去除伤口周围皮肤上的泥土、污垢、血迹,并且尽量避免清洗液流进伤口内。当遇到皮肤大面积撕脱、脱套、皮下广泛剥离而无撕裂伤口以及齿轮等绞轧伤所致的失去活力皮肤与健康皮肤相间存在时,应鉴别并清除所有失去活力的皮肤;由于皮肤富有弹性、抗损伤能力较强,看似无关紧要的伤口可能隐藏着广泛的组织破坏,犹如冰山一角,清创时需要将其切开、暴露,彻底清除下层坏死组织。

(三)自溶性清创

自溶性清创(autolytic debridement)是在湿性愈合理论的实践中产生的清创方法,采用适当的湿性敷料促进机体自身清创机制,是理想且不疼痛的方法,具有细胞亲和性、容易操作等优点。但清创速度慢,适用于年纪大或抵抗力低的患者,以及慢性伤口、非感染性坏死伤口或有腐肉的伤口。通常选用半封闭式或全封闭式敷料紧紧盖住伤口,以保持伤口的湿度及温度,以伤口本身渗出液中的蛋白溶解酶将坏死组织水化及溶解。但若掌握不好敷料更换时机,则有可能会浸渍周围皮肤,更换敷料时会有臭味,必须注意,有细菌感染时,伤口不可选择全封闭式敷料。

(四)酶解清创

在自溶性清创过程中发现封闭伤口中的渗液里含有蛋白溶解醇和尿激酶等多种酶和酶的活化因子,这些生物酶不仅可以促进纤维蛋白和坏死组织的溶解,还可以加速自溶性清创的过程。在此基础上,提出了酶解清创(enzymatic debridement)的概念,将酶制剂用于伤口碎屑区域内并保持潮湿和体温环境才能使酶剂产生作用,适用于黑痂、黄色坏死组织覆盖的伤口。但由于酶制剂成本较高,且需要经常更换,一般仅用于疑难复杂伤口。

(五)生物清创

采用蛆虫进行生物清创(biological debridement),是将培养的无菌蛆虫放置在伤口内,利用其吞食腐肉和坏死组织碎屑的特性清洁伤口,在清洁过程中蛆虫还能分泌抗菌酶,形成利于伤口愈合的微环境。生物清创具有选择性清除坏死组织和腐肉的特点,不仅可以避免人为清创时对新生肉芽带来的二次伤害,还能促进肉芽的生长且具有无痛感。纵然生物清创具有诸多优点,但是使用蛆虫,常人在心理上难以接受,需要从伦理上加以考量。另外,清创过程中的痒感和高昂的治疗费用也是让很多患者望而却步的原因所在。

(六)联合清创

基于上述清创方式,近年来新的观点认为将其联合使用、优劣互补,以达到加快清创速度、取得良好治疗效果的目的,但对于伤口治疗实施者的综合素质要求较高,要求能够充分评估患者的伤口情况,将合适的清创方法综合应用,才能取得较好的效果

清创方法的选择是伤口处理的难点,其共同目的是有效清创、降低风险、促进愈合。每种清创方法都有其优缺点、适应证和操作风险,需根据患者的适应证、耐受性及其主观意愿、清创方法的优缺点及其作用特点综合考虑选择恰当的清创方法,确保其安全有效,并减少操作风险和并发症。

五、伤口清创前准备

1.评估　清创前应对伤员进行全面评估。如有休克应先抢救休克,待休克纠正后再进行清创;如有颅脑、胸腹部严重损伤应先予以处理;如为四肢开放性损伤,应注意是否同时合并骨折。

2.用药　应用必要的镇痛药物,如遇特殊情况可在麻醉状态下进行。对于损伤严重、污染严重者于术前1 h预防性使用抗生素,手术时间大于4 h,术中应追加应用。注射破伤风抗毒素,轻者1 500 U,重者3 000 U。四肢的伤口如出血较多则在使用止血带的情况下进行。

3.沟通　与患者及家属进行充分沟通,告知清创的重要性,争取清醒患者及家属配合,签署有创操作知情同意书。

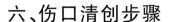

六、伤口清创步骤

1. 物品及术者准备　无菌手术包、肥皂水、无菌生理盐水、3%过氧化氢(双氧水)溶液、碘伏、1∶5 000新洁尔灭溶液、10 ml无菌注射器、2%利多卡因、绷带、宽胶布、止血带等,具体物品应根据实际情况选用。术者戴帽子、口罩、无菌手套。

2. 伤口清洗　初步清洗伤口周围皮肤:无菌纱布覆盖伤口后,用肥皂水和无菌毛刷刷洗伤口周围的皮肤,然后用生理盐水冲洗3次。注意勿使冲洗液流入伤口内。移去覆盖伤口的无菌纱布,以生理盐水冲洗伤口。用3%过氧化氢溶液冲洗伤口,直至出现泡沫,再用生理盐水冲洗伤口并擦干。术者重新洗手,用碘伏消毒伤口周围皮肤2~3遍(注意勿使消毒液流入伤口),铺无菌巾。再次洗手消毒穿手术衣,戴无菌手套。

3. 伤口清理　依解剖层次由浅入深,仔细检查,充分显露潜行创腔,必要时应切开皮肤。浅层伤口沿伤口周围切除2~3 mm,尽量使创缘整齐,切面止血,清除血凝块和异物,切除失活组织和明显挫伤的创缘组织,包括皮肤及皮下组织,直至正常出血组织为止。脂肪组织容易发生液化、坏死而导致感染,失活的筋膜会影响愈合,均应一并切除。注意判断组织活力,勿将不该切除组织切除,尤其是手、面部及关节部位。血管污染而未断裂可仅切除外膜,完全断裂、挫伤、血栓栓塞的重要血管应及时行吻合术或血管移植术,小的血管可予以结扎。神经污染轻时可予生理盐水清洗,污染重者可小心剥离外膜并切除,尽量保留其分支,断裂的尽量妥善保护以便行神经吻合。肌腱严重挫伤、污染、失活的予以切除,损伤不严重的予以妥善保护。骨皮质污染一般不会超过10 mm,骨松质和骨髓腔可超过10 mm以上,骨折断端可通过清洗、刮除、咬除达到清创要求,污染的骨髓腔可用刮匙清理。游离的小骨片可摘除,与周围组织有联系的小骨片有血供,有助于骨折愈合,尽量予以保留。大块的骨片即使游离也应予以保留,否则会造成较大缺损,可用1%新洁尔灭浸泡5 min,再以生理盐水洗净后原位移植。彻底清理伤口后可再以过氧化氢溶液、生理盐水或淡碘伏冲洗伤口。

4. 伤口修复　彻底清理伤口后应尽量修复伤口组织结构。骨折应予以复位固定,同时修复肌腱,条件不允许待二期处理,重要血管、神经争取一期吻合。根据伤口的污染情况、创面大小、深度决定是否一期缝合。未超过12 h、污染较轻,经清创后相对清洁的伤口可行一期缝合。污染重或特殊部位无法彻底清创的伤口应延期缝合,可放置引流,待伤口条件允许时再行缝合。头面部血运丰富,愈合能力强,只要无明显感染应一期缝合。

七、伤口清创术后处理

术后处理:①监测生命体征,根据患者全身情况补液或输血,合理使用抗生素,防止伤口感染。②注意观察局部血运,敷料包扎松紧度,有无明显出血,有无红肿、压痛、分泌物等感染征象。③放置引流物于术后24~48 h内拔出。④伤口有明显出血、感染时及时拆除缝线,检查原因,选择适当的治疗方案。

八、伤口清创术中注意事项

清创术中注意事项:①充分做好术前准备,注重无菌原则,必须使用大量生理盐水冲洗伤口,使伤口相对清洁后再行清创,术中如使用局部麻醉应在清洗伤口后进行。②以促进伤口愈合、恢复局部组织形态和功能为目的,彻底清除污物、异物,尽量切除坏死失活组织,注意保护、保留存活组织。缝合伤口时彻底消灭无效腔,避免组织吻合张力过大。

(程克林)

第七节 伤口护理与管理

一、创伤伤口的护理与管理措施

在处理复杂伤情时,优先抢救生命;待生命体征稳定后再实施其他治疗措施,包括恢复机体结构与功能的完整性。

(一)维持有效的循环血量

1.**止血** 根据出血部位和性质的不同、选用指压、加压包扎、填塞、止血带或手术等方法迅速控制伤口的出血,止血带是临时控制四肢伤口出血的最有效方法,但拟做断肢再植术者不用止血带,抗休克裤有助于控制下肢或骨盆大出血,兼顾固定下肢骨折,但头颈和胸部损伤时禁用抗休克裤,以免加重局部出血。

2.**体位** 血压不平稳者平卧或根据受伤部位选择合适的体位,下肢未受伤者可抬高下肢,以促进静脉血液的回流。

3.**建立静脉输液通道和输液** 迅速建立 2~3 条静脉输液通道。根据医嘱给予患者输液、输血或应用血管活性药物等;根据血压安排输液种类和调整输液、输血速度,以尽快恢复有效循环血量并维持循环的稳定。

4.**监测生命体征** 对生命体征不稳定者,定期监测呼吸、血压、脉搏、中心静脉压和尿量等,并认真做好记录;经积极抗休克仍不能有效维持血压时,须在抗休克同时做好手术准备。

(二)缓解疼痛

1.**制动** 骨与关节损伤时加以固定和制动可减轻疼痛刺激。

2.**体位** 多取平卧位,肢体受伤时应抬高患肢,有利于伤处静脉血回流和减轻肿胀,从而减轻局部疼痛。

3.**镇静、镇痛** 根据疼痛强度,遵医嘱合理使用镇静、镇痛药物,同时注意观察病情变化和药物不良反应。

(三)手术治疗

除轻度及表浅的擦伤、刺伤和切割伤仅作局部处理外,较大的开放性损伤或闭合性损伤伴严重内脏器官损伤、出血者均需手术处理。

1.**清创术** 指在一定时间内利用局部浸润或全身麻醉方法,通过对一般性污染伤口的处理使之转变为清洁伤口,并争取一期愈合的手术。损伤的局部处理原则应根据伤口的类型和有无污染做相应的处理。通常在伤后 6~8 h 内实施清创术可达一期缝合,但在污染轻或局部血液循环丰富的情况下可延长至 12 h 甚至 24 h 以上。大部分创伤伤口均为污染伤口,含有大量污垢、灰尘、细菌,有些伤口已损害到神经组织、肌腱或血管,故应检查血液循环是否良好,清创术的内容如下。

(1)清洗去污:冲洗伤口,同时取出浅层可见异物。如擦伤多为表皮及真皮的损伤,含有大量污垢、尘粒、细菌等,要彻底冲洗,将污垢除去。

(2)麻醉和清创:检查伤口各层组织、清除血块和异物,切除坏死和已游离的组织,彻底止血。

(3)缝合和引流:伤口涉及皮肤全层时应予以缝合。清洁或已彻底清创的污染伤口可做一期缝合,污染较重的伤口做二期缝合(又称延期缝合),较深的伤口或二期缝合的伤口内酌情放置合适的引流物,如引流条、引流管等,并予以妥善固定。

(4)包扎:清创后创面用敷料覆盖或加以包扎,目的是保护伤口、减少污染、有助于止血和固定敷料。包扎时应注意松紧适度,便于观察局部或肢端末梢血液循环和固定引流物。

（5）创面的观察与处理：①观察伤口、健康肉芽组织色泽新鲜呈粉红色、较坚实、表面呈细颗粒状、触之易出血,可用生理盐水冲洗,水胶体类敷料覆盖,3~7 d 换药 1 次;若肉芽生长过快、突出于伤口、阻碍周围上皮生长、应予剪平后贴泡沫类敷料;若肉芽水肿,创面淡红、表面光滑、触之不易出血,可用 3% ~ 5% 的氯化钠溶液湿敷(美盐)覆盖,促使水肿消退;若肉芽苍白或暗红、质硬、表面污秽或有纤维素覆盖,可用搔刮、部分肉芽清除等方法处理;创面脓液量多而稀薄,用 0.1% 依沙吖啶或 0.02% 呋喃西林溶液纱布湿敷。②保持引流通畅,注意观察放置引流物的伤口引流是否通畅和有效。

2. 探查术　对严重损伤、复合性损伤、伴有内脏器官损伤或因出血不能控制而出现休克的患者,须在积极抗休克的同时做手术探查。

（四）非手术治疗

1. 抗感染　有开放性伤口者,在伤后 12 h 内注射破伤风抗毒素 1 500 U,感染严重者,剂量加倍,可起到预防破伤风的作用。对伤口严重污染的患者合理应用抗菌药物。

2. 伤口换药　是处理伤口的基本措施。对于清洁伤口,换药的目的是对伤口施以检查和消毒;对于感染伤口是清除分泌物、异物或坏死组织,保持引流通畅、控制伤口感染,促伤口肉芽生长和伤口愈合。

（1）换药次数:根据伤口情况而定。一期缝合的伤口在术后 2~3 d 换药 1 次,至伤口时拆线;分泌物不多,肉芽组织生长良好,每日或隔日换药 1 次,若使用水胶体敷料,3~7 d 换药 1 次;脓性分泌物多,感染重的伤口,每日换药 1 次或数次,为减少换药次数,提高疗效,可选用含银类的抗菌敷料。

（2）换药顺序:根据伤口清洁或污染程度,先换清洁伤口,再换污染伤口、感染伤口,最后换特异性感染伤口。

（五）协助患者进行功能锻炼

待患者的病情稳定后,鼓励、指导并协助患者早期活动和进行功能锻炼,以预防发生关节僵硬和肌萎缩等功能性并发症。

（六）并发症的观察和处理

1. 伤处出血　指意外损伤后 48 h 内发生的继发性出血,也可发生在修复期任何时段,应严密观察。
（1）敷料是否被血液渗透和引流液的性质和量。
（2）患者有无面色苍白、肢端发凉、脉搏细速等表现。若发现异常,应及时报告医师并立即建立静脉通道,以备快速输液、交叉配血试验等处理。

2. 伤口感染　多见于开放性损伤的患者,若伤口出现红、肿、热或已减轻的疼痛加重,体温升高、脉速、白细胞计数明显增高等,表明伤口已发生感染,应及时报告医师并协助处理。
（1）早期处理:可根据医嘱予以局部理疗和应用有效抗菌药物,以促进炎症吸收。
（2）若已形成脓肿:则应协助医师做好脓肿切开引流术的准备。

3. 挤压综合征　凡肢体受到重物长时间挤压致局部肌缺血、缺氧改变,继而引起肌红蛋白血症、肌红蛋白尿、高血钾和急性肾衰竭为特点的全身性改变,称为挤压综合征(crush syndrome)。当患者局部的压力解除后,出现肢体肿胀、压痛、肢体主动活动及被动牵拉活动引起疼痛、皮肤温度下降、感觉异常、弹性减退,在 24 h 内出现茶褐色尿或血尿等改变时,提示可能并发了挤压综合征,应及时报告医师并协助处理。
（1）早期禁止抬高患肢和对患者进行按摩和热敷。
（2）协助医师切开减压,清除坏死组织。
（3）遵医嘱应用碳酸氢钠及利尿剂,防止肌红蛋白阻塞肾小管;对行腹膜透析或血液透析治疗的急性肾衰竭患者做好相应的护理。

（七）健康教育

健康教育:①宣传安全知识,加强安全防范意识。②一旦受伤,无论是开放性还是闭合性损伤,都要及时到医院就诊,开放性损伤时尽早接受清创术并注射破伤风抗毒素。③强调功能锻炼的重要性,督促患者积极进行身体各部分的功能锻炼,防止肌萎缩和关节僵硬等并发症的发生。

二、负压封闭引流的护理与管理

(一)概述

负压封闭引流(vacuum sealing drainage,VSD)是指利用内部含有引流管的聚乙烯乙醇水化海藻盐泡沫敷料(VSD 敷料),来覆盖或填充皮肤、软组织缺损的创面,再用生物半透膜对之进行封闭,使其成为一个密闭空间,最后把引流管接通负压源,通过可控制的负压来促进创面愈合的一种全新的治疗方法。由 Fleischmann 首创于 1992 年,最开始应用于骨科。1994 年裘华德教授率先将 VSD 技术引进中国,并在全球首次应用于普外科。

(二)组成及作用机制

1. 组成

(1)一次性 VSD 负压引流敷料俗称"人工皮":直接置入被引流区的部分,是一种泡沫型聚乙烯乙醇水化海藻盐泡沫敷料[聚乙烯醇(polyvinyl alcohol,PVA)泡沫],色白、海绵样、质地柔软富有弹性,抗张力强,有极好的吸附性和透水性,无免疫活性,耐腐蚀,对机体无任何不良反应,厚约 0.8 mm,其内密布大量彼此相通的直径为 0.2~1.0 mm 的空隙,有极好的可塑性,能与全创面充分接触又不受体位的限制。根据表面积大小分为多种规格,使用时根据创面情况修剪。

(2)引流管多侧孔引流管,引流时穿入负压引流敷料内。

(3)生物半透膜具有良好的透气性和透湿性,用以封闭被引流区域使之与外界隔绝,能防水和防止细菌侵入,对皮肤无刺激,透明,可直接观察创面情况。

(4)负压吸引器提供引流动力,保证引流区域引流通畅。

2. 作用机制 ①负压吸引作用于细胞膜,使之扩张、扭曲,细胞就认为是损伤,传导损伤信息给细胞核,通过信号转导,引起细胞分泌愈合生长因子,从而刺激组织生长修复。②负压吸引从创面吸走多余渗液,维持创面湿润,同时增加静脉充盈,促进淋巴回流,有利于水肿液吸收。③增加创面血流,改善创面微循环,促进肉芽组织生长,促进白细胞和成纤维细胞进入创面,白细胞能抗感染并产生细胞因子,成纤维细胞能产生胶原,促进伤口修复。④促进慢性创面愈合的过程中,能快速启动皮肤创面的愈合过程,减少修复细胞凋亡,使创面愈合加速。

(三)适应证

适应证:①严重软组织挫裂伤及软组织缺损;②大的血肿或积液;③骨筋膜隔室综合征;④开放性骨折可能或合并感染者;⑤关节腔感染需切开引流者;⑥急慢性骨髓炎需开窗引流者;⑦体表脓肿和化脓性感染;⑧手术后切口感染;⑨植皮术后的植皮区;⑩溃疡、压力性损伤。

(四)禁忌证

禁忌证:①癌性溃疡伤口;②活动性出血伤口;③凝血功能障碍;④气性坏疽、破伤风感染。

(五)操作方法

1. 引流物的放置

(1)清创清洗创周皮肤,彻底清除创面的坏死失活组织或容易坏死的组织、异常分泌物和异物等,开放所有腔隙,确保软组织和骨组织床的血供。

(2)准备引流物按创面大小和形状设计修剪 VSD 敷料,使引流管的端孔及所有侧孔完全为 VSD 敷料包裹。每根引流管周围的 VSD 敷料不宜超过 2 cm,即 4~5 cm 宽的 VSD 敷料块中必须有 1 根引流管。遇大面积伤口时以引流管串联合并,减少引流管数量,引流管出管的方向以方便引流管密封为原则。

(3)填充覆盖填充敷料,把设计好的 VSD 敷料加以缝合固定,使敷料完全覆盖创面,如创面较深,须将 VSD 敷料填充底部,不留死腔。

2. 封闭 擦干净创面周围皮肤,用具有生物透性粘贴薄膜封闭 VSD 敷料覆盖着的整个创面。良好的密封是保证引流效果的关键,耐心、细致、灵活地完成密封工作可以用"叠瓦法"粘贴敷料。用"系膜

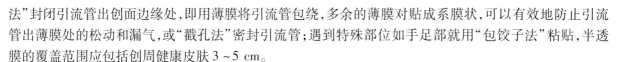

法"封闭引流管出创面边缘处,即用薄膜将引流管包绕,多余的薄膜对贴成系膜状,可以有效地防止引流管出薄膜处的松动和漏气,或"戳孔法"密封引流管;遇到特殊部位如手足部就用"包饺子法"粘贴,半透膜的覆盖范围应包括创周健康皮肤3~5 cm。

3.接负压　根据需要用三通管将所有引流管合并为一个出口,引流管接负压装置,开放负压。将负压调节在-0.06 ~ -0.017 MPa 的压力,负压有效的标志是填入的 VSD 敷料明显瘪陷,薄膜下无液体积聚。

(六)术后管理和观察

1.观察与处理　注意观察体温、脉搏、创缘皮肤情况。

2.饮食护理　鼓励患者进食高蛋白、高热量、富含维生素、粗纤维食物,以促进创面内肉芽组织的生长,防止并发症的发生。少食多餐,多饮水,忌烟酒、辛辣食物。

3.封闭持续负压的观察与护理　确保压力合适,使负压维持在-0.06 ~ -0.017 MPa,压力过高或过低都不利于创面愈合。确保各管道通畅、紧密连接,并妥善固定引流管。引流不畅可用生理盐水10 ~ 20 ml 冲洗管道,必要时予以更换引流管。负压瓶的位置要低于创面,至少60 cm,以利于引流。注意观察引流液及掌握引流瓶的处理。引流液占引流瓶容积2/3 时应及时倒掉,并记录量、颜色、性质;引流瓶每天常规更换,更换前应阻断压力,夹闭近端引流管,并严格执行无菌操作。

4.功能锻炼　指导患者行局部的肌肉收缩运动,并进行远端关节的功能锻炼,可有效地防止关节僵硬等并发症的发生。

5.心理护理　针对患者紧张、焦虑情绪心理进行心理疏导,讲解 VSD 治疗创面的内容,消除患者的紧张心理,安慰鼓励患者配合治疗、护理。

(七)引流持续时间

通常一次引流可持续5~7 d,具体根据创面情况拔出或更换,对损伤面积大、血供差的创面,如手足部,通常须更换1~2 次,时间为7~15 d。对于大面积骨外露、肌腱外露、内植物外露,因肉芽爬行较慢,须更换3~4 次,时间为15~30 d。对污染较重、挫伤重的创面常更换2~3 次,时间为15~20 d。

(八)优缺点

1.优点　治疗时间明显缩短,不用频繁换药,一次引流可持续7 ~ 10 d,减少患者痛苦,并减轻工作量。有效地避免交叉感染,负压引流使引流区的渗出物和坏死组织被及时清除,使引流区内达零聚积。而且 VSD 能防止创面污染,充分引流和刺激创面肉芽组织快速和良好生长。加快感染创面愈合,减少抗生素的应用。高效、全方位、零积聚,保证引流效果、促进创面血运,采用持续负压吸引的方法,变被动引流为持续主动吸引,不留任何无效腔,对于浅表创面,可以起到靠拢组织、缩小创面、减小植皮面积的功效。其压力的高低基本符合生理条件的要求,故不影响血运。并且可促进创面组织的体液向引流管方向不断流动,为创面的血运提供了有效的、持续的、辅助的动力。

2.缺点　若创伤在四肢,尤其是关节部位,伤口四周深浅不规则,置入材料时不易充分接触创面。骨科使用了外固定装置的病例,严密封闭创面困难。对于骨外露的感染创面,VSD 只是一个过渡手段,待创面感染控制、肉芽生长后还需应用其他方法覆盖创面。负压装置携带不便,限制患者活动。费用较贵。

(九)引流中常见问题的处理

1.引流管堵塞　通常为血凝块或渗出物凝块,导致负压中断或变小,可使用生理盐水逆行浸泡冲洗,通畅后重新连接负压吸引,若处理无效可更换引流管。

2.VSD 敷料干结变硬　是由于生物膜密闭不严造成敷料脱醇变硬,如安装48 h 内变硬可从引流管注入生理盐水浸泡变软;若是48 h 后变硬且引流管已无引流物流出,则不必处理。

3.负压异常　表现为装置漏气,若为引流管接口漏气,则重新连接;若为半透膜与引流管连接处漏气,可再用一张半透膜覆盖漏气部位,无效则重新覆盖半透膜。

4.创面活动性出血　及时停止吸引做止血处理,重新安装负压吸引。

5.创面感染　及时停止吸引并予以相应处理。

三、伤口敷料及其应用

(一)概述

4 500 年前人们就发现,创面被覆盖后较不覆盖愈合效果要好。敷料的作用是止血、促进愈合、提供保护。长期以来,曾出现大量不同类型的敷料,有些是动植物,有些是矿物质。甚至黏土、砂和雪也用作创面覆盖物。19 世纪欧洲人开始应用具有吸收功能的材料,如拆散的旧的绳索或碎布片等材料加工成为覆盖创面的敷料。至 19 世纪后半叶,人们应用自体皮移植(1870 年)、异种皮移植(1880 年)及尸体皮移植(1881 年)等生物敷料覆盖创面。Sampson 医师将麻絮填充在纱布袋内是世界上最早由复合材料制成的吸收敷料。后来他将棉絮纤维代替麻絮充填在纱布袋内,这种敷料沿用至今。一百多年来脱脂棉用作各类创面覆盖物。但传统敷料纱布与创面渗出液形成干痂,水分丧失显著;不能保持创面润湿环境;揭除时易造成机械损伤。20 世纪 60 年代开始,人们研制各类新型敷料,希望能吸收创面渗液;获得充分引流;能将渗液全部或部分保留在覆盖物中,维持一个湿润环境。

(二)湿润伤口敷料的特点

管理不同的渗液量;保持适当的湿润环境;不粘连创面;提供伤口防菌层,具有防水作用,增加氧气及水蒸气的通透性;减少更换敷料的频率,减轻伤口的疼痛,修复真皮迅速;保持湿润,有利于坏死组织和纤维蛋白的溶解;湿性创面可保护肉芽颗粒,有助于上皮化,不易形成痂皮,减少瘢痕;促进多种生物活性因子的释放,有利于细胞增殖、分化和移位,加快愈合;保持伤口局部湿润,避免神经末梢暴露于空气中,减少疼痛;敷料不与新生肉芽组织粘连,避免更换敷料导致再次机械性损伤;维持创面局部微环境的低氧状态,相对低的氧分压可以促进血管和肉芽组织的形成。有研究显示,当伤口处的氧分压在 4 d 内从 150 mmHg 降低至 25 mmHg 时,血管形成加速。血管形成后,创面的供血、供氧增加,氧分压增加,从而促进肉芽组织的形成。降低感染率:密闭型敷料,对外界微生物具阻隔作用,湿性敷料创面感染率为 2%~6%,传统创面处理下(干性)感染率为 7.1%。

(三)湿性愈合的优点

伤口湿性愈合在 1615 年就有记载。1948 年,Oscar 采用橡皮膏胶布覆盖在溃疡创面上,使之形成密闭性腔隙并保留较长时间,他称之为"应用湿腔效应"治疗溃疡伤口。1950 年,Schilling 等采用封闭性尼龙膜治疗伤口获得明显效果。这些早期实践为伤口湿润环境愈合理论的提出奠定了基础。

20 世纪 50 年代以后的有关研究发现:伤口环境对伤口愈合起着至关重要的作用。其中有 2 个重要发现。

其一,1958 年,Odland 首先发现水疱完整的伤口比水疱破溃的伤口愈合速度明显快。

其二,1962 年,英国动物学家 Dr George Winter 在"幼猪皮肤的表浅性的上皮形成速度和瘢痕形成"的研究中发现,用聚乙烯膜覆盖猪的伤口,其上皮化率增快了 1 倍,他首次证实了与暴露于空气中的干燥伤口相比,湿润且具有通透性的伤口敷料应用后所形成的湿润环境中,表皮细胞能更好地繁衍、移生和爬行,从而加速了伤口的愈合过程。Winter 将他的这一研究结果和湿润环境愈合理论首先发表于权威性杂志《自然》(Nature)。1963 年,Hinman 和 Maibach 报道了同样的发现。

这些重要发现标志着伤口湿润环境愈合理论的诞生。以后,有许多学者对湿润环境与伤口愈合进行了深入的研究。1972 年,Rovee 教授通过实验再次证实了清洁无结痂的湿润伤口其上皮细胞移行、增殖的速度比结痂伤口要快得多,因为上皮细胞无法移行于干燥结痂的细胞层,而需花费时间向痂皮下的湿润床移行,由此,湿性疗法的观点开始被临床广泛接受。

20 世纪 90 年代初,Turner 报道持续的湿润治疗使患者伤口面积缩小明显加快,大量肉芽组织形成并可见上皮快速再生。Knighton 也发现应用封闭敷料密闭伤口后,伤口基底床保持湿润状态且形成低氧环境,在此综合作用下刺激毛细血管生长和再生,成为肉芽生长的基础。1992 年,Wheeland 的研究也表明湿润环境下的伤口不结痂,而结痂会阻碍表皮细胞迁移,因为细胞的迁移主要从创缘开始,而结痂迫使表皮细胞的迁移绕经痂皮下,从而延长了愈合时间。权威统计资料报道,从 1962 年伤口湿润环境愈合理论

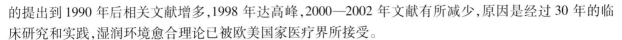

的提出到 1990 年后相关文献增多,1998 年达高峰,2000—2002 年文献有所减少,原因是经过 30 年的临床研究和实践,湿润环境愈合理论已被欧美国家医疗界所接受。

湿润环境愈合理论的临床应用在我国医疗界尚存争议,一部分人认为封闭伤口会使伤口化脓,更容易感染,因此坚持暴露疗法和干燥疗法。但也有人提出湿性疗法能更快地促进伤口愈合。当前更多的人采用折中的办法:半暴露疗法,使用所谓的"干-湿敷料"(dry-wet dressing)。当然,不同的伤口需要遵循不同的伤口处理原则,采取不同的处理方式。但树立正确的伤口处理理念决定了方法的合理性和有效性。这意味着治疗伤口并非是机械地更换敷料,而是需要不断评估伤口状况,调整伤口处理方法,应用一切可促进伤口愈合的有利因素,加快愈合过程。

1.伤口湿润性愈合环境的优点

(1)保持湿润,有利于坏死组织和纤维蛋白的溶解。

(2)湿性创面可保护肉芽颗粒,有助于上皮化,不易形成痂皮,减少瘢痕。

(3)促进多种生物活性因子的释放,有利于细胞增殖、分化和移位,加快愈合。

(4)保持伤口局部湿润:避免神经末梢暴露于空气中,减少疼痛。

(5)敷料不与新生肉芽组织粘连,避免更换敷料时导致再次机械性损伤。

(6)维持创面局部微环境的低氧状态:相对低的氧分压,促进血管和肉芽组织的形成。研究发现,当伤口处的氧分压在 4 d 内从 150 mmHg 降至 25 mmHg,在这一低的氧分压情况下,血管形成加速。血管形成后,创面的供血、供氧增加,氧分压增加,从而又促进肉芽组织的形成。

(7)降低感染率:密闭型敷料,对外界微生物具阻隔作用。湿性敷料创面感染率为 2.6%;传统创面处理下(干性)感染率为 7.1%。

基于 2 项重要发现和湿润愈合理论的提出,很多学者在研究伤口愈合时用模拟水疱的环境提取伤口渗出液,分析并明确了湿性愈合的机制。

2.湿润环境促进生长因子释放,刺激细胞增殖

(1)湿润环境不仅能维持细胞的存活,使它释放生长因子,而且能调节和刺激细胞的繁殖。研究发现,封闭伤口的渗液中,成长纤维细胞生长因子、表皮细胞生长因子以及血小板源性生长因子等含量显著高于伤口开放组。进一步研究发现这些渗液本身也能促进离体培养的成纤维细胞、角质细胞和内皮细胞的生长,为此提出:当渗液为无菌性液体时,不宜频繁去除渗液,而应用封闭敷料封闭伤口,使渗液起到"自身滋养作用",此理论又称为"渗液的自身滋养理论"。此理论已被用于伤口护理实践中,但尚未得到普遍认识和应用。

(2)纤维蛋白本身又可作为某些炎症细胞的趋化因子,激活生长因子的分泌和释放,并提高其活性,加速伤口愈合。

(3)湿润的伤口能维持创缘到伤口中央正常的电势梯度,促使更多的生长因子受体与生长因子结合,从而促进伤口愈合。1988 年 Vincent Falanga 在其体外电刺激研究中发现:电刺激使人真皮成纤维细胞的某些生长因子的受体表达增加,因此推断在湿润环境下能促使更多的生长因子受体与生长因子结合,这可能就是湿润环境加速愈合的基础。

3.湿润环境促使免疫细胞活性及功能增强　Beattie 报道采用封闭敷料覆盖 300 例患者胸腹伤口无一例发生感染。Hutchinson 和 Mc Guckin 回顾 79 位学者的调查以及 36 位学者对伤口感染率的对比性研究,结果发现,应用封闭敷料的伤口的感染率为 2.6%,而应用传统纱布敷料的伤口感染率为 7.1%。Turner 于 1990 年证实使用封闭敷料后伤口有明显的清洁效果且免疫细胞活性及功能增强,其机制由大量体外实验和临床观察证实。

(1)封闭的环境能有效隔离外界细菌的入侵,防止感染创面细菌传播而造成医院交叉感染。

(2)Witkowki 和 Saymen 等报道,伤口渗液中含巨噬细胞、淋巴细胞、单核细胞等免疫细胞,其活性与血液中的相同。

(3)Varghese 研究发现封闭的环境有利于白细胞介导的宿主吞噬细胞发挥作用,免疫细胞活性及功能增强,局部杀菌能力大为提高。

4.加快表皮细胞迁移速度　1962 年 Winter 教授研究和 1972 年 Rovee 教授的实验结果均证明:湿润

环境下伤口上皮化率的增加主要以表皮细胞的迁移为主。湿性疗法能加快表皮细胞迁移的速度,从而加速伤口愈合。过去一直认为提高伤口环境氧的浓度能增加上皮化率和增加胶原的合成。20世纪80年代中期,这一观念受到挑战。

(1)低氧/无氧的愈合环境被提出来。

1)离体实验表明,组织培养基的成纤维细胞在低氧分压时生长最理想,而表皮细胞在氧浓度高于周围环境时生长受到抑制。

2)动物模型证实,伤口边缘与中心部位之间的氧梯度能刺激毛细血管向氧浓度相对不足的伤口中心生长。而且毛细血管向内生长的趋势贯穿伤口愈合的全过程,直至氧梯度消失为止。分析这种现象可能是缺氧刺激巨噬细胞释放生长因子的结果。

3)1986年,英国牛津大学的Cherry和Ryan使用荧光血管摄影技术对密封低氧环境与纱布敷料覆盖做了对比性研究,结果发现前者血管增生程度远远高于纱布敷料所处理的创面。

4)1989年,Lydon等采用免疫组化的方法做了类似的对比研究,得出了相同的结论。由此,低氧/无氧的伤口环境有利于伤口愈合的观点得到了确认。

(2)微酸的愈合环境。

1)Varghese等在对慢性不愈伤口的研究中发现,密闭湿润环境伤口的pH值为6.1±0.5,远低于纱布敷料覆盖伤口的pH值(>7.1)。并且发现低氧张力的微酸环境能抑制伤口的细菌生长,促进成纤维细胞的合成,刺激血管增生。有许多学者的研究证实了密闭湿润环境能产生酸性的愈合环境。

2)Kinghton在临床应用研究中报道,封闭敷料能形成创面低氧或相对低氧的微酸环境,可刺激毛细血管增生和生长,促进成纤维细胞生长,并抑制创面的细菌生长。

3)Dunn等研究证实,封闭敷料下所形成的微酸环境,抑制了金黄色葡萄球菌和铜绿假单胞菌的生长,最终有利于伤口愈合。

(3)封闭敷料的应用给伤口护理引入了另一个新概念:自溶清创。即用封闭敷料封闭伤口,截住伤口渗液使坏死组织软化,同时伤口渗液中释放并激活多种酶以及酶的活化因子,特别是蛋白酶和尿激酶,这些酶能促进纤维蛋白和坏死组织溶解。渗液中含有吞噬细胞和中性粒细胞,其自身产生溶解素,能特别有效地溶解失活组织,溶解坏死组织随每次更换敷料时被清除出伤口,有效地发挥了清创作用。当前自溶清创被认为是理想的清创术,不增加创伤和疼痛。但缺点是自溶清创时间较长,一般需7~12 d。

(4)John Chen等于1992年在对猪的皮肤创面研究中发现,在伤口渗出液中一些金属蛋白酶的水平比在血清中要高,并且渗出液能刺激成纤维细胞合成这些金属蛋白酶。同时体外实验研究发现:渗出液通过成纤维细胞刺激尿激酶产生。在对纤溶酶原的研究中发现:虽然在早期的渗出液中未发现纤维蛋白酶原的存在,但其水平升高有明显的时间依赖特点。Burnand等报道纤维蛋白溶解的环境不但能更有效地促使蛋白酶溶解"纤维蛋白袖"和坏死组织,而且能激活一些潜在的生长因子的活性(如TGF-β、IGF),从而促进它们发挥加速组织愈合的作用。

(四)理想敷料的特性

Morison于1992年提出理想的敷料应具有以下特性:无黏性;阻碍细菌入侵;吸收渗液,同时能保持伤口湿润;保温;无毒和不过敏;舒适和合适;保护伤口,避免进一步受损;无须频繁更换;物美价廉;容易得到;保存期长。

虽然,现在的伤口敷料繁多,但是,没有一种敷料是完美的,是适合伤口任何时期的。敷料的选择,没有最好,只有最适合。

从伤口愈合的过程来看,理想的敷料应该具备以下主要功能。

(1)物理屏障:封闭敷料的一个主要功能是避免伤口渗出液污染身体的其他部位,而作为一种物理的屏障,在伤口上使用可以使伤口和空气隔离,从而阻止细菌和尘粒进入伤口。

(2)控制伤口上的液体:现代医学理论已经证实了湿性愈合的优越性,从潮湿的伤口上吸收脓血和向干燥的伤口提供水分是湿性愈合的一个组成部分。

(3)控制伤口上的气味:许多伤口在不同程度上产生难闻的气味,甚至恶臭,敷料必须有控制伤口上气味的能力。

（4）控制伤口的细菌和微生物：对感染伤口，敷料必须有能力控制伤口上的细菌和微生物。

（5）低黏合性：对于植皮等大面积伤口，如果伤口与敷料黏合，敷料的去除会给患者带来很大的痛苦。

（6）填充作用：对于一些深的洞穴型伤口，若伤口中没有放入填充物，伤口的两壁将会黏合。在洞穴型伤口中填塞敷料可以避免伤口两壁之间的黏合，不使渗出液在伤口中积聚。

（7）脱痂作用：把干痂和坏死组织从伤口中去除是伤口愈合的第一步。敷料通过对伤口的潮湿度、pH 值、温度等其他状态的调节可以加快脱痂过程的进行。

（8）止血作用：对于创伤和手术性伤口，伤口形成时出血较多，所以敷料的一个重要作用就是尽快地止血。

（9）减少或去除瘢痕的形成：对于面积大的伤口，愈合后形成的瘢痕对患者的容貌有很大影响。

（10）调节伤口周边的金属离子含量：人体内含有金属离子铁、锌、铜、锰、硒等，对于一些金属离子失衡的伤口患者，如果不能通过食品充分地平衡这些金属离子，敷料可以提供一条有效的途径。

（11）加快伤口的愈合速度：伤口愈合过程是一个复杂的生理过程，当敷料和其他一些因素结合的时候，合适的敷料可以在很大程度上加快伤口的愈合速度。

（五）伤口敷料的种类

1. 传统纱布敷料

（1）优点：中量吸收能力；湿纱有清创作用；纱条可填塞腔隙；覆盖伤口；固定敷料；便宜，容易获得。

（2）缺点：易有棉线，脱落形成异物；不能吸收过多渗液，容易浸渍周围皮肤；容易干燥、创面粘连，造成再次损伤；浸透后，细菌容易入侵。

2. 油纱敷料

（1）优点：黏性低，不伤肉芽组织和新生表皮；保湿；顺应性好；引流作用；可裁剪。

（2）缺点：不能吸收渗液，易造成浸渍；可渗透气体和细菌；需外敷料固定；在伤口上停留太久会造成干燥，取出敷料时引起创伤。

3. 水胶体油纱　其是一种添加了水胶体颗粒（羧甲基纤维素钠，carboxymethyl cellulose，CMC）的凡士林纱布，可增强其吸收性，吸收渗液后形成凝胶，既保持伤口湿润环境，又不与伤口粘连，促进伤口愈合。适用于浅表的创伤、溃疡、烧伤和皮肤移植。

（1）优点：有吸收性，不粘伤口；降低黏性；移动时无创伤。

（2）缺点：需两层敷料；更换频率高，12～24 h 更换 1 次。

4. 透明膜敷料　适用于保护伤口免受外来污染；表浅伤口渗液少或无时；一、二期压力性损伤；也常用作二级敷料，如与水凝胶结合使用在黑色坏死或黄色腐肉伤口。

（1）优点：可渗透气体和水蒸气，细菌和液体不能通过；提供湿性环境，促进自体溶解清创；透明，容易观察伤口；可作内敷料或外敷料用。

（2）缺点：吸收渗液能力差；可能浸渍周围皮肤；不能用于感染伤口；取出敷料时可能撕伤周围脆弱皮肤。

5. 水胶体敷料　主要成分为羧甲基纤维素钠（CMC）、合成弹性体、医用黏合剂、合成增塑剂、表层聚氨酯（polyurethane，PU）半透膜。根据水胶体敷料的外形，又可分为 3 种类型：糊剂、粉剂、片状。

（1）优点：提供湿性愈合环境，促进自溶清创；吸收少到中量渗液；不需要外敷料；防水、防菌、保湿；可在压力下使用；取出敷料时不易损伤肉芽组织。

（2）缺点：去除敷料时容易撕伤伤口周围脆弱的皮肤，容易卷边；不主张用于感染伤口和骨骼与肌腱暴露的伤口；不主张用于深部潜行和渗液过多的伤口；不主张用于需要密切观察的伤口。

适用于表浅和部分皮层损伤的伤口；2～3 期压力性损伤；小到中量渗液的伤口；黄色腐肉和黑色坏死伤口；有时也作为外敷料使用。

6. 藻酸盐敷料　从天然海藻植物里提炼的、无纤维化生产的敷料，含有藻酸钙盐成分。其作用机制是在伤口内富含钠离子及水分的组织液，与敷料内的钙离子进行接触性的离子交换，会使藻酸转变成凝胶,提供伤口所需的湿润环境,促进伤口细胞增生,加速伤口愈合。巨噬细胞受凝胶和藻酸钙的纤维激发而活化,协助去感染和去结痂的物质,促进生长因子的释放,加快愈合;刺激血小板的黏着、凝集及活化内在血液凝集因子,在1~2 min可完成止血的效应。

(1)优点:提供湿性愈合环境,促进自溶清创;止血;形成凝胶,保护创面;促进肉芽组织生长;吸收渗液量是自身重量17~20倍。

(2)缺点:不能用于干痂伤口;需要二级敷料固定;容易残留。

适用于中到大量渗液的伤口;轻度出血伤口;黄色腐肉、坏死组织伤口;填充腔隙、瘘管、窦道等。

7. 水凝胶类敷料　产品成分包括甲基碳化钠纤维素、果胶、三仙胶、氯化钠、丙烯乙二醇、水。作用机制是使伤口湿润及促进多形核中性粒细胞及巨噬细胞活化,以达到自体清创的效果。

(1)优点:保持伤口湿润,提供湿性愈合环境,促进自体清创;无黏性、容易清除;可填充窦道及腔隙,保护外露骨膜、肌腱等;有柔和性,减轻疼痛;有少到中量的吸收能力。

(2)缺点:涂抹过多容易造成伤口浸渍;不能涂抹在正常皮肤上;需要二级敷料固定;不主张用于渗液多的伤口和感染伤口。

使用注意:少量涂抹在坏死组织上,不要涂在正常的皮肤上。在厚而硬的黑痂皮时可预先用刀片在痂皮上画线,可加快凝胶的吸收,加快溶痂速度。尽量外盖密闭敷料,如溃疡贴或渗液吸收贴,加快自溶性清创,如果外盖纱布则需每天更换1~2次。于腔洞时,填充基底部起1/3的空隙,注意一定要接触到伤口基底,小而深的腔洞可预先将凝胶注入5 ml的注射器,然后再打入腔洞。在愈合后期,伤口创面较干亦可涂抹少量,帮助伤口愈合。可以减轻局部疼痛,不能用在严重渗液的伤口。使用凝胶后换药时一定要进行机械清创,加快清创过程。

适用于部分皮层或全皮层损伤伤口;有黄色腐肉或黑色坏死伤口;少到中量渗液的伤口;烧伤和电疗的伤口。

8. 片状水凝胶　含水分高达60%,为创面提供湿性环境,自动调节伤口的湿润程度,促进肉芽组织和上皮生长,可在创面停留长达7 d,移去时无痛、无残留。

特点:上皮形成期,刺激成纤维细胞的活动,加速上皮爬行,吸附创面渗出及微生物至凝胶内;透明,有利于伤口的准确评估;长期使用,无过敏,安全放心。

适用于所有的湿性愈合伤口,尤其是临床上非感染慢性伤口、难愈合伤口(如糖尿病引起的腿部溃疡、糖尿病足、压力性损伤等)、Ⅱ度烧伤、供皮区伤口,擦伤等。

9. 泡沫类敷料　适用于有中到大量渗液的伤口;肉芽形成伤口;上皮增生伤口;2~3期压力性损伤的伤口;引流管周围吸收渗液;肉芽过长的伤口;泡沫敷料用于压力性损伤预防。

(1)优点:提供湿性愈合环境;保护创面,减轻伤口疼痛;促进肉芽组织生长;溶解坏死组织;吸收大量渗液;肉芽组织水肿;感染伤口;不浸渍周围皮肤。

(2)缺点:无黏胶的敷料,需二级敷料固定;不透明,不方便观察伤口。

使用注意:可以用于大部分性质的伤口,除有黑痂及干性的伤口;清创时可配合使用清创胶;腔洞伤口时可配合使用清创胶、藻酸盐敷料和溃疡糊;用在静脉溃疡的伤口,选择无粘贴性,最好外加弹力绷带;覆盖伤口一定要超出伤口边缘2~3 cm;当伤口渗液接近伤口边缘2 cm时即需要更换。

10. 银离子敷料　该敷料中含有或敷料表面涂有银离子、金属银或银化合物。其作用机制是银离子与细胞壁结合,使细胞膜破例,细胞渗漏;与细菌DNA结合,抑制细菌的分裂,阻止克隆形成;与细菌细胞内的酶或者其他重要活性蛋白质结合影响呼吸系统和传递物质系统,使细菌缺乏营养。

(1)优点:提供湿性愈合环境;保护创面,减轻伤口疼痛;释放银离子杀菌,控制感染;促进肉芽组织生长;溶解坏死组织;吸收渗液。

(2)缺点:不能用在良好生长的肉芽伤口上;伤口会有轻微着色现象,可用生理盐水清洗消除;不能用于MRI检查及放疗患者;可能过敏。

11. 亲水纤维敷料　垂直吸收渗液,吸收能力强,相当于自身重量的25倍,锁住渗液,不会浸渍伤口周围皮肤,吸收渗液后形成凝胶,保持伤口湿润,创造最适合伤口愈合的环境。适用于中到大量渗液的伤口;裂开伤口;感染伤口;部分皮层烧伤的伤口;窦道。

（1）优点：高吸收性，形成胶状；保护伤口湿润，促进自体溶解清创；垂直吸收，防止伤口周围皮肤浸渍；可以整块取出；可用于感染伤口。

（2）缺点：需要外敷料；不主张用在干的黑色焦痂上。

12. 软聚硅酮敷料 Safetac®是墨尼克独有专利保护软聚硅酮黏胶技术，由于其独特温和的黏性，在使用和更换敷料时，能使伤口床和周围皮肤创伤最小化。

（1）优点：最大程度减少对伤口的创伤；最大程度减少对周围皮肤的损伤；最大程度减少伤口的疼痛；最大程度减少更换敷料时疼痛和损伤；可以固定在敷贴部位，便于与压力绷带联合使用；可以裁剪，适用于不同形状的伤口，以及难于贴敷的部位；增加患者的舒适感；根据伤口情况，可以持续贴敷数天；可揭开并调整贴敷位置，不会影响黏性；造成皮肤刺激和过敏的可能性极低。

（2）缺点：价格贵。

13. 高渗盐敷料 适用于渗液多的伤口、黄色腐肉的清创、化脓或恶臭的感染伤口。

（1）优点：吸收渗液，吸附细菌和坏死组织；减轻水肿，促进愈合；可以顺应伤口轮廓，整块取出。

（2）缺点：不能用在干的焦痂伤口上；不能用在健康的肉芽组织上。

14. 含炭敷料

（1）优点：利用炭的吸附作用，吸附异味，有些加入银的成分能增加抗菌能力，有些加有海藻和亲水性纤维，能增加吸收能力。

（2）缺点：除了特殊制作外，活性炭吸收渗液后一般会失去活性。

15. 含蜜敷料

（1）优点：高渗作用抑制微生物生长，含糖分子锁住水分，使细菌缺水死亡；伤口渗液稀释蜜使作用降低；蜜蜂采蜜时的酶进入蜜中产生过多的过氧化氢；某些花产生的蜜抗菌作用强；液态的蜜更换时间为 2 ~ 3 d。

（2）缺点：更换勤。

16. 含胶原蛋白敷料 适用于中到大量渗液伤口；Ⅰ ~ Ⅳ期肉芽伤口。

（1）优点：吸收渗液；取出敷料时不损伤伤口，顺应伤口轮廓。

（2）缺点：需要外敷料；不主张用于感染伤口。

17. 含透明质酸敷料 适用于慢性伤口；表皮损伤；轻、中度面部痤疮。

（1）优点：促进受损皮肤的组织再生；减少结痂，恢复生理功能和状态；生物屏障功能。

（2）缺点：需要外敷料。

（六）敷料的选择

根据伤口大小选择敷料尺寸；根据伤口深度选择填充敷料种类；根据伤口局部情况决定是否进行减压引流或加压包扎；根据伤口周围皮肤情况选择敷料的黏性强度。

选择敷料时还应考虑的因素：渗出量多少；伤口的解剖部位；坏死组织的多少；伤口有无感染；有无无效腔或者窦道。

没有哪一种敷料具备所有理想敷料的特点，也没有哪一种敷料适用于一个创面的各个阶段，应根据具体的伤口状况选择合适的敷料。

（程克林）

第八节 压力性损伤预防及护理与管理

压力性损伤（pressure injuries，PI）又称褥疮（bed sore）、压疮（pressure sore）、压力性溃疡（pressure ulcers），是全球常见的健康问题，长期以来一直是临床护理工作中较为棘手的问题。不仅给患者带来痛苦、降低患者生存质量,影响原发疾病恢复、延长住院时间,增加了患者、家庭和社会的经济负担,而且占用了大量卫生保健资源。

创伤重症患者多存在病因复杂、病情危重、血流动力学不稳定、低血容量性休克、严重低氧血症等情况,且易发生各种并发症、住院时间长,也可存在生命体征不平稳、手术难度高、体位难以摆放、手术时间不确定及使用多种治疗护理器械等压力性损伤的危险因素,同时护理人员在急救时往往把护理重点放在患者病情的观察和配合医师救治上,而忽视了压力性损伤的防治。因此,创伤重症患者压力性损伤发生率居高不下,是压力性损伤的高危人群。创伤重症患者一旦发生压力性损伤,不仅会加重病情,增加感染机会,延长住院时间,影响患者的康复,甚至会危及生命。

压力性损伤的发生率是评价护理工作质量以及压力性损伤预防措施是否有效的重要指标。因此,对创伤重症患者实施有效的压力性损伤预防措施,出现压力性损伤及时正确处理以促进创面尽快愈合显得尤为重要。

一、压力性损伤的定义

2016 年,美国国家压疮咨询委员会(National Pressure Ulcer Advisory Panel,NPUAP) 提出将"压力性溃疡"这一术语更改为"压力性损伤",同时还增加了"医疗器械相关压力性损伤"以及"黏膜压力性损伤"两个定义。压力性损伤是位于骨隆突处、医疗或其他器械下的皮肤和(或)软组织的局部损伤。可表现为完整皮肤或开放性溃疡,可能会伴疼痛感。损伤是由于强烈和(或)长期存在的压力或压力联合剪切力导致。软组织对压力和剪切力的耐受性可能会受到微环境、营养、血流灌注、并发症以及皮肤情况的影响。医疗器械相关压力性损伤(medical device related pressure injury,MDRPI) 是指由于使用用于诊断或治疗的医疗器械而导致的压力性损伤,损伤部位形状与医疗器械形状一致。黏膜压力性损伤是指医疗器械导致相应部位黏膜出现的压力性损伤。由于这些损伤组织的解剖特点,这一类损伤无法进行分期。

二、压力性损伤的流行病学情况

据报道,美国每年压力性损伤患者中有 0.4%~0.8% 为急性损伤患者。有研究发现,多发创伤患者在入院 2 d 后其压力性损伤发生率可高达 20.3% 。2012 年德国一项回顾性研究显示,在被调查的 256 家医院的 32 400 例患者中,普通病房的压力性损伤发生率为 3.9% ,而 ICU 达 14.9% 。2014 年复旦大学附属华山医院对 5 884 例患者压力性损伤发生率的横断面调查显示,全院总发生率为 0.45%~1.13% ,ICU 为 5.00%~15.69% 。ICU 重症患者中有近 1/3 的皮肤压力性损伤是使用医疗器械而导致的。医疗器械相关压力性损伤多发生在脂肪组织较少的部位如头、面、颈部。有研究指出,医疗器械相关压力性损伤的患病率为 0.85%~34.00% ,因医疗单元和具体使用医疗器械的不同而差异较大。Black 等调查发现,医疗器械相关压力性损伤占院内压力性损伤总体的 34.5% ;ICU 儿童气管切开后医疗器械相关压力性损伤发生率为 8.1% ,也有报道为 11.8% ;有针对 ICU 单元的调查发现,医疗器械相关压力性损伤占院内压力性损伤的 43.5% 。气管插管、气管切开、吸氧面罩和给氧系统、鼻胃管、矫形器、尿管和粪便收集器等多种 ICU 常用的器械已被证实能导致医疗器械相关压力性损伤的发生,其发生的具体部位和严重程度与使用的医疗器械种类和时间直接相关。

三、压力性损伤发生的相关因素

压力性损伤的发生是多种因素引起的复杂病理过程。重症创伤患者由于伤情严重,损伤范围大、出血多、机体处于全面应激状态,甚至直接干扰呼吸、循环系统功能,同时需要使用多种抢救器械和药物等。因此,重症创伤患者压力性损伤高发的危险因素主要包括以下两方面。

（一）外源性因素

1. 压力　压力（pressure）是压力性损伤形成的主要危险因素。压力性损伤的发生与压力的持续时间相关。创伤患者由于生命体征不稳定、失血量较多或因意识不清、烦躁不安需要保护性约束、使用多种抢救措施等因素限制了患者的活动或体位改变，在抢救和手术后大多需要进入 ICU 进一步治疗，除了骶尾部、足跟部等压力性损伤好发部位外，与抢救和治疗应用的器械如面罩、气管插管、血氧指套、导线等接触的部位也是压力性损伤的好发部位。

2. 剪切力　剪切力（shear force）主要作用于皮肤深层，引起组织的相对移位，切断较大区域的血流供应，导致组织缺血、缺氧。为了预防重症患者长期卧床发生呼吸机相关性肺炎，要求给予患者半坐卧位或床头抬高超过 30°。然而此体位容易导致身体下滑而在骶尾部深部组织与皮肤、皮下组织间形成剪切力，容易导致卧床压力性损伤的发生。

3. 手术时间　手术时间取决于病情严重程度和手术种类，重症创伤患者的手术复杂、手术时间较长，局部受压组织处于血流低灌注或缺血状态时间长，发生压力性损伤的机会增加。

4. 药物因素　麻醉镇静药物、血管活性药物等是重症患者常用的治疗用药，可降低组织缺血、缺氧的耐受性，且无氧代谢产物不能及时排出，增加压力性损伤发生的危险性。

5. 住院时间　研究显示，住院时间越长，压力性损伤发生的风险也越大。创伤重症患者因病情严重，治疗时间可持续 1 个月甚至数月或更长时间，是压力性损伤的危险因素。

（二）内源性因素

1. 体温异常　体温每升高 1 ℃，组织代谢需氧量增加 10%，基础代谢率提高 13%。创伤患者多为开放性损伤，损伤部位常容易出现感染，加上内生致热原的作用，因此患者常出现高热，增加压力性损伤发生的风险。

2. 营养不良　创伤患者早期因血清多重炎症物质水平升高，引起机体的炎症反应，器官功能障碍也会导致肝合成及肠道吸收功能降低，营养消耗增加，摄入相对不足，蛋白质合成减少，容易引起营养不良。皮肤受压时局部缺少肌肉脂肪组织的保护，增加压力性损伤发生的危险性，同时影响伤口的愈合。

3. 血流灌注不足　失血性休克是创伤患者早期主要的并发症，使患者组织血流灌注不足，皮肤对压力的耐受力下降，增加压力性损伤发生的机会。

4. 组织水肿　创伤患者血清多重炎症物质水平相继升高，引起机体的炎症反应和组织水肿。组织水肿使皮肤弹性及防御功能下降，压力性损伤的易感性增高。组织水肿还会减少毛细血管血流，导致组织血流灌注不足，容易导致压力性损伤。

四、压力性损伤的预防

压力性损伤的预防主要包括以下几个方面：风险评估、体位与体位变换、减压装置的使用、皮肤护理、预防性敷料的应用、营养支持、健康教育等。

（一）风险评估

新入院的创伤患者需在 8 h 内、手术后回到病房后立即完成压力性损伤风险评估。对于危重症患者，建议先行抢救等首要治疗操作，病情稳定后尽快完成评估。预计手术时间超过 3 h 的患者，手术室护士应评估患者压力性损伤风险。

评估患者是否存在发生压力性损伤的危险因素，判断发生压力性损伤的危险程度，为采取相应的预防措施提供依据，提高压力性损伤预防的有效性和护理质量。目前缺乏针对创伤患者的压力性损伤评估量表，Braden 评估表是一种较好的风险预测工具，可尽早识别存在压力性损伤风险的患者，但不能单独应用于手术期间患者的压力性损伤风险因素评估。临床应用中需要将量表评分结果与重症创伤病情变化迅速、使用多种抢救措施、器械和药物的特点相结合，综合评估分析压力性损伤发生的危险性。特别对有失血、低体温和高热的患者要引起重视。

（二）合适的体位

合适的体位：①除非病情需要,应避免长时间摇高床头超过30°体位、半坐卧位和90°侧卧位。因病情需要取半卧位时,先摇高床尾一定高度,再摇高床头,避免在骶尾部形成较大的剪切力。没有条件摇高床尾时,可在臀部下方垫支撑物如软枕等,有助于避免患者在床上下滑而产生的剪切力。②侧卧位时尽量选择30°侧卧位,用软枕支撑背部,另一个软枕在两个膝盖之间。③确保足跟不和床面接触,可使用泡沫垫或软枕沿小腿全长将足跟抬起,并使膝关节轻度屈曲,以防止腘静脉阻塞。④摆放体位时避免使有指压不变白红斑的骨隆突处受压。⑤避免将患者直接放置在医疗器械上,如管路、引流设备或其他物品上。

（三）体位变换

体位变换：①除非病情或者治疗的限制,否则对所有有压力性损伤风险或有压力性损伤的患者进行翻身或体位变换,以减轻受压部位持续受压时间和强度。②体位变换的频率应该根据患者的病情、皮肤组织耐受程度、活动和移动能力、总体医疗状况、总治疗目标、患者舒适度、皮肤状况和所使用支撑面不同而决定。一般≤2 h翻身或更换姿势1次,使用高级减压床垫者可延长至4 h翻身1次。③协助患者进行体位变换和移动患者时,使用辅助器具(移位板、翻身单),避免独自搬动危重患者,尽量减少摩擦力和剪切力,避免拖、拉、拽。④病情重或无法耐受频繁大幅体位变动的患者,考虑进行缓慢逐步的翻身,这样有充足的缓冲时间以稳定血流动力学指标和氧合状态。采用较为频繁的小幅体位变动,以稳定生命体征及获得某种程度的再灌注。如仰卧时,护理者用手短时间轻轻托起枕部或骶尾部,以缓解局部的压力。若条件允许,当需要大幅度翻身时,不可用小幅体位变动来代替选择更适合患者的压力再分布。⑤危重患者在体位安置与变换过程中要注意观察病情。⑥设立翻身卡,每次翻身后标明患者卧位及翻身时间、皮肤情况。

（四）全身和局部减压装置的应用

全身和局部减压装置的应用：①对全身及局部氧合和血流灌注状态不佳、因病情限制无法翻身的患者(如暂时人工气道、脊髓不稳定和血流动力学不稳定),评估是否需要改变压力再分布支撑面,以改善压力再分布,降低剪切力,并控制微环境。②应用全身和局部的减压装置,通过增加身体表面面积或改变身体与支撑面的接触面积来降低表面压力,可有效地降低压力性损伤发生率。③全身减压装置是指长期卧床患者,通过增加整个身体表面和床垫接触面积的方法来分散压力,以降低局部压力。常用的有气垫、气垫床和静态床垫。对高危患者而言,使用高级泡沫床垫比普通泡沫床垫更好。不要使用小泡(直径<10 cm)交替式减压空气床垫或减压垫。④局部减压装置可分散骨隆突处皮肤所承受的压力。常用的有手术体位垫、啫喱垫、海绵垫和具有减压作用的敷料类如泡沫敷料。⑤使用减压装置,仍需定时进行体位变换并进行压力性损伤预防有效性评估。⑥应根据患者病情、压力性损伤高危因素以及医院的自身条件选择减压装置。

（五）皮肤护理

1.入院后尽早检查患者全身皮肤情况　每天定时检查全身的皮肤情况,重点为压力性损伤好发的骨隆突部位(如骶骨、尾骨、臀部、足跟、坐骨、股骨、肘部等)以及医疗器械与皮肤接触的相关部位。评估皮肤有无指压不褪色红斑、局部过热、水肿、硬结(硬度)、疼痛、表皮干燥、浸润等情况。

2.保持皮肤清洁、干爽　大小便失禁患者皮肤被污染时应及时用温水或中性/弱酸性清洗液清洁皮肤,避免用碱性清洗液(如肥皂);也可使用含有清洗液的湿巾。若有需要可使用柔软的一次性无纺布进行清洗。

3.清洗时力度不宜过大　宜采用轻拍式或冲洗的方法进行清洗,避免摩擦/用力擦洗皮肤。清洗之后应用柔软干毛巾轻拍皮肤使其干燥。干燥皮肤清洁后用润肤霜(如赛肤润)涂抹保湿。

4.大小便失禁患者护理　可根据情况选择护肤粉、皮肤保护膜进行皮肤保护,或使用卫生棉或造口袋等进行大便管理;小便失禁患者可根据情况选择使用尿套、纸尿裤或间歇性导尿等进行护理。

5.保持床单位卫生　保持床单位清洁干燥、平整、无碎屑,及时更换潮湿、弄脏的被服和尿垫,不可让患者直接卧于橡胶单或塑料布上。

（六）预防性敷料的应用

1.高危患者可选用敷料预防压力性损伤　可在经常受到摩擦力与剪切力影响的骨隆突处（如足跟、骶尾部）或医疗器械接触的部位使用敷料预防压力性损伤。

2.各种预防性敷料性质各异，要选择适合于患者个体及临床应用的敷料　如在足跟、骶尾部等骨隆突处，可考虑使用泡沫敷料；在医疗器械接触的部位可考虑使用水胶体敷料或薄型泡沫敷料。泡沫敷料最长可5~7d更换1次，水胶体敷料3~5d更换1次。当预防性敷料破损、移位、松动、污染或过湿，则予以更换。

3.定期的全面评估　使用预防性敷料时，仍需要对皮肤进行定期的全面评估。每次更换敷料时或至少每天1次，评估皮肤有无压力性损伤形成迹象。因此选用的敷料要有利于定期皮肤评估，即容易揭开进行常规皮肤检查，而不会造成黏胶损伤或其他皮肤损伤。揭开敷料检查皮肤的频率根据患者的具体情况确定。

4.其他　在使用预防性敷料时，要继续使用其他所有的预防措施。

（七）营养支持

1.营养评估　对压力性损伤高危患者应进行营养评估，包括临床评估、体格测量、饮食评估、生化评估。当患者有营养风险时，应定期对其进行营养状况的评估。

2.根据患者的病情，给予合适的热量与蛋白质饮食　摄入足够的蛋白质、维生素、糖类和水分，补充适当的硫酸锌等营养物质，维生素A和维生素C在构建新组织和损伤组织愈合中起到很重要的作用。

3.途径　对不能经口进食的患者，给予鼻饲或静脉输入机体所需的各种营养物质，以保证患者的营养需要。

4.制订合理的营养支持方案　必要时请营养师会诊，全面评估患者的营养状况，制订合理的个性化营养支持方案并检测和评价营养支持效果。

5.监测　监测患者的摄入与排出，以保持机体营养的动态平衡。

（八）健康教育

健康教育：①告知患者、家属或照顾者压力性损伤的风险和引起的危害，讲解压力性损伤的预防措施与方法，如经常改变体位的重要性等，使患者变被动为主动，积极参与自我护理。②指导患者及家属定时改变体位及正确的方法。③指导患者及家属选择合适的减压装置。④指导患者及家属学会正确的皮肤护理方法。⑤说明营养支持的重要性，指导患者进食高热量、高蛋白质和高维生素饮食；指导长期鼻饲患者家属为患者鼻饲注入营养，并说明注入时的注意事项。

五、压力性损伤的创面护理与管理

（一）压力性损伤评估

压力性损伤的发生是局部因素与全身因素多方面、综合作用的结果。全面、系统、持续、动态的压力性损伤评估有利于制订合理的压力性损伤治疗方案，从而有效促进创面的快速愈合。

1.全身因素　有无现存的或潜在的慢性系统性疾病，全身营养状况，是否长期服用激素或免疫抑制剂，是否进行放疗或化疗，是否存在低蛋白血症，组织血流灌注情况，神经系统损害情况等。

2.伤口局部　伤口的位置、大小、深度、潜行/窦道、渗液、基底颜色、边缘与周围皮肤、温度、感染、气味、疼痛等。

（二）各期压力性损伤的创面处理

压力性损伤处理原则是动态评估压力性损伤分期、渗液量、面积和组织类型及深度，以分析判断伤情和影响压力性损伤愈合的因素，为制订和调整护理方案提供依据。根据各期压力性损伤的特点分别采取如下针对性处理措施。

1.1 期压力性损伤

（1）解除压力。

（2）局部可不使用任何敷料。

（3）减少局部摩擦力,局部可粘贴透明薄膜或薄的水胶体敷料,或外涂赛肤润。

（4）观察局部发红皮肤颜色消退情况。

2.2 期压力性损伤

（1）解除压力。

（2）水疱:直径小于 0.5 cm 的小水疱,可让其自行吸收,保护水疱的完整;直径大于 0.5 cm 的大水疱,消毒后可用小针头穿刺或低位剪开小缺口放出水疱液,并保护疱壁的完整,可粘贴水胶体或泡沫类敷料,敷料如无脱落或渗液吸收饱和可 5～7 d 更换 1 次,更换时注意检查创面愈合情况。

（3）浅层溃疡:根据渗液情况选择合适的敷料。渗液少,选择薄的水胶体敷料;如渗液多,选择厚的水胶体或泡沫敷料,必要时内层放置藻酸盐敷料。如无渗液吸收饱和、卷边或大小便污染,5～7 d 更换1 次。

3.3 期、4 期压力性损伤　此两期的创面主要是进行彻底清创,去除坏死组织,减少感染机会,促进肉芽组织生长,促进创面愈合,或为植皮等手术修复做好创面床准备。

（1）解除压力。

（2）清除坏死组织:通过清创和引流等措施改善局部组织的炎症和水肿,是压力性损伤治疗的重要环节。根据坏死组织的类型、数量、与基底组织的黏附情况及患者的具体情况,使用自溶性清创、保守锐性清创、外科清创、超声清创或几种清创方法联合等不同的清创方法去除坏死组织,降低操作风险,提高清创效果和压力性损伤的治愈率,缩短愈合时间。清创时需注意患者有无凝血功能障碍等清创禁忌证,注意清创安全。足跟部的伤口要注意保护,避免过度清创,伤口以清洁干燥为主,注意减压。

（3）控制感染:当伤口出现明显感染征象及全身感染症状或者骨外露、肌腱外露、骨质粗糙或破坏时,应做伤口组织的细菌培养和药敏试验。当伤口周边出现明显的红、肿、热、痛,局部有波动感时,应配合医师及时行脓肿切开引流,并确保引流通畅。对于已经发生感染、存在严重细菌定植和感染高危的压力性损伤患者,可考虑应用抗菌敷料以控制细菌负荷和炎症反应,促进伤口愈合。含银敷料是目前公认的广谱抗菌敷料,可提高慢性难愈合感染伤口的广谱抗感染功效。根据湿性疗法原则和敷料的不同特征结合治疗目标、经济状况和敷料的可获得性等因素,选择相应的银离子敷料或含碘敷料协助感染控制。由于含银敷料长期应用会对肝和肾产生毒性作用,因此炎症控制后应根据创面情况改用其他伤口敷料。

对于伤口有感染播散或存在全身感染症状的患者,如血培养阳性,有蜂窝织炎、筋膜炎、骨髓炎、身体炎症反应综合征或者败血症者,应遵医嘱全身应用抗生素进行抗感染治疗。

（4）做好渗液的管理:合理选择和使用敷料可促进压力性损伤愈合。以湿性愈合为原则,根据伤口渗液量选择相应的伤口敷料促进坏死组织软化、溶解、清除和营造有利于愈合的微环境。如伤口有潜行或窦道,仔细评估潜行的范围和窦道的深度,并根据渗液的情况选择合适的敷料进行填充或引流。常用的引流和填充敷料有普通型脂质水胶敷料（优拓）、高渗盐水敷料（美盐）、亲水性纤维敷料和藻酸盐填充条等。如伤口渗液量多,可选择藻酸盐敷料或亲水性纤维敷料填充伤口和潜行,促进肉芽组织生长,待肉芽组织增生至与皮肤表面齐平时,可使用泡沫敷料或片状水胶体敷料覆盖,以促进上皮化的形成。

（5）评估和检查:每次更换敷料时评估和检查压力性损伤部位是好转、还是扩大加深,有无新的压力性损伤发生,以决定是否需要修改护理措施。

4. 不可分期压力性损伤　当伤口覆盖焦痂或坏死组织无法分期时,应先清创再确定分期,然后按相应3 期、4 期压力性损伤处理方法处理。踝部或足跟部稳定的焦痂（干燥、黏附牢固、完整且无发红或波动）,相当于机体自然的屏障,不应去除。

5. 深部组织损伤的处理

（1）解除局部压力和剪切力。

（2）观察局部皮肤的颜色变化,有无水疱、焦痂形成。

（3）根据具体情况采取相应的处理方法:①局部皮肤完整,可使用水胶体敷料或局部涂抹赛肤润并轻揉 1 min,但避免大力按摩;②出现水疱或血疱,按 2 期压力性损伤水疱处理原则进行处理;③密切观察,出现组织坏死,进一步清创,同 3 期、4 期压力性损伤的处理;④若深部组织损伤存在感染迹象,可考虑切开引流,并进行清创和抗感染处理。

(黄漫容)

第九节　肠瘘护理与管理

瘘管(fistula)是指器官与器官或器官与皮肤之间的不正常通道,发生于两个或多个不同解剖结构之间,如腔室之间、脏器之间、腔室与脏器或脏器与皮肤之间的不正常通道,以肠瘘(intestinal fistula)最常见。肠瘘是指胃肠道与其他空腔脏器、体腔或体腔外有异常的通道。肠瘘穿破腹壁与外界相通的称为肠外瘘(enterocutaneous fistula)。肠内容物经此病理性通道进入其他脏器、体腔或至体外,引起感染、体液的丧失、内稳态失衡、脏器功能受损及营养不良等一系列病理生理改变。肠瘘是腹部外科常见而严重的并发症及危重症,继发于手术、创伤、炎症感染等。腹部创伤致肠瘘的发生率为 21.7%,常引起严重的水及电解质平衡紊乱、感染、严重营养不良、多脏器功能衰竭,以及瘘口周围皮肤刺激性皮炎,由于病程较长,不仅给患者造成极大痛苦,而且给患者家属带来极重经济负担,同时给护理工作带来了很大困难。

一、肠瘘的病理生理改变

1. 内稳态失衡　正常情况下,机体可通过自我调节维持内环境的稳态,但这种能力有限,肠瘘的患者往往由于肠液大量溢出,水和电解质流失,导致比较严重的内稳态失衡,主要表现为体液容量和渗透性紊乱、水及电解质和酸碱平衡紊乱等方面。

2. 营养不良　肠瘘的患者一方面由于胃肠道功能障碍,导致营养摄入不足;另一方面,瘘口和引流又会导致营养素丢失,由此导致营养不良而发生贫血、低蛋白血症等。若合并发热,会进一步加速营养物质的消耗,使营养不良的情况加剧。

3. 感染　感染源多为外移的肠道细菌。早期表现为局部化脓性感染,可伴有腹胀、腹痛、恶心、呕吐、高热等症状,而后进入慢性感染阶段,严重者可发生脓毒症及感染性/脓毒症休克。

4. 多脏器功能障碍　多是上述几个因素共同作用的最终结果,也是肠瘘患者死亡的最主要原因。一般经过休克、复苏、持续高代谢和脓毒症及感染性/脓毒症休克四期,才进入多脏器功能障碍期。如果继续发展,即进入多器官衰竭期,治愈后也会对机体产生不可逆的影响。

二、肠瘘的临床表现

肠瘘的临床表现差异较大。轻者仅表现为腹壁上细小的窦道和间歇性的肠内容物或脓性物流出,重者表现较为复杂,分为腹部表现和全身表现。

1. 腹部表现　肠瘘好发于裂开的切口、引流管部位、脓肿部位及活动性病变部位。手术后肠瘘可于手术 3~5 d 后出现症状,先有腹痛、腹胀及体温升高,继而出现腹肌紧张、压痛、反跳痛等局限性或弥漫性腹膜炎征象或腹内脓肿。术后 1 周左右,脓肿向引流口或切口穿破。若腹腔引流管引流量增多,且引流液中有肠内容物或肠液,或手术缝合处有脓液、胆汁、消化液、粪便、食物或气体流出,均为肠瘘发生的特征性表现。由于流出液中含有消化酶,对组织有消化和腐蚀作用,瘘口周围的皮肤可有潮红、糜烂、肿胀、疼痛等刺激性皮炎的表现,如合并感染,可导致腹壁的缺损、溃烂。

2. 全身表现　肠瘘发生后,由于大量消化液丢失,患者可有不同程度的水、电解质及酸碱平衡紊乱。由于机体处于应激状态,分解代谢加强,可出现负氮平衡和低蛋白血症。严重且病程长者,由于营养物质吸收障碍及大量含氮物质从瘘口丢失,患者体重可明显下降、皮下脂肪消失或骨骼肌萎缩。伴有感染者可出现体温、血白细胞计数升高等感染症状,严重者可引起脓毒症。若病情不能有效控制,可进一步导致DIC、多器官功能障碍综合征或多器官衰竭,甚至导致死亡。

三、肠瘘的相关检查

大部分的肠瘘可根据临床体征明确诊断,但临床仅表现为伤口持久不愈或愈合后又破溃时诊断较难,必须结合其他辅助检查才能明确诊断。现今辅助检查多种多样,在肠瘘的诊断中主要应用的有瘘管造影、瘘管的活组织病理学检查、腹腔穿刺、腹部 B 超、MRI 及 CT 等。CT 和消化道造影是早期诊断肠瘘最好的手段,消化道造影包括口服造影剂行全消化道造影和经腹壁瘘口行消化道造影,是诊断肠瘘的有效手段,常可明确是否存在肠瘘以及肠瘘的部位与数量、瘘口的大小、瘘口与皮肤的距离、瘘口是否伴有脓腔以及瘘口的引流情况,同时还可明确瘘口远、近端肠管是否通畅。CT 是临床诊断肠瘘及其并发腹腔和盆腔脓肿的理想方法。特别是通过口服胃肠造影剂,进行 CT 扫描,不仅可以明确肠道通畅情况和瘘管情况,还可协助进行术前评价,帮助确定手术时机。

四、肠瘘的治疗及护理与管理

肠瘘是一种严重的临床疾病,其病程迁延,治疗周期长、费用高。随着对肠瘘病理生理的认识提高,重症监护技术的进步,营养支持的改进及治疗策略的改变,其疗效得到明显改善,病死率由过去的40%~65%降至5.3%~21.3%。肠瘘治疗的关键是早期诊断,采取以及时彻底引流,加强瘘口管理,控制感染,合理营养支持,纠正水、电解质及酸碱平衡紊乱等内稳态失衡,防治并发症,维护重要器官功能,设法关闭瘘口为主要内容的综合性个体化治疗。肠瘘采用非手术治疗,部分可自愈。不能自愈者,应选择确定性手术关闭瘘口。

(一)全身治疗

1. 维持水、电解质及酸碱平衡　管理患者的水及电解质平衡是使患者保持稳态的关键步骤。肠瘘的漏出液含有钠、钾、镁、锌、蛋白质及消化酶等,肠瘘早期由于消化液流失及腹腔感染,患者常有较严重的水、电解质及酸碱平衡紊乱,甚至有低血容量性或中毒性休克。应根据每日出入量、血液生化指标的变化,及时纠正水、电解质及酸碱平衡紊乱,维护重要脏器功能。

2. 控制感染　感染是肠瘘患者死亡的主要原因。肠液溢漏至腹腔是肠瘘患者感染的主要来源。早期表现为局部化脓性感染,可伴有腹胀、腹痛、恶心、呕吐、高热等症状,而后进入慢性感染阶段,严重者可发生脓毒症及感染性/脓毒症休克。抗感染治疗由局部引流和全身抗生素两部分组成。合理有效的引流是控制感染的主要方法,若患者出现脓毒症、败血症等严重的全身感染,应在充分引流的同时,及时选用对肠内常见细菌如革兰氏阴性杆菌及厌氧菌敏感的抗生素进行治疗,避免感染加重。

3. 营养支持　营养不良是肠瘘后期治疗失败的主因。肠瘘患者由于感染、应激、肠液丢失和不能进食的原因,容易出现营养不良而发生贫血、低蛋白血症等。若合并发热,会进一步加速营养物质的消耗,使营养不良的情况加剧。因此,对于严重创伤导致的多发性肠瘘的危重症患者,实施合理的营养支持,可减少净蛋白的分解,改善蛋白质的合成,促进康复。肠瘘早期或肠道功能未恢复时,可应用胃肠外营养支持。一旦腹腔及全身感染得到有效控制,肠蠕动恢复后尽早试行肠内营养。指导患者循序渐进启动肠内营养,按清水→要素全流→普通全流→半流→普通饮食的顺序逐步开始,遵循少量多餐的原则。若患者留置有空肠营养管,应在医师指导下给予肠内营养,按照由少到多原则进行,同时应注意控制温度及滴注管道的冲洗,避免滋生细菌及堵塞。

4. 生长抑素及生长激素的应用　具有腐蚀作用的消化液外漏是肠瘘治疗失败的根本原因。在肠瘘早期,引流肠液的同时,最大程度抑制肠液的分泌,减少肠液的丢失与污染腹腔成为治疗的关键。生长抑素及其衍生物可抑制胃泌素、促胰液素等的分泌,降低胃肠液的分泌量及分泌液中消化酶的含量,使胃液、小肠液和胰液的分泌量减少,胃肠蠕动得到抑制,从而使瘘口肠液溢出量减少,降低对瘘口周围皮肤的损害,促进瘘口愈合。

5. 维护重要器官的功能 肠瘘伴有严重腹腔感染时,常有败血症及多器官功能障碍,还可并发感染性/脓毒症休克、胃肠道大出血、黄疸、急性呼吸窘迫综合征、昏迷等情况。肠外瘘患者入院后首先通过监测生命体征、血气分析、生化检查等,初步判断重要器官的功能情况和病情的严重程度,管理好心、肺功能,尽量减少脏器缺血、缺氧。治疗过程中,要加强监测及保护各个器官的功能。

(二)局部护理与管理

肠瘘的漏出液刺激腹部皮肤引起的急性化学性皮炎一直是临床治疗和护理的难题。做好肠瘘漏出液的收集,保持瘘口周围皮肤完整性是肠瘘护理的重点。肠瘘的临床护理比较复杂、烦琐且耗时,需详细评估瘘管的具体情况,运用专业知识与技能,灵活运用伤口敷料、造口用品及辅助用品,制订个性化的护理方案,充分引流及有效收集漏出液,保护好瘘口周围皮肤,同时给予全身营养支持和对患者进行心理护理,促进创面及瘘口愈合,或为手术治疗创造条件。

1. 护理评估 由于瘘管可发生在不同的解剖位置与脏器,加上患者的疾病史不同,因此瘘管患者之间的差异性极大。为达到瘘管护理目标,护理人员须进行系统性评估,作为瘘管护理处置的依据,尤其是引流与皮肤保护工具选用的参考。评估内容包括以下方面。

(1)早期鉴别即将发生的瘘管有助于及时防止并发症的发生。观察腹部体征,注意患者有无局部压痛、反跳痛及肌紧张等腹膜炎体征;观察腹腔引流液的量、性质和颜色;观察伤口有无红肿、渗液等感染征象及伤口渗液性质、颜色及渗液量,争取早期发现肠瘘。

(2)确认肠瘘后,应评估出现瘘管的时间及肠瘘可能的原因,手术方式、手术日期,识别瘘管的来源和范围。评估腹腔内是否合并有积液、脓肿,是否同时有肠内漏并存等情况,可以通过瘘管造影、CT、MRI、PET 扫描等方法来检查。

(3)评估及记录漏出物的量、颜色、气味、酸碱度与浓稠度等。

(4)评估瘘口所在腹壁及切口上的位置、瘘口的数量(单个或多个)、形状(管状瘘、唇状瘘或断端瘘)、多个瘘口之间的距离及瘘管开口的长、宽、高,评估开口的高度是否突出皮肤表面、与皮肤平行或低于皮肤。评估时,须让患者采坐卧或平躺等不同的姿势,观察患者的瘘口开口位置是否会随着姿势改变而突出或回缩,或者会移动到皮肤折痕处、骨突处、伤口床上、缝合线附近等地方。

(5)评估瘘口远端肠管的通畅情况,有无肠管扩张、严重水肿、狭窄及梗阻,周围肠管是否存在其他病变,如憩室、肠炎、肿瘤等。

(6)瘘口周围皮肤有无红肿、压痛、刺激性皮炎、有无烧灼或刺痛感;以及有无凹凸不平、皱褶及腹壁的软硬度、脂肪是否松弛等情况。

(7)全身情况评估,包括患者生命体征、全身感染情况、重要器官功能情况、心理状况、家庭社会支持情况及经济能力等方面。

2. 护理目标

(1)保持引流通畅,预防和控制感染。

(2)收集流出物,准确记录流出量,为治疗提供依据。

(3)保持瘘管周边皮肤完整。

(4)促进创面愈合和瘘管闭合,或为手术治疗提供准备。

(5)控制臭味,减轻患者焦虑及提高舒适度。

(6)减少换药频率,易于护理,节省护理时数,降低患者治疗成本。

3. 护理措施 护理的重点内容是对漏出液的收集和计量,气味控制,瘘管周围皮肤护理、成本控制以及对护理参与者及照护者的健康教育。观察及记录肠瘘漏出物流量,如漏量小于 50 ml,可使用高吸收性敷料例如方纱、棉垫进行换药处理,敷料浸湿及时更换,但周边皮肤可用皮肤保护膜,以预防漏出物浸润造成瘘管周边皮肤刺激性皮炎。引流量大于 50 ml,可在瘘口周边粘贴造口袋收集漏出液,定时排放;若引流量大于 500 ml,可考虑联合应用造口袋及负压抽吸等方法进行漏出液的管理。对于瘘管的漏出液收集与皮肤护理临床没有统一的护理方法,需根据瘘管的位置、流量、漏出液的性状,瘘口所在伤口的情况和瘘管周围皮肤等具体情况灵活应用适合的护理方法,以达有效、省时又符合成本效益的护理目的。

(1)漏出液收集与瘘口周围皮肤护理。

1)管状瘘的护理:①用生理盐水清洗瘘口及周围皮肤,方纱抹干。②如瘘口周围皮肤出现刺激性皮炎,可涂抹少量皮肤保护粉后喷洒皮肤保护膜。皮肤保护粉属于亲水性敷料,它的主要成分是羧甲基纤维素钠(sodium carboxymethyl cellulose,CMC-Na),CMC-Na 含有亲水性粒子,吸收渗液后形成凝胶,阻断瘘口渗液对周围皮肤的刺激,达到镇痛及促进皮肤恢复的目的。皮肤保护膜是一种多分子聚合物,喷洒后很快变干形成透明膜,有透气不透水、阻隔细菌的作用,有效隔离排泄物对皮肤的侵蚀,并有利于粘贴造口袋,因不含乙醇等刺激成分,对糜烂皮肤无刺激,患者不感觉疼痛。中、重度刺激性皮炎患者,可重复涂粉和喷膜步骤 2~3 次,以加强保护效果。③根据流出液的性状、黏度选择大便造口袋或泌尿造口袋。如单一瘘口,可选用一件式或两件式造口袋收集流出液;如多个瘘口且位置邻近而无须分开记录流出量时,用一个造口袋统一收集;如各个瘘口之间的距离超过造口袋底盘可剪裁的直径或需分开计量时,可分别粘贴多个造口袋进行收集。④根据瘘口大小、形状及各个瘘口之间的距离、方向剪裁造口袋底盘,中心孔径比瘘口大 1~2 mm(图 25-14)。⑤如瘘口周边皮肤凹陷或有皱褶,可在凹陷或皱褶处填涂防漏膏或粘贴可塑贴环以防止渗漏。⑥撕开粘贴纸,粘贴造口袋,用手由内向外抚平接压造口底盘黏胶使其与皮肤粘贴紧密。⑦造口袋如无渗漏可 2~3 d 更换 1 次,渗漏时及时更换。

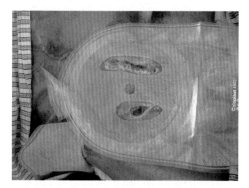

图 25-14　多个瘘口漏出液的收集

2)引流管瘘的护理:①清洗,用生理盐水棉球清洗引流管口及周围皮肤,用小方纱轻轻拭干。②瘘口周围皮肤保护,方法同前。③造口袋的选择与剪裁,根据漏出液的浓稠度选用肠造口袋或泌尿造口袋,例如漏出液呈液体状,可选用泌尿造口袋(因其底盘黏胶抗腐蚀性较佳,且便于排放或接袋引流)。如引流管口周围皮肤平坦,可选用一件式平面造口袋;如周围皮肤凹凸不平或有皱褶,可选用凸面造口袋并系造口腰带加强固定。如多条引流管渗漏且相互的位置邻近,可用单个造口袋进行收集,根据引流管口大小、多个管口之间的距离、方向等剪裁造口底盘,中央孔径比引流管口大 1~2 mm;如多条引流管之间的距离超过造口袋底盘可剪裁范围,或每条引流管需单独记录引流量包括管口渗漏量时,需要应用多个造口袋分别处理。④造口袋的粘贴。根据引流管的材质确定引流管穿出造口袋的方法。如引流管管腔不易受压变形,可将引流管直接由造口袋中央孔径伸入,并从造口袋排放口穿出后连接引流装置,同时将一次性负压瓶的连接管从排放口处伸入造口袋内约 5 cm,便于将造口袋收集的漏出液及时排放,最后用两根橡皮筋将排放口扎紧;如瘘口引流管为普通的橡胶管,建议将引流管从造口袋上方穿出(图 25-15),以免从排放口穿出用橡皮筋扎紧后管腔压扁导致引流不畅。方法如下,在引流管拟穿出造口袋的位置上粘贴一块约 4 cm×5 cm 大小的安普贴,然后其上方剪一小切口(安普贴含有的弹性体、增塑剂能避免穿出引流管时造口袋剪切口增大而容易渗漏),将引流管末端经此切口穿出(图 25-16),消毒后连接引流袋或负压瓶,将造口袋缓慢移入靠近引流管 3~4 cm 时,撕开造口袋粘贴纸,贴上造口袋底盘。注意粘贴造口底盘前需将粘贴安普贴部位的造口袋往外提拉,以防漏出液从剪裁处溢出而影响封闭的效果。然后用大小约 6 cm×5 cm 剪成"Y"形的安普贴将引流管穿出造口袋处的缝隙粘贴封闭(图 25-17),以防液体渗漏。用造口夹子封闭造口袋排放口,定时排放,如漏出液多,可在造口袋排放口连接负压装置进行抽吸,并做好引流管固定(图 25-18)。无渗漏时可 2~3 d 更换 1 次。⑤选用合适的造口袋,如瘘口开口低于皮肤平面,可选用二件式凸面造口袋,并根据瘘口的大小、形状对造口底盘进行裁剪。如瘘口或切口范围较大,一个造口袋难以收集时可应用防漏皮"搭桥"来分别粘贴两个或多个造口袋收集。对准瘘口黏膜粘贴造口底盘,充分按压底盘黏胶后系上造口腰带。⑥选择合适的引流管,并将引流管前端剪裁 3~4 个侧孔后用凡士林油纱将引流管口缠绕并放于瘘口旁,引流管末端经造口袋排放口或经造口袋上方穿出,方法同上。最后连接负压装置,调整好负压持续吸引,负压一般为–150～–75 mmHg。造口袋底盘出现渗漏时及时更换。护理中应着重观察造口袋内引流液的颜色、量,如有渗漏,及时更换造口袋;负压吸引时如发现引流液呈血性,则立即停止负压吸引,查明原因,调整负压在合适范围;保证负压吸引的有效性,注意观察有无漏气、引流管道是否通畅、瘘口有无液体积存。

将造口袋与负压吸引技术相结合进行肠瘘漏出液的管理,造口袋收集漏出液后通过负压及时吸出,既有效地收集了漏出液,避免肠液积存对切口创面和瘘口周围皮肤的刺激,又保持了伤口局部的负压,促进肠瘘创面的愈合。

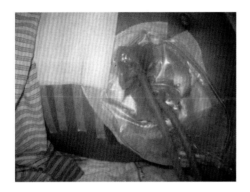

图 25-15　普通橡胶引流管的处理方法

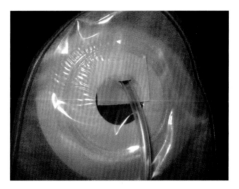

图 25-16　引流管穿出造口袋

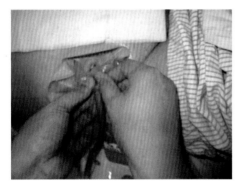

图 25-17　封闭引流管出口缝隙

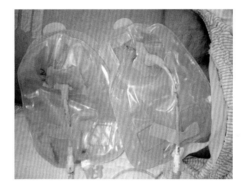

图 25-18　引流管固定

3)切口瘘的护理:可根据切口及瘘口的具体情况选择不同的处理方法。尽量将切口与瘘口隔离,防止漏出液污染切口。

(2)造口袋收集+负压引流方法:具体操作如下。

1)切口护理:0.1%聚维酮碘溶液消毒创面及周围皮肤,再用生理盐水棉球清洗干净,清除伤口坏死组织,方纱抹干。瘘口周围皮肤保护措施同上。创面感染期坏死组织多时选用藻酸盐银敷料或美盐敷料覆盖伤口,外层以方纱棉垫覆盖以控制感染、吸收渗液及溶解粘连紧密的坏死组织;创面感染控制肉芽生长阶段,渗液量中至大量时内敷料选用藻酸盐敷料,外层方纱棉垫覆盖以管理伤口渗液,维持伤口温湿度平衡,促进肉芽组织生长。渗液量少至中量时粘贴水胶体敷料或泡沫敷料,以促进肉芽组织生长和上皮移行。

2)瘘口护理:为避免或减少漏出液对切口创面的污染,瘘口周围填涂防漏膏或粘贴可塑贴环以防止漏出液渗入切口。如瘘口周围皮肤凹凸不平、脂肪或皮肤松弛、皱褶等无法有效支撑造口袋,须考虑应用人工皮(防漏皮)、防漏膏或防漏贴环将凹凸不平的部位填平,或考虑使用凸面造口底盘及造口腰带将凹陷的瘘口压迫突出皮肤表面,以保证粘贴牢固,减少渗漏的机会。

(3)持续冲洗+负压引流:肠瘘发生后有效及时引流漏出物是控制感染及促进肠瘘愈合的重要环节。具体方法如下。

1)伤口清洗及周围皮肤保护:按上述方法进行伤口清洗及周边皮肤保护。剪裁大小适合的优拓或凡士林油纱覆盖伤口床及瘘口处,以防负压抽吸时吸附损伤伤口基底组织或肠黏膜。

2)引流管的选择与安放:根据对瘘管及伤口的评估结果,选用材质、直径大小及软硬度合适的引流管。早期主要应用双套管行负压引流并持续冲洗。将剪有侧孔的引流管放置在患者伤口基底部或瘘口处优拓或凡士林油纱上方,再予方纱覆盖,透明薄膜封闭伤口床。定时评估放置位置是否合适,并做好固定,防止脱落。经常挤压引流管,以免引流物发生堵塞,防止引流管折叠、扭曲、受压等,保持引流管通畅。如双腔管内套管堵塞可更换内套管。

3)调节冲洗液速度:通过双套管持续冲洗引流,促进消化液的稀释,减轻腐蚀的发生,同时吸引腹腔感染渗出的液体、漏出的肠液,避免炎症继续扩散并达到治疗腹腔感染的目的,促进肠瘘愈合。一般每日的冲洗液总量为3 000 ml,滴速30～40滴/min。引流液减少后,可适当减少冲洗液,速度设为25滴/min。过快则滴入的液体来不及被吸出,溢出创面造成周围皮肤受损;过慢会造成干吸而导致出血和引流不畅。

4)调整负压:通过持续负压引流可将漏出的肠液及腹腔坏死物尽量引流至体外,使瘘口周围形成清洁、相对干燥的环境,减少消化液对腹壁皮肤的刺激,同时持续的负压可促进血管生长因子生成,促进组织愈合,加速瘘管闭合。根据肠液流出量及黏度调整负压值。负压一般为-150～-75 mmHg,负压过小,达不到吸引的目的,肠液会外漏;过大则容易使瘘管周围组织被吸入内管,造成肠黏膜损伤、出血等情况。装置漏气或敷料潮湿应及时更换,以防漏出液对皮肤的侵蚀。

5)记录流出量:准确记录冲洗液量及肠液量,包括引流管流出量及外溢部分流出量。

(三)手术治疗

当所有的医疗管理方法都不能使瘘管闭合,可能就需要手术治疗。确定性手术治疗仍然是治疗肠瘘一系列措施中的重要手段和最后选择。近年来,国内有学者提出对肠瘘的治疗实施"快速治疗"的转变,提出在可能的条件下,于肠瘘早期即实施切除瘘口、重建消化道的确定性手术。但并不是所有的肠瘘患者都适合接受早期确定性手术的治疗。肠瘘的确定性手术相对较复杂,创伤较大,手术必须周详计划,在控制感染、局部炎症水肿消退、肠瘘流量显著减少、患者全身情况良好的条件下,才能保证确定性治疗手术的成功。通过手术可识别瘘管的起源和闭合瘘管。

(四)心理护理

肠瘘患者往往病程很长,病情变化较大,加上肠内容物不断流出,刺激皮肤,且有异味,医疗费用数额巨大,患者承受着身心痛苦,容易出现精神紧张、恐惧、悲观失望、失去信心,有些甚至不愿继续治疗。针对这些情况,护士应及时与患者沟通,多关心、安慰及鼓励患者,向患者讲解肠瘘的相关知识,讲述治疗方案和作用,说明需要解决的问题及指导配合知识与注意事项,每次换药将伤口、瘘口进展情况告诉患者,让其看到治疗的效果和希望,消除焦虑心理,并向其介绍治疗成功的病例。护士要与家属及时沟通,使其配合医护人员一起做好患者的思想工作,帮助患者适应角色,客观地面对现实,以最佳的心理状态接受治疗,配合护理。同时,护理过程中自信、熟练的护理技巧和漏出液的有效收集也可减轻患者心理负担。

(五)健康教育

健康教育:①指导患者保持良好的心境和乐观的态度,正确对待疾病。②告知患者及时清理漏出的肠液的重要性,协助其做好皮肤护理。③向患者说明安置各种引流管的目的、注意事项和可能引起的不适。④对于开始进食的患者,指导患者应以低脂肪、适量蛋白质和糖类食物为宜,肠胃功能恢复时再增加蛋白质和脂肪量。食物宜软、细、低渣,由少量开始逐渐增多。⑤鼓励和指导患者早期活动,预防长期卧床引起的并发症。

(黄漫容)

参考文献

[1]胡爱玲,郑美春,李伟娟.现代伤口与肠造口临床护理实践[M].北京:中国协和医科大学出版社,2010.

[2]黎介寿.肠外瘘[M].北京:人民军医出版社,2004.

[3]TSE J K,CARLTON R M.Miller MS 美国负压创面治疗技术[M].周常青,译.北京:科学技术文献出版社,2005.

[4]成昌霞,李桂杰,赵岩,等.老年骨科手术压疮风险评估及临床监控[J].中国医师进修杂志,2015,38(S1):158-159.

[5]龚丽华,周水鑫.封闭负压引流技术治疗骨科重大损伤的临床观察和护理[J].中国实用医药,2011,2(2):209-210.

[6]胡美华,孟琳.手术患者发生压力性损伤的手术室相关因素分析及护理对策[J].护士进修杂志,2011,26(14):1332-1333.

[7]李卫华,陈飞,苗露霞,等.皮肤软组织缺损患者应用负压封闭引流的护理[J].长治医学院学报,2011,4(2):159-160.

[8]梁廷波.清创术的正确实施[J].中国实用外科学杂志,2008,28(1):35-37.

[9]刘亚红,李婷,付成成,等.ICU 医疗器械相关性压力性损伤的原因分析及对策[J].中华现代护理杂志,2014,20(11):1252-1254.

[10]纱君香,许美芳,钟芳芳.1 例应用封闭式负压引流技术治疗面颈部蜂窝织炎的护理[J].中华现代护理学杂志,2008,5(7):587-589.

[11]唐凤,陈伟.负压引流治疗软组织缺损感染创面的护理体会[J].中国社区医师,2012,10(14):350-351.

[12]张春礼,解寒冰,李影,等.肠外瘘综合治疗45 例分析[J].中国临床研究,2012,25(5):480-481.

[13]赵琦,蒋红,孙晓春,等.基于JCI 标准的医院压疮现患率和院内压疮发生率调查[J].护理学杂志,2014,29(7):47-49.

[14]郑桃花,鲁蓉,彭南海,等.1 例肠外瘘患者行腹腔双套管引流的护理[J].现代临床护理,2013,12(7):82-83.

[15]周华,许媛.危重症患者营养支持指南解读[J].中国实用外科杂志,2008,11(28):925-928.

[16]ASHCROFT G S,MILLS S J,LEI K,et al.Estrogen modulates cutaneous wound healing by downregulating macrophage migration inhibitory factor[J].J Clin Invest,2003,119(9):1309-1318.

[17]AMERICAN PROFESSIONAL WOUND CARE ASSOCIATION.Proposed APWCA photographic guidelines for wounds[OL].Retrieved October11,2010.from http://www.apwca.org/guidelines/photographic.cfm.

[18]APOLD J,RYDRYCH D.Preventing device-related pressure ulcers:using data to guide statewide change[J].J Nurs Care Qual,2012,27(1):28-34.

[19]BALLARD N,MCCOMB S,ADEBOOR S,et al.How our ICU decreased the rate of hospital-acquired pressure ulcers[J].J Nurs Care Qual,2008,23(1):92-96.

[20]BEITZE J M.Wound debridement:therapeutic options and care considerations[J].Nurs Clin North Am,2005,40(2):233-249.

[21]BLACK J M,CUDDIGAN J E,WALKO M A,et al.Medical device related pressure ulcers in hospitalized patients[J].Int Wound J,2010,7(5):358-365.

[22]BROWN K L,PHILLIPS T J.Nutrition and wound healing[J].Clin Dermatol,2010,28(4):432-439.

[23]CHENDRASEKHAR A,MOORMAN D W,TIMBERLAKE G A.An evaluation of the effects of semi-rigid cervical collars in patients with severe closed head injury[J].Am Surg,1998,64(7):604-606.

[24]CUTTING K F,WHITE R J.Criteria for identifying wound infection-revisted[J].Ostomy Wound Manage,2005,51(1):28-34.

［25］DELANG M Y,SCHASFOOT R A,OBDEIJIN M C,et al. Vacuum-assisted closure:indications and clinical experience［J］. Eur J plast Surg,2000,23:178-282.

［26］DELLINGER E,MILLER S D,WERTZ M J,et al. Risk of infection after open fractures of the arm or leg［J］. Arch Surg,1987,123(11):1320-1327.

［27］DIXON A J,DIXON M P,DIXON J B. Bleeding complicaton in skin cancer surgery are assicoated with warfarin but not aspirin therapy［J］. Br J Surg,2007,94(11):1356-1360.

［28］FASSBENDER K,KAPTUR S,BECKER P,et al. Inverse association between endogenous glucocorticoid secretion and L-selectin(CD62L) expression in trauma patients［J］. Life Sci,1999,65(23):2471-2480.

［29］FLEISCHMAN W,STRECKER W,BOMBELLI M,et al. Vacuum sealing as treatment of soft tissue damage in open fractures［J］. Der Unfallchirurg,1993,96(9):488-492.

［30］FOLKMAN J,KLAGSBRUN M. Angiogenic factors［J］. Science,1987,235(4787):442-447.

［31］FRANK C,SHRIVE N,HIROKA H,et al. Optimisation of the biology of soft tissue repair［J］. Sci Med Sport,1999,2(3):190.

［32］GERMA N,KNOBLOCH K,GOHRITZ A,et al. Nicotine in plastic surgery:a review［J］. Chirurg,2008,79(10):956-962.

［33］GILLVER S C,ASHWORTH J J,MILLS S J,et al. Androgens modulate the inflammatory reponse during acute wound healing［J］. J Cell Sci,2006,119(Pt 4):722-732.

［34］GOLINKO M S,CLARK S,RENNERT R,et al. Wound emergencies:the importance of assessment, documentation and early treatment using a wound electronic medical record［J］. Ostomy wound manage, 2009,55(5):54-61.

［35］GREGORY S S,DAVID J B,DAVID W M,et al. Wound bed preparation and a brief history of TIME［J］. Int Wound J,2004,1(1):19-32.

［36］GUSTILO R B,MENDOZA R M,WILLAMS D N. Problems in the management of type Ⅲ(severe) open fractures:a new classification of type Ⅲ open fractures［J］. Trauma,1984(24):742-746.

［37］GUSTILO R B. Current concepts in the management of open fractures［J］. Instr Course Lect,1982(31): 64-75.

［38］HANNOU S,KARADAG A. A prospective:descriptive study to determine the rate and characteristics of and risk factors for the development of medical device-related pressure ulcers in intensive care units［J］. Ostomy Wound Manage,2016,62(2):12-22.

［39］HARDER Y,AMON M,WETTSTEIN R,et al. Gender-specific ischemic tissue tolerance in critically perfused skin［J］. Langenbecks Arch Surg,2010,395(1):33-40.

［40］HARDER Y,AMON M,GEORGI M,et al. Aging is associated with an increased susceptibility to ischaemic necrosis due to microvascular perfusion failure but not reduction in ischaemic tolerance［J］. Clin Sci (Lond),2007,112(8):429-440.

［41］HOCHACHKA P W,MCCLELLAND G B. Cellular metabolic homeostasis during large-scale change in ATP turnover rates in muscles［J］. Exp Biol,1997,200:381.

［42］HOOGENDOORN J M,SIMMERMACHER R K,SCHELLEKENS P P,et al. Adverse effects if smoking on healing of bones and soft tissue［J］. Unfallchirurg,2002,105(1):76-81.

［43］KUO C Y,WOOTEN C T,TYLOR D A,et al. Prevention of pressure ulcers after pediatric tracheotomy using a Mepilex Ag dressing［J］. Laryngoscope,2013,123(12):3201-3205.

［44］LAHAMAN N A,KOTTNER J,DASSEN T,et al. Higher pressure ulcer risk on intensive care:comparison between general wards and intensive care units［J］. Journal of Clinical Nursing,2012,21(34):354-361.

［45］LAZARUA G S,COOPER D M,KNIGHTON D R,et al. Definitions and guidelines for assessment of wounds guidelines for assessment of wounds and evaluation of healing［J］. Arch Dermatol,1994,130(4): 489-493.

［46］LEVINE N S. The Quantitative swab culture and smear：a quick，simple method for determining the number of viable aerobic bacteria on open wounds［J］. Journal of Trauma，1976，16（2）：89-94.

［47］MAJNO G，SHEA S M，LEVENTTHAL M. Endothelial contraction induced by histamine-type mediators：an electron microscopic study［J］. Cell Biol，1969，42（3）：647-672.

［48］MARK G，JOSEPH B，RICHARD G，et al. Toward a common language：surgical wound bed preparation and debridement［J］. Wound Repair Regen，2006，14（1）：1-10.

［49］MONACO J L，LAWENCE W T. Acute wound healing an overview［J］. Clin Plast Surg，2003，30（1）：1-12.

［50］National Pressure Ulcer Advisory Panel. Pressure injury stages［EB/OL］.［2016-07 -15］. http//www. npuap. org/resources/educational and clinical resources/npuap pressure injury stages.

［51］National Pressure Ulcer Advisory Panel. FAQ：photography for pressure ulcer documentation［EB/OL］.［2010-09-30］. http://www. npuap. org/DOCS/PhotographyFaq. doc.

［52］NPUAP. NPUAP pressure injury stages［R］. Wahington，DC：National Pressure Ulcer Advisory Panel，2016：1-2.

［53］PALUSZKIEWIC P，DUDEK W，DAULATZAI N，et al. Tube duodenocholangiostomy for the management of duodenal fistulae［J］. World J Surg，2010，34（4）：791-796.

［54］PIERCE G F，VANDE B J，RUDOLPH R，et al. Platelet-derived growth factor beta1 selectively modulate glycosaminoglycans，ollagen，and myofibroblasts in excisional wounds［J］. Am J Pathol，1991，138（3）：629-646.

［55］PILCHER B K，GAITHER-GANIM J，PARKS W C，et al. Cell type-specific inhibit of keratinocyte collagenase-1 expression by basic fibroblast growth factor and keratinocyte growth factor：a common receptor pathway［J］. Biol Chem，1997，272（29）：18147-18154.

［56］REDDY M，SUDEEP S，ROCHON P. Preventing pressure ulcers：a systematic review［J］. JAMA，2006，296（8）：974-984.

［57］ROMANCLL M，DINI V，RORGERS L C，et al. Clinical eualuation of a wound measurement and documentation system［J］. Wounds，2008，20（9）：258-264.

［58］SCHULTZ G S，SIBBALD R G，FALANGA V，et al. Wound bed preparation：asystematic approach to wound management［J］. Wound Repair Regen，2003，11（Suppl 1）：1-28.

［59］TAMARIZ-DOMÍNGUEZ E，CASTRO-MUNOZLEDO F，KURRI-HARCUCH W. Gwowth factors and extracellular matrix proteins during wound healing promoted with frozen cultured sheets of human epidermal keratinocyte［J］. Cell Tissue Res，2002，307（1）：79-89.

［60］THOMS D R. Age-related changes in wound healing［J］. Drugs Aging，2001，18（8）：607-620.

［61］VANGIDER C，AMLUNG S，HARRISON P，et al. Results of the 2008－2009 international pressure ulcer prevalence survey and a 3-year，acute care，unit-specific analysis［J］. Ostomy Wound Manage，2009，55（11）：39-45.

［62］WOCN society. Photography in wound document［EB/OL］.［2010-09-30］. http://www. wocn. org/pdfs/WOCN Library/Position Statements/photoposition. pdf.

第二十六章

创伤重症营养护理与管理

第一节 概 述

创伤重症患者由于严重的应激,其机体代谢率显著增高,会出现各种代谢紊乱,营养状况差甚至严重的营养不良,这会对患者的胃肠道黏膜屏障功能、机体的免疫功能及抗应激能力等产生极为不良的影响,导致患者并发症发生率升高、住院时间延长、医疗成本增加等后果。及时有效的营养支持,尤其是早期给予有效的肠内营养支持,可加速患者受损组织的修复,减少器官功能障碍的发生,有利于患者康复。

一、基本概念

(一)临床营养学、营养不良、临床营养支持治疗

1. 临床营养学 临床营养学(clinical nutrition),也称医学营养学(medical nutrition),是从治疗的角度研究膳食与各种疾病之间的关系,即各种食物(或膳食结构)对疾病发生、发展和预后的影响,以及对疾病的预防和治疗作用。而根据营养学原理采取的膳食营养措施,又称营养治疗(nutritional therapy)。临床营养包括肠内营养(enteral nutrition,EN;营养配餐和患者膳食管理)、肠外营养(parenteral nutrition,PN;静脉营养)、营养门诊、科研教学、知识宣教等几个不可分割的部分,国内目前临床营养医师主要负责的是肠内营养这一部分,而肠外营养在大多数医院是由临床一线医师使用和管理。营养学的特定领域,也是临床医学的一个组成部分,近年已逐渐分化为一个边缘学科。其任务是根据营养学原理,通过治疗膳食,治疗或缓解疾病,增强其他治疗措施的临床效果,加速患者康复。临床营养在治疗疾病的过程中起着重要作用,患者营养状况的好坏直接影响着创伤的愈合与疾病的恢复,营养状况良好可延缓某些疾病的发生和发展,营养也可作为某些疾病的一种治疗手段。临床营养通过治疗膳食来实施。

2. 营养不良 营养不良(malnutrition)指营养物质摄入不足、过量或比例异常,与机体的营养需求不协调,从而对机体细胞、组织、形态、组成和功能造成不良影响的一种综合征。其不良影响包括心理与生理两个方面,临床上表现为不良临床结局。营养不良包括营养不足和营养过度两种类型,涉及摄入失衡、利用障碍、消耗增加3个环节。根据病因可分为原发性和继发性两类。

3. 营养支持治疗 营养支持治疗(nutrition support therapy)自1968年Dudrick与Wilmore创用静脉营养(intravenous hyperalimentation)后,解决了肠道功能发生障碍时无适合途径供给营养的难题,带动了营养支持的发展。在其后40年营养供给的方法、制剂与基础理论都在不断地改进,对临床疾病的代谢改

变也都有深入的研究,使临床营养支持的理论、策略都有很大进步,也取得了很多共识,制定了很多指南。

初期,供给营养仅是为了提供能量、蛋白质,因此用了营养支持(nutrition support)一词,经过近 40 年的临床实践,营养支持除能维护患者氮平衡、保存瘦肉体外,更具有免疫调控、减轻氧化应激、维护胃肠功能与结构、降低炎症反应的作用,从而维护细胞、组织器官的功能,促进患者康复,提高患者的生存率,其效应较之初期有明显的扩大。2008 年 Jones 及 2009 年 Martindale 据此认为不宜再称为"营养支持",而宜称之为营养治疗(nutrition therapy)。事实上,当前的营养支持已有 3 类作用:①补充性营养支持(supplementary nutrition support),即对原有营养不良或因疾病(如肠瘘)丢失营养过多者进行纠正或补充。②维护性营养支持(maintainability nutrition support),因疾病危重、分解代谢率高、分解代谢高于合成代谢(如重症急性胰腺炎)或是由于疾病、手术不能经口进食 5 d 以上(如胃存在幽门梗阻),机体极需营养,而因分解代谢高,达不到组织合成者。供给营养的目的在于维持基础需要量。③治疗性营养支持(therapeutic nutrition support),某些营养物质如谷氨酰胺、鱼油、赖氨酸等有药理性作用,称之为药理性营养(pharmaco nutrient),有明确的治疗性作用。营养支持治疗已成为危重患者治疗中不可缺少的部分。

(二)肠外与肠内营养、全营养混合液

1. 肠外营养与肠内营养 肠外营养与肠内营养是营养支持治疗的两大途径。

(1)肠外营养:肠外营养(parenteral nutrition,PN)指通过胃肠道以外(如静脉)途径提供机体所需营养物质的方法。合理 PN 方案应满足以下条件,为具有实施 PN 指征患者提供满足需求的营养物质(包括水、蛋白质、脂肪、糖类、微量元素、维生素等),并能达到各成分配比的科学合理,有利于各营养素在机体内的合成和代谢。PN 干预的目的主要包括预防和治疗营养不良、改善生活质量等。PN 使用的最佳适应证是营养不足或估计 1 周乃至更长时间内不能进食的患者。在一些不宜进行肠内营养的情况下,如完全性肠梗阻、严重放射性肠炎、短肠综合征等,就应该考虑 PN 补充。

(2)肠内营养:肠内营养(enteral nutrition,EN)是经胃肠道提供代谢需要的营养物质及其他各种营养素的营养支持方式。在临床已广泛应用,对提高患者各项营养指标、增强免疫功能、维持胃肠道完整性、降低致残率和病死率有着重要意义。

2. 全营养混合液 全营养混合液(total nutrient admixture,TNA)也称全合一营养液(all-in-one solution),已经广泛应用于完全胃肠外营养(total parenteral nutrition,TPN)中,其组成包括脂肪乳剂、复方氨基酸、葡萄糖、电解质、维生素、微量元素和矿物质等,各种营养成分同时均匀缓慢地输注,不仅可使营养物质在体内充分地利用,而且还能减少药物的不良反应和并发症的发生,达到有效治疗的目的,安全性和有效性也十分肯定。

全营养混合液是临床上常用的肠外营养制剂。它是将机体所需的糖类、氨基酸、脂肪乳、维生素、矿物质和水六大营养素按一定比例在无菌的环境下按要求配制于营养袋中,将其经外周静脉或中心静脉输入机体参与血液循环,属于不稳定体系。

(三)创伤消落期、起涨期及恢复期营养支持特征

机体遭遇创伤后会出现一系列代谢变化,这种代谢反应包括消落期、起涨期及恢复期 3 个阶段,不同阶段的代谢反应各有特点。创伤后营养支持应该根据代谢变化的特点进行动态调整,兼顾能量补充与代谢调节,维持氮平衡,抑制过激炎症反应,改善免疫功能,促进创伤修复。

1. 消落期 核心工作是复苏,不是营养支持。但"生命体征不稳定时不能进行营养支持"的传统观念正在改变。

2. 起涨期 营养支持恰逢其时,需同时强调代谢调节。处于起涨期的机体,一方面炎症反应过激,另一方面免疫反应过抑。此时,营养素的选择要围绕抑制过激的炎症反应、刺激过低的免疫反应进行,免疫调理及代谢调节同时发挥重要作用。

3. 恢复期 机体进入恢复期,蛋白质合成增加,此时营养支持的原则应该是"一高、二低、三防"。"一高"即高蛋白质,提高氮/热量比值,为创伤修复提供底物;"二低"即低热量、低脂肪,适当降低总热量及脂肪的供给,此时的热量需求不再计算应激系数,热量供给量低于起涨期,并将非蛋白质热量中的脂肪热量比例降低至正常水平(25%)。"三防"即防止呼吸商大于 1.0,防止脂肪大量合成,防止体重增加过

快。创伤患者出院后的"大补"实不足取,此时增加的体重全部为脂肪。营养支持途径以肠内为主,不足部分经肠外途径补充。

二、创伤代谢反应的基本过程

早在1942年,Cuthbertson 就观察到机体休克后会发生一系列代谢变化,并将这一过程分为消落期、起涨期及恢复期。后来的研究证实,机体休克后的这种代谢反应是机体遭遇创伤应激后的一个共同特征性反应。

(一)第1期:消落期

以"两低"即低合成代谢、低分解代谢为特征,合成代谢等于分解代谢,其数学表达式为"整体蛋白质分解(whole-body protein catabolism,WBPC)-整体蛋白质合成(whole-body protein synthesis,WBPS)=0"。机体遭受创伤后即刻进入该期,持续 12~24 h。本质为条件反射性避让反应。临床上表现为"六低一高",即心输出量降低、血压降低、氧分压降低、体温降低、尿量降低、代谢率降低、血糖升高。能量来源为肝糖原分解。

(二)第2期:起涨期

以"两高"即高合成代谢、高分解代谢并存为特征,分解代谢大于合成代谢,其数学表达式为"WBPC-WBPS>0"。一般于创伤后12~24 h进入该期,持续 3~5 d。本期是并发症多发期,发生并发症时,此期时间延长。本质为机体对抗创伤打击的反击性反应,此时期发挥最大作用的3种激素为儿茶酚胺、糖皮质激素、胰高血糖素;三者分泌急剧增加,炎症介质大量释放,引起机体一系列代谢改变。临床上表现为"六高一低",即体温升高、心率升高、呼吸频率升高、代谢升高、血糖升高、白细胞计数升高、体重降低。能量来源为蛋白质分解(糖异生)及脂肪氧化(酮体合成),且以后者为主。

严重创伤患者代谢率的升高可以非常明显,如正常成年人在安静条件下,每天能量需要量为8 373.6 kJ(2 000 kcal)左右,而一个大面积烧伤患者每天能量的需要量可高达 20 929.26 kJ(5 000 kcal),约相当于正常人从事重度体力劳动时的代谢率。此时高代谢率的防御意义在于机体应付"紧急情况"提供足够的能量。但是如果持续的代谢亢进伴随氧耗及能量消耗急剧增加,患者会出现消瘦、体重下降。由于负氮平衡,蛋白质缺乏,患者会发生贫血、创面愈合延迟、抵抗力降低,甚至出现高血糖、低蛋白血症及免疫抑制等严重并发症。

(三)第3期:恢复期

特征为"一高一低",即高合成代谢、低分解代谢,合成代谢大于分解代谢,其数学表达式为"WBPC-WBPS<0"。若无并发症发生,一般于创伤后3~5 d进入该期,持续 1~2 周。临床上可归纳为"六降六增"。六降:体温降低、心率降低、呼吸频率降低、白细胞计数降低、C 反应蛋白(C-reactive protein,CRP)水平降低、疼痛降低。六增:尿量增加、白蛋白增加、肛门排气增加、胃液增加、食欲增加、讲话增加。能量来源依赖外源供给。

三、创伤重症状态下的人体代谢变化

创伤时由于儿茶酚胺、糖皮质激素、胰高血糖素等促进分解代谢的激素释放增多,而胰岛素分泌相对不足和组织细胞对胰岛素抵抗,可出现糖、蛋白质和脂肪的分解代谢增强,代谢率增高,出现应激性高血糖、血中游离脂肪酸和酮体增多以及负氮平衡。

(一)糖代谢变化

伴有胰岛素抵抗的高血糖是创伤重症患者糖代谢改变的显著特点,且血糖升高水平与创伤严重程度呈正相关。

应激后的消落期,血糖水平升高主要依赖于儿茶酚胺和交感神经直接刺激下的肝糖原分解、葡萄糖释放增多。此时,胰高血糖素仍维持在正常水平。由于胰腺 α 肾上腺素受体的激活和 B 细胞功能受损,血胰岛素水平则低于正常。过渡到起涨期,糖异生和胰岛素抵抗的出现成为应激性高血糖持续存在的重要原因。肝糖异生主要受明显升高的胰高血糖素所激动。该阶段,皮质醇释放增加,发挥激素的"允许作用",增强胰高血糖素和肾上腺素对肝糖异生的刺激效应。乳酸和丙氨酸是肝糖异生主要的底物来源。中性粒细胞和巨噬细胞是应激时乳酸产生的主要场所。循环中的丙氨酸则主要依赖支链氨基酸的氧化脱氨基作用而重新合成,仅<30% 的丙氨酸直接来自于骨骼肌蛋白质的分解。胰岛素抵抗的含义包括外周组织(骨骼肌)的胰岛素介导性葡萄糖摄取过程受损和胰岛素对肝糖异生抑制作用的减弱。严重创伤或感染后,应激激素和细胞因子(IL-1、IL-6 和 TNF-α)释放增多,影响了胰岛素受体(insulin receptor, IR)表达、葡萄糖转运体活性及胞内胰岛素信号通路(IR/IRS-1/PI3K/Akt)的活化。获得性胰岛素介导的葡萄糖激酶合成和转运障碍亦是发生胰岛素抵抗的潜在机制。

(二)脂肪代谢变化

脂肪氧化分解产生的热量是创伤患者代谢所需能量的主要来源,脂肪供能远远超过葡萄糖。创伤患者因体内脂肪消耗,体重日益下降,血浆内游离脂肪酸增加,可出现血脂增高。呼吸商(respiratory quotient, RQ)可用来判断创伤重症患者供能底物的改变。呼吸商指生物体在同一时间内,释放二氧化碳(CO_2)与吸收氧气(O_2)的体积之比或物质的量之比,即指呼吸作用所释放的 CO_2 和吸收的 O_2 的分子比。如果代谢物质只有糖类,当其完全氧化分解时,氧只用于与碳形成 CO_2,呼吸商为 1。如果代谢物质只有脂肪时,脂肪完全氧化分解,由于其分子中氢对氧的比例较糖分子中高,氧既需用于与碳氧化,也要用于与氢氧化,需消耗较多的氧,故呼吸商为 0.7。健康人的呼吸商约为 0.83,创伤重症患者的呼吸商约为0.73,提示葡萄糖氧化障碍,脂肪为主要能源物质。

受多种脂解激素的刺激,三酰甘油脂肪酶(triglyceride lipase, TGL)被激活,机体内脂解作用加强,血清游离脂肪酸(free fatty acid, FFA)水平升高。FFA 的转化迅速,形成脂肪酸–肉毒碱复合体转运至线粒体,经 β 氧化为外周组织提供能量,同时也可代谢生成酮体。酮体的产生抑制了重症患者的肌肉分解,节省了蛋白质。在感染及严重创伤患者中,肉毒碱排除增加致血肉毒碱水平不同程度下降,对长链脂肪酸的氧化代谢过程产生明显影响。细胞因子也参与脂肪代谢过程。TNF-α、IL-1β 和 IL-2 通过抑制脂蛋白酯酶,减少外周组织摄取脂质。IL-2 通过抑制脂肪细胞 α 肾上腺素受体,间接兴奋 β₂ 受体,促进脂肪分解。创伤患者因体内脂肪消耗,体重日益下降,血浆内游离脂肪酸增加,可出现血脂增高。

(三)蛋白质代谢变化

创伤后,机体蛋白质合成和分解率均增加,但分解代谢超过合成代谢,表现为净蛋白丢失,肌肉消耗和明显的负氮平衡,引起体重减轻,影响机体组织结构和供能。文献报道严重创伤高分解代谢下,尿氮丢失达到 20 g/d,相当于 600～700 g 骨骼肌的丢失量。通过测定循环池中氨基酸谱发现,骨骼肌蛋白分解产生的游离氨基酸中,约 70% 是丙氨酸和谷氨酰胺,两者构成肌肉蛋白质的主要氮来源。谷氨酰胺是肠上皮细胞和快分化细胞(免疫细胞)的能量底物,也是核苷酸、氨基糖和谷胱甘肽的合成前体。严重应激下,机体大量消耗谷氨酰胺,造成谷氨酰胺储备耗竭,会导致肠黏膜屏障功能障碍、细菌移位和全身炎症反应,导致机体出现免疫反应失衡。

创伤后机体蛋白质代谢有"4 个特异性"。①细胞特异性:肝细胞合成蛋白质增加,为净合成代谢;骨骼肌细胞合成蛋白质减少,分解代谢大于合成代谢。②蛋白质特异性:急性期蛋白如 CRP 及创伤修复蛋白质如纤维连接蛋白、纤维蛋白原大量合成,而其他细胞相关蛋白如白蛋白的合成受到抑制。③应激特异性:创伤应激越重,代谢变化越显著,蛋白质分解越多。严重烧伤的患者蛋白质分解远比一般机械性损伤多。④部位特异性:人体近心部位尤其是重要生命器官创伤后,机体的代谢变化比远隔部位创伤严重。同样的腹部创伤,上腹部创伤的代谢变化比下腹部创伤显著。

创伤患者持续的负氮平衡与病情严重程度、器官功能和预后紧密相关,单纯的营养支持往往难以有效逆转高分解代谢下的肌肉消耗。近年来研究认为,胞内蛋白合成与分解信号平衡被打破,蛋白分解效应分子(半胱天冬酶、钙联蛋白酶、溶酶体蛋白酶和 E3 连接酶等)的异常活化,以及系统性介质(促炎症细胞因子、神经内分泌激素和蛋白水解因子)的表达失常均参与肌肉消耗这一过程。因此,揭示其中的分子机制,将为临床有效干预重症患者的肌肉消耗提供新的治疗靶点。

(四)水、电解质代谢变化

创伤时交感神经兴奋,呼吸加快、出汗、摄入不足、发热等造成水分大量丢失,进而刺激抗利尿激素和醛固酮分泌增加,导致水钠潴留。创伤后机体组织代谢增强,糖、脂肪和蛋白质氧化产生的内生水及钠离子重新分布及为维持血容量进行大量补液促使钠离子进入细胞内等因素,导致血钠稀释,形成低钠血症。创伤时的组织细胞崩解破坏、酸中毒时钾离子由细胞内向外转移等促使血钾升高。若合并肾功能不全,少尿或无尿,则会影响尿钾排出引起高钾血症。

(五)维生素与微量元素代谢变化

创伤后一些维生素的代谢受到影响,如抗坏血酸、烟酸和维生素 B_1 排泄减少,维生素 A、维生素 D、维生素 K 需求增加。因为维生素 A 有助于伤口愈合,维生素 K 与肝产生凝血酶原有关,B 族维生素和维生素 C 与创伤的代谢、修复和愈合有关,维生素 C 在肾上腺皮质类固醇的合成中起作用。因此,创伤患者应适当补充维生素。

四、创伤重症状态下机体主要功能障碍

(一)应激性溃疡

应激性溃疡(stress ulcer,SU)是机体遭受严重创伤、危重疾病以及严重心理障碍等应激状况时发生的急性胃和十二指肠及全肠黏膜糜烂溃疡,甚至出血穿孔等,发生率为 14.6% ~ 27.8%,为全身性重症疾病引起的常见消化道急症。近年来,应激性溃疡的发病率有增高的趋势,主要原因是重症监护的加强、生命器官的有效支持以及抗感染药物的更新,使不少患者免于死亡,但无疑迁延了危重期,从而增加了发生 SU 的机会。

Lucas 于 1971 年首次报道了应激性相关性胃肠道黏膜损伤,随后的研究发现,严重应激状态下的创伤重症患者应激性溃疡高发,如入住重症监护病房(ICU)的重症患者,内镜检查发现重症患者在入 ICU 的 1~3 d,应激性胃黏膜损伤的发生率为 75%~100%。

应激性溃疡发病原因复杂,目前认为是多种应激因素作用的结果,如严重创伤、大面积烧伤、大手术、全身感染、颅脑损伤、脑卒中等。大多数学者认为创伤越重并发症发生率越高。因为,在应激状态下,交感-肾上腺髓质系统兴奋,儿茶酚胺大量释放,胃肠血管长时间强烈收缩,导致胃肠黏膜缺血、缺氧,胃黏液分泌减少而胃酸分泌增多,H^+ 由胃腔逆向扩散进入胃黏膜内,致使胃黏膜屏障受损,黏膜发生糜烂、溃疡。

1. 危重症患者并发应激性溃疡的原因

(1)颅脑损伤:一般在颅脑损伤后 1 周,应激性溃疡发生率高。由于损伤刺激使交感神经兴奋,体内儿茶酚胺分泌增多,致使胃黏膜血管痉挛,胃黏膜缺血,削弱了胃黏膜的保护作用;另外,重度颅脑损伤时,机体处于高消耗状态,胃黏膜能量代谢障碍,造成胃黏膜细胞更新缓慢,黏膜保护作用降低,H^+ 大量渗入,pH 值下降;损伤刺激机体下丘脑-垂体-肾上腺皮质系统,引起糖皮质激素分泌,并在胃黏膜缺血基础上分泌大量胃酸和胃蛋白酶,增强了胃黏膜损伤因素,进一步加剧了应激性溃疡发生。

(2)严重创伤:严重创伤包括大面积烧伤、大手术等。创伤导致血容量急剧减少,易发生低血容量性休克,由于组织血液供给减少,而致胃黏膜缺血、缺氧;另外,对休克进行复苏治疗过程中,氧自由基脂质过氧化可致胃黏膜细胞产生不可逆损伤。严重创伤刺激,也可导致胃黏液分泌减少,削弱胃肠黏膜的保护功能,致使胃肠道功能紊乱,并且胃泌素和胃酸分泌也会增多,加重了对胃黏膜损害,最终黏膜糜烂导致出血。

(3)严重感染:严重感染使机体免疫力降低,胃黏膜保护作用下降,感染源释放各种毒素、代谢产物刺激体内肾上腺皮质激素分泌增多,导致胃酸分泌增加,使胃黏膜损伤因素相对增强,加重胃黏膜损害作用。

(4)脑出血:脑出血可对脑组织造成强烈刺激,使肾上腺皮质激素和胃酸分泌增加。因脑出血的患者血脑屏障(blood brain barrier,BBB)功能遭到破坏,致使颅内压增高,尤其是严重影响丘脑功能,使胃肌

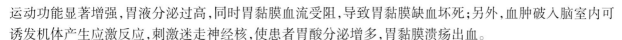

运动功能显著增强,胃液分泌过高,同时胃黏膜血流受阻,导致胃黏膜缺血坏死;另外,血肿破入脑室内可诱发机体产生应激反应,刺激迷走神经核,使患者胃酸分泌增多,胃黏膜溃疡出血。

(5)药物:皮质类固醇、阿司匹林等药物在严重感染和创伤治疗中起着重要作用,而这些药物在一定程度上损伤胃黏膜上皮细胞,破坏黏膜屏障功能,同时又能增加胃酸和胃蛋白酶分泌功能,抑制蛋白质合成,最终导致胃黏膜受侵蚀而发展成应激性溃疡。

2.应激性溃疡的发病机制　胃黏膜防御功能削弱与胃黏膜损伤因子作用相对增强,是应激性溃疡发病的主要机制。

(1)胃黏膜防御功能减低:在应激状态下黏膜局部发生微循环障碍,黏膜屏障(碳酸氢盐)及上皮屏障功能降低。

(2)胃酸分泌增加:在各种损伤因素中,胃酸在发病早期起到了重要作用,其他损伤因子尚有胃蛋白酶原分泌增多,以及在缺血情况下产生的各类炎症介质等。

(3)神经内分泌失调:下丘脑、室旁核和边缘系统是对应激的整合中枢,促甲状腺激素释放激素(thyroliberin, thyrotropin releasing hormone, TRH)、5-羟色胺(5-hydroxytryptamine, 5-HT)、儿茶酚胺(catecholamine)等中枢介质可能参与并介导了应激性溃疡的发生。

3.应激性溃疡的临床表现

(1)临床特征:①创伤原发病越重,应激性溃疡的发生率越高,病情越加凶险,死亡率越高。②无明显的前驱症状(如胃痛、反酸等),主要临床表现为上消化道出血(呕血或黑粪)与失血性休克症状。对无显性出血的患者,胃液或粪便隐血试验阳性、不明原因血红蛋白浓度降低≥20 g/L,应考虑有应激性溃疡伴出血的可能。③应激性溃疡发生穿孔时,可出现急腹症症状与体征。④应激性溃疡的发生大多集中在原发疾病产生的3～5 d内,少数可延至2周。

(2)内镜特点:①病变以胃体部最多,也可见于食管、十二指肠及空肠;②病变形态以多发性糜烂、溃疡为主,前者表现为多发性出血点或出血斑,溃疡深度可至黏膜下、固有肌层及浆膜层。

(二)肠黏膜屏障破坏

肠黏膜屏障(intestinal mucosal barrier)是指肠道能够防止肠内的有害物质如细菌和毒素穿过肠黏膜进入人体内其他组织、器官和血液循环的结构和功能的总和。它包括肠黏膜上皮、肠黏液、肠道菌群、分泌性免疫球蛋白、肠道相关淋巴组织、胆盐、激素和胃酸等。在正常情况下,肠道内存在着很多细菌,各类细菌间相互制约,相互依存,构成一个巨大而复杂的生态系统。而肠道除消化、吸收功能外,其功能完整的黏膜屏障可防止细菌入侵,也防止吸收毒素。

1.肠黏膜屏障的作用

(1)机械屏障:肠黏膜的机械屏障(mechanical barrier)主要由表面的黏液层、肠上皮细胞及黏膜下的固有层共同组成。广义上除了肠道解剖组成外,还包括其运动功能,肠道通过蠕动能帮助肠内食物残渣向远端推送,避免细菌在邻近肠黏膜的长期滞留,降低细菌通过黏液层到达上皮的机会,既能清洁肠道,又能减少疾病的发生。

(2)免疫屏障:肠道是身体最大的淋巴器官,它与外界抗原物质接触最广泛,通过体液免疫及细胞免疫作用抵制致病性抗原物质对机体的损害,从而保护机体。肠黏膜的免疫防御系统主要由肠道相关淋巴组织(gut associated lymphatic tissue, GALT)及分泌型免疫球蛋白A(secretory immunoglobulin A, sIgA)组成。当胃肠道受到细菌侵入,主要是依靠肠道相关淋巴组织发挥杀菌作用。肠道相关淋巴组织常见于肠黏膜间的T细胞、B细胞、浆细胞及肥大细胞,发挥着免疫保护性反应作用。sIgA是消化道和黏膜表面最主要的免疫球蛋白,具有黏膜防御及调节肠道菌群的作用,其进入肠道后能与革兰氏阴性菌形成免疫复合物,刺激肠道分泌黏液,加快黏液层运动,有效阻止有害细菌黏附肠黏膜。除了sIgA、GALT,还有其他类型细胞参与肠道的免疫活动,维护肠道免疫屏障(immunological barrier)。

(3)化学屏障:肠黏膜的化学屏障(chemical barrier)主要由胃酸、胆汁、各种消化酶、溶菌酶和糖脂等物质组成,其中胃酸是肠道最强的杀菌物质。肠道内的胆汁酸盐还能与肠管内的内毒素物质相结合,形成去垢样复合物,阻止内毒素吸收。肠管内分泌的大量消化液还可稀释毒素,冲洗清洁肠腔,使致病菌在肠黏膜上皮细胞表面难以黏附,消除其致病可能。溶菌酶能溶解细菌细胞壁,裂解细菌,保护肠黏膜。黏液中补体成分还可增强溶菌酶及免疫球蛋白的抗菌作用。

(4)微生态屏障:正常人肠道内寄居着大量的细菌,达 $10^{13} \sim 10^{14}$ 个。这些细菌参与形成肠道的微生态屏障,保护肠道免受细菌或其他微生物侵袭。肠道菌群始终处于一个相互制约、相对稳定的微生态环境中,一旦平衡被打破,机会致病菌就会过度繁殖。目前研究发现肠道黏膜上存在以双歧杆菌为主的专性厌氧菌,能在肠黏膜上皮表面形成菌膜,阻止机会致病菌定植和入侵肠道黏膜。

2.肠黏膜屏障破坏的原因

(1)微生态失衡:肠道是细菌最大的"寄居地",正常情况下,肠道菌群与肠黏膜上皮、机体三者处于平衡状态,肠腔内的大量细菌及毒素通过肠屏障和机体内环境隔离开,避免了细菌的滞留和移位。临床上大量广谱抗生素的滥用,肠道的益生菌数量急剧减少,肠道内菌群的生态平衡被破坏,机会致病菌占绝对优势。同时,致病菌代谢产物能进一步产生细菌蛋白酶,破坏肠上皮细胞微绒毛膜蛋白,损伤肠道上皮细胞绒毛,导致肠黏膜屏障功能障碍。

(2)细菌及内毒素:机体在休克、创伤、重症感染等应激反应状态,肠道免疫功能低下,屏障功能受损,肠道内的细菌及内毒素,通过受损的肠黏膜入血,蔓延全身,最终导致其他器官功能异常。目前研究发现,机体内细菌代谢过程中产生的内毒素是引起全身炎症反应失控,导致全身性组织器官损伤的原因之一,主要存在于革兰氏阴性杆菌的细胞壁内,通过脂多糖成分触发机体的免疫反应。肠黏膜上皮细胞正常凋亡时对肠壁的通透性没有明显影响,若内毒素介入,以血运较少的肠绒毛顶端上皮细胞的凋亡会明显增多。因此肠黏膜上皮细胞凋亡增加也是导致胃肠功能障碍的因素之一。

(3)缺血、缺氧:严重应激状态下,机体为保护心、脑等重要脏器,全身的血流将重新分布。研究显示,全身血量减少10%,胃肠道的血流量会减少40%。消化道最易受损,在所有组织器官中,它最早发生缺血,又最后恢复。当肠道缺血再灌注损伤时,细胞内钙超载、氧自由基大量释放会增加血管及淋巴管内皮细胞的通透性,血浆及淋巴液向组织间隙外渗、回流障碍,造成组织细胞炎性水肿,增加细菌及内毒素进入血液循环的风险,导致 SIRS/MODS。而 MODS 患者全身的炎症反应、血流动力学的变化及各种原因导致的胃肠道缺血、梗阻或炎症又能进一步加重胃肠道功能的衰竭,出现如腹胀、便秘、急性胃黏膜病变等临床表现,进而又反馈性地促进 MODS 的病理生理进程,造成恶性循环,引发"多米诺效应",加速了多器官衰竭的不可逆性。

(4)营养障碍:创伤重症患者出现发热、疼痛等原因可使机体能量消耗增加,机体处于高分解状态。而感染、缺氧、手术等因素又可引起机体内分泌紊乱。能量消耗增加的同时因体内细胞代谢损害,能量利用障碍,三大能量物质不能很好参与新陈代谢,特别是蛋白分解代谢紊乱,芳香类及含硫氨基酸增加,支链氨基酸减少。机体应激及高代谢持续存在,表现为负氮平衡、外周组织缺氧、胰岛素抵抗及血糖升高。胃肠道分泌的胃动素、胃泌素、生长抑素等激素在肠黏膜的更新、滋养、修复中发挥重要的作用。而食物能刺激胃黏膜生长,刺激胃肠激素分泌。禁食以及长期肠外营养容易引起肠道休眠,减少胃酸、溶菌酶、胆汁等物质分泌,肠道消化液的杀菌能力减弱,肠绒毛萎缩,肠黏膜变薄,肠道免疫防御能力下降。

(5)医源性因素:机体缺血、缺氧若纠正不及时,会使休克及低氧血症延续,导致侵袭范围扩大,增加脏器受损可能。使用质子泵抑制剂会降低胃液 pH 值,抑制胃液的杀菌作用,易诱发肠源性感染,引起细菌及内毒素移位。药物的滥用也是其重要因素,例如大剂量肾上腺皮质激素使用会导致胃肠功能衰竭难以恢复,感染无法控制。留置胃管或十二指肠营养管的过程中过于暴力可能导致肠黏膜损伤,加重肠道屏障功能的破坏。

(三)胃肠动力障碍

胃肠动力是指胃肠部肌肉的收缩蠕动力,包括胃肠部肌肉收缩的力量和频率。肠运动包括蠕动、摆动和分节运动。蠕动将食物向前推进;摆动加快食物混合;分节运动使食物与消化液充分搅拌以促进消化和吸收。研究表明,胃肠动力障碍是创伤重症患者常见并发症,ICU 中多发伤、创伤性颅脑损伤和脓毒症患者最容易发生胃肠动力障碍。机械通气患者中胃排空延迟占50%,而脑损伤后出现颅内压增高的患者高达75%。正常肠蠕动不仅仅参与食物消化、吸收和排出,也参与肠腔内环境清洁,防止肠内有害物质堆积,抑制细菌生长。临床多以胃肠动力不足最为常见,表现为食管下括约肌压力降低;胃顺应性下降、胃排空延迟;肠传输减慢。患者易发生呕吐、反流、胃潴留、腹胀、肠内营养不耐受等不良反应,导致机体出现营养不良、免疫力低下;此外,胃肠动力障碍还常伴随肠黏膜通透性增高和肠道菌群紊乱,患者发生感染、脓毒症、多器官功能衰竭的风险增大。

胃肠动力障碍的原因:胃肠运动主要受神经系统支配和体液因素影响,胃肠动力的神经调节由中枢神经系统、自主神经(交感及副交感)和肠神经系统共同参与。肠神经系统的调节作用比其他外源性神经更为重要,因为它具有大量含脑-肠肽的神经元,可分泌与胃肠调节相关的胃肠激素,胃肠激素在胃肠动力调节中起到至关重要的作用,可通过血液循环直接作用于胃肠道平滑肌细胞的相应受体或通过肽能神经释放神经递质调节胃肠动力。胃肠复杂的运动模式移行性运动复合波(migrating motor complex, MMC)也主要受肠神经系统控制。胃肠动力的生理调节主要依靠肠神经系统、肠道 Cajal 间质细胞和肠道平滑肌三者的相互作用共同完成。其中,Cajal 间质细胞在肠神经与平滑肌之间起到重要的中介作用,肠神经可通过 Cajal 间质细胞来支配平滑肌的收缩运动。创伤重症患者机体处于高度应激状态,下丘脑-垂体-肾上腺轴和脑-肠轴的活动异常,自主神经系统功能紊乱,中枢神经系统受损,伤后小肠平滑肌自主节律运动紊乱,Cajal 间质细胞网络结构受损、异常、缺失或增生,脑-肠肽分泌紊乱等原因引起胃肠道黏膜缺血、缺氧和胃肠激素分泌紊乱,进而导致胃肠动力障碍。

(四)消化液丢失

患者创伤后出现消化液丢失,根据消化液丢失的情况,可出现等渗性脱水、低渗性脱水、高渗性脱水。根据患者消化液丢失的种类方式不同,我们通常采用不同的营养支持方式。

1.等渗性脱水　当患者因各种创伤导致消化液的急性丧失时如大量呕吐、肠瘘等,其丧失的体液与细胞外液成分基本相似,这种消化液丢失称为等渗性脱水,等渗性脱水是外科患者最易发生的一种脱水类型。临床表现为患者不口渴,有尿少、厌食、恶心、乏力、舌干、眼球下陷、皮肤干燥松弛等表现。如短期内丧失过多,体液丧失达体重的 5% 以上时,也就是丧失细胞外液的 25% 时,患者出现脉搏细速、肢端湿冷、血压不稳定或下降等血容量不足的症状。体液继续丧失达体重的 6%~7%,相当于丧失细胞外液的 30%~35% 时,休克表现已非常严重,常伴有代谢性酸中毒。辅助检查会发现患者水与钠呈比例地丢失,血清钠浓度 135~155 mmol/L,血浆渗透压 280~310 mmol/L。针对此类脱水,首先尽可能处理引起等渗性失水的原因,以减少水和钠的丧失。针对细胞外液量的减少一般可用等渗盐水或平衡盐溶液尽快补充血容量。根据脉搏细速和血压下降等症状来估计体液丧失量,已达体重的 5% 者,可快速输入等渗盐水或平衡盐溶液以恢复血容量,或按血细胞比容来计算需补液体量。

2.低渗性脱水　当患者创伤后无法进食或进食后出现胃肠道消化液持续性丧失如腹泻、呕吐、消化道瘘、肠梗阻等情况时,钠随消化液大量丧失,患者出现的脱水称为低渗性脱水。根据缺钠程度不同,常见临床表现有头晕、视觉模糊、软弱无力、脉搏细速,严重者意识不清、肌肉痉挛性疼痛、肌腱反射减弱、昏迷等。根据缺钠程度,临床将低渗性缺水分为 3 度。

(1)轻度缺钠:患者有疲乏感、头晕、手足麻木、口渴不明显等症状。血清钠在 135 mmol/L 以下,尿中钠减少。

(2)中度缺钠:除上述症状外,常有恶心、呕吐、脉搏细速、血压不稳定、视力模糊、尿量少。血清钠在 130 mmol/L 以下。

(3)重度缺钠:患者意识不清、肌腱反射减弱或消失,出现木僵,甚至昏迷。常发生休克。血清钠在 120 mmol/L 以下。测定尿 Na^+,常有明显减少;血清 Na^+ 测定在 135 mmol/L 以下时,表明有低钠血症,并可判定缺钠程度;血浆渗透压降低;红细胞计数、血红蛋白量、血细胞比容、血非蛋白氮及尿素均有增高,而尿比重在 1.010 以下。针对此类脱水,除积极治疗病因外,首先要补充血容量,针对缺钠多于缺水的特点,采用含盐溶液或高渗盐水静脉滴注,以纠正体液的低渗状态和补充血容量。

轻度和中度缺钠,根据临床缺钠程度,估计需要补给的液体量。重度缺钠且出现休克者,应先补足血容量,以改善微循环和组织器官的血流灌注。晶体液补充量也要多,可先给 3% 氯化钠溶液 200~300 ml,尽快纠正血钠过低,恢复细胞外液量和渗透压,使水从水肿的细胞内外移。以后再根据病情继续给高渗盐水或等渗盐水。

3.高渗性脱水 因创伤、昏迷、食管疾病的吞咽困难,不能进食,危重患者给水不足,鼻饲高渗饮食或输注大量高渗盐水溶液等导致。同时,通过皮肤和呼吸不断蒸发水分,引起失水多于失钠,而使血浆渗透压升高。如口腔、咽及食管疾患、频繁呕吐的患者,昏迷患者或极度衰弱的患者等;下丘脑病变可损害口渴中枢,部分脑血管意外患者也会丧失渴感;水源断绝,如沙漠迷路、海上失事等。此类患者体液及消化液丢失后会出现高渗性脱水。轻度缺水患者,除有口渴外,多无其他症状。缺水量为体重的2%~4%。中度脱水:有极度口渴,伴乏力,尿少、尿比重高;唇干舌燥、皮肤弹性差、眼窝凹陷,常有烦躁。缺水量为体重的4%~6%。重度缺水除上述症状外,出现躁狂、幻觉、谵妄甚至昏迷等脑功能障碍的症状。缺水量为体重的6%以上。通过尿液分析会发现患者尿比重高。血清学检查中血清钠升高,多在155 mmol/L以上;红细胞计数、血红蛋白、血细胞比容轻度增高。针对此类脱水,祛除病因,使患者不再失液,补充已丧失的液体。能口服尽量口服,不能口服可静脉输注5%葡萄糖或低渗盐水溶液。补充已丧失液体量的估算方法是根据临床表现或血钠水平估计缺水程度。补液时需注意,虽血Na$^+$升高,但因缺水,使血液浓缩,实际上,体内总钠量还是减少的,在补水同时应适当补钠,以纠正缺钠。如同时有缺钾,纠正时应在尿量超过40 ml/h后补钾,以免引起血钾过高。经过补液治疗后,酸中毒仍未得到纠正时可补给碳酸氢钠溶液。

(五)高代谢状态

创伤应激患者与饥饿一样,会引起代谢的变化,不同之处是,饥饿时机体的代谢变化趋势主要在于节省消耗以延长生命,而创伤应激后,尤其是在创伤早期,表现为分解增强而合成减少的状态。无论何种创伤,病理生理改变存在较为相似的情况。首先是创伤激发神经内分泌反应,表现为交感神经系统兴奋性增加,去甲肾上腺素和肾上腺素等儿茶酚胺类激素大量释放,同时胰高血糖素及皮质醇类激素分泌增加,合成代谢激素如胰岛素、生长激素等相对减少。其次是组织损伤局部炎症产生各种细胞体液性介质,如各种细胞因子、前列腺素、肽类物、白烯酸、白细胞介素、肿瘤坏死因子(TNF)及一氧化氮(NO)等,它们都具有影响代谢的作用,特别是与神经内分泌系统一起可导致心血管代偿、水钠潴留等高代谢反应。再次是合并感染将进一步加重各种炎症反应。严重创伤、烧伤和大手术可使中性粒细胞、巨噬细胞功能下降,免疫球蛋白、纤维结合素也有改变,使抗感染力低下而易发生感染。

1.高代谢状态的主要表现 高代谢是严重创伤的主要特点,它可为暂时性,也可为持续性直至死亡,主要取决于创伤刺激的严重程度。如在外科患者发生感染并发症时,机体代谢就会出现改变。如刺激根源(感染)得到控制,则逐步康复,否则高代谢将持续直至根源控制或进入多系统器官功能衰竭(MSOF)期甚至死亡。在器官衰竭早期如能控制病原,仍有可能恢复,但若进入后期,恢复的可能性明显下降。作为高代谢反应,其突出的是氧耗及需求量增加,其他的代谢改变还有能量代谢增高、蛋白质分解代谢加速、糖代谢紊乱、脂肪代谢紊乱、维生素及微量元素变化、体重降低、内分泌改变等。

(1)能量代谢:以间接测热法测得的患者静息能量消耗(resting energy expenditure,REE),能对严重创伤患者的能量代谢做出较为客观的评估。而以往基于经验性的估测能量消耗供给高于患者实际的能量消耗,往往加重机体的代谢负担。高代谢是指REE在正常值的110%以上,增高程度随创伤原因及程度而异。如严重创伤、感染后机体REE增高20%~50%;特大面积烧伤的患者增高可超过100%。近年来,有研究对一组外科ICU机械通气患者连续24 h测定,发现24 h测定的总能量消耗(total energy expenditure,TEE)与常规测得的REE相比,仅高出6.9%。用同样方法测得13例严重创伤患者(均机械通气)的TEE,结果与REE极为相近。由此可见,严重创伤后高代谢反应程度明显低于以往经验估计的水平。这些研究表明,成倍增加热量补充并无必要。相反,大量能源物质的输入带来一系列严重后果,包括高糖血症、高渗性病变和肝脂肪变等。其他影响创伤患者能量代谢变化的因素有以下方面。①机体自身的生理状况,一般年轻体壮患者的代谢率较高,而年老体弱者较低。②蒸发热对烧伤患者的能量代谢反应的影响较为显著,烧伤患者皮肤保水能力丧失,蒸发热成为热量丧失的主要途径。③患者的精神和活动状态,处于饥饿状态或营养不良的患者代谢率较低,而过多的能量及营养素供给可增加机体的代谢。④环境温度,患者在较低温环境中处于高代谢状态,出现肌肉颤抖,产热量增加,氮排出量增加,体重降低。

(2)糖代谢:危重患者在创伤性应激和感染时,机体由于得不到足够的外源性能量供给,肝糖原被迅速分解消耗。一方面组织缺血、缺氧,细菌毒素和炎症介质的作用,过度的神经内分泌反应,使肝细胞的有氧代谢障碍,出现了无氧糖酵解,丙酮酸不能进入三羧酸循环,使血中乳酸和丙酮酸升高。在葡萄糖有氧化障碍时,糖异生作用明显增强,这一改变与激素的调节改变有关。另一方面还与葡萄糖的酵解产物乳酸,脂肪动员形成的甘油,及肌肉蛋白分解释放的氨基酸特别是丙氨酸的增多有关。故在多系统器官功能衰竭(multiple system organ failure,MSOF)早期血糖明显升高,而高血糖又成为机体的应激反应,形成恶性循环。

(3)脂肪代谢:在创伤、感染的急性期,脂肪动员加速,脂肪的储存减少,游离脂肪酸的周转和氧化增加,机体外周组织可直接摄取游离脂肪酸作为燃料,血中三酰甘油的清除率也相应增加。而酮体生成则相对受抑。这与饥饿时酮症是一个明显的区别,其机制尚不清楚。

(4)蛋白质代谢:由于葡萄糖的无氧酵解,高胰岛素血症抑制游离脂肪酸释放和酮体的形成,故而能量需求增大时,患者将减少潜在性脂肪能的最大储存。由于脂肪和以肝糖原形式的糖类储存均有限,机体就加强糖的异生,但是葡萄糖不耐受,能量消耗就依靠肌肉蛋白及细胞结构蛋白的大量分解,机体必须把1/3的主要能量底物——蛋白质"燃烧"于高代谢反应。体内蛋白质分解后,一方面丙氨酸等成糖氨基酸被血液循环运送到肝用于糖异生,形成肌肉与肝之间的燃料循环。其糖异生所利用的碳架结构是由瘦体组织群释放的氨基酸衍生而来,所以 Cerra 等把这种进行性过程描述为"败血性自身相嗜作用"。另一方面支链氨基酸(branched chain amino acid,BCAA)可直接被肌肉组织摄取氧化供能。在肝糖异生作用的同时,氨基酸脱氨基生成含氮的最终产物——尿素合成增加,血中尿素水平增加,尿中尿素排出增多。当临床出现此危象,应首先想到内源性蛋白质处于分解代谢所致。并出现明显的负氮平衡,每日尿氮排出量可达 15~20 g。随着外周和内脏蛋白质分解增加,虽然肝的蛋白质合成在早期增加,主要是急性相蛋白(acute phase protein,APP),但总体的净蛋白合成是降低的。在肝功能损害时,糖异生受抑制,肝合成蛋白质障碍,从肌肉释放出来的大量芳香族氨基酸(aromatic amino acid,AAA)和含碳氨基酸的血浆浓度明显升高。支链氨基酸因肌肉蛋白分解释放增加,但又不断被外周组织摄取利用而消耗,其血浆水平正常或降低。BCAA/AAA 的比值明显下降,当组织释放和利用 BCAA 都出现抑制时,机体的能量代谢衰竭,患者即将死亡。

2.创伤各时期代谢特征　创伤代谢反应是创伤后机体反应中的一部分,指机体受到创伤后出现应激反应,在蛋白质、脂肪、糖及水盐等代谢方面逐渐产生的一系列复杂的、具有特征性的变化。一方面机体代谢率增高,组织分解加剧,氮丢失增加;另一方面机体为修复创伤所需的营养物质增加。创伤后,机体会出现一系列代谢反应,其随时间的变化有一定的规律性,可分为退潮或衰退期、涨潮或代谢旺盛期和恢复或合成代谢期 3 个阶段。Cuthbertson 是最早描述创伤代谢反应的学者之一,他将创伤代谢变化分为以下 3 期。

(1)退潮或衰退期:退潮或衰退期(ebb or low-flow phase)在早期短时间内基础代谢率下降,机体生理功能受到严重抑制,在严重创伤后立即出现,相当于临床休克,主要特征以"两低"为主,即合成代谢和分解代谢均较低,且两者基本相等。此期机体所有反应均在维持生存而不是恢复功能,体内物质代谢减少,器官和组织细胞功能均处于抑制状态,临床上表现为心输出量、血压、氧分压、体温、尿量和代谢率均降低,血糖升高,能量来源为肝糖原分解。此时组织摄取的葡萄糖量减少,即使有充足的营养素供应,也不能被机体吸收、利用。机体主要通过交感-肾上腺轴维持压力-流量间的关系,以保证心血管系统的功能。该阶段可维持 48 h 以上。

(2)涨潮或代谢旺盛期:涨潮或代谢旺盛期(flow or catabolic phase)出现于退潮期之后,以"两高"为主,即高合成代谢和高分解代谢,且分解代谢大于合成代谢,以机体代谢异常活跃,机体活力逐渐恢复为特征,其本质为机体对抗创伤打击的反击性反应。在此阶段中,儿茶酚胺、糖皮质激素和胰高血糖素分泌急剧增加;胰高血糖素作用于肝,使大量肝糖原分解;肾上腺皮质激素作用于骨骼肌,使之分解为氨基酸,提供糖异生前体;儿茶酚胺促使脂肪分解、肝糖原分解、糖异生及增加周围组织乳酸生成。炎症介质大量释放,引起机体一系列代谢改变,临床表现为体温、心率、呼吸、代谢、血糖及白细胞升高,体重下降,能量来源主要是脂肪氧化(酮体),也有部分来源于蛋白质分解。生物化学改变为氮丢失增加、高血糖症及脂肪动员和氧化加速。机体的耗氧量明显高于根据年龄、性别、身高和体重所估算的基本水平。高代谢的反应程度和创伤严重程度相关,例如,长骨骨折患者代谢率较正常增加 15%~25%,多发性创伤增加 50%,烧伤面积超过 50% 的患者其静息代谢率可升高 2 倍以上。此阶段时间与创伤程度有关,可持续几天到几周。

（3）恢复或合成代谢期：合成代谢期（anabolic phase）的代谢特征为"一高一低"，即高合成代谢和低分解代谢，持续1~2周，以逐步趋向正氮平衡和体重增加为特征，表现为体温、心率、呼吸频率、白细胞、C反应蛋白、疼痛降低，尿量、白蛋白、肛门排气、胃液、食欲、讲话增加，能量主要由外援供给。在此期早些阶段，食欲逐步改善，蛋白质合成增加，瘦组织群和肌肉强度逐渐恢复，但获得仍不足以弥补当初的丢失量；合成代谢后期的标志是获得的氮量相当于丢失的量，体脂积累，体重缓慢恢复，相当于临床康复期。

（姜文彬）

第二节　创伤重症能量管理与实施

一、创伤重症患者必需的能量

（一）能量代谢的基本概念

人体能量代谢是指体内物质（主要是糖类、脂肪、蛋白质）在代谢过程中伴随着能量的消耗、转移、利用。人体每天的能量消耗分为三大部分：①基础能量消耗（basal energy expenditure，BEE）；②体力活动能量消耗（physical activity energy expenditure，PAEE）；③食物特殊动力作用（specific dynamic action of food，SDAF）或食物热效应（thermic effect of food，TEF），对于青少年还包括生长发育所需的能量。

1. 基础能量代谢　基础能量消耗占一天总能量消耗的60%~75%，体力活动占总能量消耗的15%~30%，食物热效应占10%，而对于住院患者体力活动能量消耗并不在考虑范围。食物特殊动力作用，又称食物热效应（TEF），是人体在摄食过程中，由于要对食物中营养素进行消化、吸收、代谢转化等，需要额外消耗的能量。食物热效应的最高点通常出现在进食后的2 h。食物的不同营养成分其热效应不同，脂肪类食物热效应约占本身产生能量的4%，糖类为6%，而蛋白质特别高，可达30%。基础能量消耗是指机体处于空腹12~18 h，在适宜的温度及安静状态下、平卧、肌肉处于放松状态、思想放松的情况下所消耗的能量，它是维持机体呼吸、心跳、循环、腺体分泌等基本生理活动所消耗的基本能量。室温保持在18~25 ℃，以排除环境温度的影响，BEE的单位是kJ/d，即24 h内患者产生的热量。

2. 静息能量消耗　静息能量消耗（resting energy expenditure，REE）是指机体在进食2~4 h后，在安静、平卧及肌肉放松状态下所消耗的能量，它包括基础能量消耗及少部分食物特殊动力消耗，因此，静息能量消耗比基础能量消耗略高，一般高10%，它占全天能量消耗的2/3左右。由于REE测量人体安静而不是完全基础状态的能量代谢，只要条件满足，可在全天24 h内测量。因此，较为实用，亦为临床广泛应用。

（二）基础能量代谢的测定

1. 直接测热法　能量代谢的测定分为两种，直接测热法（direct calorimetry，DC）和间接测热法（indirect calorimetry，IC）。直接测热法是测量机体在一定时间内所处介质的温度变化，根据介质的比热，算出机体所产生的热量。将受试者安置于特殊密闭隔热小室内，通过特殊装置直接收集并测量人体所散发的全部热能，它包括人体在活动过程中所辐射、传导、对流及蒸发4个方面所产生的能量。此隔热小室四周由水包围，水通过吸收人体各种活动所散发的能量，通过仪器测量出一定时间内水温的变化，再计算人体产生的能量。由于其测量要求复杂，在临床上少用，仅用于部分科研研究。

2. 间接测热法　间接测热法（indirect calorimetry，IC）根据不同的测试原理可分为热稀释法（Fick法）和呼吸间接测热法。IC是准确获取外科重症患者能量消耗的常见方式，可精确实施营养支持治疗，体现了外科重症患者营养支持的个体化要求。

（1）呼吸间接测热法：呼吸间接测热法是根据能量守恒定理和化学反应的等比定律来测量静息能量消耗的。能量守恒定理，即人体在消耗糖类、脂肪、蛋白质产生热量的同时，也相应地消耗一定量的氧气并产生一定量的二氧化碳。即机体在呼吸做功的同时从外界摄取氧气,供给体内各种物质的氧化、利用和消耗,在此过程中则产生二氧化碳,间接测热法则通过测量体内一定时间内氧的消耗及产生的二氧化碳,计算出呼吸商,并通过相应的氧热价比计算出这段时间内机体的能量消耗。根据此原理,测量一定时间内氧气的消耗量(VO_2)及二氧化碳的产生量(VCO_2),可根据 Weir 公式计算出这一时间内的能量消耗,并推算出 24 h 内静息能量消耗。呼吸间接测热的方法为测量静息能量消耗的金标准。

Weir 公式:

$$REE(kcal/d) = (3.941 \times VO_2 + 1.106 \times 1.1\ VCO_2) \times 1\ 440$$

目前经典的间接测热设备简称为代谢车(metabolic cart)。它能够通过气体感应器准确地收集、监测一定时间内患者呼出的气体中的氧气和二氧化碳比例,并计算出静息能量消耗值。目前认为是测定人体能量代谢最准确的设备。它既可以连接到呼吸机管路上测量危重症患者的能量消耗值,也能通过面罩或头罩对自主呼吸患者监测能量代谢,因此,在临床及科研上得到了认可。我们在研究中发现无论是脓毒症患者还是术后或创伤患者,其早期静息代谢率规律并不十分明显,但仍有 50% 以上处于高代谢状态,而另有 50% 左右分别为低代谢、正常代谢状态,因此个体差异决定着患者静息能量消耗的变化及不确定性,需动态监测其变化,指导能量支持治疗。

(2)热稀释法(Fick 法):Fick 法亦称循环间接测热法,其具体办法如下。①通过热稀释技术精确计算心输出量。②放置肺动脉导管,从肺动脉末端抽取混合静脉血,从股动脉抽取动脉血,测量动脉血的氧饱和度(SaO_2)和混合静脉血的氧饱和度(SvO_2)。③测量血红蛋白(Hb)的值,算出动脉血氧含量和混合静脉血的氧含量,将动脉血与混合静脉血氧含量的差乘以心输出量即得出氧耗量。由于 CO_2 在血液中以多种形式存在,Fick 法无法测量 CO_2 的产生量,而仅由 VO_2 生成量计算 REE 等指标。

3. 相关公式　目前有上百种公式推算静息能量消耗,大部分是从健康人推算出来的静息代谢公式,也有针对不同人群推算出的特殊公式,如肥胖人群、危重症患者、创伤患者、运动员等。从健康人推算出来的公式应用在患者身上需加入应激系数来调整,而针对特殊人群计算出的公式已将特殊的因素考虑在内,无须再调整。公式法推算出的静息能量消耗一直因其准确性差而受到争议。各种公式对静息代谢评估的准确率也报道不一,一般为 18% ~ 50%。

(1)以体重为基础计算:重症患者早期处于高分解代谢状态,REE 一般在第 2 周左右达到高峰,研究表明,早期女性 REE 104.6 ~ 125.5 kJ/(kg·d),男性 125.5 ~ 146.4 kJ/(kg·d),不同个体、不同疾病状态和时期,能量代谢与需要是不同的,折中的办法是早期给予 83.7 ~ 104.6 kJ/(kg·d),这已达成国际共识。但重症肥胖者(BMI>30 kg/m²)应掌握"允许性低热量"的原则。

即 BMI = 30 ~ 40 kg/m² 者,给予 46 ~ 58.6 kJ/(kg 实际体重·d)。

BMI>40 kg/m² 者,给予 92 ~ 104.6 kJ/(kg IBW·d)。

*IBW:理想体重(ideal body weight,IBW)。

(2)体重与体重指数计算方法如下。

1)理想体重(IBW):

$$男性 = 50\ kg + \{2.3\ kg \times [身高(cm) - 152]\}/2.54$$

$$女性 = 45.5\ kg + \{2.3\ kg \times [身高(cm) - 152]\}/2.54$$

2)预计体重(predicted body weigh,PBW):

$$男性 = 50 + 0.91[身高(cm) - 152.4]$$

$$女性 = 45.5 + 0.91[身高(cm) - 152.4]$$

3）校正体重（adjusted body weight,ABW）：如果实际体重与理想体重之差>25%,应计算 ABW,并按此补充能量。

$$ABW=IBW+0.4(实际体重-IBW)kg$$

4）体重指数（body mass index,BMI）：与单纯体重测定值比,BMI 是一个较可靠的评价指标,较客观分析体重对不同高度的人所带来的影响,在此基础上建立统一的评价标准。

$$BMI=体重(kg)/身高(m^2)$$

（3）Harris-Benedict（H-B）公式及系数校正公式（H-B×1.2）：早在 20 世纪初 Harris 和 Benedict 通过 239 个健康志愿者在平静、空腹、清醒状态下,测量其氧消耗量、二氧化碳产生量及尿氮排泄量,推算出健康人的基础能量消耗公式。因其测量条件严谨,严格按照空腹 12 h,平卧,安静状态、无肌肉活动,至今仍在临床上广泛使用,并作为评估健康人基础能量代谢参考值。H-B 公式是以人体生理体重、身高、年龄、性别值作为参数计算的,由于公式是由健康人且无肥胖者为基础推算出来的,而不同的疾病及疾病发展的不同阶段其能量代谢有可能不同,因此,有学者针对各种危重病患者进行了研究,认为对于处于疾病状态的患者,则需考虑到疾病应激因素,并针对不同类型的危重症,加上了不同的系数作为校正,以期得到正确评估能量代谢数据。

Harris-Benedict（H-B）公式：

$$男\ BEE(kcal)=66.473\ 0+5.003\ 3×身高(cm)+13.751\ 6×体重(kg)-6.765\ 0×年龄(岁)$$

$$女\ BEE(kcal)=655.095\ 5+1.849\ 6×身高(cm)+9.563\ 4×体重(kg)-4.675\ 6×年龄(岁)$$

（4）Ireton-Jones 92 公式：第一个 Ireton-Jones 公式发表在 1992 年,观察了 200 个烧伤患者,平均年龄在 43 岁,33% 患者行机械通气,推算出年龄、体重、性别、有无创伤、有无烧伤因素的回归方程,并推荐其为危重病患者常用公式。有关此公式的准确性研究也较多,结论不一。有研究表明其准确率较高,达 82%,尤其是年轻人及肥胖者。也有研究证实其可能过高估计了 ICU 患者的能量代谢。一项回顾性研究分析了 37 名低体重行机械通气的患者,用此公式可造成患者被高估了静息能量消耗,另外有 43% 的患者被低估了能量代谢。尽管如此,相对此公式的研究大部分是小样本研究,目前并无充分的依据证实其不准确。因此,还需进一步的大样本研究来证明其准确性。从我们研究结果中发现其准确率较低,仅为 20.95%,而高达 67.19% 的患者能量代谢被高估,考虑与目前治疗手段的变化有关,临床上行机械通气的患者一般均使用镇静及镇痛药物,这在一定程度上降低了能量消耗,而此公式主要以烧伤患者做出的回归方程对脓毒症患者及创伤术后患者可能不能准确评估其代谢。

（5）Curreri 公式：西方国家曾广泛使用 Curreri 公式来计算烧伤患者的能量消耗,由于单位烧伤面积能量消耗估算过高,导致估算大面积烧伤患者能量消耗值过大。虽然其修正公式降低了女性和老年患者能量消耗估算系数,但单位烧伤面积的估算值没有变化,其结果仍然偏高。

Curreri 公式：

$$REE(kcal/d)=25(kcal)×体重(kg)+40(kcal)×TBAS(\%)$$

式中 TBAS 为全部烧伤面积占全身面积的百分率。最大烧伤面积为 50%,是该公式的上限。

以往的经验是可使用预测性公式推算患者的日能量消耗,从而拟定热量供给。然而,最近的研究认为单纯依据公式预测患者的能量需求是不精确的,甚至会导致错误的营养支持实施,需要引起临床医师的警惕。受伤时间及严重度、诊断及性别不同,导致外科重症患者能量消耗的个体差异较大。在病态肥胖人群中,随着体重指数(BMI)的增加,准确预测患者的能量消耗非常困难。某些特定人群,如脊髓损伤、肌萎缩侧索硬化症及脑卒中的患者,能量消耗并非想象中的升高而是偏低。重症患儿的低代谢反应亦较常见。因此,针对这些人群,使用公式预测能量供给往往会导致补给过剩,加重机体的代谢负担,要综合考虑,实现能量供给个体化。

综上所述,间接测热法仍然是测量重症患者能量消耗的金标准。为了更准确地制定创伤患者营养支持目标,临床医师应该采用 IC 来制定创伤患者能量需求目标,以达到营养支持的最优化。然而,由于进行间接测热法的设备不完善,实行间接测热法花费较高,因耗时较长、技术培训等问题而不能进行间接测热法时,可以考虑应用公式预测法来进行能量评估,但需要合理的计算、实施与精细的监测,才能使营养治疗发挥最大的作用,患者才可获得最佳预后。

(三)创伤重症患者的能量需求

多项危重患者营养指南提出在应激早期,合并全身炎症反应的创伤重症患者,能量供给在 83.72 ~ 104.65 kJ(20 ~ 25 kcal)/(kg·d),这也被认为是大多数重症患者能够接受并可实现的能量供给目标。然而经过临床应用,人们对"指南"的价值也产生了不同的观点。关于"允许性"低热量及全目标喂养在应激期的实施仍存在争议,有人认为"允许性"性低热量喂养有利于重症患者应激期的营养治疗。也有人认为在肠内营养供给不足的情况下补充静脉营养以达到全目标喂养量似乎更好。然而 2016 年成人重症患者营养支持疗法提供及评定指南再次强调极低热量供给可使患者发生营养不良,但是具有喂养高风险的患者在营养支持时却需严格控制供给量及速度。指南推荐在间接测热法(indirect calorimetry,IC)无法实施时,可使用预测公式确定机体所需能量[104.65 ~ 125.58 kJ(25 ~ 30 kcal)/(kg·d)],而关于各疾病早期的能量供给多推荐在 104.65 kJ(25 kcal)/(kg·d)左右。

Owais 等人证明危重症患者疾病应激期低热量摄入可改善患者生存率,但是 Villet 等人则提出长期能量缺乏可导致患者发病率升高。2016 年指南提出对于高风险及重度营养不良的患者,当肠内营养(EN)不可行或不足时,应早期启动肠外营养(parenteral nutrition,PN)。2011 年国外的一项研究显示在危重症患者入住 ICU 8 d 内,为达目标能量喂养而联合肠内、肠外营养是无益的,但此研究在实施过程中出现的高热量、低蛋白喂养与指南推荐意见明显不符。此外,此项研究还表明早期全目标喂养与发病率的增加存在相关性,但 Doig 等人的研究同样采取全目标喂养却未得出此结论。

关于危重症患者早期是否可实施全目标喂养仍需进一步探讨,但是其争论的关键并非受试者肠内营养并发症的发生率及预后影响因素,而是营养支持治疗的具体实施过程,如营养的供给方式、开始全目标喂养的时间、如何确定目前喂养量及营养物质的配比等。在过去的几十年中,危重症患者的营养支持方式一直存在争议。大量 Meta 分析提示早期实施肠内营养而非肠外营养更利于患者预后。但是这些研究中未对纳入者营养实施方案进行详细描述,因此在营养物质摄入方面缺乏可比性。近期发表的 Calories 研究弥补了以上不足,这是一项前瞻性随机对照试验研究,Harvey 等人依据营养支持途径不同将患者分为两组,组间能量供给量及喂养达标时间一致。虽然此项研究因实施过程中低热量及低蛋白喂养倍受争议,但是却对现代重症领域关于应激期 EN 或 PN 的选择提供了重大帮助。

众多学者认为患者能量摄入量需与其机体能量消耗相一致才可称为全目标喂养,依据最新指南推荐意见,有关全目标喂养量多数控制在 104.65 ~ 125.58 kJ(25 ~ 30 kcal)/(kg·d)。因为所有依据能量预测公式所计算出的能量需求仅适用于计算当时的情况,患者的能量需求在整个病程中都在不断变化,所以机体能量消耗的准确测量需通过 IC 测定,但 IC 只可在机械通气患者中实施,所以在临床推广上存在诸多限制。在重症患者疾病早期即应激期,采用 IC 测定患者机体能量消耗,其测量值一般较指南推荐意见中依据 BMI 计算的能量消耗值偏低。此外,测量与计算的能量消耗值偏差主要出现在 BMI 异常患者中,这些患者同样伴随着较高的营养风险。IC 可准确测量机体的能量消耗,所以在疾病应激期我们应避免依据指南意见而导致的过度喂养。

有关低热量喂养的临床依据,主要是建立在一些观察性研究上的。这些研究也包括一些以危重症患者为纳入对象的临床随机对照试验,因为危重症患者应激期往往以高分解代谢为主,但其分解物质来源于内源性能量,此时提供过多的外源性能量物质,反而可能导致机体代谢负担,高血糖、脂肪肝、感染发生率增高,甚至出现脏器功能损害等并发症,例如脓毒症最初应激期提出可实施滋养性喂养[41.86 ~ 83.72 kJ(10 ~ 20 kcal)/h 或 2 093 kJ(500 kcal)/d],但是目前尚无统一定论。

有文献报道在急性应激期给予 41.86 ~ 83.72 kJ(10 ~ 20 kcal)/(kg·d)的目标喂养是有益的,尤其是在肥胖患者中,但是该研究并未提出危重症患者应持续低热量喂养的时长。

总之,在严密营养支持治疗监测中,对危重症患者实施短期的低热量喂养是无害的。同时,那些所谓的全目标喂养在应激早期出现的不良反应,仅仅是因为其本质上存在过度喂养的情况。然而,全目标喂养的量目前仍难以准确评估,而在疾病应激期,以机体能量消耗量作为能量供给量是否合适仍不肯定。

(四)创伤重症患者热量平衡

严重创伤患者的营养支持实施中,为患者提供充足而适当的热量至关重要。Bartlett 曾指出热量平衡与重症患者的死亡率密切相关,热量摄入不足可导致机体衰竭,热量过剩又会导致严重的代谢紊乱如高血糖、高渗性非酮症昏迷、高血脂等,也会导致大量脂肪沉积于肝,引发脂肪肝等,这些同样对机体不利,目前这一看法已逐渐被临床医师所重视。早期曾有研究者通过回顾性氮平衡分析,过分强调创伤应激后机体的高代谢状态,认为严重应激的危重患者必须摄入很高的热量才能保证机体蛋白质之所需,而不致被作为能源而消耗。

二、创伤重症患者营养物质的需要量

(一)糖类/葡萄糖

糖类是肠外营养主要的能源物质。机体所有器官、组织都能利用葡萄糖供给能量,补充葡萄糖 100 g/24 h,即有显著的节省蛋白质的作用。但由于外科危重患者普遍存在应激性高血糖,应注意避免葡萄糖摄入过量。一般经葡萄糖供给占总热量的 60% ~ 75% 较为合适。

大脑是一个高耗能的器官,占人体重量 2% ~ 3% 的脑组织却消耗了机体总能量的 20%,其中 85% ~ 95% 由葡萄糖氧化得来,因此颅脑创伤后维持稳定的血糖对于减轻继发性脑损伤有重要意义。急性期高血糖和慢性期低血糖是颅脑创伤的重要特点,均可增加病死率。严重颅脑创伤患者入院后前 10 d 内高血糖(血糖≥11.1 mmol/L)和低血糖(血糖≤4.4 mmol/L)的发生率分别为 65% 和 48%。严重高血糖可加重颅脑创伤后急性期的无氧代谢及糖酵解,导致乳酸酸中毒,通过削弱血脑屏障、脑水肿、氧化应激等机制造成继发性脑损伤;而低血糖可导致脑组织能量代谢障碍、脑皮质扩散性除极化,进一步导致脑组织结构和功能的损害。近期有研究发现颅脑创伤后不同脑区域的丙酮酸脱氢酶磷酸酶 mRNA 的表达存在显著差异,故推测颅脑创伤的机械外力导致的组织破坏、细胞内外离子失衡、腺苷三磷酸缺乏等,可能通过调节丙酮酸脱氢酶磷酸酶 mRNA 的表达造成脑组织糖代谢障碍。葡萄糖是脑组织的最主要能源物质,多数研究者认为急性颅脑创伤后维持中度高血糖是必要的,这可以满足机体增加的能量需求,但对于颅脑创伤后的最佳血糖范围尚未达成共识。Liu-DeRyke 研究表明血糖<3.33 mmol/L 或≥8.88 mmol/L 均与颅脑创伤病死率增加有关,但该研究没有排除患者创伤严重程度对预后的影响。Holbein 研究表明颅脑创伤后维持动脉血糖在 6 ~ 8 mmol/L 之间有利于脑组织对葡萄糖的摄取,且不增加无氧酵解。强化胰岛素治疗会显著增加低血糖发生的风险,所以颅脑创伤后推荐采用常规胰岛素治疗。

(二)脂肪

脂肪乳剂,以大豆油或红花油为原料,磷脂为乳化剂制成的乳剂,具有良好的理化稳定性,微粒直径与天然乳糜微粒相仿,且其具有等渗、能量密度大和富含必需脂肪酸等优点,可提供 20% ~ 40% 的非蛋白热量。传统大豆油来源的长链脂肪乳剂,长期输注后不利于外科重症患者的脂肪代谢,而且会进一步扩大机体的过度炎症反应。近年来,随着新型脂肪乳剂在临床应用,发现其具有节氮、下调炎症反应和维护脏器功能等作用,是创伤患者更理想的能源物质。

研究发现轻、中、重型颅脑创伤患者的血浆总胆固醇、低密度脂蛋白 C 及载脂蛋白 B 的水平呈逐渐降低的趋势,提示脂代谢可能与颅脑创伤患者的伤情及预后相关。类脂是神经系统的主要成分之一,颅脑创伤致神经组织结构破坏,胆固醇及磷脂释放入组织间隙,导致脑脊液中的甘油及胆固醇水平升高。

Cartagena 发现颅脑创伤后脑组织中升高的胆固醇 24S-羟化酶可促进 24S-羟固醇的合成,从而强烈抑制脑组织中的 3-羟甲基戊二酸单酰辅酶 A(3-hydroxymethylglutaric acid monoacyl CoA,HMG-CoA)合成酶、鲨烯合酶的表达来减少胆固醇的合成,从而维持胆固醇水平的稳定。颅脑创伤后脂肪酸的调节机制尚不完全明确,但补充 ω-3 脂肪酸可减少促炎症细胞因子的释放、降低环氧合酶的活性,特别是二十二碳六烯酸能促进神经元存活、神经元再生,调节炎症级联反应。

(三)蛋白质/氨基酸

氨基酸是构成机体蛋白质的基本单位,是合成人体激素、酶类的原料,是肠外营养的唯一氮源。参与人体新陈代谢和各种生理活动,在生命活动中具有特殊作用。补充外源性支链氨基酸可减少肌肉分解,促进肝蛋白质的合成,能在周围组织中代谢供能,具有节氮效应。创伤患者中大多存在瘦体组织(lean body mass,LBM)的缺乏,LBM 主要分布在骨骼肌中。所以关于营养支持物质组分需求,目前存在最大争议的是蛋白质的供给量,各指南观点不一。欧洲肠外肠内营养学会(European Society for Parenteral and Enteral Nutrition,ESPEN)推荐对外科重症患者提供每日 1.3 ~ 1.5 g/kg 的蛋白供给。美国肠外肠内营养学会(American Society for Parenteral and Enteral Nutrition,ASPEN)及重症医学会(Society of Critical Care Medicine,SCCM)的意见则将每日蛋白供给量提高至 2.0 g/kg 理想体重。美国烧伤协会则指出对严重烧伤的患者每日蛋白补充量 1.5 ~ 3.0 g/kg。欧洲重症医学会则认为重症患者的每日蛋白供给不应高于 1.8 g/kg。差异的原因可能是各指南作为依据的随机对照试验研究和临床实际应用中所选患者的均一性不同。最近的一项 Meta 分析比较了不同蛋白摄入量对重症患者临床预后及代谢调控的影响,结果显示绝大多数重症患者每日最多补充 2.0 ~ 2.5 g/kg 的蛋白质量是安全的。当然,这尚需进一步临床随机对照试验研究进行验证和探讨。

针对谷氨酰胺、ω-3 多不饱和脂肪酸(omega-3 polyunsaturated fatty acid,ω-3 PUFA)、精氨酸、核苷酸和维生素 E 等特殊营养素的研究发现,给予免疫增强营养支持能改善外科患者的免疫反应失衡,缩短住院时间。其中,最为关注的是谷氨酰胺和 ω-3 PUFA。有临床研究提示,给予谷氨酰胺强化的肠外营养支持能明显降低重度创伤患者感染和肺炎的发生率,以及消化道出血的发生率及病死率。谷氨酰胺还能改善外科重症患者的胰岛素敏感性,有利于控制应激性高血糖。因此,补充谷氨酰胺应当成为外科重症患者营养治疗的常规措施。最近的研究揭示,谷氨酰胺的免疫调节作用不仅由于其作为免疫细胞分化生长的能源底物,还可能参与应激时的细胞信号传导,参与调节多种代谢相关基因的表达和细胞防御及修复过程。

ω-6 PUFA 在体内代谢生成二烯酸环氧化物和四烯酸酯氧化物,具有加剧炎症反应和抑制免疫功能的作用。ω-3 PUFA 的代谢产物为三烯酸环氧化物和五烯酸酯氧化物,结构虽与 ω-6 PUFA 代谢产物类似,但生物活性很弱。以鱼油代替大豆油可明显减轻 ω-6 PUFA 过度输注给机体带来的不利影响。外科重症患者使用富含鱼油的脂肪乳剂能明显改善患者肝功能及免疫状态。联合应用 ω-3 PUFA、γ-亚麻酸和抗氧化剂肠内营养制剂能显著降低急性呼吸窘迫综合征(ARDS)或严重肺损伤(ALI)患者 ICU 住院时间、机械通气时间、器官衰竭发生率和病死率。

(四)水和电解质

创伤后患者的水、电解质平衡紊乱包括低钠血症、高钠血症、低钾血症等,水、电解质平衡紊乱若不能得到及时纠正,可影响创伤患者的预后。颅脑创伤尤其是合并额叶受损和弥漫性轴索损伤的患者水、电解质平衡紊乱的发生率更高。严重的高钠血症和严重的低钾血症与预后密切相关。临床上应及时发现伤后早期的严重水、电解质平衡紊乱,并进行及时纠正,同时可通过检测患者血清中各类电解质水平,调整电解质添加量。

(五)微量营养素(包括维生素和微量元素)

微量元素是指占生物体总质量 0.01% 以下,且为生物体所必需的一些元素,如锌、铜、锰、硒、氟、碘、溴、铁等。健康人摄入均衡膳食可获得充足的微量元素。严重创伤患者因各种原因无法正常经口进食而需要接受肠外肠内营养支持时,微量元素的供给就成为一个必须重视的问题。2018 年 3 月,中华医学会肠外肠内营养学分会基于循证医学原则,发布的《多种微量元素制剂临床应用专家共识》中指出,通常来说,肠内营养制剂一般都添加了足够的微量元素;然而肠外营养时,微量元素需要以复合制剂的形式通过配制流程进行添加,以防止营养不良的发生。

创伤后机体在应激激素的作用下,血锌很快被摄入肝或进入创面,血清锌浓度降低。铜在组织损伤情况下,通过赖氨酰氧化酶催化羟赖酰残基与醛基化合物的缩合反应,使伤口处胶原纤维发生交联,增加伤口组织的韧性与强度。锰参与创伤愈合所需氨基多糖的氨基转移酶合成和赖氨酸半乳糖转移酶激活。补充氟也有利于伤口愈合。

严重创伤后,机体应激反应较强导致代谢率增加,再加上穿刺、引流、消化道瘘、呕吐等造成体液损失,营养摄入减少,可发生微量元素缺乏,导致肌肉能力降低、贫血、感染、机体抵抗力降低和机体康复减缓等。铜、锌、硒在急性应激的抗氧化过程中具有重要作用。硒是谷胱甘肽过氧化物酶的组成部分,能够防止脂质过氧化;锌和硒还是免疫调节过程中的关键元素。严重创伤、脓毒症、全身性炎症反应等 ICU 患者普遍存在微量元素缺乏,锌、硒等在短期(入 ICU 7 d)内就可检测到明显降低。有研究结果显示,SOFA 评分越高,患者血锌水平越低,提示血锌水平降低与器官功能衰竭发生相关。

烧伤常合并严重而持久的全身性炎症反应。烧伤患者处于高代谢和高氧化应激状态,创面大量组织液丢失和代谢的变化可导致大量微量元素丢失和消耗。队列研究结果显示,烧伤患者血中锌、锰、硒、铜均降低,其中锰的下降最先出现且可持续数周,越到烧伤后期,锌、硒及锰的缺乏越明显。系统评价显示,重症烧伤患者经静脉补充复合微量元素的同时再强化补充锌,有助于缩短住院时间及促进患者康复。因此,对于中重度烧伤患者应该在烧伤后最初数小时内即开始进行复合微量元素的补充。

2018 年 3 月中华医学会肠外肠内营养学分会发布的《多种微量元素制剂临床应用专家共识》推荐:①对于严重创伤患者,应常规补充微量元素,同时加强锌、铜、锰等微量元素补充,促进创伤愈合。②对于严重营养不良、中重度烧伤、脓毒血症、全身炎症反应综合征等重症患者,如果存在肠外营养适应证,在按照居民推荐膳食摄入量要求常规补充复合微量元素的基础上,同时监测血锌、硒和铜水平,根据监测结果适当增加锌、硒和铜补充量。③对于中重度烧伤患者,如果存在肠外营养适应证,在按照居民推荐膳食摄入量要求常规补充复合微量元素的基础上,早期强化补充锌。

三、营养支持途径的选择

临床营养支持治疗包括肠外营养(parenteral nutrition,PN)与肠内营养(enteral nutrition,EN)两种途径,其内容物均包括氨基酸、脂肪、糖类、平衡的多种维生素和多种微量元素等,均系中小分子营养素,与普通的食物有根本的区别。营养支持途径选择的依据如下。①是否能够使用胃肠道:肠道炎性疾病、胆道感染等情况出现时,为使消化道得到休息,禁食本身也是治疗的措施之一。②胃肠道的供给是否能够满足机体的需要:重症创伤患者如通过胃肠道补充不足,则可给予补充性肠外营养。③胃肠道功能是否处于紊乱状态:腹腔内存有疾患常常会影响胃肠道功能,使患者不能进食;腹腔外存有疾患(如感染等)也常会因脓毒血症而导致患者胃肠功能紊乱,致使患者不能经胃肠道进食或进食量极少。④患者有无胃肠外营养支持的禁忌证:如心功能不全、肾功能衰竭等疾病,此时谨慎选择营养支持治疗方式。

另外,选择肠内营养、肠外营养或两者联合应用在很大程度上取决于患者胃肠道功能和对营养供给方式的耐受程度。通常根据疾病的性质、患者的状态及主管医师的判断而定。如果患者心肺功能不稳定,胃肠道吸收功能大部分丧失或营养代谢失衡而急需补偿时,应选择肠外营养;如果患者胃肠道有功能或有部分功能,则应选用安全有效的肠内营养,肠内营养是符合生理性的营养途径,既避免了中心静脉插管可能带来的风险,又可以帮助恢复肠道功能。其优点是简便安全、经济高效、符合生理功能、有多种不同的肠道营养剂。

肠内营养的补充可以通过口服、经胃、经幽门后、经空肠等多种途径给予,但对于严重创伤患者而言,选择一个合适时间、安全可靠的途径给予肠内营养并不容易,而且有潜在的加剧原发病的可能。一些临床症状(如恶心、饱胀感、腹痛)和体征(如腹泻、肠鸣音减弱、腹胀等)均限制了肠内营养的应用。另外,如患者不能容忍鼻胃管置入,鼻胃管置管不顺利或食管、胃手术后原解剖位置变异而不能置管等,也会限制肠内营养的应用。同时,还要注意肠内营养并发症的产生,包括气管误吸、恶心、腹泻及肠道血供障碍等。所以当创伤患者心功能处于边缘状态或血流动力学不稳定时,不应该给予肠内营养;肠内营养效果不佳的患者,应及时转换补给的方式,以免延误营养支持治疗。总之,肠内、肠外营养最关键和最重要的原则是严格控制应用适应证,精确计算营养支持的量和持续时间,合理选择营养支持的途径。

创伤重症患者的营养支持应尽早开始,重症患者的营养支持应充分考虑到受损器官的耐受能力;只要胃肠道解剖与功能允许,并能安全使用,应积极采用肠内营养支持。任何原因导致胃肠道不能使用或应用不足,应考虑肠外营养,或联合应用肠内营养。随着临床营养支持的发展,营养支持方式已由肠外营养为主要的营养供给方式,转变为通过鼻胃/鼻空肠导管或胃/肠造口途径为主的肠内营养支持。

(一)肠外营养的选择

1.肠外营养(PN)概要 经静脉途径为无法经消化道摄取或摄取营养物不能满足自身代谢需要的患者提供包括氨基酸、脂肪、糖类、维生素及矿物质在内的营养素,以促进合成代谢、抑制分解代谢,维持机体组织和器官的结构和功能。

肠外营养几乎对任何经口摄食不足、不合适或不能的消化道疾病起到积极有效的辅助作用,是人类在对疾病的治疗过程中的一个重要的进步。这种疗法已经使营养不良和胃肠道功能障碍等消化系统疾病的患者从中获益。

以肠内营养开始的创伤重症患者,国内外指南均不推荐在肠内营养开始的同时开展肠外营养。对于不能耐受合适的肠内营养的重症患者,还缺乏充足的证据推荐何时应该开始肠外营养。对不能耐受肠内营养的重症患者,选择合理的肠外营养时,决策者应该根据患者的生理与病情不同采取个体化的治疗方案。指南不推荐在不能耐受肠内营养一开始即使用肠外营养,而是应该先将肠内营养最优化。例如采取小肠喂养和使用促胃动力药。对未经营养筛查与评估的重症患者,指南强烈不推荐早期选择肠外营养,不推荐静脉输注高糖配方。对不能耐受肠内营养的患者(在 ICU 短期停留的低风险患者),缺乏证据推荐肠外营养何时开始。实践者需要衡量风险与获益做出个体化决策。危重症患者胃肠道功能完整时,指南不推荐使用肠外营养。没有营养不良的危重症患者,可以耐受一些肠内营养,或是肠外营养显示为短期支持,小于 10 d,此时,考虑低剂量肠外营养。还没有充分的证据推荐以下患者采用低剂量肠外营养:需要长期接受肠外营养,支持超过 10 d,肥胖和营养不良重症患者。实践者应该衡量风险与获益,对患者进行个体化决策。

2.常见肠外营养支持途径的分类 常见肠外营养支持途径的分类见表 26-1。

表 26-1 常见肠外营养支持途径的分类

途径类型	适应证	禁忌证	优点	缺点
经外周静脉的肠外营养途径	1. 短期肠外营养(< 2 周)、营养液渗透压低于 1 200 mOsm/L H_2O 者 2. 中心静脉置管禁忌或不可行者 3. 导管感染或有脓毒症者	—	该方法简便易行,可避免中心静脉置管相关并发症(机械性、感染性并发症)	输液渗透压不能过高,需反复穿刺,易发生静脉炎。故不宜长期使用
经中心静脉置管的肠外营养支持途径	1. 肠外营养≥2 周者 2. 营养液渗透压高于 1 200 mOsm/L H_2O 者	1. 血小板减少及其他凝血机制严重障碍者避免锁骨下静脉穿刺,以免操作中误伤动脉引起局部大血肿 2. 血气胸患者避免行颈内及锁骨下静脉穿刺	1. 经锁骨下静脉置管易于活动和护理,大血管,流速高,对患者限制少 2. 感染可能性低 3. 经颈内静脉置管血管较粗,易于定位和穿刺,到上腔静脉距离短而且直(右侧),并发症发生率低	1. 短期留置 2～4 周 2. 经锁骨下静脉置管与肺尖近,易造成气胸 3. 经颈内静脉置管使转颈活动和贴敷料稍受限,局部血肿、动脉损伤及置管感染等并发症的风险增加

续表 26-1

途径类型	适应证	禁忌证	优点	缺点
经外周静脉置管的中心静脉的肠外营养支持途径	1. 肠外营养≥2 周者 2. 营养液渗透压高于 1 200 mOsm/L H$_2$O 者	1. 肘部静脉条件差 2. 穿刺部位有感染或损伤 3. 无法配合的患者 4. 乳腺癌手术后患者的患侧手臂 5. 凝血功能障碍、免疫抑制者慎用	1. 可避免气胸、血胸等严重并发症 2. 穿刺危险小,成功率高 3. 感染率低 4. 留置时间长,7 d ~ 1 年	1. 有血栓性静脉炎发生的风险 2. 有导管置管异位发生的风险 3. 有血栓形成的风险

3. 肠外营养补充的主要营养素　包括糖类、脂肪乳剂、氨基酸/蛋白质、水及电解质、微营养素(维生素与微量元素)的补充。

4. 肠外营养元素的补充原则

(1)葡萄糖[14.23 kJ(3.4 kcal)/g]是肠外营养中主要的糖类来源,一般占非蛋白质热量的 50% ~ 60%,应根据糖代谢状态进行调整[肠内营养 16.74 kJ(4 kcal)/g]。

(2)脂肪[37.67 kJ(9 kcal)/g]补充量一般为非蛋白质热量的 40% ~ 50%,摄入量可达 1.0 ~ 1.5 g/(kg·d),应根据血脂廓清能力进行调整,脂肪乳剂应匀速缓慢输注。异丙酚:1 kcal/ml。

(3)蛋白质[16.74 kJ(4 kcal)/g]供给量一般为 1.2 ~ 1.5 g/(kg·d),相当于氮 0.20 ~ 0.25 g/(kg·d);热氮比 418.6 ~ 627.9 kJ(100 ~ 150 kcal):1 g N。

(4)非蛋白质热量中的葡萄糖补充,葡萄糖:脂肪保持在(50:50) ~ (40:60)。

(5)维生素与微量元素应作为重症患者营养支持的组成成分。创伤、感染及 ARDS 患者,应适当增加抗氧化维生素及硒的补充量。

(二)肠内营养的选择

1. 肠内营养(EN)概要　经消化道提供营养素。EN 制剂按氮源分为整蛋白型、氨基酸型和短肽型。

进行肠内营养支持时,需根据预期营养支持的时间、肠道功能的受损程度、发生吸入性肺炎的危险性及患者的病情和营养状况,决定肠内营养方式和制剂。一般认为当患者胃肠道功能不健全、不能吸收足够的营养时,肠外营养能迅速补充营养,改善营养状况,拯救患者的生命。当患者胃肠道功能存在或部分存在,并具有一定的吸收功能,就应该首选肠内营养。

创伤重症患者的肠内营养支持,首先要制定合理的肠内营养喂养量。营养物质能量的确定是决定合理有效的营养支持的前提。无论采取何种计算方法来确定肠内营养的目标量,都应该选择最优化的喂养策略,如从目标量开始、保持胃残留量的更高阈值、使用促动力与小肠喂养等。此外,指南的循证医学分析结果显示,早期实现肠内营养目标量相比较缓慢达到肠内营养目标量,与死亡率的降低和住院时间的缩短相关,而且有助于降低颅脑损伤患者的感染率与并发症发生率。

2. 肠内营养支持途径的选择原则

(1)对患者的损伤程度:损伤小、简单安全是置管最重要的原则。目前临床应用最广泛的是经鼻置鼻胃管、鼻十二指肠管或鼻空肠管。对于有肠内营养指征,上消化道无梗阻,营养支持后仍可恢复自然经口进食者,应尽可能采用经鼻置管。只有口、咽、鼻、食管梗阻或因疾病原因不能恢复经口进食,或虽然能恢复经口进食但需时较长、发生吸入性肺炎危险性大的患者才考虑造瘘置管。

(2)营养支持所需时间:需长期管饲者宜用胃造口或空肠造口置管,估计时间较短者宜采用经鼻置管。时间长短受患者疾病、营养状况、医疗监护条件和所用鼻饲管质地等影响。

(3)胃肠道功能:胃肠道功能受损程度影响肠内营养方式的选择,严重受损者不能应用肠内营养。胃肠功能差、需持续输注营养液以及有较大误吸危险者,宜用胃或空肠造口置管。经腹手术的患者,如营养状况差、手术创伤重,或估计术后发生胰瘘、胆瘘、胃肠吻合口瘘等可能性大者,应在术中做空肠造口置管,用于患者较长时间的营养支持。

肠内营养支持途径的选择原则见表26-2、表26-3和图26-1。

表26-2　常见肠内营养的支持途径

途径类型	适应证	禁忌证
口服途径	1. 提供营养支持的首选途径 2. 取决于患者的吞咽能力和有无食管或胃梗阻 3. 进食不足造成营养不足或微量元素缺乏时	—
鼻胃管途径	1. 肠内营养支持时间≤4周者 2. 因精神或精神障碍所致进食不足 3. 因口咽、食管疾病不能经口进食的患者 4. 全肠外营养到肠内营养的过渡 5. 烧伤、某些消化系统疾病、接受放疗和化疗的患者等	1. 存在不能进行肠内营养的疾病 2. 严重的胃排空障碍
经鼻空肠管	1. 短期(肠内营养≤4周)的肠内营养支持 2. 误吸风险高或经胃喂养后表现不耐受 3. 某些消化系统疾病(如胰腺炎等)无法进行肠内营养	1. 肠梗阻、肠坏死、肠道穿孔等严重的肠道疾病 2. 严重腹胀或腹腔间室综合征,无法耐受肠内营养
经皮内窥镜胃造口(PEG)	1. 预计肠内营养支持时间>4周者 2. 上消化道肿瘤、神经性吞咽困难、创伤、长期机械通气、口咽部手术围术期等	1. 存在不能进行肠内营养的疾病 2. 严重的凝血功能障碍 3. 无法进行内镜治疗及不能耐受手术者
经胃口管内窥镜下置空肠营养管(PEJ)	手术时有营养不良的患者、重大复杂的上腹部手术、用于术后早期空肠管内的长期喂养。如:食管癌、贲门癌、胃癌、胰头癌、十二指肠断裂、急性重型胰腺炎、多发性损伤等,术后行放/化疗,食管/胃/十二指肠手术后备用性空肠置管	凝血功能障碍,严重的伤口愈合障碍,败血症,腹膜炎,免疫抑制,腹腔积液,腹膜肿瘤,肠梗阻,急腹症,克罗恩病(有形成瘘的可能)

表26-3　肠内营养制剂的选择

配方	所含营养物质			特点	适用患者
	糖类	氮源	脂肪		
整蛋白配方	双糖	完整蛋白	长链或中链脂肪酸	营养完全、可口、价廉	胃肠道消化功能正常者
预消化配方	糊精	短肽或短肽+氨基酸	植物油	易消化、吸收,少渣	胃肠道有部分消化功能者
单体配方	葡萄糖	结晶氨基酸	植物油	易消化、吸收	用于消化功能障碍患者
免疫营养配方	双糖	完整蛋白	植物油	添加谷氨酰胺、鱼油等	创伤患者、大手术后患者
匀浆膳	蔗糖	牛奶、鸡蛋	植物油	营养成分全面,接近正常饮食	肠道的消化吸收功能要求较高,基本上接近于正常功能者
组件膳	—	—	—	单一的营养成分	适合补充某一营养成分者

续表 26-3

配方	所含营养物质			特点	适用患者
	糖类	氮源	脂肪		
低糖高脂配方	双糖	完整蛋白	植物油	脂肪提供 50%以上热量	适合糖尿病、通气功能受限的重症患者
高能配方	双糖	完整蛋白	植物油	热量密度高	适合限制液体摄入的患者
高膳食纤维配方	双糖	完整蛋白	植物油	添加膳食纤维	适合便秘或腹泻的重症患者

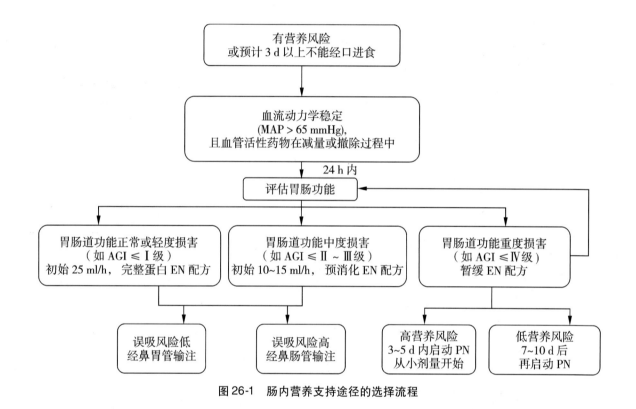

图 26-1　肠内营养支持途径的选择流程

四、创伤重症早期肠内营养相关共识问题

(一)加速康复外科理念在创伤患者营养支持中的应用

加速康复外科(enhanced recovery after surgery,ERAS),是对某一类手术的有关措施进行系列的简化和改进。其基本理念是减少手术及相关措施对机体的应激,尽可能使机体的内在生理功能保持在稳定状态,使机体迅速从被手术扰乱的不平衡情况恢复过来,减少并发症,缩短手术后康复的时间。

随着 ERAS 理念在临床的应用,逐渐发现仍有一些患者按 ERAS 程序并不能得到快速康复。究其原因是受到创伤患者术前的体质、营养状况和并存病(其他器官病变)的影响。患者的快速康复与术前处理和术后进一步监护有关。术前营养不良将增加术后并发症风险,延缓胃肠功能恢复,延长住院时间。围手术期营养支持治疗宜与 ERAS 融合在一起,血糖的调控、术前补充营养、围手术期分解代谢的调控等问题均应是 ERAS 程序的一部分。从 20 世纪 70 年代开始,临床营养支持的理论与措施有了进一步的发展,使创伤重症患者和手术患者能得到合理有效的营养支持。其后,又有"围手术期处理"的理念,对手术前的处理与术后的监护都从理论和措施上提出了要求,有助于手术治疗的成功。"加速康复外科"理念与措施的提出,增加了手术阶段的处理要求。"围手术期处理""加速康复外科"和"临床营养支持治疗"三者的理论综合在一起,涵盖了手术治疗的整个过程,使手术患者获得良好、合理的效果。因此,提出将集束化处理(bundle management)的理念、肠内营养支持、围手术期与 ERAS 结合起来形成一个整体。

创伤、感染等应激后机体出现一系列代谢变化,表现为静息能量消耗(REE)增高、高血糖、糖异生作用增强、蛋白质分解增强、体脂动员加快、负氮平衡和机体细胞总体水平下降。另一方面,肝合成急性时相反应蛋白(C 反应蛋白、纤维蛋白原、淀粉样 A 蛋白、铜蓝蛋白等)则增加。在临床上经常遇到的危重患者多发性(复合性)创伤、大手术后以及重要脏器功能障碍或多器官功能障碍综合征(MODS)等,这类患者在病理生理上都出现一个共同的变化,即应激反应。机体在应激时会出现神经内分泌功能紊乱、细胞因子产生和代谢改变,增加代谢亢进,蛋白质的净分解高于净合成,导致机体无足够的能量和氨基酸来源及其他营养素等进行组织修复。因此,尽管治疗原发外科疾病和维持重要脏器功能十分重要,但营养支持仍是危重患者治疗措施中不可缺少的一部分,只是在疾病的不同时期、不同病变部位、不同发病原因等情况下使用营养支持的迫切性、营养物质所需量及支持途径有所不同。

ERAS 概念的提出,使我们对围手术期营养支持和管理也有了新的理解。ERAS 营养管理通过优化围手术期的处理措施,减少创伤引起的代谢应激反应,如糖代谢紊乱、胰岛素抵抗、肠道菌群紊乱等,减少并发症,以使患者快速康复,缩短住院时间。在加速康复过程中,营养支持贯穿于围手术期的各个阶段,包括术前常规进行肠道准备、术前缩短禁食时间、术前口服纯糖类进行代谢准备、术后早期恢复口服饮食等。围手术期营养支持的目的,不再是单纯地维持手术患者的氮平衡,保持患者的受体组织,而是维护脏器、组织功能和免疫功能,促进脏器组织的修复,加速患者的康复。

营养支持治疗是指在饮食摄入不足或不能摄入的情况下,通过肠内或肠外途径进行补充,为患者提供全面、充足的机体所需各种营养素,以达到预防和纠正患者营养不良,增强患者对手术创伤的耐受力,促进患者早日康复的目的。合理的营养支持应充分了解机体各种状况下的代谢变化,正确进行营养状况评估,选择合理的营养支持途径,提供合适的营养底物,尽可能地避免或减少并发症的发生。

因此,在术前应改变创伤患者的营养状态和体能。术中应考虑糖含量和液体量,以及是否需要术后给予肠内营养的通道。肠内营养的目的在于维护肠黏膜屏障,恢复肠的蠕动和吸收功能。待肠道功能恢复正常后,营养支持的目的即转变为提供营养物质,促进患者体质恢复。

1. 术前营养处理　营养不良是术后并发症发生的独立因素,良好的营养状况在促进快速康复方面具有重要意义。所以,对于手术创伤患者,首先要进行行术前营养评估,包括营养风险筛查、身体测量分析、主观全面评定(subjective global assessment,SGA)、实验室检查等。

营养风险筛查-2002(nutritional risk screening-2002,NRS-2002),是欧洲肠外肠内营养学会(ESPEN)推荐的基于 128 个 RCT 研究成果制订的适用于住院患者营养风险筛查的基本方法,是建立在循证医学基础上的营养风险筛查工具。NRS-2002 初筛包括以下 4 个问题:① BMI<18.5 kg/m^2[BMI(体重指数)=体重(kg)/身高^2(m^2)];②过去 3 个月有体重下降吗? ③患者在过去的 1 周内有摄食减少吗? ④患者有严重疾病吗? 任一问题为"是",即进入总评分,如果所有问题都是"否",说明营养状况良好,暂不需要营养治疗;总评分包括营养状态受损评分、疾病严重程度评分、年龄评分,总评分≥3 分表明患者存在营养风险,需要营养治疗,总评分<3 分认为暂无营养风险。身体测量分析包括身高、体重、腰围测量、体成分分析、握力测定等。体成分分析能较为精确地测出患者术前身体脂肪、肌肉、水分、矿物质含量及水肿程度等,能够更细致地体现手术对患者身体状况的影响,更精确地体现短期营养状况的变化;握力能反映上肢肌力的变化,间接体现机体营养状况的变化。营养状况评定包括主观和客观两个方面的指标。主观方面通常采用主观全面评定量表,基于饮食摄入改变量、近期体重改变、胃肠道症状及功能、营养不良的体征(皮下脂肪或肌肉质量损失水肿、腹水)等评估是否存在营养不良,评估主要包括体重改变、饮食状况、胃肠道症状、活动能力、应激反应、肌肉消耗情况、三头肌皮褶厚度及有无肿等。根据 SGA 得分将患者分为重度营养不良(≥9 分)、中度营养不良(4~8 分)以及正常者(0~3 分)。客观营养评定包括人体各项指标测定如体重指数(BMI)、三头肌皮褶厚度、上臂围、上臂肌围、血清总蛋白、白蛋白和前白蛋白等。实验室检查主要是与营养状况关系比较密切的血清总蛋白、白蛋白、血红蛋白、淋巴细胞等指标情况。对术前评估存在营养风险或营养不良的患者在日常饮食的基础上给予肠内营养液,以改善其营养状况。

传统的术前肠道准备措施是术前 10~12 h 禁食,4 h 禁饮,以防止麻醉期间发生呕吐和误吸,但这样会使患者过早进入分解代谢状态,易加重术后胰岛素抵抗,不利于术后康复及降低并发症发生率。有研究显示,隔夜禁食后施行手术,可视为在饥饿条件下进行爬山运动或长跑,对机体是一个很大的消耗,或者说是一种很强的应激,极大地扰乱了机体内稳态。事实上,胃功能正常时,进食固体食物 6 h 后胃即可排空,而液体食物则 2 h 即可排空。所以,在 ERAS 方案中,如果患者无糖尿病病史,可术前 6 h 禁食固体食物,术前 2~3 h 给予 400 ml 含 12.5% 纯糖类的饮品,这样可以缓解饥饿、口渴、焦虑情绪,缓解高分解代谢,降低术后胰岛素抵抗和高血糖的发生率,减少术后氮和蛋白质损失,维持肌力,加速患者康复。对于创伤患者营养治疗,仍然可以借鉴该理论。

2. 术后营养支持

(1)尽快恢复经口进食:术后创伤患者应尽快恢复经口进食,不仅是单纯的经肠补充营养,更重要的是可以维护肠黏膜正常功能,降低感染风险及术后并发症发生率,同时可以缩短住院时间。肠黏膜细胞的生长、增殖与修复所需的营养物质直接来自于与黏膜相接触的食糜。同时,肠黏膜耐受缺血的能力极差,极易出现缺血再灌注损伤。因此,要求及早进行肠内营养。早期进食除能给予修复物质外,也促进了肠蠕动及门静脉循环。进一步的实验研究证实,肠内营养更可促进肠黏膜细胞生长因子的产生和增加碱性磷酸酶的活性,增强肠道黏膜的修复,改善免疫功能,并且也有助于调整肠道菌群,减少菌群紊乱而加重肠道细菌移位。

因此,术后我们不再等待患者肠蠕动恢复后才开始进食,而是尽早开始正常食物摄入或肠内营养。一般,术后 4 h 患者清醒后就开始饮水,术后 6~12 h 开始进流食,术后 6~24 h 给予肠内营养液 250 ml,并开始进食其他流食,术后 12~48 h 给予肠内营养液 500 ml,增加软食,术后 48 h 基本恢复正常饮食。如果术后 3 d 患者未恢复正常饮食,可继续服用肠内营养液以增加摄入量。此外,早期下床活动亦可促进机体合成代谢,有助于营养物质的消化吸收,促进患者快速康复。术后早期(6 h)即进食,虽然给予量是需要量的 1/4~1/3,但其作用不在于给机体提供营养素,而是少量的营养即能对肠黏膜起滋养作用(trophic effect)。肠黏膜细胞有一特性,它的生长、增殖与修复所需的营养物质直接来自于与黏膜相接触的食糜,这是肠外营养不具有的作用。

(2)补充口服营养制剂:建议对于术前存在营养不良的患者于早期进食过程中给予口服营养制剂,以达到目标摄入量。对于出院时仍存在营养不良的患者,推荐在院外持续口服营养制剂数周。

(3)管饲营养及肠外营养:管饲营养及肠外营养在 ERAS 计划中不作为常规推荐,但在合并感染、吻合口瘘、胰瘘等情况下应考虑实施。对于术后 1 周联合口服补充营养仍无法满足推荐摄入量的 60% 时,应考虑管饲肠内营养;若管饲营养仍达不到推荐摄入量的 60% 时,应给予补充性肠外营养或全肠外营养(表 26-4)。

表 26-4　ERAS 各阶段的营养处理

时间	营养处理
手术前	若无营养不良,无须增加营养处理
手术当天	
前夜	①午夜起禁食;②至手术日早晨,自饮 12.5% 葡萄糖注射液 800 ml
术前 2~3 h	饮 12.5% 葡萄糖注射液 400 ml
术中	①控制输液量和血糖;②术者根据手术与患者术后的处理(化疗、较长时间 EN)考虑实施空肠置管造口
手术后	
6 h	6 h 开始进饮(不含牛奶),无须等待肠蠕动
第 1 天	流质饮食或 EN(1/4~1/3 需要量)
第 3~5 天	根据患者的耐受情况,每天增加 1/4~1/3 量,直至全需要量
第 6 天	若患者仍不能口服全量饮食,或 EN 供给量不足,可给予 PN

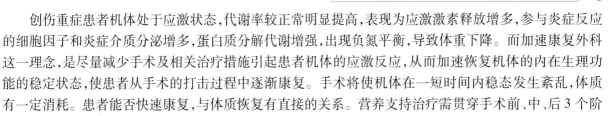

创伤重症患者机体处于应激状态,代谢率较正常明显提高,表现为应激激素释放增多,参与炎症反应的细胞因子和炎症介质分泌增多,蛋白质分解代谢增强,出现负氮平衡,导致体重下降。而加速康复外科这一理念,是尽量减少手术及相关治疗措施引起患者机体的应激反应,从而加速恢复机体的内在生理功能的稳定状态,使患者从手术的打击过程中逐渐康复。手术将使机体在一短时间内稳态发生紊乱,体质有一定消耗。患者能否快速康复,与体质恢复有直接的关系。营养支持治疗需贯穿手术前、中、后 3 个阶段,是加速康复外科程序中不可少的重点措施之一。

(二)创伤重症患者早期肠内营养的原则

创伤重症患者常合并代谢紊乱与营养不良,需给予营养支持。营养支持应尽早开始,延迟营养支持将导致重症患者迅速出现营养不良,并难以为后期的营养治疗所纠正。营养摄入不足和蛋白质能量负平衡与发生营养不良与血源性感染相关,直接影响患者预后。

严重应激后机体代谢率明显增高,出现一系列代谢紊乱,体重丢失 0.5 ~ 1.0 kg/d,机体营养状况迅速下降及发生营养不良(体重丢失≥10%)是重症患者普遍存在的现象。在复苏早期、血流动力学尚未稳定或存在严重的代谢性酸中毒阶段,均不是开始营养支持的安全时机。此外还需考虑不同原发疾病、不同阶段的代谢改变与器官功能的特点。存在严重肝功能障碍、肝性脑病、严重氮质血症、严重高血糖未得到有效控制等情况下,营养支持难以有效实施。应激性高糖血症是重症患者普遍存在的问题。近年来临床研究表明,任何形式的营养支持(EN、PN),都应配合应用胰岛素控制血糖。严格控制血糖水平(≤6.10 mmol/L)可明显改善重症患者的预后,使机械通气时间、ICU 住院时间缩短,MODS 发生率及病死率明显下降。

创伤重症患者的营养支持应充分考虑受损器官的耐受能力。只要胃肠道解剖与功能允许,并能安全使用,应积极采用肠内营养支持。任何原因导致胃肠道不能使用或应用不足,应考虑肠外营养,或联合应用肠内营养。

早期肠内营养是指患者进入 ICU 的 24 h 或 48 h 内,并且血流动力学稳定,无肠内营养禁忌证的情况下开始实行肠道喂养。与延迟肠内营养比较,早期肠内营养能明显降低死亡率和感染率,改善营养摄取,减少住院费用。早期肠内营养能降低感染并发症发生率和病死率,而且早期肠内营养有助于热量摄入、蛋白质吸收和氮平衡的显著改善。如果延迟肠内营养,患者病死率甚至高于肠外营养。因此对于充分治疗且血流动力学稳定的危重病患者应该在进入 ICU 的 24 ~ 48 h 内开始实施肠内营养,但若存在休克或使用大剂量升压药等急性复苏的早期阶段,肠内营养应当暂缓;当血流动力学不稳定时,此时患者需要积极的血流动力学支持治疗,包括单独使用大剂量儿茶酚胺或联合使用大量液体或血液制品进行复苏,以维持组织器官的血流灌注,所以应当暂停 EN 直至复苏完全和病情稳定。延迟营养支持将导致重症患者迅速出现营养不良,并很难为后期的营养治疗所纠正。美国肠外肠内营养学会(ASPEN)重症营养指南也指出,在一定的前提下(血流动力学稳定、无肠内营养禁忌证等),大部分的创伤重症患者都建议使用早期肠内营养(early enteral nutrition,EEN),但由于缺乏高级别的证据支持,建议对合并未控制的休克、低氧血症及酸中毒、未控制的上消化道出血、胃潴留量>500 ml/6 h、肠缺血、肠梗阻、腹腔间室综合征、无远端胃肠途径的高流量肠瘘患者可给予延迟肠内营养(delay enteral nutrition,DEN)。营养摄入不足,与患者发生营养不良及血源性感染相关,直接影响患者预后。重症患者的营养支持应充分考虑受损器官的耐受能力。只要胃肠道解剖与功能允许并能安全应用,应积极采用肠内营养支持。

1.肠内营养应用指征　胃肠道功能存在(或部分存在),但不能经口正常摄食的重症患者。应优先考虑给予肠内营养,只有肠内营养不可实施时才考虑肠外营养。

2.肠内营养时机　早期肠内营养,即进入 ICU 的 24 ~ 48 h 内,并且血流动力学稳定,无肠内营养禁忌证的情况下开始肠道喂养。

3.肠内营养的禁忌证　肠梗阻、肠道缺血;严重腹胀或腹腔间室综合征;严重腹胀、腹泻时,经一般处理无改善,建议暂时停用肠内营养。

值得注意的是,在 ICU 中,无论患者有无肠鸣音或者肛门排气或者大便,都不应该将其作为是否开始肠内营养的依据,因为在 ICU,胃肠道功能障碍的发生率为 30% ~ 70%,与患者当时的疾病状况、机械通气、使用药物和代谢状态有关。一般认为在 ICU 中胃肠道功能障碍有 3 种类型:黏膜屏障破坏、黏膜萎缩、消化道运动功能减退和肠道淋巴结功能的减退。肠鸣音只是表明肠道的收缩蠕动,与黏膜完整性、屏障功能及吸收能力无关。

(三)创伤重症患者早期肠内营养的优点

创伤重症患者大多数都有代谢紊乱、感染及易出现多器官功能障碍综合征的特点,机体恢复除了需要抗感染、维持液体平衡、保护各个重要脏器功能以及呼吸循环支持等手段外,还需要营养支持作为动力,应首先考虑肠内营养。根据患者的生理及病理状态和胃肠动力学特点,以及胃肠营养耐受水平等影响因素定出指标,给予初定指标数量变化的分值。病理状态对胃肠功能的影响较大,患者会出现胃潴留、吸入性肺炎甚至窒息等并发症,轻者延长治疗时间,重者可危及生命。在患者入 ICU 时,应早期对患者给予肠内营养时出现的并发症进行评估,并及时给予干预,这能保证营养充分吸收,减少并发症的发生。在重症患者的抢救中,肠道功能的恢复对于患者的救治及疾病转归非常重要。肠功能衰竭是重症患者晚期多器官功能障碍中最难处理的,而且是导致患者死亡的重要原因。肠内营养特别是早期肠内营养(EEN)对恢复正常的肠道通透性,防止肠源性感染,提高免疫力,避免肠功能衰竭的发生,为重症患者提供合适的营养底物,纠正代谢紊乱,提高重症患者的预后有着重要意义。因此早期、及时、合理充分的营养支持有助于此类患者抢救。

细胞是机体最基础的功能单位。器官功能的维护与组织的修复有赖于细胞得到适当的营养底物,进行正常的代谢,维护细胞的功能。当营养底物不足时,代谢受限,细胞所产生的 ATP 量将下降,细胞凋亡加速。它将与组织血流灌注不良、氧耗不足、细菌毒素、细胞因子炎症介质等一同导致器官功能障碍,是导致多器官功能障碍综合征因素之一。

肠内营养能改善和维持肠黏膜细胞结构和功能的完整性,减少肠道细菌移位及肠源性感染,刺激某些消化性激素、酶的分泌,促进胃肠蠕动与胆囊收缩,增加内脏血流,减少胆汁淤积及胆结石的发生,其对危重患者的支持效果、花费、安全性以及可行性都要明显优于肠外营养,因此在美国重症患者中,实施肠内营养的占 90%。肠内营养支持可维持胃肠道的生理功能,如消化吸收功能、免疫功能、肠黏膜屏障功能。其中肠黏膜屏障功能包括:①机械屏障,肠黏膜上皮、肠道向下的推进作用和肠黏膜表面的黏液。②化学屏障,指肠腔内的化学物质如胃酸、胰蛋白酶及其他胰酶、胆盐、溶菌酶和 IgA 等。③生物屏障,指肠道的正常菌群及其产物。④免疫屏障,包括肠黏膜分泌的 IgA、肠道相关的淋巴组织和库普弗细胞(Kupffer cell;也称细胞肝巨噬细胞、星状巨噬细胞)等,肠黏膜屏障 $10 \sim 20 \ m^2$,肠道微生态系统占人体微生物总量的 78%,数量大,品种多。人类肠道细菌有 $1.0 \sim 1.5 \ kg$,活菌多达 $10^{12} \sim 10^{13}$ 个,这些正常菌群参与宿主的代谢、免疫、生化和生物拮抗等多方面的作用,以维持微生态平衡,而禁食 48 h,可导致肠黏膜屏障的损伤。肠内营养主要功能是维护肠黏膜屏障、增加肠黏膜血流、直接为肠黏膜供营养物质、刺激肠道激素和消化液的分泌、刺激肠黏膜增殖,促进肠上皮修复、刺激肠蠕动,维护肠道原籍菌。

创伤重症患者常伴有消化道运动功能障碍,其中包括胃窦部低动力,胃排空延迟、肠蠕动减慢。而EEN 有利于刺激各种激素的分泌,促进胃肠蠕动,从而减少各种并发症的发生。

由于应激的发生,为保证心脑等重要器官的血供,肠壁血供明显减少,肠黏膜血流灌注减低,导致肠黏膜缺血,以致绒毛顶端细胞坏死脱落,黏膜通透性增强,免疫屏障功能下降,进而引起肠源性感染的发生。而内脏血流的改变受喂养途径的影响,EEN 的实施能明显增加内脏血流灌注。

创伤重症患者实施 EEN 降低各种并发症发生率的机制可能有:肠腔内营养物质促进肠道血流增加,改善肠黏膜的血流灌注,减少肠黏膜细胞的坏死及促其再生,保护了肠黏膜屏障,恢复肠道通透性,保持肠道完整性,减少肠道细菌及内毒素移位的机会,同时肝内血流灌注也随之增加,进而保护了单核吞噬细胞系统,降低了激活全身网状内皮系统等免疫系统的过度反应,减轻了全身系统性炎症反应。

肠内营养优点在于:①为机体提供各种营养物质;②增加肠道的血液供应,刺激内脏神经对消化道的支配和消化道激素的分泌,保护胃肠道的正常菌群和免疫系统,预防应激性溃疡发生;③维持肠黏膜屏障,维持胃肠道正常的结构和生理功能;④减少细菌和毒素移位;⑤降低内脏损害;⑥操作方便,临床易于管理及使用,费用相对较低。营养支持治疗不仅是重症综合治疗的一部分,重症救治的效果也是综合治疗及原发病症处理共同作用的结果。主张在生命体征与内稳态失衡得到一定控制后,及早开始营养支持。而有效的护理干预措施能有效配合营养支持治疗的顺利开展,为危重患者康复保驾护航。

对于创伤重症患者来说,身体各项功能相对薄弱,单纯的摄取食物营养远远不够,加之患者身体的其他创伤使得他们吸取营养十分困难,而长此以往,可能导致患者身体能量出现紊乱,从而影响身体的整体素质,并影响患者的临床治疗效果。重症患者在经受感染打击以及创伤之后就会出现代谢紊乱、营养失调以及多种器官功能衰退等现象,对疾病的后期发展和预后产生直接影响。伴随着医学研究的深入,人们发现创伤重症患者的肠道应激反应以及饮食变化是造成患者出现多种并发症和多种器官衰竭的主要原因。基于此,对于创伤重症患者,应当早期给予充足的营养支持,以保证患者肠胃功能的完整,避免细菌出现移位,有效缩短 ICU 住院时间,从而对患者的后期治疗产生更加积极的促进作用。早期肠内营养不但能为患者提供必要生理支持,还能及时改善患者体内的氮平衡,维持肠胃黏膜性能,避免患者肠道细菌移位,降低患者的感染率,增强患者的免疫力。同时,肠内营养给药较为方便,安全性较高,可有效降低并发症发生率,且费用较为低廉,符合人体生理需求,是一种值得大力推广的医疗方式。

(四)创伤重症患者早期肠内营养的目标

现代医学的发展使创伤重症患者的救治成功率得到了很大提高,这得益于各种器官功能的支持技术的不断提高,同时营养支持也发挥了重要作用。营养支持的目标是:通过合理的营养供给改善创伤重症患者的预后,发挥营养素的药理作用,如降低应激代谢反应、防止细胞氧化损伤以及调节免疫状态等。因此,创伤重症患者的"营养支持"的概念正在向"营养治疗"转变。近年来提出的重症患者早期肠内营养(EEN)已得到了认可。

由于重症患者蛋白质-热量营养不良,机体必需氨基酸、脂肪酸、微量元素等营养素缺乏,非特异性和特异性免疫功能低下,表现为补体生成、激活受损,粒细胞趋化和对细菌杀伤力降低,对细菌调理能力低下,白细胞总数(total leukocyte count,TLC)下降,OT 试验阳性率下降。因此,开展营养疗法,改善营养状况,已成为提高危重症患者存活率和生活质量研究的重要课题。纠正已存在的营养不良,阻止进行性蛋白质-能量的消耗,调整和改善患者的代谢状态(包括液体、电解质),减少并发症的发生率和缩短住院天数。因此,在积极抢救治疗的同时,应坚持三大营养素同步参与的治疗原则,以期达到补充血容量、满足组织的血氧输送、积极防治氧自由基损伤、纠正内脏缺血及隐匿性代偿性休克、保护肠黏膜、防止细菌和内毒素移位的目的。总之,创伤重症患者营养支持目的在于供给细胞代谢所需要的能量与营养底物,维持组织器官结构和功能,通过营养素的药理作用调整代谢紊乱与炎症反应,调节免疫功能,增强机体抗病能力,影响疾病的发展与转归。

供给细胞代谢所需要的能量与营养底物,维持组织器官结构与功能。调节代谢紊乱,调节免疫功能,增强机体抗病能力,从而影响疾病的发展与转归。减少患者净蛋白的分解及增加合成,改善潜在和已发生的营养不良状态,防止并发症。

合理的热量供给是实现重症患者有效的营养支持的保障。应激早期,合并有全身炎症反应的急性重症患者,能量供给在 83.72 ~ 104.65 kJ(20 ~ 25 kcal)/(kg·d),被认为是大多数重症患者能够接受并可实现的能量供给目标。即所谓"允许性"低热量喂养。其目的在于:避免营养支持相关的并发症,如高血糖、高碳酸血症、淤胆与脂肪沉积等。值得注意的是,对 ICU 患者来说,营养供给时应考虑到机体的器官功能、代谢状态及其对补充营养底物的代谢、利用能力。在肝肾功能受损情况下,营养底物的代谢与排泄均受到限制,供给量超过机体代谢负荷,将加重代谢紊乱与脏器功能损害。肥胖的重症患者应根据其理想体重计算所需能量。对于病程较长、合并感染和创伤的重症患者,病情稳定后的能量补充需要适当的增加,目标喂养可达 125.58 ~ 146.51 kJ(30 ~ 35 kcal)/(kg·d),否则将难以纠正患者的低蛋白血症。

(五)创伤重症患者早期肠内营养的适应证和禁忌证

1. 创伤重症患者早期肠内营养的适应证

(1)伴有意识障碍、昏迷和某些神经系统疾病:如颅脑创伤、脑血管疾病、脑肿瘤、脑炎等所致的重症患者。

（2）失去咀嚼能力和吞咽功能障碍的重症创伤患者：如咽下困难、口咽部创伤及手术后、颅咽管瘤术后初期吞咽功能暂未恢复者、重症肌无力患者等。

（3）上消化道梗阻或行消化道手术后的重症患者：如食管炎、化学性损伤等造成咀嚼困难或吞咽困难、食管狭窄梗阻、食管癌、幽门梗阻、吻合口水肿狭窄、胃瘫等。

（4）持续呈现高代谢状态的重症患者：如严重创伤、大面积烧伤、严重感染等所致机体高代谢、负氮平衡者。

（5）伴有消化道瘘的重症患者：通常适用于低流量瘘或瘘的后期，如食管瘘、胃瘘、肠瘘、胆瘘、胰瘘等。对低位小肠瘘、结肠瘘及空肠喂养的胃十二指肠瘘效果最好。

（6）大手术后营养不良的重症患者：术中有额外营养素丢失者等。

（7）炎性肠道疾病的重症患者：如溃疡性结肠炎、克罗恩病（Crohn 病）等。

（8）短肠综合征的重症患者：短肠综合征肠代偿阶段。

（9）胰腺疾病的重症患者：急性胰腺炎肠功能恢复后、慢性胰腺功能不全者。注意喂养管应插入近端空肠 10 cm 以上，营养制剂只能选用小分子低脂不需要消化即可吸收的要素膳，如维沃、爱伦多、大元素等。

（10）慢性营养不足的重症患者：如恶性肿瘤，放疗、化疗患者以及免疫缺陷疾病者等。

（11）器官功能不全的重症患者：如肝、肾、肺功能不全或多脏器功能衰竭者。

（12）某些特殊疾病的重症患者：急性放射病，各种脏器移植者，包括肾移植、肝移植、小肠移植、心脏移植、骨髓移植等。

（13）早期肠外营养治疗不能满足要求时的补充或过渡的重症患者。

2. 创伤重症患者早期肠内营养的禁忌证

（1）完全性机械性肠梗阻、胃肠出血、严重腹腔感染。

（2）严重应激状态早期、休克状态、持续麻痹性肠梗阻。

（3）短肠综合征早期。

（4）高流量空肠瘘。

（5）持续严重的创伤重症患者早期肠内营养的禁忌证：呕吐、顽固性腹泻、严重小肠炎、严重结肠炎。

（6）胃肠功能障碍，或某些要求胃肠休息的情况。

（7）急性胰腺炎初期。

（8）3 个月以内婴儿、严重糖类或氨基酸代谢异常者，不宜使用要素膳。

（9）无法建立肠内营养通路。

（六）创伤重症患者早期肠内营养介入时机

近年来提出创伤重症患者早期肠内营养已受到较多人关注并得到了较多研究组织的证明。然而 EEN 的具体时机选择仍然是大家争论的问题。EEN 应在 24～48 h 开始，并逐渐增加喂养量，争取在 48～72 h 达到喂养目标。

1. 肠内营养介入时机推荐　2016 年 2 月，美国重症医学会（SCCM）和美国肠外肠内营养学会（ASPEN）发布了新的重症患者营养指南，关于肠内营养介入时机推荐如下：①不能经口进食的重症患者在入 ICU 的 24～48 h 内开始早期肠内营养。②建议需要营养支持治疗的重症患者首选肠内营养。③对于大多数外科重症监护病房（surgical intensive care unit，SICU）和内科重症监护病房（medical intensive care unit，MICU）的患者，虽然在肠内营养起始的时候应该评估胃肠道功能，但肠道收缩的明显标志（指肠鸣音和排气排便）对于肠内营养的起始并不是必需的。④对于高误吸风险的患者或胃内、肠内营养不耐受的患者应降低营养输注速度。⑤大部分重症患者可以通过胃内启动肠内营养。⑥血流动力学不稳定的患者应将肠内营养推迟至患者经充分的复苏或稳定后。已在减少血管活性药用量的患者可以谨慎起始/再次起始肠内营养。

2. 早期肠内营养介入时机推荐　2017 年 2 月，由欧洲重症医学会（ESICM）（代谢、内分泌、营养部胃肠道功能工作组）通过循证医学方法，制定了重症患者早期肠内营养的临床实践指南，明确了重症患者各类状态下的早期肠内营养介入时机。

（1）在成人重症患者中,建议早期使用肠内营养,而不是早期肠外营养(Grade 2C)或者延迟肠内营养(Grade 2C)。

（2）对于休克尚未得到控制,同时血流动力学以及组织血流灌注目标尚未达标的患者,建议延迟肠内营养,但是只要休克缓解,且可以通过液体输注以及血管加压药物/正性肌力药物的使用而得到控制,应尽早开始低剂量肠内营养(Grade 2D)。

（3）对于未得到控制的、威胁生命的低氧血症/高碳酸血症或者酸中毒,建议使用延迟肠内营养,但是对于稳定的低氧血症,代偿性或者可以接受的高碳酸血症/酸中毒,建议早期使用肠内营养(Grade 2D)。

（4）不建议因为同时使用神经肌肉阻滞剂,而延迟肠内营养(Grade 2D)。

（5）对于接受治疗性低温的患者,建议启动低剂量早期肠内营养,在复温后,逐渐增加肠内营养剂量(Grade 2D)。

（6）对于接受 ECMO 的患者,建议早期开展肠内营养(Grade 2D)。

（7）不建议因为俯卧位通气,而延迟肠内营养(Grade 2D),如果持续胃潴留,建议早期使用幽门后喂养及胃肠动力药物。

（8）对于创伤性颅脑损伤,建议早期使用肠内营养(Grade 2D)。

（9）对于脑卒中(出血性或者缺血性)患者,建议早期使用肠内营养(Grade 2D)。

（10）对于脊髓损伤的患者,建议早期使用肠内营养(Grade 2D)。

（11）对于重症急性胰腺炎的患者,建议早期使用肠内营养(Grade 2C)。

（12）对于接受胃肠道手术的患者,建议早期使用肠内营养(Grade 2C)。

（13）对于接受腹主动脉手术的患者,建议早期使用肠内营养(Grade 2D)。

（14）对于腹部创伤的危重症成年患者,如果胃肠道的连续性可以确认/恢复,建议早期使用肠内营养(Grade 2D)。

（15）对于明显肠缺血的患者,建议使用延迟肠内营养(Grade 2D)。

（16）对于高排出量性肠瘘患者,如果无法获得可靠的瘘口远端喂养途径,建议使用延迟肠内营养(Grade 2D)。

（17）对于腹部开放的患者,建议早期使用肠内营养(Grade 2D)。

（18）对于腹内高压、无腹腔间室综合征的患者,建议早期使用肠内营养,但是如果腹腔内压力随着肠内营养的使用而继续上升,则考虑暂时减少肠内营养剂量或者暂时停用肠内营养(Grade 2D)。对于腹腔间室综合征患者,建议使用延迟肠内营养(Grade 2D)。

（19）对于活动性上消化道出血患者,建议使用延迟肠内营养,但是如果出血已经停止,同时无再出血的体征,建议开始肠内营养(Grade 2D)。

（20）当急性威胁生命的代谢紊乱得到控制(有/无肝功能支持策略)后,无论脑病级别,建议开始低剂量肠内营养(Grade 2D)。

（21）如果胃内残留量大于 500 ml/6 h,建议使用延迟肠内营养(Grade 2D)。

（22）对于无肠鸣音的患者,排除肠缺血/梗阻,建议早期使用肠内营养(Grade 2D)。

（23）对于腹泻的患者,建议早期使用肠内营养(Grade 2D)。

（七）重症患者早期肠内营养干预执行流程

重症患者根据其疾病严重程度和营养状况确定存在营养风险,在其无法维持正常自主进食并无肠内营养禁忌证时,应尽早建立肠内营养支持途径并在入院 24～48 h 内启动早期肠内营养。其干预流程如下。

1. 启动肠内营养时首选经口或经鼻胃管喂养　在患者不耐受胃内喂养或存在误吸高风险时应改为鼻十二指肠管或鼻空肠管喂养,预计肠内营养时间超过 4 周的患者选择经皮造瘘。

2. 接受肠内营养患者应当监测其误吸风险、耐受性、喂养量　视占能量和蛋白质目标需要量的百分比而定。对于一部分住院患者,短时间内允许性低能量(甚至是滋养性)喂养是合适的。大部分患者可常规使用标准配方肠内营养制剂,但对于外科大手术或外科 ICU 患者建议使用免疫增强型制剂(含精氨酸及 ω-3 多不饱和脂肪酸的配方)。

3. 胃肠功能正常的重症患者　经过标准配方的肠内营养能够满足营养需求后,可渐进过渡到口服。

4. 胃肠功能不全者　可结合营养科会诊意见采用特殊配方,使用肠外与肠内营养相结合,再渐进过渡到全肠内营养。

5. 保障实现充足营养疗法的措施　建立护理主导的肠内喂养流程、基于容量或自上而下的多重喂养策略、避免中止肠内营养、不以常规监测胃残留量作为决定是否停止肠内营养的标准等。

6. 对于高营养风险患者　若肠内营养不可用或在入院 7 d 内营养仍不充足,应启动肠外营养。当肠内营养可提供>60% 能量及蛋白质目标需要量时可停止肠外营养。

7. 并发症的监测　患者进行肠内营养时要进行导管相关性、感染性、胃肠道、代谢方面等并发症的监测。早期肠道营养可预防电解质平衡紊乱,降低肠道渗透性及减少肠道绒毛萎缩,预防应激性溃疡的发生,减少了 H_2 受体阻滞剂的应用,并且使胆道分泌 IgA 增加,使肠道菌群保持正常,从而提高免疫力,明显减少昏迷患者的感染性并发症,促进神经功能恢复。

8. 定期会诊　将营养/膳食科的医师纳入营养支持小组中,参与及动态监测和调整重症患者的肠内营养补充,共同优化营养疗法策略。

重症患者营养评估执行流程见图 26-2。

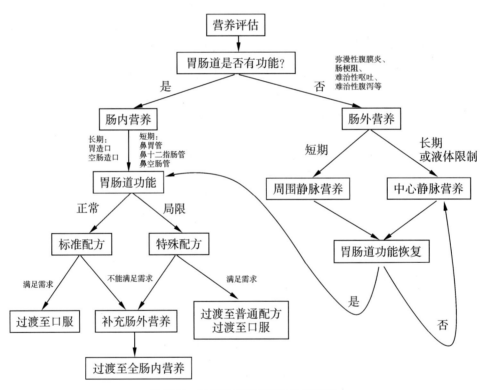

图 26-2　重症患者营养评估执行流程

重症患者早期肠内营养干预执行流程见图 26-3。

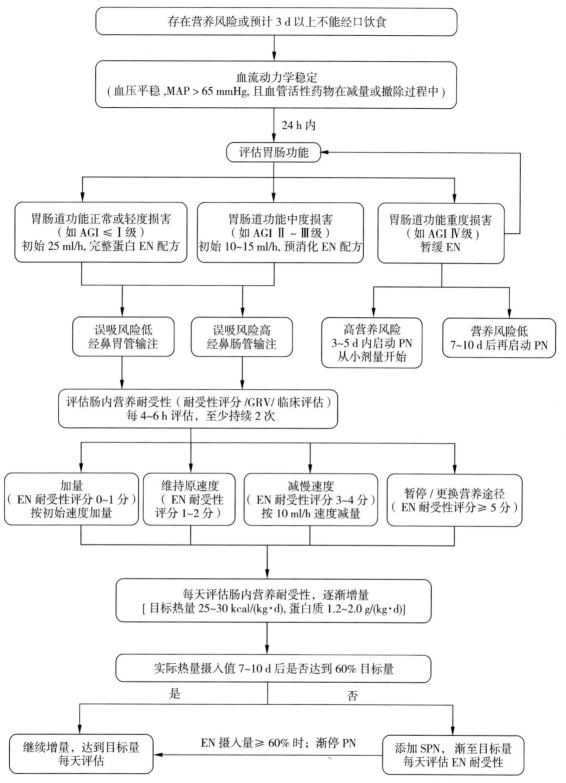

图 26-3 重症患者早期肠内营养干预执行流程

五、某些特殊的营养要素

鉴于创伤重症患者应激反应的生理特点,应该在肠内营养中考虑添加一些特殊营养成分,从而改善临床结局与预后。

（一）谷氨酰胺

氨基酸是蛋白质构建模块,而谷氨酰胺(glutamine,GLN)是肌肉和血液中含量最多的氨基酸,占血液中自由氨基酸的20%以上,而在肌肉组织中约占40%。广泛地参与机体的各种生物活动,广泛存在于小肠黏膜上皮细胞、淋巴细胞、中性粒细胞、巨噬细胞等快速增殖细胞的细胞内液中,是上述细胞增殖分化所必需的能源物质之一。正常生理状况下,机体肌肉组织中的谷氨酰胺合成酶自身合成谷氨酰胺。人体不能自己合成必需氨基酸,只能通过饮食摄取,谷氨酰胺是一种条件必需氨基酸,健康和无压力状态下,机体能自主合成足够的谷氨酰胺。但是当患病或遭受创伤时,对谷氨酰胺的需求量会超过供应量,就使这种氨基酸变成必需。

但当机体处于全身炎症反应、创伤及大手术等危重状态时,谷氨酰胺参与多种应激反应过程,而自身合成的谷氨酰胺却无法满足机体所需,须额外补充,因此谷氨酰胺是一种重要的条件必需氨基酸。

1. 谷氨酰胺的作用

（1）增长肌肉:为机体提供必需的氮源,促使肌细胞内蛋白质合成;通过细胞增容作用,促进肌细胞的生长和分化;刺激生长激素、胰岛素和睾酮的分泌,使机体处于合成状态。

（2）增加肌肉强度、力量和耐力:运动期间,机体酸性代谢产物的增加使体液酸化。谷氨酰胺有产生碱基的潜力,因而可在一定程度上减少酸性物质造成的运动能力的降低或疲劳。

（3）免疫系统的重要燃料,可增强免疫系统的功能:谷氨酰胺具有重要的免疫调节作用,它是淋巴细胞分泌、增殖及其功能维持所必需的。作为核酸生物合成的前体和主要能源,谷氨酰胺可促使淋巴细胞、巨噬细胞的有丝分裂和分化增殖,增加细胞因子 TNF、IL-1 等的产生和磷脂的 mRNA 合成。提供外源性谷氨酰胺可明显增加危重患者的淋巴细胞总数、T 淋巴细胞和循环中 CD4$^+$/CD8$^+$ T 细胞的比值,增强机体的免疫功能。

（4）参与合成谷胱甘肽(一种重要的抗氧化剂)。

（5）胃肠道管腔细胞的基本能量来源,维持肠道屏障的结构及功能:谷氨酰胺是肠道黏膜细胞代谢必需的营养物质,对维持肠道黏膜上皮结构的完整性起着十分重要的作用。尤其是在创伤、感染、疲劳等严重应激状态下,肠道黏膜上皮细胞内谷氨酰胺很快耗竭。当肠道缺乏食物、消化液等刺激或缺乏谷氨酰胺时,肠道黏膜萎缩、绒毛变稀、变短甚至脱落,隐窝变浅,肠黏膜通透性增加,肠道免疫功能受损。临床实践证明,肠外途径提供谷氨酰胺均可有效地防止肠道黏膜萎缩,保持正常肠道黏膜重量、结构及蛋白质含量,增强肠道细胞活性,改善肠道免疫功能,减少肠道细菌及内毒素的移位。

（6）改善脑功能。

（7）提高机体的抗氧化能力:补充谷氨酰胺,可通过保持和增加组织细胞内的谷胱甘肽(glutathione,GSH)的储备,而提高机体抗氧化能力,稳定细胞膜和蛋白质结构,保护肝、肺、肠道等重要器官及免疫细胞的功能,维持肾、胰腺、胆囊和肝的正常功能。

（8）强化营养支持作用:具有改善机体代谢、氮平衡、促进蛋白质合成、增加淋巴细胞总数的功能。

（9）改善肠黏膜屏障:如维持重症胰腺炎患者的肠道通透性,降低肠道细菌移位的发生,抑制炎症介质释放,减轻机体应激反应程度,缩短住院时间。

（10）延缓或降低肌肉蛋白的分解:可通过细胞的水合作用,增加细胞的体积,促进肌肉增长。谷氨酰胺还是少数几种能促进生长激素释放的氨基酸之一。研究表明,口服 2 g 谷氨酰胺就能使生长激素的水平提高 4 倍,使胰岛素和睾酮分泌增加,从而增强肌肉的合成作用。

此外,谷氨酰胺作为肠动力的主要来源,它对影响肠黏膜的疾病有辅助疗效。另外,它能逆转由非类固醇抗炎药(如布洛芬)对肠道所造成的损害。谷氨酰胺具有保护大脑、防止氨中毒的功能。

2. 谷氨酰胺在重症患者中的应用

（1）谷氨酰胺在烧伤患者中的应用:谷氨酰胺适用于烧伤面积在 20% ~ 70% 的患者,如有吸入性损伤、多发伤和电击伤等特殊原因烧伤的患者,即便烧伤面积小于 20%,也应考虑使用。烧伤面积超过 70% 的特重度烧伤患者肝肾功能受损较重,代谢谷氨酰胺的能力下降,不建议使用,若使用,须谨慎评估。

（2）谷氨酰胺在危重症肿瘤患者中的应用:推荐肿瘤患者在围手术期补充谷氨酰胺。推荐以丙氨酰-谷氨酰胺(ALA-GLN)的 PN 形式补充。

(3)谷氨酰胺在急性胰腺炎治疗中的应用:使用 PN 支持的急性胰腺炎患者,可考虑进行谷氨酰胺强化治疗。使用 EN 的急性胰腺炎患者,不推荐常规添加谷氨酰胺。

(4)谷氨酰胺在重症外科患者(大手术及器官移植)中的应用:外科重症患者 PN 治疗中添加谷氨酰胺。不推荐单纯通过静脉或肠内途径补充谷氨酰胺。肝移植术后营养治疗中添加谷氨酰胺。

(二)精氨酸

精氨酸(arginine)又称蛋白氨基酸,是氨基酸类药。精氨酸在人体内参与鸟氨酸循环,促进尿素的形成,使人体内产生的氨经鸟氨酸循环转变成无毒的尿素,由尿中排出,从而降低血氨浓度。本品有较高浓度的氢离子,有助于纠正肝性脑病时的酸碱平衡。与赖氨酸共同为碱性氨基酸。

精氨酸是一种双基氨基酸,对成人来说虽然不是必需氨基酸,但在有些情况如机体发育不成熟或在严重应激条件下,如果缺乏精氨酸,机体便不能维持正氮平衡与正常的生理功能。患者若缺乏精氨酸,会导致血氨过高,甚至昏迷。婴儿若先天性缺乏尿素循环的某些酶,精氨酸对其也是必需的,否则不能维持正常的生长与发育。患者在进行手术(如胆囊切除术)以前,如先补充 30 g 的精氨酸,会使患者维持正氮平衡而易于恢复。对肿瘤患者在进行大手术前鼻饲匀膳时,补充 25 g 的精氨酸比补充同样氮含量的甘氨酸有效得多,更易于保持氮的正平衡。

1.精氨酸的作用　精氨酸等天然氨基酸对健康的好处是不同的。保持适当数量的氨基酸水平可以帮助降低血压,并增加身体对胰岛素的敏感度。精氨酸对免疫系统健康是必需的,并有助于加快康复过程。

(1)精氨酸是身体功能和愈合的基本要素。氨基酸显然对于老年人提高防御疾病能力非常重要,无论是损伤或是医疗因素都可以减少它的合成。精氨酸水平低,会导致身体功能和愈合能力下降。

(2)精氨酸具有帮助改善免疫系统健康和抵御疾病的作用。在身体受伤情况下,身体免疫系统处于最佳状态,可以加快身体疗伤速度。烧伤或创伤受害者可以大大缩短愈合时间,这也意味着减少伤口感染的机会。

(3)精氨酸可以在治疗心血管疾病方面发挥作用。它帮助身体降低血压和坏胆固醇水平。它通过恢复一氧化氮合成打击心血管疾病。产生一氧化氮可以增加血流量,而增加血流量又可以减少心脏和血管疾病症状。

2.精氨酸的摄取　人体正常情况下可以合成一定数量的精氨酸,并能够满足身体大多数需要。其余部分则可以通过食用不同肉类和蔬菜获得。然而,有许多健康问题会削弱自身合成能力。当这种情况发生时,就需要食用含精氨酸丰富的食物加以补充,可能的情况下还应该采取营养补充剂。

有很多精氨酸食物来源可以纳入日常饮食中。乳制品包含一定数量这种天然氨基酸,特别是干酪和酸奶对在乎热量的人来说是理想的来源。鸡肉、牛肉和猪肉也是很好的精氨酸来源。此外,一些不同类型的海鲜也是良好的精氨酸来源,包括龙虾、金枪鱼和鲑鱼等。

氨基酸不仅仅局限于肉类和海鲜,还有一些坚果和谷物也可以用于增加身体精氨酸水平。花生、巴西坚果、杏仁、核桃、葵花籽、南瓜子和芝麻等小吃都是极好的来源。吃燕麦也是摄取精氨酸一个很好的方式(特别是尝试限制糖类摄入量的人)。

(三)鱼油

鱼油,即 ω-3 多不饱和脂肪酸(omega-3 polyunsaturated fatty acid, ω-3 PUFA),是鱼体内的全部油类物质的统称,它包括体油、肝油和脑油。鱼油是一种从多脂鱼类提取的油脂,富含 ω-3 多不饱和脂肪酸[二十二碳六烯酸(docosahexaenoic acid, DHA)和二十碳五烯酸(eicosapentaenoic acid, EPA)],具有抗炎、调节血脂等健康益处。广义上的鱼油既指胶囊等形态的鱼油制剂,又指鱼体内的脂肪,主要功能性成分是其中的 ω-3 多不饱和脂肪酸。

ω-3 PUFA 是一种长链脂肪酸,能为机体提供能量和必需脂肪酸,作为脂溶性维生素的载体,还具有免疫调控的作用,能够抑制白三烯 B4(leukotriene B4, LTB4)、血栓素 A2(thromboxane A2, TXA2)、前列腺素 E_2(prostaglandin E_2, PGE_2)、IL-1、IL-6 和 TNF-α 的表达,清除自由基等,发挥抗炎和抗氧化作用。富含

DHA 和 EPA 的鱼油能降低冠心病等的患病率。鱼油还有调节脂类递质合成、细胞因子释放、激活白细胞和内皮细胞活化等功能,进而调控危重症患者机体内过度炎症反应,起着营养和药物治疗的联合作用。

在鱼油中发现的 ω-3 脂肪酸不仅能够有效保护神经,防止其受损,且具有帮助受损神经再生的作用,其在治疗外周神经损伤方面也具有重要作用,它们能保护受损的神经元,而这是成功恢复神经功能过程中关键的第一步。

鱼油的作用如下。

1. 改善血液中的脂肪状态   血液中脂肪(胆固醇、三酰甘油等)浓度过高是形成动脉粥样硬化的基础,而血液内运输脂肪的脂蛋白胆固醇,起着决定性的作用。脂蛋白胆固醇分为高密度脂蛋白胆固醇(high-density lipoprotein cholesterol, HDLC)与低密度脂蛋白胆固醇(low-density lipoprotein cholesterol, LDLC),脂蛋白的密度越低则颗粒越大。而低密度脂蛋白胆固醇容易与血管内的其他成分结合附着沉积在血管内壁,因此被称为"坏脂蛋白"。而高密度脂蛋白胆固醇(HDLC)则帮助降低血中的胆固醇,也誉称"好脂蛋白"。鱼油中的二十碳五烯酸(EPA)则能够抑制坏脂蛋白的作用,减少其在血管内壁上的附着沉积,而且能协助高密度脂蛋白胆固醇清除血管壁上多余的脂肪,因此鱼油也被称作血管内的"清道夫"。所以服用鱼油可降血脂。

2. 健脑益智   深海鱼油中的 DHA 成分是另一种特殊的不饱和脂肪酸,是大脑细胞形成、发育及运作不可缺少的物质基础。科学家发现在脑部的"神经元突起细胞"中含有大量的 DHA 成分,使得脑部的神经传导物质能比较容易传达正确的信息。因此 DHA 所扮演的角色是:促进、协调神经回路传导作用,以维持脑部细胞的正常运作,从而增强集中力、记忆力、注意力。

3. 保护心血管,保障血流畅通   深海鱼油中的 EPA 成分是一种特殊的不饱和脂肪酸,是有益于血液循环的保护因子。EPA 可协助清除附着于血管壁上的胆固醇与硬化斑,降低血液中胆固醇水平,有助于保持血液畅通流动,抑制不正常血液凝集、预防血栓产生,阻止脑卒中或心肌梗死的发生。

4. 帮助对抗炎症   EPA 和 DHA 还具有抗炎活性。当人体摄入的 ω-6 脂肪酸(植物油中通常大量含有)过多而 ω-3 脂肪酸不足时,机体就会产生一些化学物质导致炎症反应。深海鱼油中的 EPA 与 DHA 则可以平衡过多的 ω-6 脂肪酸,因此鱼油常被用于改善各种炎症如类风湿关节炎等。

5. 改善不良情绪   EPA 和 DHA 与情绪平衡有密切的关系。当血液中的 EPA 和 DHA 的浓度偏低时,发生轻、中度忧郁症的概率会明显提高。大量临床试验证明,与不爱吃鱼的人相比,爱吃鱼者面对困难与压力表现得更为积极乐观,这是因为鱼中含有的 EPA 与 DHA,还有改善情绪的作用。

(四)生长激素

生长激素(growth hormone, GH)为 DNA 重组人生长激素,具有人体生长激素同等作用。能促进骨骼、内脏和全身生长,促进蛋白质合成,影响脂肪和矿物质代谢,在人体生长发育中起着关键性作用。皮下注射约 80% 被吸收,5 h 达血药浓度高峰,半衰期为 4 h。注射剂量的 90% 在肝代谢,仅约 0.1% 以原形由胆道、肾排泄。

生长激素的作用如下:①生长激素能促进人的生长,且能调节体内的物质代谢。②生长激素主要通过抑制肌肉及脂肪组织利用葡萄糖,同时促进肝中的糖异生作用及对糖原进行分解,从而使血糖升高。③生长激素能促进人的生长,且能调节体内的物质代谢。④生长激素还可促进脂肪分解,使血浆游离脂肪酸升高。饥饿时胰岛素分泌减少,生长激素分泌增高,于是血中葡萄糖利用减少,脂肪利用率增高,此时血浆中葡萄糖及游离脂肪酸含量上升。

(五)支链氨基酸及益生菌

1. 支链氨基酸   蛋白质中的 3 种常见氨基酸,即亮氨酸、缬氨酸和异亮氨酸,统称为支链氨基酸(branched chain amino acid, BCAA),亦称复合支链氨基酸。这类氨基酸以两种特殊方式促进合成代谢(肌肉增长):①促进胰岛素释放;②促进生长激素释放。支链氨基酸中最重要的是亮氨酸,即酮异己酸(ketoisocaproic acid, KIC)和 β-羟基-β-甲基丁酸盐(β-hydroxy-β-methylbutyrate, HMB;又称三肌酸盐)的前身。KIC 和 HMB 可增加肌肉,减少脂肪,并为人体提供营养。乳清蛋白的支链氨基酸含量较高,训练后应补充 4~5 g。支链氨基酸对任何运动项目来说都是最重要和最有效的营养补剂。

支链氨基酸作为氮的载体,辅助合成肌肉合成所需的其他氨基酸,简单说,它是一个简单氨基酸合成复杂完整肌肉组织的过程。因此,支链氨基酸刺激胰岛素的产生,胰岛素的主要作用就是允许外周血糖被肌肉吸收并作为能量来源。胰岛素的产生也促进肌肉对氨基酸的吸收。支链氨基酸既有合成作用,也有抗分解作用,因为它们可以显著增加蛋白合成,促进相关激素的释放,如生长激素(GH)、胰岛素样生长因子-1(insulin-like growth factor-1,IGF-1)和胰岛素以及有助于维持一个合理的睾酮/皮质醇比例。减少饮食中支链氨基酸可能有助于肥胖和胰岛素抵抗患者的治疗。

支链氨基酸还具有非常好的抗分解作用,因为它们有助于预防蛋白分解和肌肉丢失,这对那些正处于赛前控制饮食阶段的人来说非常重要。在热量摄入比较低的时候,强烈推荐使用支链氨基酸,因为此时蛋白合成的速度下降而蛋白分解增加,就像吃进的蛋白质被消化吸收时一样,蛋白被水解分解为简单的、可溶的物质,如肽和氨基酸,否则有丢失肌肉的危险。

2. 益生菌　危重症患者常常发生肠道菌群移位,病原微生物入侵引发肠源性脓毒症,继发全身炎症反应与多器官功能障碍综合征。在肠内营养支持中,添加膳食纤维和益生菌可以更好地维持胃肠道黏膜微生物、机械与免疫屏障功能。

益生菌是一类对宿主有益的活性微生物,是定植于人体肠道、生殖系统内,能产生确切健康功效从而改善宿主微生态平衡、发挥有益作用的活性有益微生物的总称。人体、动物体内有益的细菌或真菌主要有酪酸梭菌、乳杆菌、双歧杆菌、放线菌、酵母菌等。目前世界上研究的功能最强大的产品主要是以上各类微生物组成的复合活性益生菌,其广泛应用于生物工程、工农业、食品安全以及生命健康领域。

(1)益生菌的分类:迄今为止,已发现的益生菌大体上可分成三大类。①乳杆菌类(如嗜酸乳杆菌、干酪乳杆菌、詹氏乳杆菌、拉曼乳杆菌等);②歧杆菌类(如长双歧杆菌、短双歧杆菌、卵形双歧杆菌、嗜热双歧杆菌等);③革兰氏阳性球菌(如粪链球菌、乳球菌、中介链球菌等)。此外,还有一些酵母菌与酶亦可归入益生菌的范畴。

当人体有足够的益生菌时,人就会处于健康的状态,但是一旦体内菌群失去平衡,比如菌种间比例发生大幅变化或者超出正常数值时,那么腹泻、过敏、胃口不佳、疲倦、免疫力低等一系列病症就会随之而来,人体的健康就会亮红灯,而这时适当添加复合菌发酵饮品,协助体内菌群平衡,才能让人重现健康状态。

(2)益生菌的功效

1)预防或改善腹泻:饮食习惯不良或服用抗生素均会打破肠道菌群平衡,从而导致腹泻。补充益生菌有助于平衡肠道菌群及恢复正常的肠道 pH 值,缓解腹泻症状。

2)缓解不耐乳糖症状:乳杆菌可帮助人体分解乳糖,缓解腹泻、胀气等不适症状,可与牛奶同食。

3)预防生殖系统感染:酸牛奶、瑞卡福抑菌喷剂中的嗜酸乳杆菌可抑制阴道内白念珠菌的繁殖。欧洲所做的双盲对照试验证实了这一点。患者每天给体内补充 10 ml 活性益生菌,结果显示生殖系统感染发病率大大降低,长期给体内补充活性益生菌能够帮助修复生殖系统微循环。

4)增强人体免疫力:在肠道内存在着非常发达的免疫系统。益生菌可以通过激活肠道内的免疫功能,将过低或过高的免疫活性调节至正常状态。益生菌这种免疫调节的作用也被认为有助于抗癌与抑制过敏性疾病。

5)促进肠道消化系统健康:益生菌可以抑制有害菌在肠内的繁殖,减少毒素,促进肠道蠕动,从而提高肠道功能,改善排便状况。

6)降低血清胆固醇:欧洲的高加索山区、地中海沿岸是著名的长寿之乡,当地人常饮自制的酸牛奶,极少患糖尿病、心血管病及肥胖症,大量科学研究证实这与酸牛奶中富含益生菌有关。这些益生菌可降低血清胆固醇水平,此外,长期补充益生菌还有助于防止骨质丢失,预防骨质疏松症。

7)帮助吸收营养成分:如果每天摄入益生菌,不仅能够扼制肠内有害菌群的产生,还能为肠内有益菌提供良好的生长环境,造就健康肠道。

(姜文彬　李素云)

第三节 创伤重症营养护理与管理

一、创伤重症营养状态的评估与评定

（一）人体测量

人体测量是简便易行的营养评价方法,内容包括身高、体重、皮褶厚度、上臂围、上臂肌围等。它简便易行、安全有效,能够识别轻、中营养不良,同时可以监测营养状况的变化,但对于发现短时间内营养失调不够敏感,难以发现某些营养素的缺乏。

1. **体重** 临床要注意的是急性、饥饿性或消耗性疾病或创伤,体重下降达原来体重的30%时,是一个致死的界限,临床工作者不一定能注意到这一点;而当发生慢性体重丧失时,患者可耐受大于30%的体重丧失。短期体重变化可反映体液的变化,长期的体重变化体现了真正的机体组织变化,尽管它不能反映人体组成的变化。3个月内体重减轻是评价营养状态的重要指标,体重减轻小于5%为轻度体重减轻,体重减轻大于10%为重度体重减轻。临床称量患者体重后可通过计算3个参数来评定营养状况:①理想体重百分率(%),表示患者实际体重偏离总体标准的程度;②通常体重百分率(%),表示平常体重的改变;③近期体重改变率(%),表示短期内体重损失的程度。

计算公式与评价标准如下(表26-5):

$$体重变化(\%) = (患者平时体重 - 患者现体重)/患者平时体重 \times 100\%$$

$$理想体重百分率(\%) = 实际体重/理想体重 \times 100\%$$

$$通常体重百分率(\%) = 实际体重/通常体重 \times 100\%$$

$$近期体重改变率(\%) = (通常体重 - 实测体重)/通常体重 \times 100\%$$

表26-5 依据体重对营养状态进行评定

项目	正常	轻度营养不良	中度营养不良	重度营养不良
理想体重百分率/%	≥90	≥80～90	60～80	<60
通常体重百分率/%	≥95	≥85～95	75～85	<75

2. **体重指数** 体重指数(body mass index, BMI)=体重(kg)/身高^2(m^2),被认为是反映蛋白质-能量营养不良以及肥胖症的可靠指标。中国BMI<18.5 kg/m^{2}为营养不足,18.5 kg/m^2≤BMI<24.0 kg/m^{2}为正常,24.0 kg/m^2≤BMI<28.0 kg/m^{2}为超重,BMI≥28.0 kg/m^{2}为肥胖。通过将患者的体重指数与标准值以及近期的数值进行比较来判断患者的营养状况。

3. **肱三头肌皮褶厚度** 肱三头肌皮褶厚度(triceps skinfold thickness, TSF)是指皮下脂肪的厚度,是衡量个体营养状况和肥胖程度较好的指标。主要表示皮下脂肪厚度,可间接评价人体肥胖与否。世界卫生组织(WHO)推荐选用肩胛下角、肱三头肌和脐旁3个测量点。皮褶厚度反映人体皮下脂肪含量,它与全身脂肪含量具有线性关系,可以通过测量人体不同部位皮褶厚度推算全身脂肪含量。相关系数在0.7～0.9。

(1)测量方法:①受试者自然站立,被测部位充分裸露。②测试人员找到肩峰、尺骨鹰嘴(肘部骨性突起)部位,并用油笔标记出右臂后面从肩峰到尺骨鹰嘴连线中点处。③用左手拇指和示指、中指将被测部位皮肤和下皮组织夹提起来。④在该皮褶(skinfold)提起点的下方用皮褶计测量其厚度,把右拇指松开皮褶计卡钳钳柄,使钳尖部充分夹住皮褶,在皮褶计指针快速回落后立即读数。要连续测 3 次,记录以毫米(mm)为单位,精确到 0.1 mm。

(2)注意事项:①受试者自然站立,肌肉不要紧张,体重平均落在两腿上。②把皮肤与皮下组织一起夹提起来,但不能把肌肉提夹住。③测量者每天工作开始前,及时从仪器箱中取走皮褶厚度测量计;每天工作完成后,装入皮褶厚度测量计盒中,并放入仪器箱中保存。正常参考值男性为 8.3 mm,女性为 15.3 mm。实测值相当于正常参考值的 90% 以上为正常;80%~90% 为轻度亏损;60%~80% 为中度亏损;小于 60% 为重度亏损。

4. 上臂围与上臂肌围　上臂围(mid-upper arm circumference,MAC)分为上臂紧张围和上臂松弛围。两者差值越大说明肌肉发育状况良好;反之说明脂肪发育状况良好。可用符合国家标准生产的软尺,使用前先校正器材。用标准钢尺校对,每米误差不应超过 0.2 cm。上臂紧张围是指上臂肱二头肌最大限度收缩时的围度。令被测者斜平举左上臂,角度约为 45°。手掌向上握拳并用力屈曲,用卷尺在上臂肱二头肌最粗处绕一周进行测量。卷尺形成的围径要与上臂垂直。松紧度要适宜,测量误差不超过 0.5 cm。上臂松弛围是指上臂肱二头肌最大限度松弛时的围度。在测量上臂紧张围后,将卷尺保持原位不动,让被测者将上臂缓慢自然下垂,卷尺在上臂肱二头肌最粗处绕一周进行测量。测量误差不超过 0.5 cm。读数时,单位为"cm",读至 0.1 cm,读完后做记录。上臂肌围(arm muscle circumference,AMC)是评价蛋白质、热量、营养不良的常用指标之一,其计算公式为:AMC = MAC(cm)−3.14×TSF(cm),其中 MAC 一般指上臂松弛围。评价标准:AMC 的正常参考值为成年男性 24.8 cm,成年女性 21.0 cm。实测值相当于正常参考值的 90% 以上为正常;80%~90% 为轻度营养不良;60%~80% 为中度营养不良;小于 60% 为重度营养不良。

5. 腰围与臀围

(1)腰围:腰围(waist circumference,WC)是反映脂肪总量和脂肪分布的综合指标。目前作为判断腹型肥胖的测量指标,而且能很好地预测心血管病的危险因素;腰围、腰身指数与高血压水平、危险分层的关系均呈线性正相关;高血压病合并腹型肥胖时痰湿壅盛型及血瘀型偏多。世界卫生组织推荐的测量方法,被测者空腹、站立,双脚分开 25~30 cm,体重均匀分配。测量位置在水平位髂前上棘和第 12 肋下缘连线的中点。将测量尺紧贴软组织,但不能压迫,测量值精确到 0.1 cm。根据腰围检测肥胖症,很少发生错误。另一种测量办法是将皮尺经脐上 0.5~1 cm 处水平绕一周,肥胖者选腰部最粗处水平绕一周测腰围。男性腰围≥90 cm 为肥胖,女性腰围≥80 cm 为肥胖。标准腰围计算方法,标准腰围=身高×0.34。

(2)臀围:臀围(hip circumference)可反映髋部骨骼和肌肉的发育情况。测量时,两腿并拢直立,两臂自然下垂,皮尺水平放在前面的耻骨联合和背后臀大肌最凸处,精确度为 0.1 cm,连续测量 3 次,取其平均值。

腰臀比(waist-to-hip ratio,WHR)=腰围(cm)/臀围(cm)。评价标准:男性>0.9,女性>0.8 则可诊断为中心性肥胖(向心性肥胖),但其分界值随年龄、性别、人种的不同而不同。目前一般用腰围代替腰臀比来判断向心性肥胖。

(二)实验室检查

营养不良是一个逐渐发展的过程,在其临床或亚临床症状出现之前,人体血液、尿液等生物样本中的某种营养素及其代谢产物含量或相应功能成分即可发生变化,故相比其他营养评估方式,生化检查(biochemical tests)可在早期发现营养缺乏的种类及其严重程度,为营养评价提供准确客观的依据。营养评估的生化检查项目主要包括以下项目:血液、头发、指甲中某种营养素的含量测定;血液、尿液中营养素代谢产物的含量测定;与营养素吸收和代谢相关酶类的生物活性测定等。

1. 血浆蛋白质　血浆蛋白质水平是评价患者蛋白质营养状况的常用指标,可测量的蛋白质种类包括血清总蛋白、白蛋白、前白蛋白、转铁蛋白和视黄醇(retinol)结合蛋白等。患者由于疾病应激、肝合成蛋白质减少、氨基酸供应不足及体内蛋白质过多消耗等原因,血浆蛋白质水平会出现下降。下面将对血清白蛋白、血清前白蛋白、转铁蛋白及视黄醇结合蛋白等血浆蛋白指标及其意义进行简要介绍。

（1）血清白蛋白：血清白蛋白（albumin，ALB）在血浆蛋白质中的含量最多，对维持人体正常血容量和体液-电解质平衡起重要作用。ALB 的半衰期较长，约 20 d，且当人体短时间内蛋白质摄入不足时，机体可通过肌肉分解、释放氨基酸入血，以及循环外白蛋白向循环内转移等方式来提供合成 ALB 的基质，从而使 ALB 维持正常的浓度，故 ALB 水平更能反映机体较长时间内蛋白质的营养状况，持续性低白蛋白血症被认为是判断营养不良的可靠指标。人体正常及营养缺乏情况下 ALB 的参考值见表 26-6。

（2）血清前白蛋白：前白蛋白（pre-albumin，PAB）在血清中的含量及人体储存量均较少，且半衰期短（约为 1.9 d），是反映机体近期蛋白质营养状况的敏感指标。PAB 属于甲状腺素结合蛋白，也能灵敏地反映机体内脏蛋白质水平的变化；此外 PAB 也适用于输入白蛋白进行治疗的患者的营养评价。人体正常及营养缺乏情况下 PAB 的参考值见表 26-6。然而，血清 PAB 易受多种疾病的影响。如脱水和慢性肾衰竭患者可出现血清 PAB 升高的假象；而在高度应激状态（如感染、外科手术后、肝病、透析、恶性肿瘤等）反应后 1～2 d 内，血清 PAB 浓度可迅速下降，故在上述情况下不宜将 PAB 作为营养评价的指标。

（3）血清转铁蛋白：转铁蛋白（transferrin，TRF）又称运铁蛋白，是血浆中主要的含铁蛋白质，负责运载由消化管吸收和红细胞降解释放的铁，并以 TRF-Fe^{3+} 复合物的形式进入骨髓中，供成熟红细胞的生成。TRF 的半衰期为 8 d，能及时反映内脏蛋白质的急剧变化并较快反映营养支持治疗的效果。

（4）视黄醇结合蛋白：视黄醇结合蛋白（retinol-binding protein，RBP）是血液中维生素的转运蛋白。RBP 由肝合成，广泛分布于血液、脑脊液、尿液及其他体液中，测定 RBP 能在早期发现肾小管的功能损害，并能灵敏地反映肾近曲小管的损害程度，还可作为肝功能早期损害和监护治疗的指标。在营养支持治疗方面，因为 RBP 的半衰期短（3～12 h）、生物特异性高，且很多疾病都能影响 RBP 微循环，故 RBP 水平常用于特异性诊断早期营养不良或快速反映营养支持治疗的效果。Winkler 等通过分析正在接受营养支持治疗的营养不良患者血浆蛋白的变化，发现血浆 RBP 的变化早于白蛋白和转铁蛋白，并与氮平衡的相关性高于白蛋白和转铁蛋白。人体正常及营养缺乏情况下 RBP 的参考值见表 26-6。

表 26-6　血清蛋白评价标准

血清蛋白	正常	轻度不良	中度不良	重度不良
ALB/（g/L）	40～55	30～35	21～30	<21
PAB/（mg/L）	280～360	150～250	100～150	<100
TRF/（g/L）	2.0～4.0	1.5～2.0	1.0～1.5	<1.0
RBP/（mg/L）	40～70	—	—	—

2.肌酐身高指数　　肌酐是肌肉中的磷酸肌酸经不可逆的非酶促反应后产生的代谢产物。肌酐生成后进入血液，最终从尿中排泄。在肾功能正常的情况下，成年人 24 h 尿中肌酐排泄量基本恒定，不受尿量或饮食蛋白质摄入量的影响；然而在蛋白质营养不良、消耗性疾病或肌肉消瘦时，机体肌酐生成量减少，尿中排泄量亦随之减少，故临床上常用 24 h 肌酐排泄量与相应身高的比值，即肌酐身高指数（creatinine height index，CHI）来判断患者的营养状况，用于衡量机体蛋白质水平和评价机体肌肉组织的情况。CHI = 被测者 24 h 尿中肌酐排出量（mg）×100%/相同性别身高健康人 24 h 尿中肌酐排出量（mg），其中相同性别身高健康人 24 h 尿中肌酐排出量可参考表 26-7。需要指出的是，表中的数据摘自美国的营养学论著，因此更符合西方人的情况，然而我国目前尚无类似参考指标，很多营养学方面的论著仅宽泛地指出我国正常男性的肌酐排出量为 1 000～1 500 mg/24 h，女性为 700～1 000 mg/24 h，无法对实际营养评估工作进行有效的指导。虽然中国人民解放军总医院营养科在运用 Excel 函数实现 CHI 的快速自动化计算方面进行了尝试，但参考的依然是国外的相关数据（表 26-7）。

CHI 评定标准：CHI≥90%～100% 为正常，≥80%～90% 表示轻度营养不良，60%～79% 为中度营养不良，<60% 表示重度营养不良。

需要强调的是，CHI 在实际运用中存在一定的局限性。如肝肾功能衰竭、肾功能不全、肿瘤、年龄及严重感染等因素均会对肌酐排泄量造成影响,在使用过程中应加以考虑。

表26-7 与身高相关的尿肌酐正常参考值

男性		女性	
身高(cm)	尿肌酐排出量(mg/24 h)	身高(cm)	尿肌酐排出量(mg/24 h)
157.5	1 288	147.3	830
160.0	1 325	149.9	851
162.6	1 359	152.4	875
165.1	1 386	154.9	900
167.6	1 424	157.5	925
170.2	1 467	160.0	949
172.7	1 513	162.6	977
175.3	1 555	165.1	1 006
177.8	1 596	167.6	1 044
180.3	1 642	170.2	1 076
182.9	1 691	172.7	1 109
185.4	1 739	175.3	1 141
188.0	1 785	177.8	1 174
190.5	1 831	180.3	1 206
193.0	1 891	182.9	1 240

3. 氮平衡 氮平衡(nitrogen balance,NB)是评价机体蛋白质营养状况最常用和最可靠的指标之一,同时也是重症患者机体蛋白质代谢中非常有意义的指标,可反映蛋白质的摄入是否满足机体需要及体内蛋白质合成和分解代谢的情况。氮平衡的计算要求准确收集和分析患者氮的摄入量与排出量。其中氮的摄入包括经口、肠道和静脉输入的氮;而氮的排出形式包括尿氮、粪氮、体表丢失氮及非蛋白氮等。在一般膳食情况下,住院患者80%的氮以尿氮的形式排出,其可通过测定24 h尿素氮来确定,最经典的测量方法为凯式定氮法;而粪氮、体表丢失氮及尿中非尿素氮三者数量少且较为恒定,临床上可取常数3.5。氮平衡的公式如下所述。

氮平衡=氮摄入量(g)-[尿中尿素氮(g)+3.5],或氮平衡=蛋白质摄入量(g)÷6.25-[尿中尿素氮(g)+3.5]。

氮平衡判断标准:①摄入氮=排出氮,摄入氮能满足需求;②摄入氮>排出氮,正氮平衡,合成代谢>分解代谢;③摄入氮<排出氮,负氮平衡,合成代谢<分解代谢。

(三)营养风险筛查-2002

1. 概述 营养风险筛查-2002(nutritional risk screening-2002,NRS-2002)是2003年由丹麦、瑞士学者及欧洲肠外肠内营养学会(ESPEN)特别工作组提出的一种营养风险筛查的方法。该方法的开发者认为,临床营养支持治疗的对象不应局限于营养不良的患者,也应包括目前尚无营养不良,但是具有由于疾病和(或)治疗(如严重创伤、手术、化疗)而出现营养不良风险的患者。这一开发设想将营养支持治疗的适应证扩大到预防营养不良的发生。2006年,中华医学会肠外肠内营养学会(CSPEN)发布了我国首部肠外肠内营养指南,其中推荐在住院患者中使用NRS-2002作为我国营养筛查的首选工具。2013年,卫生部门颁布了临床营养筛查的行业标准《临床营养风险筛查》(WS/T 427—2013),规定应对年龄18~

90岁、住院过夜、入院次日8时前未进行急诊手术、意识清楚、愿意接受筛查的成年住院患者进行NRS-2002营养风险筛查,NRS-2002成为我国官方推荐的营养风险筛查方法。需要说明的是,虽然NRS-2002的可信度和有效性已在欧洲很多国家得到了验证,但该方法并不完美。首先,NRS-2002属于纯筛查工具,只能判断患者是否存在营养风险,不能判定患者是否存在营养不良的风险,也不能判定患者是否存在营养不良及营养不良的程度;其次,当患者卧床无法测量体重,或者有水肿、腹水等影响体重的测量,以及意识不清的患者无法回答评估者的问题时,NRS-2002的使用将受到限制;此外,NRS-2002筛查表中规定的疾病种类非常有限,当遇到筛查表中未出现的疾病时,则需要采用"挂靠"类似疾病的方式进行评分,故有导致误差增大的可能性。NRS-2002是新近发展的营养风险筛查工具,除欧洲、中国的应用研究较多外,其他国家和地区应用较少,其有效性和可信度还有待于更多的临床干预研究来证明。下面将对NRS-2002的操作方法和标准进行介绍。

2. 操作方法与标准　NRS-2002的具体步骤包括初步筛查和最终筛查。

(1)初步筛查:在初步营养风险筛查时,患者要求回答以下4个问题。①BMI<18.5 kg/m²吗?②过去3个月有体重下降吗?③过去的1周内有摄食减少吗?④有严重疾病吗?若患者对上述4个问题中任何一个回答"是",则需要接受最终筛查;若患者对以上问题回答均为"否",一般不用接受营养支持治疗,但若患者计划接受腹部大手术治疗,则仍可制订预防性营养支持治疗计划以降低营养风险。

(2)最终筛查:最终筛查的具体内容见表26-8。

表 26-8　NRS-2002 最终筛查表

评分项目	0分	1分	2分	3分
营养状况受损评分	正常营养状态;BMI≥18.5 kg/m²,近1~3个月体重无变化,近1周进食量无变化	3个月内体重下降>5%或食物摄入比正常需要量低25%~50%	一般情况差或2个月内体重下降>5%或食物摄入比正常需要量低50%~75%	BMI<18.5 kg/m²,且一般情况差或1个月内体重下降>5%(或3个月内体重下降>15%)或前1周食物摄入比正常需要量低75%~100%
疾病严重程度评分	正常营养需要量	需要量轻度提高;髋关节骨折,慢性病有急性并发症,肝硬化,COPD,血液透析,糖尿病,一般肿瘤患者	需要量中度增加;腹部大手术,脑卒中,重度肺炎,血液恶性肿瘤	需要量明显增加;颅脑损伤,骨髓移植,APACHE Ⅱ>10分的ICU患者
年龄评分	18~69岁	≥70岁	—	—

表26-8通过对患者的年龄(0~1分)、疾病严重程度(0~3分)和营养状态受损程度(0~3分)进行评分,三项指标得分相加为NRS-2002总分。当NRS-2002总分≥3分时,提示患者存在营养风险,而不是提示营养不良。营养风险的存在说明需要制订营养支持计划,但并不是实施营养支持治疗的指征,是否需要营养支持治疗应该进行进一步的营养评估。以下是对最终筛查步骤及得分意义的一点说明。

1)记分:NRS-2002总分=疾病严重程度评分+营养状态受损评分+年龄评分。

2)结论:总分值<3分提示患者需每周复查营养风险筛查。总分值≥3分提示患者存在营养风险,应开始制订营养支持治疗计划。

3)疾病严重程度的定义

1分:慢性病患者因出现并发症而住院治疗。患者虚弱但不需卧床。蛋白质需要量略有增加,但可以通过口服补充。

2分:患者需要卧床,如腹部大手术后。蛋白质需要量相应增加,但大多数仍可以通过人工营养得到恢复。

3分:患者在重症病房中靠机械通气支持,蛋白质需要量增加而且不能被人工营养支持所弥补,但是通过人工营养使蛋白质分解和氮丢失明显减少。

4）临床意义：对于下列所有 NRS 评分≥3 分的患者应制订营养支持治疗计划。

严重营养状态受损(≥3 分)。

严重疾病(≥3 分)。

中度营养状态受损+轻度疾病(2 分+1 分)。

轻度营养状态受损+中度疾病(1 分+2 分)。

3.记录表　2013 年,卫生部门颁布了临床营养筛查的行业标准《临床营养风险筛查》(WS/T 427—2013)中规定的营养风险筛查记录表如下(表 26-9),应按要求记录填写。

表 26-9　临床营养风险筛查记录表

内容
1.患者疾病情况
患者知情同意参加：是[　]；否[　]
患者编号：
经伦理委员会批准。批准号：
单位名称：　　　　科室名称：　　　　病历号：
适用对象:18 ~90 岁,住院 1 d 以上,次日 8 时前未行手术者,意识清者。是[　];否[　]
不适用对象:18 岁以下,90 岁以上,住院不过夜,次日 8 时前行手术者,意识不清者。是[　];否[　]
入院日期：
病房　　　病床　　　姓名　　　性别　　　年龄　　　岁　　　联系电话
2.临床营养风险筛查
主要诊断：
(1)疾病评分
若患有以下疾病,请在[　]内打"√",并参照标准进行评分。
注:未列入下述疾病者须"挂靠",如急性胆囊炎、老年痴呆等可挂靠于慢性病急性发作或并发症者计 1 分(复核者有权利决定挂靠的位置)。
髋骨折、慢性病急性发作或有并发症者、慢性阻塞性肺疾病、血液透析、肝硬化、一般恶性肿瘤患者(1 分)[　]
腹部大手术、脑卒中、重度肺炎、血液恶性肿瘤(2 分)[　]
颅脑损伤、骨髓移植、APACHE Ⅱ >10 分的 ICU 患者(3 分)[　]
疾病评分:0 分[　],1 分[　],2 分[　],3 分[　]
(2)营养状况受损评分
1)人体测量
身高(经过校正的标尺,校正至 0.1 cm)(免鞋)_____ cm
体重(经过校正的体重计,校正至 0.1 kg) kg(空腹、病房衣服、免鞋)_____ kg
体重指数(BMI)_____ kg/m² (若 BMI<18.5 kg/m² 且一般状况差,3 分;若 BMI≥18.5 kg/m² ,0 分)
小计:_____分
2)体重状况
近期(1 ~3 个月)体重是否下降? (是[　],否[　]);若是,体重下降_____ kg;
体重下降>5% 是在:3 个月内(1 分)[　],2 个月内(2 分)[　],1 个月内(3 分)[　]
小计:_____分

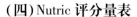

(四)Nutric 评分量表

重症营养风险评分表(severe nutrition risk score),又称 Nutric 评分(Nutric score),由加拿大学者 Heylend 等在 2011 年提出,适用于 ICU 病情危重、意识不清卧床患者的营养风险评估,能弥补常用营养风险筛查工具的缺陷,其评估内容包括患者年龄、疾病严重程度、器官功能情况、并发症、炎症指标及入住 ICU 前的住院时间。

Nutric 评分中包含了 APACHE Ⅱ 评分、SOFA 评分,这两个评分是目前 ICU 应用最广泛的危重症评分表,其量化了患者疾病严重程度和预后情况,是预测 ICU 患者病死率的重要指标。因此,Nutric 评分对预测患者临床结局具有重要意义(表 26-10)。

表 26-10 Nutric 评分量表(无 IL-6)

患者姓名: 性别: 年龄: 诊断:

入院时间: 测评时间: MNA 分值: NRS-2002 分值:

血清白蛋白(ALB,g/L): 前白蛋白(PA,mg/L): 淋巴细胞计数(TLC,×10⁹/L):

参数	范围	评分值
年龄/岁	<50	0
	50 ~ 75	1
	>75	2
APACHE Ⅱ 评分/分	<15	0
	15 ~ 19	1
	20 ~ 28	2
	>28	3
SOFA 评分/分	<6	0
	6 ~ 10	1
	>10	2
并发症数量/个	0 ~ 2	0
	>2	1
入住 ICU 前住院时间/d	0 ~ 1	0
	>1	1
IL-6/(ng/L)	0 ~ 400	0
	>400	1

注:①APACHE Ⅱ 评分为急性生理与慢性健康评分;IL-6 为白细胞介素-6。②将 6 项指标分别给予赋值,总分相加即为 Nutric 分值,总分 0 ~ 5 分为低营养风险组,6 ~ 10 分为高营养风险组。无 IL-6 指标时,总分 0 ~ 4 分为低营养风险组,5 ~ 9 分为高营养风险组。得分越高表明患者死亡风险越高。

(五)人体成分分析测定

人体由多种成分组成,目前人们认识到的就有 35 种以上,按其组成的简单到复杂可分为 5 个层次:原子、分子、细胞、组织系统及人体,健康个体各成分间有一个相对稳定的比例关系。人体组成的测定是人体生物学诸多方面研究的核心。营养不良、疾病、创伤应激以及康复期间人体代谢发生各种变化,其组成也相应发生改变。因此,监测人体组成变化对于了解疾病、创伤、营养不良对人体的影响以及营养支持的疗效就显得十分重要。临床上,人体组成的测定、评价经过了漫长的发展阶段。近年来,随着人体组成概念以及科学技术的发展,人体组成的测定方法也越来越成熟,并广泛地应用于科研和临床实践中,成为营养支持中一个重要的监测指标。人体组成模式是人体组成测定的基础,也是研究物质、能量代谢的核心。

人体成分分析仪(Biospace In Body 3.0)是对人体成分进行检测评估的精密仪器,近年来应用于临床医学。它利用生物电阻抗的原理,测定人体水分含量,根据人体成分水、蛋白质、脂肪、无机物的不同组成比例,由内置软件分析而得出结果。主机有 8 个接触电极,分别与手、足接触,具有节段性、多频率检测的特点,结果更准确可靠。Biospace In Body 3.0 可以提供的数据有去脂体重、体脂肪、身体脂肪比例、身体水分总量、细胞内液、细胞外液、节段液体分布(上肢、下肢、躯干)、腹部脂肪分布比例、肌肉形态(低肌肉型、肌肉型)、健康评估、体细胞群、手臂肌肉围度、基础代谢率、身体体重指数等。测定完毕全部数据打印在报告单上,也可同时储存在电脑里,以备重复对比。

1. 人体成分分析的测定方法　人体成分分析仪:患者取平卧位,待其脱掉鞋袜等,用 75% 的乙醇将患者手指和脚踝擦干净后,将手部电极 LA 套在左手,RA 套在右手,标识为 Thumb 的电极套在拇指,标识为 Middle 的电极套在中指,RL 套在右脚,LL 套在左脚。标识为 I 的部位处于脚的内侧,标识为 V 的部位处于脚的外侧,电极处于脚踝骨和脚后跟之间。脚背高的受试者不能够往前套住脚电极时,请往脚后跟后部套住。按操作界面进行检测,检测完毕后,关闭仪器,将电极取下,感谢患者的配合,协助患者取舒适体位,整理床单位。将仪器推回营养监测室。重新预热仪器,连接打印机,将结果打印好,标明患者床号、姓名,并签名,将报告单交给医师。

2. 人体成分分析测定注意事项

(1)患者应在空腹或进食 2~3 h 后进行测量,测量前排大小便,尽量穿轻而少的衣服,以最大限度地减少误差。这是因为食物、尿液等不能成为电流的通路,分析仪可能将其当成脂肪,从而影响分析结果。

(2)测定前要站立 5 min,以减少因突然站立血液往下肢流动而造成的影响。测量时不能带较重物品及饰物,如手机、钥匙、手镯等。手足与电极的接触部位要紧密、准确。测量过程中保持安静,尽量减少说话。手足太小的儿童及有手足残疾者,因不能与 8 个电极接触,不宜进行测量。

(3)体重低于 20 kg 或高于 100 kg 的患者不宜测量。因体重太轻时结果不够准确;体重过重时超出仪器负荷,有可能损坏机器。带有心脏起搏器的患者不宜进行测量,因为电流会使起搏器的功能发生紊乱。

3. 临床意义

(1)评定患者营养状况:准确评定患者的营养状况对提高临床营养的效果是非常重要的。营养评定的方法很多,如人体测量、生化检查、人体组成测定、临床检查等,但多数方法存在操作费时、费用高、有痛苦、结果不够准确全面等缺陷。人体成分分析仪应用简便、安全无痛苦,并且可以提供重要的、可靠的人体临床营养信息,如细胞内液、细胞外液、水分分布、体细胞群、臂围、蛋白质、脂肪、基础代谢等,能帮助我们全面了解患者的营养状况,指导临床营养支持治疗计划的制订和实施。

(2)具有重复性、对比性特点:人体成分分析仪可以与微机连接,根据患者需要可进行多次测量,把结果输入微机进行对比。有关资料报道,人体的体细胞群、水分组成对临床营养支持干预能表现出快速的反应,比体重指数更敏感。

(3)优点:该种监测具有方法简便易操作、结果全面可靠、患者无任何痛苦、易被患者接受及信任等优点,能提高临床营养支持治疗的效果,促进患者早日康复。

4. 常见问题及对策

(1)仪器安放要平稳,专人保养,严格操作规程,以避免损坏仪器,保证仪器正常运行。

(2)打开仪器后,必须等仪器自行校正完毕后才能进行测量,否则仪器不能正常工作。

(3)手足角质层较厚或干燥时,会影响电流传导,无法测量。可用仪器配套的电解湿巾擦拭电极和手足。对足部角质层太厚太干燥的患者,如老年患者、裹足的患者等,擦拭仍不能测量时,可将电解湿巾贴在足底 3~5 min,或指导患者用温水泡脚后再进行测量。

(4)体质较弱的患者测量时,注意患者的安全,有专人在旁保护,避免患者摔倒等意外发生,但不能接触患者,以免影响测量结果。

二、创伤重症营养护理与管理的实施

(一)主要护理问题

1.营养不良——低于机体需要量 创伤重症患者出现的营养不良主要与摄入量不足、机体代谢增高、营养丢失过多等因素有关。在应激状态下发生神经、内分泌反应:此时交感神经系统兴奋,导致机体处于高代谢状态,使机体的静息能量消耗(REE)增加。根据创伤的严重程度不同,REE 一般可增加20%~30%不等,大面积烧伤的 REE 会增加50%~100%。如果危重状况持续存在,机体组织不断被消耗,若得不到及时纠正和营养物质的补充,会出现不同程度的蛋白质消耗。营养物质摄入不足引起的营养不良很容易通过营养支持得以逆转和纠正,但是在疾病分解代谢旺盛期,能量负平衡及负氮平衡却无法单独通过营养支持得以逆转,即使是摄入大量营养物质也无法纠正,只有在有效地控制原发病症,炎症反应得到控制,机体进入合成代谢阶段,才能有效地恢复消耗的机体组成。临床上应根据全面营养评定的结果,判断营养不良的类型。营养不良主要分为3类。

(1)蛋白质营养不良:营养良好的患者在严重创伤时,因应激状态下的分解代谢和营养素的摄取不足,导致血清蛋白、转铁蛋白降低,细胞免疫功能与总淋巴细胞计数也降低,但人体测量的数值正常,临床上易被忽视,只有通过内脏蛋白与免疫功能的测定才能诊断。

(2)蛋白质-能量营养不良:患者由于蛋白质-能量摄入不足而逐渐消耗肌肉组织与皮下脂肪,是临床上易于诊断的一种营养不良。表现为体重下降、人体测量数值及肌酐身高指数均较低,但血清蛋白可维持在正常范围。

(3)混合型营养不良:患者由于长期营养不良而表现有上述两种营养不良的某些特征,是一种非常严重、危及生命的营养不良。骨骼肌与内脏蛋白均有下降,内源脂肪与蛋白质储备空虚,多种器官功能受损,感染与并发症的发生率明显增高。

2.有感染的危险

(1)创伤重症患者由于蛋白质-能量营养不良,机体必需氨基酸、脂肪酸、微量元素等营养素缺乏,会造成非特异性和特异性免疫功能低下,表现为补体生成、激活受损,粒细胞趋化和对细菌杀伤力降低,对细菌调理能力低下,淋巴细胞总数(total lymphocyte count,TLC)下降,结核菌素(old tuberculin,OT)试验阳性率下降。这将导致患者的感染抵抗力下降,对感染的易感性增加。由于创伤重症患者往往需机械通气,以及置入多种管道,这就增加了导管相关性感染的发生机会。

(2)创伤重症患者还由于不能经口进食,导致唾液及胃酸分泌减少,而唾液及胃酸具有抗菌的作用,当患者置入鼻胃管后,也就破坏了这一免疫防护途径,加之,在配制肠内营养液时若无菌观念不强,将已污染的营养液输入胃肠道内,则可能会造成患者严重的胃肠道感染。

(3)营养不良还可导致肺蛋白质合成能力下降,肺表面活性物质的减少,可引起肺组织塌陷,无效腔通气增加,肺氧合能力下降。营养不良使呼吸道分泌的免疫球蛋白浓度降低,再加上肺换气不足,纤毛运动减弱、无法有效咳嗽以及呼吸道对入侵细菌的抵抗力下降,容易引起肺部感染。

3.有高血糖的危险 创伤后血糖浓度升高是机体在内分泌控制下肝产生葡萄糖增加和外周组织摄取利用葡萄糖减少所致。尽管如此,创伤后不同时期糖代谢改变的调节机制是不同的。在低潮期,高血糖与血浆胰岛素分泌抑制密切相关。创伤早期血浆胰岛素水平下降,提示 B 细胞对葡萄糖刺激的反应性下降。同时也与继发的儿茶酚胺、生长抑素产生增加,抑制了胰腺血流和增加了交感神经活性有关。在涨潮期,B 细胞敏感性恢复正常,胰岛素水平回升到合适浓度,但高血糖仍然持续,这可能与胰岛素抵抗现象有关。

4.有低血糖的危险

(1)肠外营养支持时会根据具体情况添加一定量的胰岛素以控制血糖水平,预防高血糖的发生。但在高血糖纠正过程中,如果血糖下降太快会发生低血糖甚至导致脑细胞水肿。另外,创伤患者经一阶段时间的肠外营养,体内胰岛素分泌增加,以适应外源性高浓度葡萄糖诱发的血糖变化,此时若突然中止营养液的输入,因体内血胰岛素仍处于较高水平状态,就极易发生低血糖,甚至出现低血糖性昏迷。

(2)肠内营养支持时,创伤重症患者发生低血糖症多由于营养液滴注过少、胰岛素滴注过快,或见于长期接受鼻饲饮食突然停止者。在停用要素饮食时,应缓慢进行,期间注意观察患者是否出现心悸、乏力、头晕、出冷汗等低血糖反应,同时补充其他形式的葡萄糖,防止低血糖的发生。

5. 再喂养综合征　再喂养综合征(refeeding syndrome,RFS)发病机制:创伤重症患者处于高分解代谢状态,血胰岛素浓度下降,外源性糖类摄入量明显减少,胰岛素分泌减少,胰高血糖素释放增加,体脂和蛋白质分解增加,肝糖异生作用增强并成为机体的主要能量来源,体内磷、钾、镁等电解质平衡紊乱和维生素储备耗竭。此时摄入大量营养物质,尤其是肠外途径供给大量糖类,血糖增高,血胰岛素浓度升高,胰岛素作用于机体各组织,合成代谢增强,导致磷、镁、钾等离子进入细胞内,造成低磷血症、低镁血症及低钾血症。低磷血症影响细胞膜稳定性,造成溶血性贫血,心肌及横纹肌溶解。低镁血症可诱发心律失常、心肌及血管收缩能力降低,从而发生低血压或充血性心力衰竭。低钾血症可引起神经肌肉系统瘫痪、麻痹、呼吸抑制、肌无力症状,甚至心搏骤停。磷、镁、钾等电解质平衡紊乱常伴有水及酸碱平衡紊乱,最常见的是代谢性酸中毒,并从而进一步造成各器官、系统功能障碍,细胞外液扩张(增多),心脏、循环负担加重而导致急性心力衰竭。突然摄入的糖类会增加呼吸系统负担,可增加 CO_2 的产生量和氧耗量,增加呼吸商,结果是每分通气量增加,导致呼吸困难。

6. 肠内营养不耐受　亦称喂养不耐受综合征(feeding intolerance syndrome,FIS),肠内营养时,由于重大创伤和大手术后患者处于急性应激情况下,胃肠道血流灌注急剧减少,胃黏膜缺氧(水肿和胃蠕动时间、排空速度减慢是发生胃潴留的主要原因)。另外,由于膳食的高渗、注入速率过快及应用含有乳糖或被细菌污染的膳食等原因,患者可出现对肠内营养不能耐受的表现。此种情况在开始肠内营养时或中途更换膳食种类时最易出现。胃内喂养时,患者不能耐受的主要表现为上腹胀痛、肠痉挛、饱胀感、恶心,严重者可出现呕吐、腹泻。

(1)腹泻:较常见,是干扰 EN 的主要问题,其发生率为 20% ~ 40%。与 EN 相关的腹泻并发症,通常认为是多种因素造成的,包括病情、营养液的种类、供给营养液的技术以及肠道对营养液刺激而发生的分泌反应等。肠腔内水分的吸收取决于肠腔与血管内血浆渗透压之间的增减率,当营养液渗透压过高时,肠道对水分的吸收减少,导致非感染性腹泻。糜烂性口炎、感染性腹泻、营养不良等均可引起机体乳糖酶缺乏,此时摄入以牛奶为基础的 EN 营养液时,由于大量未水解乳糖进入肠腔,造成高渗透压,减少了结肠对水分的吸收,导致腹泻。在大手术后肠内缺乏足够的脂酶,摄入 EN 营养液中脂肪过多可发生腹泻。营养液配制不当、温度较低时,可引起肠道蠕动增加、排空加速,导致腹泻、腹胀。当血清蛋白<25 g/L 时,对标准食物不能耐受易出现腹泻。有研究表明,血清白蛋白<20 g/L 的 EN 患者腹泻发生率为 27%;>20 g/L 的 EN 患者腹泻率为 10.5%;多项研究证实,接受抗生素治疗的 EN 患者腹泻发生率为 20% ~ 50%,与广谱抗生素使用改变了肠道正常菌群分布、抑制肠道正常菌群对病原微生物的抵抗作用有关。

(2)恶心、呕吐:在接受肠内营养支持的患者中的发生率为 10% ~ 20%。在意识障碍患者,呕吐常造成误吸、肺部感染及败血症的发生。恶心、呕吐的原因很多,主要有高渗透压导致胃潴留,输注速率过快,乳糖不能耐受,营养液配方中脂肪含量过高等,其中胃排空障碍是恶心、呕吐最主要的原因。胃排空障碍常见于低血压、感染、应激状态及麻醉和手术后等,可影响胃排空。吗啡、可待因、芬太尼及抗胆碱能药物等均可影响胃的动力。

(3)腹胀、肠痉挛:为肠内营养常见并发症,其发生与快速输注营养液、配方制剂温度过低、营养制剂类型选择不当、高渗透压、吸收不良等因素有关。

7. 管饲并发症　行肠内营养的过程中,护理不当会出现以下喂养管相关的机械性并发症:如压迫性损伤、喂养管堵塞、喂养管移位和脱出、喂养管拔出困难或造口的相关并发症。

(1)鼻、咽及食管壁压迫性损伤:主要原因在于肠内营养时,选择的喂养管粗且较硬,长期放置后压迫鼻、咽及食管壁,导致黏膜糜烂、出血及坏死。

(2)喂养管堵塞:是肠内营养过程中最常见并发症,其发生与导管内径、护理质量及留置时间有密切的关系。喂养管内径小、管道留置时间长及护理质量不到位(冲管不及时等)都可以增加管道堵塞的发生率。

（3）喂养管的移位、脱出：主要与患者意识障碍、喂养管固定不牢或缝线松脱有关，也可因患者翻身不慎或患者躁动不安将喂养管自行拔出而引起。

（4）喂养管拔出困难：与喂养管质地较硬，嵌入胃肠黏膜中，引起拔管困难有关。空肠造瘘管与肠壁或腹壁脏层缝合结扎固定过紧也会造成喂养管拔出困难或有很大阻力。

（5）造口相关并发症：造口并发症包括胃造口并发症及空肠造口并发症，表现为造口出血、喂养管脱出、造口管周围渗漏、造口周围皮肤感染或糜烂。①胃造口并发症的发生常与胃管和腹前壁之间无严密固定有关。②空肠造口并发症可因操作人员技术或肠管异常蠕动导致。

8. 潜在并发症　脏器损害、坠积性肺炎、深静脉血栓、皮肤完整性受损、挛缩。

（1）脏器损害

1）肝损害：营养支持中特别是长期肠外营养支持，常常会引起肝损害，主要病理改变为肝脂肪浸润和胆汁淤积，目前将此类肝损害统称为肠外营养相关肝损害（parenteral nutrition associated liver disease，PNALD）。PNALD 的发生机制目前尚未完全阐明，严重创伤应激、感染以及肠道细菌移位、炎症因子等均是 PNALD 发生的因素。另外，长期禁食时肠内缺乏食物刺激，过高的能量供给，葡萄糖、脂肪与氮量的提供不合理，胆汁淤积及营养制剂中某些成分的不合理也与 PNALD 的发生可能有关。过多的热量，无论是以糖或脂肪供能的超量输入，特别是过量葡萄糖，进入体内后不能被完全利用，而转化为脂肪沉积于肝内，引起脂肪肝。

2）胆道系统疾病：长期肠外营养使肠道处于休息状态，肠道激素的分泌受抑制。胆囊收缩的最主要刺激因素是缩胆囊素（cholecystokinin，CCK）的释放，肠外营养时 CCK 的缺乏导致胆囊动力下降，不可避免地出现胆汁淤积，胆囊或胆道系统结石形成。胆汁淤积和胆囊结石形成还可能进一步诱发急性胆囊炎、急性胰腺炎和胆道感染等并发症。有研究发现，进行全肠外营养46周的患者胆囊动力下降和胆汁淤积的发病率分别为50%和100%。

3）肠道结构和功能损害：长期肠外营养时由于胃肠道长时间缺乏食物刺激，导致肠黏膜上皮绒毛萎缩、变稀，皱襞变平，肠壁变薄，肠道激素分泌及动力降低，小肠黏膜细胞退化及营养酶系的活性降低，肠黏膜上皮通透性增加，肠道免疫功能障碍，以致肠道黏膜的正常结构和功能损害，导致肠道细菌移位而引起肠源性感染，甚至导致肠源性败血症。

（2）坠积性肺炎：坠积性肺炎（hypostatic pneumonia）多见于严重消耗性疾病，尤其长期卧床的营养不良患者，易引起肺底部长期充血、淤血、水肿而发生炎症。坠积性肺炎属于细菌感染性疾病，多为混合感染，临床症状以发热、咳嗽和咳痰为主。实验室检查一般为白细胞增多，中性粒细胞比例增高，痰菌检查和痰培养阳性，胸部 X 射线检查双肺下部或单侧肺下部不规则片状密度增高影，边缘模糊密度不均匀。因此对长期卧床的创伤重症患者要定时翻身、拍背，保持肺功能，避免血流停滞于肺底。

（3）深静脉血栓形成：目前普遍公认血流滞缓、静脉壁损伤和高凝状态是深静脉血栓形成（deep venous thrombosis，DVT）的三大因素。创伤重症患者发生血栓性静脉炎的常见原因有卧床过久、活动少而引起下肢血流缓慢；血液凝固性增高，常处于高凝状态；血管壁因手术、创伤、反复穿刺置管或输注高渗性液体、刺激性药物所致血管内膜损伤或肠外营养时静脉内长期留置导管导致静脉内血栓形成。

（4）皮肤完整性受损

1）压力性损伤：创伤重症患者因营养不良、有效循环血量不足会引起肾血流速和肾小球滤过率降低，同时排泄多余盐和水分负荷的能力降低，使得机体细胞外水分增多，出现水肿，临床上称之为"营养不良性水肿"。营养不良性水肿的患者往往皮肤菲薄，易发生受压部位的皮肤损伤。

2）鼻黏膜的受损：患者鼻腔由于长期受喂养管的局部压迫、患者皮肤对固定胶带过敏或鼻贴固定处皮肤不清洁，不及时更换固定胶带将导致胶带粘贴处的局部皮肤损伤。

（5）肌萎缩：创伤重症患者由于严重的负氮平衡，机体蛋白质合成/分解平衡被打破，大量骨骼肌蛋白被降解，用于肝合成功能蛋白和内脏蛋白，以维持基本的生存需求，患者通常表现为消瘦，并逐渐导致患者的肌肉力量及耐力下降，从而发生肌肉组织形态学改变，Ⅱ型肌纤维数量明显减少，并发肌肉萎缩。

（二）护士在创伤重症营养管理中的作用

1. 营养支持小组在创伤重症患者中的作用

（1）成立营养支持小组目的和意义：国际上，在临床营养支持出现后不久就有了营养支持小组。大量文献报道，在住院患者中存在较高的营养不良发生率，以及由此产生极为严重的后果。在营养支持过程中，出现过多的中心静脉导管相关败血症以及机械性和代谢性并发症。营养支持小组对患者进行营养筛查、评定、制订营养支持实施计划，监测胃肠道耐受性和并发症，评价营养支持效果和决定停止或更换营养支持方式。然而，这些工作需要经过专业培训、掌握营养支持理论知识并精通营养支持实践的操作人员。近年来，临床营养支持理论和技术方法在快速发展和完善，对从事营养支持的医护人员提出较高要求，向专科化、专业化、专职化发展，使营养支持更加精准、更加有效，减少由于营养不良而增加的住院时间，或不合理使用营养支持所导致的过高的医疗费用。

（2）营养支持小组的目标与任务：营养支持小组的目标是为患者提供合理的营养支持，包括识别患者是否存在营养不良，或是否存在发生营养不良的趋势；为患者进行科学的营养评价，并制订合理的营养支持方案；为患者提供安全、合理、有效的营养支持。为达到这些目标，营养支持的任务是规范营养支持工作，如制定统一的营养支持常规，制定医院应用的肠内和肠外营养支持规章制度、政策和使用程序，制订规范的会诊单、配方单、监测单和巡视单等；负责对全院患者营养治疗/护理会诊，包括对会诊患者进行营养和代谢评价；对营养支持进行质量控制，包括对接受营养支持的患者进行严格的实验室和临床监测，并及时调整营养支持的方案，及时处理在营养支持过程中出现的各种问题和并发症；承担对在职医护工作者进行营养支持知识的教育和培训，以及对患者进行营养支持知识的宣教等工作的责任；进行营养支持的研究工作，推动营养治疗/护理学科向前发展，包括不断发展和完善营养支持的理论和方法，进行营养和代谢支持的产品研发以及用来评价营养的指标；执行家庭营养支持计划，对患者进行随访和营养监测；开设营养支持门诊，提供营养咨询等服务。

（3）营养支持小组的组成：营养支持小组应该是多学科合作的小组，主要由医师、营养师、药剂师和护士组成。随着社会的发展，营养专科护士及营养学组的骨干、社会工作者也加入其中。

（4）营养支持小组的益处：营养支持小组会使患者获益。主要有降低营养支持过程中的中心静脉导管相关败血症以及机械性和代谢性并发症的发生率；实施科学有效的营养支持，能改善患者营养状态，提高患者生活质量，降低住院患者的医疗费用。

（5）营养支持小组的运作：国外营养支持小组的运作模式分为集中管理制和非集中会诊制两种，前者是医院成立一个独立的提供营养支持服务的部门，承担营养支持的全部责任，包括中心静脉导管的置入和护理，实施肠内、肠外营养支持以及出院后的家庭营养支持计划；后者是成立一个委员会或营养咨询小组，主要进行会诊、最初的营养评价和向提出会诊的医师提供有关营养支持的配方及监测的建议，并每周 3 次对患者的营养治疗效果进行评估，但最终做决定和承担责任的是主管床位的医师。国内的营养支持小组运作模式不统一，通常从事临床营养支持的都是外科医师，这些医师在所在科室组成一个小组，在完成本身常规工作之外从事营养支持的研究与实践工作，因此还需进一步的发展。

创伤重症患者处于高代谢状态，能量消耗极高，蛋白质丢失量大，出现负氮平衡，体重下降，免疫功能降低，如治疗上无足够的营养补充可出现严重的营养不良，导致治疗时间延长，并发症发生率和病死率增高、生活质量严重降低等后果。针对创伤重症患者，医院应组建营养支持小组，成员需包括临床医师、临床营养专家、临床营养专科护士、营养护理学组骨干、营养配液室护士、内镜医师等。

营养支持小组的任务及分工如下：临床营养医师参与每天早晨 7:30 的查房，了解患者病情。对患者进行营养评估、制订营养支持方案。内镜医师负责在内镜下给患者放置 EN 导管。临床营养专科护士负责患者营养的评估、监测、疑难护理问题处理、导管维护、营养操作技术指导等。营养护理学组人员每天10:00、16:00 护理查房，检查各项营养相关措施的应用和指导营养护理并发症的处理。营养配液室护士负责 PN 和 EN 的配制和输注。经过临床实践检验证实，营养支持小组能够规范应用营养支持治疗的理念，科学实施营养支持治疗，使创伤重症患者的营养指标明显改善，也为患者后期救治提供了强有力的保障。

2.发挥营养专科护士在营养管理中的作用 专科护士在国外是指具有硕士或博士学位,且在某一专科领域能够为患者提供较高水平护理服务的注册护士,并在临床护理实践中致力于护理服务质量的提高。我国将专科护士定义为在某一临床领域具有广博的经验,具有先进的专业知识和高超的临床业务能力,并能向患者提供最高质量护理服务的护士。江苏省是全国首次招收临床营养专科护士的省级专科护士培训基地。自2008年至今已毕业共150余人,且毕业后在各级医院的临床营养支持护理中发挥了重要作用。在创伤重症患者的营养管理中,临床营养专科护士负责熟练操作营养代谢检测仪器,准确监测患者的营养状况、营养途径的维护、定期随访患者、监测患者营养状况、参与医护会诊、提供心理支持和生活指导、并发症的处理等。实践证明,临床营养专科护士在疾病治疗护理、新技术开展、临床营养研究等方面均起到不可替代的作用,促进了营养护理专业化发展。

3.创伤重症患者康复阶段家庭营养支持护理 家庭营养支持是指在专业营养支持小组的指导下,病情相对平稳的患者在家中接受营养支持的方法。家庭肠外营养(home parenteral nutrition,HPN)技术要求较高,并发症较严重,故使用较少。随着医学技术的发展,尤其是EN制剂和置管技术的发展,越来越多的患者能在家庭中接受营养支持治疗,家庭肠内营养(home enteral nutrition,HEN)应用简便、安全,成为目前主要的应用形式。创伤重症患者在临床治愈后,部分患者需回归到家庭接受家庭营养支持治疗。在这个过程中,营养支持小组发挥着重要作用。主要有以下内容:①营养支持小组护士对患者和家属进行营养支持的相关教育,包括营养液的输注技术和营养管道的护理;②常见并发症的监测、预防和处理,可能出现的问题及应对方式,保证患者任何时候出现问题都知道如何联系营养支持小组成员;③建立家庭营养档案,记录患者的家庭住址和有效联系方式,输注的途径,营养液的名称和每天用量,教会家属掌握HEN护理常规,告知护师的联系方式;④针对患者进行出院前最后一次管饲的护理示范和指导;⑤进行电话随访,患者有问题也可随时向医护人员咨询,遇到不可解决的问题,与护士约定时间进行家庭访视。

家庭访视包括出院后1周内由护师联系家属,进行第1次家庭访视,解答患者在家庭营养支持中所遇到的问题,并给予指导和帮助,消除患者及其家属的顾虑,让患者迅速适应家庭营养支持。第2次家庭访视由护师联系,确定时间。访视患者确定其是否掌握营养支持的相关知识和技术。检测肝肾功能、电解质、微量元素等和营养状况指标,观察影响营养支持效果的因素(社会家庭关系、情绪、用药、运动、睡眠和环境等)。第3次家庭访视时间确定后,由营养师携带人体组成分析仪对患者的营养状况进行分析。以后每3个月进行1次访视,直至患者恢复正常饮食后拔管。护师记录每次访视的时间和内容,如患者肝肾功能、电解质、血糖、微量元素等以及营养状况;同时在家庭访视中注重进行健康教育,主要有:营养液输注浓度和量的控制、给药指导、导管堵塞的处理、出现并发症如何记录及寻求医护人员的帮助、休息与活动指导等,为患者下一步确定性手术或治疗打下良好基础。

(三)创伤重症营养护理目标

1.改善患者的营养状态 患者在严重创伤、感染、大手术等应激状况下,机体内态环境失衡,处于高分解代谢状态,静息能量消耗(REE)增加,糖、蛋白质及脂肪代谢紊乱,如果危重状况持续存在,机体组织不断被消耗,加上摄入热量及蛋白质不足,可迅速出现严重的营养不良、免疫功能下降、重要器官功能异常。此时如果得不到及时、足够的营养补充,机体就会出现不同程度的蛋白质消耗,影响器官的结构和功能。合理的营养支持可改善患者的营养状态,恢复细胞、脏器的功能,促进患者的康复。

2.减少机械通气时间 营养不良可导致膈肌、肋间肌等呼吸肌的重量下降,从而影响机体的呼吸功能,最大通气量及一秒用力呼气容积(forced expiratory volume in one second,FEV1)均明显降低,营养不良的危重患者摆脱机械通气的时间延长,积极的营养支持,尤其补充足够的蛋白质,能增加呼吸肺活量,增强呼吸肌力,改善呼吸功能,从而减少机械通气时间。

3.减少ICU/医院住院时间 营养不良在创伤重症患者中发病率很高,因此营养支持是创伤重症患者治疗中的一项重要措施,尤其长期处于持续高分解代谢状态的危重患者,合理的营养支持可减轻蛋白质消耗和营养不良,维持机体重要器官的结构和功能,减少并发症及入住ICU的时间,显著改善危重患者的预后。

4.减少医疗费用支出 营养不良可引起机体明显的代谢及生理变化,营养不良几乎会影响机体的全部器官,尤其是重度热量-蛋白质缺乏性营养不良可影响机体各个器官和系统的结构与功能。营养不良与并发症相关联,伴有代谢应激的患者,营养需求(尤其是对于蛋白质的需求)高于没有伴有代谢应激的患者。如果伴有代谢应激的患者没有得到足够的营养治疗,机体就会用自身的蛋白质储备来满足能量需求。这样就会延缓伤口愈合,损伤免疫功能,因而增加并发症的发生率。大量的临床研究发现,营养不良对患者的临床结局造成负性影响,创伤重症患者具有更多的营养相关的并发症,如更高的伤口感染率、更长的住院时间、更高的死亡率以及更高的医药费用。

(四)营养护理措施

1.喂养途径的护理　营养支持的途径可分为肠外与肠内两大类,肠外营养可采用经腔静脉或周围静脉的途径。选择的依据是:①患者的病情是否允许经胃肠道进食,在重症胰腺炎、胆道感染时,为了使消化道休息,禁食本身也是治疗方法之一。②胃肠道的供给量是否可以满足患者的需要。③患者的胃肠道功能是否紊乱,腹腔内疾患常影响胃肠道功能而不能进食,但腹腔外疾患(如感染)也常导致胃肠道功能紊乱,患者不能经胃肠道进食或进食量很少。④患者有无肠外营养支持的禁忌,如心力衰竭、肾功能障碍等。⑤营养支持时间的长短。⑥是否能经周围静脉输注营养物质。

近20年来,对营养支持途径的选择有很多讨论,现在的观点较为一致,即肠外和肠内两种营养支持方法,但各有其优缺点,有各自的适应证,可根据不同的患者以及患者的不同疾病分期来选择。合理的营养支持途径的选择原则是:①肠外营养(PN)与肠内营养(EN)两者之间先选用EN。②经外周静脉肠外营养(peripheral parenteral nutrition,PPN)与经中心静脉肠外营养(central parenteral nutrition,CPN)之间应优先选用PPN。③EN不能满足患者营养需要可用PN补充。④营养需要量较高或期望短期改善营养状况时可用CPN。⑤需较长时间营养支持者应设法应用EN。创伤早期,机体内环境不稳定,无论什么形式的营养支持均难奏效,且会加重代谢障碍,一般48～72 h后,无特殊情况,纠正内环境失衡后,尽早给予营养支持。

创伤患者营养支持的途径及其选择方面,如果消化道未受损害且功能良好,可给予EN治疗;肠功能受到影响者,应辅助其他手段,促进肠功能恢复及保护肠黏膜屏障,可采用PN+EN方式治疗;对肠功能障碍者,先PN治疗,尽早恢复肠道功能,再转为EN或联合治疗。

肠外营养经过几十年的临床实践,从理论、技术到营养制剂都得到了很大的发展,取得了显著成就。目前,肠外营养已被临床普遍接受,其疗效也得到大家的共识,是一种安全、有效的营养支持方法。但是,肠外营养尤其是长期肠外营养可导致一系列并发症,严重者甚至可危及患者生命,肠外营养并发症有些是该营养方式本身存在不足所致,有些则与临床操作不当,护理、监测不够有关。因此,肠外营养期间规范操作,严密、定期监测以及精心护理对于并发症的预防、发现并及时处理就显得极为重要。

(1)静脉导管相关并发症防治

1)空气栓塞:空气栓塞临床较少见,可发生在置管、输液及拔管过程中。少量空气进入一般无影响,大量空气进入后患者出现呼吸困难、发绀、血压下降、心动过速、意识不清甚至死亡。因此,进行静脉穿刺时应置患者于头低脚高位,并嘱患者平静呼吸,在卸下注射器时应随即堵住穿刺针接头部位,每次输液时注意空气的排空,更换输液管道时要夹闭静脉导管,防止空气进入管内,导管护理时要有防止接头脱开的保护措施。

2)导管堵塞:导管堵塞是长期留置导管最常见的非感染性并发症,相关文献报道其发生率高达21.3%。临床中导管堵塞主要表现为在输注液体时有阻力或抽吸回血有困难。原因有血栓形成因素与非血栓因素,其中非血栓因素约占27%。对于静脉营养液而言,其pH值>6.6,则脂肪乳易产生磷酸钙沉淀,引起非血栓性堵管。另外,输注配伍禁忌药物、冲封管方法不正确也是导管堵塞常见原因。因此,营养液输注时应注意以下问题。①仔细观察有无扭曲、折叠,解除扭曲和折叠或调整患者体位可使导管再通。②严格遵守药物配伍禁忌,合理安排输液顺序。③长期输入营养液时每4 h用生理盐水20 ml脉冲式冲管,每次输液前后用生理盐水20 ml冲管。禁止使用10 ml以下注射器进行正压注射、封管及溶栓。④应用5 000～10 000 U/ml尿激酶或其他溶栓药物处理导管堵塞,若通管失败应拔管。⑤若导管堵塞原因为脂肪乳剂堵塞,可使用75%酒精或0.1%氢氧化钠清除。

3)导管滑脱:导管滑脱是深静脉留置期间常见的意外事件,要注意合理、严格地进行导管的维护,尤其是导管的固定一定要应用蝶翼交叉的方法,妥善固定。并标注在体内的长度,每班交接查对。对于意识不清的患者要做双手固定或戴防拔管手套,防止意外拔管。妥善连接输注装置,以防连接处松脱。

4)血栓性静脉炎:血栓性静脉炎是指静脉血管腔内急性非化脓性炎症的同时伴有血栓形成,是周围静脉营养常见的并发症,主要与静脉内置管超过 24 h、静脉内输注高渗营养液、营养液 pH 值较低、静脉血流不畅、血液凝固性增高以及静脉导管的材质等因素有关。临床上表现为患肢局部红肿、疼痛、可触及痛性索状硬条或串珠样结节。血栓性静脉炎一般无须特殊治疗,只需对症处理,受损的静脉部位热敷和用非类固醇抗炎药有助于缓解症状,严重者可拔出留置的导管。临床上,输液中加入小剂量肝素(100 U/L)可明显减少导管内或导管尖端纤维蛋白原的形成,从而减少细菌滞留在静脉导管内,维持血流的通畅,可预防血栓性静脉炎的形成。输液时先输注高渗性的或浓度高的液体。经外周静脉置入中心静脉导管(parenterally inserted central catheters,PICC)应选择弹性好的前臂静脉或颈外静脉,穿刺尽量一次成功,以防止血管损伤引起血栓性静脉炎的发生;经周围静脉营养要选择管径较细、质地较软的套管针,选择较粗的外周静脉穿刺,套管留置在血管内 14 d 为宜,防止静脉炎的发生。如局部有红、肿、热、痛等感染症状,应立即拔出管套,给予消炎活血治疗。

5)中心静脉导管相关感染:是肠外营养时常见、较严重的并发症,其包括导管的局部感染或全身相关血流感染。临床上,局部感染常表现为局部皮肤红、肿、化脓等症状,部分患者可有发热或低体温。全身性感染是指导管性菌血症或败血症,临床上患者常可出现寒战、高热、呼吸急促、低血压,严重者可出现意识模糊。实验室检查见白细胞及中性粒细胞增高。一旦出现感染,应立即拔出导管,同时做好细菌培养,若血培养阳性,则应根据药敏试验结果选用抗生素。感染性并发症可因穿刺时未严格执行无菌技术、导管护理不当引起。因此,①无论是 PICC 或中心静脉置管(central venous catheterization,CVC),在置管时均需严格无菌技术操作,并且做好静脉导管的护理,穿刺点皮肤每日消毒、更换无菌敷料。②应用涤纶套静脉导管可将导管脓毒症的发生率由 18.00% 降低到 2.94%。③隔日用浸有碘伏的敷料覆盖在导管口,延长杀菌时间,能有效预防导管脓毒症的发生。④对橡皮胶布过敏者可使用透明敷料封闭置管口。⑤输液管道每日更换,导管末端以肝素帽连接输液管,预防连接处污染。⑥改用 3 L 袋配制全营养混合液(total nutrient admixture,TNA)可预防瓶装营养液在输注过程中空气污染。

(2)水、电解质、微量元素、维生素与酸碱平衡代谢紊乱护理

1)水、电解质平衡紊乱:体液容量、渗透压及电解质的平衡是物质代谢和器官功能正常进行的基本保证。肠外营养时水及电解质的需要量应根据患者疾病过程、体液及电解质状况、肾功能等因素而定,由于每日体液及电解质的丢失量不同,细胞内、外液之间水及电解质不断处于交换状态。因而,肠外营养的容量和成分每日也有所不同。肠外营养患者在估算水及电解质需要量时,重要的是应考虑其他途径的液体和电解质的摄入量,如处理不当,可导致体液和电解质平衡紊乱。容量失调、低钠血症、高钠血症、低钾血症、高钾血症、低磷血症、低钙血症和低镁血症等均可出现。其中钾、磷和镁与蛋白质合成和能量代谢密切相关,肠外营养时常造成血浆钾、磷及镁浓度迅速下降,其原因是静脉输注葡萄糖后,血浆胰岛素水平升高,促使钾、磷、镁和葡萄糖进入骨骼肌和肝进行相关的合成代谢。因此,肠外营养时应注意予以及时补充上述各种电解质。总之,临床上水、电解质失衡的原因很多,表现形式多种多样,肠外营养时应做好预防、监测工作并及时处理。

当患者营养摄入不足、水分/体液丢失过多或摄入过量钠时,会出现高钠血症。EN 支持治疗前应纠正患者水、电解质平衡紊乱,治疗期间做好患者体重、出入量、血电解质的监测,观察其有无脱水表现,并保证患者水分的摄入。当患者腹泻、水分摄入过多或丢失过多消化液时,可引起低钠血症。对于此类患者,护士应每天监测其体重,限制液体摄入,必要时可进行利尿治疗。高钾血症见于心、肾功能不全,营养液中钾含量过高,代谢性酸中毒等情况,针对这类患者,可更换其营养液配方减少钾的摄入,并监测其血钾浓度,评估患者有无乏力、表情淡漠、腹泻等高钾血症的情况出现。低钾血症可见于应用利尿剂、代谢性碱中毒、腹泻、再喂养综合征等,患者可有无力、头晕、呕吐、躁动等表现,除了积极寻找腹泻原因外,护理人员还应监测血钾浓度,纠正患者钾的缺乏,同时还应考虑在患者出现低钾血症的同时是否合并低镁血症。

肠内营养支持时最常见的水代谢异常是高渗性脱水,其发生率为5%~10%,有人称之为"管饲综合征"。这种并发症主要发生在气管切开或昏迷的患者,因为这些患者常有肾功能不全。在这些患者中,用高渗和高蛋白质配方做肠内营养支持更易发生脱水。若患者能自觉感到口渴,护士应在肠内营养支持时,预先适当多添加一些水分,并严密监测患者的体重、血电解质情况及患者的每日出入水量。对于心、肾及肝功能不全的患者严格控制入水量,防止发生水潴留。因此,必须定期监测血电解质、血糖、尿糖、体重等。准确记录出入量,对患者进行定期巡视。对其各项指标都详细观察记录,出现异常及时对症处理。脱水时按医嘱每天注入温开水共500~750 ml,每次50~60 ml,2~3 h注入1次。

2)维生素及微量元素异常:维生素是机体代谢过程中必需的营养素,肠外营养时应注意及时补充,否则可出现各种维生素缺乏,产生一系列症状。禁食超过1个月者,可出现微量元素缺乏,最常见的是锌缺乏,其次为铜缺乏和铬缺乏等。为此,凡长期行肠外营养治疗的患者,应每日补充微量元素。

一般进行肠内营养的患者每日接受1 500~2 000 ml的营养液便可满足其对热量、维生素、矿物质及某些微量元素的需求。除非未能及时监测长期进行肠内营养患者的情况,微量元素如铜、锌等的缺乏一般不多见。轻度微量元素的缺乏可自行调整,严重情况可通过补充患者日常需要量便可缓解。当患者体内微量元素缺乏时,可出现伤口愈合缓慢、生长发育障碍、抽搐等表现,护士在对患者进行肠内营养支持时,应评估观察有无以上不良反应,一旦发现,及时处理。

3)酸碱平衡紊乱:主要与原发疾病及EN制剂应用不当有关,其发生率较低。高碳酸血症见于摄入糖类和(或)热量过多,特别是有呼吸功能损害的患者或刚停止机械辅助通气排出二氧化碳较困难的患者。体液酸碱度适宜是机体细胞、组织进行正常生命活动的保证。肠外营养时酸碱平衡紊乱的原因有很多,在物质代谢过程中,机体可不断摄入或产生酸性、碱性物质,并依赖体内的缓冲系统和肺、肾等调节,保持体液的酸碱平衡。但是,如果酸碱物质的负荷超量,或调节功能障碍,将导致酸碱平衡紊乱。如某些氨基酸溶液含有较多的盐酸盐,例如盐酸精氨酸、盐酸组氨酸等,这些溶液的输入,可导致高氯性酸中毒的发生。另一方面,氨基酸代谢本身也可产生一些酸性产物,过量时可发生代谢性酸中毒。肠外营养时糖类过量可使得CO_2增加,可导致呼吸性酸中毒。因此,需做好监测,发现问题及时处理。

采取的护理措施包括:①选择合适的肺病专用EN制剂(低糖、高脂肪比例营养)。②避免过度通气。③监测肺功能,注意其呼吸商变化。

(3)肠外营养注意事项

1)遵守操作规程。配制营养液,现配现用,不得加入抗生素、激素、升压药等。配制过程由专人负责,在超净台内进行。配制好的营养液保存在4~25 ℃,并要求在24~48 h内输注。

2)勤巡视、勤观察,掌握合适的输注速度,并保持滴注通畅。按计划匀速输入营养液,每小时不超200 ml,否则利用率下降可致高血糖。不应突然大幅度改变输液速度。有条件时,可用肠内营养输注泵控制。

3)观察生命体征及病情变化,及时发现并发症的早期征象。

4)正确记录24 h液体出入量,定期监测肝肾功能、电解质、血糖、尿糖等,正确留取24 h尿测定氮平衡,每周称体重,以评价营养支持效果。

附1. TNA配制的步骤:①将电解质、微量元素、水溶性维生素、胰岛素等加入氨基酸中。②将磷酸盐溶液加入另一瓶氨基酸溶液中。③脂溶性维生素加入脂肪乳剂中。④将含有各种添加物的氨基酸液先后加入含有高渗葡萄糖液的3 L袋中。⑤最后加入脂肪乳剂并轻晃混匀。

附2. TNA配制注意事项:①营养液中葡萄糖的浓度<25%。②钠、钾离子的总量应<150 mmol/L,钙与镁离子应<4 mmol/L。③TNA液的pH值应>5.0。④应含有足量的氨基酸。⑤不加其他药物。⑥保存在4~25 ℃,并要求在24~48 h内输注。⑦严格无菌操作(无菌台、层流治疗室)。⑧输注注意,脂肪乳剂单位时间输注量对其生理作用产生影响,含脂肪乳剂的全营养混合液应在24 h内匀速输注。慎用单瓶脂肪乳剂输注,如特殊情况下用脂肪乳剂单瓶输注时,输注时间应>12 h。

与肠外营养相比,早期肠内营养可以维持肠黏膜屏障功能、维持胃肠道正常的结构和生理功能、减少细菌和内毒素的移位、防止肝内胆汁淤积等。肠内营养是一种安全有效的营养支持方法,越来越多的患者接受肠内营养支持。在实施肠内营养过程中,应重视做好各个环节的护理工作。

(4)心理护理:许多患者对肠内营养有畏惧心理,尤其是经鼻插管的不适感,使患者不易接受,甚至产生抵触情绪。另外,有的患者对肠内营养的效果持怀疑态度。这些心理因素对安全、有效地行肠内营养十分不利。即使患者勉强接受了治疗,一旦施行过程中稍有不顺利或出现轻度并发症,将导致患者极度不配合,甚至拒绝应用。因此,做好肠内营养患者的心理护理十分重要。

1)行肠内营养前,应告知患者,使其有一定的适应准备时间。

2)向患者讲明拟采用的置管途径,应用的营养膳食种类、灌注方法及可能出现的并发症,回答和详细解释患者提出的有关问题。

3)向患者介绍肠内营养的优点及对治疗原发病的益处,必要时介绍救治成功的典型病例,以增强患者的信心。

4)在应用过程中及时处理出现的问题,提高患者的安全感。

5)对长期应用者,可向其介绍具体应用方法,使患者能掌握一定的应用技术,以便参与到实施过程中,如条件允许可让其自我施行。

(5)肠道并发症的护理:在实施 EN 支持时,护理人员应用 EN 耐受性评分表(内容包括腹痛、腹泻、恶心、呕吐、肠鸣音、腹腔内压力、血流动力学),对不同疾病患者的胃肠功能进行动态评估,制订个体化、合理化的营养方案,从而减少耐受不良发生率。若出现以下症状需给予相应的预防与护理。

1)恶心、呕吐:如果怀疑是胃排空障碍所致,若需使用麻醉药物,应使用脂溶性麻醉药,而不应使用水溶性麻醉药物。保持营养液于室温状态,降低营养液的输注速率至 20～25 ml/h,或应用促胃动力药物。一旦患者耐受性改善,则逐步增加营养液输注速度和输注量。同时应监测胃内残余液体量,避免胃潴留发生,输注方式以间歇性滴注为佳。一般在胃内喂养开始阶段,应每隔 3～4 h 检查 1 次,其量不应大于前 1 h 输注量的 2 倍,当喂养已满足机体需要时,每日检查胃残留量 1 次,其量不应大于 150 ml。如发现残留量过多,说明胃的耐受性较差,宜调整输注速度,降低浓度,必要时停止输注。空肠内喂养时,患者不能耐受的表现为腹胀、腹痛、恶心,严重者可以呕吐、腹泻、肠鸣音亢进。监测时,在开始喂养阶段,应每 4～6 h 诊视患者 1 次,询问及检查有无以上症状出现,以后可每日检查 1 次患者,如患者有不能耐受的症状,则应查明是浓度过高,还是速率过快或其他原因,针对原因,减慢速率或降低浓度。如果患者对乳糖不能耐受,则应用无乳糖膳食。

2)腹泻:①营养液的选择,选用不含乳糖的营养液,可防止因缺乏乳糖酶导致的腹泻;选用低脂营养液,可预防脂肪含量过高所致的脂肪泻。②营养液新鲜配制避免污染,低温保存,已开启的营养液放置不宜超过 24 h。③调整营养液的浓度、速度和量,逐步递增,便于肠道适应。应用肠内营养泵输注时,根据营养液的总量调节滴速,开始时速度可减慢至 20 ml/h,待胃肠功能适应后,最大速度不超过 120 ml/h,使用加温器调节营养液温度,保持温度在 38 ℃左右。④评估观察患者病情和治疗情况,严重营养不良引起的低蛋白血症和肠黏膜萎缩,可致肠道吸收和分泌功能异常;大量使用广谱抗生素,可致肠道菌群失调引起腹泻,应及时纠正。⑤定时评估肠鸣音及排便次数、量与性状。一旦发生腹泻,应鉴别原因并做相应处理,严重者暂停 EN,改用 PN 支持。

3)腹胀与肠痉挛:①营养液应现配现用,按照营养液浓度由低到高、剂量由少到多、速度由慢到快的原则进行,循序渐进。②如在肠内营养过程中,患者出现腹痛、腹胀、肠痉挛,首先鉴别患者是否存在肠梗阻,对于肠梗阻患者应及时停止肠内营养。对于其他原因引起以上不适症状的患者,通过减慢输注速度、降低营养液浓度、更换营养液配方等进行调整,也可进行腹部按摩或热敷。③必要时遵医嘱应用胃肠动力药物,也可给予开塞露或灌肠,以改善腹胀情况。

4)便秘:肠内营养引起便秘的情况较少,发生便秘的主要原因为脱水、饮食中不适当或过量的纤维、长时间卧床而缺乏活动、肛门粪块嵌塞和肠梗阻。脱水常见于长时间应用高浓度、高能量密度制剂且限制入水量的患者。因此,肠内营养时应适当注意水分的补充,目前,有富含纤维素的肠内营养商品制剂,可有效减少便秘的发生。

5)误吸、吸入性肺炎:误吸是肠内营养过程中的一个严重并发症,造成误吸的原因有多种,如管道固定不良而发生移位,没有达到预定位置;患者由于长期卧床(尤其昏迷患者)、胃张力降低、排空延缓、胃内潴留量过多,保留人工气道的患者,气管导管的固定气囊发生漏气,当胃内潴留量过多,患者体位过于

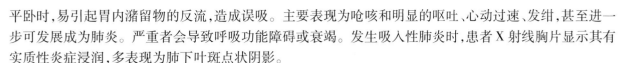

平卧时,易引起胃内潴留物的反流,造成误吸。主要表现为呛咳和明显的呕吐、心动过速、发绀,甚至进一步可发展成为肺炎。严重者会导致呼吸功能障碍或衰竭。发生吸入性肺炎时,患者 X 射线胸片显示其有实质性炎症浸润,多表现为肺下叶斑点状阴影。

防止胃内容物潴留及反流是预防误吸、吸入性肺炎的根本,应做好以下护理措施:

ⅰ. 选择合适的喂养管和喂养途径,如选择以鼻空肠管替代胃管进行幽门后喂养。一般来说,通过鼻胃管进行营养支持的患者发生吸入性肺炎的概率高于经胃或空肠造口者。

ⅱ. 保持患者床头抬高 30°~45°,如果条件允许,可使患者处于半卧位。肠内营养支持后尽量保持床头抬高位置 30 min,防止胃潴留。

ⅲ. 对鼻饲患者,翻身、排痰等护理措施尽量在肠内营养操作前进行。对需要吸痰的患者,吸痰管勿插入过深,操作动作要轻柔,防止因剧烈呛咳引起反流,甚至误吸。

ⅳ. 凡是保留人工气道的患者,为保证肠内营养的安全性,在进行肠内营养前、中、后均要进行呼吸导管气囊压力的测定。采用气囊压力计进行气囊内注气,一方面既可保证注入气囊足够气体量,另一方面又可保证气囊内压力值小于气囊固定处的毛细血管动脉端所能承受的最大压力,也就是小于 35 mmHg。通过气囊压力计的使用,使气囊的充气安全得到保证,减少充气不足而导致营养液的误入气道。

ⅴ. 尽可能使用等渗营养液,因其与高渗液体相比可较少引起胃的延迟排空。检查胃内残留量,每4 h 抽吸 1 次。若胃内潴留液体<200 ml,维持原速度。>200 ml 时,应减慢输注速度或暂停输注。妥善固定喂养管,定期监测喂养管位置。勤观察,多巡视,如有问题,及时处理。保持患者口腔清洁,促进其舒适。可遵医嘱使用多潘立酮等胃动力药,促进胃排空。

ⅵ. 如发生误吸现象:①立刻停止肠内营养液的输注,并将胃内容物吸尽。②行气管内吸引,吸出营养液颗粒或液体。③鼓励并帮助患者咳嗽、咳出误吸的液体。④改用肠外营养支持,输入一定量的白蛋白以减轻肺水肿。⑤应用抗生素防治肺部感染,必要时可以适量应用糖皮质激素以改善症状。

2. 营养输注护理 肠内营养过程中准确掌握"六度"(角度、温度、速度、清洁度、浓度、舒适度)。

(1)角度:胃内喂养应采取坐位、半坐位或床头抬高 30°~45°(无禁忌证情况下注意考虑腹腔灌注压、肾滤过、器官功能影响)的仰卧位以防反流,输注结束后应维持此体位 30 min。床头抬高的角度应使用工具或病床标记,每 8 h 一次进行确认。

(2)温度:输入体内的营养液的温度应保持在 37 ℃左右,滴注的营养液应恒定在 40 ℃左右,如温度低于 30 ℃易引起胃肠道并发症,对此,可在喂养管末端(距离人体 40 cm 处)夹加温器。

(3)速度:严格控制输注速率十分重要。对于采用重力法连续输注的患者,可靠螺旋夹变换输注速率,但滴注速率往往不均匀。如采用经泵连续输注则可准确控制输注速率。开始输注时速率宜慢,速率一般为 25~50 ml/h,以后每 12~24 h 增加 25 ml/h,最大速率为 125~150 ml/h,此外,输注时应观察患者有无腹痛、恶心、呕吐、腹胀等胃肠道症状。如患者不能耐受,宜及时减慢输注速率或停止输液。

(4)浓度:肠内营养期间注意营养全面,按要求选择合适的营养制剂。渗透压 300 mOsm/L 有益于耐受。用管饲连续滴注时,开始患者常不易适应。应从低浓度滴注,最初为 12%浓度,逐日增加,3~4 d 后达到 24%浓度。

(5)清洁度:营养液配制时应注意配液器具要严格消毒灭菌,以防细菌污染,引起腹泻及肠道感染。①输注管道和膳食容器应每日更换 1 次。②配制营养液时要保证卫生,营养液现配现用,若营养液打开暂时不用,加盖后放于 4 ℃冰箱中保存。保存期不超过 24 h。如条件允许,尽可能使用现成的无菌配方产品。③输注前应检查营养液是否变质。每瓶营养液悬挂时间少于 8 h。④管道的接头处更应保持基本无菌状态。

(6)舒适度:根据胃肠功能,合适的营养剂型,合适的鼻/胃肠管及 PEG/J 管。

3. 创伤患者营养支持时血糖护理 严格血糖控制是重症患者营养支持策略的重要组成部分。临床研究表明,控制重症患者的血糖水平,可明显降低感染与器官功能障碍(如急性肾衰竭等)的发生率,缩短机械通气时间与住院时间,降低病死率。目前认为,无论采用何种形式的营养支持,均应配合强化胰岛素治疗策略,以提高营养支持治疗的安全性、有效性。推荐血糖水平维持在 8.0 mmol/L 左右,并积极预防低血糖的发生。

患者由于严重创伤应激,机体对糖的利用率下降,因此,在肠外营养时,葡萄糖输注速率应<34 mg/(kg·min),并尽量减少葡萄糖在非蛋白热量中所占的比例。在开始实施肠外营养的第1天,以给予150~200 g葡萄糖为宜,第2天摄入75%的营养需要量,如果血糖稳定或能控制在正常范围,随后可接受全量的营养物质,葡萄糖输注速率逐步增加到11.5 g/(kg·h),并测定血糖和尿糖进行监测。另一方面,肠外营养支持时应根据具体情况添加一定量的胰岛素以控制血糖水平,预防高血糖的发生。一旦发生高血糖或高渗性昏迷,应立即停止葡萄糖的输入,用低渗盐水(0.45%)以950 ml/h速率输入以降低渗透压。同时应用胰岛素并根据血糖监测相应调节胰岛素用量,使血糖维持在正常或接近正常水平。但在高血糖纠正过程中,也要防止血糖下降太快而导致脑细胞水肿。创伤早期应激较强时,如果血糖连续2次大于11.1 mmol/L或血糖波动较大,可选择胰岛素持续用输液泵精确泵入静脉。血糖降低过程要平稳,既不能太快,也不能降得太低,血糖维持在8.0 mmol/L左右,要尽量减少低血糖的发生。同时,在实施肠外营养支持时不应突然中止营养液输注,切忌突然换用无糖溶液,可在高浓度糖溶液输完后,以等渗糖溶液维持数小时作为过渡,再改用无糖溶液,以避免诱发低血糖。

肠内营养发生高血糖主要与高热量喂养有关。因此,护士在对患者进行肠内营养护理时,应注意监测患者血糖,随时观察其反应。若患者发生高血糖,应降低营养液浓度及输注的速度,遵医嘱补充胰岛素或口服降糖药,并给予低糖饮食。肠内营养时,非酮性高渗性高血糖较少见,大多见于过去有过糖尿病急性并发症的患者,主要与胰岛素相对缺乏有关。若对患者加强监测,非酮性高渗性高血糖多可以预防。一旦发生,立即停用原营养液,给予外源性胰岛素。待血糖调整稳定后,再重新进行肠内营养支持治疗。低血糖多发生于长期应用要素膳而突然停用患者,缓慢停止肠内营养或停用后以其他形式补充适量的糖即可避免低血糖的发生。

4. 再喂养综合征的护理 再喂养综合征(refeeding syndrome,RFS)是严重营养不良患者过快过量地摄入食物而导致的一种危险结果。常见于重度营养不良或长期禁食患者,在恢复饮食前几日较易发生,其发生率为19%~28%。在PN或EN支持过程中均可发生,表现为以严重低磷血症为主要病理生理特征的电解质平衡紊乱以及由此产生的一系列症状。临床上还可出现心律失常、急性心力衰竭、心搏骤停、低血压、休克、呼吸肌无力、呼吸困难、呼吸衰竭、麻痹、瘫痪、谵妄、幻觉、腹泻、便秘等表现。

因此,再喂养综合征的预防十分重要,重新开始肠外或肠内营养时,热量及营养底物的摄入应从低到高逐渐增加,起始摄入热量为20.93 kJ(5 kcal)/(kg·d),如果患者能够耐受,则每日增加20.93 kJ(5 kcal)/(kg·d)左右,直至目标量。能量的组成中葡萄糖约占50%总热量,适当提高脂肪所占的热量比例(35%~40%),其余热量由氨基酸供给。同时及时补充磷0.5~0.8 mmol/(kg·d),钾1~3 mmol/(kg·d),镁0.3~0.4 mmol/(kg·d),并及时监测上述血电解质浓度,根据各电解质的血浓度情况及时调整各离子的摄入量,每日至少测定1次电解质浓度。营养支持期间应严格限入水量,监测体循环和微循环状况,防止循环负荷过重或肺水肿等并发症的发生。同时及时补充维生素B_1,以预防维生素B_1缺乏对机体的损害。临床上营养支持时一旦出现严重的再喂养综合征,应及时、积极处理。一般说来,患者存在严重低磷血症(<0.3 mmol/L)或出现相应临床症状或并发症时,每日静脉补充磷酸盐量为0.32 mmol/kg,一般在6~8 h内输完,重症患者可在24 h内给予。对于血磷浓度在0.3~0.6 mmol/L的中度低磷血症患者,一般每日静脉补充磷酸盐量在50~60 mmol是安全而且有效的。补充磷制剂时应注意不良反应,包括低钙血症和抽搐、低血压、腹泻等。在静脉补充磷制剂的同时,应及时纠正存在的低钾血症和低镁血症,注意及时纠正水、酸碱代谢紊乱,维护心、肺等重要脏器功能,监测循环状态。

5. 管饲并发症的预防与护理 喂养管道的护理对于安全有效地完成肠内营养的治疗甚为重要。喂养管护理的主要目的是预防和及时发现导管性并发症,预防喂养管的移位、脱出,保持导管通畅。为此,应做好以下几方面的工作。

(1)鼻、咽及食管损伤的预防:①插管时选择管径适宜、刺激性小、质软的喂养管。②插管前,喂养管前端应充分润滑。③操作动作轻柔,不可用力过猛。插管时如遇阻力,应先查明原因,不可硬插。④固定导管时避免压迫鼻腔,定期检查固定处皮肤,询问患者鼻、咽、食管处的感觉,如有异常及时通知医师。更换鼻贴时同时变换喂养管与鼻翼的接触位置,以防喂养管长期压迫某一固定部位。⑤每日清洁口、鼻腔,提高患者舒适度,注意观察患者鼻腔黏膜完整性。保持另一侧(无管腔插入)鼻孔的通畅,经常清除鼻腔

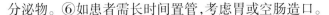

分泌物。⑥如患者需长时间置管,考虑胃或空肠造口。

(2)喂养管堵塞的预防:①输注前后可用 30 ml 温生理盐水或温水冲管。如果肠内营养持续时间较长,可每 4 h 冲管 1 次。冲洗时,注意压力勿过高,避免强压推注。②当通过喂养管输入药物时,应将其研磨成粉末状,完全溶于适当溶剂中,给药时暂停营养液供给。③同时输入多种药物时,注意药物之间是否有配伍禁忌。④如发生堵塞,去除阻塞物的解决方法比更换喂养管更可取,如用温水不断抽吸管道,使用胰蛋白酶或碳酸氢钠溶解沉淀物。

(3)喂养管移位和脱出:导管移位与导管牵拉、剧烈咳嗽、呕吐、固定不牢有关,X 射线是确定导管位置的金标准。为防止喂养管移位和脱出,护士应做到以下几方面。①选择管径合适、患者耐受性较好的喂养管。②喂养管妥善固定。③每日检查固定喂养管的胶布有无潮湿、脱落,如有及时更换。④对躁动不安的患者,适当约束,必要时遵医嘱给予镇静剂。⑤患者如有恶心、呕吐,检查口腔内有无管道盘绕。发现导管移位,需要通知医师,重新置管或改变营养途径。

(4)喂养管拔出困难的预防:医护人员对肠内营养患者应避免选择质地较硬的喂养管,防其嵌入胃肠黏膜中,引起拔管困难。若出现此类情况,可改选胃或空肠造口途径输入营养液。

(5)造口并发症的预防与护理:造口后喂养管应与肠壁、腹壁脏层和腹壁妥善固定,防止造口管脱出;当造口管与胃(肠)壁固定不紧造成出血和胃肠液外溢,注意造口旁腹壁皮肤消毒,防止感染。造口后肠壁和管道未与腹壁固定造成喂养管脱出给予再次手术妥善固定。

6. 消化液回输的护理 严重腹部创伤伴肠瘘特别是十二指肠高位瘘患者,每日瘘口均有大量的十二指肠液丢失。同时胃液和胆汁大量丢失,导致患者代谢性酸中毒和低血压等内稳态失衡,消化液的大量丢失还导致营养状态得不到有效的改善和维持。将胃液、胆汁、十二指肠液同时回输联合肠内营养可维持酸碱、水、电解质平衡以及帮助肠内营养液的消化吸收,应将患者的消化液收集后回输。

(1)消化液回输方法:可根据不同情况选择,遵循及时、无污染、方便、易操作的原则。当患者全身及局部炎症控制,引流出的消化液无脓性分泌物,肠蠕动恢复后即可收集回输,分开放式回输法和密闭式回输法。

1)开放式回输法:适用于消化液黏稠或杂质较多的情况。将消化液收集后,通过双层纱布过滤到清洁玻璃瓶中备用输注。因与外界环境接触,该方法易引起消化液污染,因纱布的吸附作用,易造成消化液的污染及浪费。因此,可采用静置沉淀方法,将消化液收集到 500 ml 清洁玻璃瓶内,静置沉淀 30 ~ 60 min,多数杂质即可沉到瓶底,将澄清的部分倒入另一清洁瓶中回输。该方法降低了护士的劳动强度,减少了消化液与外界环境的接触,减少被污染的机会。

2)密闭式回输法:适用于引流的消化液无杂质情况。将收集消化液的容器,直接(或通过过滤器)与肠内营养管相连,借助肠内营养输注泵(动力)将消化液输入患者肠道内;或将消化液收集于引流袋(瓶),再将消化液外引流管断开,直接悬挂于高 60 ~ 100 cm 处,通过过滤器,连接患者肠内营养管,重力输注。密闭式回输法是临床上理想的回输方式,消化液收集装置与回输装置直接相连接,不与外界环境接触,实现"随时引流,及时输注",保证了消化液的新鲜度和有效性。

3)采用不同的工具进行消化液回输:除此之外,根据疾病的不同特点及临床工作经验总结,还可采用不同的工具进行消化液回输,有以下 3 种方法。

ⅰ.精密引流袋收集和回输法:该方法适用于胆道术后放置"T"形引流管的患者;因胆道阻塞或胆源性胰腺炎等行胆囊穿刺、胆囊造口的患者;创伤或手术后放置十二指肠、高位空肠引流管的患者。具体方法为将引流管出口处与用于记录每小时尿量的精密尿袋相连,引流袋悬挂在低于患者引流口 50 ~ 60 cm 处,消化液首先流入带有刻度的计量器(与储液袋相通)中,每隔 12 ~ 24 h 将计量器中的消化液计量,并直接倒入储液袋中。在储液袋底端的开口处直接连接 EN 泵管,经营养液输注泵与 EN 液通过"Y"形管相连,按设定的速度共同输入空肠造口管、PEJ 管或鼻肠管等,具体见图 26-4。

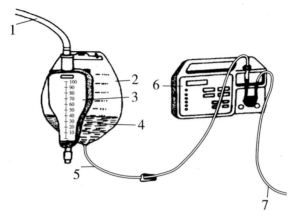

1. 引流管；2. 储液袋；3. 计量器；4. 消化液；5. 接营养泵
管；6. 肠内营养泵；7. 接患者营养管。

图 26-4　精密引流袋收集和回输法

ⅱ. 负压吸引瓶收集和回输法：该方法适用于肠瘘患者。要求肠液回输段肠袢必须>50 cm，并且腹腔感染得到控制、肠道功能开始恢复时方可使用。具体方法为取 5 000 ml 透明玻璃瓶，加专门定做的橡皮瓶塞。瓶塞开 3 个孔，分别插入 3 根管。一根管插入瓶塞以下 3 cm 处，此管与中心负压吸引管相连，在玻璃瓶内形成负压环境；另一根管插至瓶塞以下 6 cm 处，此管与放置于患者肠瘘瘘口的双套引流管相连，可随时将漏出的肠液主动吸收至玻璃瓶内；第三根管要插至负压瓶底部，并保证在引出的肠液液面以下，另一端直接与 EN 管相连，经过 EN 输注泵，将瓶内经负压吸出的肠液与 EN 液，通过"Y"形管共同输入远端肠管，具体见图 26-5。

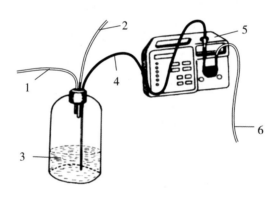

1. 接中心负压吸引；2. 接患者双套引流管；3. 消化液；
4. 接营养泵；5. 肠内营养泵；6. 接患者营养管。

图 26-5　负压吸引瓶收集和回输法

ⅲ. 肠造口袋收集和回输法：该方法适用于有唇状瘘，且不便于放置引流管的患者。具体方法为选择合适的透明造口袋，按造口护理要求贴于患者造口或瘘口处，除去造口袋出口处的夹子，直接将引流管与造口袋开口处相连并绑紧。剪断引流管与 EN 输注泵管前端，通过转换接头连接，经过 EN 输注泵，将造口袋内流出的肠液与 EN 液通过"Y"形管共同输入空肠造口管、回肠造口管或经瘘口直接置管等，具体见图 26-6。

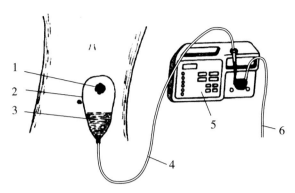

1.唇状瘘瘘口;2.肠造口袋;3.消化液;4.接营养泵;

5.肠内营养泵;6.接患者营养管。

图26-6 肠造口袋收集和回输法

(2)消化液回输的护理要点

1)心理护理:消化液回输的作用,患者及家属了解甚少,胆汁、肠液、胃液的异味和颜色会使患者产生恐惧、厌恶感心理,认为是"脏东西";加上早期输注时需要反复适应,有腹胀、恶心等不适,不易被患者接受,甚至拒绝。护士应向患者或家属耐心细致讲解消化液回输的治疗目的、优点、必要性以及输注过程中可能出现的不良反应,及时巡视查看,及时解决问题,提升患者的安全感。鼓励患者及家属参与自我管理。同时医师要给予解释、疏导,共同帮助患者及家属提高认识,增强战胜疾病的信心,积极配合治疗。

2)控制污染:收集消化液回输过程中严格无菌操作,过滤纱布、容器要经过清洁处理,一次性使用。输注管道24 h更换1次。每2~4 h收集1次消化液并及时回输。消化液引流后存留时间越长,其中的有效成分会越少。各种原因导致消化液不能按时完全回输时,及时弃去,应输入引流出的新鲜消化液。每3 d行消化液培养,若被细菌污染,则不可回输。若每天收集的消化液<100 ml即停止回输。

3)"三度"控制:"三度"是指速度、浓度、温度。要求从低速度少量开始,初始速度掌握在20 ml/h,观察患者肠道耐受性,逐渐提升至100 ml/h。需要回输消化液,遵循先少后多、先慢后快原则。消化液黏稠影响输注时,可加入无菌生理盐水稀释后注入回输。消化液温度过低可刺激患者胃肠道引起肠痉挛和腹痛,但温度过高会破坏消化液中酶类。将消化液加温至36~38 ℃与直肠温度接近最为适宜,减少消化液成分及理化性状的改变,以改善患者肠道功能和增加舒适度。

4)管道护理:保持引流及回输管路通畅是消化液回输的前提。妥善固定引流管,防止折叠、扭曲、脱出,引流袋根据治疗要求,选择引流管出口位置。密闭式输注时,引流管与回输管直接连接,要密切观察腹部情况。因空肠内存在一定压力,可造成引流不畅,甚至反流,增加腹腔压力,产生腹胀、腹痛。回输管路要及时冲洗,输注前、后用生理盐水50 ml脉冲式冲洗,输注期间每4 h冲管1次。

5)不良反应观察与处理:观察患者的意识及精神状态,尤其是引流量大的患者,易发生水、电解质平衡紊乱。出现腹痛、腹泻、恶心、呕吐症状时,可减慢消化液回输的速度,并注意温度是否适宜,症状加重即停止回输,必要时给予调整或解痉、止泻药物。

7.潜在并发症的护理

(1)坠积性肺炎的护理:①对于长期卧床的创伤重症患者给予定时翻身拍背。经常变换体位,及时拍背,既可预防压力性损伤发生,又有利于呼吸道分泌物咳出。②鼓励患者咳嗽,痰液黏稠者给予雾化吸入2~4次/d,以稀释黏稠的分泌物,同时可给予祛痰药。必要时气管内吸痰。③对于气管切开患者,严格病房空气消毒,气管套管每天定时消毒更换,保持气道周围相对无菌。④给予营养支持,进食高热量饮食,维持能量、水及电解质平衡,纠正低蛋白血症。⑤多饮水,并保持大便通畅,防止用力排便而使腹腔压力过高导致胃食管反流。⑥室内通风可以减少呼吸道感染的发生,一般每次通风30 min即可,每日2~3次。⑦加强口腔清洁,以减少口腔内食物残留,防止细菌繁殖。⑧减少探视,以免交叉感染。⑨一旦发生坠积性肺炎,要积极治疗,早期、足量、联合应用抗感染药物。

(2)深静脉血栓的预防与护理:长期卧床的患者易发生深静脉血栓,因此,患者卧床期间给予双下肢的屈伸活动,促进静脉血回流,可使用气压泵治疗2~3次/d,鼓励患者早期下床活动,以预防下肢深静脉血栓的形成。对于血栓高风险、高凝状态的患者,需预防性使用小剂量阿司匹林或复方丹参片。对于急性静脉血栓形成者,可用组织纤溶酶原激活剂或尿激酶作溶纤治疗,或联合应用抗凝剂治疗,以促进血栓24~48 h完全或部分溶解,必要时尽快安全拔出静脉内导管。

(3)皮肤完整性受损的预防

1)喂养导管相关性皮肤受损的预防与护理:①保持鼻胃管外端清洁,可用盐水棉球擦拭,每3~5 d轻提移动1~2 cm或旋转90°导管,且再回至原位,避免长时间压迫于同一个位置而引起鼻咽喉及上消化道黏膜的溃疡。如患者需长时间置管,考虑胃或空肠造口。②鼻胃肠营养导管通常使用低过敏性胶布,采用"工"字形或倒"Y"形固定。固定鼻贴若有污染及时更换。更换鼻贴时,清洁鼻贴处皮肤,但勿用力擦拭,同时更换与皮肤接触的固定部位。③PEJ或空肠造口导管需保持置管口周围皮肤干燥清洁,观察有无红肿及分泌物,可采用高抬平举法进行导管固定。

2)压力性损伤的预防与护理:①评估发生压力性损伤的危险程度。②避免局部长时间受压,定时翻身,必要时使用气垫床等辅助措施。③移动患者躯体时,动作应稳、准、轻,避免拖、拉、推,避免加重肢体损伤或皮肤擦伤。④保持皮肤清洁及床单位干净整洁,正确实施按摩等措施促进局部血液循环。⑤对使用夹板或石膏的患者加强观察,避免压伤、擦伤。⑥加强营养,根据病情给予高蛋白、高维生素膳食。不能进食者给予鼻饲,必要时补液、输血、静脉滴注高营养物质等,以增强机体抵抗力及组织修复能力。

(4)肌萎缩的护理:肌萎缩患者需要给予高蛋白、高能量营养补充,提供神经元和骨骼肌细胞重建所必需的物质,以增强肌力、增长肌肉。同时注意对其进行循序渐进的功能锻炼,但忌强行进行功能锻炼。强行功能锻炼可使骨骼肌疲劳,不利于骨骼肌功能恢复、肌细胞再生和修复。研究表明,电刺激等康复训练对肌肉的恢复有一定的疗效。

8.口腔护理 创伤重症患者,特别是长期处于昏迷状态的患者、插管或呼吸机辅助呼吸患者,长期不能经口进食,唾液分泌减少,口腔内细菌大量繁殖,对于意识障碍、吞咽困难及胃肠张力降低者,极易发生误吸,导致肺部感染。因此,应加强口腔护理。对于意识清楚、病情平稳的患者,给予有抗菌作用的口泰漱口液含漱,条件允许时,鼓励其自己刷牙;对昏迷及重症患者,尤其危重患者,因气管切开、各种引流管、疼痛刺激等产生诸多不适。护士需要多与患者沟通,耐心解释,及时发现患者的心理变化,有针对性地实施个体化的心理支持,使患者树立战胜疾病的信心,积极配合治疗和护理,力争早日康复。

(彭南海 郭红桃)

参考文献

[1]蔡威.临床营养学[M].上海:复旦大学出版社,2012.

[2]彭南海,高勇.临床营养护理指南:肠内营养部分[M].南京:东南大学出版社,2012.

[3]彭南海,黄迎春.肠外与肠内营养护理学[M].南京:东南大学出版社,2015.

[4]邱海波.重症医学[M].北京:人民卫生出版社,2011.

[5]吴国豪.临床营养治疗理论与实践[M].上海:上海科学技术出版社,2015.

[6]蔡骏,宣正荣,蔡威,等.营养支持小组建立的意义[J].肠外与肠内营养,2001,8(2):105-107.

[7]蔡威.营养支持小组在医院中的运作和作用[J].上海护理,2002,2(4):54-55.

[8]陈军,范朝刚.慢重症患者再灌食综合征的防治[J].中华胃肠外科杂志,2016,19(7):737-739.

[9]高强,相茹,徐莉莉,等.谷氨酰胺对急性肺损伤患者的保护作用与机制研究[J].川北医学院学报,2017,32(2):224-226.

[10]高勇,彭南海,李幼生.消化液回输的护理[J].实用临床医药杂志,2007,3(10):82-84.

[11]高勇,叶向红,李培,等.临床营养支持专科护士的培养[J].肠外与肠内营养,2011,18(4):249-250.

[12]顾军,李宁,吴国豪,等.支链氨基酸对创伤后代谢影响的研究[J].肠外与肠内营养,2004,11(2):93-96.

[13]郭永军,孔媛媛,关永东,等.外源性补充谷氨酰胺对危重病患者的影响[J].中华全科医学,2012,10(1):49,97.

[14]韩晓丽,王瑞玲,李辉,等.质子泵抑制剂对重症脑卒中患者管饲后胃液pH值的影响[J].新疆医学,2016,46(3):265-267.

[15]黄龙,于庆生,潘晋方,等.针刺对腹部术后胃肠功能恢复及胃肠激素分泌的影响[J].安徽中医药大学学报,2015,34(5):52-55.

[16]黄迎春,王新颖,彭南海.营养支持小组在家庭肠内营养中的应用[J].肠外与肠内营养,2009,16(3):191-192.

[17]姜秀菊,闫阳.腹部手术与肠道细菌移位和内源性感染[J].中国微生态学杂志,2013,25(6):739-741.

[18]雷敏,王大维,冯东娟,等.不同剂量精氨酸对重度创伤患者术后免疫指标及结局的影响[J].中华临床营养杂志,2012,20(6):379-381.

[19]黎介寿.肠内营养与肠屏障功能[J].肠外与肠内营养,2016,23(5):257-259.

[20]黎介寿.首选肠内营养的合理性[J].肠外与肠内营养,2013,20(6):321-323

[21]黎介寿.营养、生长激素与胃肠道修复、重建[J].肠外与肠内营养,2004,11(5):257-259.

[22]梁国瑞,王影,张莹,等.谷氨酰胺强化营养治疗在临床中的应用[J].临床合理用药杂志,2015,8(2):172-173.

[23]梁兴梅,田旭,傅思武.肠道细菌移位的研究进展[J].中国微生态学杂志,2012,24(5):470-471.

[24]刘爱芬.高龄危重患者肠内营养的并发症及护理预防[J].西南军医,2011,13(6):1123-1124.

[25]刘保池,李垒,刘立.创伤危重患者的营养支持[J].中国全科医学,2009,12(3):249-251.

[26]刘中辉,彭俊生.益生菌临床应用新进展[J].肠外与肠内营养,2007,14(5):313-316.

[27]倪元红,同婷,彭南海.危重症患者肠内营养支持治疗并发症的护理[J].肠外与肠内营养,2013,20(5):316-317,320.

[28]彭南海,高勇,倪元红,等.临床营养支持专科护士培训基地的建立与教学模式探讨[C].中华医学会肠外肠内营养学分会2009全国肠外肠内营养学学术会议论文集.2009:85-87.

[29]彭南海,李培,黄迎春,等.营养支持小组在突发爆炸特重患者救治中的作用和护理[J].肠外与肠内营养,2016,23(2):126-128.

[30]任忠亮,薛佳杰,郭雷,等.不同途径补充谷氨酰胺对严重烧伤患者的影响[J].临床误诊误治,2017,30(2):82-85.

[31]石汉平.创伤代谢反应及动力营养支持[J].中华烧伤杂志,2013,29(4):335-337.

[32]孙雯娟,张波,李大魁,等.益生菌制剂的发展现状与临床应用进展[J].中国医院药学杂志,2015,35(9):850-857.

[33]唐文娟,唐海沁,杨琳琳,等.鱼油预防心血管疾病的系统评价[J].中国循证医学杂志,2009,9(11):1200-1206.

[34]王宏宇,王超,胡建红,等.不同途径补充谷氨酰胺对重症烧伤患者能量摄入和预后的影响[J].重庆医学,2015,44(25):3511-3513.

[35]王莉.谷氨酰胺、膳食纤维强化的肠内营养对创伤危重患者的支持作用[D].太原:山西医科大学,2012.

[36]王为,周国华.肠道相关淋巴样组织与肠道黏膜免疫[J].实用医学杂志,2009,25(21):3720-3722.

[37]王新颖.外科重症患者代谢变化及营养支持管理[J].中国实用外科杂志,2014,34(1):63-66.

[38]王新颖.2016年成人危重症患者营养支持治疗实施与评价指南解读[J].肠外与肠内营养,2016,23(5):263-269.

[39]王宇娇,黄迎春,高岚,等.重症营养风险评分表的应用进展[J].中华护理杂志,2017,52(5):568-570.

[40]吴秀文,任建安,黎介寿,等.慢重症患者肠屏障功能的维护[J].中华胃肠外科杂志,2016,19(7):

740-742.

[41] 肖兰青,李星,熊晓虎.交通伤患者应激性溃疡的发生率及影响因素分析[J].中华创伤杂志,2012, 28(9):833-837.

[42] 谢蟪旭,王萍,张绮,等.危重疾病患者口腔护理研究进展[J].中华医学杂志,2010,90(16): 1148-1150.

[43] 徐敏.预防重型颅脑损伤并发应激性溃疡的研究现状[J].中国急救医学,2014,34(5):455-458.

[44] 薛长勇,江华,陈伟,等.谷氨酰胺在危重症患者中临床应用的专家推荐意见:节录[J].营养学报, 2016,38(5):421-426.

[45] 姚颖慧,王福录.消化液回输的临床应用及护理[J].中国卫生标准管理,2015,6(17):260-262.

[46] 叶向红,王新颖,彭南海,等.消化液收集回输的方法和体会[J].肠外与肠内营养,2008,15(1):61- 62,64.

[47] 张茂祥,韦枝红,侯梅萍.精氨酸等强化肠内营养对颅脑外伤患者营养及免疫功能的影响[J].中国 医师杂志,2005,7(10):1401-1402.

[48] 中华医学会肠外肠内营养学分会.多种微量元素制剂临床应用专家共识[J].中华外科杂志,2018, 56(3):168-176.

[49] 中华预防医学会微生态学分会.中国消化道微生态调节剂临床应用专家共识:2016版[J].中华临床 感染病杂志,2016,9(3):193-206.

[50] 祝海香,王红苑,严林娟.肠瘘治疗过程中自体消化液回输方法的探讨[J].中华护理杂志,2008,43 (9):792-793.

[51] BLOOMER M J,CLARKE A B,MORPHET J. Nurses' prioritization of enteral nutrition in intensive care units:a national survey[J]. Nurs Crit Care,2017,23(3):152-158.

[52] BOUNOURE L,GOMES F,STANGA Z,et al. Detection and treatment of medical inpatients with or at-risk of malnutrition:suggested procedures based on validated guidelines[J]. Nutrition,2016,32(7/8): 790-798.

[53] BÜYÜKÇOBAN S,AKAN M,KOCA U,et al. Comparison of two different enteral nutrition protocol in critically ill patients[J]. Turk J Anaesthesiol Reanim,2016,44(5):265-269.

[54] DECLERCQ B,DEANE A M,WANG M,et al. Enhanced protein-energy provision via the enteral route feeding(PEP uP) protocol in critically ill surgical patients:a multicentre prospective evaluation[J]. Anaesth Intensive Care,2016,44(1):93-98.

[55] DESAI M S,SEEKATZ A M,KOROPATKIN N M,et al. A dietary fiber-deprived gut microbiota degrades the colonic mucus barrier and enhances pathogen susceptibility[J]. Cell,2016,167(5):1339-1353,e21.

[56] DOIG G S,HEIGHES P T,SIMPSON F,et al. Early enteral nutrition,provided within 24 h of injury or intensive care unit admission,significantly reduces mortality in critically ill patients:a meta-analysis of ran-domised controlled trials[J]. Intensive Care Med,2009,35(12):2018-2027.

[57] FRIESECKE S,SCHWABE A,STECHER S S,et al. Improvement of enteral nutrition in intensive care unit patients by a nurse-driven feeding protocol[J]. Nurs Crit Care,2014,19(4):204-210.

[58] HASKINS I N,BAGINSKY M,GAMSKY N,et al. Volume-based enteral nutrition support regimen improves caloric delivery but may not affect clinical outcomes in critically ill patients[J]. Journal of Parenteral and Enteral Nutrition,2016,41(4):607-611.

[59] HEYLAND D K,CAHILL N E,DHLIWAL R,et al. Enhanced protein-energy provision via the enteral route in critically ill patients:a single center feasibility trial of the PEP uP protocol[J]. Crit Care,2010,14 (2):R78.

[60] HEYLAND D K,KHALIWAL R,LENIEUX M,et al. Implementing the PEP up protocol in critical care units in canada:results of a multicenter,quality improvement study[J]. JPEN J Parenter Enteral Nutr, 2015,39(6):698-706.

［61］JEFFERIES D,JOHNSON M,RAVENS J. Nurturing and nourishing:the nurses' role in nutritional care［J］. J Clin Nurs,2011,20(3/4):317-330.

［62］KIM H,STOTTS N A,FROELICHER E S,et al. Why patients in critical care do not receive adequate enteral nutrition:a review of the literature［J］. J Crit Care,2012,27(6):702-713.

［63］KUSLAPUU M,JOGELA K,STARKOPF J,et al. The reasons for insufficient enteral feeding in an intensive care unit:a prospective observational study［J］. Intensive Crit Care Nurs,2015,31(5):309-314.

［64］MCCLAVE S A,SAAD M A,ESTERLE M,et al. Volume-based feeding in the critically ill patient［J］. Journal of Parenteral and Enteral Nutrition,2015,39(6):707-712.

［65］MCCLAVE S A,TAYLOR B E,MARTINDALE R G,et al. Guidelines for the provision and assessment of nutrition support therapy in the adult critically ill patient:society of critical care medicine(SCCM) and american society for parenteral and enteral nutrition(A. S. P. E. N.)［J］. JPEN,2016,40(2):159-211.

［66］RICE T W,WHEELER A P,THOMPSON B T,et al. Initial trophic vs full enteral feeding in patients with acute lung injury:the EDEN randomized trial［J］. JAMA,2012,307(8):795-803.

［67］PADAR M,UUSVEL G,STARKOPF L,et al. Implementation of enteral feeding protocol in an intensive care unit:before and after study［J］. World J Crit Care Med,2017,6(1):56-64.

［68］PEEV M P,YEH D D,QURSISHI S A,et al. Causes and consequences of interrupted enteral nutrition:a prospective observational study in critically ill surgical patients［J］. JPEN J Parenter Enteral Nutr,2015,39(1):21-27.

［69］RAMAKRISHNAN N,DAPHNEE D K,RANGANATHAN L,et al. Critical care 24×7:but,why is critical nutrition interrupted? ［J］. Indian J Crit Care Med,2014,18(3):144-148.

［70］REINTAM B A,STARKOPF J,ALHAZZANI W,et al. Early enteral nutrition in critically ill patients:ESICM clinical practice guidelines［J］. Intensive Care Med,2017,43(3):380-398.

［71］SOGUEL L,REVELLY J P,SCHALLER M D,et al. Energy deficit and length of hospital stay can be reduced by a two-step quality improvement of nutrition therapy:the intensive care unit dietitian can make the difference［J］. Crit Care Med,2012,40(2):412-419.

［72］WOO S H,FINCH C K,BROYLES J E,et al. Early vs delayed enteral nutrition in critically ill medical patients［J］. Nutr Clin Pract,2010,25(2):205-211.

［73］WOOD J D. Enteric nervous system:reflexes,pattern generators andmotility［J］. Curr Opin Gastroenterol,2008,24(2):149-158.

第二十七章

创伤重症早期康复护理与管理

第一节 概　述

一、康复与康复医学

（一）康复

康复（rehabilitation）一词原意为"复原""重新获得能力""恢复原有的地位、权利、名誉、健康及正常生活"等。1969 年世界卫生组织（World Health Organization，WHO）把康复定义为："康复是指综合地和协调地应用医学的、工程的、社会的、教育的和职业的措施，对患者进行训练和再训练，使其活动能力达到尽可能高的水平。"1981 年，WHO 重新定义康复为："康复是指应用各种有用的综合措施以减轻残疾的影响和使残疾人重返社会。"目前对康复的定义：康复是指综合协调地应用各种措施，消除或减轻病、伤、残者身心、社会功能障碍，达到或保持生理、感官、智力精神和（或）社会功能上的最佳水平，从而改变病、伤、残者的生活，增强其自理能力，使其重返社会，提高生存质量。尽管有些病、伤、残导致的病理变化无法彻底消除，但是经过康复，个体仍然可以达到最佳的生存状态。

康复的对象主要是由于损伤、急慢性疾病、年老带来的功能障碍和先天发育障碍者，其中"损伤"包括各种战伤、工伤、自然灾害伤等，在康复的实施中，是以提高局部与整体功能为主线，以整体的人为对象。

康复定义中所指的"综合协调地应用各种措施"，包括医学的、工程的、教育的、职业的和社会的等方法。这些方法分别提供医学康复、康复工程、教育康复、职业康复和社会康复，是康复中各自独立的专业领域，这些领域的综合构成了全面康复也称为大康复。

1. 医学康复　医学康复（medical rehabilitation）是利用各种医疗手段解决病、伤、残者功能障碍，是全面康复的基础。

2. 康复工程　康复工程（rehabilitation engineering，RE）是指应用工程学的原理和方法，恢复、代偿或重建患者的功能。如设计、制造假肢、矫形器和自助具等。

3. 教育康复　教育康复（educational rehabilitation）是指通过教育和训练手段，提高残疾人的文化素质和社会能力。

4. 职业康复　职业康复（vocational rehabilitation）是指对成年病、伤、残者进行职业评定，根据其功能状况进行训练，使其掌握一种或几种实用技能，以便其就业或再就业。

5.社会康复　社会康复(social rehabilitation)是从社会学或宏观上对病、伤、残者实施康复,如国家对残疾人的权利和福利通过立法的方式予以保障。

(二)康复医学

1.康复医学定义　康复医学(rehabilitation medicine)是研究有关功能障碍的预防、评定和处理(治疗、训练)的一门学科。康复医学与预防医学、保健医学和临床医学共同组成全科医学。

2.康复医学的组成　康复医学的组成包括康复医学理论基础、康复评定、康复治疗技术和临床康复。

(1)康复医学理论基础:康复医学是一门独立的医学分支,与其他医学分支有很多交叉和联系,同时也是应用性很强的临床学科。康复医学的基本课程包括解剖学、运动学、运动生理学、运动生物力学、病理生理学、医学心理学、医学工程学和一定的临床各科基本知识等。

(2)康复评定:它是康复治疗的基础,没有评定就无法规划治疗、评价治疗。评定不同于诊断,远比诊断细致而详尽。康复评定不是寻找疾病的病因和诊断,而是客观地、准确地评定功能障碍的原因、性质、部位、范围、严重程度、发展趋势、预后和转归,为康复治疗计划打下牢固的科学基础。这种评定可以借助仪器,至少应在治疗前、中、后各进行1次。根据评定结果,制订、修改治疗计划,对康复治疗效果、结局做出客观的评定。康复医疗始于评定,止于评定。常用的康复评定有肌力测定、关节活动度评定、步态分析、心肺功能评定、言语功能评定、心理功能评定、日常生活活动能力评定、神经电生理学评定等。

(3)康复治疗技术:康复治疗技术是根据康复评定所明确的障碍部位和程度,规划、设计康复治疗方案。完整的康复治疗方案包括有机地、协调地运用各种治疗手段,在康复治疗方案中常用的治疗方法有以下方面。

1)物理疗法:物理疗法(physical therapy,PT)是指利用电、光、声、磁、水、冷、热、力等物理因素治疗疾病、促进功能恢复的方法。物理治疗包括运动疗法和物理因子疗法。运动疗法是通过徒手或借助器械,让患者进行各种运动以改善功能的方法,目的是增强肌肉的量,改善关节活动度,增强和改善运动的协调性,改善机体的平衡,改善机体对运动的耐力和改善异常运动模式等。物理因子疗法是利用电、光、声、磁、水、冷、热等因素进行治疗的方法,对炎症、疼痛、痉挛和局部血液循环障碍有较好的治疗效果。

2)作业疗法:作业疗法(occupational therapy,OT)是针对患者的功能障碍,从日常生活活动、手工操作劳动或文体活动中,选出针对性强、能恢复患者功能和技巧的作业,让患者按照指定的要求进行训练,以逐步复原其功能的方法。

3)言语疗法:言语疗法(speech therapy,ST)是对脑卒中、颅脑创伤或脑瘫等引起的言语障碍进行矫正的方法。通过评价,鉴别出言语障碍的性质、类型,然后选用不同的练习方法,以恢复患者交流能力。

4)心理疗法:心理疗法(psychotherapy,PST)是对心理、精神、情绪和行为异常的患者进行个别的或集体的心理治疗的方法。

5)文体疗法:文体疗法(recreational therapy,RT)是选择患者力所能及的一些文娱体育活动,对患者进行功能恢复。一方面恢复功能,另一方面使患者得到娱乐,达到锻炼身体和参加集体活动等目的。

6)中国传统疗法:中国传统疗法(traditional Chinese medicine,TCM)是将中国传统针灸、按摩、体育锻炼的方法运用于康复治疗。

7)康复工程:康复工程(rehabilitation engineering,RE)是运用现代工程学的原理和方法,恢复、代偿或重建患者的功能,如设计制造假肢、矫形器、自助器具和进行环境改造等。

8)康复护理:康复护理(rehabilitation nursing,RN)不同于一般的治疗护理,是在治疗护理的基础上,采用与日常生活有密切联系的运动治疗、作业治疗的方法,帮助残疾者自理生活的护理方法。

9)社会服务:社会服务(social service,SS)在患者住院时,帮助患者尽快熟悉和适应环境,正确对待现实和将来,与家人一起向社会福利服务、保障救济部门求得帮助;在治疗期间,协调患者与专业组各成员的关系;在出院前,帮助患者做好出院后的安排,并在出院后进行随访,帮助其与社会有关部门联系以解决困难。

3.康复医学的对象、范围

(1)康复医学的对象:十分广泛,主要包括以下4种人群。

1)急性伤病及手术后的患者。无论是处在早期、恢复期或是后遗症期,只要存在功能障碍,就是康复医学的对象。

2）各类残疾者。包括肢体、器官和脏器等损害所引起的各类残疾者。有肢体残疾、听力语言残疾、视力残疾、精神残疾、智力残疾、脏器残疾等。全世界有 5 亿多残疾者，占全球人口 10% 左右，且每年残疾人总数还有增加的趋势。

3）各种慢性病患者。慢性病患者病程缓慢进展和反复发作，相应的脏器与器官出现功能障碍，而功能障碍又加重了原发病的病情，形成恶性循环。对慢性病患者的康复治疗既可以帮助其功能恢复，也有助于防止原发病的进一步发展。

4）年老体弱者。按照自然规律，老年人的脏器与器官功能逐渐衰退，其功能障碍严重影响健康，需要康复医学的帮助。康复措施有助于延缓衰老过程，提高生活质量。随着全球人口老龄化的出现，其康复正受到更多的关注。

（2）康复医学的范围：康复医学的主要病种包括截肢、关节炎、手部创伤、腰腿痛、颈椎病、肩周炎、脑卒中、脊髓损伤、儿童脑性瘫痪、颅脑损伤、周围神经疾病及损伤等，骨科和神经科疾病是康复医学最早和最主要的适应证。近年来，心肺疾病、慢性疼痛、糖尿病、癌症、艾滋病的康复也在逐渐展开。按照西方国家的康复医学传统，精神、智力、感官方面的残疾一般不列入康复医师的处理范围，而分别由各科医师处理，但随着全面康复理念的传播，有的康复医师也开始配合其他专科医师处理此 3 类残疾。

4. 康复医学的工作内容　康复医学的主要工作内容包括康复预防、康复评定和康复治疗。

（1）康复预防：康复预防是指综合协调地应用医学的、社会的、教育的甚至是法律的措施，最大限度地预防和降低各种损伤、出生缺陷的发生；预防伤、病发展成残疾；预防疾病进一步恶化而发展为残障。

（2）康复评定：康复评定是对患者功能障碍的原因、性质、部位、影响范围、严重程度、发展趋势、预后和转归进行客观、准确（包括定性的、定量的）的评价，并对结果做出合理解释的过程。康复评定包括躯体功能、认知功能、言语功能、心理功能和社会功能五大方面的评定。

（3）康复治疗：康复治疗是在康复评定确定了具体功能障碍，制订出康复治疗方案，在完整的方案指导下，适时、协调地应用各种康复特有的治疗方法。常用的方法包括物理治疗、作业治疗、言语治疗、心理辅导与治疗、中国传统治疗、康复工程、康复护理、社会服务。

5. 康复医学的工作方式　其工作方式是指在康复医疗实施过程中的运作方式，是以康复治疗组的形式运作的，这是与临床医学明显不同的地方。

（1）康复治疗组的构成：包括康复医师、康复护士以及各康复治疗专业的治疗师（如物理治疗师、作业治疗师、言语治疗师、假肢矫形器制作师等）。

（2）康复治疗组的运作：康复医师为治疗组的组长，通常的模式是，针对某一患者，在组长的领导下，各专业人员以各自的专业视角检查、评定和讨论患者的功能障碍，并提出各自的对策，由康复医师归纳总结或评定报告，拟定治疗计划，最后由各专业人员分工付诸实施。

康复对象及其家庭成员是康复治疗的接受者，但他们同时又是康复治疗组的关键成员。离开了康复对象及其家庭成员对康复治疗过程的积极参与是难以达到康复目标的，这也构成了康复治疗的一大特点。

6. 康复医学的服务方式　通常包括机构内康复、上门康复服务和社区康复。

（1）机构内康复：机构内康复（institution-based rehabilitation，IBR）是指在综合医院的康复科、康复门诊、康复医院以及特殊的康复机构内的康复。这些机构通常具有较高的专业水平和较完善的专业设备。

（2）上门康复服务：上门康复服务（out-reaching rehabilitation service，ORS）是指具有一定水平的康复机构人员到患者家中或社区为其提供康复服务。这种服务可提供的数量和内容均有限。

（3）社区康复：社区康复（community-based rehabilitation，CBR）是指在社区、基层开展的康复。依靠社区资源（人、财、物、技术）为本社区病、伤、残者就地服务。强调发动社区、家庭和患者参与，以医疗、教育、社会、职业等全面康复为目标。社区康复通常专业不如康复机构全面，技术水平受限，设备比较简单。因此，必须建立固定的转诊系统，以保证各类问题的解决。

社区康复是康复、康复医疗中非常重要的一部分，通常功能障碍者需要有维持终身的康复治疗才能保持其最佳状态。康复的维持治疗若没有社区康复提供服务，康复机构是无力承担的，因此，患者在机构康复所获得的康复也就会很快衰退掉,其状态不可能达到最佳。

二、康复护理及其特点

(一)定义

康复护理(rehabilitation nursing,RN)是护理学和康复医学结合所产生的一门专科护理技术,是在康复计划的实施过程中,由护士配合康复医师和治疗师等康复专业人员,对康复对象进行基础护理和实施各种康复护理专门技术,以预防继发性残疾,减轻残疾的影响,达到最大限度地改善功能和重返社会的目的。

(二)康复护理目的

广义上康复护理目的与大康复的目的一致,但由于现阶段的康复护理主要是在机构内康复和一些条件比较成熟的社区康复,因此,狭义上康复护理目的主要与康复医学的目的一致。即减轻康复患者功能障碍的程度,尽可能促进或改善各方面的功能,预防或改善继发性的功能障碍,最大限度地提高或恢复生活自理能力,重返家庭,回归社会,最终提高生存质量。

(三)康复护理的特点

1. 专科护理特色　康复护理特色是围绕改善和提高患者功能这一核心,实施康复专科护理。

(1)预防继发功能障碍和各种并发症:继发功能障碍是指患者病、伤、残后,由于没有得到康复治疗和适宜的康复护理所导致的功能障碍。并发症包括压力性损伤、深静脉血栓、肺部感染、泌尿系统感染等。

(2)协助实施相关康复治疗:尽管康复治疗中大部分的工作由治疗师完成,但是每天的训练时间是短暂的,因而有些治疗在专业康复治疗师的指导、训练和教育后,其他时间需依赖护理人员督促其继续练习,使康复治疗在病房得到延伸,达到巩固康复训练效果的目的。

(3)给予心理支持:由于护士与患者及家属的接触时间较长,交流机会较多,因此,可及时给予患者心理支持,鼓励患者主动参与康复治疗,对有心理障碍者,适当给予心理上的鼓励并及时与康复医师、治疗师沟通,以便提高疗效,避免意外。

(4)强调主动护理:康复护理的模式强调"参与""主动""自我"护理。即在确保患者安全的前提下,在护士的监护和指导下,充分调动患者主动参与的积极性,仅在必要时给予有限的帮助,并将患者的日常生活活动都转化为有目的的治疗活动,这将大大提高康复治疗效率,也充分体现了康复护理的特色。

2. 康复护理内容　在患者损伤和疾病的不同时期,康复护理侧重点不同。

(1)病损早期:此期多为疾病的急性期,患者多在急救中心、重症监护室和重症病房,康复护理的重点是护理观察和评定,适时进行床旁康复治疗和护理,积极预防继发的功能损伤和并发症。

(2)病损恢复期:病损恢复期是指病损度过了急性期或病情稳定后的时期,是功能恢复的理想的、关键的时期。患者大多已经转入各专科的普通病房或康复病房,康复护理的重点是配合相关康复专业人员做好功能训练,加强心理支持,鼓励主动参与,以达到提高功能、整体康复、回归社会的目的。

3. 康复护理原则

(1)在疾病或损伤早期介入,与其他治疗措施同步进行,贯穿患者康复的全过程。

(2)康复护理要与日常生活活动相结合,注重实用性,以达到患者的生活自理。

(3)重视心理护理,在早期协助患者消除失落感和哀伤情绪是很重要的,否则会影响患者早期康复的开展。在接触患者时,医护人员必须了解患者显现出尝试挣扎或重新调适自己的生活方式,矛盾地去面对残障所带来的许多不便,学习如何与残障共生,渐渐地学习接受残障,再重新站起来面对社会、家人及亲朋好友。医护人员应把握恰当时机,引导患者走进适应阶段,使康复训练及早开始,以期能帮助患者早些独立。

(4)提倡团队协作,康复治疗与临床其他专科治疗最大的区别是有专业康复治疗师的参与,医师、护士与治疗师是紧密配合的一个治疗团队,良好的协作关系是取得最大疗效的关键。

4. 康复护理的常用技术　康复护理技术包括两大类。一类是作为康复护士需要了解的、与康复密切相关的康复治疗技术,如物理治疗、作业治疗、言语治疗、康复工程、传统疗法等;一类是作为康复护士需要掌握的技术,如体位的摆放、呼吸训练与排痰、吞咽训练、肠道与膀胱护理、皮肤护理以及心理护理等。

三、创伤重症早期康复

(一)创伤重症早期康复的概念

创伤重症早期康复目前无明确的定义,一般是指重症多发伤与复合伤、挤压综合征等患者,在重症监护环境下由多学科团队协作开展的积极床旁康复活动和训练,旨在治疗原发疾病的基础上减轻患者的功能障碍和并发症,缩短重症监护病房(intensive care unit,ICU)住院时间,并使患者从 ICU 转出后其功能与日常生活能力尽可能恢复到较高水平。重症监护环境包括加强监护病房、高度依赖病房(high dependency unit,HDU)、烧伤监护病房(burn intensive care unit,BICU)等,可为患者提供 24 h 密切医疗监测和护理。创伤重症康复强调早期的预防性康复,即在患者入住 ICU 的 24 ~ 48 h 后,一旦血流动力学和呼吸功能稳定即开始康复干预,而不需要等到撤离呼吸机或转出 ICU 才进行。

1. 重症早期康复现状　重症患者早期活动绝非是一个新的概念。术后重症患者早期下床活动的康复理念最早在第二次世界大战的时候已经提出,希望伤病员能尽快恢复重返战场。然而,自从在 ICU 镇静剂广泛使用后,正如 1998 年美国医师 Thomas Petty 所说:"当我在重症医学单元查房的时候,我看见的是无力的、镇静的患者没有任何动作地躺在床上,看起来就跟已经死去没有任何分别,如果不是监护仪上的数据,我根本感觉不到他们还活着,过去的情况根本不像这样,接受机械通气的患者是清醒并且保持警觉地,他们常常坐在椅子上,他们保持着继续活下去的激情,现在与过去相比,几乎所有的患者看起来都是昏迷的,即使他们保留着肌肉的力量,但是,我也清楚地看见患者的肌肉在慢慢萎缩下去。"近年来,随着大家对重症患者的制动、如何管理患者的重新认识以及人口结构和健康管理理念的改变,重症患者的早期康复又得到了关注,但是开展的情况却参差不齐。文献报道,2000 年欧洲 17 个国家 54 所医院,重症早期康复开展率为 100%。2015 年在美国华盛顿州仅有 6.4% 的医院让重症患者常规站立训练,没有医院让患者常规带着呼吸机下床走动。国内绝大多数医院开展重症康复起步晚,发展的障碍主要来源于我们认识的缺陷,认为监护室是一个关注重生和稳定的地方,其次是重症康复人力资源欠缺及 ICU 的环境布局、设施设备落后等因素。国内大部分医院急重症康复仍然停留在急性期后的床边治疗,或者生命体征相对不稳定的重症患者只有在转出 ICU 后才能进行康复治疗,大多数 ICU 内的康复也仅限于一般的翻身和被动的关节活动训练,尤其是当患者机械通气时。

2. 重症早期康复的临床获益

(1)ICU 康复治疗的安全性:2013 年美国学者关于机械通气患者早期活动综述指出,早期渐进性活动是安全可行的,主动活动可以改变肌肉力量、提高功能性自主活动、加快脱机、缩短住 ICU 或住院时间。电刺激、功率自行车、运动疗法、臂力训练和呼吸肌功能锻炼有益于早期活动。Bailey 等进行的一项前瞻性队列研究中,共纳入 103 例因呼吸衰竭收住呼吸重症监护病房(respiratory intensive care unit,RICU)而行机械通气至少 4 d 的患者,每天对患者进行生理病理状态评估,共进行了 1 449 次活动,包括坐在床边、从床到轮椅的转移以及行走等,不良事件发生率低于 1%,无气管内导管拔出。

(2)ICU 康复治疗的可行性:Pohlman 等对 ICU 患者在机械通气期间进行了康复治疗,在 90% 的天数里成功实施了物理治疗或作业治疗。

(3)ICU 康复治疗的有效性:Morris 等在一项研究中将 330 例因急性呼吸衰竭收住内科 ICU 的患者分为对照组和治疗组,治疗组根据患者情况接受 4 个不同层次的活动训练,而对照组有特殊需要时方进行物理疗法。与对照组相比,治疗组患者下床活动更早,ICU 停留时间更短,住院时间更短,同时没有增加治疗费用。

3. 重症早期康复的模式

(1)ICU 床旁康复:独立的康复团队到由其他医师负责的重症病房开展床旁康复。有条件的医院宜安排重症康复小组进驻创伤重症病房或请康复专家会诊。患者入住 24 ~ 48 h 进行功能评估、提出问题、

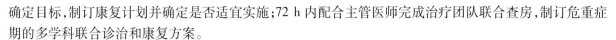

确定目标,制订康复计划并确定是否适宜实施;72 h 内配合主管医师完成治疗团队联合查房,制订危重症期的多学科联合诊治和康复方案。

(2)重症康复病房或高度依赖病房康复:具备条件的医院可以建立重症康复病房或称之为高度依赖病房(HDU),24 h 密切医疗监测和护理,同时可开展早期积极床旁康复训练,制订严格的质量安全制度及康复流程。文献报道,HDU 的建立缩短了患者在 ICU 的停留时间,减少了并发症的发生,也能很大程度地减轻患者的经济负担,保证更好的功能恢复水平。HDU 在硬件设施上,更强调的是大型康复设备的接入,这对医师、治疗师和护士有严格的要求,不但要拥有扎实的临床各学科基础知识,更要熟练掌握康复治疗技术。我们建议有条件的医院应建立以重症康复为主的 HDU,即 ICU—HDU—普通病房形成一个完整的治疗链,更有力地促进重症康复医学发展。

4.创伤重症康复协作组

(1)创伤重症康复协作组:组成创伤重症康复协作组(trauma rehabilitation consult team,TRCT)通常采取跨学科协作的形式,即来自于不同学科、不同专业的人员组合在一起,协同作战。创伤重症康复协作组成员相对固定,分工明确,成员之间彼此熟悉各自专长,相互配合,使伤残者能同时接受多种治疗。创伤重症康复协作组可分为颅脑创伤康复协作组、脊髓创伤康复协作组、烧伤康复协作组、截肢康复协作组等。创伤重症康复协作组成员通常是由以下两大类人员组成。

1)康复专业人员:康复医师、康复护士、物理治疗师、作业治疗师、言语治疗师、假肢矫形器制作师、心理治疗师、传统康复技师、职业康复师或职业顾问、社会康复工作者。

2)非康复专业人员:创伤科、急诊科、骨科、普外科、神经外科、泌尿外科、胸外科、眼科等相关科室的医师、护士,甚至营养师、麻醉师等。

(2)共同职责

1)在患者入院 24 ~48 h 内,明确患者的康复需求。

2)根据患者的康复需求,制订相应的康复计划。

3)患者血流动力学和呼吸功能一旦平稳,立即将康复计划付诸实施。

4)对康复计划实施情况进行总结、评估,必要时予以调整。

5)与患者及其家属交换意见,对难以恢复独立生活者,对其陪护进行培训。

5.创伤康复协调员　创伤康复协调员(trauma rehabilitation coordinator,TRC)是指与相关学科合作,负责协调创伤患者从入院到出院所有治疗与康复的人员。创伤康复协调员,像"信息中枢",促进康复团队成员、各类救治人员、患者及家属之间的有效沟通与交流。另外,根据康复医师的建议,修订康复计划,并在必要时推动这些计划的实施。

6.重症康复干预流程　基于康复循环,包括康复问题的评定、康复目标的设立、康复方案的制订、康复方案的落实以及患者社会角色再塑造的系统工程。重症康复医师和治疗师需要协调这一过程中的康复治疗,并根据病情对患者的进一步的康复做出安排。在干预过程中,特别要注意安全环节的管理,做到实施前系统评估、康复过程中实时监测,防止管道脱落、跌倒等护理不良事件的发生。

7.重症康复干预的方法

(1)多学科团队协作。

(2)综合康复治疗措施的实施。

(3)干预具体措施包括但不局限于体位管理、主被动关节活动度训练、心肺康复、认知训练、全身耐力训练、渐进坐位训练、渐进站立训练、转移训练、步行训练、日常生活活动能力训练及吞咽言语训练等。

(二)创伤重症早期康复的相关问题

如前所述,创伤重症早期康复是指在早期对 ICU 中的创伤后急危重症患者进行康复干预。关于重症康复如何早期实施的问题,目前的观点是早期康复与创伤或疾病治疗同时进行,患者进入 ICU 的 24 ~48 h 后即开始评估是否适合进行早期康复,推荐在血流动力学和呼吸功能稳定后就开始早期康复活动,而不推荐在准备撤除呼吸机和转出 ICU 后才进行康复活动。目前重症患者早期康复活动还缺乏统一的标准和指南,在重症早期康复的原则、活动进阶方案、介入时机、暂停时机等方面,期待进一步的研究和循证支持,目前国内外专家共识如下。

1. 重症康复的原则

(1)加强监护,保障康复技术操作的标准化和安全性。

(2)具备条件者,尽早离床,避免长期卧床导致的一系列并发症。

(3)确定超早期标准化、个性化的 ABCDEF 组合康复程序,包括每日镇静中的唤醒(A—awakening)、自主呼吸试验(B—breathing)、镇静镇痛选择(C—coordination)、谵妄评估及管理(D—delirium monitoring)、早期活动(E—early exercise & mobility)以及家庭的参与(F—family)。ABCDEF 组合康复程序是 2013 年由范德堡医学中心 ICU 谵妄和认知障碍研究团队基于循证原则制订的核心干预措施。

(4)重症患者应考虑科学、循序渐进地实施康复治疗。

(5)总目标是尽可能减少危重病后的功能障碍与并发症。

(6)改善患者的功能障碍要分主次、先后。

(7)意识清楚者以脱机、坐位、站位等为目标。

(8)意识不清楚者以预防压力性损伤、深静脉血栓、关节挛缩、肌萎缩等并发症为目标。

(9)强调多学科协作,关注整体康复。

(10)对患者及家属的心理支持和宣教应列入康复计划。

2. 重症康复的目标

(1)防治并发症,预防功能退化和功能障碍。

(2)改善功能性活动能力,降低病残率。

(3)缩短机械通气时间、ICU 住院时间和总的住院时长,减少医疗支出。

(4)促进患者尽早回归家庭和社会。

3. 重症康复介入时机 患者一入住 ICU 即对其进行评估,符合以下情况即可考虑行康复治疗。

(1)血流动力学及呼吸功能稳定后,立即开始。

(2)入住 ICU 的 24~48 h 后,符合以下标准即可实施康复介入:①心率>40 次/min 或心率<120 次/min;②收缩压(systolic blood pressure,SBP)≥90 mmHg 且≤180 mmHg,和(或)舒张压(diastolic blood pressure,DBP)≤110 mmHg,平均动脉压(mean arterial pressure,MAP)≥65 mmHg 或≤110 mmHg;③呼吸频率≤35 次/min;④血氧饱和度≥90%,机械通气吸入氧浓度(FiO_2)≤60%,呼气末正压通气(positive end expiratory pressure,PEEP)≤10 cmH_2O;⑤在延续生命支持阶段,小剂量血管活性药支持,多巴胺≤10 μg/(kg·min)或去甲肾上腺素或肾上腺素≤0.1 μg/(kg·min)。

(3)特殊体质者,可根据患者的具体情况实施。

(4)生命体征稳定的患者,即使带有引流管,也可逐渐过渡到每天选择适当时间做离床、坐位、站位、躯干控制、移动活动、耐力训练及适宜的物理治疗。

4. 重症康复暂停时机

(1)生命体征明显波动,有可能进一步恶化危及生命时宜暂停康复治疗(表 27-1)。

表 27-1　暂停康复治疗的生命体征参数

心率	血压	呼吸频率和症状的改变	机械通气
70% 年龄的最大心率预计值<40 次/min 或>130 次/min 新发的恶性心律失常 新启动了抗心律失常的药物治疗或合并心电或心肌酶谱证实的新发的心肌梗死	SBP>180 mmHg 或 DBP>110 mmHg; MAP<65 mmHg; 新启动的血管升压药或者增加血管升压药的剂量	<5 次/min;或>40 次/min 不能耐受的呼吸困难 氧饱和度<88%	FiO_2≥60% PEEP≥10 cmH_2O 人机不同步机械通气改变为辅助或压力支持模式 人工气道难以固定维持

（2）存在其他预后险恶的因素,如在运动及物理治疗后病情恶化、出现新的脓毒血症、再次昏迷、消化道出血、新出现胸闷痛等,或有明显气急、眩晕、显著乏力等不适症状,以及有未经处理的不稳定性骨折,应暂时中止康复活动和训练。

（3）若有上述情况发生应在第 2 天重新评估。

四、创伤重症早期康复护理的意义

ICU 护士,作为康复治疗协作组的重要成员,需要与团队其他多种专业人员如相关临床医师、ICU 医师、康复医师、康复治疗师、营养师一起,共同致力于患者功能恢复,实施全面康复治疗和护理,主要是以减轻功能障碍为核心,帮助解决功能维持、重组、代偿、替代、适应和能力重建的有关问题。康复护理的早期介入是现代康复的特征,也是康复护理的重要原则之一。

在重症患者实施早期康复活动中,护士是不可或缺的角色,在患者体位管理、并发症的预防、呼吸道的管理、物理治疗的协助和延续治疗以及患者及其家属的心理支持、康复教育等方面都起着极其重要的作用。文献报道,在美国一些医院对重症患者的早期活动安排了 4 个班次,白班有 2 个班次由物理治疗师负责、护士参与协助,而夜班则有 2 个班次由护士延续进行,巩固患者的治疗效果。目前,英美等发达国家的康复专科医院,通过国际康复质量认证委员会（Commission on Accreditation of Rehabilitation Facilities,CARF）认证,设有重症康复病房,硬件设施包括 ICU 常备的抢救设备,以及大型康复设施接入,并且有多学科协作的团队,包括医师、护士和治疗师,团队成员兼具 ICU 背景和康复背景,既有扎实的临床各学科基础知识,又熟练掌握康复治疗技术。目前在国内医院的 ICU 或 HDU,在环境布局、设施设备、人员素质方面还远远达不到重症患者康复的需要。应该说,开展创伤重症患者的早期康复,是护理人员面临的新的机遇和挑战,存在的主要问题是团队结构不完善,护士人力配备不足,护士参与康复的意识淡薄,康复护理技术学习培训不够等。未来需要大家共同努力,逐步缩小与发达国家之间的差距,切实体现护理人员在重症创伤患者早期康复中应有的作用和价值。

第二节 创伤重症早期康复护理评定

一、意识障碍评定

意识（consciousness）是指个体对周围环境及自身状态的感知能力,可以通过言语及行动来表达。意识的两个主要组成部分是觉醒和认知。觉醒与脑干的上行激活系统有关,而认知与皮质-丘脑网络连接有关。维持意识清醒并能进行意识活动的神经解剖结构主要有两部分:一是特异性上行投射系统和非特异性上行投射系统,即意识的觉醒部分;二是双侧大脑半球皮质,即意识内容产生部分。当大脑半球广泛受损和（或）上行网状激动系统受损时,表现为意识障碍,即机体对自身及外界环境刺激的反应能力减弱或消失。根据患者对刺激的反应,可对意识障碍水平做出判断。

（一）意识障碍的等级评估

根据患者的觉醒程度及临床表现,将意识障碍分为嗜睡、昏睡、浅昏迷、中度昏迷、深度昏迷、意识模糊状态。此外还有一些特殊类型的意识障碍,如去皮质综合征、自主神经状态、无动性缄默、脑死亡等（表 27-2）。

表 27-2　意识障碍等级评估

命名	临床表现
嗜睡(somnolence)	是意识障碍的早期表现,为持续性病理睡眠状态,用言语和其他刺激(压迫眶上切迹、针刺皮肤等能够唤醒并配合体格检查)后,能够基本正确回答问题,但醒觉状态维持时间短,停止外界刺激后迅速入睡
昏睡(lethargy)	意识水平较嗜睡降低,强烈刺激(如较重的痛觉刺激)后方可唤醒,醒后不能配合体格检查和不能正确回答问题,无自主语言,停止外界刺激后即可入睡
浅昏迷(shallow coma)	意识丧失,对光、声及言语刺激均无反应,可伴大小便失禁或潴留。强烈刺激(压迫眶上切迹、针刺皮肤)出现痛苦表情及肢体躲避,瞳孔对光反射、角膜反射等脑干反射存在,可有吞咽动作,生命体征基本平稳
中度昏迷(middle coma)	对外界一般刺激无反应,强烈疼痛刺激有防御反射活动,脑干反射明显减弱,病理反射阳性,腱反射亢进,大小便潴留或失禁,呼吸、循环功能已有变化
深昏迷(deep coma)	神经系统功能全面抑制,对外界刺激无任何反应,瞳孔对光反射、角膜反射等脑干反射消失,无吞咽动作,四肢肌张力减低,腱反射消失,病理反射引不出,防御反射消失,生命体征不平稳,如呼吸、循环功能障碍等
意识模糊(confusion)	意识内容缩小,定向能力障碍,情感淡漠,注意力减退,知觉和思维错乱,言语不连贯,无意识的自发活动增多,对外界刺激可有低于正常水平的反应
谵妄状态(delirium state)	又称急性精神错乱状态,患者对外界的反应和认识能力均有下降:注意力涣散,定向障碍,言语增多,思维不连贯,多存在觉醒-睡眠周期紊乱。常有错觉和幻觉产生,有激怒、紧张甚至冲动攻击行为。病情波动,昼轻夜重,持续数小时至数天不等,发作时意识障碍明显,间歇期可完全清楚

(二)格拉斯哥昏迷评分

格拉斯哥昏迷评分(Glasgow coma score,GCS)用于确定患者颅脑损伤后有无昏迷及昏迷的严重程度。其评分内容主要包括 3 个方面,即运动能力、语言能力和睁眼能力。GCS 分数≤8 分为昏迷状态,提示重度脑损害;9～12 分为中度脑损害;13～15 分为轻度脑损害。最高得分 15 分,预后最好;最低得分 3 分,预后最差;8 分以上恢复机会较大;3～5 分有潜在死亡危险,尤其是伴有瞳孔固定或缺乏眼前庭反射者(表 27-3)。

表 27-3　格拉斯哥昏迷评分

项目	状态	分数
睁眼反应(E) (E:eye opening response)	自动睁眼	4
	呼之睁眼	3
	疼痛引起睁眼	2
	不睁眼	1
语言反应(V) (V:verbal response)	定向正常	5
	应答错误	4
	言语错乱	3
	言语难辨	2
	不语	1

续表 27-3

项目	状态	分数
运动反应（M） （M：motor response）	能按指令发出动作	6
	对刺激能定位	5
	对刺激能躲避	4
	刺痛肢体屈曲反应	3
	刺痛肢体过伸反应	2
	无动作	1

二、ICU 患者觉醒评估

对危重症患者定时进行觉醒程度评估有利于镇静药物及其剂量的调整以达到预期的目标。理想的镇静评分系统应便于各参数计算和记录,有助于准确判断镇静程度并能指导康复早期活动计划的制订。现在临床常用的镇静评分系统有 Richmond 躁动镇静评分、Ramsay 评分、Riker 评分等主观性镇静评分法,以及脑电双频指数(bispectral index,BIS)等客观镇静评分法。

(一)Richmond **躁动镇静评分**

Richmond 躁动镇静评分(Richmond agitation sedation scale,RASS)是为了评估 ICU 患者的意识和激动行为等级而研发,因此很适合用于危重患者的镇静评估。此外,该方法也是美国 2013 版镇静镇痛指南仅推荐的两种评估方法之一。RASS 是一个共 10 个等级评分的量表,其中−3 ~ 0 分为轻度镇静水平,是临床上所期望的镇静水平;−5 ~ −4 分为过度镇静;1 ~ 4 分为镇静不足。该方法将镇静水平细化,并将语言刺激和身体刺激区分开来,这样可以防止复杂的情况下产生评估偏差。医护人员只需要简单的观察、交流和刺激就能准确地评估出患者的镇静状态(表 27-4)。

表 27-4　Richmond 躁动镇静评估表

得分	名称描述
+4	有攻击性,有暴力行为
+3	非常躁动,试着拔出呼吸管、胃管或静脉点滴
+2	躁动焦虑,身体激烈移动,无法配合呼吸机
+1	不安、焦虑、紧张,但身体只有轻微的移动
0	清醒、平静,自然状态
−1	昏昏欲睡,没有完全清醒,但可保持清醒超过 10 s
−2	轻度镇静,无法维持清醒超过 10 s
−3	中度镇静,对声音有反应
−4	重度镇静,对身体刺激有反应
−5	昏迷,对声音及身体刺激都无反应

(二)**标准化5问题问卷测试**

根据标准化 5 问题问卷(standardized five questions,S5Q)测试评估 ICU 患者的觉醒程度和配合程度,并制订不同层级相应的早期活动计划。这是目前欧美发达国家普遍采用的评估方法。S5Q 的 5 个标准问题如下。

●张开和闭上眼睛(open and close your eyes)。

●看着我(look at me)。

●张开嘴巴,伸出舌头(open your mouth and stick out your tongue)。

●点头(nod your head)。

●抬眉(I will count to 5,raise your eyebrows)。

三、吞咽障碍评定

吞咽是口腔、咽腔、喉咽及食管的复杂运动,可分为口腔期、咽期及食管期3期。吞咽障碍是指由于下颌、双唇、舌、软腭、咽喉、食管的结构和(或)功能受损,不能安全有效地把食物正常送到胃内。吞咽障碍是重度颅脑损伤后一种常见的问题。对于神经重症患者、机械通气时间>24 h、气道或食管损伤等,无论有无意识障碍,都建议进行吞咽评定。评定方法包括饮水试验、量表法、染料测试等临床评定和仪器评定。对于意识障碍患者,可以通过吞咽器官或咽反射等检查间接了解吞咽功能状态,而对于清醒患者,还需要进一步评估进食与吞咽能力。

(一)洼田饮水试验

洼田饮水试验分级明确清楚,操作简单,要求患者意识清楚,无严重的呼吸困难,能自行咳痰,吞咽反射存在,能主动配合并能在支持下保持半卧位或坐位。意识水平下降,不能听从指挥的重症患者饮水测试不适用(表27-5)。

1.方法　让患者端坐,先单次喝下3~5 ml温开水,如无呛咳,再一次性喝下30 ml温开水,观察所需时间、饮水及呛咳情况。

2.评定标准　1分为正常;2分为可疑;3分及以上为异常。

表27-5　洼田饮水试验

评分	评价标准
1	5 s内喝完,无呛咳
2	1次喝完,但超过5 s;或分2次喝完,无呛咳
3	能1次喝完,但有呛咳
4	分2次以上喝完,有呛咳
5	频繁呛咳,难以全部喝完

(二)进食评估调查工具-10

进食评估调查工具-10(eating assessment tool-10,EAT-10)有助于识别误吸的征兆和隐性误吸以及异常吞咽的体征,与饮水试验合用,可提高筛查试验的敏感性和特异性。共10项吞咽障碍相关问题,每项评分分别分为4个等级:0分为无障碍;1分为轻度障碍;2分为中度障碍;3分为重度障碍;4分为严重障碍。如果每项评分超过3分,则可能存在吞咽方面的问题(表27-6)。

表27-6　进食评估调查工具-10

问题	得分				
我的吞咽问题已经使我的体重减轻	0	1	2	3	4
我的吞咽问题影响我在外就餐	0	1	2	3	4
吞咽液体费力	0	1	2	3	4

问题	得分				
吞咽固体食物费力	0	1	2	3	4
吞咽药片/丸费力	0	1	2	3	4
吞咽时有疼痛	0	1	2	3	4
我的吞咽问题影响我享用食物时的快感	0	1	2	3	4
我吞咽时有食物卡在喉咙里的感觉	0	1	2	3	4
我吃东西时会咳嗽	0	1	2	3	4
我吞咽时感到紧张	0	1	2	3	4

(三)反复唾液吞咽试验

反复唾液吞咽试验(repetitive saliva swallowing test,RSST)是一种评估反复吞咽的能力、与误咽的相关性高、较为安全的筛查方法。

1. 方法　患者坐位,卧床者取放松体位,检查者将示指横置于患者甲状软骨上缘,嘱其做吞咽动作,也可在其舌上滴少许水。当确定喉头随吞咽动作上举、越过示指后复位,即可判定完成一次吞咽反射。嘱尽快反复吞咽,并记录完成吞咽次数。

2. 评定标准　老年患者30 s内能达到3次吞咽即可判定正常。2次及以上不能顺利完成吞咽,或者喉头未充分上举就已下降即可判定存在吞咽障碍。

(四)染料测试

染料测试(dye test)主要用于意识障碍有气管切开患者的误吸风险评定。可用果绿、亚甲蓝等进行测试。

1. 方法　给患者进食一定量的蓝色染料混合食物,吞咽后观察或在气管套管内抽吸,确定是否有蓝色染料食物。

2. 评定标准　若抽吸或咳出蓝色食物,应做吞咽造影检查。若稍后才从气管套管内吸出蓝色分泌物,视为假阳性。

四、徒手肌力评定

肌力(muscle strength)是指肌肉收缩的力量。肌力评定(muscle test)是肌肉功能评定的重要方法,对肌肉骨骼系统、神经系统病损,尤其是周围神经病损的功能评定十分重要。其主要目的是判断有无肌力低下及肌力低下的范围与程度;发现导致肌力低下的原因;为制订训练计划提供依据;检验训练的效果。肌力评定的方法有徒手肌力评定和器械评定。

(一)徒手肌力评定方法

徒手肌力评定(manual muscle test,MMT)是根据受检肌肉或肌群的功能,让患者处于不同的受检位置,然后嘱患者在减重、抗重力或抗阻力的状况下做一定动作,并使动作达到最大的活动范围。根据肌肉活动能力及对抗阻力的情况,按肌力分级标准来评定受检肌肉或肌群的肌力级别。

(二)徒手肌力评定分级标准

1. MMT分级标准　通常采用六级分级法。其中3级是MMT的中心,即以各肌肉能否抵抗所在肢段的重力而达到正常活动范围作为是否达到3级肌力的标准(表27-7)。

表 27-7　MMT 评定标准

分级	评级标准
0	无可测知的肌肉收缩
1	有轻微收缩,但不能引起关节运动
2	在减重状态下能作关节全范围运动
3	能抗重力行关节全范围运动,但不能抗阻力
4	能抗重力、抗一定阻力运动
5	能抗重力、抗充分阻力运动

2. MRC 肌力分级法　1983 年,美国医学研究委员会在 MMT 六级评分法基础上进一步细分为医学研究理事会(medical research council,MRC)肌力分级法(表 27-8)。

表 27-8　MRC 评定标准

分级	评级标准
5	肌肉抗最大阻力时活动关节达到全范围
5⁻	肌肉抗较大阻力时活动关节达到全范围
4⁺	肌肉抗比中等度稍大的阻力时活动关节达到全范围
4	肌肉抗中等度阻力时活动关节达到全范围
4⁻	肌肉抗比中度稍小的阻力时活动关节达到全范围
3⁺	肌肉抗重力时活动关节达到全范围,肌肉较抗小阻力时活动关节达到部分范围
3	肌肉抗重力时活动关节达到全范围
3⁻	肌肉抗重力时活动关节达到最大范围的 50% 以上
2⁺	肌肉去除重力后活动关节达到全范围,肌肉抗重力活动关节在全范围的 50% 以内
2	肌肉去除重力后活动关节达到全范围
2⁻	肌肉去除重力后活动关节达到最大范围的 50% 以上
1⁺	肌肉去除重力后活动关节在全范围的 50% 以内
1	可触及肌肉收缩,但无关节运动
0	没有可以测到的肌肉收缩

五、肌张力评定

肌张力(muscle tone)是指肌肉静息状态下的紧张度。检查以触摸肌肉的硬度及伸屈肢体时感知的阻力作为判断依据。肌张力增高表现为肌肉组织坚实,屈伸肢体时阻力增加;肌张力降低表现为肌肉松软,屈伸肢体时阻力低,关节运动范围扩大,表现为弛缓性麻痹。

(一)修订的 Ashworth 量表

修订的 Ashworth 量表是肌张力增高评定最常用的方法。

1. 方法　1964 年 Ashworth 提出了 Ashworth 量表,是以快速被动关节活动度(passive range of motion,PROM)检查为基础的肌痉挛的评定方法,分为 0～4 级。修订的 Ashworth 量表是 Smith 等于 1987 年,在总结了他们使用 Ashworth 量表的经验后,发现被定为 Ashworth"1"级的人数太多,应该进一步加以区分,所以他们在原量表的基础上增加了"1+"级,形成"修订的 Ashworth 量表"。

2.分级标准　分为 0～4 级共 6 级(表 27-9)。

表 27-9　修订的 Ashworth 量表

分级	评级标准
0	无肌张力的增加
1	肌张力轻度增加,受累部分被动屈伸时,在关节活动度(range of motion,ROM)之末时呈现最小的阻力或出现突然卡住和释放现象
1+	肌张力轻度增加,在 ROM 50% 范围内出现突然卡住,然后在 ROM 的后 50% 均呈现最小的阻力
2	肌张力较明显地增加,通过 ROM 的大部分时,肌张力均较明显地增加,但受累部分仍能较容易地被移动
3	肌张力严重增高,被动运动困难
4	受累部分被动屈伸时呈现僵直状态而不能运动

(二)弛缓性麻痹程度的评定

弛缓性麻痹程度根据临床表现分为轻度和中到重度。

1.轻度　肌张力降低、肌力下降,把肢体放在可以下垂的位置并释放时,肢体只能短暂地抗重力,然后立即落下,仍有一些功能活动。

2.中到重度　肌张力显著降低或消失、肌力 0～1 级(MMT),把肢体放在可以下垂的位置并释放时,立即落下,不能进行任何有功能的活动。

六、关节活动度评定

关节活动度(ROM)是指关节运动时所通过的运动弧。包括主动的与被动的 ROM,常以度数表示。评定的主要目是确定有无关节活动受限及受限的程度,并找出其原因;确定合适的治疗目标,判定可能康复的程度;客观测量 ROM 的进展情况,以评价康复训练效果;为患者及治疗师提供动力,为科研提供客观资料。

(一)测量工具

1.量角器　①通用量角器,应用最普遍,是由金属或塑料制成,圆形或半圆形的刻度盘,含轴心和两条臂(固定臂和移动臂),主要用来测量四肢关节;②电子量角器,其固定臂和移动臂由 2 个电子压力传感器构成,度数可以显示出来,重复性好,使用方便,精确度优于通用量角器。

2.其他工具　①尺子或带子,用来测量两骨点之间的距离;②可展性金属线,用来测量肢体、手指的形状;③在特殊情况时可用 X 射线、摄影机等进行测量。

(二)记录关节活动度

开始位置(解剖位):0°位。

180°:固定臂与移动臂重叠。

0°位开始并向 180°方向移动。

(三)主要关节活动度测量方法

主要关节活动度测量方法见表 27-10。

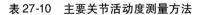

表 27-10 主要关节活动度测量方法

关节	运动	体位	量角器放置方法			正常参考值
			轴心	固定臂	移动臂	
肩关节	屈、伸	坐或立位，臂置于体侧，肘伸直	肩峰	与腋中线平行	与肱骨纵轴平行	屈 0°~180° 伸 0°~50°
	外展	坐和站位，臂置于体侧，肘伸直	肩峰	与身体中线平行	与肱骨纵轴平行	0°~180°
	内、外旋	仰卧、肩外展90°，肘屈90°	鹰嘴	与腋中线平行	与前臂纵轴平行	各 0°~90°
肘关节	屈、伸	仰卧、坐或立位，臂取解剖位	肱骨外上髁	与肱骨纵轴平行	与桡骨纵轴平行	0°~150°
腕关节	屈、伸	坐或立位，前臂完全旋前	尺骨茎突	与前臂纵轴平行	与第二掌骨纵轴平行	屈 0°~90° 伸 0°~70°
	尺、桡侧偏移或外展	坐位，屈肘，前臂旋前，腕中立位	腕背侧中点	前臂背侧中线	与第三掌骨纵轴平行	桡偏 0°~25° 尺偏 0°~55°
髋关节	屈	仰卧或侧卧，对侧下肢伸直	股骨大转子	与身体纵轴平行	与股骨纵轴平行	0°~125°
	伸	侧卧，被测下肢在上	股骨大转子	与身体纵轴平行	与股骨纵轴平行	0°~15°
	内收、外展	仰卧	髂前上棘	左右髂前上棘连线的垂线	髂前上棘至髌骨中心的连线	各 0°~45°
	内旋、外旋	仰卧，两小腿于床缘下垂	髌骨下端	与地面垂直	与胫骨纵轴平行	各 0°~45°
膝关节	屈、伸	俯卧、侧卧或坐在椅子边缘	股骨外踝	与股骨纵轴平行	与胫骨纵轴平行	屈 0°~150° 伸 0°
踝关节	背屈、跖屈	仰卧，踝处于中立位	腓骨纵轴线与足外缘交叉处	与腓骨纵轴平行	与第五跖骨纵轴平行	背屈 0°~20° 跖屈 0°~45°
	内翻、外翻	俯卧，足位于床缘外	踝后方，两踝中点	小腿后纵轴	轴心与足跟中点连线	内翻 0°~35° 外翻 0°~25°

(四)关节活动度异常的分析

关节活动度（ROM）异常的分析：①正常情况下，主动 ROM 小于被动 ROM。当关节被动活动受限时，其主动活动受限的程度一定会更大。②关节被动活动范围正常而主动活动不能者，常为神经麻痹或肌肉、肌腱断裂所致。③关节主、被动活动均部分受限者为关节僵硬，主要为关节内粘连、肌肉痉挛或挛缩、皮肤瘢痕挛缩及关节长时间固定等所致。④关节主、被动活动均不能者为关节强直，提示构成关节的骨骼之间已有骨性或牢固的纤维连接。⑤临床上以关节活动受限较多见。⑥关节活动超过正常范围亦是一种异常表现,可见于周围神经病损所致的肌肉弛缓性瘫痪、关节支持韧带松弛以及关节骨质破坏等。

七、感 觉 评 定

感觉(sensation)是人体进行有效的功能活动的基本保证。躯体感觉受损将影响患者的躯体运动功能和日常生活活动能力。因此必须熟练掌握感觉检查的具体操作方法,并能够利用检查结果指导制订训练计划。感觉分为躯体感觉和内脏感觉两大类,其中躯体感觉是康复评定中最重要的部分。感觉检查由两部分组成,即给予刺激和观察患者对于刺激的反应。如感觉有障碍,应注意感觉障碍的类型、部位和范围、程度及患者的主观感觉。

(一)感觉评定目的

感觉评定目的:①了解感觉障碍的类型、部位和障碍范围。②评估感觉损伤对运动功能及日常生活活动的影响。③针对感觉障碍的特点制订康复护理方案。④确保患者安全,预防出现继发性损害如压力性损伤、烫伤。

(二)感觉评定方法

1. 触觉检查方法　患者闭目,检查者用棉花或软毛笔轻触患者皮肤,让患者回答有无轻痒的感觉。测试时注意两侧对称部位的比较,刺激动作要轻,刺激不应过频。检查四肢时,刺激的走向应与长轴平行,检查胸腹部的方向应与肋骨平行。检查顺序为面部、颈部、上肢、躯干、下肢。

2. 痛觉检查方法　患者闭目,检查者用大头针的针尖以均匀的力量轻刺患者的皮肤,让患者立即陈述具体的感受及部位。对痛觉麻木的患者,检查要从障碍部位向正常部位逐步移行;对痛觉过敏的患者,要从正常部位向障碍部位移行。测试时注意两侧对称部位的比较。有障碍时,要记录障碍的类型、部位和范围。

3. 温度觉检查方法　患者闭目,检查者用盛有热水(40~45 ℃)及冷水(5~10 ℃)的两支试管冷热交替接触患者的皮肤,让患者回答自己感受到冷或热。试管与皮肤的接触时间以2~3 s为宜。检查时应注意两侧对称部位的比较。

4. 位置觉检查方法　患者闭目,检查者将其肢体放置在某种位置上,让患者说出肢体所处的位置,或让另一侧肢体模仿出相同的角度。

5. 运动觉检查方法　患者闭目,检查者被动活动患者四肢,让患者说出肢体的方向。

6. 振动觉检查方法　用每秒振动128次的音叉柄端置于患者肢体的骨隆突起处,询问患者有无震动的感觉并注意感受的时间,两侧对比。检查时常选择的骨隆起部分部位有胸骨、锁骨、肩峰、髂前上棘、股骨粗隆、腓小头及内外踝等。

八、日常生活活动评定

日常生活活动(activities of daily living,ADL)是指人们在每日生活中,为了照料自己的衣、食、住、行、保持个人卫生整洁和进行独立的社区活动所必需的一系列的基本活动。ADL的评定对确定患者能否独立及独力的程度、判定预后、制订和修订治疗计划、评定治疗效果、回归家庭或就业都十分重要。

(一)日常生活活动分类

1. 基础性日常生活活动　基础性日常生活活动(basic activities of daily living,BADL)是指人们为了维持基本的生存、生活需要而每天必须反复进行的基本活动,包括进食、更衣、个人卫生等自理活动和转移、行走、上下楼梯等身体活动。

2. 工具性日常生活活动　工具性日常生活活动(instrumental activities of daily living,IADL)是指人们为了维持独立的社会生活所需的较高级的活动,完成这些活动需借助工具进行,包括购物、炊事、洗衣、使用交通工具、处理个人事务、休闲活动等。

（二）日常生活活动评定

1. Barthel 指数评分法　ADL 有多种评定方法,护士常用的标准化 ADL 评定为 Barthel 指数。该评定方法是通过对进餐、洗澡、修饰、穿衣、控制大便和小便、床椅转移、平地行走 45 m 及上下楼梯 10 项日常生活活动的独立程度评分。Barthel 指数评分:100 分为正常;60 分以上为良,生活基本自理;40～60 分为中度功能障碍,生活需要帮助;20～40 分者为重度功能障碍,生活依赖明显;20 分以下为完全残疾,生活完全依赖。Barthel 指数 40 分以上者康复治疗效益最大(表 27-11)。

表 27-11　Barthel 指数项目和评分

ADL 项目	自理	稍依赖	较大依赖	完全依赖
进食	10	5	0	0
洗澡	5	0	0	0
修饰	5	0	0	0
穿衣	10	5	0	0
控制大便	10	5	0	0
控制小便	10	5	0	0
如厕	10	5	0	0
床椅转移	15	10	5	0
平地行走 45 m	15	10	5	0
上下楼梯	10	5	0	0

2. Barthel 指数评分注意事项

(1) Barthel 指数评定法应记录"患者确实能做什么",而不是可能或应达到什么程度。

(2) 主要目的是确定在无任何体力或智力帮助的情况下所获得的自理程度。因此,如需提供任何帮助,则表明患者不能自理。

(3) 患者自理的程度应通过由护士、亲属或本人所提供的最好信息和通过与患者交谈来确定。

(4) 应记录患者 24 h 内所完成的情况,虽周期较长,但为了说明问题这是需要的。

(5) 尽管无大小便失禁,昏迷者也应评为 0 分。

(6) "中度"是指患者自己能提供所需力量的一半。

(7) 只要患者无须他人的帮助,虽用辅助器也可划入自理类。

九、费 力 评 估

自觉用力程度分级(rating of perceived exertion, RPE)是瑞典科学家 Borg 于 1962 年提出的,故又称为 Borg 量表。大量实验证明该分级是科学、简易、实用的方法。它是利用运动中的自我感觉来判断运动强度,在 6～20 级中,每一单数级各有不同的运动感觉特征。RPE 与心率和耗氧量具有高度相关性。各级乘以 10 常与达到该点的心率大体上一致(应用影响心率药物的除外)。一般运动锻炼的 RPE 分级在 12～15,说明运动强度是合理的,中老年人也应达到 11～13(表 27-12)。

确定合理运动强度的最好方法是把心率和 RPE 两种方法结合,先按适宜的心率范围进行运动,然后在运动中结合 RPE 来掌握运动强度。这样,在锻炼中不用停下来测心率也能知道自己的运动强度是否合理。

表27-12 自觉用力程度分级(RPE)

RPE	主观运动感觉特征	相应心率/(次/min)
6	安静	60
7	非常轻松	70
8	—	80
9	很轻松	90
10	—	100
11	轻松	110
12	—	120
13	稍费力(稍累)	130
14	—	140
15	费力(累)	150
16	—	160
17	很费力(很累)	170
18	—	180
19	非常费力(非常累)	190
20	—	200

十、排 尿 评 定

康复护理评定所针对的排尿障碍主要是脊髓损伤、脑卒中、重度颅脑损伤等导致的神经源性膀胱患者。神经源性膀胱(neurogenic bladder)是指调节和控制排尿生理活动的中枢和周围神经系统病变或受损害而引起的膀胱和尿道功能障碍。

(一)评定方法

评定方法包括询问病史、症状评估、体格检查、实验室检查及专科评估。

1. **询问病史** 患者是否有中枢或外周神经系统损伤如颅脑创伤、脊髓损伤、马尾神经损伤。

2. **症状评估**

(1)下尿路症状,包括储尿期、排尿期及排尿后症状,如尿频、尿急、尿痛、尿失禁、排尿困难等。

(2)膀胱感觉异常症状,如膀胱充盈期感觉及尿意感。

(3)神经系统症状,包括神经系统原发疾病症状及治疗后症状、肢体感觉运动功能、自主神经过反射。

3. **体格检查** 评估患者的意识,精神状态,认知,膀胱充盈期及排尿后生命体征的变化,四肢感觉运动功能,躯体感觉运动平面,脊髓损伤患者损伤平面,日常生活活动能力,会阴部的感觉及运动功能,球海绵体反射,肛门括约肌及盆底肌自主收缩功能。

4. **实验室检查** 遵医嘱进行血常规、尿常规、细菌培养、细菌计数、药敏试验、血尿素氮、血肌酐等检查。

5. **专科评估**

(1)泌尿系统影像学检查:平片、CT、MRI等,泌尿系统超声检查,膀胱尿道镜检查。

(2)尿流动力学检查:尿流动力学检查能客观反映逼尿肌、尿道内外括约肌各自的功能状态及其在储尿、排尿过程中的相互作用。它能对下尿路功能状态进行科学、客观及定量的评估。充盈期正常的膀胱顺应性好,充盈过程中膀胱压力变化很小,通常为 $20 \sim 40 \ ml/cmH_2O$。逼尿肌漏尿点压(detrusor leak point pressure,DLPP)测定可用以预测上尿路损害风险,当 DLPP>40 cmH$_2$O 时,继发上尿路损害的风险显著增加。目前推荐神经源性膀胱患者尽可能接受此项检查。还可以做尿道压力测定、尿道肌电图检查,用以评估尿道括约肌的收缩舒张功能是否有逼尿肌–括约肌协同失调。

(3)膀胱压力容量评定:运用膀胱压力容量评定系统中压力传感器,测定膀胱在储尿期与排尿期内压的变化,通过计算机软件界面观察膀胱储尿期压力与容量关系,并依据图文报告评估膀胱功能障碍的类型。该检查可由护士独立完成(图 27-1)。

1)嘱咐患者在做测定之前 2 h 内尽量不要喝水或者少喝水。准备 500 ml 生理盐水加热至适合温度(不高于 34 ℃,大约 30 ℃左右),避免灌注过程中对患者膀胱造成极大的刺激。

2)测定前,嘱患者自行排尿后,再使用一次性单腔导尿管(无球囊)进行导尿,彻底排空膀胱,导出的尿液为残余尿量。

3)打开电脑后,按下侧板上的电源开关,同时需检查急停开关是否在按下的位置,如果是在按下位置请复位。电脑启动后会自动运行相关的测试程序,首先检查 4 个参数的设置,分别是"最大灌注量"为 500 ml,"流量系数"需与随机提供的参数设置表中的数值相同,"压力报警值"为 40 cmH$_2$O,"灌入速度"初始值 10 ml/min。

4)将生理盐水与测压三通管连接,并将三通阀的各个接口旋紧,三通阀分别连接设备尿压接口、尿管和尿袋。

5)在测压前,检查测压接口是否漏气,并应进行压力校零。以 10 ml/min 的速度进行灌注,期间系统实时监测膀胱容量与压力的变化,膀胱内压持续升高并超过 40 cmH$_2$O 或出现漏尿,即停止测定。测定过程中,询问患者有无心悸、出汗及排尿感,并在电脑界面上进行标注。

6)在灌注过程中,在无禁忌证的情况下可进行膀胱功能训练,如反射性排尿训练(牵拉阴毛、耻骨上区叩击等)、代偿性排尿训练等,并观察膀胱压力变化,如膀胱内压持续超过 40 cmH$_2$O 或出现漏尿,应立即停止并进行标注。

7)测压结束,按下排尿键彻底排空膀胱,并记录患者的自主排尿量、残余尿量、膀胱安全容量及漏尿等其他情况。

8)打印报告,向患者及家属讲解检查结果。

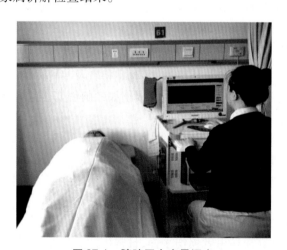

图 27-1　膀胱压力容量评定

(4)膀胱残余尿测定:指排尿后立即导尿或用膀胱扫描仪测定膀胱内的残余尿量。正常人残余尿量一般少于 50 ml。通过膀胱残余尿测定,可以了解膀胱排尿功能或判断下尿路梗阻程度,为膀胱护理提供依据。

(5)排尿日记:记录每次排尿量、排尿间隔时间、患者的感觉、每日排尿总次数及总尿量,能客观反映患者的症状。

（二）神经源性膀胱分类

1. 根据尿动力学的检查结果分类

（1）逼尿肌过度活跃伴括约肌过度活跃。

（2）逼尿肌活跃不足伴括约肌活跃不足。

（3）逼尿肌活跃不足伴括约肌过度活跃。

（4）逼尿肌过度活跃伴括约肌活跃不足。

2. 根据临床表现分类　①尿失禁；②尿潴留；③尿失禁与尿潴留混合。

第三节　创伤重症早期康复治疗与护理技术

一、物　理　治　疗

（一）体位摆放与变换

对于 ICU 的重症患者,因为身体创伤后非常虚弱,病情不稳定,监护设备多,各种管线错综复杂,因而大多被限制在病房的密闭空间内卧床休息。对于意识不清或不能自主活动的患者,保持正确的体位以及规律的变换体位是很关键的,可以改善患者呼吸功能,预防各种严重并发症如肺部感染、压力性损伤、关节挛缩畸形和深静脉血栓的发生。

1. **体位摆放**　基本体位包括直立位、仰卧位、侧卧位、头低位和俯卧位。临床上会优先考虑的体位尽可能是模拟正常的重力生理效应的体位,直立和活动是最基本的生理体位。在直立和活动时人体功能最大化,所以治疗性干预、激发或模拟直立和活动(例如重力和运动负荷)是最具生理性的调整。当患者因疾病或损伤无法持续地站立和活动来满足日常生活需求时,物理治疗师和护士就要通过各种特定体位模拟患者的直立和活动,并根据患者的状态和需求,来决定患者的体位是由患者主动摆放还是由治疗师被动摆放。基于对导致氧转运和气体交换损害所有因素的详细分析,以及利于预防各种并发症的要求,会得出一个最利于氧合作用的体位和一些可能有害的体位。据此患者可以大部分时间采用有利体位,并减少有害体位摆放。

（1）仰卧位:住院患者常保持仰卧位,这种非生理性体位对氧转运是有害的,所以应尽量避免该体位,如果特定的时候需要患者仰卧位,应尽可能地缩短此卧位时间。仰卧位存在的潜在危险有,改变胸廓外形、改变胸腔内压和腹压、膈向头侧偏移、呼吸道阻力增加;会造成患者颈部后伸导致完全僵直而不再屈曲,上肢会发展成明显的屈曲痉挛;对于重症颅脑创伤、颈椎损伤患者,持续的颈部后伸可引起严重的头痛及以后的颜面部疼痛;仰卧位时骶尾部和足跟发生压力性损伤的风险增大,发生吸入性肺炎的危险更大;长期处于仰卧位将导致肋骨变形、呼吸功能下降、肩胛骨后缩、上段躯干旋转障碍。

1）执行所有动作都需要重力的支持。取仰卧位的患者因胸壁的每次呼吸都必须克服重力而出现呼吸困难。可以用毛巾卷和枕头帮助患者采取一个更舒适的体位来改善通气状况,使其呼吸困难得到缓解。当然,体位的选择需要使患者能够耐受并感到舒适。

2）可通过撤走头部下的枕头增加胸部肌肉的扩张度,因为去枕后可以增加颈部肌肉(斜角肌和胸锁乳突肌)的拉伸,增加的运动量会在上胸部的上平面与前平面的活动度上体现出来。进一步的拉伸可以通过在椎棘后面纵向放置一个垂直毛巾卷以扩展前胸,防止患者躯干过度弯曲(图 27-2)。

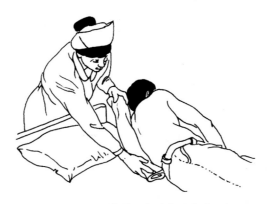

图 27-2　放置一个垂直毛巾卷

3）如果患者头部下面需要有一个支撑很好地收回下巴来保护吞咽功能,那么可以在枕骨下方放置一个薄薄的枕头或一个水平毛巾卷(图 27-3)。

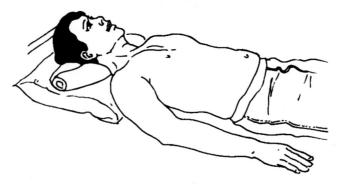

图 27-3　增加前胸壁的拉伸及垂直于胸壁的毛巾卷与枕头的贴合

4）肩关节外旋和肩胛骨处于休息位和内收状态时,会拉伸胸大肌和肋间肌肉,这样会增加胸壁侧面和前面的运动。如果一个患者具备全关节活动度(ROM)能力,并可以舒服地把手臂放在头顶或通过全方位的弯曲、外展、内旋等进行最大限度的伸展,这个动作可以被推荐用于最大限度地帮助前胸壁扩张。如果患者的主要肩关节活动能力受限,肩关节适当的外展和前臂旋后可能是促进胸部伸展的最佳姿势。当患者的关节活动度存在局限性时,物理治疗师需要调整患者的身体位置来帮助患者实现最佳通气(图 27-4)。

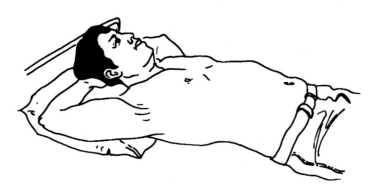

图 27-4　垫着毛巾卷,摆成蝴蝶姿势来扩张胸壁

(2)侧卧位:理论上侧卧位的危害比仰卧位小,因此侧卧位通常是住院患者的首选体位,但是对于有心血管疾病风险的患者并不是最佳体位。侧卧位以依赖侧胸壁横断面偏移来代偿胸廓前后的扩张。侧卧位时,由于下方内脏挤压,使得膈的位置出现向头侧偏移,这可使呼吸运动更大地偏移并促进肺通气和肺气体交换。健康人和患者在侧卧位的动脉血氧分压都要显著高于仰卧位。侧卧位可让患者得到较大

氧供。因此,侧卧位可以提高气体交换的效率,从而减少或避免补充氧气。对插管患者进行肺活量测定发现,相对于仰卧位,侧卧位和俯卧位的动态肺顺应性降低。体位处方中,应特别注意侧向体位的角度、持续时间和监测观察效果。

侧卧位的摆放方法:将一个大枕头置于患者头下,使其头部略高于躯干。如此,患者在向侧卧的过程中,颈部两侧都得以侧屈。患者背部放一个大枕头,牢靠地支撑起躯干,使其保持在与床面合适的角度,脊柱既不能太屈曲也不能过于伸直。可以放一个枕头来支撑上臂,或在患者背部放一个枕头来支撑上臂。如果患者能轻松地用全关节活动度来活动并感觉舒适,可以采取手臂的蝴蝶姿势,使胸腔扩张,拉伸胸肌,促进吸气。双膝屈曲,中间放一个大枕头。由于患者双膝和双髋呈屈曲状,而且双腿很少反复伸展,从而避免其因伸展躺回至仰卧位。如患者无伸肌痉挛,就摆放下肢呈行走状态的位置,即下面那条腿髋部伸展,上面腿的髋和膝部处于一定的屈曲角度,放置一个枕头来支撑上面的肢体,用来避免下面的肢体屈曲(图27-5)。

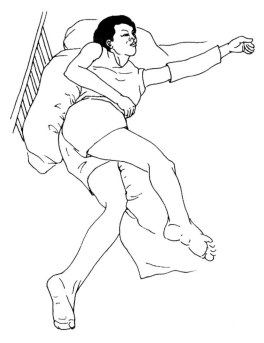

图27-5　颅脑创伤患者处于侧卧位

(3)头低位:头低位可使部分患者通过改善肺的力学机制使氧转运增加。头低位会导致膈下方的内脏向头侧移位。膈在胸腔内常常处于一个较高的休息位以便运动时更高效。在这个体位下,患者的呼吸困难得到缓解,减少了辅助呼吸肌的使用,减少上胸部呼吸模式,并降低了每分通气量。但慎用于呼吸肌疲劳患者,可能会使呼吸困难加重。

(4)俯卧位:越来越多的研究证明,俯卧位能增强动脉氧合作用,并减少心血管及肺功能障碍的患者的呼吸做功,无论肺功能患者有没有机械通气。俯卧位可以降低急性呼吸窘迫综合征(ARDS)患者10%的死亡率及提高27%~39%的氧合能力。也有证据显示长期的俯卧位可以使严重的ARDS患者减少不必要的压力性损伤、气管管内阻塞和胸管变位。因此,越来越多的物理治疗师将俯卧位用于重症患者。

1)俯卧位分类:分为腹部受限型俯卧位和腹部不受限型俯卧位。两种姿势都能增加氧气交换。腹部受限型俯卧位是指俯卧时腹部与床直接接触。腹部不受限型俯卧位是患者的臀部和胸部作为支撑而使腹部悬空。此卧位与四点跪位相当,能增强肺顺应性、潮气量、功能残气量,减少心脏和腹部内脏对肺的压迫。

2)俯卧位摆放:放一小枕在患者脸颊下,头偏向左、向右均可,为了避免紧张性颈反射和颈椎强迫位,需要经常有规律地改变头的位置。如患者表现为总是把头偏向一侧或颈部在某一侧会更加僵直,那么尽量不要把头朝向这一侧。机械通气或留置各种管道的患者,用枕头支撑起胸部或躯干以使得管道保持通畅。患者双上肢放置于舒适位置，腿部保持伸展并且髋部保持外展位，将床尾挡板去掉以使患者的双足以某种角度垂于床边。当患者四肢达不到全范围活动程度时，特别是髋关节和膝关节出现屈曲痉挛时，俯卧位也是最重要的治疗体位。根据挛缩程度和位置，治疗师应设法使患者位于俯卧位，并随着移动能力的增加逐步撤除支持物，直到患者可以完全平坦地俯卧在床上。用数个枕头和体位垫将患者头部、腹部、髋部、下肢支撑起。如图27-6示体外膜氧合（extracorporeal membrane oxygenation，ECMO）患者俯卧位的摆放。

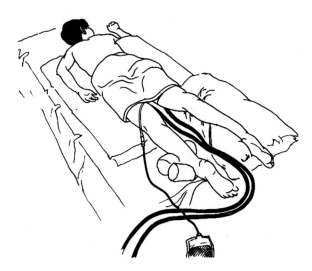

图 27-6 ECMO 患者的俯卧位

（5）直立位：在长期卧床和持续屈曲坐位后，每个患者都有强烈的站立、伸展被束缚的肢体和重新活动的愿望。站立对于颅脑创伤、脊髓损伤等重症创伤患者非常重要，可避免极易出现的下肢挛缩，防止异常张力的发生及进一步恶化，可减少骨质疏松导致的下肢和脊柱自发性骨折的发生。当昏迷患者站立时，意识障碍程度可变浅，缩短昏迷时间。站立还可改善血液循环，缓解易损区域的压力，改善肺部通气，预防肺部感染的发生，膀胱功能也将得到改善。可用伸膝支具、站立架、电动起立床进行辅助站立训练。

1）使用伸膝支具：是通过在患者膝部后方用绷带固定硬质的支具来保持膝关节处于伸展位。在监护室使用伸膝支具的优势是不再需要其他器械。治疗师站在患者身后，控制患者躯干的姿势，移动患者的躯干，使患者重心左右或前后移动。

ⅰ. 从卧位转移到站立位方法：支具固定下肢后，将患者下肢垂在床边，足踏地板呈半坐位。密切关注患者的双足，确保其不向前滑。治疗师用膝盖抵住患者膝盖，或助手在下方固定患者的足防止前滑。治疗师将手放在患者背部，向前拉患者，使患者臀部离开床面，一只手下移到患者臀部后方，向前拉患者骨盆，指导患者重心完全垂直落在其双足上。治疗师始终将一只手放在患者胸前，防止向前跌倒，为了从后面支撑患者，治疗师从患者的一侧绕到其后方，用身体带动患者臀部前移来调整姿势。治疗师一只手始终保持在患者胸前，继续纠正患者姿势，指导患者踝关节背屈，治疗师的手不再感到来自前方或后方臀部的压力。

ⅱ. 将患者转移回床上：治疗师围绕患者移动，站在患者前方。助手要在治疗师慢慢让患者臀部坐在后方床上的过程中，安全牢固地固定患者的双足。一旦患者坐到床上，助手站起来移动到合适的位置，从后面抓住患者肩膀。同时，治疗师托起患者双足，一起将患者放到床上。

2）使用站立架：通过使用一个结实的架子，可以辅助患者站立。这个架子在患者膝部前方有一个被衬垫包绕的板用于保持膝关节伸展，在患者臀部后方有一条宽的带子用来防止髋关节屈曲。

3）使用电动起立床：常见的电动起立床可以将患者固定在其上，通过调整床面的倾斜角度使患者自身重力作用而产生治疗效果，一般角度可调整的范围为0°～90°，可完全模拟站立模式。站立时纠正双足的位置成中立位。注意询问患者的感受和观察有无不良反应。

（6）体位摆放注意事项

1）体位的摆放不是特定的处方,需要根据患者对于体位的反应及依赖来变换。

2）对于重症患者,在治疗中或是治疗之间,体位管理是24 h的问题。

3）所有体位,特别是重症患者的俯卧位,应当检查潜在的人选和排除标准。

4）体位摆放和转换时需要在监测下完成,注意评估患者的心率、血压、呼吸频率、动脉血氧饱和度、氧气消耗、运输和气体交换等指标。

5）体位摆放过程中均需妥善固定各种管道,避免脱管等意外事件发生。

6）注意保护肢体不受碰撞、摩擦、压迫。

7）动作轻柔,勿用暴力导致痉挛的肢体受伤。

2.体位的变换　保持体位的时间长短取决于患者生理反应的变化而不是死板的时间规定,保持体位的时间有着显著的个体差异。频繁的体位变换被物理治疗师用来刺激患者,使其觉醒到一个更加警觉和清醒状态。患者直立角度越高,其神经越兴奋且呼吸受到的刺激越大,这种效果通过鼓励患者自我支撑得到增强。体位变换也是预防压力性损伤、肺部感染等各种严重并发症的重要方法。

（1）平卧位翻身到侧卧位

1）对于颅骨牵引、脊髓损伤、脊柱手术后的患者,翻身的原则是轴线翻身,即头肩部和腰、腿保持在一条线上,至少2~3人为患者翻身,做到同时同向翻身,不得扭曲身体。翻身方法:移去枕头,松开被尾,患者仰卧、两臂交叉于胸前。三位操作者站于患者同侧,将患者平移至操作者同侧床缘。第一位操作者固定患者头部,沿纵轴上略加牵引,使头、颈随躯干一起缓慢移动;第二位操作者将双手分别置于肩部、背部;第三位操作者将双手分别置于腰臀部。其中一人发口令,三人同步翻转将患者整个身体移向对侧床边至侧卧,侧卧角度不超过60°。翻身后,患者头部置枕,背部垫软枕,两膝之间放软枕,双膝呈自然弯曲状。

2）其他重症创伤患者两人翻身方法:先一人将患者头部转向将要翻去的那侧,并用枕头支撑。另一人抬起患者双膝,呈屈曲状,然后将患者膝部转向一侧,同时另一人翻转患者肩膀和上身。如果患者头颅骨折、开放性损伤、手术切口或去骨瓣术后,不易托住患者头部时,可用一块长毛巾放在患者头部下面,当翻身时,医护人员可抓住毛巾两端,站在患者头部任意一侧,像使用吊带一样帮助患者翻身。

（2）侧卧位翻身到俯卧位:患者完全不能主动移动时,需要两名治疗师帮助翻身。一名治疗师站在床头,把床档板去掉。当将患者从右侧卧位翻到俯卧位时,治疗师将他的头先转向右侧,并将其右上肢处于上举位置。另一名治疗师抬起患者的左腿跨过右腿,给予充分支撑以确保大腿和膝盖朝下。当另一名治疗师将患者的腿向前移动时,第一名治疗师将患者左肩部和上肢向前移动,在翻至俯卧位的过程中将整个上肢拉至上举位。随着足部碰触到床面伸直其腿和胸椎。调整患者髋部和肩膀的位置,确保以完全放松的体位舒服地俯卧于床上。

（3）借助床单翻身方法:患者仰卧位,向左侧翻身时,先把患者抬起移动到床的右边。把患者左臂打开到90°,远离身体。右臂交叉于胸前。患者右腿放在左腿上,头转向左侧。把床单放在患者后背,帮助患者翻身。一名治疗师或护士拉起右侧床单卷将患者翻到左边。

（4）刺激患者早期主动参与翻身

1）当患者病情逐渐好转,出现意识恢复的迹象,如对刺激出现反应、偶尔睁眼、肢体出现活动,治疗师应在把患者翻到侧卧位时刺激患者的主动运动,在抑制患者过高的肌张力后,把其肢体摆放在最适宜的位置以促进运动功能恢复:将患者的腿放置于向前迈步状,通过上面腿的重量将骨盆向前拉,然后呼唤患者转向治疗师,同时引导患者上肢向前伸,鼓励患者转动自己的头部。

2）为了启动翻身过程,治疗师可鼓励患者主动将头部和肩膀旋转向一侧,治疗师将一只手臂放在患者上段躯干和头的后面来促进屈曲和旋转,另一手臂拽住患者上臂和肩向前。一旦引出这种旋转动作,让患者再次尝试用这种姿势将自己的头和肩膀转向一侧来翻身,治疗师减少给予患者的帮助。再将患者的腿旋向前方,鼓励患者主动转动自己的头和肩。

（二）关节活动度训练

关节活动度（ROM）训练是指维持或改善关节活动度的训练,又称关节活动技术。创伤重症患者病情较重且复杂,以全身或局部肌肉无力的卧床患者为主,如制动1周开始结缔组织增殖,4~5周即可发生严重关节挛缩,所以争取在早期介入运动疗法,加强患者肢体关节被动活动,逐渐过渡到主动参与的运动治疗,使患者维持及改善关节活动度,预防关节挛缩畸形的发生。

1. 适应证 ①各种原因引起的关节活动受限者。②长期卧床或不能主动活动者。

2. 禁忌证 各种原因引起的关节不稳、骨折不愈合又未做内固定、全身情况极差、病情不稳定等。

3. 治疗作用 ①预防粘连,促进组织液分泌,维持关节活动度。②松解粘连,改变组织黏弹性,扩大关节活动度。

4. 训练方法

(1)主动运动:主动运动(active exercise)适用于3级以上肌力,主要通过患者主动用力收缩肌肉来完成关节活动,必要时治疗师可给予技巧指导。动作平稳缓慢,尽可能达到关节最大活动范围,每一动作重复10~30次,2~4次/d。

(2)助力运动:助力运动(assistant exercise)适用于2~3级肌力,患者主动用力收缩肌肉,治疗师给予适当外力协助完成关节活动,外力也可通过患者健肢或滑轮装置等来实现。助力运动以患者主动用力为主,竭尽全力。每一动作重复10~30次,2~4次/d。

(3)徒手被动运动:徒手被动运动(manual passive movement,MPM)适用于2级以下肌力,完全依靠治疗师手力来完成关节活动。被动活动每次10~20 min,可进行2~4次/d,直至患者出院或转入普通病房进行系统康复治疗。

(4)持续被动运动:持续被动运动(continuous passive motion,CPM)借助CPM训练仪,保持关节持续、长时间、缓慢活动。关节活动度开始宜小,逐渐递增至最大关节活动度,运动速度每1~2 min为1个运动周期,持续运动时间为1~2 h/次,1~2次/d(图27-7)。

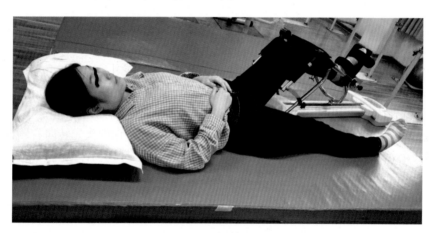

图27-7 下肢CPM

(5)牵张训练:牵张训练(stretching training)是借助治疗师等外力,牵张患者肌肉、肌腱、韧带等软组织,扩大关节活动度。每次牵张持续时间为10~20 s,休息10 s,再牵张10~20 s,每个关节牵张数次,1~2次/d。动作轻柔、缓慢,循序渐进地进行。

(6)关节牵引:关节牵引(joint traction)是将患者关节近端固定,远端肢体施加重量,牵引重量最大不超过患者耐痛范围,每次持续牵引10~20 min,1~2次/d。

5. 训练技术

(1)上肢关节

1)肩部运动:主动运动的基本动作为肩关节的前屈→后伸,内收→外展,旋内旋外;被动活动包括肩前屈、肩后伸、肩外展、肩水平外展内收、肩内旋和外旋、肩胛骨活动,关节松动技术,肌肉牵拉;改善肩部关节活动度的常用器械有肩轮、肋木、吊环、肩墙梯、肩关节旋转器、体操棒等。

2)肘部关节:肘关节属于复合关节,主动运动包括不同性质的屈肘关节和车轴关节,其基本运动为屈、伸,还可以有5°~10°的过伸,桡尺近端关节与远端关节协同可以做前臂旋转和旋后运动;被动运动包括肘屈伸、前臂旋转、肘及前臂的联合运动、关节松动技术、肌肉牵拉；改善肘关节和前臂关节的器械最常用为肘屈伸牵引椅、前臂旋转牵引器。

3）腕关节：腕部的运动比较复杂，桡腕关节可以进行掌屈、背伸、桡偏（外展）、尺偏（内收）4 种主动运动，桡尺远端关节与近端关节共同完成旋前和旋后运动；被动运动包括腕的掌屈、背伸、桡偏、尺偏运动以及上述动作结合起来做腕的环绕、关节松动技术、肌肉牵伸；改善腕关节活动的基本器械有腕屈伸牵引架，此外，也可双手托住一体操球，进行腕的屈、伸、桡偏、尺偏全方位活动。

4）手部关节：主动运动包括腕掌关节的屈、伸、内收、外展及旋转、对掌对指，掌指关节和指尖关节可做屈伸运动；被动活动包括腕掌关节及腕骨间关节、指关节活动；改善手部关节活动的常用器械有分指圆锥、分指板、拇指屈伸牵引架、拇指外展牵引架及屈指、伸指牵引架等。

（2）下肢关节

1）髋部关节：主动运动包括屈髋屈膝、伸髋伸膝、髋的外展内收、髋的转动；被动运动包括屈髋屈膝、后伸髋、外展髋、旋转髋；改善下肢关节活动的常用器械有下肢 CPM、功率自行车。

2）膝关节：主动运动为屈膝、伸膝；被动运动包括与髋关节一同运动、关节松动、肌肉牵拉；常用器械有下肢 CPM、屈膝牵引架。

3）踝及足部关节：主动运动基本动作为跖屈→背伸、内翻→外翻；被动运动包括跖屈→背伸、内翻→外翻、旋转；还可使用楔形木块、踝屈伸练习器及踝内、外翻练习器进行训练。

6. 操作注意事项

（1）活动前后观察患者的一般情况，注意重要体征、皮肤温度、颜色、关节活动度的变化、有无疼痛等。

（2）帮助患者做好治疗部位的准备，如局部创面的处理，矫形器、假肢的处置。

（3）运动出现疼痛时，酌情调整运动范围并记录治疗效果，改进训练方法。

（4）实施关节松动术及进行软组织牵伸前，应向患者进行宣教及实施心理护理，使患者做好治疗前的心理准备。

（三）电动起立床站立训练

电动起立床可调节床体高低，电动调节起立倾角，机械调节手扶桌和脚踏板倾角。通过手持控制器调节电机，以达到床体的起立。常见的电动起立床可以将患者固定在其上，通过调整床面的倾斜角度使患者自身重力作用而产生治疗效果，一般角度可调整的范围为 0°～90°，可完全模拟站立模式。目前大部分的病床也可进行角度的调节，通常床面上半身部分的倾斜角度可调节范围为 0°～90°，而腿部部分角度的可调整范围为 0°～45°。相比而言，电动起立床的固定装置比病床要多，在倾斜角度较大时也更为安全。电动起立床是根据体位改变训练的各种需要而设计，为了充分保障功能性训练的需要，一般床面可宽达 0.7 m，脚踏板可做与踝关节跖屈、背屈及内外翻的各个运动方向相同的活动，并可调整相应的运动角度（图 27-8）。在使用电动起立床训练前，治疗师可将所需角度进行设定，然后通过控制键板控制床面的起立和放低，训练结束后床面可自动或人工调整恢复到水平位置，如患者在训练中发生不适，治疗师或患者可按下应急开关，床面会快速降至 15°或小于 15°的位置，再缓慢地恢复到水平位置。起立床的床面可在离地面 0.25～0.75 m 之间进行任意高度的调节，从而让患者可以轻松地在轮椅、平车及起立床之间进行转移。

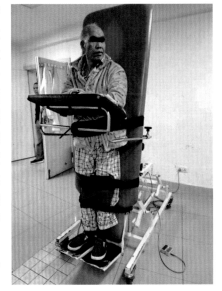

图 27-8　电动起立床站立训练

1. 适应证　适用于长期卧床患者运动训练的辅助治疗，以及心血管疾病的辅助诊断和评估。

2. 禁忌证　由医师根据患者综合评估后明确。

3.治疗作用

(1)帮助患者完成仰卧位到站立位的转移,重心从低到高的过渡,使患者充分适应立位状态,对体位性低血压等并发症有重要而明显的改善作用。

(2)增加颈、胸、腰、骨盆及下肢在立位状态下的控制能力,特别是对核心肌群的刺激及激活,提高患者保持直立位的能力及改善平衡功能。

(3)因直立状态较仰卧状态膈肌有更大的活动度,胸廓活动度也有增加,患者被动直立时可提高肺部扩张度,改善呼吸功能。

(4)对中枢神经疾患的患者有重要的作用:通过重力对关节、肌肉的挤压,有效刺激本体感受器,对患侧肢体感觉进行促通,可增加肌张力偏低患者的肌力;对下肢肌张力偏高引起的足下垂、足内翻等异常模式,通过重力对跟腱形成持久的、强于治疗师被动牵拉的拉力强度,起到纠正异常模式的作用。

4.操作方法

(1)将起立床移至合适的位置,锁定车轮。

(2)将床体平放并降低至最低位置。

(3)旋松手扶桌调节旋钮,将手扶桌组件抽出。

(4)松开躯干、髋关节、下肢、足部绑带。

(5)将床面高度调制输送床相同的高度,将患者移至起立床上。

(6)将各绑带分别固定于患者胸部、腹部、腿部和足部。

(7)安装手扶桌组件并旋紧调节旋钮,将手扶桌组件移至患者胸部合适位置并固定。

(8)将脚踏板调整到需要的角度,然后旋紧旋钮固定。

(9)检查各固定部件是否牢靠。

(10)触动手持控制器按钮,调节倾斜角度至需要的角度。

(11)将手扶桌组件调至水平位置并固定。

(12)起立床训练时间结束后,将床体平放至水平位置,再按顺序解开绑带,将患者移开起立床。

(四)超短波疗法

超短波的波长为 1~10 m,频率为 30~300 MHz,应用超短波治疗疾病的方法称超短波疗法,是临床应用较为广泛的高频电疗。其治疗原理是超短波作用于机体产生热效应和非热效应,以位移电流为主,超短波对组织的作用可以深达骨骼和肌肉组织(图27-9)。

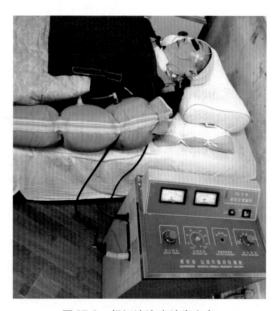

图27-9 超短波治疗肺炎患者

1.适应证　伤病的急性期、亚急性期,也可用于慢性期。适用于重症患者肺部感染、深静脉血栓形成及肾功能衰竭等。

2.禁忌证　出血倾向、恶性肿瘤、孕妇、月经期、心脏起搏器植入者、金属内固定植入者、心血管系统代偿功能不全者。

3.治疗作用　超短波作用于人体时均可产生明显的温热效应,小剂量治疗时无明显温热效应,但可引起生理功能或病理过程的变化,为非热效应。

(1)毛细血管、小动脉扩张,通透性增加,组织血液循环改善,水肿减轻,炎症与病理产物的清除加速。

(2)降低感觉神经兴奋性,升高痛阈,通过减轻组织缺血、缺氧和水肿及消除致痛物质而减轻疼痛。

(3)吞噬细胞增多、活跃,抗体、补体、凝集素、调理素增多,免疫功能提高,有利于炎症的控制。

(4)组织血供的改善,成纤细胞增殖,肉芽和结缔组织生长快,组织修复愈合加速。

(5)温热效应使神经兴奋性降低,骨骼肌、平滑肌的痉挛缓解。

(6)作用于神经节段可调节相应区域神经、血管和器官的功能。

(7)利尿作用:超高频电场直接作用于肾时可扩张肾周围血管,改善微循环,增加肾血流,从而发挥利尿作用。

(8)改善胃肠功能:超短波可以促进胃肠分泌、吸收功能,还可以一定程度上缓解胃肠道痉挛。

4.治疗技术　目前国内多采用电容场法治疗,将两个电容电极对置或并置于治疗部位,高频电容场作用于人体,对置法时作用较深。并置法时两个电容电极并列放置,两电极间的距离不应超过电极直径以免使作用分散。但两个电容电极间距小于3 cm时,易于形成短路,影响作用深度。单极法治疗时只需要一个电极,一般只用于小功率治疗仪,而且另一个不适用的电极应远离而且向背放置,否则会使电场线大量散发至四周空间,易造成电磁污染。治疗时在治疗仪输出谐振(输出电流最大、测试氖光灯最亮)的情况下,调节电极与皮肤之间的间隙。大功率治疗的电极间隙较大,小功率治疗的间隙较小;病灶较深时适当加大间隙,较浅时减小间隙;无热量治疗的间隙大于微热量、温热量治疗。治疗急性伤病时采用无热量,5~10 min,1~2 次/d,5~10 次一疗程;治疗亚急性伤病时采用微热量,10~15 min,1 次/d,10~15 次一疗程;治疗慢性伤病时采用温热量,10~20 min,1 次/d,15~20 次一疗程。

5.注意事项

(1)治疗部位体表保持干燥。潮湿时,需擦干后才能进行治疗。昏迷或感觉障碍的患者治疗时应防止尿液流至治疗部位,以免发生烫伤。

(2)治疗部位及其附近有金属异物时,应将金属物除去。

(3)治疗时电极板的电缆线保持平行,避免交叉。

(4)感觉障碍与血液循环障碍的部位治疗时,不应根据患者的主诉来调节剂量,谨防过热烫伤。

(5)治疗过程中,患者不得挪动身体或触摸金属物。

(6)治疗时电缆不得打圈,以免电磁感应在线圈内产生反向感生电流而抵消电缆内原有的输出电流,从而减弱治疗剂量。

(7)两下肢同时治疗时,膝踝骨突部位相互接触时应隔以棉垫予以分离,以免造成电离电子集中在该处而造成烫伤。

(8)头部一般不宜进行大功率(200 W 以上)、温热量和热量的治疗,以免高频热作用引起颅内血管扩张、充血或刺激半规管而发生头晕等不适反应。

(9)在患者治疗过程中,操作者应注意询问患者感觉并检查治疗输出,如患者有不适反应,立即停止治疗。

(10)婴幼儿治疗时必须有专人看护,防止其乱抓电缆、插口,防止其泪水、尿液流至治疗部位。

(五)神经肌肉电刺激

神经肌肉电刺激(neuromuscular electrical stimulation,NMES)以低频脉冲电流刺激神经或肌肉以促进功能恢复的方法。临床上常用该方法处理以下疾病:维持及增加关节活动度、增加肌力、增加肌耐力、肌群收缩的诱发及降低肌痉挛、减少肌肉萎缩及对失神经肌肉的刺激(图 27-10)。

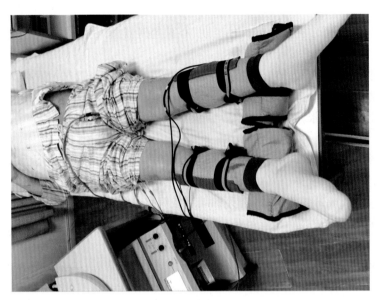

图 27-10　双下肢神经肌肉电刺激

1.适应证　下运动神经元伤后肌肉失神经支配、失用性肌萎缩等。

2.禁忌证　心脏病伴心功能不全或心脏起搏器置入者;创伤后频发癫痫或有癫痫病史的重型颅脑创伤;痉挛性瘫痪。

3.治疗作用

(1)刺激运动神经可引起较大的募集活动,激活较多肌纤维,肌肉发生收缩,增强肌力。

(2)刺激失神经支配肌肉,可保持肌肉性能与质量,有利于运动功能的恢复。

(3)电刺激后肌肉发生节律性收缩,肌肉收缩的泵效应可增加肌肉的血液循环,减轻水肿,改善营养,防止、延缓或减轻肌萎缩的发生,防止纤维化、硬化和挛缩。

(4)刺激中枢性瘫痪的肌肉时,肌肉的收缩可向中枢输入皮肤感觉、运动觉、本体感觉的信息冲动,促进中枢运动控制功能的恢复和正常运动模式的重建。

(5)刺激平滑肌可提高平滑肌的张力。

4.治疗技术　进行失神经支配肌肉电刺激疗法时使用能输出三角波或方波的低频脉冲诊疗仪。治疗前应先进行强度-时间曲线检查,确定肌肉失神经质支配的程度以及治疗采用的刺激强度。治疗时一般以阴极为刺激电极。将点状刺激电极置于患肌或患肌的运动点上,另一个较大的辅极置于肢体近端或躯干,电极下均应放置衬垫。刺激电流的强度以能引起肌肉明显收缩而无疼痛为度,避免波及邻近肌肉或引起过强收缩。肌肉收缩的次数以不引起过度疲劳为度。对大肌肉或病情严重的肌肉,应减少每分钟收缩的次数,刺激数分钟后休息数分钟,反复刺激和休息,达到每次治疗肌肉收缩 40～60 次。随着病情好转,逐渐增加每次治疗的收缩次数,缩短休息时间,达到每次治疗肌肉至少共收缩 80～120 次。本疗法每天或隔日治疗 1 次。

(六)压力循环仪治疗

压力治疗(pressure therapy),又称气压治疗(air pressure treatment)、间断性加压治疗(intermittent pneumatic compression,IPC),是指通过多腔体的充气气囊有次序及节律地进行充气、挤压、排气等压力调节作用,形成对肢体组织的循环压力,达到促进静脉回流、加强动脉血流灌注、改善血液循环和淋巴循环、防止凝血因子的聚集及对血管内膜的黏附、增加纤溶系统的活性等目的。对预防深静脉血栓、消除水肿,促进愈合,防止肌肉萎缩,改善周围血管功能有确切的疗效。常用的方法有肢体气囊加压疗法、体外反搏疗法和肢体气仓加压疗法等,这里主要指肢体气囊加压疗法。气压治疗是根据流体力学的原理,脉动的气流通过气管进入紧束在肢体治疗部位上气囊中的气室,随着压力的增高对肢体进行大面积的挤压,挤压力和刺激可达肌肉、血管和淋巴管,压力增加时,可使加压部位的血管、淋巴管尽量排空,加速回流或流向周围毛细血管,对肌肉有挤压、刺激作用,骤然减压时使静脉血迅速自动充盈,从而显著地增大血流速度(图27-11)。

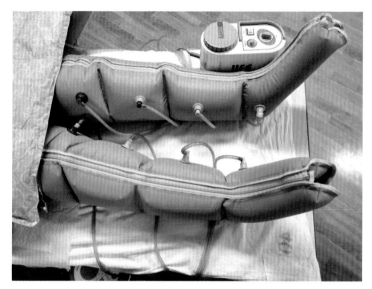

图27-11　双下肢肢体气压治疗

1. 适应证　上、下肢体的原发性和继发性淋巴水肿,慢性静脉源性水肿,脂性水肿,混合性水肿;预防深静脉血栓和防治下肢肌肉萎缩;截肢后残端肿胀;复杂性区域性疼痛综合征,如神经反射性水肿、脑血管意外后偏瘫肢体水肿。

2. 禁忌证　肢体重度感染未得到有效控制;近期下肢深静脉血栓形成;大面积溃疡性皮疹;有出血倾向者。

3. 治疗作用　重症患者病情严重,需肢体制动利于病情恢复,或因病情危重肢体瘫痪而导致无法主动活动,这种制动或者主动活动减少同时造成了肌肉收缩的减少,使肌肉对静脉的"唧筒"作用减弱或消失。肢体加压时,套在肢体上的气囊由远心端向近心端不断地充气、排气,可促进静脉血及淋巴液的回流,增加回心血量,有利于预防静脉血栓的形成,并改善体位性低血压、缓解肢体肿胀等症状。

4. 治疗技术　将治疗的肢体插入袖套或腿套内;调节四肢循环促进装置的加压器,从肢体远端至近端有顺序地反复充气、排气。气压范围:30~130 mmHg,可调;腔道数:4个或4个以上,不等;气压循环时间:24~55 s。选择四肢,可进行双侧交替,压力应按照患者耐受能力调节,每次20~40 min,1~2次/d,6~10次为一疗程。

5. 注意事项

(1)每次治疗前需检查设备是否完好,向患者说明治疗作用,解除其顾虑,鼓励患者积极参与配合治疗。治疗肢体不能佩戴金属或坚硬的饰品。

(2)导气管连接气囊时,顺序不能接错,管道不能弯曲、折叠。打开或关闭拉链时,应先排尽气囊套内的空气。

(3)检查患肢,若有尚未结痂的溃疡或压力性损伤,应加以隔离保护后再进行治疗。

(4)观察患者有无出血,若有出血伤口则应暂缓治疗。

(5)治疗需在患者清醒下治疗并且患者无感觉障碍,在治疗过程中应注意观察患肢的肤色变化情况,并询问患者的感觉,根据情况及时调整治疗剂量即压力的大小。

(6)对老年人及血管弹性差的患者,应从小压力值开始,逐步增加直到耐受为止,但最大压力不可超过患者的舒张压。

(7)患者如果暴露肢体或部位,需穿一次性棉质隔离衣或护套,防止交叉感染。

(七)高压氧治疗

在超过一个标准大气压环境下吸入氧气以治疗疾病的方法称为高压氧治疗(hyperbaric oxygen therapy,HBO)。高压氧是一种有效的物理治疗因子。文献认为,脑复苏应在心肺复苏的同时进行,有条件应尽早实行高压氧治疗(图27-12)。

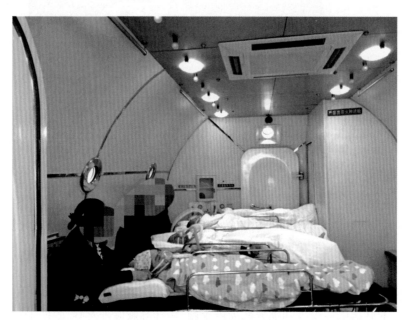

图27-12　重症患者高压氧治疗

1. 适应证　挤压伤,骨筋膜隔室综合征,以及其他严重创伤缺血,中毒创伤等。

2. 禁忌证　未经处理的气胸和活动性出血、严重高血压或低血压、严重肺气肿疑有肺大疱者、严重上呼吸道感染、癫痫发作、妊娠等。

3. 治疗作用

(1)压力作用:体内的气泡在压力升高时,其体积将缩小。缩小梗死的范围,利于气泡溶解在血液中,如空气栓塞症、减压病等的治疗。

(2)血管收缩作用:高压氧有 α 肾上腺素样作用,使血管收缩,减少局部的血容量,有助于脑水肿、烧伤或挤压伤后的水肿减轻。

(3)抗菌作用:氧本身就是一种广谱抗生素,它不仅抗厌氧菌,也抗需氧菌。

(4)增加某些抗生素的抗菌作用:可增加血脑屏障的通透性,与某些抗生素合用,HBO 可增强对颅内感染的疗效。

(5)清除作用:体内大量的氧可以加速体内其他有害气体的消除。如一氧化碳、二氯甲烷等。

(6)增加机体的氧含量:使机体组织、血液中氧含量增加,血氧弥散距离增加。

4. 治疗技术

(1)医用高压氧舱:按加压介质分为以下两种。

1)纯氧舱:用纯氧加压,稳压后患者直接呼吸舱内的氧。优点是体积小,价格低,易于运输;缺点是加压介质为氧气,极易引起火灾,化纤织物绝对不能进舱。纯氧舱治疗一般只允许一个患者进舱,医务人员一般不能进舱,一旦舱内有情况,难以及时处理,不利于危重和病情不稳定患者的救治。

2)空气加压舱:用空气加压,稳压后根据病情,患者通过面罩、氧气帐,直至人工呼吸吸氧。优点是安全;缺点是体积较大,运输不便,价格昂贵。空气加压舱的体积较大,一次可容纳多个患者进舱治疗,治疗环境比较轻松,允许医务人员进舱,利于危重患者和病情不稳定患者的救治,如有必要或可在舱内实施手术。临床常用高压氧舱为空气加压舱。

(2)每次治疗时间为 60 ~ 120 min,1 ~ 2 次/d,10 ~ 20 次为 1 个疗程。

5.注意事项

（1）医护人员须具备呼吸机使用知识，包括人工气道的管理，机械通气参数的调控，人-机协调管理，同时应具备对病情变化的判断及一定的急救处理能力。

（2）由于经管医师对患者病情更加了解，要求经管医师跟随陪舱。

二、日常生活活动训练

日常生活活动（activities of daily living, ADL）训练是康复治疗在实践中的延续，是重症早期康复护士的核心技术之一。重症患者 ADL 训练应遵循从易到难原则，在患者病情许可的情况下选择适当的方法进行训练指导。

（一）床上训练

1.良好体位　不同患者卧床体位不同。基于对重症患者导致氧转运和气体交换损害所有因素的详细分析，以及利于预防各种并发症的要求，会得出一个最利于氧合作用的体位和一些可能有害的体位。据此患者可以大部分时间采用有利体位，并减少有害体位摆放。

2.翻身　病情允许时，应尽量让患者主动翻身。

3.坐起训练　对长期卧床患者病情允许时，先扶起靠坐，然后使之端坐，坐稳后，使之保持坐位躯干平衡再训练前屈、侧屈、旋转时的躯干平衡。早期坐位训练可优化氧转运，改善肺部通气、促进肺部分泌物排出。

（二）转移训练

1.卧位转移至坐位　将患者转到侧卧位并保持髋关节和膝关节屈曲，治疗师一侧上肢环抱患者屈曲的膝关节，另一侧上肢放在颈部下方。治疗师通过向外转移自己的身体将患者的腿移至床边一侧下垂，同时将患者的躯干扶至正直立位。治疗师的腿压在患者膝部，避免双膝向前滑移。并用肩膀顶住患者的头部，支撑起躯干，以防患者向前滑下床。治疗师的手放在患者身后，保持其躯干的良好位置。

2.移动至床边　在将患者转移到轮椅上之前，首先应将患者移动到床边缘使其双脚平放在地板上。治疗师站在患者面前让患者的头枕在其一侧肩膀上，一侧手臂放在患者肩膀上，手放在患者背部。用一只手臂支撑患者的躯干，同时将另一只手臂放在患者对侧的大转子上，向前拖动患者臀部，将患者一侧臀部向前移动，然后换另外一侧臀部向前移动。治疗师的上肢扶着患者肩部，以避免患者歪斜。

3.床边坐位　病情允许的话，在重症监护阶段开始，患者可以每天在床边坐直，直到他能独立地移动。即使患者意识不清、带多种管道、使用呼吸机，也应在治疗师和家属协助下尽早地离床坐起，绝对禁忌证只有肌张力极度低下和两侧骨盆骨折的患者。

4.床边转移至轮椅

（1）转移方法一：适用于无意识或严重残疾的患者。轮椅靠近床头呈 30°～45°角放置，刹车制动，去掉脚踏板和靠近床一边的扶手。一名助手站在由轮椅和床边共同形成的"V"里面，双手放在患者坐骨结节上，帮助抬起患者臀部。治疗师用膝盖顶住患者的膝盖，患者手搭在治疗师肩上，头搭在治疗师肩膀上，治疗师按住患者肩胛骨，并用膝盖令患者下肢伸展，直到患者臀部离开床面。当治疗师将患者前倾时，助手帮助抬起患者臀部，并把臀部朝轮椅上移动。治疗师转移患者时，一直旋转到患者臀部和后背恰好安置在轮椅上为止。安装上扶手和脚踏板，检查患者坐姿。

（2）转移方法二：当患者超重时，可用转移板转移，转移板由固体抛光制成。将床高度调至轮椅高度一致，转移板跨过床和轮椅。患者臀部坐在转移板一端，滑到轮椅上。治疗师站在患者前面，一手沿转移板把患者滑到轮椅上，保持患者身体向前弯曲，顶住患者膝盖防止臀部向前滑落。

（3）注意事项

1）根据不同病情选择合适的轮椅。轮椅扶手必须是可拆卸的，坐垫必须坚固。

2）转移前注意妥善固定各种管道。

3）随时观察病情，必须在监护下进行转移训练。

4）可选用海绵或者枕头等辅助具帮助患者保持良好坐姿。

5）检查轮椅性能及安全性是十分重要的,避免安全事故发生。

6）照顾者应寸步不离患者。每天在轮椅上的时间应根据患者的耐受程度逐渐增加。

7）注意臀部减压,勿长时间保持一个坐姿,每30 min减压1次。

（三）进食动作训练

1. **吞咽动作训练** 包括口唇开合、下颌开合、舌部运动等训练。以冰冷的棉棒刺激吞咽反射。进行呼吸、构音、咳嗽等训练。注意调配食物的软度和黏度,使食物易于咽下。进食时一口一口咀嚼、吞咽,每日量不宜过多,速度不宜过快。

2. **摄食动作训练** 对于上肢关节活动受限、肌力和肌张力异常不能抓握和动作不协调而不能正常摄食者,一方面要进行上肢功能训练,练习摄食动作;另一方面可使用自助器具和辅助装置,如在匙柄上加尼龙搭扣,使手掌或前臂套入,便于握持使用。患者上举困难时,可在餐桌上放装悬吊滑轮,它带动患者上举送食入口。

（四）洗漱动作训练

练习拧毛巾、刷牙、剃须、梳头、洗澡等洗漱动作。对有上肢功能障碍而不能自行洗漱者,一方面要进行上肢功能训练;另一方面可使用自助具和辅助装置。如在牙刷柄上加尼龙搭扣,使手掌套入,便于握持使用。

（五）更衣动作训练

为了便于穿脱,不穿套头衫,上衣不用扣子,改用拉链或尼龙搭扣;裤子不用腰带,改用松紧带;不穿系带鞋,改用船形鞋,简化操作。更衣时先患侧,再健侧。初期也可以从头上套下,脱衣时顺序相反。可以使用自助具,用带长柄的钩子拉拉链或上提裤子、袜子,用长柄鞋拔提鞋。

（六）家务劳动训练和指导

认知功能和上肢运动、感觉、协调功能恢复较好,就可以进行家务劳动训练。

三、矫形器的应用

矫形器(orthosis,orthotic device)在临床工作中也常被称为支具(brace)或夹板(splint),其通过限制或者辅助肢体的运动,通过生物力学原理改变人体骨骼肌肉系统的功能,为一种无创性体外佩戴设备(表27-13)。矫形器可以限制肢体运动,保持关节稳定性,一般用于骨折后的矫形器的主要功能便是限制运动,防止骨折的移位,与石膏固定相比较矫形器更为轻便易清洁。对于创伤重症患者,早期卧床休息时间长,或肢体无法运动,极易发生关节挛缩等并发症,此阶段让患者佩戴合适的矫形器,使关节保持在一个良好的位置,可以达到预防关节挛缩的目的。动态矫形器还可以达到辅助肢体运动的功能,如不能站立行走的脊髓损伤患者可以佩戴截瘫行走器实现治疗性步行(图27-13);如重症患者踝关节挛缩最为常见,可以通过佩戴踝-足矫形器(ankle-foot orthosis,AFO)来预防跟腱挛缩和踝关节活动度下降(图27-14)。

表27-13 常用的矫形器

部位		常见类型
躯干	颈椎矫形器(cervical orthosis,CO)	—
	颈-胸椎矫形器(cervico-thoraco orthosis,CTO)	
	胸-腰-骶部矫形器(thoraco-lumbo-sacral orthosis,TLSO)	
	腰-骶部矫形器(lumbo-sacral orthosis,LSO)	

续表 27-13

部位		常见类型
上肢	肩部矫形器(shoulder orthosis,SO)	肩外展矫形器
		上肢悬吊式支架
	肘部矫形器(elbow orthosis,EO)	固定式、活动式肘矫形器
		螺旋撑拉器
	腕-手矫形器(wrist-hand orthosis,WHO)	夹持矫形器
		腕掌屈矫形器
		腕背伸矫形器
	手部矫形器(hand orthosis,HO)	短、长对掌矫形器
		掌指屈曲、伸直辅助矫形器
		手指屈曲、伸直辅助矫形器
下肢	髋部矫形器(hip orthosis,HO)	髋内收、屈曲式矫形器
		先天性髋关节脱位矫形器
	髋-膝-踝-足矫形器(hip-knee-ankle-foot orthosis,HKAFO)	—
	膝部矫形器(knee orthosis,KO)	膝关节屈曲可调式矫形器
		膝关节免负重矫形器
	膝-踝-足矫形器(knee-ankle-foot orthosis,KAFO)	双侧支条式
		单侧支条式
		软式
	足部矫形器(foot orthosis,FO)	矫形鞋
	踝-足矫形器(ankle-foot orthosis,AFO)	双侧支条式
		单侧支条式
		螺旋支撑式
		免负荷式
		动态式

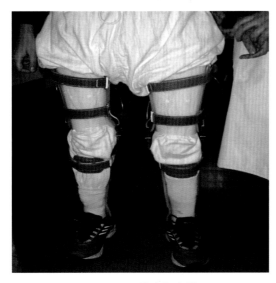

图 27-13　截瘫行走器

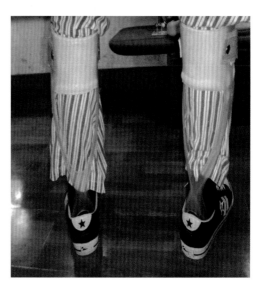

图 27-14　踝-足矫形器

四、语音阀的应用

(一)概念

在气管切开患者中,在气管套管口安放一个单向通气阀,用于改善吞咽和说话功能的装置。由于患者佩戴此通气阀后,恢复了发声、语言交流功能,故被称为说话瓣膜(speaking value)。语音阀(speech valve)在危重症患者的应用,可以提高患者上气道功能,促进患者交流,有益于患者的康复。

(二)工作原理

无论何种说话瓣膜,其工作原理都是一样的。作为单向通气阀,使用前其瓣膜处于密闭状态,当吸气时单向阀开放,让空气或氧气进到肺里,而在吸气末单向阀自动关闭,迫使呼出的气体通过声带,鼻腔和口腔将气体排出,此时声门下压力增高,气流通过声带可以自然发声。这也就是语音阀能够让气管切开患者说话的基本原理(图27-15)。

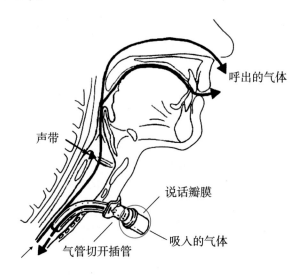

图27-15 说话瓣膜工作原理

(三)种类

著名的品牌有 Montgomery、Shikani-French、Shiley、帕西–缪尔(Passy-Muir)瓣膜等,简要介绍如下。

1. Montgomery 说话瓣膜 这是一种开放式单通道说话瓣膜,吸气时开放,呼气时关闭。其瓣膜与管壁只有一点相连接。这种瓣膜只有在高压时才开放,如果能保持持续高压或发生高压的话,如人工通气时,这种说话瓣膜的优势方得以显现。不足之处:肺的气体和分泌物易反流入气管和瓣膜,可能会降低吞咽时的潮气量。此外,瓣膜因震动常常漏气。

2. Shikani-French 说话瓣膜 这种装置设计呈圆帽状,在其上端内置一个球囊状活瓣。吸气使球囊离开开口处,气流进入气管,呼气将球囊推进套管入口处,由于套管入口小,即可关闭。不足之处:同 Montgomery 说话瓣膜一样,易受痰液或分泌物影响,而使球囊活动失灵。

3. Shiley 发音瓣膜 鉴于开放式瓣膜受痰液等分泌物反流影响带来的潜在问题,此装置设计上在前端开放,在通气的同时以便清除分泌物,后端有网格用于阻挡黏液进入。吸气时开放,呼气时气流可关闭瓣膜。

4. 帕西–缪尔吞咽说话瓣膜 帕西–缪尔吞咽说话瓣膜(Passy-Muir speaking valve,PMV)装置不仅用于说话,更重要的是具有改善吞咽的能力。它是以 DR. Passy 和 Mr. David A. Muir 的名字共同命名的。Mr. David A. Muir 5 岁时被诊断出肌营养不良,最后发展到四肢瘫痪。23 岁那一年,David 进入大学主修生物化学工程。在一次不幸的呼吸停止抢救后,他经过气管切开,最终成为呼吸机依赖的患者。在他意识到自己不能再说话并绝望的时候,一个不能放弃的念头鼓励他经过了非常艰辛的努力终于设计出这个语音阀。他认为,他的语音阀不仅能使自己说话,而且还能够帮助许多人提高他们的生活品质,于1991年获美国发明专利并于次年投入临床应用。目前是美国最普遍用于气管切开,改善吞咽与说话的装置,本节后述内容将以此装置为例(图27-16)。

PMV属闭合式单通道瓣膜,吸气时瓣膜开放,吸气末瓣膜自动关闭,不需要通过肺部的气体和分泌物向瓣膜反流使其关闭。在使用中没有检测到漏气,理论上可以无限次使用,但生产厂商建议一次性使用。由于PMV是单向阀,在放置PMV时必须将套管气囊内的气体全部抽出,否则患者无法呼气造成窒息。

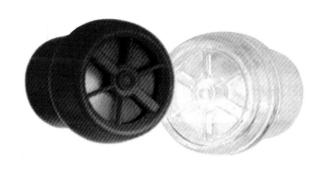

图27-16 帕西-缪尔吞咽说话瓣膜

(四)治疗作用

气管切开患者存在气囊充气,无气流经过上气道,导致上气道对分泌物的敏感度下降,声门上分泌物易下流;声门未感知气流,声门处于开放状态;气切套管口呈开放状态,使PEEP消失,呼气末肺容积下降,氧和下降;患者嗅觉和味觉缺失,使食欲下降,出现营养问题;声门下无压力和气流,患者咳嗽能力下降,导致微误吸与肺炎。

气管切开患者佩戴语音阀后可以恢复喉和上呼吸道中的气压和气流,上呼吸道有气流通过,将增强上呼吸道的感觉功能。患者佩戴PMV等语音阀后,会出现咳嗽、清嗓子且诉喉咙有分泌物,因为他们能感受到有分泌物的存在,并且意识到必须清除掉。当PMV佩戴一段时间后,在不需要拔掉的情况下可以进行正常咳嗽。经肺功能检测,可恢复生理性的PEEP,这将有助于减少误吸的发生。还可以改善吞咽功能,如经口进食增加;减少管饲的需要;由于恢复声门下生理性呼气末正压,可以减少误吸。另外语音阀能帮助患者恢复语言交流能力。语言交流能力的恢复可使患者重建尊严,重拾信心。对于因重症气管切开后有病情变化的患者,通过与患者直接交谈,医护人员更了解患者的特殊主诉,对及时诊断和正确处理将十分有帮助。此外,佩戴PMV后,不能发声说话,可揭示认知语言障碍或是否有声带损伤。

(五)临床评估

语音阀能改善吞咽功能和交流能力,特别对于气管切开长期不能拔出气管套管的患者,可作为首选方法。然而在什么时候、什么条件下使用语音阀,如何放置则需要临床医师、语言治疗师评估后决定。主要评估患者的生命体征及重要的生理指标,如血氧饱和度。还要评估患者痰液多少以及明确气管导管闭合后的发声情况等。严格掌握佩戴语音阀的适应证和禁忌证。

(六)适应证和禁忌证

1.适应证

(1)患者病情稳定、意识清楚、能配合、有交流意向。

(2)适于所有气管切开和机械通气患者。

(3)下列疾病常有吞咽障碍,气管切开后可考虑佩戴说话瓣膜:①四肢瘫;②神经肌肉疾病;③脑血管意外;④没有明显气管阻塞的双侧声带麻痹;⑤闭合性头颅损伤或创伤。

(4)患者能够耐受气囊放气并无误吸风险。

2.禁忌证

(1)意识不清、无法配合的患者。

(2)严重行为障碍。

(3)临床情况不稳定,特别是心肺功能差,肺顺应性、弹性降低。

(4)严重的气管狭窄或水肿。

(5)任何套管之上的呼吸道阻塞,有可能阻止气流沿声门向上呼出。

(6)持续放置瓣膜后引起大量黏稠分泌物,且不易咳出者。

(7)泡沫制作的气管套管气囊,因无法放气,放置瓣膜后有窒息的危险。

(8)全喉切除术或喉气管离断术后。

(9)气管切口处肉芽增生,气管套管周围没有足够的空间允许气体通过。

(10)气囊放气后不能维持足够的通气量。

(七)操作技术

现以 PMV 为例,介绍气管切开患者佩戴说话瓣膜操作的基本步骤。

1.准备工作

(1)评估是否适合放置瓣膜:评估有无放置说话瓣膜的适应证,如患者要清醒且有言语交流的意愿,伴有吞咽障碍等。向患者及家属做好充分的解释,如说话瓣膜是如何起作用的;放置瓣膜时可能发生的问题和意外。

(2)检查气管内套管与说话瓣膜装置内径是否一致:在国外均为标准配件,在国内很少吻合,通常的改良方法是取出内套管,经消毒后用无纺纸黏带缠绕,扩大其外径,达到瓣膜装置内径刚好吻合,并能套住为宜。

2.不依赖呼吸机通气的患者放置方法

(1)正确摆放体位:让患者处于适当体位,通常取半卧位,床头至少抬高 45°以上。对于无气囊的金属套管,准备工作充分的话,可让患者保持直立坐位。

(2)吸痰:护士应给予口腔后部和气管处吸痰,吸出分泌物,以免气囊放置后,这些分泌物误吸入肺。

(3)气囊放气:气囊缓慢放气,并观察患者有无痛苦表情、咳嗽、呕吐和吞咽动作。通常用注射器将气体从放气管抽出直至球囊变扁。放气时,用何种注射器均可,与注射器的大小、充入气囊气体的量无关,但确保气囊完全放气非常重要。患者经气管吸气,必须经由气管套管的周边呼气,分泌物也必须经套管外径的周边排出。因此,放气后常需要再吸一次痰,必须保持气管通畅。

(4)用戴手套的手指封闭气管套管入口,确定是否有足够多的气体或分泌物通过气管套管周边排出,此时手指尖应感受不到气流,旨在保证患者正式佩戴 PMV 后,能正常发音并能与人交谈。

(5)操作者用示指、拇指轻轻固定气管套管,用另一只手将瓣膜放在套管入口处。因瓣膜没锁扣,在咳嗽等情况下,可能会突然掉下,需要轻轻扭转一下确保固定,但也不能固定太紧,以免紧急情况下非常用力也咳不出。

(6)将连接于 PMV 的塑料袋子扣在气管套管固定绳上,以免脱落后被污染或找不到。

(7)安放后即刻要求患者再发音,以评估声门上气流大小。监测脉搏、心率、血氧饱和度及患者的主观感受。严密观察 30 min,评估患者的主观感受及对瓣膜耐受的情况,确保安全。

3.依赖呼吸机患者说话瓣膜的放置程序 只有在监护室里工作的医护人员熟悉适应证、风险并掌握此项技术的前提下,才可以进行安装。

(1)关闭呼吸机的容量报警,记住完成安装后再打开。

(2)在维持持续的脉冲血氧定量监测下,将气囊放气,经气管套管吸痰。

(3)增加误吸空气的容量,代偿开放的声门泄漏气体通常为 0~200 ml,由吸气压力峰值作为基础,决定增加的空气量。

（4）在通气机与气管接口处，放置PMV（图27-17），观察患者、监测血氧饱和度和重要生命体征，了解通气量是否充足。

（5）如果患者出现呼吸困难，立即拆除PMV，通常的原因是套管周围没有足够的空间使气体向上逸出通过声门。如果PMV拆除后仍无改善，将气囊重新充气。

（6）鼓励发声，并与之交谈。

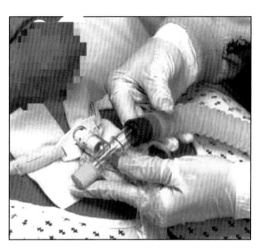

图27-17　戴呼吸机患者语音阀的放置

4. 常见问题处理　除安放瓣膜过程中出现呼吸困难、窒息，需要立即拆除此装置外，尚有下列问题应考虑及处理。

（1）不能发声、说话，或声音过低安装PMV后不能立刻发出声音并说话，或说话声音过低，可能的原因包括：①反常的声带运动；②肌张力障碍的表现；③声带萎缩；④声带麻痹。鉴于此类情况，应通过纤维喉镜对声带及运动能力进行评估，发现是否由上述可能的原因所致，给予相应的治疗处理。

（2）气囊已放气，但仍占据气管太多空间。为了保证安装吞咽说话瓣膜后，呼吸、吞咽、语言交流能力有更多的改善，可减小或更换带气囊的气管套管，以便气管壁与套管周围间隙更大，更利于气体通过。更换套管可有下列两种选择：①套管大小不变，但无气囊；②减小套管并且无气囊。

5. 注意事项

（1）每次使用前必须完全清除呼吸道内分泌物，以保持呼吸道通畅不被阻塞。

（2）下列情况下不宜使用：①睡觉时不能使用；②不能用于严重的活动性上呼吸道或下呼吸道感染导致的呼吸道阻塞或有黏稠的分泌物时；③雾化治疗期间不能用PMV。

（3）在机械通气的患者使用时，应有合适的气体交换，保证下列观测指标在正常范围内：①吸入氧浓度（FiO$_2$）≤40%；②动脉血氧分压（PaO$_2$）>60 mmHg；③动脉血二氧化碳分压（PaCO$_2$）<55 mmHg；④血流动力学稳定，不需应用血管活性药物；⑤应保持清醒状态；⑥一旦出现呼吸困难，要立即拔掉PMV并通知医师。

（4）要严密监护那些不能自己拔掉该装置的儿童和成年患者。

（5）PMV属消耗性产品，不宜多次反复使用，更不宜混用，使用前应检查此装置是否合格，完好无损。

（6）当拔掉瓣膜清洁时，应用一只手固定气管套管和内管，另一只手轻轻拧开。

五、呼吸治疗技术

（一）气道廓清技术

气道廓清技术可以在短期内有效地清除气道分泌物，改善呼吸功能。研究表明，呼气正压仪、主动循环呼吸技术、体位引流、高频胸壁震荡等气道廓清技术均能获得较好疗效。管饲或饭后至少30 min至1 h后才能执行气道廓清技术。支气管扩张药物的吸入应该在执行气道廓清技术前，通过扩张气道以帮助分泌物的清除。为达到最佳的药物沉积,抗生素的吸入最好在气道廓清技术后。如果必要的话,为使患者尽最大努力配合治疗,应进行适当的疼痛控制。

1.胸部叩击、振动和摇动

(1)叩击:在餐前 30 min 或餐后 2 h 进行。一般取侧卧位或在他人协助下取坐位。叩击者两手手指弯曲并拢,掌侧呈杯状,抖动腕关节,从肺底由下向上、由外向内,快速有节奏地叩击背部。每次连续叩击 3~5 min,发出一种空而深的叩击音表示叩击手法正确。注意不可在裸露的皮肤上叩击,注意保护胸、腹部伤口,合并气胸、肋骨骨折时禁做叩击。手术患者避免术侧叩击。

(2)振动和摇动:振动是温和、高频的力,而摇动更有力。物理治疗师通过双手振动、挤压和放松患者胸壁从而使其产生较大的震荡,不同于叩击,振动和摇动只在呼吸的呼气阶段使用,从吸气末开始到呼气末结束。

2.体位引流 体位引流是根据呼吸系统解剖特点,使患者处于不同体位,借助重力作用将不同肺区域的分泌物引流向大气道。引流原则:病变部位在上,气管开口向下。

(1)体位引流的准备

1)对于住院的患者,电动床能让患者更容易地固定位置。空气治疗床,最常用于 ICU。

2)在 ICU 里,熟悉多种线、管其他连接于患者的设备是紧要的。要为体位引流留出足够的位置。

3)在对患者和工作人员的压力都尽可能小的情况下,确保有足够的工作人员为患者固定姿势。

4)体位引流之前,使用雾化吸入及支气管扩张剂或黏液溶解剂可以促进排痰。

5)准备好吸痰设备,在治疗后从人工气道或患者的鼻腔清除分泌物。

(2)体位引流的治疗

1)在确定需要引流的肺叶后,将患者安置在适当的位置,并在该体位下给予患者感到舒适的支撑。

2)如果只使用体位引流,每个位置应维持 5~10 min,当需引流部位集中在某片肺叶时,如果患者能够耐受,可持续更长时间。护理时注意调整姿势可减少对皮肤的压力,可能会延长一个姿势所持续的时间。如果体位引流与其他廓清技术相结合,在各体位上的时间可减少。

3)应有护理人员在旁密切监测。

4)鼓励患者在每个姿势后进行深呼吸和咳嗽,如果可能的话,治疗完成后再重复一次。

(3)体位引流的禁忌证

1)所有体位引流的禁忌证:①颅内压>20 mmHg;②头部和颈部受伤稳定前;③活动性出血伴血流动力学不稳定;④最近有脊柱外科手术或急性脊髓损伤;⑤脓胸、支气管胸膜瘘、与心力衰竭相关的肺水肿、大量胸腔积液、肺栓塞;⑥年老、意识不清或焦虑者;⑦肋骨骨折,伴或不伴连枷胸;⑧手术伤口或愈合组织。

2)大多数情况下,重症患者能够适合的体位有半卧位,左、右侧卧位及在此基础上轻微的角度变换。条件允许时可进行俯卧位。头低位时由于膈肌的上抬易引起呼吸困难,需谨慎。若患者有颅内压增高,应避免使用头低足高位;若腹部膨胀患者应注意避免头低位,以防止胃内容物反流;接受腹部手术患者也不适合以头低位引流(不利于炎性物质的局限)。

3.主动循环呼吸技术 可以改善肺功能和预防肺塌陷,有效清除气道分泌物,不加重低氧血症和气流阻塞,避免咳嗽引起的疲劳。

主动循环呼吸技术由以下 3 个通气阶段的反复循环构成。

(1)呼吸控制(膈式呼吸、腹式呼吸):在主动循环呼吸中,介于 2 个主动部分之间的休息间歇为呼吸控制。可适用于呼吸做功增加、呼吸急促、过度通气、呼吸模式改变、焦虑等。要确保患者头部、肩部及胸部均放松并没有主动收缩腹肌。

(2)胸廓扩张训练(深呼吸、胸式呼吸):着重于吸气的深呼吸运动,放松呼气后进行最深的吸气可在深吸气末屏气 3 s 或深吸气末通过鼻腔吸气以补偿旁路通气。应避免让患者一次连续做 3~4 个深呼吸。适用于胸廓塌陷导致的扩张受限、痰液潴留、肺不张、疼痛等。

(3)用力呼气技术:吸气后张嘴缓慢用力呼气,进行 1~2 次用力呼气后,进行呼吸控制一段时间再重新开始。适用于痰液潴留,应与呼吸控制、胸廓扩张运动联合灵活使用。

4. 呼气正压仪的使用　呼气正压仪为呼气正压提供了振荡或流畅通气的方法。振荡呼气正压提供呼气正压,使气道振荡,加快呼气流速,从而达到松动并移除分泌物的作用。

5. 气道抽吸　在气管插管或行气管切开的患者使用吸引管清除上呼吸道的分泌物。适用于气管插管患者痰液潴留、机械通气时潮气量下降和气道峰值增高、无法通过咳嗽清除的分泌物、各种原因导致的咳嗽无力。

6. 高频胸壁振荡　高频胸壁振荡是一种新型的清除气道分泌物治疗方法。原理是外部压缩气体产生的气流波对胸壁的高速振动(200~300 次/min),促进支气管分泌物的清除。

7. 咳嗽训练　对意识清晰、依从性好、咳痰能力下降患者,应训练正确的咳嗽、排痰方法。

(1) 有效咳嗽:咳嗽是人体清除呼吸道内的分泌物或异物的保护性主动生理反射。在患者处于良好的支撑体位且放松的情况下,让患者进行深吸气,在吸气末屏气 2 s,让气体充盈气道,关闭声门,然后将气体快速有力地咳出。注意胸骨切开或肋骨骨折患者在咳嗽时应对胸骨进行保护性动作(抱胸或环抱枕头)。

(2) 手法辅助咳嗽:具有咳嗽能力而又不会咳嗽(无人工气道)的患者,可采用手法按压气管刺激咳嗽。具体做法:定位于患者的胸骨上窝处,操作者采用示指和环指固定气管,中指位于气管正中,吸气时适当用力按压气管(目的是模拟异物刺激气道)。

(3) 咳嗽辅助装置:咳嗽辅助装置是一种在正压通气后迅速转为负压以辅助咳嗽的装置,对于因神经肌肉疾病而无法产生有效咳嗽的患者最为有效。

(二)呼吸训练技术

有一定认知功能且情绪稳定的重症患者,在胸廓放松基础上,可以通过各种呼吸运动和治疗技术来重建正常的呼吸模式。包括腹式呼吸训练、抗阻呼吸训练、缩唇呼吸训练、分段呼吸训练、呼吸肌训练等多种方法和技术。

1. 腹式呼吸训练　腹式呼吸训练(abdominal breathing training)亦称膈肌呼吸,它不是通过提高每分钟呼吸量,而是通过增大膈肌的活动范围,提高肺的伸缩性来增加通气的。具体方法是:患者取仰卧位或半坐卧位,双膝半屈使腹肌放松,一手放在胸骨柄部,以控制胸部起伏,另一手放在腹部,以感觉腹部隆起程度,在呼气时用力向上向内推压,帮助腹肌收缩;用鼻慢深吸气,膈肌松弛,尽力将腹部挺出;从口缓慢呼气,腹肌收缩,腹部下凹;深呼吸练习时以每次练 3~4 次为宜,避免过度通气。

2. 抗阻呼吸训练　抗阻呼吸训练(resistive breathing training)是在膈肌呼吸训练时,加上阻力以增强呼吸肌力量。具体方法是:卧位时脐部放 1 kg 重的沙袋,每 2 d 增加重量 1 次,逐渐加至 3 kg,每日 30 min;坐位时,将与嘴同高的蜡烛火苗吹向对侧,逐渐增加吹蜡烛距离与时间;立位时,下胸部用宽 150 cm 的长布条缠绕,在胸前交叉,两端拿在手中。吸气开始时拉紧,然后逐渐放松,呼气时又拉紧;步行时,可单手或双手提沙袋。

3. 缩唇呼吸训练　缩唇呼吸训练(pursed-lip breathing training)是指吸气时用鼻子,呼气时嘴呈缩唇状施加一些抵抗,慢慢呼气的方法。可帮助控制呼吸频率,使更多的气体进入肺部,减少呼吸功耗。具体方法是:协助患者取舒适放松体位,经鼻深吸气;呼气时缩唇微闭,缓慢呼气 4~6 s。吸气与呼气比以 1∶2 或 1∶3 为宜;可与呼吸功能锻炼器、吹气球等结合练习;根据病情和机体耐受情况选择合适的练习时间和频率。

4. 分段呼吸训练　将吸气分成 2 段或呼气分成 4 段进行,以达到最大吸气即膈肌充分下降或最大呼气即膈肌充分上升。

5. 呼吸肌训练　吸气肌训练(inspiratory muscle training,IMT)相比于外周骨骼肌的肌力训练,呼吸肌耐力训练(respiratory muscles endurance training,RMET)旨在提高吸气肌或呼气肌收缩力、耐力或速度(表 27-14)。

表 27-14　吸气肌训练(IMT)和呼吸肌耐力训练(RMET)的方式

项目	IMT	RMET(自主 CO_2 过度通气)
持续时间	15 min,2 次/d	30 min,6~12 周
频率	5~7 次/周	5 次/周
强度	根据个人情况增加的负荷为30%~50% PI_{max},每周的负荷(技术管理)	VE=50%~60% MVV 呼吸频率,50~60 次/min

注:最大吸气压(maximum inspiratory pressure,PI_{max}),静息每分钟通气量(minute ventilation at rest,VE),最大通气量(maximal voluntary ventilation,MVV)。

(1)吸气肌训练:由于吸气肌主要涉及低强度重复收缩,所以训练策略着重强调加强吸气肌耐力。临床上可使用呼吸训练器增强吸气肌肌力和耐力。

1)激励式肺量计:是在进行缓慢深吸气时给予视觉反馈的一种装置,以增加患者的吸气容量、增加胸廓扩张。该装置由患者的努力吸气所激活,正在进行的吸气动作由视觉反馈所激励,如球被吸至顶端或预设容量值。使用时用口含住吸气软管,慢慢吸气,训练器中的活塞可随吸气而缓慢提升,活塞顶部升到目标刻度后,保持吸气状态停顿 5~10 s,待活塞下降至底部,松开吸管,平静呼气(图 27-18)。

2)深度呼吸训练器:该训练器是通过抗阻训练来增强吸气肌(主要是膈肌和肋间肌)的力量和耐力。使用时从 0~10 级调节难易度,指导患者含住咬嘴,然后通过嘴进行迅速有力的吸气,尽最大能力并且以患者可以的最快速度吸气,可以矫直背部并扩张胸部;然后通过嘴慢慢地被动呼气直到肺部变空,让胸部和肩部的肌肉放松,暂停直至患者感觉需要进行再次呼吸。不断重复以上步骤进行训练,推荐训练方案为 30 次/组,2 组/d,在身体无不适反应的前提下,尽量在能承受的最大阻力级别进行训练(图 27-19)。

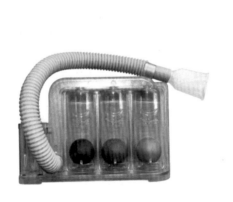
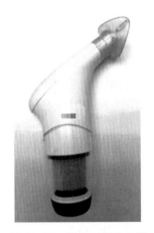

图 27-18　激励式肺量计　　图 27-19　深度呼吸训练器

(2)呼气肌训练:爆发性的呼气练习和腹部肌肉的低强度收缩与咳嗽、瓦尔萨尔瓦(Valsalva)式压力均衡法和运动的有关动作相似。因此,呼气肌训练(exhale muscle training)参数可以任意地选择高强度力量训练或中等强度耐力训练。一个规范的呼气肌耐力训练的例子为在 15%~45% 最大呼气压(maximal expiratory pressure,PE_{max})强度下持续训练 30 min。一个力量训练的例子为在 60% PE_{max} 强度下 15 个 Valsalva 动作。两个训练计划都是通过口腔加载呼气阻力来实现,如阈值负荷。

六、神经源性膀胱康复护理技术

(一)留置尿管术

留置导尿是指在无菌技术操作下,用导尿管经尿道插入膀胱内引出尿液,将导尿管保留在膀胱内,引流尿液的方法。

1.适应证　①重症及体质虚弱不能排空膀胱的患者。②认知功能障碍的患者。③患者无法配合其他膀胱管理方法。④尿失禁。⑤需要精确监测尿量。⑥需要长时间卧床或被动体位的患者。

2.禁忌证　①急性尿道炎。②急性前列腺炎,急性附睾炎。③骨盆骨折、尿道损伤试插尿管失败者。

3.护理要点

(1)对意识障碍及失语症患者,密切监测生命体征的变化和尿量的变化,出现发作性高血压、头痛、面部潮红等自主神经过反射的表现,检查尿管是否通畅,如有堵塞及时更换导尿管。

(2)无菌操作留置导尿管后,保持引流系统的密闭性。

(3)保持尿流通畅,导尿管避免折叠,受压,高举平抬法固定。

(4)每天清洁尿道口周边区域和导管表面。

(5)保证患者每日摄入水分>2 000 ml,已达到生理性膀胱冲洗的目的,并协助更换卧位。若发现尿液混浊、沉淀、有结晶时,应予膀胱冲洗。

(6)每周更换抗反流集尿袋 1 次,若尿液性状、颜色改变,及时更换。

(7)根据导尿管材质定期更换尿管,避免感染。

(8)每天评估留置导尿管的必要性,不需要时尽早拔出导尿管,尽可能缩短留置导尿管时间。

4.常见并发症及处理

(1)尿路感染:规范留置尿管的日常护理,严格无菌技术操作。

(2)尿道损伤:掌握正确导尿方法,操作时动作应轻柔,禁止反复插管拔管。掌握尿道的解剖特点,男性患者由于其生理特点,尿道全长 16 ~ 22 cm,有 3 个狭窄、2 个弯曲,以防尿道损伤;尿管妥善固定,在给患者翻身及康复训练时应注意不要过度牵拉尿管。

(3)漏尿:气囊内注入液体一般为 15 ~ 20 ml;根据患者情况,选择适宜的导尿管;气囊注入液体后,轻轻向后提拉导尿管,直至有阻力为止,使气囊完全卡住膀胱与尿道接口处。

(4)膀胱结石:主要与长期留置尿管所致的感染有关,及时对症处理尿道感染,必要时行外科手术治疗。

(二)耻骨上膀胱造瘘术

耻骨上膀胱造瘘术(suprapubic cystostomy)是指由下腹部耻骨联合上缘穿刺进入膀胱,放置导管将尿液引流到体外的一种方法,分为暂时性和永久性两种。

1.适应证　①尿道异常,如尿道狭窄、尿道梗阻或尿道瘘。②复发性尿路梗阻。③尿管插入困难。④前列腺炎、尿道炎或睾丸炎。⑤尿失禁。

2.禁忌证　①膀胱未充盈者。②有下腹部手术史、耻骨粘连固定者及腹膜反折者。

3.护理要点

(1)密切观察患者生命体征的变化,发现异常及时处理。

(2)保持导管清洁通畅。

(3)每日进行造瘘口皮肤换药,覆盖无菌敷料,如造瘘口周围皮肤红肿,使用造口粉保护。

(4)每日摄入水分>2 000 ml,避免膀胱感染和结石形成。

(5)给予抗反流尿袋,放置低于耻骨联合处。

(6)每周更换集尿袋 1 次,若尿液性状、颜色改变,及时更换。每月更换引流管 1 次。

(7)不宜持续放尿,否则会导致逼尿肌失用性萎缩,引起膀胱痉挛,一般 2 h 放尿 1 次,以维持膀胱容量。

4.常见并发症及护理　穿刺后出血、膀胱痉挛和膀胱刺激症状、尿液引流不畅或漏尿、泌尿系统感染、结石形成。遵医嘱给予对症处理。

(三)膀胱再训练技术

意识清楚的重症患者早期进行膀胱再训练技术,促进膀胱排空,避免感染,保护肾功能,促进膀胱功能恢复。膀胱再训练是根据学习理论和条件反射原理,通过患者的主观意识活动或功能锻炼来改善膀胱的储尿和排尿功能,从而达到下尿路功能的部分恢复,减少下尿路功能障碍对机体的损害。常用的几种训练方法如下。

1. 排尿意识训练　在每次放尿前 5 min,让其想象自己在一个安静的卫生间,指导其全身放松,听流水声,准备排尿并试图自行排尿,然后缓缓放尿。

2. 延时排尿　选择在患者输液完毕后进行训练。目标为形成 3~4 h 的排尿间期,无尿失禁发生。

3. 盆底肌训练　适用于盆底肌尚有收缩功能的尿失禁患者。指导患者有意识地反复收缩盆底肌群,增强支持尿道、膀胱、子宫和直肠肌肉力量,以增强控尿能力。

(四)间歇性导尿术

间歇性导尿术(intermittent catheterization,IC)指不将导尿管留置于膀胱内,仅在需要时插入膀胱,排空尿液后立即将导尿管拔出的方法。间歇性导尿术被国际尿控协会推荐为协助神经源性膀胱患者排空膀胱最安全的首选措施,是协助膀胱排空的金标准。根据操作时是否采取无菌操作,分为间歇性无菌导尿(sterile intermittent catheterization,SIC)和间歇性清洁导尿(clean intermittent catheterization,CIC)两种。对于重症患者推荐采用间歇性无菌导尿,恢复期推荐用间歇性清洁导尿替代间歇性无菌导尿。

1. 适应证　①神经系统功能障碍,如脊髓损伤、重度颅脑外损伤、多发性硬化、脊柱肿瘤等导致的排尿问题。②非神经源性膀胱功能障碍,如前列腺增生、产后尿潴留等导致的排尿问题。③膀胱内梗阻致排尿不完全。④常用于下列检查获取尿液监测的样本;精确测量尿量;用于经阴道或腹部的盆腔超声检查前充盈膀胱;用于尿流动力学检测。

2. 禁忌证　①并发尿道或膀胱损伤(尿道出血、血尿)、尿道炎、尿道流脓、膀胱输尿管反流、肾积水。②尿道解剖异常,如尿道畸形、狭窄、尿路梗阻和膀胱颈梗阻。③盆底肌肉或尿道外括约肌严重痉挛。④严重自主神经反射。⑤严重尿失禁。⑥每天输入或摄入大量液体无法控制者。⑦缺乏认知导致不能配合或不能按计划导尿的患者。⑧前列腺、膀胱颈或尿道手术后,装有尿道支架或人工假体等应慎用间歇性导尿术。

3. 操作指导

(1)间歇性清洁导尿的具体方法与步骤如下。

1)用物准备:导尿管、润滑剂、量杯、镜子(女)。

2)导尿管的选择要求:考虑到医院感染的风险,推荐使用一次性无菌导尿管。首选使用亲水涂层导尿管,有效减少尿道感染,降低尿道损伤,减轻患者插管不适和疼痛感。选择能足以自由引流但又能最大限度降低创伤风险的导管,推荐男性使用 12~14 F,女性 14~16 F 型号导尿管。

3)操作步骤:①患者排尿后清洗会阴部,并使用清洁干毛巾擦干;②洗手,操作者使用肥皂或洗手液搓洗双手,并用清水冲洗干净,再用清洁毛巾擦干;③如使用亲水涂层导尿管,可将包装袋直接悬挂于患者身旁待用;④如使用非亲水涂层导尿管,需将润滑剂涂于导尿管表面;⑤将导尿管插入患者膀胱排尿(女性患者使用镜子找到尿道口),当尿流速度减慢时,用手在耻骨上缓慢轻压使尿液完全排出,尿液排空后缓慢拔出尿管;⑥撤除用物,将导尿量记录在排尿日记上。

(2)间歇性无菌导尿的具体方法与步骤如下。

1)用物准备:无菌导尿包、润滑剂、量杯、镜子(女)。

2)操作步骤:患者排尿后按无菌导尿技术排空膀胱后缓慢拔出尿管,将导尿量记录在排尿日记上。

4. 护理要点

(1)间歇性导尿时机和频率:间歇性导尿宜在病情基本稳定、无须大量输液、饮水规律、无尿路感染的情况下开始。脊髓损伤者待度过脊髓休克期即可实施;开始间歇性导尿次数为 4~6 次/d,根据排尿恢复情况调整导尿次数及时间;当膀胱功能趋于稳定,自行排尿后残余尿量少于 100 ml 或为膀胱容量20%~30% 以下时,可停止导尿。

(2)切忌待患者尿急时才排放尿液。

(3)如在导尿过程中遇到障碍,应先暂停 5~10 s 并把导尿管拔出 3 cm,然后再缓慢插入。在拔出尿管时若遇到阻力,可能是尿道痉挛所致,应等待 5~10 min 再拔管。

(4)阴道填塞物会影响导尿管的插入,因此,女性在导尿前应将阴道填塞物除去。

（5）插管时宜动作轻柔,特别是男性患者,切忌用力过快过猛致尿道黏膜损伤。

（6）如遇以下情况应及时报告处理血尿:尿管插入或拔出失败;插入导尿管时出现疼痛加重并难以忍受;泌尿道感染;尿液混浊,有沉淀物、异味;下腹或背部疼痛,有烧灼感。

（7）每次导尿情况需记录在专用的排尿记录表上。

（8）膀胱容量足够、膀胱内压应低于 40 cmH_2O。

（9）在进行间歇性导尿前 1~2 d 教会患者按计划饮水,24 h 内均衡地摄入水分,每日饮水量控制在 1 500~2 000 ml。即于 6:00~20:00 平均分配饮水量,每次不超过 400 ml,入睡前 3 h 尽量避免饮水。可将饮水计划表放置于床边,供患者及家属参考。参考饮水计划:早餐,400 ml 水分;早餐后午餐前,200 ml 水分;午餐,400 ml 水分;午餐后晚餐前,200 ml 水分;晚餐,400 ml 水分;晚 8 点,200 ml 水分(如进食水果或汤类、流质则将减少相应饮水量)。

（10）在限水的同时应特别注意患者有无脱水或意识不清等情况。患者口服抑制膀胱痉挛的药物时会有口干的不良反应,要交代患者不要因此而大量饮水,只需间断少量饮水即可。进食或饮水后,及时准确记录水分量,每天的进出量须保持平衡,如未能达到目标,需根据情况做出适当调整。

5. 常见并发症及处理

（1）泌尿系统感染:当患者有尿路感染相关症状时,需行尿液检查;定时进行间歇性导尿,防止膀胱过度膨胀;鼓励患者足量摄入水分,保证每天尿液至少大于 1 200 ml;遵医嘱使用抗生素治疗。

（2）尿道损伤、出血:使用亲水涂层导尿管或者带有润滑液的导尿管进行间歇性导尿,操作时应动作轻柔。

（3）膀胱结石:可以采用外科手段将结石取出。

（4）自主神经反射异常:大部分发生在 T_6 水平以上的脊髓损伤患者,表现为突发性血压升高、心跳过缓、搏动性头痛、面色潮红、视力模糊等,有可能威胁生命。尿潴留时导致自主神经反射异常的主要原因之一,因此,当患者出现以上临床症状时,应及时检查膀胱情况,排出尿液,缓解压力。

第四节　创伤重症早期康复护理的实施

一、创伤重症早期主要的功能障碍

各种严重创伤如颅脑损伤、脊髓损伤、烧伤、多发伤、复合伤等在 ICU 抢救成功后,常常会遗留严重的功能障碍,包括意识障碍、认知功能障碍、心肺功能障碍、运动功能障碍、吞咽功能障碍等。部分患者在 ICU 监护室救治过程中,由于活性氧增加、卧床不动、营养不良及炎症因子增加,出现 ICU 获得性肌无力、ICU 谵妄,使患者身体功能进一步下降、机械通气时间延长、住 ICU 时间和住院时间延长。早期康复的介入对于预防和治疗上述功能障碍具有重要的作用。

（一）意识障碍

1. 颅脑性因素　颅脑损伤后所具有的表现。

2. 非颅脑因素　伤后早期低血压、低血氧或高碳酸血症等因素所致的脑损害反应,尤其在多发伤合并有严重的胸、腹内脏伤,多发骨折等时,常引起低血压与休克,通气和换气功能障碍,使脑供血氧合不足,常可继发明显的意识障碍。

3. 颅脑性与非颅脑性的脑损害并存　意识障碍更为严重,有时尚难以区别。但临床上常更多地考虑为颅脑损伤的表现,而易忽视非颅脑性因素所引起的损害,后者的危害性常可导致死亡率倍增。

（二）心肺功能障碍

1. 心肺功能障碍的病因

（1）肌肉骨骼创伤中胸壁、肺实质和心脏的损伤可促进心肺衰竭的发生。

（2）头部、脊髓和腹部合并伤也能促进心肺衰竭的发生。

（3）气胸、血气胸或可能引起严重的肺扩张。

（4）常见重型颅脑创伤患者肺部并发症包括：①急性肺损伤；②肺部感染；③肺水肿。

（5）多发性创伤的体液流失将导致血量减少、低血容量和血流动力学不稳定。

（6）创伤疼痛可以显著减少肺泡通气，使气道关闭并导致效率低下的呼吸方式。

2. 创伤后促进心肺衰竭的因素及其诊断标志　见表 27-15。

表 27-15　创伤后促进心肺衰竭的因素及其诊断标志

衰竭因素	诊断标志
气道阻塞	呼吸功能不全,呼吸窘迫,血气平衡被破坏
通气不足	胸廓运动受限,胸腹运动不协调
张力性气胸	发绀,单侧呼吸音缺失,颈静脉怒张,皮下气肿
心脏压塞	颈静脉怒张,心音低沉,脉压缩小,奇脉
开放性气胸	呼吸音减弱,胸壁穿透
心肌挫伤	节律障碍
连枷胸	节段松动,多处明显肋骨骨折,胸壁的反常运动,咯血

（三）运动功能障碍

颅脑、脊髓、四肢创伤等导致的运动障碍多种多样。创伤导致肌力下降、关节活动受限,影响运动功能,肌张力异常影响运动控制,还有平衡与协调、共济失调、震颤、运动反应迟钝等。

（四）ICU 谵妄

1. 定义　ICU 谵妄早期被称为"ICU 综合征"或"ICU 精神病",是患者在接受重症监护过程中出现的以谵妄症状为本质特点的精神病性症候群,主要表现为入住 ICU 几小时或几天即出现意识水平的波动、定向力降低、认知改变或知觉异常。在外科 ICU 患者中,谵妄的发生率为 20% ~ 73%。研究显示,ICU 患者谵妄每持续 1 d,半年及一年死亡风险增加 10%,住院时间延长风险增加 20%,与不良的临床结局、患者活动能力下降以及医疗费用的增加等方面密切相关。

2. 风险因素　尽管谵妄的病理生理机制目前尚未明确,但 ICU 谵妄的发生通常是多因素综合作用的结果,包括患者个体因素、疾病相关因素、ICU 环境及治疗相关因素。了解 ICU 谵妄发生相关风险因素及其可控特点,有助于医护人员早期识别高危人群,以便采取相应的预防措施。

（1）个体因素:2013 年美国重症医学会制定的 ICU 成人疼痛、躁动和谵妄临床治疗指南指出,ICU 谵妄的发生与患者高血压病史、酗酒史、认知功能障碍密切相关。

（2）疾病相关因素:国内多项研究表明,谵妄与机械通气时长、疾病严重程度密切相关,疾病严重程度用急性生理学和慢性健康状况评价 Ⅱ（acute physiology and chronic health evaluation Ⅱ, APACHE Ⅱ）表示。此外,经相关性分析低钙血症、肝功能障碍、感染是 ICU 谵妄发生的独立危险因素,存在多发性创伤、代谢性酸中毒的患者是谵妄发生的高危人群。

（3）环境因素:ICU 内环境特殊,隔离、缺少家属探视、陌生环境转变和可见日光缺乏这些因素均可致清醒患者在心理上产生不同程度的焦虑和恐惧,引起患者在高度应激的环境中出现精神状态的改变或生理上的不良反应,发生谵妄、意识模糊等。

（4）治疗相关因素:大多数 ICU 患者需要接受机械通气治疗、镇静镇痛治疗和物理约束。研究证明,镇静剂的选择和早期过度镇静（<48 h）是谵妄发生的独立危险因素。此外,肢体活动能够增加神经递质和神经营养因子的释放,促进神经和血管生成,改善神经肌肉功能,而活动受限将增加谵妄发生的风险。

（五）重症监护病房获得性肌无力

1. 概念　重症监护病房获得性肌无力（acquired myasthenia in the intensive care unit, ICU-AW）是指

ICU 重症患者除危重疾病外无明确原因而继发出现的肌无力。其主要临床表现为脱机困难、轻瘫或四肢瘫、反射减少和肌肉萎缩。ICU-AW 分为危重病肌病(critical illness myopathy,CIM)、危重症多发性神经病(critical illness polyneuropathy,CIP)及二者共存的危重病多神经肌病(critical illness neuromyopathy,CINM)等 3 种亚型,CIM 是指有肌病电生理学和(或)组织学依据的 ICU-AW,CIP 是指有多发性神经病电生理学依据的 ICU-AW。ICU-AW 可致重症患者住院时间延长与病死率增加,而存活的患者中大多数不能完全恢复肌力,遗留不同程度的功能障碍,降低了患者的生存质量。

2. 流行病学 26%～65% 的 ICU-AW 发生于机械通气 2～7 d,25% 的患者清醒 7 d 后 ICU-AW 仍存在,急性呼吸窘迫综合征(ARDS)患者 ICU-AW 发生率达到 60%,出院时仍有 36% 患者有 ICU-AW,重症和创伤患者制动所致肌力减退入住 ICU 2 d 内即可出现,2～3 周时至高峰。

3. 危险因素 ICU-AW 的发病机制目前仍不清楚,通过发现潜在的危险因素,可采取支持性预防措施。目前已筛选出了一些 ICU-AW 的危险因素,但这些都还是小规模的观察研究的结果,且存在方法上的局限性。ICU 停留时间无疑是重症患者发生肌无力的最重要因素。肌无力最好发于脓毒症和多器官功能衰竭的患者。身体不活动、床上休息或制动是导致肌无力的重要原因。研究表明,卧床者肌力每日降低 1%～5%。严格的血糖控制对重症患者是否发生 ICU-AW 有争议,更不能忽视的是强化胰岛素治疗的安全性。许多药物可引起 ICU-AW。

4. 诊断方法 重症患者出现肌无力时应及早识别 ICU-AW。对于清醒能配合检查的患者,可采取 MRC 评分。肌电图、神经传导速度等电生理学检查可用于不能配合检查的患者。肌肉活检是确诊 CIM 的金标准。Stevens 等建议 ICU-AW 诊断的最低标准是满足以下前 3 项或后面 2 项。

(1)在 ICU 期间发生的广泛性的肌无力。

(2)肌无力呈散发性、对称性,常累及近端及远端肌肉,很少累及脑神经。

(3)超过两次的 MRC 总评分<48 分或平均 MRC 评分<4 分,两次评分间隔超过 24 h。MRC 评分是指检查 6 组肌群,评分为 0～5 分,总分 60 分。

(4)呼吸机依赖。

(5)排除与疾病的危重性无关的肌无力。

(六)心理障碍

心理障碍主要表现为焦虑、抑郁及创伤后应激障碍(posttraumatic stress disorder,PTSD)。创伤后应激障碍指的就是威胁性、灾难性、突发性生活事件致使个体延迟出现与长期伴有的精神障碍。其临床症状主要有再度体验创伤、妄想、错觉、幻觉等,而非真实体验,自主恢复的可能性很小。心理障碍发病率为 28%～46%,在 ICU 后一年甚至更长时间持续出现,严重影响患者及家属生活质量。和认知障碍一样,心理障碍也会削弱重症患者解决问题的能力。

(七)吞咽功能障碍

吞咽功能障碍是重度颅脑损伤后的一种常见的问题。据报道,重度颅脑创伤中 60% 的成年患者及 68% 的儿童患者存在吞咽功能障碍,此外,颅脑重症创伤患者接受颅底手术时,也存在损伤脑神经、脑干的风险,这些结构的损伤会不同程度地导致吞咽、语言、气道保护障碍。另外,创伤重症患者因留置鼻胃肠管、长期气管插管机械通气以及气管切开术后都会存在吞咽功能障碍。

(八)失用综合征

失用综合征是机体不活动或少活动导致的继发性损害,在重症颅脑创伤很常见。表现为局部失用和全身失用。局部失用包括肌无力与肌萎缩、关节挛缩、静脉血栓形成、压力性损伤及骨质疏松;全身性失用表现有体位性低血压、心肺功能减低、消化功能减低、疲劳及抑郁等。神经肌肉电刺激对于预防失用性肌肉无力和肌肉萎缩有一定作用。失用综合征对于机体功能的不良影响是广泛而深远的。

(九)排便功能障碍

1. 神经源性膀胱 控制膀胱的中枢或周围神经伤病引起的排尿功能障碍,称为神经源性膀胱。可以由创伤等原因引起,致排尿功能减弱或丧失,最终表现为尿失禁或尿潴留。尤其多见于脊髓损伤、颅脑损伤。

2. 神经源性肠道　神经源性肠道指支配肠道的中枢或者周围神经结构受损或功能紊乱导致的排便功能障碍。常见于脊髓损伤、颅脑创伤等疾病。多表现为大便失禁或大便排空困难。可通过饮食管理和排便训练提高患者独立管理肠道功能的能力,预防并发症。

二、护 理 评 估

(一)健康史

重点了解受伤与急救、治疗、护理情况,了解有无合并其他疾病。

(二)身体评估

评估患者的躯体功能,包括运动功能评估、心肺功能评估、吞咽功能评估、日常生活活动(ADL)能力评估、管道评估及其他高危风险评估等。

1. 运动功能评估　运动功能评估是判断患者适合开展哪种运动功能干预的前提。常见功能问题的评定包括肌张力、肌力、关节活动度和活动能力、运动模式、协调性和平衡等。其中肌张力和关节活动度无论患者清醒与否均可评定,其他评估则须在意识清醒条件下实施。评定量表推荐采用常用的标准量表。量表的测定要考虑重症患者的意识、使用药物、诊疗措施等多种因素的影响。

(1)肌张力评定推荐采用改良 Ashworth 量表。

(2)肌力评定推荐徒手肌力测试(MRC)。

(3)关节活动度评定推荐采用关节活动测量仪进行主动和(或)被动关节活动度评定。

(4)活动能力评定包括转移、行走和体力活动消耗水平。转移和行走能力评定推荐采用 de Morton 活动指数(de Morton mobility index,DEMMI)评定。

(5)体力活动消耗水平推荐采用自觉疲劳程度量表。

(6)运动功能恢复评定:对于脑损伤患者推荐采用 Brunnstrom 运动功能恢复六阶段分级评定;对于脊髓损伤患者,采用美国脊髓损伤学会(American Spinal Cord Injury Association,ASCIA)制定的标准评定。对于存在意识障碍、严重认知障碍、严重情感障碍或生命体征不稳定等情况的患者不适用。

2. 心肺功能评估

(1)一般评估:呼吸频率及节律、呼吸运动模式、胸廓活动度、对称性、呼吸肌等评估;咳嗽及咯痰能力的评估;肺部听诊。

(2)实验室评估:血液生化、血气分析、血氧饱和度监测。

(3)影像学及超声评估:胸部 X 射线、CT、超声等。

(4)量表评估:呼吸功能评定如潮气量、肺活量及气道阻力等。

(5)心肺运动负荷试验:是对意识改善已逐渐下床活动的患者评估呼吸功能的重要手段。

(6)机械通气相关指标:对于机械通气患者的评估至关重要。

3. 吞咽功能评估　对于创伤重症患者,机械通气时间>24 h、气管或食管损伤等,无论有无意识障碍,都建议进行吞咽功能评估。意识障碍患者,可以通过吞咽器官或咽反射等检查间接了解吞咽功能状态。对于清醒患者,还需要进一步评估进食与吞咽能力。

4. 日常生活活动能力评估　改良 Barthel 指数分为 5 个等级,相邻等级之间分值差别较小。最低1 级,最高 5 级,级别越高,代表独立能力越高。

5. 压力性损伤风险评估　重症患者是压力性损伤发生的高危群体,责任护士通过使用压力性损伤危险性评估表(risk assessment scale,RAS),确定重症康复患者压力性损伤易发的危险因素,制订护理计划,落实护理措施,避免压力性损伤的发生或降低压力性损伤发生率,减轻患者痛苦,提高护理水平。目前常用的 RAS 主要包括 Braden 量表、Norton 量表和 Waterlow 量表。其中 Braden 量表被美国压力性损伤预防指南所推荐应用,被公认为理想的 RAS,有较高的灵敏度和特异度。

6. 留置管道评估　评估各管路(胃管、气管套管、尿管等)是否固定稳妥、通畅,预留长度是否足够,避免在行康复治疗过程中出现管道脱出等意外。有人工气道的患者要评估患者呼吸及氧合情况,判断缺

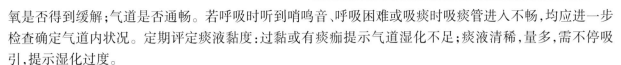

氧是否得到缓解;气道是否通畅。若呼吸时听到哨鸣音、呼吸困难或吸痰时吸痰管进入不畅,均应进一步检查确定气道内状况。定期评定痰液黏度:过黏或有痰痂提示气道湿化不足;痰液清稀,量多,需不停吸引,提示湿化过度。

7.心理-社会评估　了解患者及家属对创伤及其后功能恢复的心理反应,患者常见心理反应有焦虑、恐惧、悲观失望等。急性期患者家属情绪紧张、急躁,要求尽快明确诊断,迅速控制病情;同时也为预后莫测和经济负担而忧愁。

三、主要护理问题

(1)急性意识障碍,与颅脑损伤、低血压休克有关。

(2)清理呼吸道无效,与意识障碍、不能有效咳嗽有关。

(3)躯体活动障碍,与损伤后肢体功能障碍有关。

(4)认知功能障碍,与颅脑损伤、ICU 后综合征有关。

(5)言语沟通障碍,与气管切开、颅脑创伤有关。

(6)进食自理缺陷,与吞咽困难、肢体瘫痪有关。

(7)排便障碍,与神经源性膀胱和神经源性直肠有关。

(8)焦虑,恐惧,与创伤后应激障碍有关。

(9)营养失调,低于机体需要,与损伤后进食障碍及高代谢状态有关。

(10)潜在并发症,坠积性肺炎、泌尿系统感染、压力性损伤、深静脉血栓等。

四、护 理 目 标

(1)患者意识逐渐恢复,生命体征平稳;呼吸道通畅;营养状况能够维持良好。

(2)改善患者肢体的运动、感觉功能,改善患者的平衡功能、吞咽功能。

(3)改善患者认知功能障碍、言语功能障碍,建立有效的沟通方式。

(4)促进早日脱机,缩短住 ICU 时间和总的住院时间,降低医疗支出。

(5)有效预防潜在并发症,一旦发生时,能够及时发现和处理。

(6)增强患者及家属信心,能够以积极的心态面对疾病。

(7)预防护理不良事件的发生。

(8)患者生活得到全面照顾,能参与日常生活活动,促进患者早日回归家庭和社会。

五、护 理 措 施

创伤重症患者在 ICU 的治疗进程分为 3 个时期:危急期、稳定期和康复期。针对不同时期患者的病情特点,经系统评估后,在患者血流动力学和呼吸功能稳定时,及早实施相应的康复治疗和护理措施,并且在治疗的全过程中,要重点做好肺部感染、泌尿系统感染、深静脉血栓、压力性损伤等并发症的预防护理。

前文提到的"确定超早期标准化、个性化的 ABCDEF 组合康复程序(A—awakening, 唤醒;B—breathing,自主呼吸试验;C—coordination,镇静镇痛选择;D—delirium monitoring,谵妄评估及管理;E—early exercise & mobility,早期活动;F—family,家庭的参与)"是基于循证医学证据,对 ICU 患者的综合照护。因此,各项护理措施必须贯彻这个新的理念。

(一)危急期的康复护理

危急期患者的特点是病情恶化或未受控制,如需增加强心药剂量或呼吸机支持、床边肾透析等。此阶段的患者多为昏迷、昏睡或者意识模糊,不能配合康复活动的重症患者,RASS 评分为-5～-3分,而 S5Q 问卷为能回答 0～2 个问题。护理上除了要按照创伤重症护理常规实施外,还要做好相应的康复护理。康复护理应早期介入,以不影响临床抢救,不造成病情恶化为前提。此阶段的护理措施主要包括体位护理、促醒护理以及 ICU 谵妄的预防等。此类方法是相对安全的护理方法。

1. 体位护理

（1）良好体位的摆放:此期根据患者的状态,患者的体位主要由物理治疗师及护士被动摆放。良好的体位摆放,不但可以预防各种严重并发症如关节挛缩畸形、压力性损伤、深静脉血栓、肺部感染等,还可以保持关节活动度以及改善患者氧和与血流动力学状态,防止其他意外伤害的发生。

1）基本体位包括直立位、仰卧位、侧卧位、头低位和俯卧位。直立位是最基本的生理体位;仰卧位对氧转运有害,应尽量避免;理论上侧卧位的危害比仰卧位小,通常是住院患者的首选体位;俯卧位能增强动脉氧合作用,并减少心血管及肺功能障碍的患者的呼吸做功,是重症患者的首选体位。

2）高达 88% 的脑损伤患者表现为上运动神经源性偏瘫,早期保持床上正确的体位,有助于预防或减轻异常痉挛姿势的出现和加重,但颅内较大血肿清除术后,局部留有较大腔隙时,应禁患侧卧位,以防脑组织移位及脑水肿发生。对脊髓损伤患者,如病情允许应定期俯卧位,伸展髋关节;对于骨折患者,应使受损肢体保持功能位。

（2）体位的变换:变换体位的时间长短取决于患者生理反应的变化而不是死板的时间规定,保持体位的时间有着显著的个体差异。一般 2 h 变换体位 1 次。

1）意识不清或不能自主翻身的,护士要定时予翻身、变换体位,预防压力性损伤、肿胀、肺部感染和关节挛缩。频繁的体位变换还可以刺激患者,使其觉醒到一个更警觉和清醒状态。

2）体位变换常从平卧位翻身到侧卧位,包括轴线翻身法和重症创伤患者的翻身法以及侧卧位翻身到俯卧位等方式。医护人员可借助床单或移位滑布辅助翻身,移位滑布运用人类工程学原理学可有效确保护理者的安全,辅助患者在体位移动时避免背、颈、肩部的损伤。

3）若患者出现意识恢复的征象,治疗师和护士可通过诱发姿势性反射,刺激训练患者早期主动参与翻身。

4）注意事项:①考虑进行缓慢逐步的翻身,这样有充足的缓冲时间以稳定血流动力学指标和氧合状态;②无法耐受频繁大幅度体位变动的患者,可考虑采用较为频繁的小幅度体位变动,以获得某种程度的再灌注;③多管道患者翻身前应检查并妥善安置各管道,保持各管路的固定;④翻身前吸尽痰液,减少由于翻身时重力作用使痰液移动而导致窒息;⑤避免拖、拉、拽等动作,以免擦伤皮肤;⑥机械通气患者平卧位向俯卧位翻身前,先给予纯氧 2 min,然后消除呼吸机报警,再脱离呼吸机,迅速完成翻身,脱机时间不能超过 10 s。以下以 ICU 机械通气患者为例进行平卧向侧卧翻身步骤介绍（表 27-16）。

表 27-16 ICU 机械通气患者平卧向侧卧翻身步骤

步骤	操作方法
1	翻身前评估患者病情、生命体征、四肢肌力及躯体活动能力,先轻拍并倾倒管路中的冷凝水,吸尽痰液
2	将呼吸机管路置于翻身侧,如需要往左侧翻身时即将管路置于患者的左侧
3	翻身时高年资护士或治疗师站于患者头侧,一手置于患者肩部,同时固定住呼吸机管路和深静脉管路及其他引流管,另一手置于患者的腰部,同时注意固定胸腹部等术后的各种引流管;另一护士站于同侧患者脚部,一手置于患者臀部固定住导尿管,另一手置于腘窝处,使患者下肢弯曲
4	上述步骤完成后两人同时用力平衡翻身,另一人在对侧放置楔形垫,完成后同时轻轻放下,将各种导管固定稳妥,保持引流的通畅,勿打折受压等。翻身后肢体不能受压,保持肢体功能位

2. 吸痰护理 帮助机械通气或带气管套管的重症患者及时吸痰,保持呼吸道通畅。还可以进行超声雾化治疗,帮助肺部消炎以及促进排痰。

3. 促醒护理 对意识障碍目前尚无统一的治疗方案,相关的临床试验证据并不多。常用的治疗方法包括针对阻碍患者意识恢复的病因和并发症的治疗,促进患者意识神经网络恢复重建的治疗。

(1)综合感觉刺激治疗:可由护士在治疗师指导下完成。对于生命体征平稳、颅内无活动性出血的患者,应早期进行综合感觉刺激,包括给予患者听觉、视觉、味觉、触觉刺激及关节挤压刺激等各种感觉传入,促进患者意识水平的改善。如选择播放患者曾经熟悉喜欢的音乐,并观察其面部表情、脉搏、呼吸等变化,从而了解患者对音乐的反应。

(2)药物促醒:创伤可导致神经组织的机械性损伤(原发性损伤)或缺血、缺氧性损伤(继发性损伤),具有神经保护及修复作用的药物治疗有助于促醒。目前促醒药物主要有作用于多巴胺能系统和作用于谷氨酸能系统两大类,常用药物有金刚烷胺、溴隐亭、多巴丝肼、盐酸纳洛酮及酒石酸唑吡坦等。也可以根据中医辨证,选用中药促醒。护士要遵医嘱给予相应药物,给药后注意观察药物疗效及不良反应。

(3)高压氧治疗:高压氧治疗(hyperbaric oxygen therapy,HBO)对生命体征稳定,颅内无活动性出血,无未处理的脑疝、脑室外引流,无严重肺损伤及脑脊液漏的重型颅脑创伤后意识障碍的患者,都应早期进行高压氧治疗。高压氧治疗可以提高脑内血氧弥散半径,降低颅内压,改善脑水肿,促进开放侧支循环,有利于神经修复。文献报道,HBO还可以明显降低死亡率和改善6个月功能预后,并未发现肺和脑组织氧中毒的发生,HBO开始越早效果越佳。活动性出血、恶性肿瘤、活动性结核等是高压氧治疗的绝对禁忌证。

(4)电刺激促醒:正中神经电刺激(median nerve stimulation,MNS)治疗有改善昏迷患者意识水平的作用,另外,脑深部电刺激(deep brain stimulation,DBS)和脊髓电刺激(spinal cord stimulation,SCS)技术,具有微创、可调控的特点,对意识障碍的促醒治疗取得肯定的治疗效果。

(5)中医药穴位针刺促醒:通过辨证施治,施以醒脑开窍单药或组合处方,配合选用"醒脑开窍""项丛刺"等穴位,施以特殊针刺手法对意识障碍患者的促醒有帮助作用。

4.唤醒护理　ICU大多数患者因躯体疼痛、情绪和行为异常、不耐受机械通气等原因需要进行镇静镇痛治疗。在镇静过程中应实施每日唤醒计划,尤其是对长时间在ICU中治疗的患者,应每日中断一定时间镇静药物和阿片类药物,以便提供一个评估患者疼痛和焦虑程度的机会,判断患者是否有并发症和神经系统功能障碍发生。唤醒护理是近年来提出的新的理念和做法,研究显示,应用该方案可减少患者镇静镇痛药量,减少机械通气时间和重症监护病房停留时间。每日唤醒的实施需要医护团队的良好合作。责任护士每日根据患者的客观表现采用镇静程度评分表(RASS)评估镇静水平,从-5～+4之间共10个分值,代表患者从"昏迷"到"有攻击性"的程度逐渐加深。对中度或深度镇静(RASS<-2分)的患者,护士、医师共同评估患者病情,确定是否对患者实施唤醒,唤醒宜在白天进行,暂停输注镇静药物。在患者清醒期间须严密监测和护理,防止发生患者自行拔管或其他不良事件。

5.ICU谵妄的预防　ICU谵妄的危险因素非常多,其发生通常是多种因素协同作用的结果。在危急期、稳定期及康复期每个阶段应对ICU的患者常规进行谵妄的监测及干预。实施ABCDEF组合康复程序的每项核心措施均有高质量的证据支持其临床实施的有效性和安全性,它们共同实施比单独执行更能有效降低谵妄的发生率。

6.被动关节活动　被动关节活动对于ICU卧床患者早期维持关节活动度和肌肉肌容积是十分必要的,在患者病情允许的情况下,被动运动越早越好。

(1)徒手间歇性被动运动:一般包括躯干被动活动、上肢被动活动和下肢被动活动。上肢的被动活动包括肩屈曲和肩外展、肩关节内旋和肩关节外旋、肘关节屈和伸、腕及指间关节屈和伸活动;下肢的被动活动主要包括髋关节屈曲、髋关节伸展、髋关节外展被动活动,以及膝、踝关节背屈被动活动等。操作中注意,对于行ECMO的患者,若是锁骨下置管,则要避免做肩关节的屈曲和外展动作;若是股静脉置管,屈髋不能超过45°。躯干的被动活动也很重要,患者采取仰卧位,患侧膝关节屈曲,实施者一手固定患者的一侧肩关节,另一手放在患侧骨盆位,使肩和骨盆向相反的方向旋转并停留数秒,以达到充分牵拉患侧躯干的作用。被动活动可进行10～20 min/次,2～3次/d(图27-20)。

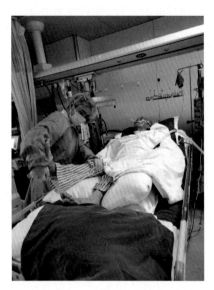

图 27-20　昏迷患者被动 ROM

(2)持续被动运动:操作时将要训练的肢体放置在持续被动运动(continuous passive motion,CPM)机的托架上,固定,开机,选择活动范围、运动速度和训练时间;训练中密切观察患者的反应以及 CPM 的运转情况;训练结束后,关机,去除固定,将肢体从 CPM 机上放下。

7.神经肌肉电刺激　神经肌肉电刺激可以防止肢体肌力的减弱和肌肉萎缩,治疗初期刺激肌肉收缩 40~60 回/次,逐渐增加至 80~120 回/次,1~2 次/d。

8.矫形器的应用　矫形器可以用于软瘫期正常体位的固定并防止关节过度屈伸,还可以避免肌痉挛或关节挛缩。足踝矫形器用于足下垂内翻畸形,膝托用于下肢无力性膝过伸,腰托辅助支撑躯干平衡,分指板纠正握拳状态。近年来康复机器人等新技术的发展,是辅具智能化的体现。

9.肢体气压治疗　可以促进静脉回流、减轻淤血和水肿,是预防卧床患者深静脉血栓形成和复发的重要措施。

10.压力性损伤的预防　ICU 重症患者的临床特点包括病情危重,置管较多;被动体位和约束带固定肢体对皮肤的损伤;循环衰竭导致皮肤湿冷,微循环差;大量抗生素使用导致菌群失调;大便失禁引起的皮肤问题。ICU 内患者的特异性导致多种压力性损伤危险因素,而且患者存在镇静、意识改变、长时间卧床、机械通气、特殊用药以及血流动力学不稳定等特点,因而是压力性损伤的高危人群。胡爱玲等研究显示,ICU 患者院内获得性压力性损伤的现患率为 20.09%,排除 1 期压力性损伤现患率为 9.19%。在保障充足的营养供给和治疗原发病的前提下,重症患者压力性损伤的预防还需要采取以下措施。

(1)减轻局部压力和剪切力:对于因病情限制无法翻身的患者和无法耐受频繁大幅度体位变动的患者,如暂时人工气道、脊髓不稳定和血流动力学不稳定的患者,要评估是否需要更换支撑面。俯卧位患者每次翻身前应进行评估,尤其要评估翻身时对俯卧位患者可能有危险的身体部位(即胸部、膝部、足趾、阴茎、锁骨、髂骨、耻骨联合),注意俯卧过程对颜面和身体受压点作减压。卧床患者侧卧 30° 而不是 90°。避免卧床患者长时间抬高床头 30°。如病情需要取半卧位时,要在臀下给予必要的支撑,以避免患者向下滑行而产生剪切力。能坐轮椅的患者可使用压力性损伤垫,但要注意每隔 30 min 减压 30 s。

(2)使用减压装置:目前临床使用的减压装置包括局部的减压装置和全身性减压装置。局部的减压装置常使用于枕部、骶尾部、足跟部,有泡沫或海绵减压垫、啫喱垫等。全身性减压装置可选择气垫床和水床,包括各种柔软的静压垫和动压垫。如波浪形气垫床、多房性电动充气床垫、空气缓慢释放床(空气漂浮)等。可翻身且可按摩的气垫床垫、减压枕、管道患者的减压选用新型气管插管固定器。预防重在减压,关注患者体位变换与早期活动。

(3)医疗器械相关压力性损伤和黏膜压力性损伤的预防:研究显示 10% 的 ICU 压力性损伤与器械仪器使用有关。只要临床允许,就去掉可能引起压力性损伤的医疗器械。对必须用的医疗器械,应选择合适的器械尺寸,确保正确的定位和护理。经常检查皮肤,从而使皮肤的损伤最小化。保持医疗器械下面的皮肤清洁干燥。因为医疗器械下面的潮湿所造成的环境会使皮肤完整性发生改变,包括出现刺激性皮炎和溃疡。当患者病情允许时,定期为患者调整器械定位是关键,交替使用和(或)重新放置医疗器械,使压力再分布,并减小剪切力。至少每班调整1次。勿将患者直接放在医疗器械上,除非这样做不可避免。在使用医疗器械期间,要定时观察并变换各种治疗管道及监护仪导线与皮肤或黏膜接触的部位,电极片的定期更换。按需为医疗器械提供支撑,以降低压力和剪切力。为患者调整体位,使医疗器械所致的压力与剪切力得到再分布。也考虑使用预防性敷料来预防医疗器械相关压力性损伤。

(4)预防性敷料的应用:预防性敷料主要有聚氨酯泡沫敷料、硅胶泡沫敷料等。可将聚氨酯泡沫敷料应用在经常受到摩擦力与剪切力作用的骨隆突处皮肤或与医疗器械接触部位皮肤,对于水肿或脆弱的皮肤可应用硅胶泡沫敷料。在受压皮肤处应用预防性敷料应考虑控制微环境的能力(保温性、保湿型、透气性);形态符合贴敷部位的特点;贴敷及去除的容易程度;便于观察贴敷处皮肤情况;合适的敷料尺寸等。

(5)皮肤护理:及时更换潮湿的衣服与床单、清洁皮肤,保持患者皮肤清洁干爽,还可使用皮肤保护剂、护肤品(如喷雾、泡沫、乳剂、膏剂等),保持过于干燥的皮肤适度湿润;可在皮肤易受浸渍的部位应用皮肤保护膜。

(二)稳定期的康复护理

稳定期患者的特点是病情平稳或受控,如强心药剂量或呼吸机支持保持平稳或减少。此阶段的患者 Rass 评分为-2～-1分,而 S5Q 问卷为能答对3个问题,此阶段的患者多为昏睡状态或能执行简单口令,部分患者能配合但不能主动活动。护理上除实施急性期的相应措施以外,还可以逐渐增加床上肢体锻炼,如主动关节活动、上下肢抗阻训练、上下肢主动和被动功率车等。

1. 松动痰液,促进排痰　可采取胸部叩击与振动、摇动、体位引流等气道廓清技术促进气管与支气管内存积物的清除和分泌物排出,减少支气管、肺部的感染。还可以进行超短波治疗等帮助肺部消炎、抗痉挛以及促进排痰。

2. 体位适应性训练　逐步从卧位转向半卧位或坐位,最后达到直立位。训练要循序渐进,床头抬高的角度和斜板床的倾斜度应每日逐渐增加,以患者无头晕等低血压不适症状为宜(每抬高床头1 cm,血压会下降0.75 mmHg)。

(1)患者取 Fowler 体位(即抬高床头30～50 cm),根据患者耐受情况调节,逐渐过渡到床上坐立位,20 min/次,3 次/d。患者处于特殊训练体位,可增高呼吸气流流速、促进痰液清除、改善氧合和患者的血流动力学状态,但可能引起心血管变化,护士应严密监测患者血流动力学变化情况。

(2)患者经起坐训练后,无体位性低血压等不良反应即可利用电动起立床进行起立训练,起立训练从倾斜30°开始,角度渐增,逐渐让患者处于75°直立位,同样注意观察患者反应,防止发生体位性低血压,如有不良反应发生,应及时降低起立床的角度,必要时降低到0°让患者平卧。

3. 床上运动

(1)主动关节活动:继续被动关节活动,增加主动性运动成分。主动关节运动包括主动运动和主动-助力运动。运动时注意关注患者体力情况,做到循序渐进。

(2)拱桥运动:拱桥运动是伸髋屈膝肌的练习,在床上进行翻身训练的同时,必须加强伸髋练习。医护人员帮助患者将两腿屈曲,双足在臀下平踏床面,让患者伸髋将臀部抬离床面。

(3)床上功率自行车:由于科技的发展,可以在床上进行四肢功率自行车训练(主动和被动),运动强度可根据患者的健康状态和生理反应来调整。

(4)四肢抗阻训练:抗阻训练(resistance training)的作用主要在于增强肌肉的肌力和耐力。治疗师或护士用手或滑车、重锤、弹簧、重物、摩擦力、流体阻力等对四肢施加阻力的情况下,由患者主动进行抗阻力运动。

(5)注意事项

1)治疗前,检查患者的现状(如生命体征是否平稳、生活护理是否完成等);合理安排管饲及用药时间,比如支气管扩张药物吸入在气道廓清技术前,抗生素的吸入时间在气道廓清技术后;协助医师一起评估患者的意识镇静状态,优化镇静剂,使患者达到良好的配合状态;准备手套、口罩、手消毒液、电源、输液架等设备;协助理清管线、调整病床的高度及患者的体位;与患者进行充分沟通解释。

2)治疗过程中,护士要注意观察患者呼吸机、心电监护等设备的数据变化以及患者的反应、表情变化等。

3)治疗完成后,再次确认监护数据是否正常,理清管线,恢复病床高度,为患者整理床铺、盖好被子、绑回约束带等。

4. 提供交流的替代方法　创伤重症早期患者常因颅脑损伤、气管切开等原因导致言语交流障碍。一旦察觉到患者有任何恢复知觉的迹象,医护人员及家属就应该尝试不同的方式帮助患者改善说话的能力。

(1)"是"和"否"的动作信号:最初在患者无助时最简单的交流方式就是移动身体的某些部分去回答问题,用这种方法他们仅仅需要一个肯定或否定的回答,传递"是"和"否"的信号。

(2)应用字母板:木板轻便、易携带且成本低,但是对于患者和与之交流的人来说,是缓慢且单调乏味的。ZYGO辅助沟通系统(波兰ZYGO有限公司;Horner 1984年)有16个项目显示,无论是对单词还是图片都做出了个体化的详述。由于将扫描灯停留在他预想的项目上,就可以通过远程控制来满足他的需求,所以一个可能没有任何主动活动的患者都可以使用。

(3)应用计算机辅助交流系统:在系统的中间阶段,患者可以利用附带说明书的键盘敲打句子,使之呈现在显示屏上或者印刷在纸上。所有这些系统不仅要求患者有必要的语言基础,而且还要求患者必须能充分控制肢体的运动。然而,大部分系统在为重度残疾患者调整时都有一个共同的缺点,通常情况下,大部分人能够以每分钟150个单词的速度进行谈话,但是当用一个通信器辅助多人时通常只能输出每分钟3~5个单词。

(4)声音输出沟通辅助程序的应用:Creech应用phonic Minor 120辅助发音,他希望能告诉其他人"说话让生活完整"(Creech 1980年)。选择性交流系统最大的进步可能就是开发了通过触觉控制面板能够激活人造声音的系统,它能够通过合成的(电子的)声音表达信息或者为以后的应用储存信息。能够与人实际"说话"对患者来说意义非凡,大小合适且可佩戴电池的装置可以放在轮椅上,能够随身携带。这一程序的调整运作,使得即使是重度瘫痪的患者,只要能随意运动他身体的某些部分,通过学习这个综合的系统就可以拼写说话。

(5)语音阀的应用:护士可通过上述方法,帮助患者解决语言沟通上的困难,但是这些方面仍然无法完全取代患者用自己的语言表达的方式。我们在护理工作中应该把那些言语功能存在的气管切开患者评估出来,尽早地应用语音阀等装置来帮助患者实现说话功能。

5. 深静脉血栓形成的预防　深静脉血栓形成是创伤常见并发症之一。此阶段可正确指导和鼓励患者床上活动,如踝泵运动、股四头肌功能锻炼、勤翻身等。

(1)踝泵运动

1)屈伸动作:患者躺或坐在床上,下肢伸展,大腿放松,缓缓勾起脚尖,尽力使脚尖朝向自己,至最大限度时保持10 s,然后脚尖缓缓下压,至最大限度时保持10 s,然后放松,这样一组动作完成,稍休息后可再次进行下一组动作,每次做20~30组,3~4次/d。

2)环绕动作:患者躺或坐在床上,下肢伸展,大腿放松,以踝关节为中心,脚趾做360°环绕,尽力保持动作幅度最大。活动频率和屈伸动作相同,可结合屈伸动作一起锻炼。

(2)股四头肌功能锻炼:主要包括股四头肌等长收缩(绷腿练习)和股四头肌非负重直腿抬高训练(抬腿练习)。

1)绷腿练习方法:仰卧或坐在床上,在不增加疼痛的前提下,绷直双腿,保持这种状态10 s,放松休息10 s。收缩10 s及放松10 s为一个股四头肌等长收缩运动,10次为一组,重复10次,3~4次/d。

2)抬腿练习方法:用力使脚背向上勾,伸直双腿并抬高至20 cm左右高度,维持10 s,再将整条腿缓慢放平后,立刻抬起,连续做10次股四头肌非负重直腿抬高运动后,休息1 min,这样一组非负重直腿抬高运动完成,每次做3~4组,3~4次/d。

（三）康复期的康复护理

康复期患者此时病情得到持续改善,此阶段的患者 Rass 评分为 0 ~ 1 分,而 S5Q 问卷为能答对 4 ~ 5 个问题。对于反应良好或可以主动配合的患者,在确保安全的前提下,除继续急性期和稳定期的康复训练内容外,还应加强主动呼吸训练,促进患者撤机,让患者进行坐立锻炼、下床活动及练习走路等。

1. 促进撤机的护理　最新研究显示,重症患者有 20% ~ 30% 存在脱机困难,其原因主要是原发病未得到有效治疗,肺实质功能下降,呼吸肌无力,长期机械通气致膈肌功能障碍以及脱机诱发的心功能不全等。超声检查和 B 型利尿钠肽可预测左心功能障碍而用于预测脱机。此阶段可在治疗师以及护士的协助下帮助患者增加主动呼吸循环训练、咳嗽训练与呼吸训练相结合的方法进行,可以更有效促使患者早日脱机,而对于已经脱机的患者这些训练方法可以有效降低肺部感染等并发症。有越来越多的证据表明,脱机问题与呼吸肌恢复通气失败相关,吸气肌训练可能对于无法脱机的患者有帮助。护士和物理治疗师的早期介入可以帮助患者缩短戴机时间,并减少住 ICU 的时间。

（1）呼吸机脱机标准:呼吸衰竭基础病因得到一定程度缓解;氧合改善,$FiO_2 \leqslant 0.5$,$PEEP \leqslant 10 \ cmH_2O$, $PaO_2/FiO_2 \geqslant 200 \ mmHg$;心血管功能相对稳定,心率 $\leqslant 140$ 次/min,血压稳定,未用或应用小量血管活性药;精神状态良好,代谢状态稳定,自主咳痰能力良好等。很多机械通气参数可用来辅助决策脱机和拔管,包括呼吸频率、每分通气量、最大吸气压和呼吸浅快指数等。每分通气量等于呼吸频率与潮气量的乘积,可用来衡量呼吸需求,呼吸需求越高,成功撤机的可能性越低;最大吸气压,代表呼吸肌的强度;浅快呼吸指数,即呼吸频率与潮气量的比值(f/Vt),是较准确的预测脱机失败的指标。准备脱机时应每日进行评估。

（2）常用撤机方法:实施早期目标性脱机计划,对于机械通气时间超过 24 h 的急性住院患者,建议建立早期脱机策略,早期进行康复治疗。

1）自主呼吸试验（spontaneous breathing test, SBT）:目前循证医学证据表明,在严密监护 SBT 状态下所做的撤机评价对指导撤机具有最重要价值。是在患者符合脱机标准的情况下进一步检查患者是否能够通过撤机,特别是戴机时间超过 24 h 患者。SBT 通常采用吸气压力增加模式［吸气压力（suction pressure, PS）5 ~ 8 cmH_2O］,而不是 T 管或持续气道正压通气模式。也可直接断开呼吸机,仅给予吸氧。

2）同步间歇指令通气:该种通气模式的特点是在机械通气中间允许自主呼吸,随着自主呼吸能力的增强,逐渐减少每分机械通气次数,直至最后停机。

3）压力支持通气:具有接近自主呼吸、减少呼吸功消耗等优点,已广泛用于撤机过程中。

4）无创正压通气撤机:近年来,无创正压通气成功地用于撤机。无创正压通气以"肺部感染控制窗"的出现为标志,是序贯无创治疗的切入点。

（3）呼吸机依赖及护理:呼吸机依赖是指机械通气患者使用呼吸机通气支持的实际时间超过根据患者病情所预期的通气支持时间的一种状况,患者至少有一次撤机失败。呼吸机依赖的原因包括生理和心理因素两方面,生理因素包括气体交换降低、通气负荷增加、通气需求增加、通气驱动力降低和呼吸肌疲劳等;心理因素包括不能控制呼吸模式、缺乏动机和信心及精神错乱等。部分机械通气患者从生理指标看可以脱机,但由于怀疑自己的呼吸能力、缺乏信心等原因,担心脱机后出现呼吸困难和窒息等,因而不愿意脱机。对呼吸机心理依赖的患者,应确切告知其生理指标已达到脱机标准,鼓励患者尝试脱机。声音和触摸可以通过刺激改善通气驱动或减少焦虑来增加脱机成功率。关于环境影响,例如携带一个便携式呼吸机步行已表明可以使长期对呼吸机依赖的患者态度和观点有所改善。脱机时做好安全保障措施,床旁严密观察患者,及时向患者反馈其各项生命体征稳定的信息,增强患者对脱机的信心。

2. 离床运动　如果患者符合离床活动的条件,根据患者的情况,渐进地强化活动功能。

（1）床边坐位及坐位平衡训练:正确独立的坐姿是进行转移、轮椅和步行训练的前提。护士和治疗师帮助患者完成床边坐位,若患者需要更多的帮助,医护人员可将其上肢环绕患者的头和肩,通过身体倒倾帮助患者坐直。静态平衡训练要求患者取无支撑下床边静坐位,髋关节和膝关节、踝关节均屈曲 90°,足踏地或支持台,不能悬空,双足分开,双手置于膝上,护士和治疗师协助患者调整躯干和头至中间位,当感到双手已不再用力时松开双手,此时患者可保持该位置数秒,然后慢慢倒向一侧。随后要求患者自行调整身体至原位,必要时给予帮助。静态平衡完成后,让患者自己双手手指交叉在一起,伸向前、后、左、右、上、下方并有重心相应的移动,此称自动态坐位平衡训练。一旦患者在受到突然的推、拉等外力时仍能保持平衡,就可以认为已完成坐位平衡训练。

(2)床椅转移:包括被动转移和主动转移。MRC>36 分的患者且能够独立坐 10 s,Berg 平衡量表(Berg balance scale,BBS)坐位平衡评分为 1 分,此时可训练被动床椅转移;MRC>48 分,患者能够坐 30 s或能够在监护下坐 2 min,BBS 坐位平衡评分为 2~3 分,可训练主动床椅转移。先训练轮椅与床的水平转移,开始时可用辅助转移板架在轮椅与床之间,熟练后再根据具体情况不要转移辅助板完成动作。

(3)离床坐位训练:实施前,护士吸净气道痰液,固定好气管插管及其他各种管道,防止意外脱出。Cardiac 椅是在国外监护室进行离床坐位训练常用的一款设备,是一种可以改变体位的椅子。患者坐在椅子上的角度及高度由医师及治疗师通过患者当前状态决定,往往取决于患者的最低血压值。在坐位训练过程中,护士要密切观察患者的表情、生命体征等,一旦有任何不适,可立即调整 Cardiac 椅的角度至患者能适应的位置。

(4)站立、辅助步行训练

1)站立训练:MRC 肌力分级评分>36 分,BBS 站立平衡评分为 0~2 分时,可使用伸膝支具、站立架、起立床进行辅助站立,也可在 0~2 人的帮助下进行站立训练。MRC 肌力分级评分>36 分,患者在没有帮助下不能站立 30 s,BBS 站立平衡评分为 0 分时,需要在 2 人帮助下行站立训练;MRC 肌力分级评分>48分,BBS 站立平衡评分为 0 分时,需要在 1 人帮助下行站立训练;MRC 肌力分级评分>48 分,患者能够独立站立 30 s,BBS 站立平衡评分为 2 分以上时,可进行独立站立训练。

2)辅助步行训练:MRC 肌力分级评分>48 分,BBS 站立平衡评分为 0~2 分时,可使用助行器进行步行训练,也可在他人的帮助下进行步行训练。步行训练量早期要小,以不致患者过度费力而出现足内翻和尖足畸形并加重全身痉挛为度。步行训练早期常有膝过伸和膝打软现象,应进行针对性的膝控制训练;步行训练需要物理治疗师(physiotherapist,PT)、呼吸治疗师(respiratory therapist,RT)、护士共同协作完成,必要时医师也应在场。步行训练需使用步行架等行走和站立辅助装备及使各种管道不被切断的情况下,患者能够安全地活动。该架子需要能够容纳便携式氧气罐和便携式呼吸机等。行走和站立辅助装备及倾斜的桌子,对危重患者有增强生理反应和促进早期活动的作用。

(5)离床进行下肢主动功率自行车训练:坐位自行车和床上自行车都允许患者进行个性化的运动训练计划。自行车的强度可以根据个人的承受能力进行调整。

3. ADL 训练　训练患者进食、穿衣、洗漱等日常生活活动能力,可通过对衣服、用具等的改造和使用自助具,帮助患者逐步实现生活自理。病情允许的情况下可进行室内运动,室内运动侧重于患者在室内的转移,包括转移的方式、范围、用具和环境等。如步行运动、助行器和轮椅的使用。可在医护人员的监护下让患者转移至窗边治疗,窗户与日光可以使患者适应白天和黑夜,减少并发症的数量和类型,缩短在ICU 和医院总体滞留时间。而且日光暴露会减少镇痛需求,另外,窗边治疗让患者接触室外环境,能增强战胜疾病的信心。

4. 认知障碍的护理

(1)注意力训练:常用的注意力训练方法有猜测游戏、删除作业、时间感训练、数目顺序等。具有沉浸、交互和想象特点的虚拟现实技术对注意缺失患者也有明显帮助。

(2)记忆力训练:常用记忆训练方法有联想、背诵、记忆技巧和应用记忆辅助物等方法。

(3)思维能力训练:常用方法有提取报纸中的信息、排列顺序、物品分类、从一般到特殊的处理、计算和预算训练。

(4)高压氧治疗:重型颅脑创伤患者昏迷程度与认知障碍密切联系。高压氧对颅脑创伤患者的定向力、记忆力、计算力及近期记忆均有康复作用,其中近期记忆改善最为明显。

(5)药物治疗:临床常用的药物有谷氨酸受体阻断剂、AChE 抑制剂、GABA 环型衍生物、钙通道阻滞剂和健脑益智类中药。

(6)非药物性神经调控:主要为便携式经颅直流电刺激,在认知障碍的各种类型如记忆和学习障碍、注意力障碍、空间认知障碍中均有一定疗效。

(7)计算机辅助和虚拟现实的认知训练新方法:应用计算机辅助认知训练系统使患者注意力、记忆力、视空间知觉和时序性等方面获得不同程度的改善,长期预后较好。

5.吞咽障碍的护理

(1)创伤重症后不能经口进食者、无严重胃肠功能障碍患者,由全肠外营养过渡到肠内营养方式供能。当患者存在吞咽困难导致不能安全有效地经口进食、胃肠功能保留、排除禁忌证,行鼻胃肠管和经皮胃造瘘。

1)经鼻胃肠管喂食方法及注意事项:评估病情、意识状态、合作程度等,置管后确定管道是否在胃内,妥善固定并做好标识,防止意外拔管,每班观察并记录鼻饲管外露长度,每次喂食前须确认鼻饲管在胃内。取半卧位或坐位,重症患者稍摇高床头,床头至少抬高30°以上,并保持该体位30~60 min,以减少误吸等并发症。准备好适合患者营养供给的食物,由稀至浓,温度在38~40 ℃。开始鼻饲量应少、清淡,后逐渐增多,每次注食量200~300 ml,4~5次/d,每次间隔3 h。餐具用后每日消毒1次,管饲空针每日更换。气管插管或气管切开患者,鼻饲时气囊必须处于充气状态。鼻饲过程中观察有无呛咳、恶心、呼吸困难等不适,如有不适,应立即停止鼻饲,吸出口鼻腔及呼吸道误吸物。保持口腔清洁,口腔护理2~3次/d。记录出入量,预防脱管与堵管、呃逆、恶心与呕吐、误吸等并发症。

2)经皮胃造瘘管喂食方法及注意事项:取半卧位,或床头抬高30°。经皮胃造瘘术后12~24 h开始从造口注入50 ml温开水,2 h后再注入50 ml,如无不适,可给予牛奶、米汤、营养液等稀流质。喂食量从100 ml增加到300 ml,最大喂食量为一次300 ml。喂饲浓度由低到高,温度39~40 ℃,每次喂食前抽吸胃内容物,以确定造瘘管在胃内。喂饲前后注入20~50 ml温开水冲管。注意观察有无出汗、心悸等不适。每日清洗造瘘口周围皮肤,保持清洁、干燥。记录出入量,预防造口周围感染、堵管、腹泻、误吸等并发症。

(2)当患者病情稳定,可行经口进食训练,在进行训练时,先拔出胃管。训练由吞咽障碍治疗小组协助完成,护士在小组中扮演重要角色,如完成吞咽障碍患者的初筛、管饲或气管切开护理、进食指导、食物调配、间接训练、直接训练、代偿训练、健康教育等工作。

1)经口进食训练的准备工作。

ⅰ.口腔护理:吞咽障碍患者,因吞咽和咳嗽反射障碍,食物残渣及唾液清除能力下降,更易导致误吸而发生肺部感染。因此,做好口腔护理是吞咽障碍康复护理最重要、最需要优先完成的护理工作。①含漱法。适用于洼田饮水试验3级及以下的患者,不适用于有认知障碍或严重吞咽困难的患者。用舌上下、左右、前后反复搅拌,药液在口腔中保留3~5 min,清晨、饭后、睡前各含漱1次。②口腔冲洗法。适用于口腔术后患者,左手用注射器缓慢注射漱口液,右手持负压吸引器进行抽吸。③机械擦洗法。用于昏迷或有气管切开患者。用长棉枝、纱布、海绵刷进行擦洗。④刷牙法。用于洼田饮水试验2级以下患者。传统电动、手动牙刷刷牙。

ⅱ.人工管道的护理:重症吞咽障碍患者一般带有多种人工管道,如鼻饲管、胃造瘘管、气管套管等。①鼻饲管、胃造瘘管护理。妥善固定、保持通畅、定期清洗更换、观察记录、口腔护理。②气管套管护理。妥善固定、切口定期消毒更换敷料、注意室内温湿度适宜、定时湿化气道、合理用氧。在喂食前,吸出气道口腔分泌物,检查气囊是否充气状态,半卧位喂食,喂食过程中,观察有无食物从气管套管内咳出。喂食完后,保持半卧位30 min。

2)间接训练。

ⅰ.口唇运动:利用单音单字进行训练,如嘱患者张口依次发"a""yi""wu"音,然后缩唇发"f"音。吹蜡烛、吹口哨动作。用指尖或冰块叩击唇周,短暂的肌肉牵拉和抗阻运动、按摩等。

ⅱ.颊肌、喉部运动:嘱患者轻张口后闭上,双颊充气、鼓腮,再轻轻吐气。也可做吮手指动作。喉上提训练,头前伸,下颌伸展2~3 s,在颌下施压,嘱患者低头,抬高舌背,即舌向上吸抵硬腭或发辅音。

ⅲ.舌部运动:舌头向前伸出,左右运动摆向口角,再用舌尖舔下唇后转舔上唇,按压硬腭。

ⅳ.屏气-发声运动:患者坐于床上或椅子上,双手支撑床椅面做推压运动和屏气,突然松手,声门大开,呼气发声。

ⅴ.冰刺激:用冰棉签接触咽腭弓,以咽腭弓为中心,左右相同部位交替刺激,然后嘱患者做空吞咽动作。

ⅵ.声门上吞咽法:先吸气,再屏气做吞咽动作,然后立即做咳嗽动作;也可在吸气后呼出少量气体,再做屏气和吞咽动作及吞咽后咳嗽。

ⅶ.门德尔松手法:先进食少量食物,咀嚼、吞咽,在吞咽的瞬间用拇指和示指顺势将喉结上推并处于高位,保持这种吞咽状2~3 s,然后完成吞咽,再放松呼气。

3)直接训练

ⅰ.进食的环境:环境安静,避免谈话。医务人员应学会行为干预治疗,辨别哪种行为策略能改良饮食过程,包括患者在进食前、中、后的情景策略、言语提示、书面提示、身体提示、视觉提示等。

ⅱ.进食的体位:根据重症创伤患者病情而异,原则是采取半卧位或坐位,宁坐勿躺、宁在餐桌旁勿在床上进食。喂食前妥善固定、放置各种管道。不能坐位患者,取仰卧位,躯干至少抬高30°,头部前屈,功能障碍肢体下垫以软枕,喂食者位于患者健侧。

ⅲ.食物的选择:根据患者营养需求,参照营养师建议的饮食处方,根据造影检查结果,给患者配制适宜性状的食物,原则是先易后难。容易吞咽的食物特点是密度均匀、黏性适当、不易松散、通过咽部和食管时容易变形,且很少残留在黏膜上。稠的食物比稀的安全,食物兼顾色香味及温度,以偏凉食物为宜,冷刺激或热刺激均能有效强化吞咽反射。

ⅳ.食物调配:单纯饮水呛咳者,可加食物增稠剂。稀流质适用于患者舌功能差、咽壁收缩无力或环咽肌不完全失迟缓;浓流质适用于咽期吞咽延迟者;浓汤和浓稠食物适用于喉部呼吸道入口闭合不全者。

ⅴ.进食工具选择:根据评估结果,合理选择广口杯、长勺、吸管、缺口杯等,主要考虑安全、方便、实用。

ⅵ.进食管理:食物放在口中位置,以健侧舌后部或健侧颊部为宜。控制好一口量,一般先喂食3~4 ml,再增到5 ml、10 ml。结合声门上吞咽训练方法,可有效地去除咽喉部食物残留。一口吞咽后,检查口腔有无残留,再进食下一口,避免食物重叠入口。做好摄食情况记录,记录食谱内容、进食时间、进食量、其他特殊情况等。

4)代偿训练方法

ⅰ.侧方吞咽:适用于一侧舌肌和咽肌麻痹患者。让患者分别左右侧转头,做侧方吞咽,可去除梨状隐窝的食物残留。

ⅱ.空吞咽与交替吞咽:适用无咽缩肌无力患者。每次进食吞咽后,反复做几次空吞咽,使食团全部咽下,然后再进食。也可每次进食吞咽后饮极少量水,有利于刺激诱发吞咽反射,又可去除咽部食物残留。

ⅲ.用力吞咽:让患者将舌用力向后移动,帮助食物推进通过咽腔,以增大口腔吞咽压,减少食物残留。

ⅳ.点头样吞咽:颈部尽量前屈呈点头状,同时做空吞咽动作,可去除会厌谷残留。

ⅴ.低头吞咽:颈部尽量前屈姿势吞咽,使会厌谷扩大,让会厌向后移位,避免食物溢漏入喉前庭,有利于保护气道。

6.大小便护理

(1)神经源性膀胱的护理

1)留置尿管:重症患者早期通常采用留置尿管的方式。如病情需要大量补液,实施连续引流尿液。补液量少可进行间歇开放导尿管,开始每隔2 h放尿1次,以后逐渐延长到4 h放尿1次。每次尿量不应多于500 ml,避免膀胱过度充盈。放尿时可让意识清楚的患者参与排尿,产生排尿感和排空感,使患者的排尿模式与正常排尿相似。注意保持尿管引流通畅,定时更换尿管和引流袋。尿管和引流袋的位置要低于膀胱,以免尿液反流。在留置尿管期间保持每日进水量在2 500 ml左右。

2)耻骨上膀胱造瘘:适用于原发病急性期、短期严重感染等特殊情况。不建议将耻骨上膀胱造瘘作为神经源性下尿路功能障碍长期处理的常规方式。与留置导尿一样,注意预防和治疗泌尿系统感染,筛查膀胱癌。

3)膀胱训练:膀胱训练是恢复膀胱功能、达到自行排尿的常用方法。对意识清楚的神经源性膀胱尿道功能障碍的重症患者,应争取及早进行训练,但对膀胱输尿管反流、肾积水、肾盂肾炎患者禁用;尿路感

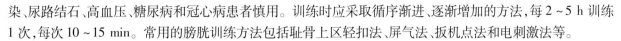

染、尿路结石、高血压、糖尿病和冠心病患者慎用。训练时应采取循序渐进、逐渐增加的方法,每2~5 h训练1次,每次10~15 min。常用的膀胱训练方法包括耻骨上区轻扣法、屏气法、扳机点法和电刺激法等。

4)间歇性导尿:每4~6 h为患者导尿1次,保持膀胱容量在500 ml以下。可以采取间歇性无菌和清洁导尿两种方式。在间歇性导尿初期由护士严格遵守无菌技术完成导尿,以后患者和家属可在护士指导下完成间歇性清洁导尿。

5)膀胱冲洗:尽量避免冲洗,除非出现尿液混浊、沉淀物较多时,酌情给予膀胱冲洗处理。常用的冲洗液有生理盐水、呋喃西林液等。尚未证明抗生素膀胱冲洗的有效性,故也不应作为常规预防感染的措施。

（2）神经源性直肠的护理

1)饮食管理:摄入富含膳食纤维的食物,如蔬菜、水果、谷物麸皮等,避免进食刺激性和难以消化的食物。膳食糖纤维多能与水结合而形成凝胶,从而限制水的吸收,并使肠内容积膨胀。

2)建立规律的排便训练方案(bowel training program,BTP):由于正常成人每日排便1~2次,应每隔一天进行1次清空肠道的护理。刚开始时应每天早上或晚上进行1次。以后根据患者的排便情况可隔天进行1次。

（3）脑损伤后排便失禁和(或)便秘的护理:在物理层面,大脑可控制逼尿肌收缩和刺激括约肌放松来协调排尿,放松括约肌并结合相关肌肉收缩来排空膀胱或肠道。然而,除了运动功能,认知功能也参与其中。严重脑损伤患者经常会大小便失禁,特别是在早期康复阶段。

1)尿失禁的护理:颅脑创伤患者的膀胱功能与脊髓损伤造成的神经源性膀胱不同,它更像尚未学会自主控制排尿的发育中的儿童的膀胱。颅脑创伤患者的膀胱功能不完善,就像婴儿一样会随意排尿,患者也可在受到压力或运动、紧张或放松等刺激下随意排尿。因为尿失禁是感觉损伤的结果,针对性治疗感觉损伤将会改善膀胱自控能力。

ⅰ.当患者意识恢复后,在重症监护室里的患者就应该将留置导尿管拔掉,而不能只为排空膀胱而保留尿管。在床上排尿时可放置尿壶和尿不湿,以供随时使用和丢弃。

ⅱ.医护人员及家属要及时发现患者排尿前的迹象和反应,并以友好及鼓励的态度去帮助他们。尤其是在康复治疗过程中,患者想要小便,应当将这种情况视为一次治疗机会,而不是一次烦人的中断。

ⅲ.与脊髓损伤患者不同,脑部损伤的患者有完整的脊髓功能,其困难在于认知的缺失。为了促进膀胱排空,需要给患者营造安静、放松的环境,如听像流水声这样令人放松的声音比直接刺激膀胱或膀胱周围区域更有助于帮助患者排尿。

ⅳ.任何尿路感染均应接受治疗,从而减少尿路相关感染的发生。

2)预防便秘

ⅰ.当患者无意识状态时,可通过腹部按压、辅助呼吸及躯干的被动活动用以促进胃肠蠕动,若仍没有排泄,将予以人工灌肠并且下一步可尝试增加泻药的剂量;当患者意识恢复并且主动参与康复计划时,在晚上应用泻药,胃肠在清晨获得蠕动,从而为以后形成排便规律做准备。

ⅱ.早期活动,如坐位平衡训练、床椅转移、站立、移动等能有效减小便秘的可能性。

ⅲ.吞咽及口腔的治疗使患者可以咀嚼并且能使用固态食物及较容易的饮水,这样也将减小发生便秘的可能性。

3)便秘的护理

ⅰ.使用植物性缓泻药及定时排便动作,若患者不能成功获得胃肠蠕动,则需要采取人工排便或者是使用灌肠剂。

ⅱ.通过饮食管理缓解便秘。如果患者存在腹泻建议食用素食。管饲患者可能频繁出现腹泻,除药物治疗以外,通过强化吞咽治疗,有助于其通过嘴摄入食物,尽快使其饮食正常化从而缓解腹泻。

（4）患者教育:重症患者二便障碍是一个长期治疗的过程,在整个治疗和护理过程中视患者文化程度不同进行个体化健康教育具有重要意义。

（四）健康指导

创伤重症患者早期康复的实施需要得到患者本人及其家属的积极参与和配合,尤其是当患者处于昏迷或不能配合康复活动时,医护人员应向家属讲明早期康复的可行性、安全性和有效性;并告知患者早期活动的获益与风险,从而得到家属的同意和支持。当患者处于反应良好或可以主动配合时,要充分调动患者的积极情绪,参与到康复训练和各项活动中来,使康复的效果达到最佳。

其一,早期康复,活动前,详细介绍患者早期活动的获益与风险,征得家属同意,必要时签署书面的康复治疗告知书。

其二,指导患者及家属书写重症监护室住院日记,一方面可以帮助患者抒发负面的情绪,调整好积极的心态参与康复训练;另一方面还可以帮助患者及家属回顾康复进步的点滴过程,以利于建立对未来康复的信心。沃顿商学院知名心理学家亚当·格兰特等在 2017 年一本畅销书《另一种选择(OPTION B)》中写道:"把感受变成语言,能帮助我们克服悲剧带来的负面影响,心理学家有超过 100 项实验记录了写日记的疗愈效果。写日记这一行为跨越了文化和国界,而且写下创伤事件可以有效减轻焦虑和愤怒,提升业绩,减少工作缺勤状况的发生,也能缓解因失业导致的情绪反应。此外,写日记还会带来更高的淋巴细胞数、更好的肝功能、更强的抗体反应。"

其三,在患者康复的不同阶段,有针对性地讲解康复训练及各项活动的方法、目的和注意事项,以期得到较好的患者配合和最佳的治疗效果。

其四,对家属的宣教中,要强调其参与的必要性和重要性。在目前最新的超早期标准化、个性化的 ABCDEF 组合康复程序中,家属的参与是非常重要的一环,是由美国重症医学会在 2013 年提出来的。应要求家属珍惜每日 ICU 的探视时间,如在美国的一些医院的 ICU,家属的探视时间为下午 5 点钟至 6 点钟,在这段时间家属会主动参与到患者的床旁活动中来。又如在欧洲的一些医院的 ICU,家属探视时可在医师及治疗师的监护下共同将患者携至户外,让患者感受与 ICU 不一样的外界环境。

(五)心理护理

在创伤重症患者的康复过程中,患者的心理状态会直接影响康复的结局,因此,掌握患者的心理活动特点和心理需求,并及时给予护理干预显得尤为必要。

1. 做好疏导和安慰　在对患者进行镇静与镇痛治疗前应向患者做好解释工作,让患者配合治疗;因颅脑损伤导致失语的表达不能,机械通气因素或留置气管导管造成患者不能正确有效沟通而产生心理问题,医护人员应及时进行心理疏导;播放曲调舒缓的音乐以减少焦虑、恐惧心理,减轻由于置管所导致的烦躁情绪。

2. 心理治疗　实时了解患者心理活动、精神需求,及早发现潜在的可能出现的心理问题,干预不良情绪,采用支持疗法、暗示疗法、催眠疗法、社会疗法等进行心理治疗,使其重新认识、协调与社会之间的关系,在新的起点上适应工作与生活环境。当评估发现存在急性应激障碍及创伤后应激障碍时,应寻求心理或精神科医师的诊治。对创伤后应激障碍患者可应用暴露疗法、认知疗法和小组疗法等特殊的心理治疗方法。

3. 正性强化树立信心　除了为其继续提供情感和社会支持外,应将促进患者的心理康复和成长作为主题。利用成功回归社会的正面典型激励患者康复的信心和决心。

4. 家属的心理干预　家属心理障碍也包括创伤后应激障碍、急性应激障碍、复杂性悲痛、抑郁等症状,这些症状可能存在较短的时间,也可能存在较长的时间,患者的病情是影响家属心理及生理的重要因素。家属不仅要关注患者的病情及预后,承担患者治疗费用,还要为患者的关键治疗做出决断。医护人员应及时向患者家属说明病情进展,在交流病情时要达成共识,耐心倾听家属的需求,给予正确的解释,做出相应的指导,给予持久的支持,并允许家属参与非治疗护理,经常鼓励家属与患者交谈、进行肢体接触,向家属培训照顾患者的方法。

(六)临终关怀

随着现代医学模式的改变,目前认为临终关怀的概念包含两层含义:其一,临终关怀是一种特殊服务,是对临终患者及其家属提供的一种全面的照顾,包括医疗、护理、心理支持和社会服务等各个方面,其目标是使临终患者的生命质量得到提高,能够减少痛苦,甚至无痛苦地走完人生的最后旅程,并使其家属的身心健康得到维护和增强。其二,临终关怀是一门以临终患者及其家属的生理、心理发展为研究对象,探讨为临终患者及其家属提供全面照护的实践规律的新兴学科。文献报道，ICU患者的死亡率在25.8%，对于这一部分患者的临终关怀显得格外重要。垂死和死亡的预感对患者、家属、朋友和健康护理团队来说是创伤。同情、理解、尊重患者和家属必须是ICU团队作为一个整体必备的。关心、安慰和同情的能力是非常珍贵的个人品质，需要在重症护理中发展为很高地位。团队需要照料患者，需要保持足够的警惕，处理垂死的可能性，还需要从患者的反应找出线索。如果患者和家属要求，及时邀请精神治疗师加入。在持续生命保障系统运行下，物理疗师提供的治疗应尽可能保持患者舒适的状态。治疗包括放松、给予安慰和亲密接触，无创疼痛控制策略、控制呼吸和咳嗽的练习以及家庭教育。如果死亡不可避免，治疗需保持在最小的数量和时间。全范围关节活动和皮肤护理有助于减少活动受限的不适。镇痛药与其他药物联用可减少疼痛和痛苦，使舒适最大化。

（石含英）

参考文献

[1] 窦祖林. 吞咽障碍评估与治疗[M]. 北京：人民卫生出版社，2009.

[2] 唐娜·弗罗恩菲尔特，伊丽莎白·蒂安. 心血管系统与呼吸系统物理治疗：证据到实践[M]. 3版. 郭琪，曹鹏宇，喻鹏铭，译. 北京：北京科学技术出版社，2017.

[3] 帕特里夏·M·戴维斯. 从零开始：脑外伤及其他严重脑损伤后的早期康复治疗[M]. 魏国荣，刘瑛，译. 北京：华夏出版社，2017.

[4] 舒彬，胡永善. 创伤康复学[M]. 北京：人民卫生出版社，2010.

[5] 燕铁斌. 康复护理学[M]. 3版. 北京：人民卫生出版社，2002.

[6] 冯正直，魏力. 中华战创伤学第11卷：战创伤护理与心理[M]. 郑州：郑州大学出版社，2016.

[7] 江省医学会物理医学与康复学分会重症康复专业委员会. 浙江省重症康复专家共识[J]. 浙江医学，2017，39（24）：2191-2209.

[8] 倪莹莹，王首红，宋为群，等. 神经重症康复中国专家共识：上[J]. 中国康复医学杂志，2018，33（1）：7-14.

[9] 倪莹莹，王首红，宋为群，等. 神经重症康复中国专家共识：下[J]. 中国康复医学杂志，2018，33（3）：264-268.

[10] 倪莹莹，王首红，宋为群，等. 神经重症康复中国专家共识：中[J]. 中国康复医学杂志，2018，33（2）：130-136.

[11] 潘鹏飞，石卫华. 重症监护病房早期康复治疗的研究进展[J]. 中国康复医学杂志，2015，30（4）：411-414.

[12] 中华医学会神经外科学分会，中国神经外科重症管理协作组. 中国重型颅脑创伤早期康复管理专家共识：2017[J]. 中华医学杂志，2017，97（21）：1615-1623.

[13] 祝晓迎，刘蕾，何海燕，等. 国内外ICU谵妄预防管理现状及对我国的启示[J]. 护理管理杂志，2017，17（4）：260-263.

[14] 王艳. 基于胃肠音监测的危重患者急性胃肠损伤分级预测模型研究[D]. 北京：解放军医学院，2015.

[15] CAROL L H, KATHY S, DALE M N. Expert consensus and recommendations onsafety criteria for active mobilization of mechanically ventilated critically ill adults[J]. Critical Care, 2014, 18（6）：1-9.

[16] MOHAMED D H, ANN M P, DALE M N. Early mobilization and rehabilitation of patients who are critically ill[J]. Contemporary Reviews in Critical Care Medicine, 2016, 150（3）：722-731.

[17] RGOSSELIN K, CLERCKX B, ROBBEETS C. Physiotherapy in the intensive care unit[J]. Netherlands Journal of Critical Care, 2011, 15（2）：66-75.

[18] TIPPING C J, HARROLD M, HOLLAND A. The effects of active mobilisation and rehabilitation in ICU on mortality and function：asystematic review[J]. Intensive Care Medicine, 2017, 43（2）：171-183.

第二十八章

创伤重症心理社会问题护理与管理

总体而言,创伤是指各种物理、化学和生物的外源性致伤因素作用于人体,进而导致人体皮肤、黏膜和(或)体内组织器官结构完整性出现损害,同时或相继出现系列功能障碍和(或)精神障碍。创伤重症则强调创伤的严重性,为有效减少重症创伤直接或间接给受害者造成的心理社会伤害,应针对创伤重症患者及其家属常见的心理社会问题进行评估和分析,进而促进其采取有效措施进行护理干预和管理,方能更有效地促进患者身心康复。

第一节 概 述

一、基本概念

(一)心理、心理学、医学心理学、护理心理学与心理护理

1. **心理** 心理(mind)又称心理现象(mental phenomenon),是人脑对客观物质世界的主观心理反应或精神活动。个人在自然或社会活动中通过各种感官认识外部世界,思考事物之间的关系同时伴随着喜、怒、哀、惧等情感体验的产生,这一系列心理现象的发生、发展及消失过程被称为心理过程(mental process)。心理过程是心理现象的组成部分之一,按其性质可以分为知、情、意3个方面,即认知、情感和意志过程。个人在行为活动中显现出的稳定的心理特征即为心理现象的另一重要组成部分——个性(personality),包括个性倾向性和个性心理特征。人的心理现象则兼具自然和社会双重属性,同时具有形态多样、特征复杂、联系广泛等特点,在实际活动中以人的行为方式得以体现。

2. **心理学** 心理学(psychology)是研究人类心理现象及其活动规律的科学,兼顾理论性和应用实践性。心理学的研究内容主要包括人的心理活动过程和个性心理特征两方面,其中,心理活动过程指人的认知、情感和意志活动过程,个性心理特征则包括人的能力、气质、兴趣和积极性等。心理学一方面研究脑、神经等功能来解释相关心理和行为的产生,另一方面也尝试诠释人的心理活动和个体行为对社会的影响。心理学包括基础心理学和应用心理学两大部分,普通心理学、实验心理学、认知心理学、神经心理学、心理测量学等属于基础心理学分支;教育心理学、社会心理学、管理心理学、医学心理学、健康心理学等则属于应用心理学分支,通过描述和测量心理现象,探究和揭示心理规律,预测和控制心理活动,发展和完善心理科学。

3. **医学心理学** 医学心理学(medical psychology)是医学与心理学相互结合、相互交叉的应用学科,主要方法是将心理学的理论知识和实验技术应用于医学领域,探索和解决医学领域中的心理学问题,医学心理学主要研究心理因素对健康的影响,以及心理因素在各类疾病的发生、发展与变化过程中作用的规律。随着生物-心理-社会医学模式的确立,心理学知识在医学领域中的运用越来越得到重视。医学心理学涉及各科室不同疾病患者各异的心理需求,使得医学心理学具有广泛性和复杂性的特点;同时人的心理现象的主观、模糊和多样性特点,也使得医学心理学在操作上具有较明显的不确定性和灵活性。医学心理学试图通过描述患者的心理现象,研究和分析相关心理原因,根据现有影响疾病发生、发展的基本资料,预估患者疾病的发展和转归,最终应用心理学知识和治疗技术等辅助医学手段改善患者的现状和预期。它包括病理心理学、临床心理学、药理心理学、护理心理学、心理健康咨询学、心理治疗学等分支。

4. 护理心理学与心理护理

(1)护理心理学:护理心理学(nursing psychology)是护理学与心理学相结合而形成的医学心理学分支学科,是指从护理情境与个体相互作用的观点出发,研究在护理情境这个特定的社会生活条件下个体心理活动发生、发展及其变化规律的学科。其所指的"个体",即护理心理学的研究对象,包括护士与患者两个方面。护理心理学既要研究在护理情境下"患者"个体心理活动的规律,又要研究"护士"个体心理活动的规律,二者不可偏废。其侧重研究护理工作中的心理学问题,主要任务是以心理学的知识和技术满足受护理者的心理需要,促使其心身健康。护理对象主要是社会上的老、幼、病、弱、残者以及其他有身心疾患的人。护理心理学的形成与发展,是与护理工作的不断进步分不开的。随着护士教育的发展与医院临床护理工作训练水平的提高,使护理工作逐步形成一门科学,工作的内容也由单纯的生活照料发展为既有专科护理又重视精神咨询,使之成为医疗系统中必不可少的组成部分。护理学科涉及很多学科的知识和技术,而心理学的理论和技术是它的重要组成部分。

(2)心理护理:心理护理(mental nursing)是指在护理过程中,由护理人员通过应用医学、护理学和心理学知识及技术,改善患者的心理活动,最终实现护理目标,使之有利于患者疾病转归和康复的系列护理措施。心理护理照护活动的实施首先需要护理人员与患者及家属建立良好的人际关系,在充分尊重患者的前提下,全面了解患者的需求,才能有针对性地采取相应心理干预技术和干预手段满足患者的心理需求。具体手段包括"认知领悟疗法、系统脱敏疗法、理性情绪疗法、疏导心理疗法、精神支持疗法、患者中心疗法、暴露疗法、催眠疗法、暗示疗法、精神分析疗法、厌恶疗法、森田疗法"等国际通用疗法,以及"祝由、暗示、情志相胜、导引行气"等中医心理疗法。"祝由"是一种以语言开导为主的传统疗法,其主要方法在于分析病由,转移患者焦虑焦点,从而调整气机,使疾病得以痊愈,达到"邪不得深入"的目的。当然在具体实施过程中,医护人员应针对患者的不同个性特征和家庭生活实际,进行劝说开导,消除其顾虑,这与现代心理治疗中的精神支持疗法相似。"暗示疗法"也是现代心理治疗中的一种重要方法,主要通过含蓄间接的方式,诱导患者在"无形"中接受医师的治疗意见,进而影响人体的生理功能,达到治疗疾病的目的。"暗示疗法"也在古代医典中有所记载,如《素问·调经论》就生动记载道,"按摩勿释,出针视之,曰我将深入,适人必革,精气自伏,邪气散乱,无所休息,气泄腠理,真气乃相得。"中国古代的"情志疗法"也与现代的行为治疗学之间有很大的相似之处,如在《素问·阴阳应象大论》和《素问·五运行大论》中就已经记载了根据五脏主五志应五行的理论,以及五行生克制化的规律,提出了以情胜情的心理治疗法则,即以一种情志抑制另一种情志,以达到淡化、消除不良情绪,保持良好的精神状态之目的,并列出了"怒伤肝、悲胜怒;喜伤心、恐胜喜;思伤脾、怒胜思;忧伤肺、喜胜忧;恐伤肾、思胜恐"的情志相胜规律,这些理论对后世心理治疗和心理护理均产生了重大影响。另外,"导引行气"即现在的气功,从其本质上分析也包含有一定的心理疗法因素,其主要目的在于静心调神,进而调身。在《素问·上古天真论》中也有"恬淡虚无""精神内守""呼吸精气""独立守神"等论述。

(二)心理健康与心理卫生

1. 有关于健康的定义　从最初的没有躯体疾病就是健康的传统观念,逐渐演变为"健康不仅是没有躯体疾病,而且要在生理、心理、道德水平以及社会各方面都保持完好或最佳状态"的新健康观,其中不难发现,心理健康(mental health)也成为人体健康的重要组成部分。然而,虽然心理健康逐渐受到人们的重视,但心理健康的概念尚不够统一。部分学者认为心理健康是指个体在各个方面及活动中处于良好状态,也有学者认为心理健康是对各种环境能够高效且愉快的适应。1946年,第三届国际卫生大会将心理健康定义为:"在身体、智能以及情感上,在与他人的心理健康不相矛盾的范围内,个人心境发展的最佳状态,具体表现为身体、智力、情绪十分协调;适应环境,人际关系中彼此能谦让;有幸福感;在工作和职业中,能充分发挥自己的能力,过有效率的生活。"换而言之,心理健康就是在没有心理疾病的基础上,在各种自然和社会环境活动中保持着的良好心理功能状态。

2. 心理卫生　心理卫生(mental health)又称精神卫生,是保护、促进与维持人心理健康状态的原则、措施和方法的总称;其目的是使人能在适应环境过程中将心理、生理等各方面进行协调一致,保持一种良好的心理状态。由此可见,心理卫生一方面与心理健康同义,另一方面,心理卫生又是实现心理健康的重要手段。心理卫生侧重研究人的心理特征、预防心理疾病的发生,培养健康的心理素质,保护心身健康等问题。身处不同年龄阶段的人其心理特征往往不同,而对应的心理卫生指导内容也应各有侧重。心理卫生的任务因而应是针对不同年龄阶段个体的生理、心理特点,避免心理冲突,解决心理问题,预防心理疾病,促进人们在各项活动中保持良好的心理状态,实现心理健康的最终目标。

(三)创伤与创伤重症

创伤重症患者由于在短时间内造成躯体各系统功能的严重损伤,往往成为一种严重的心理应激原。为有效地减少创伤重症直接或间接给受害者造成的心理伤害,应针对创伤重症患者心理社会问题进行科学的初评估和系统分析,进而有助于采取有效的措施进行干预,促进患者的身心痊愈。

二、创伤心理干预的主要理论

(一)心理生物学理论

1. 主要理论　心理生物学(psychological biology)理论基础是坎农(W. B. Cannon,1871—1945年)的情绪生理学说,巴甫洛夫(I. P. Pavlov,1849—1936年)的条件反射和高级神经活动类型学说及塞里(Selye)的应激理论。之后,沃尔夫(Wolf)和霍尔姆斯(Holmes)又在前人的研究成果上综合形成了有关心身疾病的心理生物学说,其核心观点是心理因素、生理活动均能作为中介对人体的疾病和健康产生影响,其中神经系统、内分泌系统和免疫系统是最主要的生理中介,由于心身的统一性,心理因素对人类健康和疾病发生的影响是通过生理活动作为中介机制而发生的,即心理因素通过神经系统、内分泌系统和免疫系统进而影响全身各个系统、器官、组织、细胞、细胞器、分子的结构和功能。

1932年,坎农经大量动物实验研究证实,强烈的恐惧、愤怒等情绪变化,主要通过交感神经-肾上腺系统产生"或战或逃反应",进而引起全身器官的功能出现变化。加拿大的塞里于1936年在其提出的应激适应机制学说中指出,应激刺激主要通过以垂体-肾上腺皮质轴为主的非特异反应,产生各种生理、病理变化,即一般适应综合征(general adaptation syndrome,GAS)。此外,巴甫洛夫学派的高级神经活动学说和皮质内脏相关学说认为,环境中的理化刺激、语言、文字、心理活动都可能成为条件刺激物,通过条件反射影响着体内任一器官的活动;心理障碍也可以成为病理刺激物继而导致产生神经症和心身疾病。该学派尤其强调大脑皮质在心身调节、心身疾病产生中起着的主导作用,学者们认为,作为神经内分泌系统轴心的下丘脑-垂体-肾上腺轴(hypothalamic-pituitary-adrenal axis,HPA),是心理因素影响躯体生理病理过程的解剖学基础,这一系统是以下丘脑为整合中心的;心理社会因素(psychosocial factor)可以影响大脑不同区域的活动,而后者通过下丘脑的传入联系继而影响下丘脑活动,下丘脑再通过传出联系影响人体内分泌功能,达到控制内脏和自主神经系统活动的目的;中枢神经系统、内分泌系统和免疫系统之间存在复杂的相互关系,神经内分泌和免疫系统是相关的双向网络,细胞因子则被认为是信息交流的重要物质,它对HPA的调节在丘脑下部、垂体和肾上腺3个水平起作用。现在一般认为,心理因素可通过影响中枢神经系统的功能,再促使神经-内分泌系统释放神经递质和激素,通过影响免疫细胞上的受体功能进而影响整个人体的免疫功能,糖皮质激素和部分肽类神经递质在此过程起着至关重要的作用。值得注意的是,一些免疫物质也可以反过来影响着神经内分泌系统的活动。

2. 对创伤心理的**解释**　心理生物学理论认为,个体的创伤心理与异常的生理反应长期过度表达有关,也与大脑结构、生理生化、遗传等方面的改变有关。创伤心理的心理生物学研究指出,创伤心理具有以下生物学基础。

第一,创伤心理与大脑结构异常与功能相关。有学者使用 MRI 检查后发现,创伤后应激障碍(posttraumatic stress disorder,PTSD)患者就存在着明显的脑结构层面的改变,其中杏仁核、海马等是涉及的几个关键脑区。

第二,创伤心理与神经递质或激素不平衡,或受体功能的异常相关。警觉性增高和闯入性再体验是创伤心理的主要症状,内分泌系统与其具有密切的关系。研究已经证实,下丘脑-垂体-肾上腺轴系统在应激反应调控中具有重要作用,正常情况下,应激能增加糖皮质激素的分泌,进而激活海马上的糖皮质激素受体,从而抑制促肾上腺皮质激素释放因子(corticotropin releasing factor,CRF)的释放,系统活性 CRF 是调节哺乳动物应激所致内分泌和行为反应最重要的神经递质之一。Hageman 等的研究也指出,阿片类制剂与 PTSD 的"回避、警觉性增高"症状群有着明显的关联。目前,大多数的药物治疗始于创伤后,往往由于用药太迟而无法阻止这类事件的心理记忆形成。

综上所述,心理生物学理论强调将创伤心理与躯体因素相紧密联系,认为创伤心理是一种疾病,需要像躯体疾病一样对待,也可以对其进行类似躯体疾病一样的分类、诊断和治疗,也同样需要通过住院、服药等医学手段进行治疗处置。

(二)精神分析理论

1. 主要理论　西格蒙德·弗洛伊德(Sigmund Freud)于 1856 年 5 月出生于摩拉维亚(属现在的捷克共和国),4 岁时弗洛伊德全家搬迁至维也纳。1881 年他从维也纳大学获得医学学位,之后在维也纳行医并从事神经系统器质性疾病的研究。后来,他的兴趣从强调神经系统的生理方向转向对精神障碍的心理原因的研究,导致其后对神经症的心理原因进行了较全面的探索。对神经症的发病原因和治疗进行了系统研究后,弗洛伊德在 1896 年正式提出了精神分析的观念并创立了以潜意识为基本内容的精神分析理论(psychoanalytic theory)。

第一次世界大战期间及战后,弗洛伊德不断修正和发展了自己的理论,使精神分析法成为了了解人类动机和人格的重要方法之一。弗洛伊德的精神分析学说包括意识与潜意识理论、人格结构理论、防御机制理论、性心理发展理论、梦的解析和错误心理学。其基本特点是关注个体"精神内在动力"的动力活动或相互作用,认为人的许多行为不是自由选择的,而是由"内心的力"的性质和强度决定的,力的操作基本上是无意识的。因此,人们往往不知道自己行为的真正动机,而力的活动方式则深受个体童年期经验的影响。心理动力学观点之一就是防御焦虑,弗洛伊德相信许多基本的人类愿望都与现实或超我有着直接的冲突,这种冲突的结果往往就是焦虑;而为防止出现焦虑,人们往往会自我压抑这些愿望并有意识地对其加以防御,而个体的心理防御机制可以帮助个体应对压力,防止自我被压垮。每一个人,无论是正常人还是神经症患者都在不同程度上使用心理防御机制中的一个或几个特征性的组成成分,而只要能运用这些防御机制来维持心理的平衡,没有表现出适应不良行为,那就不能看作是病态。防御机制有两个共性:其一,它们不是否认就是扭曲现实。其二,它们是在无意识水平上运作的。

尽管人们对弗洛伊德观点始终存在着一些异议,但精神分析的一些基本思想,特别是精神动力学的思想对当今心理治疗的影响仍不可低估。精神分析的目的不是单纯地消除症状,而是力求转变人格或转变思维方式和态度(使求助者的人格逐渐成熟起来)。通过分析神经症性症状的产生和发展过程,澄清无意识冲突的影响,启发求助者的自我意识,通过解释,达到领悟,最终使求助者转变态度、矫正不成熟的情感体验,消除神经症性防御模式。精神分析法普遍适用于强迫症(obsessive-compulsive disorder)、恐惧症(phobia)、焦虑症(anxiety neurosis)、分离性障碍(dissociative disorder,也称癔症、转换症状)等,此外也可用于一些心身疾病。精神分析理论虽起源于对神经症病因和治疗的研究,但到了 20 世纪 20 年代,其学术影响已逐渐扩展到社会科学的多领域,如文学、艺术等,因而从无意识心理学体系发展成为了无所不包的人生哲学。时至今日,精神分析学说仍然是心理学和精神病学的重要概念和主要理论之一,影响巨大。

2.对创伤心理的解释　　精神分析学派的代表人物西格蒙德·弗洛伊德(Sigmund Freud,1856—1939年)和卡尔·荣格(Carl Guslay Jung,1875—1961年)最早系统提出心理创伤理论。弗洛伊德的理论认为,创伤来自童年的性幻想和伦理道德的冲突,而外在的创伤事件在其中不占有重要位置。弗洛伊德强调创伤中最重要的是情绪因素,因此,他不强调创伤事件本身的重要性,他认为任何强烈情绪的反应都会导致创伤发展。弗洛伊德对创伤的理解包含3个成分:童年早期经历的事件、青春期后经历的事件及后期经历的事件对早年事件记忆的触发。弗洛伊德不关注创伤事件本身,强调的是创伤性记忆,他对创伤概念的理解来源于严格的线性、时序性模型。

荣格赞同弗洛伊德讨论创伤的意义维度、无意识幻想和无意识焦虑。荣格认为,对创伤经历的正常心理反应是从受伤的场景中退缩,如果退缩不可能出现,那么自我部分就必然退缩。因此,人格的很多部分若整合进自我,就必须分离。分离是个体因为适应的需要所采取的一种心理策略,通过分离,个体把不能忍受的经历分配到身心的各个部位,尤其是身心的"无意识"层面。荣格认为,分离是抵制潜在心理损害经常采用的重要防御机制,这意味着意识的诸多元素如感觉、知觉、意象不能被整合,经历本身就变成非连续性体。这样,牺牲了的内在世界以某种意象形式聚集为某种"情结"。对于曾经历过难以忍受痛苦的心理创伤个体,分离的心理防御允许外在的生活继续前进,但却以牺牲内在世界为代价。外在的创伤虽然结束了,它的影响似乎也被个体"遗忘"了,但创伤所导致的个体心理后遗症却继续存在,并对内在世界不断产生着重要影响。

(三)心理动力学理论

心理动力学(psychodynamics)观点之一就是防御焦虑,弗洛伊德相信许多基本的人类愿望都与现实或超我存在直接冲突,而这类冲突的结果就是导致焦虑。为防止出现焦虑,人体往往会不由自主地自我压抑这些愿望并对其加以防御。大部分经历过创伤的个体都会采用分离(dissociation)方式有意地遗忘和压抑这段令人不快的创伤经历,从而保护自身心理,使之不受超我的谴责。弗洛伊德发现,在受创患者的故事中做出现实与幻想间的区分基本不可能,因为外部因素所致的真实性创伤不可避免地与主体的自身驱力所致的结果性创伤发生交互反应。自身驱力所致的结果性创伤往往在真实创伤出现的情况下存在着一条特殊的防御通路,即最初的内部冲突部分外射,继而泛化,也就是说即便今后没有外部创伤存在时,人体多仍以类似的方式实现应对。

(四)埃里克森的心理创伤理论

美国心理学家爱利克·埃里克森(Erik H. Erikson,1902—1994年)认为,创伤能摧毁个体的安全感,其持续时间的长短受个体重新认识和理解创伤所需时间的制约。假如个体能有效地将创伤在意识中整合、认知和重构,积极回归现实生活,心理危机(psychological crisis)就能在较短时间内得以解决。现代理论认为,受创伤者的认知发展水平和可利用资源的情况对于其体验创伤的方式以及会产生哪些症状均至关重要。因此,关注受创伤者认知能力和承受伤害能力,积极探索有效的方法来帮助其发展适宜的创伤应对机制,是促使其心理康复并使其从创伤中获得成长的关键。

(五)行为主义理论

1.主要理论　　1912年,美国心理学家华生(J. Watson,1878—1958年)反对威廉·冯特(Wilhelm Wundt,1832—1920年)把意识作为心理学的研究对象,提出了心理学的研究对象应该是人和动物行为的观念,这一观点后来传播到整个心理学领域。1913年,华生发表了《行为主义者所认为的心理学》一文,该文被认为是行为主义心理学正式诞生的宣言,华生因而也被认为是行为主义心理学的创始人。他对心理学家用来探讨意识状态的内省技术表现出强烈的不满,也批评了精神分析理论对人类行为所做解释的复杂性和模糊性。他认为,人的一切行为都是通过学习进而建立条件反射的结果,因而人的异常行为,包括神经症患者的症状也都是后天习得的。华生以一个婴儿的试验,说明了恐惧症行为的学习过程。斯金纳是继华生后一位重要的行为主义心理学家,与华生否认遗传因素影响个体行为的观点不同,斯金纳认为遗传物质和个人生活经历均对个体行为产生巨大影响,当然他更注重个人生活经历对个体行为的影响作用,斯金纳将华生提出的刺激(S)→反应(R)的公式,修改为刺激(S)→机体(O)→反应(R)公式,即刺激通过机体进而产生行为。行为主义理论(behaviorism theory)有很多,其中经典条件反射、操作性条件反射和社会学习(观察学习)理论均具有较大的代表性。

2. **对创伤心理的解释**　行为主义解释创伤心理的基本观点是认为行为应遵从习得规律,创伤心理是通过经典条件反射、操作性条件反射和社会学习等理论习得的特定经验,其观点如下。

(1)经典条件反射:每一个体的人生经历、受教育层次不同,暂时联系性神经通路因而存在有极大差别。恐惧是通过经典条件作用而习得的,即一个中性刺激通过与厌恶刺激的结合进而使人产生恐惧。此理论解释了创伤是存在着的中性刺激物,通过与被刺激后的反应建立的联系引发了个体内心的恐惧,并由于泛化和次级条件的作用,凡是与创伤时存在的刺激相似的其他各类刺激出现也能引起个体的恐惧体验。

(2)操作性条件反射理论:根据该理论,人的创伤心理应该是病理性操作条件反射形成的结果,主要包括两个方面。首先,负强化或者不良强化是不良行为产生的途径。强化是指通过控制某种行为产生的后果来增加此种行为重复出现可能性,而根据行为结果出现的不同,可将强化分为正强化和负强化两种。正强化是指行为出现后,给予个体某些事物作为后果并加强了该行为再次出现的可能性。负强化是指行为出现后,从环境中去掉某些事物作为后果来增加行为重现的可能性。当一些能使个体充分满足并产生愉快情绪的行为得不到充分的正强化,或因种种缘由无意或有意地使一些不良行为得到了充分的强化,那么个体在这种强化结果的刺激下,会在情绪、行为上表现出各种异常。回避行为是通过操作性条件作用建立起来的,从而降低与创伤心理有关的焦虑。其次,控制不当和惩罚过度都可引发行为失调。控制是人类社会的本质属性。个体对于企图控制自己行为的力量可能以暴力的形式反击,或以极度消极的方式来逃避这种令自己不愉快的限制和惩罚。当一个人接受控制或惩罚时会遇到各式各样的刺激,这些刺激会引起个体心理创伤,尤其在控制不当、惩罚过度时更是如此。通过条件反射的建立,个体在日常生活中遇到类似情境和类似刺激,均可能引发相似的情绪发应。

(3)社会学习理论:该理论认为,人的一些创伤心理可通过对不良行为的观察而习得。如小孩害怕狗咬可能是通过观察他人在被狗咬时,出现喊叫、心悸、气喘、脸红、出汗、头晕等惊恐反应引发的,以后小孩看见了狗或听到狗叫,即便虽未被狗咬,也会产生类似被咬的恐惧反应。因此,在治疗该类行为反应时,可以通过示范让小孩反复观察他人不怕狗的行为(甚至是与狗愉快相处的录像),用以克服由此产生的焦虑和恐惧心理。

(六)认知心理理论

1. **主要理论**　在异常行为的心理治疗方面,以艾利斯(Albert Ellis)和贝克(A. T. Beck)为代表,他们采用的是认知心理理论来理解人的行为,其核心观点是:人的行为与其说是对外界刺激的反应,不如说是个体对这些刺激认知加工的结果,异常行为是不合理认知的产物。合理情绪行为疗法(rational emotive behavior therapy)是美国临床心理学家艾尔伯特·艾利斯在20世纪50年代提出的一种认知心理治疗理论。该理论认为认知、情绪、行为三者之间存在明显的交互作用及因果关系,特别强调认知在其中的作用,所以该疗法被归于认知疗法中的一种。艾利斯认为,人生来即同时具有理性与非理性的特质,个体的人既拥有理性思考的潜能,同时也具有非理性思考的倾向。当人们理性地思维、行动时就会产生积极的情绪,他们就会是愉快的、富有竞争精神以及卓有行动成效的人;当人们非理性思考时,则会带来消极负面的情绪,这些情绪上或心理上的困扰主要是不合理、不合逻辑的思维所造成的。由于人是拥有语言能力的动物,认知多需要借助于语言而表达。当人们不断用内化语言重复某种不合理的信念,就可能导致无法排解的情绪困扰,换句话说,情绪困扰正是不合理信念的内化语言持续作用的结果。

20世纪60~70年代,贝克在美国创立了认知疗法理论(cognitive therapy,CT)。贝克认为,人们的情绪和行为反应是由个体认知图式解释个体所遇到事件的方式决定的,如果要了解情绪、行为困扰的本质,就该把焦点集中在个人对于困扰事件的认知图式上。所谓认知图式,就是用来整理、加工和解释人们经验的、较稳定的认知特征。合理、正性的认知图式有助于个体适应环境,产生合理的行为反应;而不合理或负性的认知图式往往导致个体适应不良,出现情绪行为困扰,甚至产生心理障碍。人们从童年开始,就开始通过生活经验来逐步建立起自己的认知图式。贝克认为,有情绪、行为困扰的人倾向于犯一种特有的"逻辑错误",即他们的认知图式往往将客观现实向自我贬低的方向歪曲,即形成了负性认知图式,而心理治疗的目标就在于改变来访者的负性认知图式。

众所周知,心理问题多源自错误思维,往往是在信息不足和错误信息的基础上进行的不正确推理,或者不能区分想象和现实,即认知歪曲。在通常情况下,个体能够控制其负性的认知图式,但在遭遇压力事件或特殊情境时,常能引发对早年经历的痛苦回忆(如童年的家庭变故等),其认知图式可能会被激活,从而影响表层认知、引发认知歪曲,最终导致抑郁或其他情感障碍。例如,研究发现,对于曾经罹患抑郁以及健康个体两组被试,播放能够诱发消极情感的哀伤音乐后,有过抑郁经历的个体自我评价多比没有抑郁经历的个体更低,但两组个体在收听音乐之前的自我评价并没有统计学意义的显著差别,由此,学者们推断得知曾经罹患抑郁症的个体在被诱导产生低落情绪的情境下,激活了负性的认知图式,并导致对自我的较低评价。

2. **对创伤心理的解释**　认知心理理论认为,人是生活在各种环境刺激中的,个人绝非简单的、被动的刺激接受者,人脑每时每刻都在对外来信息进行筛选、过滤和加工,并将其归纳和演变成为新的形式和范畴,那种仅用环境和外界刺激来解释并预测个体行为的理论是不全面,甚至是无效的。认知心理理论认为,人们在接受刺激与做出刺激反应之间最重要的过程就是对认知加工过程的评估。在做出反应前,个体会根据其记忆、信念和期望值来评估刺激,使不同的人对相同的刺激产生不同的反应,包括心理创伤体验。

此外,Freyd 发展的背叛创伤理论提出,儿童一直不能意识到照顾者所实施的虐待,并不是因为他们记忆虐待事实会非常痛苦,而是因为即使有记忆虐待事实,似乎仍会使他们在情感上维持对照顾者的重要依恋,Freyd、Deprince 和 Zurbriggen 的研究结果都支持了该假设。从背叛创伤理论可以看出,经历过被照顾者虐待的人们与经历其他创伤的人相比,他们更趋向于不记得他们的被虐待经历。回避加工假设的理论家提出,与创伤相关信息的记忆损伤还包括回避加工。回避加工可以是拒绝编码或提取编码困难,甚至两种情况同时存在,拒绝编码是指人们不去对威胁性的信息加以注意,也不需要对相应信息进行编码;而提取编码困难则是信息提取过程受到损害(如资料可以被编码,但无法被提取)。

Mogg 和 Bradley 等人提出了警戒-回避假说。该假说认为,个体最早注意到威胁性刺激是警觉性注意(阶段一),随后开始回避注意和加工(阶段二)。他们认为通过这种刺激,个体可减轻威胁刺激引起的焦虑情绪状态,他们回避对威胁信息的精细加工,因而导致对威胁信息的记忆不良。专家指出,恐惧是通过经典性条件作用而习得的,意味着创伤时存在的中性刺激物通过与被刺激后的反应之间建立联系引发恐惧,并且由于泛化作用和次级条件作用,因此凡是与受创时存在的刺激相似的其他刺激也能同样引发恐惧。回避行为是通过操作性条件作用建立起来的,即一个人能学会使用回避或逃避行为,不再对刺激感到恐惧,从而有效降低与创伤有关的焦虑。此外,认知心理理论也直接影响着认知-行为疗法。认知心理理论认为,正是一个人对事件的解释而非事件本身构成了情绪反应的基础。因此可以认为,人们之间正是由于对同一事件的解释方式不同,最终引发了截然不同的情绪体验。

三、创伤重症心理护理简介

(一)心理护理发展历程

早在 3 000 多年前,世界上最古老的文献——古印度的《吠陀经》中就已经记载了心身辩证关系的思想萌芽,被研究者认为是心理护理的历史根基。随后《阁逻迦集》中也明确提出了"护士应注意病家的需要,给予他们关心"等,体现了古代医家和学者们对患者心灵照护重要性的密切关注。我国传统的祖国医学理论同样也一直十分重视心理因素的作用,我国最早记载心理情绪的医书《黄帝内经》就提出了"头重颊痛,烦心颜青"等生理疾病会引起心理情绪变化等观点;《灵枢·本神》中则有以下论述,"故生之来谓之精,两精相搏谓之神,随神往来者销之魂,并精而出入者谓之魄,所以任物者谓之心,心有所忆谓之意,意之所存谓之志,因志而存变谓之思,因思而远慕谓之虑,因虑而处物谓之智"。这段话可以被认为是《黄帝内经》中表现出的心理思想的纲领。在《黄帝内经》里,把表达心理活动的"神"划分为具体的"神""魂""魄""意""志""思""虑""智"等,这些均可以看作是对人的认知过程和意志过程的表述。对于人的情感活动,《黄帝内经》中主要以"五志"的概念加以描述,并与脏腑的功能活动联系起来,在《素问·阴阳应象大论》中有"人有五脏化五气,以生喜怒悲忧恐"。同时更具体地指出"肝在志为怒,心在志为喜,脾在志为思,肺在志为忧,肾在志为恐",以及"怒伤肝,喜伤心,思伤脾,忧伤肺,恐伤肾"等,这些观点沿用至今,不仅指出了人的心理会对机体产生影响,还运用五行情绪变化为后续医学提出了解决方向。西方医学之父希波克拉底创建的"体液学说",也在医治疾病的基础上充分考虑到了患者的个性特征等因素的全面影响,为心理护理工作的开展奠定了基础。

在19世纪60年代,护理学科的创始人南丁格尔提出"护理人员必须区分护理患者与护理疾病之间的差别,着眼于整体的人"的护理理念,也促使心理护理作为护理专业的重要内容之一得到了重视。20世纪50年代,护理程序概念的提出以及责任制护理在美国的实践,使护理人员的工作重心由关注疾病本身扩大到了对患者心理情绪变化、社会家庭环境影响等因素。生物-心理-社会医学模式的提出,更加明确了心理照护和心理支持在医疗、护理过程中的重要性,同时也确定了心理护理的发展任务与方向,加快了心理护理发展的步伐。

现阶段国外心理护理发展已较为成熟,心理学内涵与护理实践变革正处于同步发展中。"以患者为中心"的护理理念,引发了国外护理实践领域的系列变化,患者的感受、情绪得到更多医护人员的重视,护理学在自身理论和技术不断开拓创新的同时,也与心理学的重要理论、技能更好地融会贯通起来。国外护理教育中也根据现代护理人才的培养目标定位,对护理领域相关课程和知识结构进行了大幅度调整,在护理本科课程中开设出了普通心理学、社会心理学、临床心理治疗等多门心理护理相关课程,心理护理得到了相当大程度的重视。而我国心理护理人才的培养在则在1984年王田福编著的《护理心理学》一书问世后开始逐步发展,心理护理相关课程建设处于不断完善中,心理护理学课程在护理专业的不同培养层次中得以全面展开。20世纪80年代初,我国各省市、自治区的护理学术团体和组织逐渐成立,截至2013年底,各类"心理护理研究会""临床心理护理学组"等覆盖到了全国20多个省、市、自治区,由多家医院、大专院校共同参与,由30多位国内护理领域的著名专家组成的"中国心理学会护理心理学专业委员会"的成立,更是极大地推动了我国心理护理事业的发展,具有里程碑意义。虽然政府的行动和举措为心理护理学的学科发展营造了良好的条件,但受到我国高级护理人才普遍短缺的制约,心理护理学学科教学和研究人才更是缺乏,专职从事临床心理护理的临床护理专家的缺口也严重影响了心理护理在临床的应用。

(二)创伤重症心理护理特点

创伤重症患者发病紧急、病情危重,个体受创时往往伴随有剧烈疼痛、感觉障碍、运动障碍、失语等多种症状,严重影响患者的健康及生命安全,而伴随产生的濒死感、恐惧感等更是对患者产生致命的心理压力;而对于危重症患者家属而言,由于患者受创的突发性和严重性,患者家属往往在短时间内难以接受现实,可能出现明显的焦虑、抑郁状态;此外,沉重的经济负担也会导致家属的压力增加,家庭角色和社会角色的变化也会导致家属出现情绪上的混乱和躯体上的疲惫,甚至导致家属产生拒绝感、怨恨甚至关系破裂,给家属和患者双方造成负面影响,进而影响患者的治疗和整体医护工作的开展。只有充分了解创伤重症患者的心理护理特点,才能有助于针对性地制订干预对策,缓解患者及家属的焦虑情绪,提高家属的配合度,更好地救治患者。长期的临床工作经验表明,创伤重症心理护理应该注意以下特点。

1. 时效性与高效性　创伤重症患者一般病情变化突然、情况紧急,受到创伤本身和心理的冲击均较大,因此一定要强调及时给予创伤重症患者心理护理,自入院开始起就要时刻注重维护患者的尊严和关注患者的心理需求,错过时机或维护方式不当都将不利于患者的救治。在创伤重症患者的抢救以及后期恢复过程中,由于患者病情变化大,抢救措施多,在各种医疗护理的同时更需要重视心理护理的高效性,只有高效的心理护理才能有助于创伤重症患者信念的坚定、病情的好转。

2. 机动性与灵活性　心理护理有很多测量方式和治疗措施,针对创伤重症患者接受医疗手段本来就较多的前提下,需要采取的护理措施本来就很多,心理护理也不容忽视。在众多的护理措施当中,既要提前根据患者的个体情况选用最为合适的心理护理措施,又要根据实际情况灵活实施,及时变换切实可行的方式,才能在繁忙的创伤重症患者的护理照护工作中更好地落实和开展心理护理工作。

3. 个体性与共同性　一方面,受教育背景、认知水平、态度、性格等因素的影响,不同患者的心理活动各不相同,对事物的认知出现差异完全合理,面对创伤重症的打击,其认知、情绪和行为反应特征也各不相同。对于患者家属而言也同样如此,面对创伤重症亲人的态度、对疾病的认识也会存在差异,导致出现不同的心理反应和应对行为表现。因此,心理护理人员要在了解疾病发展过程中可能出现的心理变化特点的前提下,针对不同创伤、不同类型的患者及家属,针对性地开展个体化心理护理,才能切实提高危重患者及家属的心理健康水平。

另一方面,创伤重症患者及家属的心理需求又有共同之处,大多数创伤重症患者都有无助、恐惧、焦虑、抑郁等共同的负性心理兴趣,也有寻求安全感、尊严、获得知情权等共同的心理需求(详见本章第二节),其家属的心理需求也主要集中于"希望最大限度保障患者的生命安全、希望患者能够得到最佳救治方案、希望能够客观了解患者病情"等方面,这充分说明了大多数患者及家属在心理需求方面的共性,而及时分析并总结这些共性之所在和应对的总策略,才能够为心理护理方案的制订提供证据。

4. 复杂性与风险性　由于心理活动具有很大程度的主观性和模糊性,需要通过患者表现出的情绪、行为方式进行判断,另外,人们往往还会下意识地控制自己的行为,使得从外显行为中探究患者的心理活动更加困难,难以由护理人员直接观察发现。特别是创伤重症患者,往往由于其行动受限,处于自我封闭状态,遭遇丧失语言表达能力者,其心理活动和心理状态更是极难被理解。心理护理人员需要在了解创伤重症患者普遍心理特征的基础上,通过对患者眼神、言语、生命征、行为表现等的仔细观察,结合病情特点进行认真分析、合理推理,以判断患者的心理活动,然后再根据每位患者的具体情况选择最合适的心理护理方式。

同时,正因为创伤重症患者的心理护理的复杂性,加之创伤重症患者的心理较普通患者更为敏感和脆弱,因此,对创伤重症患者实施心理护理存在一定的风险,创伤重症患者随时有生命危险,随时可能突发新的病情状况,创伤重症患者的心理状况突变的情况明显增加,采用的心理护理措施不及时或方式方法不恰当,都可能给创伤重症患者带来严重的心理伤害。为此,创伤重症患者心理护理的实施需要有一定心理学和医学基础知识储备、心理护理实践经验作为支撑,并要求护理人员敏锐地发现患者的变化,及时调整心理护理方式,减少心理护理的风险性。

5. 前瞻性　由于创伤重症患者及家属随时可能出现心理波动,因此针对创伤重症患者及家属的心理护理必须具有一定前瞻性。在患者刚入院时即热情接待患者及家属,介绍病区环境、主治医师及管床护士,告知保持环境安静的重要性,尽量减少探视和无关人员的陪护;在完成检查和诊断后第一时间告知家属患者的病情状况,充分说明疾病的治疗方案及治疗有效性;反复向家属说明手术的必要性和可能发生的风险,使家属能够全面了解手术的方式、费用、必要性、并发症等问题,强调术后注意事项,明确手术的预后及风险,减少家属的担忧情绪;每次查房过程中都告知家属患者病情的改善,耐心对家属进行疾病知识的宣教,解答家属的疑问,在提高家属疾病认知的同时,也消除家属的担忧,循序渐进地消除家属的心理压力;及时了解患者及家属的心理状况,对患者及家属的心理问题进行预防性评估,减轻疾病过程中不良的心理活动,有效预防创伤重症给患者带来的生理和心理伤害以及不良心理状态引发的系列并发症,帮助患者及家属树立治疗信心。利用好心理护理的前瞻性特点不仅可减轻患者的心理负担,提高患者和家属的积极情绪,还可以促进其康复,大幅度节约医疗资源。

(三)创伤重症心理护理意义

多数疾病患者的情绪状态和心理变化直接影响着疾病的治疗效果和康复进程,创伤重症患者更是如此。创伤重症患者是指那些因创伤或疾病等原因引起的重症患者,往往发病急、病情重、需要紧急抢救,该类人群的心理活动复杂、多变,其伤情的治疗和转归与心理社会因素关系密切,瞬间袭来的天灾、人祸或恶性事故等超常的创伤刺激,不仅可以摧毁一个人的自我应对机制,导致其出现心理异常,还会因为濒死感以及恐怖、悲哀、失助、绝望等消极情绪,加速患者的死亡;此外,不同的病情、年龄、社会文化背景、经济条件等也对患者的心理活动影响巨大。只有通过加深与患者及其家属之间的交流,准确了解患者和家属的心理症结所在,才能有的放矢地做好对患者的心理护理,以舒缓患者的情绪、减轻患者身心痛苦,创造创伤重症患者最佳身心状态,促进病情康复,同时也能更好地促进医患和护患之间的理解与支持,改善

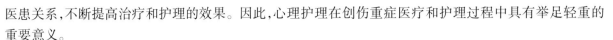

医患关系,不断提高治疗和护理的效果。因此,心理护理在创伤重症医疗和护理过程中具有举足轻重的重要意义。

1.心理护理能够减少创伤重症患者心理问题 人对客观事物的情绪和行为反应是一个主观能动性的过程,创伤重症患者自身经受疾病的重大冲击,内心自然产生了对伤病和对未来工作生活的紧张、焦虑、悲伤、抑郁等情绪,此时对患者的心理护理就要重视缓解以上不良情绪,通过成功案例介绍、全面的人文关怀、心理辅导与心理治疗等系列措施,使患者得到安抚和激励,在情绪方面变得安定和更加积极,避免恐惧、害怕、孤立、寂寞等情绪;在意志方面变得坚强、勇敢,避免逃避、脆弱;在治疗态度方面由被动变为主动,避免消极、抵触,从而减少患者各种心理问题的发生,使患者能够积极配合各方面的治疗,促进疾病的治愈和身体健康的恢复。

2.心理护理有助于创伤重症患者生理伤病的康复 人是心理和躯体、社会的复合体,创伤重症本身会给患者带来不良的心理影响,不良的心理情绪又会影响疾病的治疗过程,加重原有病情,甚至还有可能引发新的心身疾病和系列并发症,因此做好创伤重症患者的心理护理十分重要。

3.心理护理有助于护患关系的改善 护理人员在实施心理护理之前,首先要全面了解创伤重症患者的特点,明确患者的精神心理需求,这就需要护理人员充分与患者沟通交流,深度交流能加深患者与医护人员的信任关系,减少了因误解等原因引发的医患矛盾。在实施心理护理过程中,护理人员在以往护理措施的基础上,还要更加敏感、细心,时刻关注患者的身心变化,这体现了"以人为本""全面实施人文关怀"的护理原则,让患者体会到被尊重、被关注;此外,护理人员还能利用自身积极的心态以及相关心理疗法改善患者不良情绪,帮助患者走出创伤重症的阴影,主动接受治疗,这也为良好地护患关系的建立奠定了基础。

4.心理护理的落实有助于医护人员综合能力的提升,保障医疗措施的顺利开展 心理护理内容丰富,涉及医学、护理学、心理学、伦理学、社会学等多方面的知识和技术。因此,要真正做好心理护理工作,需要医护人员在掌握医学和护理学知识和技能的基础上,了解和掌握心理学、伦理学、社会心理学等多方面的知识和技术,并能将这些知识和技术加以灵活运用,这是对医护人员能力的全方位提升。

四、创伤重症心理护理及管理共识

(一)创伤重症心理护理原则

1.科学性原则 心理护理是一门科学,在针对创伤重症患者开展心理护理的过程中,心理护理人员应考虑到创伤重症患者的个性化背景信息和实时心理状态,在充分收集资料的基础上,遵循科学的原则制订心理护理计划,合理选用心理护理方法和手段,帮助患者改变认知,引发积极思考,消除患者的错误观念,使其树立战胜疾病的信念,使其对待疾病的态度由被动转为主动。而不能仅凭经验,盲目下结论、用方法,避免使用方法不当而对患者造成再次伤害。

2.主动性原则 护理人员开展心理护理,是围绕治疗目标主动开展的一项护理措施。由于紧张、焦虑、恐惧、担忧、自尊受损等多重心理状态,加之语言交流受限、认知水平差异等多种原因,创伤重症患者往往不能意识到自身已经存在的心理问题,或无法主动表达自己的心理需求。而创伤重症患者往往需要长期接受治疗,不良的心理状态会直接影响其身体状况、遵医行为、主观体验等,进而影响疾病转归和住院满意度,因此,护理人员要充分认识创伤重症患者心理护理的重大意义,主动观察和了解患者心理护理需求,制订针对性的心理护理方案,以提高治疗和护理措施的实施效果。

3.针对性原则 心理护理具有个体性强的特点,在实施过程中应注意针对性原则。患者伤前不同的个性特征、适应能力、文化程度、对疾病的认知情况、家庭经济状况,以及受伤发病后不同的病情阶段和严重性程度、病情发展和变化情况等,带给创伤重症患者的生理和心理创伤有所不同,其情绪反应也存在差异。因此,第一,心理护理人员应注意收集创伤重症患者受伤或患病前的个性特征、适应能力、文化程度、家庭经济状况等社会心理学资料,分析患者心理变化历程;第二,要熟悉不同创伤重症患者个体的病情阶段及病情变化,采用通俗易懂的语言、和蔼的态度,对所采用的个性化治疗护理措施给予充分的解释,以

693

减轻患者及家属的担忧和恐惧心理;第三,要根据心理测量及临床观察结果,准确判断患者及家属的心理状况,针对性地给予患者及家属以心理辅导和心理支持,鼓励患者多倾诉以释放焦虑、恐惧等不良情绪,减少情绪大幅波动;尽可能避免患者直接目睹对其他伤病患者的抢救现场,以减少不良刺激,避免加重其心理负担。

4.服务性原则 医疗工作本身就具有服务性,心理护理也不例外。虽然患者的心理活动难以像其他医疗工作一样量化,但是心理护理的效果却可以直观感受。护理人员应该以服务的观念为患者提供心理护理相关服务和治疗,以满足患者的需求,使医疗过程更加顺利。创伤重症患者由于自身疾病的原因,生理和心理服务的需要更加繁多、急迫,因此护理人员应履行好自身职责,为患者服务,使患者能够从心理护理中获益。

(二)创伤重症心理护理目标

1.满足创伤重症患者的心理需要 根据马斯洛的需要层次理论,人的需求由基础的安全生理需求到自我实现的精神需求依次升高、相互联系,创伤重症患者康复的过程也应该就是其各种需求依次满足的过程,心理护理也就是在帮助患者实现低层次的需求的基础上,逐步满足患者高层次需求的过程。创伤重症患者的心理需要主要包括"安全的需要""归属的需要""尊重的需要"以及"自我实现的需要"等,内容涉及人身安全、财产所有性、友情、亲情、爱情、信心、被他人尊重、自我问题解决能力等。这些心理需要是逐级上升的,高级别的心理需求一般是在低级别心理需求满足的基础上才会凸显出来。例如,如果危重患者未度过危险期,生命安全受到威胁,则安全的需要首当其冲;如果患者缺乏亲情、爱情的支持,那么自我实现的需要也会削弱。因此,针对创伤重症患者心理护理的任务,不仅包含现阶段患者存在的心理问题,也要前瞻性地看到本阶段问题解决后还会出现的心理问题,进而采取恰当的方式满足患者不同级别的心理需求,协助患者正确对待不良情绪,建立不畏惧、不退缩的心理基础,理性地面对伤病及入院治疗这一残酷的现实,积极应对和配合医护人员的治疗活动,减少或防止消极情绪的产生,减少患者的异常表现,避免心身疾病的再发生。

2.帮助创伤重症患者调整社会角色 创伤重症患者突然遭受巨大创伤,内心的恐惧、悲伤难以避免,尤其是中青年男性患者,他们原本是家庭的支撑,由于创伤重症其身份忽然转变成全家照护的对象,从心理上多难以接受,往往会因成为家庭负担而产生负罪感。因此,第一,心理护理人员要在创伤重症患者诊疗初期帮助患者从健康人的角色逐步过渡至患者这一社会角色;第二,要协助患者端正对疾病的态度,安慰患者脆弱的心灵,减少患者的心理紧张,避免患者既往社会角色的过度强化;第三,要关注因病情恢复较慢或不见好转甚至恶化而产生绝望心理的患者,及时运用心理疗法加以干预,防止其产生自杀、自残等异常角色行为。

3.缓解创伤重症患者的心理社会应激 创伤重症患者往往由于近期暴露于严重的创伤事件之中,内心多承受着巨大的心理应激(psychological stress),因此,缓解创伤重症患者的心理社会应激(psychosocial stress),是心理护理的重要目标之一。护理人员应致力于减少患者的陌生感,建立良好的人际关系,获得亲友、病友等的社会支持,抵消生活事件的消极作用,逐步缓解心理应激;如患者已产生不良情绪,则应采取恰当的方式,帮助患者发泄情绪,帮助其稳定情绪;应注意提高患者适应环境的能力,对入院、疾病发展等各种情况的变化应做好充分的心理准备,避免由此再次对其造成的冲击;当病情不乐观时,应评估患者的心理接受能力,选择合适的时机和方式告知;还应帮助患者充分了解自身综合状况,培养积极情绪,树立自信心;帮助提升患者有效解决问题的能力,在与疾病的对抗过程中,帮助其坚定信念,积极配合医护人员的治疗以达到预定目标,并从帮助他人、解决问题中获得自我价值感,进而产生积极乐观的情绪体验,缓解心理社会应激。

4.增强创伤重症患者的应对能力 增强应对能力是为了促使患者在遇到环境的冲击或变化时,采取各种自我保护和降低对机体产生危害的行为来应对困难,帮助个体在不良环境中生存。增强创伤重症患者的应对能力,不仅是缓解心理社会应激的重要措施,也是促进自我康复的内在动力和心理护理的重要目标。例如,让创伤重症患者了解所患伤病的性质及治疗情况,促进患者主动寻求医护人员的帮助;再如,通过提高患者的认知水平,意识到创伤疼痛不仅可由疾病引发,还可能是患者内心有所害怕,有所失去,进而发展为疼痛这种行为退缩现象,因此对疼痛的应对措施除了医护人员使用镇痛和镇静等手段加以管理外,患者自己也可采用暗示、抚摸、转移注意等方法加以干预,这些都是患者应对能力增强的表现,对疾病的治疗和康复都起到了积极的意义。

(三)创伤重症心理护理的方法与流程

心理护理不同于常规护理措施之处:第一,心理护理不能由护理人员单方面操作完成,需要患者与护理人员互相尊重、相互信任、相互配合,因此,要实施创伤重症患者的心理护理,要求护理人员首先要与患者及家属进行通畅有效的沟通交流,护患间建立彼此信任的人际关系。第二,护理人员需要通过语言交流、非语言交流、观察或调查法,全方位采集患者的相关信息,采用科学的方法进行心理评估。第三,一方面,患者通过语言、文字、家属告知等方式,表达自身的意愿及心理需求,另一方面,护理人员在了解掌握创伤重症患者心理的共性规律的基础上,还需要进一步了解患者的个人特点,实施客观量化的心理评定,确定患者的心理状态,分析患者已存在或潜在心理问题发生的主要原因及影响因素,明确心理护理诊断。第四,选择合适的护理和心理方法制订患者个人的针对性心理护理计划。第五,采取合理的心理护理措施,满足患者合理的心理需求,调动患者的内在潜力,切实做好心理护理计划的实施,减少患者紧张、焦虑、悲观、孤独、恐惧等不良情绪,协调护患关系,增进感情。第六,对此次心理护理评估、诊断、计划和实施过程中的问题及处理情况进行评价,根据患者心理状态是否好转等客观指标来判断干预效果,总结此次心理护理患者疗效,必要时调整护理对策,确定新的心理护理方案以达到既定的心理护理目标。

第二节　创伤重症心理社会问题

一、影响创伤患者心理的因素

(一)突发性创伤事件

严重的自然灾害、交通事故、暴力事件等突发性创伤事件,是造成重症创伤的重要原因。突发性创伤事件本身会对伤员心理产生强烈冲击,加之所致的伤情来势迅猛,起病急、变化快,使个体迅速进入急诊状态,进而导致其产生恐惧、焦虑等系列心理反应,甚至造成机体的持续应激状态。心理反应的强弱和持续时间的长短,不但取决于疾病的性质、严重程度,也受到患者对自身疾病的认识,以及患者的心理素质、个性特征、文化水平、家庭经济状况等多种因素的影响,若得不到及时的调节、控制,则可能加重原有伤情,减缓其康复进程。

(二)疼痛

疼痛(pain)是创伤重症患者不可避免的生理症状,甚至可能演变为心身反应。疼痛可能会使患者改变生活态度,当患者的疼痛无法得到及时的控制,极可能诱发疼痛综合征,进而产生焦虑、压抑、失眠等系列不良心理反应,继而进一步加重患者的疼痛感,加剧患者的心理衰退,还可能导致患者病情恶化,进而更明显地产生无助感和强烈的依赖感。上述恶性循环一旦形成,患者的心理状态将更不易修复,因此,心理护理人员应着重关注创伤重症患者疼痛症状,及时采取措施做好疼痛控制(pain control),避免不良心理状态的产生。如果创伤重症者是儿童,则情况更为严峻,患儿长期承受疼痛,会发生行为退化、控制力丧失的现象,采取哭闹等方式逃避和宣泄,表现为不吃饭、不喝奶、剧烈哭闹、故意尿床和过度依赖等,也将更不利于创伤的修复。

(三)重症监护病房环境

创伤重症患者与其他疾病患者不同,除了初入医院,环境带来的陌生感外,重症监护病房(intensive care unit,ICU)紧张的抢救氛围、监护设备的报警声、其他患者的呻吟声、医护人员的频繁走动、昼夜通明的光线、异常的气味等均会破坏患者正常的生物节律,极易导致患者失眠;同时,身处 ICU 的患者与家人的隔离和缺乏心理交流,使患者产生不安全感和孤独感;部分患者受到活动受限、语言交流障碍等影响,更加剧了其恐惧、孤寂心理;在 ICU 中隐私的过度暴露也会极大损伤患者的自尊;此外,当患者目睹其他患者病情恶化或濒死前痛苦挣扎甚至死亡时,更会加重患者紧张、焦虑的心理,甚至出现幻觉、精神活动减退等抑制状态,形成 ICU 精神综合征。

危重症患儿对 ICU 环境更为敏感,强烈的缺乏安全感和恐惧感会引起自主神经活动变化,增加血液内肾上腺素浓度,升高血压,导致心悸、肌张力下降、呼吸加快、失眠、皮肤苍白、腹泻和尿频等,不利于患儿康复。此外,不少患儿还会产生明显的分离性焦虑,根据其表现一般分为 3 期:首先是抗议期,表现为连续呼喊父母、拳打脚踢拒绝护理和治疗;其次是失望期,表现为失望、悲观、压抑、无精打采和毫无兴趣,对周围事物不予理睬,孤立自己,当父母探视时委屈哭泣;最后是否认期,表现为假装融入周围环境,心情看似愉快,压抑对父母的想念和感情,父母探视时满不在乎,不会哭泣。此外,学龄前儿童和个别早熟患儿会有性心理和性别差异,当治疗需要暴露身体隐私部位时,患儿表现为胆怯和羞涩,拒不配合治疗,应当引起足够重视。

(四)治疗因素

应该注意的是不少治疗措施和医疗处置方案都会改变患者的主观感觉,进而影响患者的心理状态。例如,中枢神经镇静药物和肌肉松弛药物均能影响服药者的肌力或脑功能,导致其产生不良心理反应;人工气道的建立使患者失去语言交流能力,产生恐惧感;各种引流管、有创导管的置入,约束带的应用,强迫体位等,都可能给患者带来躯体上的痛苦感和精神上的压力,造成患者不同程度的感觉阻断,从而诱发不良心理反应。

(五)其他

患者自身的年龄、性别、性格均是影响患者心理的重要因素,中青年男性、内向患者、未成年患儿更容易产生不良心理反应,心理护理过程中应对该类患者多加关注。社会支持同样是影响患者心理状态的重要因素,当患者自己是家庭中唯一经济来源或家庭经济条件难以支撑创伤重症患者的治疗费用时,患者难免会产生焦虑心理;若患者与家属关系不佳或没有家属探望,在疾病恢复过程中,患者看到其他家属探望也会产生失落、羡慕的情绪。创伤重症患者的心理状态还受到疾病种类、发展、预后等相关因素的影响,如身体致残、中枢神经受损、疾病预后效果差可能使患者产生强烈的心理应激甚至出现心理和行为的综合征。此外,医护人员的人文关怀、医院治疗水平等均可能成为影响患者心理反应的因素。

二、临床常见的创伤重症患者心理社会问题

(一)情绪休克

情绪休克(emotional shock)即心因性木僵状态(不言不语、双目视而无睹、对人漠不关心、呆若木鸡)和心因性朦胧状态(茫然,对周围环境感知不清晰导致不知道自己所处的环境)。这是一种心理防卫机制,实际上也是一种超限抑制。“情绪休克”可以减少因焦虑和恐惧而造成的过度心身反应,因而在一定程度上对个体起保护作用。意外创伤给患者造成的打击,通常比常见疾病更为严重。特别是受伤初期,患者对这种毫无先兆、突如其来的意外伤害完全没有心理准备,几乎无法面对现实。在这类超强应激原的作用下,患者往往经过短暂的应激或激情状态后,其心理防御机制多濒临崩溃,不少患者可能进入情绪休克状态,持续数天处于异常的平静冷漠状态,对一切事件都可能漠不关心、无动于衷,应引起足够重视。

(二)悲观消极

创伤带来的精神打击和身体残疾、功能障碍等生理创伤往往引发其悲观消极情绪的出现,严重的甚至直接导致患者丧失继续生活下去的勇气,患者焦虑和担心的事件包括担心失去家庭、工作或恋人,担心医疗费用的支出,往往表现为对事物不感兴趣、情绪低落,甚至轻生。

(三)强迫性记忆

强迫性记忆,也称强迫性回忆(obsessive reminiscence),多表现为不由自主地反反复复、闯入性地痛

苦回忆起包括本次遭受创伤等恶性事件,包括对恶性事件的印象、思想或知觉等;或者反复而痛苦地梦及该类事件,通常会伴有睡眠障碍等症状出现。

(四)孤独无助

创伤重症患者由于病情严重,多需要完全依赖医护人员进行医疗护理,满足其基本的生理需要,患者因失去自我照护的能力,且自身高层次需求难以满足,因而产生无助感。同时,创伤重症患者可能长时间与家属分离,自身也容易产生无助和孤独感,进而可能引起患者的恐惧、悲伤、抑郁等负性情绪。无助感的强度与创伤重症患者病情、身体损伤的严重程度呈正相关。

(五)无效性否认

无效性否认是个体有意或无意采取一些无效的否认行为,试图减轻因健康状态改变而产生的焦虑或恐惧情绪。否认是患者对疾病的心理防御反应之一,如创伤后反复否认事实,认为这是不可能的;在经过紧急抢救,急性症状略有缓解后,患者往往会否认自己病情的严重性,要求出院或不进入 ICU 进行治疗,亦可出现不遵医嘱的行为。

(六)羞辱

创伤重症患者多存在自身行动受限情况,当必须接受系列的医疗护理检查或不得不接受暴露隐私的操作时,如直肠指检、大小便护理、导尿术等均可能会导致患者产生羞辱感。尤其是当患者处于意识模糊或昏迷状态时,医护人员常可能忽略对患者隐私的保护和人文关怀,患者在意识恢复后往往可能产生羞辱感。因此,无论患者处于何种状态,较好的人文关怀和心理护理都是避免或减轻患者心理社会问题的重要保障。

(七)自我形象紊乱

创伤重症患者大部分可能会发生身体或功能上的一些变化,严重者身体形象可能受到截肢等不可逆的损害,患者极可能因难以接受创伤重症后自我身体发生改变的情况,感知自我形象时受到干扰进而发生自我形象紊乱。在心理护理中需要注意为患者提供情感支持,要尊重、关心患者,尤其需要鼓励患者积极接纳自身现状,提高患者的适应能力,避免患者自杀等不良事件的发生。

(八)极度焦虑与恐惧

焦虑与恐惧是一种基本的人类情绪,在人类与环境适应的过程中发展产生。焦虑是一种模糊的不安,多不明确威胁来自何方;而恐惧则是由于明确的威胁所致的紧张与害怕。适当的焦虑可以充分调动身体各部分的功能,适度提高大脑的反应速度和警觉性,虽然在应激时焦虑具有一定的积极意义,但在创伤重症患者当中,由于患者普遍会对自己的病情、预后、家属、经济等多方面产生过度焦虑,当创伤重症患者的焦虑对正常的社会功能造成影响时,焦虑情绪就演变为了病理性焦虑,进而影响病情的恢复。尤其当患者看见或听见他人的痛苦和死亡时,对自己的疾病担忧、害怕、焦虑和恐惧的情绪可能会上升到顶点,医护人员应在心理护理过程中对患者进行讲解和安慰,预防其过度焦虑和恐惧情绪的产生。

(九)抑郁

创伤重症患者由于疾病的影响难免会产生抑郁(depression)情绪,但随着疾病的好转、身体的康复,其抑郁情绪会逐渐缓解甚至消失。但不少创伤重症患者病程较长,短时间内出现病症明显好转的案例较少,甚至病情还存在随时恶化的可能,此时医护人员应着重关注患者的抑郁情绪。当患者无法调节自身情感,抑郁情绪可影响患者正常的社会生活和机体功能时,患者甚至可能产生轻生念头。大多数情况下,患者往往在清晨心境恶劣,而下午情绪转好,傍晚心情较好。因此,护理人员在清晨时应格外注意抑郁情绪患者,做好心理护理,以缓解患者的不良情绪。

(十)创伤后应激障碍

创伤后应激障碍(posttraumatic stress disorder,PTSD)是指个体对格外具有威胁性或灾难性质的应激事件或情境的一种延迟或迁延的精神障碍。创伤重症患者由于自己亲历创伤,目睹自身或他人的创伤或死亡,这一冲击可能在自身精神承受范围外,容易导致大脑活动发生紊乱,进而致使其在认知、情感、行为和意志等方面存在不同程度的障碍。

(十一)精神障碍

精神障碍(mental disorder)包括创伤后应激障碍、情感性精神障碍、脑器质性精神障碍等。创伤重症患者在遭受突如其来的创伤打击后受到不同的个性特征、体质因素、社会环境因素等的影响进而可能发生不同类型和不同程度的精神障碍。许多精神障碍患者存在妄想、意志减退、行为怪异、不主动求医等症状,精神障碍患者多在普通医院完成疾病或生理救治后,将交由精神医院的专业医师进行精神障碍方面的继续治疗。

三、创伤重症患者心理反应过程

(一)否认

创伤重症患者在意识恢复、急性症状初步控制后可能出现一定程度的心理否认反应,认为自己没有生病,遭受创伤重症的不应是自己或者认为自己已经康复、疾病很轻,不用住院治疗。但在这一阶段患者的病情还较为反复,还可能出现其他生理反应,可能以各种形式重新体验创伤性事件,如频繁做噩梦、出现强烈痛苦的心理反应。患者因此会逐渐明白自身病情尚未康复,有待进一步治疗。

(二)焦虑

待患者度过否认期,患者会逐渐清楚自身疾病的现状,但面对创伤重症的突发性和病情的不确定性,患者往往由于无法清晰掌握病情和预后而产生期待性焦虑。由于紧急入院、与亲人和熟悉环境隔离,患者不得不独自面对陌生的医疗环境而无法在短时间内建立起良好的人际关系,常导致患者产生分离性焦虑。在创伤后期,患者已基本习惯 ICU 的照护模式,可能对医护人员的全方位照顾和监测医疗产生依赖,从而对转入普通病房尚未有充分的心理准备,因此在转出 ICU 时也会出现焦虑反应,往往会以行为幼稚退化的方式表达,以希望获得更全面的照顾。

(三)恐惧

急危重症大都起病急、病情重、病势凶险,患者不仅可能遭受躯体伤残,还面临生命威胁,心理多处于高度应激状态,极易产生焦虑、恐惧、绝望等系列心理反应。若患者因意外事故导致毁容、残疾或脏器损伤,加上对疼痛、病情恶化、死亡的害怕和对生活能力丧失、身体残疾的担心,往往也会有恐惧心理的表现。当因患者自身责任、技术意外或过失造成严重损失和伤害时,患者还可能会对日后自身追责等问题产生惧怕,可能出现急性心理创伤后的"情绪休克"状态,具体表现为表情淡漠、缄默、紧张乃至拒绝救治。另外,多数患者对疾病缺乏清晰认识,心理随机应变能力不足,也会进一步加深其恐惧心理,使恐惧成为急危重症患者的主导心理活动之一。需要注意的是,创伤重症患者的恐惧心理往往因自身病情的发展而不断变化,心理护理人员应仔细观察患者行为、积极鼓励患者接受治疗,针对性地消除患者的恐惧心理,努力促进患者身体康复。

(四)孤独与抑郁

创伤重症患者一般为突发性事件紧急入院,在缺乏充分心理准备的情况下,突然离开家庭和自己熟悉的环境,不得不面对医院的陌生环境和尚未建立的人际关系,创伤重症患者难免产生孤独感。而当患者病情较重,在 ICU 接受全面照护过程中,家属按规定无法随时探视,加之患者与医护人员交流有限,ICU 紧张的氛围、各种监测仪器的声音及周围患者处置等均可能成为导致患者抑郁情绪的众多因素。

(五)愤怒

从心理学角度分析,引起创伤重症患者愤怒情绪最主要的原因是具有威胁性并可能导致痛苦结果的损伤。创伤重症患者伤情好转速度较慢、长期存在慢性疼痛,或出现药物副作用、药物滥用或镇痛与镇静药物的突然戒断等现实情况均可能引起患者的不满进而导致愤怒,患者在愤怒情绪的影响下往往对医护人员产生反感,甚至口不择言,在冲动下与医护人员发生冲突。医护人员应在患者出现烦躁、不满情况的初期及时和患者沟通,获得患者的理解,以期平稳度过患者心理愤怒期。

第三节 创伤重症心理评估

一、创伤重症心理评估要求

（一）对心理评估者的要求

1.忠于职守,高度负责 护理工作关乎人的生命,这就要求护理人员不论是在医疗操作还是针对创伤重症患者心理护理的过程中,均应秉承无论何时何地必须忠于职业操守,严格执行各项规程,严守职业法规。护理医疗操作要求必须自觉执行"三查七对",在进行有创性操作时应由具备护士资格证的护理人员进行。心理护理人员同样需要严格遵守职业操守,必须由经过心理学系统学习或培训的人员来进行心理护理,拥有心理咨询师资格证的护理人员可优先考虑成为心理护理人员,防止患者心理反应观察滞后、心理安慰措施不当等给患者带来的不良影响。护理人员不能对患者身心疾病的任何信息有丝毫疏忽或懈怠,对患者的各种反应和需求要保持敏感而主动积极的状态,应该及时、准确地进行判断,并迅速、果断地采取措施。

2.富有爱心与同情心 护理人员不应以创伤重症患者的社会地位、职业、金钱等作为护理行为的依据,应对所有人一视同仁。护理人员面对患者的病情应富有爱心和同情心,如面对临终的创伤重症患者时,不能因为患者治愈无望而忽视患者的需要,应尽量满足患者的各种身心需求,使其能够平静、安详、舒适的走完生命的全程。初次面对患者生离死别或痛苦呻吟的护理人员,大多会充满同情和伤感,但随着工作时间的延长,见到类似场景会成百上千次,专业的护理人员既不能因患者极度悲伤地情绪而痛哭流涕,也不能因司空见惯而麻木不仁,应始终保持着一颗充满爱和同情的心,在操作过程中减少患者的痛苦,心理护理过程中更加关注患者的需求,缓解患者的不良情绪,把患者当成自己的家属进行照护。

3.良好的情绪调节与自控能力 护理人员因受到工作环境的影响,接触到的大多是创伤重症患者及家属的抱怨等负面信息,极其容易产生不良情绪。护理人员应将自己的热情和活力投入工作中,具备积极的情绪,心理护理人员更是如此。心理护理人员要帮助患者宣泄自身不良情绪,可能成为患者的情绪"垃圾桶",同时由于工作任务重、内容多,极易使护理人员产生负面情绪,但护理人员应学会自我调节,采用听音乐、倾诉等多种方式减轻自身压力,同时还要积极为患者营造正向的情绪氛围。当患者因病情或疼痛心情烦躁,向接触最多的护理人员发脾气时,护理人员也应调节和控制好自身情绪,不能与患者争吵,要学会理解患者,找出患者不良心理反应的原因,协助患者发泄不良情绪,建立良好的护患关系。

4.较出色的人际交往能力 出色的人际交往和沟通能力是护理人员胜任职业角色的主要因素。护理人员每天面对着不同性别、年龄、民族、教育层次、社会背景的创伤重症患者及家属,还要处理临床工作中各种复杂的人际关系,如护患关系、医护关系等,与患者和家属接触最多、最为密切的就是护理人员,由于护理人员社会地位及工作性质的原因,与患者和家属最易发生冲突的也是护理人员,具备良好的语言表达能力和沟通技巧是化解各种冲突矛盾的重要基础。心理护理人员只有具备了出色的人际交往能力,才能与患者建立互相信任的良好关系,因势利导地将患者引入有利于康复的良好人际氛围中,为后续各项心理护理措施的开展奠定基础。

（二）心理评估对象的要求

心理评估对象一般指已经出现心理问题或可能出现不良心理反应的创伤重症患者。创伤重症患者在由既往不同社会角色转变为患者后,极易出现社会角色退化现象,往往表现出求助愿望增加、自控能力下降、康复愿望与动机强烈、合作意愿加强等角色行为特征。在进行心理评估前,应首先明确患者的权利和义务,明确指出患者应享有休息和免除社会义务、平等医疗、知情同意等权利,患者也应明白自身在享有上述权利的同时,必须承担一定义务,包括及时就医和恢复健康的义务,要求患者发现自身情绪不良时应主动告知医务工作人员,寻求帮助,避免心理状态影响疾病的恢复进程;患者还应该有遵从医嘱和积极配合治疗的义务,应主动告知心理护理人员自身的经历和心理感受、用药史等完整资料,认真遵从医嘱,按时服药、定期复查。

(三)心理评估环境的要求

心理评估不同于疾病诊断,需要患者主动、自愿向心理护理人员或医务人员倾诉,宣泄患者的不良情绪,全面阐述自身经历及与疾病相关问题,才能有助于心理护理人员进行准确评估。因此,心理评估的环境对及时准确地评估患者心理具有不容忽视的作用。首先,整个医院内环境应安静、树木花草环抱、空气清新,能为患者提供散步休息的环境,病室内外应布局合理,光线适宜,温湿度相对恒定,被褥清洁,无噪声和异味,能令患者感到轻松舒适。心理评估室的布局设置应合理,选用的灯光应尽量柔和,患者的座椅应尽量柔软舒适,利于患者放松;心理评估室还应创造一种温馨的气氛,良好的咨询氛围也能使患者平静情绪,精力集中,富有安全感,可以放松谈论自身的生活和心理问题,为心理护理人员进行高效的心理评估提供保障。心理评估时如采用问卷或量表调查法,也可以在普通病室进行,但对创伤重症患者进行访谈时则应选择单独的房间,防止患者担心泄露隐私而有所隐瞒。

二、创伤重症心理评估方法

(一)临床心理评估的常用方法

临床心理评估方法与心理学评估方法类似,但更侧重于对临床患者常见心理特征的评价。心理护理人员在临床实践过程中,应根据创伤重症患者的实际情况选择一种或几种方法相互结合的方式,以全面评估患者的心理情况。

1. 观察法 观察法是在患者完全不知情,即处于自然状态或接近自然的状态下,有目的、有计划地直接或间接观察并记录患者的代表性行为,通过观察患者的自然状态,由表及里地评估患者心理活动的方法,是临床心理评估最为常用的方法之一。

观察法的实施首先应确定观察的目标行为和情境。在临床心理评估中,患者是心理护理人员的观察对象,应明确目标行为是与心理评估目的有密切关系的患者行为特征,包括仪表、身体状况、性格特征、人际交往等各种情境下的行为。观察情境既可以是自然状态也可以是实验室情境。自然状态要求护理人员具有良好的沟通能力和敏锐的观察能力;实验室情境下,护理人员可以借助摄像机、单向玻璃等设备隐蔽观察,不同情境下患者的心理反应和行为表现可能有所不同,应注意排除干扰因素,科学分析患者的心理状态。

确定观察目标行为和情境后,需要根据创伤重症患者的实际情况,选择观察的方法。主要的观察方法包括直接观察、隐蔽性观察、连续观察、轮换性观察等。制订观察时间计划表,包括观察次数、观察间隔时间、观察持续时间等,为避免患者疲劳,每次直接观察时间应控制在 10～30 min,观察次数根据观察总时长进行制订,若每天观察则应保证每天观察的时段一致且分布在全天不同时段,以便更全面观察并评估患者的心理状况。在按照观察时间计划表开展之前,还应选择观察资料记录的方法,可以采用叙述记录法,即用录音、录像、笔录等手段记录观察到的行为;等级记录法是根据评定量表的要求进行观察记录;间隔性记录法指在观察过程中有计划地每隔固定时间观察记录一次;事件记录法则是记录在一次观察期间目标行为或事件的发生频率。全部准备好即可利用观察法对患者利用心理评估。

2. 访谈法 访谈法又称会谈法或晤谈法,是心理护理人员与创伤重症患者进行的有目的的谈话。护理人员可以根据调查研究确定的要求和目的,通过个别访谈或集体交谈的方式,系统且有计划地收集患者的心理特征和行为数据资料。

访谈法可分为 3 种类型:结构式访谈、半结构式访谈和无结构式访谈。结构式访谈是指护理人员根据研究目的设计访谈提纲,访谈过程中护理人员按照预先设计的提纲进行访谈;半结构式访谈是护理人员对访谈的结构具有一定的控制作用,根据几个预先设定的主题进行访谈,访谈过程中如有新的与主题相关的内容也可展开访谈;无结构式访谈又称开放式访谈,这种访谈过程中没有固定的访谈问题,护理人员起辅助作用,主要是引导患者尽量表达自己的想法,掌握患者的真实体验。

访谈需要一定技巧,护理人员与患者初步建立良好的信任和合作关系是确保访谈顺利进行的保证和前提。护理人员需要营造温暖、舒适的氛围,使患者感受到交谈是安全和被人理解的。护理人员在访谈过程中应注重倾听,而倾听是访谈者应具备的基本能力。护理人员不仅要注意患者语言表达的内容,还要通过表情、动作等体会患者真实的情感,不轻易打断患者,适时点头微笑,让患者充分表达内心想法。善于提问可以使患者厘清内心想法,按照护理人员预期研究目标进行表达。提问时护理人员要使用患者易于理解的语言,避免多重提问或问题过长,根据患者表达的内容适时提问,会让患者更加信任护理人员。为了取得更好的访谈效果,护理人员还应注意观察并记录患者的非语言行为,准确记录访谈内容。人体的面部表情、身体姿态、肢体动作都可传达患者内心真实想法,非语言行为不像患者的言语通过大脑加工,而是一种无意识的表达,护理人员要善于解读患者的非语言行为,更加全面真实地掌握患者的想法。访谈记录作为资料分析的主要依据需详细完整。记录内容可分为 3 个方面:内容性记录(患者的表示)、观察性记录(患者非语言行为的记录)、内省性记录(护理人员的个人感受和心得)。

3. 问卷法　问卷法是护理人员通过前期设计好的调查表或他人已经制定成熟的问卷来获取患者信息和资料的一种方法。护理人员以书面的形式让患者回答系列相关问题,通过对问题答案的分析记录来获取患者内心的情感体验等有价值的信息。

问卷通常包括标题、前言、指导语、问题、答案、结束语等部分。前言主要是向患者说明调查的内容、目的和意义。指导语是告知患者正确填答的方式,其语言表达应该简单易懂。问题是问卷调查中的主要部分,一般包括开放式问题和封闭式问题。答案是患者根据自身情况而给出的答案,也是后期研究人员整理分析的具体资料。结束语的主要目的是向患者表示感谢,同时还具有提醒患者复核答案,避免出现漏答、多答现象。问卷的整体设计时,要注意问题描述的简洁易懂,符合患者的文化程度,能够达到调查目的。在问卷调查的具体实施过程中,还应结合具体情况,例如问卷调查能否达到研究目的,患者能否配合等,明确适用范围。问卷调查结果的质量多取决于护理人员对问题性质、目的及要求的明确程度,问卷内容设计的技巧性、全面性、患者的配合和对问题的理解程度。由于问卷多由护理人员自身设计,可能存在一定缺陷,因而有所局限,包括不能全面调查到患者信息、问题缺乏弹性而使患者的回答受限、容易遗漏更深层次的信息等。

4. 量表法　量表法是护理人员采用标准的心理评估量表对患者进行心理状态测量评估的方法,通常由一些经过严格选择、能可靠地反映个体某些心理特点的问题或操作任务组成,是临床心理评估和研究的常用方法。

选择与评估目的相关性高的量表是得到准确评估结果的前提。因此在选择量表时,应首选能达到研究目的,可靠性及真实性都比较高的特异性量表,再选择具有同类评定功能的量表。优先使用具有国内常模、结果统计分析简单的量表。量表法在使用时应注意,根据研究目的选择合适的研究量表、对象,注意评定的时间、环境等要求,护理人员使用量表法评估前应经过系统学习和操作培训,严格按照量表使用手册的要求,双方建立友好、信任的关系,及时检查评定资料的完整性,及时补漏。量表法简单易懂,操作流程确定,适用于个人或集体的评估,具有一定的灵活性。量表法得到的结果客观,可比性较强。由于量表中设定的问题和回答方式统一,因此,只要调查双方按照要求认真执行,评估结果具有客观性和可比性。当然量表调查也有局限,量表法评估的结果只能反映一段时间内被评估者的心理状态,且明显受到被调查者受调查当时的情绪、态度及自身认知能力的影响。

(二)临床心理评估的主要功能

1. 筛选心理护理对象　创伤重症患者在疾病的发生、发展及转归过程中存在着除生物因素之外的心理社会因素,患者在伤后及治疗过程中也多少存在着不同程度的心理问题。心理评估就是为护理人员筛选出受到创伤重症冲击后,负性情绪强烈、心理承受能力差,无法进行有效自我调节或主动寻求有效帮助的患者。护理人员应灵活应用观察、访谈、测量等方法准确评估患者的身心现状,了解患者内心感受和情绪反应,区分不同患者不同程度的心理反应及相应干预等级,最终拟定心理干预方案。

2. 提供心理干预依据　心理评估的过程就是帮助护理人员厘清创伤对患者造成的心理影响,了解心理问题引发的根本原因,为心理干预的实施提供依据。在临床心理评估过程中,护理人员必须明确每位患者都是独立的个体,心理问题的产生既可能是疾病本身导致,也可能是患者自身的性格特点、知识背景、对疾病的认知程度、社会支持系统或环境适应能力等因素引发。因此,客观准确地评估患者不良情绪产生的主要原因及相关影响因素,可以为针对性选择心理干预提供可靠的依据。

3. 评估干预实施效果　心理护理人员在实施心理干预之后,可从患者的主观体验和身心客观指标来综合评价患者的不良心理反应或失衡状态是否已得到纠正,回顾心理干预措施是否有效,并根据评估结果再次选用相应的护理措施。评价结果通常分为 3 类:明显改善、部分改善和未见改善。若患者的负性情绪并未缓解,说明干预措施未奏效,此时护理人员需重新进行评估,进一步分析导致患者不良心理反应的原因并调整干预策略。当患者负性情绪部分缓解时,说明干预措施已部分奏效,护理人员应针对未改善部分进行补充,巩固并加强护理干预手段。

(三)临床心理评估报告

心理评估报告由评估人员撰写完成,首先应注明评估人及评估时间,接下来应该完善患者的一般资料,包括姓名、性别、民族、出生日期等,写清采用的评估方法,主要应详细记录患者的主诉和陈述及评估过程中护理人员观察到的信息和他人提供的资料。然后进行初步诊断,分析相关心理问题产生的生理、心理、社会原因,写明诊断依据及相关鉴别诊断,给出最终的诊断结果,初步拟定相关心理护理措施,最终形成一份完整的临床心理评估报告。完成的心理评估报告可交给其他心理评估人员一起审核,心理护理人员拿到他人完成的心理评估报告时,要理性地分析报告的信息和结果,综合、概括、归纳、整理心理评估报告内容,辩证地看待他人的心理评估报告,对这份报告做出科学的判断和思考。

应该明确的是,完整的心理评估报告是护理诊断、护理计划、护理措施制订的基本依据,但心理报告不是最终的结果,由于患者的内在需求和身心状态总是处于不断发展中,每隔一段时间需再次进行心理评估,修正并不断完善患者心理评估报告内容,有利于更全面、清晰、客观地了解患者心理状态,减少后期心理护理过程中的误差,避免实施无效的心理护理措施,最终帮助患者更快速地恢复心理和身体健康。

三、创伤重症心理评估量表

针对创伤重症患者相关的心理评估量表有很多,例如,临床 PTSD 管理量表(clinician administered PTSD scale, CAPS)、简明症状量表(brief symptom inventory, BSI)、DSM-Ⅳ紊乱的临床定式检查量表(structured clinical interview for DSM-Ⅳ disorders, SCID-Ⅳ)、戴维森创伤量表(Davidson trauma scale, DTS)、创伤后应激紊乱密西西比量表(Mississippi scale for post-traumatic stress disorder, MISS)等,在临床创伤重症患者心理评估过程中应根据患者的实际情况,灵活选用或结合使用不同量表进行更全面的评估。对于普通大众创伤后心理评估使用较多的有以下量表。

(一)应激事件影响量表-修订版

Weiss 和 Marmar 于 1997 年依据 DSM-Ⅳ诊断标准,在 Horowitz 事件影响量表(impact of events, IES)的基础上修订完成了该应激事件影响量表——应激事件影响量表-修订版(impact of event scale-revised, IES-R)(表 28-1),本量表主要用于评估创伤事件给患者造成的主观痛苦,共设计 22 个条目。在患者确认经历过创伤应激性生活事件的基础上,根据最近 1 周受到该事件的影响程度,计分从"完全没有,计0 分"到"总是出现,计 4 分"。该量表包括侵袭、回避和过度警觉 3 个维度,量表能较好反映受试者的心理计量特征,常用于评估创伤后应激障碍。

表 28-1　应激事件影响量表-修订版

条目	从没	很少	有时	经常	总是
1. 任何与那件事相关的事物都会引发当时的感受					
2. 我很难安稳地一觉睡到天亮					

续表28-1

条目	从没	很少	有时	经常	总是
3. 别的东西也会让我想起那件事					
4. 我感觉我易受刺激、易发怒					
5. 每当想起那件事或其他事情使我记起它的时候，我会尽量避免使自己心烦意乱					
6. 即使我不愿意去想那件事时，也会想起它					
7. 我感觉那件事好像不是真的或者从未发生过					
8. 我设法远离一切能使我记起那件事的事物					
9. 有关那件事的画面会在我的脑海中突然出现					
10. 我感觉自己神经过敏，易被惊吓					
11. 我努力不去想那件事					
12. 我觉察到我对那件事仍有很多感受，但我没有去处理它们					
13. 我对那件事的感觉有点麻木					
14. 我发现我的行为和感觉，好像又回到了那个事件发生的时候那样					
15. 我难以入睡					
16. 我因那件事而有强烈的情感波动					
17. 我想要忘掉那件事					
18. 我感觉自己难以集中注意力					
19. 令我想起那件事的事物会引起我身体上的反应，如：出汗、呼吸困难、眩晕和心跳加速					
20. 我曾经梦到过那件事					
21. 我感觉自己很警觉或很戒备					
22. 我尽量不提那件事					

注：侵袭维度，1、2、3、6、9、14、16、20；回避维度，5、7、8、11、12、13、17、22；过度警觉维度，4、10、15、18、19、21。回避维度与侵袭维度总分0～8分为亚临床状态，9～25分判定为轻度应激障碍，26～43判定为中度应激障碍，44～48判定为重度应激障碍（以上结果为情况提示参考，并不代表最后诊断）。

（二）创伤后应激障碍自评量表

美国创伤后应激障碍研究中心行为科学分部于1994年11月根据DSM-Ⅳ制订出由17项条目组成的PTSD症状调查表——创伤后应激障碍自评量表（the PTSD cheeklist-civilian version，PCL-C）（表28-2），该量表专为评价除战争经历外普通人在日常生活中遭遇创伤后的体验而设计。量表要求受试者根据自己在过去的1个月内被创伤问题或抱怨打扰程度打分，分5个等级，从"一点也不，计1分"到"总是出现，计5分"。量表分为4个维度，分别为警觉增高反应、回避反应、创伤经历反复重现反应、社会功能缺失反应。累计各项的总分在17～85分，分数越高，代表PTSD发生的可能性越大。此表基于症状的数量和严重程度而提供一个连续的评分，是一个多纬度观察和研究PTSD的有效工具。

表28-2　创伤后应激障碍自评量表

条目	从没	偶尔	有时	经常	总是
1. 过去的一段压力性事件的经历引起的反复发生令人不安的记忆、想法或形象？					

续表 28-2

条目	从没	偶尔	有时	经常	总是
2. 过去的一段压力性事件的经历引起的反复发生令人不安的梦境?					
3. 过去的一段压力性事件的经历仿佛突然间又发生了,又感觉到了(好像您再次体验)?					
4. 当有些事情让您想起过去的一段压力性事件的经历时,您会非常局促不安?					
5. 当有些事情让您想起过去的一段压力性事件的经历时,有身体反应(比如心悸、呼吸困难、出汗)?					
6. 避免想起或谈论过去的那段压力性事件经历或避免产生与之相关的感觉?					
7. 避免那些能使您想起那段压力性事件经历的活动或局面?					
8. 记不起压力性经历的重要内容?					
9. 对您过去喜欢的活动失去兴趣?					
10. 感觉与其他人疏远或脱离?					
11. 感觉到感情麻木或不能对与您亲近的人有爱的感觉?					
12. 感觉好像您的将来由于某种原因将被突然中断?					
13. 入睡困难或易醒?					
14. 易怒或怒气爆发?					
15. 注意力很难集中?					
16. 处于过度机警或警戒状态?					
17. 感觉神经质或易受惊?					

注:总分参考值范围为 38~47 分。总分 17~37 分,无明显 PTSD 症状。总分 38~49 分,有一定程度的 PTSD 症状。总分 50~85 分,有较明显 PTSD 症状,可能被认定为 PTSD(结果非诊断性,仅供参考)。

(三)医院焦虑与抑郁量表

Zigmond 与 Snaith 于 1983 年制订出医院焦虑与抑郁量表(hospital anxiety and depression scale, HADS)(表 28-3),有效地提供了对患者有价值的抑郁和焦虑量化评分标准,主要用于综合医院中创伤患者焦虑和抑郁情绪的筛查。该量表共由 14 个条目组成,其中 7 个条目设计来评估抑郁情绪,7 个条目用以评估焦虑情绪,计分方式为"从来没有,计 0 分"到"总是出现,计 3 分"。量表中共有 6 条反向提问条目,5 条设计在抑郁分量表部分,剩余 1 条设计在焦虑分量表部分。HADS 是综合医院中临床心理工作的有效工具,也是评价创伤后应激障碍的常用工具之一。

表 28-3　医院焦虑与抑郁量表

条目	从没	有时	经常	总是
1. 我感到紧张或痛苦				
2. 我对以往感兴趣的事情还是感兴趣				
3. 我感到有些害怕,好像预感到有些可怕的事情要发生				
4. 我能哈哈大笑并看到事物有趣的一面				
5. 我心中充满烦恼				
6. 我感到愉快				

条目	从没	有时	经常	总是
7. 我能够安闲而轻松地坐着				
8. 我感到人好像变迟钝了				
9. 我感到一种令人发抖的恐惧				
10. 我对自己的外表(打扮自己)失去兴趣				
11. 我有点坐立不安,好像感到非要活动不可				
12. 我怀着愉快的心情憧憬未来				
13. 我突然有恐惧感				
14. 我能欣赏一本好书或一项好的广播或电视节目				

注:焦虑情绪条目,1、3、5、7、9、11、13;抑郁情绪条目,2、4、6、8、10、12、14;其中条目 2、4、6、7、12、14 反向计分。总分 0~7 分,代表无焦虑或抑郁;总分 8~10 分,代表可能或"临界"焦虑或抑郁;总分 11~20 分,代表可能有明显的焦虑或抑郁情绪。

第四节　创伤重症心理护理与管理

一、主要护理诊断

(一)自我形象紊乱

20 世纪 70 年代,北美护理诊断协会通过了"自我形象紊乱"的护理诊断。自我形象紊乱最初是针对肿瘤患者可能会出现的身体或功能上的变化,使个体在感知自我形象时受到干扰。创伤重症患者因创伤导致身体外表或形体的变化或身体某些部位、器官等手术切除,极有可能成为创伤重症患者自我形象紊乱发生的因素。自我形象紊乱的创伤重症患者一般会通过语言或非语言的方式对自身结构功能的变化做出消极的描述和评价。心理护理人员应通过情感支持,鼓励患者以各种方式表达形体改变的内心感受,接受患者失落、悲伤等情绪,使患者在表达过程中获得情感支持,促进患者正视自身形体改变,并通过指导患者改善自我形象认知观念、提高患者适应能力、鼓励患者参加正常社交活动,更好地协助患者接受自身形象改变,更积极面对生活。

(二)创伤后反应

患者在遭受创伤重症的冲击后,会出现一系列生理和心理上的创伤后反应。患者伤后由于部分炎症介质作用于体温中枢常伴有发热症状。创面并发感染时体温明显增高,或出现深休克时体温下降。体温中枢受累严重也可能发生高热或体温过低。除了体温反应,患者还可能出现神经内分泌系统的变化,患者由于疼痛、失血、失液等刺激,引发下丘脑-垂体轴和交感神经-肾上腺髓质轴出现应激效应。患者受伤后机体代谢加快,体能消耗增加,需要提供创面修复的蛋白质和能量猛增,需要更多的营养支持。此外,创伤重症患者不仅会出现生理反应,还会出现创伤后心理反应。患者因突然受创而内心恐惧,紧急入院后精神紧张、焦虑等均为创伤后心理反应表现。伤后反应在一定程度上能够起到保护机体、维持机体正常代谢的作用,但也有可能反应过度,造成患者的再次受伤,护理人员应在创伤重症患者入院初期即加强观察,做好生理和心理的全面护理。

(三)焦虑

创伤重症患者抢救成功后,由于自身病情严重,创伤事件带给自己的痛苦经历致使内心紧张、焦急、忧虑、担心、恐惧等感受交织形成焦虑情绪。创伤重症患者由于受到外界环境的威胁,经历了突发危险事件,自然会产生现实焦虑。当患者没有办法克服冲突体验,没有足够时间进行恢复时可能演变为神经症性焦虑。患者的过度焦虑可能带来身体紧张、无法放松,不利恢复;患者往往产生对未来莫名的担心,虽然创伤重症会带给患者未来生活部分影响,但患者可能夸大这种作用,过分担心自己的亲人、财产、健康等情况。严重者可能出现自主神经系统反应性过强,出现出汗、呼吸急促、心跳加快、呼吸困难等交感和副交感神经系统超负荷工作,导致患者机体状态不良,疾病恢复过程减慢。

(四)睡眠形态紊乱

睡眠是机体重要的自我调节和保护方式,睡眠不仅能缓解大脑和各级神经全天的疲劳,还可以使身体所有脏器和组织得到充分休息。创伤重症患者可能由于疼痛不适、机体过分紧张或医护人员频繁的医疗措施而出现睡眠形态紊乱,即由于睡眠时间的混乱或不足而引起身体的不适或干扰了期望的生活方式。患者睡眠形态紊乱后不仅会影响机体状态还能严重影响患者情绪,导致患者更烦躁易怒,不利于医护人员与患者沟通和医疗手段的实施。护理人员应针对此类患者找出导致睡眠形态紊乱的具体原因,评估患者睡眠不佳的具体情况,并尽量减少或消除影响患者睡眠形态的相关因素,包括减轻患者病痛、合理安排医护操作时间等。心理护理人员还应向患者或家属介绍睡眠相关知识,有针对性地进行心理护理,减轻患者焦虑、抑郁及兴奋程度,改善患者的睡眠形态。

(五)环境改变应激综合征

当创伤重症患者初次入院,环境相较自身家庭发生明显变化时可能导致其出现环境改变应激情况。环境对患者的应激效果受环境刺激、个体心理因素、个体对环境的认知等多因素影响。环境应激可能对患者产生积极影响,使患者机体更有准备地探索接受全新环境,但对创伤重症患者而言,更多的可能带来的是消极影响。过度应激会消耗创伤重症患者本就不多的机体能量,造成机体分泌系统的紊乱,导致机体免疫能力下降,更易感染其他疾病,还可能影响消化功能,造成上消化道出血等现象,严重影响创伤重症患者的健康。环境改变可能造成患者内心的不安全感,也不利于患者生理和心理的康复。

二、创伤重症心理护理目标

(一)解除患者对疾病的不良情绪

解除创伤重症患者的不良情绪是缓解患者睡眠形态紊乱、避免其发生潜在孤立危险的重要手段。创伤重症患者往往不得不面对伤病带来的巨大身心痛苦,尤其是烧伤导致毁容、不得不截肢等重大创伤均能严重影响患者出院后的正常生活,绝大多数患者对未来产生焦虑、悲观、抑郁乃至绝望的情绪反应,进而引起系列不良生理反应,如出现失眠多梦或无法入睡造成的睡眠形态紊乱,严重阻碍患者疾病的康复。当患者的不良情绪无法得到有效调适,可能积郁在心而出现抑郁,更不愿与医护人员、同类型病友乃至家属沟通,严重者能出现自杀倾向。护理人员除了要做好患者的疾病护理外,必须明确其心理护理的首要目标就是解除患者的不良情绪,要充分利用与患者接触的每个机会,充分运用自身的心理、护理技能,有效缓解患者焦虑、抑郁等负面情绪,才能有效减少护理问题的出现。

(二)增强战胜疾病的信心

创伤重症患者病情普遍严重而危急,大量患者由于自身知识受限并不了解自身伤病的转归与预后,极易受主观认知的影响而误读医学信息,不少患者在遭受到创伤后即误认为自己已经罹患不治之症,或即便救治成功,出院后生活也将难以自理,因此极不配合医护人员的工作,有的甚至完全放弃治疗。心理护理人员应善于与患者及家属进行有效的病情沟通,针对预后相对较差的病患,护理人员要及时与家属进行联系,提醒家属做好相应的思想准备,同时根据家属的意见和患者自身实际情况采用适当方式、选择性告知,同时也要鼓励患者积极面对伤病,努力调节不良心理状态;对于伤病预后较好的患者,则应主动积极地告知患者相关信息,避免患者由于一知半解而无端揣度病情,还可以尽可能提供类似的治愈成功案例,以此改善患者的悲观情绪,增强患者战胜疾病的信心和勇气。

当暂时脱离危险后,大多数患者将面临较长时间的康复理疗,在此期间由于患者迫切希望早日康复、摆脱医院环境,但又不得不面对自身尚存在的某些生理功能丧失或低下现状,甚至基本生活都无法自理时,往往存在焦躁、易怒、情绪低落等状况,表现为难以积极配合医护工作。因此心理护理人员要具有较强的责任心,通过加强生活护理指导、建立良好的治疗环境、减轻患者的痛苦和不适、预防并发症的发生等有效措施,指导其通过功能训练提升日常生活自我照护能力,以有效改善不良心境。

(三)帮助患者尽早适应新的角色及住院环境

当创伤重症患者度过危险期,已经解除或减轻不良情绪,充满与疾病对抗的信心之后,心理护理人员还应帮助患者尽早适应"患者"这一新角色,熟悉全新的生活环境。很多患者由于初次遭受重大创伤,在短时间内很难接受现实,尤其是患者自身在家庭中承担重要角色,或在社会上拥有较大自身责任价值者,突然被迫停止其正常社会角色和权利义务,且还得身处医院陌生环境中,面对个人生活能力受限,成为被他人照护对象时,绝大多数患者的内心会产生抵触、极难接受。因此,心理护理人员应尽力帮助患者适应患者新角色,协助患者平复情绪并在条件允许情况下为其详细讲解科室、医院的相关布局,带领患者或家属熟悉住院环境,组织同类型病友之间的交流沟通,有效减少患者自身愤懑不满的情绪,方能更有利于患者病情的恢复。

(四)帮助患者建立新的人际关系

众所周知,人是社会性动物,个体与他人的联系和互动十分重要,创伤重症患者尤其如此。由于创伤重症患者家属陪伴的时间有限,帮助患者在医院环境中迅速建立起全新而良好的人际关系十分关键,将有助于患者情绪的宣泄,以及积极情感的养成。首先,医护人员要主动与患者进行沟通,作为患者入院后最先接触、最为信任的医护人员,应该抓住患者关心的医学问题、生活问题进行深入交流,加深患者对医护人员的信任感,建立起健康融洽的医患关系,以利获得患者及家属的积极配合,避免医患矛盾的产生,促进高效医护治疗措施的开展。其次,医护人员还应主动帮助建立患者之间的良好关系,相同伤病背景下患者间良好人际关系的建立将有利于病友之间的互相倾诉,更好获得情感支持。预后较好的患者自身经历的讲述和经验分享能带给其他患者极大的信心,对患者心理状态的调整和稳定康复有极大助益。

三、创伤重症心理护理措施

(一)创造舒适的病区环境

对于创伤重症患者而言,医院本身就具有一定的陌生性,不同的居住环境带给患者的心理感受也各不相同,而心理状态将直接影响患者的康复,因此,创造良好舒适的居住环境是促进创伤重症患者康复极为重要的部分。首先,应防止居住环境带给患者的不良刺激,易导致患者产生心理恐慌的医疗仪器设备尽量不要出现在患者的视野范围内,应减少噪声、噪光等对患者的影响,保证患者充分而高效地休息。此外,还应保证病床的舒适、病房内空气新鲜、温湿度适宜,病区色彩和布局合理、患者所需照明充分、仪器摆放整齐有序等均能给患者留下温暖和谐的第一印象;当患者处于恢复期,应设法缓和紧张氛围,可在允许范围内摆放绿色植物,带给患者以安静、愉悦、生命等的感受;同时,应在室内设置时钟和日历,给患者正常生活的感觉;患者在监护过程中出现心情郁闷时,可适当地应用音乐疗法,以缓解患者精神的紧张,以利减轻各种压力反应,减少或避免心身疾病的发生。

(二)创造良好的人文环境

人文关怀是促进患者心理健康的重要措施,创造良好的人文环境不仅有助于患者的心理保护,还能为良好护患关系的建立奠定基础。护理人员在为患者进行各项操作前应以相互尊重为前提,尽量保护患者隐私,最大可能减少患者身体部位的暴露。此外,由于创伤重症患者的家属探视时间有限,患者往往感觉缺乏关怀,护理人员应践行"以人为本"的现代服务理念,做好有效的沟通交流,使用富有同情心和保护性的语言,为患者提供人性化护理,使患者感受到人性温暖,避免造成误解;应熟练掌握各项护理操作,以"热情、自信、稳重"的状态为患者操作,争取一次成功,减少医护操作带给患者的疼痛和不安;还应妥善安排操作时间,尽量在患者清醒、精神状态好的时间为患者进行操作,避免在夜晚、患者休息的时间打扰患者;在每项护理操作前,要耐心告知患者或家属将要进行的医疗措施、注意事项、可能出现的不良反应等;各类护理操作应严谨规范,并密切观察患者的反应,及时做好指导;应尽可能多地对病房进行巡视,主动关心关注患者,耐心倾听患者及家属的心声,了解患者及家属的需求,对患者及家属的提出的问题要及时予以解答,消除患者顾虑。

(三)创造良好的语言环境

良好的语言环境是医护人员与患者沟通的前提。创伤重症患者忍受着精神与身体的双重折磨,心理防线极度脆弱敏感,护理人员应做好细致的解释工作,注意构建患者与医护人员强有力的信任关系,这是有效预防和治疗 PTSD 综合征的措施。护理人员要学会应用暗示和鼓励性语言,使患者精神振作,充满信心,从而利于康复。医护人员应避免在患者(包括昏迷患者)床旁讨论病情,以免给患者带来过大的心理压力。同时护理人员还应注意自身与患者的非语言交流。与创伤重症患者交谈过程中要集中注意力,态度诚恳,通过点头或手势表示对患者的认同或增添自身语言的力度,抚慰患者的心理。部分患者可能由于伤病或治疗原因,无法用语言进行沟通,护理人员应学会通过患者的表情、手势等综合判断患者的意图,尽力满足患者的需求,促进患者机体功能的康复。

(四)提供家庭和社会的支持

和谐的家庭关系和强有力的社会支持是促进创伤重症患者康复的关键。家庭作为每位患者的主要支持系统,是患者内心和身体恢复的坚强后盾,有着不可替代的作用。家属和亲友与患者既往接触最多,也对患者的性格特点、生活习惯和心理活动最为了解,在患者的康复过程中扮演着无可替代的重要作用,而受伤后的患者对家属有极大的感情依赖,也渴望得到家属的照顾,尤其在重大医疗措施的决策和实施过程中,家属更是扮演着重要角色。家属的支持和陪伴能增加患者面对困难的勇气和决心,也能提升其安全感。对于病程长、预后差、可能将会有残疾医疗结局、对生活丧失信心的患者,亲友和家属的理解、体贴、关怀以及其适时适度的安慰对患者心境的改善有着极其重要的作用。当患者的家属、亲友对创伤重症缺乏了解,或一直无法获取医护人员的专业指导,常会引发其对患者病情的过分担忧,具体可能表现为易怒、冲动、恐惧,甚至惊慌失措、哭闹喊叫,不但影响正常抢救秩序和抢救过程,也会对患者的情绪带来负面影响,甚至加重病情。因此,提供家庭支持的前提之一是医护人员要充分重视家属的知情权,要及时将患者的病情变化、医疗护理方案、药物作用和不良反应、手术的风险性、有可能发生的并发症及预防处理措施、术后康复训练方法等病情进展及时告知家属,同时通过心理指导和健康宣教来消除家属的负面情绪,帮助其强化为患者提供有效的家庭支持的理念,促使其更好地配合医疗工作的开展。

此外,护理人员可根据实际情况,在符合医院管理规定的前提下,增加家属探视的次数和时间,以带给患者更多的心理支持和安慰;还可通过招募社会爱心团体的志愿者来体现社会对创伤重症患者的关怀,通过更广阔的渠道获得来自社会各阶层的援助,从社会层面增加对患者的全方位支持,提高患者面对未来生活的动力。

(五)应用心理治疗方法

为减轻创伤重症患者心理反应,促进患者心理健康,护理人员还需掌握和应用一些心理治疗(psychotherapy)技术以降低患者的心理痛苦和引发的病理生理反应。如充分运用认知疗法,通过帮助患者充分了解自身的伤病情况,提高患者在思想和信念层面的认知,使其充分认识到自身所具有的应对资源,通过认知的改变,力争以合理的理念代替消极的情绪,以积极的思维方式分析面对问题,制订切实可行的计划,展开新的应对方式。还可适当运用暴露疗法,首先帮助患者适当表达、宣泄创伤事件带给患者的痛苦感受,避免患者过度压抑内心的情感,继而造成不良后果;鼓励患者正视自身已经遭受创伤的现实,帮助患者科学而理性地面对,通过与患者一起直面创伤事件的再次暴露,最大限度地对患者进行专业指导,以消除患者不合理的理念和情绪。小组疗法也是常用的心理治疗方法,主要是通过组织创伤重症患者进行集体沟通交流,以扩大患者的人际交往范围,最大限度地减轻患者内心孤独和悲观情绪,从友伴关系中获得有效咨询和心理慰藉。

(罗 羽)

参考文献

[1] 冯正直. 医学心理学[M]. 北京:人民卫生出版社,2011.

[2] 付小兵. 中华战创伤学[M]. 郑州:郑州大学出版社,2016.

[3] 姜乾金. 医学心理[M]. 北京:北京科学技术出版社,1993.

[4] 李丽萍. 护理心理学[M]. 北京:人民卫生出版社,2016.

[5] 刘晓虹,李小妹. 心理护理理论与实践[M]. 北京:人民卫生出版社,2012.

[6] 刘新民. 变态心理学[M]. 北京:人民卫生出版社,2007.

[7] 娄凤兰,徐云,厉萍. 护理心理学[M]. 北京:北京大学医学出版社,2015.

[8] 赵冬梅. 心理创伤的理论与研究[M]. 广州:暨南大学出版社,2011.

[9] 周宜霞,田永明. 急危重症护理学[M]. 北京:中国医药科技出版社,2016.

[10] 陈树林,李凌江. 精神创伤性记忆的心理与神经生物学研究[J]. 中国神经精神疾病杂志,2006,32(5):474-476.

[11] 钱会娟,许燕玲,周玲,等. 国外创伤患者心理干预模式的研究进展[J]. 解放军护理杂志,2012,29(4A):31-34.

[12] 杨瑞,李亚洁. 创伤患者的心理学效应及心理护理[J]. 护理研究,2004,18(4):577-579.

[13] 赵冬梅. 弗洛伊德和荣格对心理创伤的理解[J]. 南京师大学报(社会科学版),2009(6):93-97.

[14] 赵冬梅. 心理创伤的治疗模型与理论[J]. 华南师范大学学报(社会科学版),2009(3):126-129.

[15] BREMNER J D. Neuroimaging in posttraumatic stress disorder and other stress-related disorders[J]. Neuroimag Clin N AM,2007,17(4):523-538.

[16] CLANCY O, EDGINTON T, CASARIN A, et al. The psychological and neurocognitive consequences of critical illness:a pragmatic review of current evidence[J]. Journal of the Intensive Care Society,2015,16(3):226-233.

[17] JACKSON J C, JUTTE J E, HUNTER C H, et al. Posttraumatic stress disorder (PTSD) after critical illness:a conceptual review of distinct clinical issues and their implications[J]. Rehabil Psychol,2016,61(2):132.

[18] JACKSON J C, PANDARIPANDE P P, GIRARD T D, et al. Depression,post-traumatic stress disorder,and functional disability in survivors of critical illness in the BRAIN-ICU study:a longitudinal cohort study[J]. Lancet Resp Med,2014,2(5):369-379.

[19] MILTON A, BRUCK E, SCHANDL A, et al. Early psychological screening of intensive care unit survivors:a prospective cohort study[J]. Crit Care,2017,21(1):273.

[20] MORRISSEY M, COLLIER E. Literature review of post-traumatic stress disorder in the critical care population[J]. J CLin Nurs,2016,25(11/12):1501-1514.

[21] PARKER A M, SRICHAROENCHAI T, RAPARLA S, et al. Posttraumatic stress disorder in critical illness survivors:a meta analysis[J]. Crit Care Med,2015,43(5):1121-1129.

[22] SCHANDL A, BOTTAI M, HELLGREN E, et al. Developing a screening instrument for predicting psychological morbidity after critical illness[J]. Crit Care,2013,17(2):478.

汉英名词对照索引

E

W

其 他

英汉名词对照索引

C

F

G

M

mononuclear phagocyte system,MPS	单核巨噬细胞系统	35
motor activity assessment scale,MAAS	肌肉活动评分法	442
multiple organ dysfunction syndrome,MODS	多器官功能障碍综合征	35,61,65,82,125,200,203,216,255,337
multiple organ failure,MOF	多器官功能衰竭	29,216,255
multiple organ failure syndrome,MOFS	多器官功能衰竭综合征	216
multiple progressive or sequential system failure	多系统进行性序贯性器官功能衰竭	218
multiple system organ failure,MSOF	多系统器官功能衰竭	65
muscle strength	肌力	635
muscle test	肌力评定	635
muscle tone	肌张力	636
myocardial depressant factor,MDF	心肌抑制因子	33
myocardial maximum contraction velocity,V_{max}	心肌最大收缩速度	32
myosin	肌球蛋白	34
myotrauma	肌肉损伤	130

N

nasopharyngeal airway insertion	鼻咽通气管置入术	373
natural killer cell,NK cell	自然杀伤细胞	73,85
natural rewarming	自然复温	94
near infrared reflectance spectra,NIRS	近红外光谱法	184
necrotizing fasciitis	坏死性筋膜炎	53
neopterin	新蝶呤	85
neurogenic bladder	神经源性膀胱	641
neurogenic pulmonary edema,NPE	神经源性肺水肿	126
neurogenic shock	神经源性休克	32
neuromuscular electrical stimulation,NMES	神经肌肉电刺激	651
neurotoxin	神经毒素	69
neutrophil gelatinase-associated lipocalin,NAGL	中性粒细胞明胶酶相关脂质运载蛋白	170
new injury severity score,NISS	新创伤严重度评分	49
nicotinamide adenine dinucleotide,NAD	烟酰胺腺嘌呤二核苷酸	17
nitric oxide,NO	一氧化氮	34
nitrogen balance,NB	氮平衡	601
non spore-forming anaerobes	无芽孢厌氧菌	70
nonsteroidal anti-inflammatory drug,NSAID	非甾体抗炎药	173
non-shivering thermogenesis	非寒战产热	414
norepinephrine,NE	去甲肾上腺素	3,34
nosocomial infection	医院内感染	56
nuclear factor-κB,NF-κB	核因子 κB	81,153

T